A   Theorie

B   Assessment und Intervention

C   Forschung und Beschäftigung

D   Anhang

Sensorische Integrationstherapie

Anita C. Bundy
Shelly J. Lane
Elisabeth A. Murray

Sensorische Integrationstherapie

Theorie und Praxis

Sonderausgabe der 3., vollständig überarbeiteten Auflage

Mit 81 Abbildungen

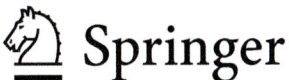

Anita C. Bundy
Colorado State University, Department of Occupational Therapy, Fort Collins CO, CO

Shelly J. Lane
University of Newcastle Australia, Callaghan, NSW

Elisabeth A. Murray
Boston University, Boston, MA

Ursprünglich erschienen in der Reihe: Rehabilitation und Prävention

Titel der englischen Originalausgabe: Sensory Integration. Theory and Practice, Second Edition
F. A. Davies Company, Philadelphia, USA
Copyright © 2002. All rights reserved.
Übersetzung koordiniert von Elisabeth Söchting GSIÖ, Königsbühelstr. 53, A-2384 Breitenfurt

ISBN 978-3-662-56195-9

Die Deutsche Nationalbibliothek verzeichnet diese Publikation in der Deutschen Nationalbibliografie; detaillierte bibliografische Daten sind im Internet über http://dnb.d-nb.de abrufbar.

Springer
© Springer-Verlag GmbH Deutschland, ein Teil von Springer Nature 1998, 2002, 2007
Das Werk einschließlich aller seiner Teile ist urheberrechtlich geschützt. Jede Verwertung, die nicht ausdrücklich vom Urheberrechtsgesetz zugelassen ist, bedarf der vorherigen Zustimmung des Verlags. Das gilt insbesondere für Vervielfältigungen, Bearbeitungen, Übersetzungen, Mikroverfilmungen und die Einspeicherung und Verarbeitung in elektronischen Systemen.
Die Wiedergabe von Gebrauchsnamen, Handelsnamen, Warenbezeichnungen usw. in diesem Werk berechtigt auch ohne besondere Kennzeichnung nicht zu der Annahme, dass solche Namen im Sinne der Warenzeichen- und Markenschutz-Gesetzgebung als frei zu betrachten wären und daher von jedermann benutzt werden dürften.
Der Verlag, die Autoren und die Herausgeber gehen davon aus, dass die Angaben und Informationen in diesem Werk zum Zeitpunkt der Veröffentlichung vollständig und korrekt sind. Weder der Verlag noch die Autoren oder die Herausgeber übernehmen, ausdrücklich oder implizit, Gewähr für den Inhalt des Werkes, etwaige Fehler oder Äußerungen. Der Verlag bleibt im Hinblick auf geografische Zuordnungen und Gebietsbezeichnungen in veröffentlichten Karten und Institutionsadressen neutral.

Zeichnungen: Christine Goerigk, Ludwigshafen
Umschlaggestaltung: deblik Berlin

Gedruckt auf säurefreiem und chlorfrei gebleichtem Papier

Springer ist ein Imprint der eingetragenen Gesellschaft Springer-Verlag GmbH, DE und ist Teil von Springer Nature
Die Anschrift der Gesellschaft ist: Heidelberger Platz 3, 14197 Berlin, Germany

*Dieses Buch ist A. Jean Ayres gewidmet, die die Ergotherapie verändert hat
und dadurch zur Verbesserung des Lebens unzähliger Menschen beigetragen hat.
In unseren Herzen und in unserer Arbeit lebt Jean weiter.*

*Für all jene, die mit einer sensorischen Integrationsstörung leben müssen.
Sie verstehen besser als jeder andere, was das bedeutet.*

Vorwort zur 3. Auflage der deutschen Ausgabe

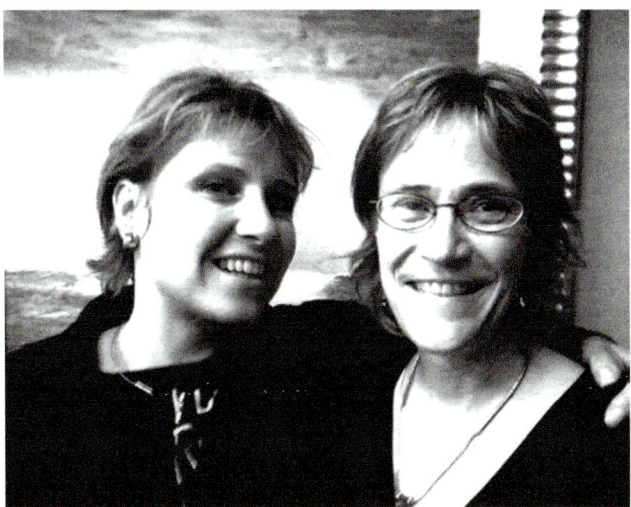

Elisabeth Söchting mit Shelly Lane

»Wenn ich groß bin, möchte ich auch Ergotherapeutin werden! Da kann man Anderen etwas Gutes tun und hat selbst auch Spaß dabei!«

In den letzten Wochen habe ich diese Aussage zwei Mal gehört. Ich empfinde sie nicht nur als großes Kompliment an meine Arbeit mit diesen Kindern, sondern vor allem an den Ansatz, an dem sich meine Therapie, mein Herangehen an und mein Umgang mit Kindern orientiert: an Ayres' Sensorischer Integration.

Der Kindermund trifft mit einfachen Worten das Essenzielle der SI: die Kombination aus **Wissenschaft**, aus der sich die wirksamen Behandlungsprinzipien ableiten, und **Behandlungskunst**, die die Beziehung zwischen Kind und Therapeutin und den spielerischen Kontext gestaltet.

Diesen beiden Aspekten der Sensorischen Integration haben Bundy, Lane und Murray in der Überarbeitung ihres Klassikers »Sensory Integration. Theory and Practice« ausführlich Rechnung getragen. Lag der besondere Wert der Originalausgabe von 1991 darin, dass erstmals nach Ayres' Tod eine wissenschaftlich fundierte Fachpublikation zum Thema SI auf den Markt kam, so gelang es den Herausgeberinnen in der überarbeiteten Neuauflage von 2002, den **ergotherapeutischen Fokus** stärker herauszuarbeiten.

Wie auch bei der von mir übersetzten deutschen Ausgabe des Buchs von Smith Roley, Imperatore Blanche u. Schaaf: »Sensorische Integration. Theorie und Behandlung bei Entwicklungsstörungen« handelt es sich nicht um eine wortgetreue Übersetzung. Vielmehr war es mir und dem Verlag ein Anliegen, die Inhalte möglichst übersichtlich und klar verständlich aufzubereiten. An dieser Stelle möchte ich dem Verlag für die geduldige Zusammenarbeit danken, allen voran die verantwortliche Lektorin, Marga Botsch, deren ernsthaftes Interesse an der Publikation dieses Buches mich dazu motiviert hat, das Projekt bis zum Ende durchzuziehen, Claudia Bauer (Projekt-Management) und Dr. Gaby Seelmann-Eggebert (Textaufbereitung), die den Überblick über die unzähligen Dateien behalten haben und trotz Zeitdrucks immer freundlich geblieben sind.

Mein Dank gilt auch meinem zuverlässigen Übersetzerinnenteam, den Ergotherapeutinnen Karoline Borchardt, Verena Graf, Verena Herrmann, Christina Reich und Daniela Schlager-Jaschky.

Dorothea Schlegtendal schrieb in ihrem Geleitwort zur deutschen Erstausgabe, sie hoffe, dass dieses Buch eine ähnliche Verbreitung wie die »Bausteine der kindlichen Entwicklung« erlangen würde. Ich denke nicht, dass ein medizinisches Fachbuch in der Reichweite eine Chance gegen einen Elternratgeber hat. Wohl aber teile ich ihre Meinung, dass dieses Buch eine »Pflichtlektüre für alle Therapeutinnen ist, die sich mit SI beschäftigen«.

Oktober 2006
Elisabeth Söchting

Geleitwort

» Ich bin so dankbar für die ergotherapeutische Behandlung, die meine Anna und unsere ganze Familie erhalten haben. Mein Neffe hat auch deutliche Symptome einer sensorischen Integrationsstörung, musste die Schule vorzeitig verlassen, konnte keinen Job behalten und lebt jetzt als Erwachsener immer noch bei seinen Eltern. Er ist in einem Körper gefangen, den er nicht verstehen kann und der ihn nicht versteht. « (Annas Mutter)

Wir sind im 21. Jh. angekommen und bis heute haben unzählige Kinder und ihre Familien Unterstützung gefunden im Lebenswerk von Dr. A. Jean Ayres (1920-1988), der Entdeckerin sensorisch-integrativer Dysfunktionen und der ersten Wissenschaftlerin, die diese Störungen und ihre Auswirkungen auf die Alltagsbewältigung systematisch studierte. Eltern, Gesellschaften, Therapeutinnen und Wissenschaftlerinnen arbeiten seither gemeinsam daran, Kindern wie Anna und ihrem Cousin zu helfen.

Tausende Erwachsene und Kinder mit SI-Störungen haben persönlich die kraftvolle Wirkung der Therapiemaßnahmen erfahren, die auf Ayres' Theorie der Sensorischen Integration (SI) basieren und von ihren Schülerinnen weiter entwickelt werden. Obschon sich das ergotherapeutische Verständnis der Sensorischen Integration laufend weiter entwickelt, wird Ayres' SI von außerhalb skeptisch betrachtet. Die Folge davon ist, dass es für die Klienten oft ein hürdenreicher Weg ist, zu einer sensorisch-integrativen Ergotherapie zu gelangen. Die Kostenrefundierung für Befundung und Behandlung ist oft unzureichend. Förderungen für weitere Forschung zur Sensorischen Integration sind schwer zu erhalten und immer wieder wird die Existenz der Störung und die Effektivität der Behandlung von Ärzten, Psychologen oder Pädagogen in Frage gestellt.

Wir brauchen einen »Call for action« im 21. Jahrhundert.!

In dieser hervorragenden Neuauflage des Buchs **Sensorische Integrationstherapie. Theorie and Praxis** haben die neuen Herausgeberinnen Bundy, Lane und Murray ein umfassendes Werk zusammengetragen. In Beiträgen namhafter Expertinnen werden Theorie, Befundung, Behandlung und Forschung aus der SI-Perspektive erörtert — ein aufwändiges und bedeutsames Unternehmen!

Theorie

Dieses Buch trägt mit Tiefe und gezieltem Fokus zur Weiterentwicklung der Theorie bei. In ▶ **Kap. 1** betrachten Bundy u. Murray die SI-Theorie aus der heutigen Perspektive – eine Theorie, zu der die erste Publikation 1966 erschienen ist, also vor knapp 40 Jahren. Die exakte Darstellung gibt einen Vorgeschmack auf das schwierige Metier der nachfolgenden Kapitel. Besonders hervorzuheben sind die Abschnitte, die sich mit den Grenzen der Sensorischen Integrationstherapie befassen, mit Effektivitätsstudien und mit der Wichtigkeit eines Interventionsmodells, bei dem die Beschäftigung und Alltagsbewältigung im Mittelpunkt stehen. Die ▶ **Kap. 2** und **4** von Lane, ▶ **Kap. 3** von Reeves u. Cermak und ▶ **Kap. 5** von Henderson, Pehoski u. Murray bieten einen Überblick über die neurologischen Grundlagen von Verhalten, von denen die SI-Theorie die Erklärung der Dysfunktionen und die Begründung der therapeutischen Maßnahmen ableitet. Neuere Studien, die physiologische Mechanismen von sensorischen Verarbeitungsstörungen beschreiben, werden vorgestellt. Diese Mechanismen sind die Grundlage für weitere Untersuchungen der neuronalen Grundlagen der Verhaltensauffälligkeiten von Menschen mit sensorisch-integrativen Funktionsstörungen.

In ▶ **Kap. 6** begeben sich Burleigh, McIntosh u. Thompson auf neues Territorium, indem sie das auditive System zur Sensorischen Integration in Beziehung setzen und Interventionsmöglichkeiten bei zentralen auditiven Verarbeitungsstörungen erörtern.

In ▶ **Kap. 17** stellt Parham die Verbindung von Sensorischer Integration und Beschäftigung her.

Befundung

Der zweite Teil des Buches ist der sensorisch-integrativen Befundung gewidmet. Die ▶ **Kap. 7** von Bundy und ▶ **Kap. 8** von Bundy u. Fisher und ▶ **Kap. 19** von Ayres u. Marr beschreiben detailliert standardisierte und klinische Verfahren zur Befunderhebung und ihre Interpretation. Diese Kapitel beeindrucken durch ihre Ausrichtung und ihre Originalität und geben klare Richtlinien für die umfassende Evaluation und das sensorisch-integrative klinische Reasoning. Betont wird die Notwendigkeit, die Zusammenhänge mit dem Alltag des Klienten zu berücksichtigen.

Die nächsten Kapitel konzentrieren sich auf die Intervention und sind ein Tribut an die Tausenden von Ergotherapeutinnen und anderen, die sich zum

Teil unter persönlichen Opfern in den Dienst der Menschen mit sensorisch-integrativen Funktionsstörungen und ihrer Familien stellen.

Man kann aus den gebotenen Informationen lernen und sich darüber freuen. Unsere therapeutischen Erfahrungen machen uns neugierig, und so entwickeln wir relevante Forschungsfragen. Sie lehren uns auch, wie wir mit unseren zukünftigen Klienten umgehen können; unsere Klienten sind immer auch unsere Lehrmeister.

Wie detailliert erläutert wird, ist eine bedachte, sorgfältige Behandlung entscheidend. Wenn Bundy u. Koomar in den ▶ Kap. 9–12 die komplexe und wirkungsvolle Intervention nach den Prinzipien von Ayres' Sensorischer Integration diskutieren, bauen sie auf den theoretischen Grundlagen des ersten Teils auf. Die Autorinnen untersuchen Einsicht, Weisheit und Spiel in der Behandlung, wobei sie neben der Komplexität dieses Ansatzes die Bedeutung des klinischen Reasoning betonen. Indem sie auf die vielen Facetten der Störung und des täglichen Lebens eingehen, bringen sie deutlich zum Ausdruck, wie viel **Respekt** und **Individualität** Therapeutinnen ihren Klienten zugestehen müssen. Sie arbeiten auch heraus, dass Intuition und Können (oder die Kunst) der Therapeutin das Wesen dieser Behandlung ausmachen, möglicherweise mehr als die speziellen Aktivitäten und Modalitäten, die zum Einsatz kommen.

In ▶ Kap. 14 stellen mehrere Autorinnen (Frick, Gjesing, Harkness, Hickman, Kawar, Shellenberger, Lawton-Shirley, Wilbarger und Williams) neue Ideen zur Behandlung von sensorischen Integrationsstörungen vor. Der pädagogische Erneuerer John Dewey (1859-1952) sagte einmal, dass »jeder große Fortschritt in der Wissenschaft aus einer neuen Vorstellung entstanden« sei. Die kreativen Ideen in diesen Beiträgen haben einerseits neue Energien freigesetzt und andererseits Kontroversen innerhalb der Disziplin ausgelöst. Zukünftige Forschung wird die Rolle dieser neuen Ansätze in der therapeutischen Praxis bestimmen. Sie können als Weiterentwicklung gesehen werden, wenn sie mit Bedacht im Rahmen der etablierten Prinzipien der Ergotherapie eingesetzt werden. Erst im Lauf der Zeit wird sich die Gültigkeit dieser Ideen mit neuen Forschungsergebnissen erweisen.

Ein weiterer Abschnitt dieses Bandes setzt sich mit der Intervention außerhalb des klinischen Settings auseinander. Es werden ergänzende Maßnahmen zur direkten Behandlung vorgestellt. In ▶ Kap. 13 schreibt Bundy über Aufklärung und Beratung, in ▶ Kap. 15 beschreiben Anzalone u. Murray, wie Sensorische Integrationstherapie mit anderen Methoden wie der Neurologischen Entwicklungstherapie (Bobath) oder verhaltens- und lerntheoretischen Ansätzen kombiniert werden kann.

Der Grundstock an wissenschaftlichen Arbeiten auf dem Gebiet der sensorisch-integrativen Dysfunktion stammt seiner Urheberin, Dr. Ayres. Seit ihrem Tod 1988 gab es zahlreiche Kontroversen zu diesem Thema.

» Menschen neigen dazu, die Macht ihrer Gefühle für die Macht ihrer Argumente zu halten. Ein aufgeheiztes Gemüt erträgt die beruhigende Berührung und die erbarmungslose Prüfung durch die Logik nicht. «   William Gladstone (1809-1898)

Diese Situation hat die Geschichte der Sensorischen Integration über Jahrzehnte bestimmt: Manche **glauben** an die Existenz sensorischer Integrationsstörungen, Andere bestreiten dies öffentlich. Manche **glauben**, dass die Forschung deutlich gezeigt hat, welche Bedeutung sensorisch-integrative Funktionsstörungen haben, Andere **halten** sensorische Integrationsstörungen für einen Mythos. Manche Therapeutinnen **glauben**, dass die neueren Therapieansätze den ursprünglichen überlegen sind, und andere **meinen**, dass wir an den Prinzipien und Techniken festhalten sollten, die Dr. Ayres entwickelt hat.

Forschung

Dies alles führt uns zur Forschung. In ihrem wichtigen Beitrag, ▶ Kap. 16, untersucht Mulligan den Stand der Forschung auf dem Gebiet der Sensorischen Integration. Die Quintessenz ist, dass wir mehr qualitativ hochwertige Studien benötigen, in der Art der Studien, die Dr. Ayres selbst durchgeführt und unterstützt hatte. Natürlich »löst Forschung nie ein Problem, ohne zehn neue zu schaffen« (G.B. Shaw, 1856–1950). Doch genau darin liegen der Zweck und die Schönheit der Wissenschaft, wie Ayres es ausgedrückt hätte: in der Weiterentwicklung und im Wachstum.

» Der Freiheit zu forschen … oder dem Dogma der Wissenschaft dürfen keine Grenzen gesetzt werden. Der Wissenschaftler ist frei und es muss ihm freistehen, jegliche Frage zu stellen, jegliche Behauptung infrage zu stellen, jeglichen Beweis zu suchen und jeglichen Irrtum zu korrigieren. «
J. Robert Oppenheimer (1904–1967)

Wir haben schon soviel gelernt und müssen doch noch so viel lernen! Unsere Forschungsaufträge für das 21. Jh. lauten:
- Die Validität der sensorisch-integrativen Dysfunktion als eigenes Syndrom zu belegen, das

unabhängig von anderen bekannten Störungen auftritt. Wie sind ihre phänotypischen und genotypischen Charakteristika?
- Die Effektivität der sensorisch-integrativen Ergotherapie nachzuweisen. Bei welchen spezifischen Problemen und mit welchen speziellen Bedingungen ist die Behandlung sinnvoll?
- Die neurologischen, physiologischen und/oder biochemischen Mechanismen zu erforschen, die sensorisch-integrativen Funktionsstörungen zugrunde liegen.
- Daten zur Ätiologie, Inzidenz und Prävalenz der Störung zu erheben.

Im 20. JH. wurde die sensorische Integrationsstörung entdeckt und grundlegende Prinzipien für die Identifikation und Behandlung entwickelt. Damit wurde der Grundstein für die Forschung zu diesem Thema gelegt. Im 21. Jh. ist eine Revolution des Wissens zu erwarten, wenn die Ergebnisse eines exakten und essenziellen Forschungsinitiative vorliegen.

Es ist unsere Aufgabe, die Komplexität dieser Forschungsaufgabe in den Griff zu bekommen. Unsere Theorien und unsere Behandlung werden sich nur durch kontinuierliches Studium dessen, was wir nicht wissen, legitimieren lassen.

Manchen glauben, dass Wissenschaft ein Beweisgrund für Theorie ist; ich halte Wissenschaft für einen Weg, auf dem Wissen wachsen kann. Wir bewegen uns unsicher und demütig voran, und arbeiten hoffend und bangend daran, die letzte Wahrheit zu finden – eine Wahrheit, die den Kindern mit SI-Störungen und ihren Familien letztlich Ruhe und Freude bringen wird. Dieses Buch ist uns auf diesem Weg ein nützlicher Begleiter.

» Wahrheit – ebenso wie Unendlichkeit – wird immer angestrebt, jedoch nie erreicht werden. «
A. Jean Ayres 1972, S. 4

Dr. Lucy Jane Miller
im April 2001

Literatur

Ayres, AJ (1965): Patterns of perceptual-motor dysfunction in children: A factor analytic study. Perceptual and Motor Skills, 20, 335-368

Ayres, AJ (1972): Sensory Integration and Learning Disorders. Los Angeles: Western Psychological Services

Vorwort

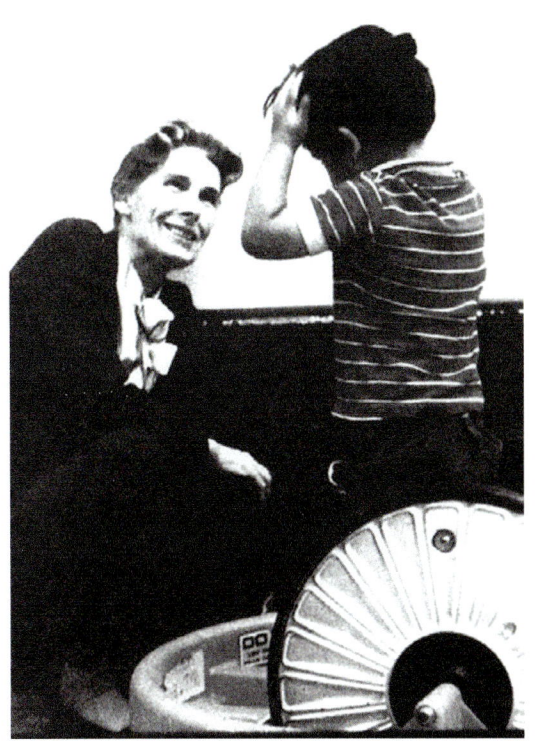

Dr. Jean Ayres mit Roy

Vor mehr als 10 Jahren sah Anita Bundy zum ersten Mal ein Video, das Dr. Ayres selbst bei der Behandlung zeigt. Es handelt sich um das klassische Video mit dem 4-jähirgen Roy. Sie war so beeindruckt, dass sie sich umgehend eine Kopie des Videos besorgte und es seitdem in zahllosen Kursen in verschiedenen Ländern gezeigt hat. Am häufigsten verwendete sie es aber in Kursen über Spiel.

Am Beginn des Films sitzt Roy in einem Reifenschlauch auf einer Plattformschaukel und zieht an einem Gummiseil, um Schwung zu holen. Sehr bald sieht man, wie Roy die Arme nach Jean ausstreckt, im Sinne der uralten Geste »Nimm mich hoch«. Im Gesamteindruck wirkt er wie ein Kleinkind. Jean hebt ihn aber nicht von der Schaukel, sondern zeigt ihm, wie er seinen Fuß platzieren muss und fazilitiert seine Bewegung, so dass er aktiv bem Absteigen von der Schaukel mitarbeitet. Nonverbal drückt sie aus: »Mach es selbst. Ich werde dir dabei helfen.«

Jean und Roy wechseln von einer Aktivität zur nächsten. Jedes Mal versucht er, sie dazu zu bringen, dass sie ihn »rettet«, und jedes Mal bringt sie ihn freundlich aber konsequent dazu, selbst die Initiative zu übernehmen. Roy klettert auf eine Art Schaukelpferd, das an zwei Punkten von der Decke hängt. Da die Anforderungen an seine Haltungskontrolle zu schwirig sind, macht er Anstalten, sich auf die Matten fallen zu lassen. Jean drückt seine Hände freundlich aber bestimmt auf die Haltegriffe und stabilisiert das Pferd. »Probier es wenigstens einmal aus!« scheint sie mit diesen Handgriffe zu sagen. Bereits wenige Augenblicke später hilft sie Roy, vom Pferd zu klettern, indem sie wieder seine Bewegungen fazilitiert.

Innerhalb von 20 Minuten war Roy auf nicht weniger als sechs Geräten. Es wirkt, als sei er wirklich nicht in der Lage, sich länger als ein paar Sekunden auf irgendeine Aktivität einzulassen. Jean folgt seiner Führung, wobei sie ihn immer unterstützt, ihm aber nichts abnimmt. An einer Stelle sieht man Roy auf einer Vibrationsplattform stehen und Jean bietet ihm an, ihn zu bürsten. Doch Roy sagt: »Nein«. Und irgend etwas in der Art, wie er es sagt, zeigt, dass er die Kontrolle übernimmt. Obwohl es zwischendurch so wirkt, als ob diese Therapiestunde nirgendwo hinführt (was die erfahrene Therapeutin Anita Bundy auch irgendwie beruhigend fand!), ändert sich das mit diesem Moment. Vor den Augen der Zuschauer vollzieht sich eine deutliche Wandlung in Roy: er ist plötzlich kein Baby mehr.

Die Anlaufzeit bis zu diesem entscheidenden Punkt, der persönliches Wachstum für Roy bedeutet, war lang, danach geht es flotter voran. Er spielt nun Lastwagen, wobei er mit einer Art Tretauto auf einer markierten Straße fährt und »Pakete« an Jeans Assistentin Teresa liefert. In seinen Handlungen und seiner begrenzten Sprache wird deutlich, dass er der Lieferant ist. Das Spiel dauert mindestens 15 Minuten und Roy geht völlig darin auf. Als Teresa Roy sagt, dass er nur zwei Pakete gleichzeitig transportieren dürfe, beginnt er zu schreien »Nein, nein, nein!« Aus dem passiven Kind vom Anfang der Stunde war ein renitenter Lastwagenfahrer geworden.

Obwohl Roys Mutter das wahrscheinlich weniger lustig fand, ist es immer wieder amüsant zu sehen, wie der fast Vierjährige mit einer Vehemenz, die wir normalerweise von Zweijährigen kennen, plötzlich seine eigenen Willen vertritt.

Jane Koomar und Elsie Holloway, die dieses Video aufgenommen hatten, kommentieren es folgendermaßen:

» Jean arbeitete an Roys vestibulären und propriozeptiven Problemen, verstärkte bei jeder Gelegenheit seine sprachlichen Äußerungen und ging auf seine Dyspraxie ein, indem sie ihm möglichst viel Kontrolle überließ, ihn selbst Aktivitäten initiieren ließ und ihm ermöglichte, sich mit Dingen zu beschäftigen, an denen er Interesse zeigte. Zu diesem Zeitpunkt zeigte er noch wenig Imitationsverhalten, aber Jean setzte diese Strategie ein, wann immer sich die Gelegenheit bot. Er liebte Jean und arbeitet ihr zuliebe wirklich hart. Er war eines von vielen Kindern, das sich von Jean verstanden fühlte. Bei Jean gab er sein Bestes und konnte sicher sein, dass sie jede seiner Bemühungen anerkennen würde. Obwohl Jean gar nicht seine Haupttherapeutin war, hatte er eine starke Bindung zu ihr. Wenn er in die Klinik kam, suchte er sie immer und umarmte sie fest. «
Jane Koomar (persönliche Mitteilung, 10. März 2001)

Jean Ayres war sowohl eine Meisterin der Theorie als auch der Praxis. Einer der spannendsten Aspekte an ihrem Werk ist, dass man es aus vielen verschiedenen Perspektiven betrachten kann. Was für Anita Bundy ein Exempel für die Spiel-Theorie ist, ist für Jane Koomar ein exzellentes Beispiel für die SI-Theorie.

Als die Autorinnen die erste Auflage dieses Buches schrieben, warnte sie Jean Ayres davor, die Behandlung mit Spielen gleichzusetzen. Sie fürchtete, dass die Vermischung von Spiel und SI dazu führen würde, dass die wissenschaftliche Basis der SI-Theorie dabei vergessen würde. Und doch ist die Kraft des Spiels, das zwischen Jean und Ray stattfindet, unbestreitbar. Das Spiel ist Ausdruck der Kunst der Therapie.

> **Wichtig**
>
> Wie jedes andere Therapiekonzept lebt die Sensorische Integrationstherapie vom Zusammenspiel von **Kunst** und **Wissenschaft** (»the art and science of therapy«). Die Wissenschaft verleiht der Sensorischen Integration Glaubwürdigkeit, die Kunst verleiht ihr Bedeutung.

In Hinblick auf diese Partnerschaft von Kunst und Wissenschaft haben wir für diesen Band Beiträge herausragender Theoretikerinnen, Wissenschaftlerinnen, Therapeutinnen und Künstlerinnen zusammengestellt. Jean Ayres hat uns alle berührt. Wir wollen ihr Werk weiter tragen und mit neuen Perspektiven und Erkenntnissen anreichern.

Anita C. Bundy
Shelly J. Lane
Elizabeth A. Murray

Dankesworte

Die Entstehung dieses Buches hat eine lange Geschichte. Zweifellos wäre es nicht zustande gekommen ohne das Engagement und die Bemühungen zahlloser Personen, denen wir zu großem Dank verpflichtet sind.

Eine besondere Unterstützung waren uns die MitarbeiterInnen des F.A. Davis Verlages. Lynn Borders Caldwell, Margaret Biblis und Christa Fratantoro ermöglichten uns, Zeit miteinander zu verbringen, was einen entscheidenden Unterschied macht. Sie beantworteten auch unsere zahllosen Fragen. Sobald wir dachten, alle Fehler und Ungereimtheiten beseitigt zu haben, fand Peg Waltner neue. Jean Francois Vilain feuerte uns von der Seite an: wir brauchten das! Wir vermissen ihn seit seiner Pensionierung sehr.

Die Autorinnen der einzelnen Beiträge zählen zu den größten Kapazitäten auf ihrem jeweiligen Gebiet. Jede von ihnen hat einen bedeutsamen Beitrag zur Entwicklung der Sensorischen Integration geleistet. Einige MitarbeiterInnen der ersten Auflage, im Speziellen Anne Fisher, Gary Kielhofner und Ken Ottenbacher, haben bedeutend mehr zu dieser Ausgabe beigetragen als möglicherweise sichtbar wird.

Unsere Literaturüberblicke brachten uns dazu nachzudenken, Gedanken zu klären und neu zu ordnen. Das Endprodukt ist Ausdruck des gesammelten Wissens. Wir danken: Lila Bartmann, Patti Davies, Ginny Deal, Lynne Harkness, Marge Luthman, Nancy Payjak, Andrew Potts, Sharon Ray, Becky Robler, Eva Rodriquez, Pat Sample, Gretchen Stone, Brenda Wilson, Louise White und den StudentInnen der Kurse OT 421 (Frühjahr 2000) und OT 480 (Herbst 2000 und 2001) der Colorado State University.

Zu besonderem Dank sind wir auch Sharon Ray, Margaret Short und Brenda Wilson verpflichtet, die große Teile des Manuskriptes überarbeitet haben – und dies nicht nur ein Mal!

Linda McDowell, Cindy Weaver, Barbara Ball, Wendi Wetherell und Nancy Hughes standen uns mit technischer Unterstützung zur Seite. David Greene zeichnete die schematischen Abbildungen, die den Text illustrieren. Shay McAtee stellte den Großteil der Fotos bei, auch jenes auf der Titelseite der amerikanischen Ausgabe.

Und all jene, die uns am nächsten stehen, gewährten uns unendliche Unterstützung, wozu gehörte, dass sie auf uns warteten, während wir arbeiteten, und dass sie ihre eigenen Bedürfnisse für lange Zeit hintanstellten: Ginny Deal; Rick, Hannah und Lucas Thornton; Jackie Dalton. Ohne sie hätten wir es nie geschafft.

Aldous Huxley hat einmal gesagt: »Wenn Sie schreiben wollen, halten Sie sich eine Katze.« Hunde sind auch geeignet – besonders Golden Retriever! PJ, Morgan, Amy, Shadey und Smokey (unsere Katzen) und Cody, Socks und Moffat (unsere Hunde) trugen ebenfalls zum Gelingen dieses Buches bei: durch ein paar fröhliche entspannte Stunden und immer, wenn wir ein offenes Ohr brauchten. Für etwaige Fehler ist zweifelsohne PJ verantwortlich, der mehrmals auf der Tastatur stehend angetroffen wurde.

A.C.B.
S.J.L.
E.A.M.

Autorenverzeichnis

Anzalone, Dr. Marie
Registrierte Ergotherapeutin
Ass.Prof. für Klinische Ergotherapie
College of Physicians and Surgeons
Columbia University, New York

Ayres, Dr. A. Jean †
Registrierte Ergotherapeutin
Prof. emeritus am Department of Occupational Therapy
University of Southern California, Los Angeles

Bundy, Dr. Anita C.
Registrierte Ergotherapeutin
Univ.Prof. am Department of Occupational Therapy
Colorado State University, Fort Collins

Burleigh, Dr. Joan M.
Direktorin des Center for Central Auditory Research
Colorado State University, Fort Collins

Cermak, Dr. Sharon A.
Registrierte Ergotherapeutin
Univ.Prof. und Direktorin
Boston University MCH Center for Leadership in Pediatric Occupational Therapy, Boston

Fisher, Dr. Anne G.
Registrierte Ergotherapeutin
Univ.Prof. am Department of Occupational Therapy
Colorado State University, Fort Collins

Frick, Sheila
Registrierte Ergotherapeutin
Direktorin von Therapeutic Resources, Madison

Gjesing, Gudrun
Ergotherapeutin
Therapeutin bei Childrens´ Health, Haderslev/Dänemark

Herkness, Lynne M.S.
Registrierte Ergotherapeutin im öffentlichen Schulsystem
Brighton, Colorado

Hendrson, Dr. Anne
Registrierte Ergotherapeutin
Prof. emeritus am Department of Occupational Therapy
Boston University, Boston

Hickman, Lois M.A.
Registrierte Ergotherapeutin
Direktorin der Jen-Lo Therapy Farm
Lyons, Colorado

Kawar, Mary M.S.
Registrierte Ergotherapeutin
Direktorin von Mary Kawar & Associates
San Diego, Kalifornien

Koomar, Dr. Jane
Registrierte Ergotherapeutin
Direktorin der Occupational Therapy Associates – Watertown
Massachusettes

Lane, Dr. Shelly J.
Registrierte Ergotherapeutin
Univ. Prof. u. Vorsitzende am Department of Occupational Therapy
School of Allied Health der Virginia Commonwealth University, Richmond

Lawton-Shirley, Nancy
Registrierte Ergotherapeutin
Special Children Center, Hudson

Marr, Dr. Diana
Statistikerin
Educational Testing Services, Princeton

McIntosh, Dr. Kathleen
Sprachpathologin
Fort Collins, Collorado

Miller, Dr. Lucy Jane
Registrierte Ergotherapeutin
Univ. Prof. für Pädiatrie und Rehabilitationsmedizin
University of Colorado Health Sciences Center, Denver
Direktorin des STAR-Center (Sensory Integration Dysfunction Treatment and Research), Denver
Direktorin der KID Foundation, Littleton

Mulligan, Dr. Shelley
Registrierte Ergotherapeutin
Univ.Prof. am Department of Occupational Therapy
School of Health and Human Services, University

Murray, Dr. Elizabeth A.
Registrierte Ergotherapeutin
Senior Instructional Designer
CAST Inc., Peabody

Parham, Dr. L.Diane
Registrierte Ergotherapeutin
Univ.Prof. am Department of Occupational Science and Occupational Therapy
University of Southern California, Los Angeles

Pehoski, Dr. Charlane
Registrierte Ergotherapeutin
Ass.Prof. am Worcester State College, Worcester

Dahl Reeves, Dr. Gretchen
Ergotherapeutin
Univ.Prof. am Occupational Therapy Program
Eastern Michigan University, School of Associated Health
Professions, Ypsilanti

Shellenberger, Sherry
Registrierte Ergotherapeutin
Miteigentümerin von Therapy Works Inc., Albuquerque

Murnan Stackhouse, Tracy
Registrierte Ergotherapeutin
Direktorin of Occupational Therapy and Research Associate
UC Davis Medical Center, M.I.N.D. Institute, Davis

Thompson, Dr. Michael
Univ.Prof. am Department of Engineering
Baylor University, Waco

Trunnell, Sharen
Registrierte Ergotherapeutin
Department of Rehabilitation am Childrens´ Hospital, Denver

Wilbarger, Julia L. M.A.
Registrierte Ergotherapeutin
Cand. Dr. an der University of Denver, Denver

Wilbarger, Patricia M.Ed.
Registrierte Ergotherapeutin
Private Praxis Sta. Barbara, Kalifornien

Williams, Mary Sue
Registrierte Ergotherapeutin
Miteigentümerin Therapy Works Inc., Albuquerque

Inhaltsverzeichnis

	A	**Theorie**	**1**

1	Sensorische Integration: Jean Ayres' Theorie aus heutiger Perspektive	3
	Anita Bundy, Elizabeth A. Murray	
1.1	Ein Beispiel	4
1.2	Einführung in die Theorie der Sensorischen Integration	4
1.2.1	Theorie der Sensorischen Integration	5
1.2.2	1. Störungen der Praxis	8
1.2.3	2. Sensorische Modulationsstörungen	10
1.3	Annahmen der Theorie der Sensorischen Integration	11
1.3.1	Annahme 1: die Plastizität des Zentralnervensystems	11
1.3.2	Annahme 2: Entwicklung der sensorischen Integration	12
1.3.3	Annahme 3: Das Gehirn arbeitet als integrierte Einheit	12
1.3.4	Annahme 4: Anpassendes Verhalten ist entscheidend für die SI	13
1.3.5	Annahme 5: Der Mensch hat den inneren Antrieb, seine sensorisch-integrativen Fähigkeiten durch sensomotorische Aktivitäten zu entwickeln.	13
1.4	Die Grenzen der SI-Theorie und -Therapie	13
1.4.1	Grenzen bezüglich des Klientels	14
1.4.2	Grenzen bezüglich der Behandlung	15
1.5	Der Spiralprozess der Selbstaktualisierung	16
1.6	Der Geist-Gehirn-Körper Prozess	18
1.7	Die Entwicklung der Theorie der Sensorischen Integration: Geschichte und Forschung	19
1.7.1	Faktorenanalytische und ähnliche Studien	19
1.7.2	Ein aktueller Blick auf die Theorie der Sensorischen Integration	24
1.8	Die Effektivität der Sensorischen Integrationstherapie	24
1.8.1	Weitere Überlegungen zur Effektivität	25
1.9	Neue Perspektiven der sensorisch-integrativen Intervention	28
1.9.1	Rückbesinnung der Ergotherapie auf die Beschäftigung	28
1.9.2	Neuere Theorien zur Funktion des Nervensystems, zur motorischen Kontrolle und zum motorischen Lernen	29
1.9.3	Aktuelle Vergütungspraktiken im Erziehungs- und Gesundheitssystem	30
1.9.4	Die Synthese: Ein Interventionsmodell nach den Prinzipien der Sensorischen Integration	30
1.10	Fallbeispiel 1: Lars – ein Kind mit Schwächen in der Praxis	31
1.11	Fallbeispiel 2: Samuel – ein Kind mit einer sensorischen Modulationsstörung	32
1.12	Zusammenfassung und Fazit	33
1.13	Literatur	34

2	Struktur und Funktion der sensorischen Systeme	37
	Shelly J. Lane	
2.1	Grundstruktur und Funktion des ZNS im Überblick	39
2.1.1	Axone	39
2.1.2	Dendriten	40
2.1.3	Gliazellen	40
2.2	Funktionelle Anatomie des Zentralnervensystems	41
2.2.1	Das somatosensorische System	47
2.2.2	Funktionelle Überlegungen	55
2.2.3	Das vestibuläre System	57
2.2.4	Das auditive System	64
2.2.5	Das visuelle System	66
2.3	Zusammenfassung und Fazit	71
2.4	Literatur	74
2.5	Anhang: Wesentliches zu den Sinnessystemen	75

3	Störungen der Praxis	77
	Gretchen Dahl Reeves, Sharon A. Cermak	
3.1	Fallbeispiele: Karola und David	79
3.2	Verwandte Diagnosen und Terminologie	80
3.3	Entwicklung und Performanz von Kindern mit Praxiestörungen	82
3.3.1	Frühe Kindheit	82
3.3.2	Schulalter	82
3.3.3	Jugend und Erwachsenenalter	83
3.4	Typische Merkmale im Verhalten und in den Emotionen	84
3.4.1	Intellektuelle und kognitive Faktoren	84
3.5	Sensorisch-integrative Funktionsstörungen und Störungen der Praxis	86
3.5.1	SIPT-Ergebnisse und klinische Beobachtungen: Fallbeispiele Karola und David	86
3.5.2	SIPT und Praxie	88
3.6	Neuroanatomische Grundlagen der (Dys-)Praxie	91
3.6.1	Ideation	92
3.6.2	Planung	92
3.6.3	Ausführung	94
3.7	Die Rolle der Wahrnehmung für Bewegung und Praxie	95
3.7.1	Taktiles System	95
3.7.2	Propriozeption	96
3.7.3	Vestibuläres System	97
3.7.4	Visuelles System	97
3.7.5	Auditives System	98
3.8	Intervention	98
3.8.1	Die Theorie der Sensorischen Integration – neu beleuchtet	98
3.8.2	Die Bedeutung von Übung	104

3.9	Zusammenfassung und Fazit	107
3.10	Literatur	108

4 Sensorische Modulation 113
Shelly J. Lane

4.1	Fallbeispiel: Michael.	114
4.2	Terminologie	114
4.2.1	Hintergrund der Terminologie	114
4.2.2	Definitionen.	115
4.3	Modulation	117
4.3.1	Modulation als physiologischer Prozess auf zellulärem Niveau.	117
4.3.2	Modulation auf der Verhaltensebene.	120
4.4	Sensorische Modulationsstörung	121
4.4.1	Ein kurzer historischer Überblick.	121
4.4.2	Aktuelle Sichtweise	122
4.4.3	Zentralnervöse Funktionen und sensorische Modulationsstörung	124
4.4.4	Taktile Modulationsstörung.	131
4.4.5	Vestibuläre und propriozeptive Modulationsstörungen	133
4.4.6	Modulationsstörung in anderen Sinnessystemen. .	135
4.5	Zusammenfassung und Fazit	135
4.6	Literatur	136

5 Visuell-räumliche Wahrnehmung 139
Anne Henderson, Charlane Pehoski, Elizabeth Murray

5.1	Fallbeispiel: Ricky	140
5.2	Neuronale Korrelate der visuellen Informationsverarbeitung	140
5.2.1	Zelluläre Ebene: magnozelluläres und parvozelluläres System im Corpus geniculatum laterale.	141
5.2.2	Kortikale Ebene: der dorsale und ventrale Verarbeitungspfad	141
5.3	Visuelle Kontrolle von Bewegungen im Raum . .	143
5.3.1	Visuelle Wahrnehmung und Körperschema. . .	144
5.3.2	Bewegung und Gesichtsfeld	144
5.4	Visuomotorische Fähigkeiten.	146
5.4.1	Visuelle Kontrolle beim Greifen	146
5.4.2	Ganzkörperbewegung	147
5.4.3	Sehen und Gleichgewicht.	147
5.4.4	Fortbewegung.	147
5.4.5	Auseinandersetzung mit bewegten Objekten . .	148
5.5	Visuell-räumliche Fähigkeiten und Kognition. . .	149
5.5.1	Räumliches Orientierungsvermögen	150
5.5.2	Objektbezogene räumliche Fähigkeiten.	151
5.6	Konstruktive Fähigkeiten und Hirnfunktionsstörung.	155
5.7	Zusammenfassung und Fazit	156
5.8	Literatur	157

6 Störungen der zentralen Hörverarbeitung . . . 161
John M. Burleigh, Kathleen W. McIntosh, Michael W. Thompson

6.1	Definitionen.	162
6.2	Manifestationen im Verhalten	162
6.3	Auftreten von auditiven Verarbeitungsstörungen und Reifung.	166
6.3.1	Das auditive System.	167
6.4	Tests der zentralen auditiven Verarbeitung . . .	170
6.4.1	Verhaltensaudiometrie.	170
6.4.2	Screeningverfahren.	171
6.4.3	Elektrophysiologische Untersuchung.	171
6.5	Intervention.	171
6.6	Therapeutische Ansätze	172
6.6.1	Kompensationsstrategien	172
6.7	Zusammenfassung und Fazit	176
6.8	Literatur	176

B Assessment und Intervention 181

7 Sensorisch-integrative Befunderhebung 183
Anita C. Bundy

7.1	Die Beziehung von sensorischer Integration und funktionellen Fähigkeiten	184
7.2	Der SIPT	185
7.2.1	Validität und Reliabilität des SIPT	188
7.3	Eine vollständige Befunderhebung: Ergänzungen zum SIPT.	190
7.3.1	Zusatzinformation 1: Entwicklung, Kognition und Hauptdiagnose/n des Klienten	191
7.3.2	Zusatzinformation 2: Klinische Beobachtungen zur Haltungskontrolle und Bewegung	191
7.3.3	Klinische Beobachtungen der Praxie	196
7.4	Beurteilung der Sensorischen Modulation	199
7.4.1	Beobachtungen zur sensorischen Modulation . .	199
7.4.2	Berichte über sensorische Modulation	200
7.4.3	Beurteilung sensorisch-integrativer Leistungen ohne SIPT	200
7.5	Zusammenfassung und Fazit	206
7.6	Literatur	206
7.7	Anhang: Klinische Beobachtungen, WN-FBG und TIE	208

8 Interpretation von Testergebnissen und Beobachtungen 217
Anita C. Bundy, Anne G. Fisher

8.1	Fallbeispiel »Konny«: Zuweisungsgrund und Entwicklungsgeschichte	218
8.2	Befunderhebung.	219
8.2.1	Interpretation der Ergebnisse.	221
8.2.2	Signifikante Cluster	223
8.2.3	Die letzte Stufe der Interpretation.	225
8.2.4	Der Befundbericht.	226
8.3	Zusammenfassung und Fazit	227
8.4	Literatur	228

9 Der Prozess der Therapieplanung und -durchführung 229
Anita C. Bundy

9.1	Fallbeispiel Konny	231
9.1.1	Zielsetzung: Nah- und Fernziele	231

9.1.2	Versorgungsmodelle – die Entscheidung über die Art der Intervention	235		12	Theoriegeleitete Behandlung	287
9.1.3	Entwicklung erster Behandlungsideen	235			*Jane A. Koomar, Anita C. Bundy*	
9.1.4	Die Therapie	238		12.1	Aktivitäten mit verstärktem sensorischen Input	288
9.2	Zusammenfassung und Fazit	243		12.1.1	Verstärkter vestibulärer und propriozeptiver Input	289
9.3	Literatur	244		12.1.2	Verstärkter taktiler Input	289
				12.2	Intervention bei sensorischen Modulationsstörungen	290
10	**Spieltheorie und Sensorische Integration**	245		12.2.1	Allgemeine Grundsätze der Behandlung	291
	Anita C. Bundy			12.2.2	Sensorische Behandlungsansätze	291
10.1	Dem Spiel zu Ehren	247		12.2.3	Nichtsensorische Therapieansätze	296
10.2	Zweck und Umfang des Kapitels	247		12.2.4	Intervention bei Schwerkraftunsicherheit	299
10.3	Definition des Spiels für eine spielerische Behandlung	247		12.2.5	Intervention bei Bewegungsintoleranz	302
10.3.1	Innere Motivation	248		12.3	Intervention bei sensorischen Diskriminationsstörungen	303
10.3.2	Interne Kontrolle	250		12.3.1	Defizite der vestibulär-propriozeptiven Diskrimination	304
10.3.3	Freiheit von Einschränkungen durch die Realität	251		12.3.2	Defizite der taktilen Diskrimination	307
10.4	Umgebungsgestaltung, um Spiel anzuregen	252		12.3.3	Multiple sensorische Verarbeitungsstörungen	308
10.5	Das Potenzial des Spiels in der Therapie	253		12.3.4	Behandlungsplanung bei Modulations- und Diskriminationsstörungen	308
10.6	Der Beitrag sensorisch-integrativer Leistungen zum Spielverhalten	254		12.3.5	Intervention bei Schwächen der Haltungskontrolle	308
10.6.1	Die Auswirkungen der Sensorischen Integrationstheorie	255		12.4	Intervention bei Störungen der Praxie	315
10.6.2	Forschung zu Spiel und SI	255		12.4.1	Strategien zur Förderung der Ideation	315
10.6.3	Offene Fragen aus der SI- und Spielforschung	256		12.4.2	Strategien zur Förderung der bilateralen Koordination	316
10.7	Prinzipien für die Beurteilung des Spielverhaltens und die Behandlung von Defiziten in der Spielentwicklung bei Kindern mit SI-Störungen	257		12.4.3	Strategien zur Förderung projizierter Aktionssequenzen	319
10.7.1	Beobachtung des Spielverhaltens	257		12.4.4	Behandlung der Somatodyspraxie	322
10.7.2	Zufriedenheit mit dem eigenen Spielverhalten	258		12.4.5	Behandlung von autistischen Kindern	324
10.7.3	Übertragen und Generalisieren von Fertigkeiten	258		12.5	Praktische Überlegungen für eine sichere und effektive Therapie	326
10.7.4	Spiel und sensorisch-integrative Leistung	258		12.5.1	Alter des Klienten	326
10.7.5	Aufklärung	259		12.5.2	Direkte Therapie: Wie lang und wie oft	327
10.8	Zusammenfassung und Fazit	259		12.5.3	Effektivität von Gruppentherapie	328
10.9	Literatur	259		12.5.4	Adäquate Räumlichkeiten und Hängevorrichtungen	328
				12.6	Planung der Intervention	329
11	**»Orchestrieren« der Behandlung – Die Kunst der Therapie**	261		12.6.1	Kostenrückerstattung	330
	Anita C. Bundy, Jane A. Koomar			12.7	Weiterbildung in Sensorischer Integration	330
				12.8	Zusammenfassung und Fazit	330
11.1	Entscheidung über den Ansatzpunkt der Behandlung	262		12.9	Literatur	332
11.2	Beziehung zwischen Therapeutin und Klient	265		12.10	Anhang: Bezugsquellen und Formularbeispiele	333
11.3	Eine sichere Umgebung schaffen	267				
11.4	Wettspiele	268		13	**Sensorische Integration in der Schule: Sensorische Integration und Beratung**	337
11.5	Rollenspiel	269			*Anita C. Bundy*	
11.6	Lob, Feedback und Anweisungen	270		13.1	Der Nutzen der Ergotherapie für die Schule	338
11.7	Die »genau richtige« Herausforderung	271		13.2	Das geeignete Setting für die Intervention	338
11.8	Gleichgewicht zwischen Freiraum und Struktur	272		13.2.1	Direkte ergotherapeutische Behandlung	338
11.9	Den inneren Antrieb wecken	273		13.2.2	Ergotherapeutische Beratung	339
11.10	Veränderung und Abbruch von Aktivitäten	275		13.2.3	Ergotherapeutische Begleitung	340
11.11	Aufklärung über die SI-Störung	278		13.3	Ergotherapeutische Beratung im Schulsystem	340
11.12	Den Alltag erleichtern	280		13.3.1	»Reframing«: Fallbeispiel »Rebecca«	340
11.13	Beenden einer Behandlung	281		13.3.2	Neue Strategien für die Interaktion mit dem Schüler: Fallbeispiele »Rebecca« und »Roland«	341
11.14	Die Kunst der Therapie beherrschen	283		13.3.3	Lehrerberatung: Fallbeispiel »Dominik«	342
11.15	Zusammenfassung und Fazit	284				
11.16	Literatur	284				

13.4	Stufen des Beratungsprozesses	344
13.4.1	Stufe I: Erwartungen der Beratungspartner	346
13.4.2	Stufe II: Aufbau einer Partnerschaft	346
13.4.3	Stufe III: Planung von Strategien	350
13.4.4	Stufe IV: Die Umsetzung durch die Lehrerin	351
13.5	Erforderliche Ressourcen für den Beratungsprozess	351
13.6	Zusammenfassung und Fazit	352
13.7	Literatur	353
13.8	Anhang: Strategien- und Aktivitätenkatalog	353
13.8.1	Strategien und Aktivitäten für Schwierigkeiten in der Schule	354
13.8.2	Ausgewählte Aktivitäten zur ursächlichen Behandlung der sensorischen Integrationsstörung	362

14 Alternative und ergänzende Maßnahmen zur Sensorischen Integrationstherapie ... 363

14.1	Die Wilbarger-Methode zur Behandlung sensorischer Defensivität	366
14.1.1	Einführung	366
14.1.2	Theoretische Grundlagen	366
14.1.3	Beschreibung	367
14.1.4	Beziehung zu Ayres' SI und zur Beschäftigung	369
14.1.5	Zielgruppe der Wilbarger-Methode	369
14.1.6	Empfohlene Ausbildung	369
14.2	Praktische Anwendung der »sensorischen Diät«	370
14.2.1	Einführung	370
14.2.2	Theoretischer Hintergrund	370
14.2.3	Beschreibung	371
14.2.4	Beziehung zur Sensorischen Integration und Beschäftigung	372
14.2.5	Zielgruppe der sensorischen Diät	372
14.2.6	Nutzen der sensorischen Diät	373
14.2.7	Empfohlene Ausbildung	373
14.3	»Wie läuft eigentlich dein Motor?«: Das Alert-Programm für die Selbstregulation	373
14.3.1	Einführung	373
14.3.2	Theoretische Grundlagen	374
14.3.3	Beschreibung	374
14.3.4	Beziehung zur Sensorischen Integration und Beschäftigung	376
14.3.5	Zielgruppe des Alert-Programms	376
14.3.6	Empfohlene oder geforderte Ausbildung	377
14.4	Aquatherapie – Intervention im Wasser	377
14.4.1	Hintergrund	377
14.4.2	Theoretische Grundlagen	377
14.4.3	Beschreibung	377
14.4.4	Beziehung zur Sensorischen Integration und Beschäftigung	378
14.4.5	Zielgruppe der Aquatherapie	379
14.4.6	Sensorischer Input	379
14.4.7	Nutzen der Behandlung im Wasser	379
14.4.8	Empfohlene Ausbildung	380
14.5	Therapeutisches Reiten	382
14.5.1	Hintergrund	382
14.5.2	Theoretische Grundlagen	382
14.5.3	Beschreibung	382
14.5.4	Beziehung zur Sensorischen Integration und Beschäftigung	383
14.5.5	Zielgruppe des therapeutischen Reitens	383
14.5.6	Sensorischer Input	383
14.5.7	Nutzen des therapeutischen Reitens	384
14.5.8	Empfohlene oder erforderliche Ausbildung	385
14.6	Okulomotorische Kontrolle: Ein integraler Bestandteil der Sensorischen Integration	385
14.6.1	Hintergrund	385
14.6.2	Theoretische Grundlagen	385
14.6.3	Beschreibung	386
14.6.4	Beziehung zur Sensorischen Integration und Beschäftigung	388
14.6.5	Zielgruppe	389
14.6.6	Empfohlene oder geforderte Ausbildung	389
14.7	Therapeutisches Horchtraining (»Therapeutic Listening«)	389
14.7.1	Hintergrund	389
14.7.2	Theoretische Grundlagen	390
14.7.3	Beschreibung	390
14.7.4	Beziehung zur Sensorischen Integration und Beschäftigung	391
14.7.5	Zielgruppe des Horchtrainings	391
14.7.6	Nutzen des therapeutischen Horchtrainings	391
14.7.7	Empfohlene oder geforderte Ausbildung	392
14.8	Kraniosakraltherapie und Myofunktionelle Relaxation	392
14.8.1	Hintergrund und theoretische Grundlagen	392
14.8.2	Beschreibung	393
14.8.3	Beziehung zur Sensorischen Integration und Beschäftigung	393
14.8.4	Zielgruppe von CST und MFR	394
14.8.5	Nutzen	394
14.8.6	Empfohlene oder geforderte Ausbildung	395
14.9	Therapie auf dem Bauernhof	395
14.9.1	Hintergrund	395
14.9.2	Theoretische Grundlagen	395
14.9.3	Beschreibung	396
14.9.4	Beziehung zur Sensorischen Integration und Beschäftigung	396
14.9.5	Zielgruppe der Therapie auf dem Bauernhof	397
14.9.6	Nutzen	397
14.9.7	Empfohlene oder geforderte Ausbildung	398
14.10	Zusammenfassung und Fazit	398
14.11	Literatur	398

15 Kombination der Sensorischen Integrationstherapie mit anderen Ansätzen ... 401

Marie E. Anzalone, Elizabeth A. Murray

15.1	Andere Behandlungsansätze	403
15.1.1	Entwicklungsorientierter Behandlungsansatz	404
15.1.2	Sensomotorische Ansätze	406
15.1.3	Verhaltenstherapeutischer Behandlungszugang	410
15.1.4	»Coping« als Behandlungszugang	413
15.2	Ein umfassender Interventionsplan: die Kombination von Therapieansätzen	415
15.3	Fallbeispiele	415

15.3.1	Kombination von SI mit sensomotorischer Förderung und Coping bei einem Kind mit Lernbehinderung: Fallbeispiel »Julia«.	415
15.3.2	Kombination von SI und Boath-Konzept für Kinder mit Zerebralparese: Fallbeispiel »Robert und David«	418
15.3.3	Kombination der SI mit einem entwicklungsorientierten Ansatz bei einem Risikokind: Fallbeispiel »Carlos«.	419
15.3.4	Kombination von Sensorischer Integrationstherapie und Verhaltenstherapie bei einem geistig behinderten Kind: Fallbeispiel »Adam«	422
15.3.5	Kombination von Sensorischer Integrationstherapie mit sensorischer Stimulation und Verhaltenstherapie bei einem autistischen Kind: Fallbeispiel »Andi«.	424
15.4	Zusammenfassung und Fazit	426
15.5	Literatur	427

C Forschung und Beschäftigung 431

16 Fortschritte in der Forschung zur Sensorischen Integration (SI) 433
Shelley Mulligan

16.1	Forschung zur Gültigkeit der Sensorischen Integration	434
16.1.1	Sensorische Integration – ein prozessorientierter Ansatz	435
16.1.2	Neuroplastizität und hierarchische Struktur als Grundannahmen der SI	436
16.1.3	Sensorische Integration: eine Komponente der sensorischen Verarbeitung	438
16.1.4	Forschung zur sensorisch-integrativen Dysfunktion	438
16.2	Forschung zur Wirksamkeit der Sensorischen Integrationstherapie	441
16.2.1	Studien zur »klassischen« Sensorischen Integrationstherapie	441
16.2.2	Studien zu abgewandelten Formen der Sensorischen Integrationstherapie.	444
16.2.3	Anregungen für die zukünftige Forschung	445
16.3	Zusammenfassung und Fazit	446
16.4	Literatur	447

17 Sensorische Integration und Beschäftigung .. 451
Diane Parham

17.1	Einführung in die Occupational Science (Wissenschaft der Beschäftigung)	452
17.1.1	Definition von Beschäftigung.	453
17.1.2	Multidimensionalität von Beschäftigung	453
17.1.3	Die Beziehung zwischen SI und Beschäftigung	456
17.2	Sensorische Integration und Beschäftigung im Erwachsenenalter	461
17.3	Wirkt sich aktive Beschäftigung auf die sensorische Integration aus?	465
17.4	Praktische Relevanz	468
17.4.1	Zukunftsorientierte Top-Down Befundung	468
17.4.2	Überlegungen zur Therapie	470
17.5	Zusammenfassung und Fazit	473
17.6	Literatur	473

D Anhang 477

18 Klinisches Reasoning in der sensorisch-integrativen Ergotherapie: Das STEP-SI-Modell zur Behandlung sensorischer Modulationsstörungen 479
Lucy J. Miller, Julia Wilbarger, Tracy Stackhouse, Sharon Trunnell

18.1	Klinisches Reasoning in der sensorisch-integrativen Ergotherapie	480
18.2	Das STEP-SI-Modell des klinischen Reasoning	481
18.2.1	STEP-SI: Allgemeine Prinzipien	481
18.2.2	Das STEP-SI-Modell in der Befunderhebung	483
18.2.3	Ziele und Prioritäten für die Intervention	484
18.3	Das STEP-SI-Modell in der direkten Behandlung	487
18.3.1	Das STEP-SI-Modell in der Beratung und Umweltmodifikation	494
18.4	Zusammenfassung und Schlussfolgerungen	497
18.5	Literatur	498

19 Sensory Integration and Praxis Tests (SIPT) ... 499
A. Jean Ayres, Diana B. Marr

19.1	Liste der 17 Untertests	500
19.2	Beschreibung der Subtests	500
19.2.1	Subtests, die die taktile, vestibuläre und propriozeptive Sinnesverarbeitung überprüfen	500
19.2.2	Subtests, die die Form- und Raumwahrnehmung und die visuomotorische Koordination überprüfen	502
19.2.3	Subtests, die die Praxie überprüfen	503
19.2.4	Subtests, die bilaterale Integration und Sequenzieren überprüfen	503
19.3	Testentwicklung und Standardisierung	504
19.3.1	Validität des SIPT.	505
19.3.2	Reliabilität.	520
19.4	Interpretation der SIPT-Ergebnisse	522
19.4.1	Interpretation des kompletten Tests und von Testteilen.	522
19.5	Literatur	524

Glossar 527

Sachverzeichnis 533

Theorie

1 Sensorische Integration: Jean Ayres' Theorie aus heutiger Perspektive – 3

2 Struktur und Funktion der sensorischen Systeme – 37

3 Störungen der Praxie – 77

4 Sensorische Modulation – 113

5 Visuell-räumliche Wahrnehmung – 139

6 Störungen der zentralen Hörverarbeitung – 161

1

Sensorische Integration: Jean Ayres' Theorie aus heutiger Perspektive

Anita Bundy, Elizabeth A. Murray

1.1	Ein Beispiel – 4	1.7	Die Entwicklung der Theorie der Sensorischen Integration: Geschichte und Forschung – 19
1.2	Einführung in die Theorie der Sensorischen Integration – 4		
1.2.1	Theorie der Sensorischen Integration – 5	1.7.1	Faktorenanalytische und ähnliche Studien – 19
1.2.2	1. Störungen der Praxie – 8	1.7.2	Ein aktueller Blick auf die Theorie der Sensorischen Integration – 24
1.2.3	2. Sensorische Modulationsstörungen – 10		
1.3	Annahmen der Theorie der Sensorischen Integration – 11	1.8	Die Effektivität der Sensorischen Integrationstherapie – 24
1.3.1	Annahme 1: die Plastizität des Zentralnervensystems – 11	1.8.1	Weitere Überlegungen zur Effektivität – 25
1.3.2	Annahme 2: Entwicklung der sensorischen Integration – 12	1.9	Neue Perspektiven der sensorisch-integrativen Intervention – 28
1.3.3	Annahme 3: Das Gehirn arbeitet als integrierte Einheit – 12	1.9.1	Rückbesinnung der Ergotherapie auf die Beschäftigung – 28
1.3.4	Annahme 4: Anpassendes Verhalten ist entscheidend für die SI – 13	1.9.2	Neuere Theorien zur Funktion des Nervensystems, zur motorischen Kontrolle und zum motorischen Lernen – 29
1.3.5	Annahme 5: Der Mensch hat den inneren Antrieb, seine sensorisch-integrativen Fähigkeiten durch sensomotorische Aktivitäten zu entwickeln – 13	1.9.3	Aktuelle Vergütungspraktiken im Erziehungs- und Gesundheitssystem – 30
		1.9.4	Die Synthese: Ein Interventionsmodell nach den Prinzipien der Sensorischen Integration – 30
1.4	Die Grenzen der SI-Theorie und -Therapie – 13		
1.4.1	Grenzen bezüglich des Klientels – 14	1.10	Fallbeispiel 1: Lars – ein Kind mit Schwächen in der Praxie – 31
1.4.2	Grenzen bezüglich der Behandlung – 15		
1.5	Der Spiralprozess der Selbstaktualisierung – 16	1.11	Fallbeispiel 2: Samuel – ein Kind mit einer sensorischen Modulationsstörung – 32
1.6	Der Geist-Gehirn-Körper Prozess – 18	1.12	Zusammenfassung und Fazit – 33
		1.13	Literatur – 34

> Ebenso wie neurologische Konzepte durch neue Forschungsergebnisse laufend verändert werden, muss auch die Theorie (der Sensorischen Integration) kontinuierlich überarbeitet werden. «
A. Jean Ayres (1972)

Die sensorische Integrationstherapie nach A. Jean Ayres hat mehr Forschung ausgelöst, mehr Debatten hervorgerufen und offensichtlichere Auswirkungen auf die ergotherapeutische Praxis als irgendein anderes Konzept, das von einer Ergotherapeutin entwickelt wurde. Als Ergotherapeutin mit zusätzlichem Wissen und Ausbildung in den Bereichen der Neurologie und der Erziehungspsychologie hat Ayres die Theorie der Sensorischen Integration entwickelt, um die Zusammenhänge zwischen Schwierigkeiten in der Interpretation von Körper- und Umweltwahrnehmung und schulischen und motorischen Lernschwierigkeiten zu erklären. Sie stellte die Hypothese auf, dass eine Untergruppe von lernbehinderten Menschen Defizite bei der Interpretation von Sinnesinformationen habe (Ayres 1972a). Schwächen der sensorischen Integration ohne andere erkennbare Ursachen (wie organische Sinnesbehinderungen oder neurologische Schäden) können zu Lernschwierigkeiten beitragen.
Die Geschichte der Sensorischen Integration ist lang. Von einem Beispiel und einem Blick auf den jetzigen Stand der Theorie der Sensorischen Integration ausgehend soll die Entwicklungsgeschichte aufgerollt werden.

1.1 Ein Beispiel

Sensorisch-integrative Funktionen können nicht direkt beobachtet werden. Aufgrund neurowissenschaftlicher Erkenntnisse stellen wir Hypothesen auf, wie sie ablaufen. Obwohl Defizite im Verhalten **beobachtet** werden können, wird nur **angenommen**, dass diese Defizite die Folge von Schwächen in der sensorischen Verarbeitung sind. Im Übrigen kann nur beobachtet werden, ob eine Behandlung Veränderungen im Verhalten bewirkt. Findet tatsächlich eine Veränderung statt, kann wiederum nur angenommen werden, dass diese auf eine verbesserte sensorische Integration oder verbesserte neurologische Funktionen zurückzuführen ist.

Beispiel
Mark hatte Schwächen in der taktilen Diskrimination, worauf seine schwachen Ergebnisse in standardisierten Tests hinwiesen. Bedingt durch einen niedrigen Tonus der Extensorenmuskulatur zeigte er Haltungsschwächen, eine geringe Stabilität der proximalen Gelenke und schlechte Gleichgewichtsreaktionen. Es lagen keine Hinweise auf eine Schädigung des peripheren oder zentralen Nervensystems vor und Marks Intelligenz lag im Durchschnittsbereich. Als Ursache für seine Schwierigkeiten wurde daher eine Störung in der Verarbeitung von taktilen, vestibulären und propriozeptiven Informationen im ZNS angenommen.
Mark war auch ungeschickt. Beim Ballspielen konnte er beim Fangen, Werfen oder Schlagen nicht mit Gleichaltrigen mithalten. Obwohl Mark seine Schuhe binden und auch Radfahren konnte, war es ihm schwerer als anderen Kindern gefallen, diese Tätigkeiten zu erlernen. Auch Hüpfen und Seilspringen gelangen Mark nicht so, wie man es für sein Alter erwarten würde. Im standardisierten Test hatte er Schwierigkeiten, Körperpositionen zu imitieren und Bewegungsabläufe nachzumachen, die das koordinierte Zusammenspiel beider Körperhälften erforderten. Da es bei Mark keine Hinweise auf kognitive und neurologische Defizite gab, die seine motorischen Koordinationsdefizite hätten verursachen können, lag die Annahme nahe, dass seine Schwierigkeiten die Folge einer schlechten Bewegungsplanung (Praxie) waren. Empirisch zeigte sich immer wieder ein Zusammenhang zwischen Schwächen der taktilen Diskrimination, der vestibulären und propriozeptiven Verarbeitung und mit Problemen in der motorischen Planung. Marks Probleme in der motorischen Planung resultierten also möglicherweise aus seinen Schwächen in der taktilen, vestibulären und propriozeptiven Reizverarbeitung.
Aufgrund dieser Hypothesen schien eine Behandlung indiziert, die im Rahmen sinnvoller Aktivitäten verstärkten taktilen, vestibulären und propriozeptiven Input bietet. So sollte Marks Fähigkeit, Sinneseindrücke zu integrieren und seine Bewegungen zu planen verbessert werden. Auch wenn Veränderungen innerhalb des ZNS nicht direkt zu beobachten waren, so hatte sich Marks Koordination nach der Behandlung doch sichtbar verbessert.

1.2 Einführung in die Theorie der Sensorischen Integration

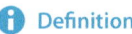 **Definition**
Ayres (1972a) definierte **sensorische Integration** als »den neurologischen Prozess, der Sinneseindrücke aus dem eigenen Körpers und aus der Umwelt

1.2 Einführung in die Theorie der Sensorischen Integration

organisiert und es uns somit ermöglicht, den Körper effektiv in der Umwelt einzusetzen« (S.11).

Sie hielt zwar auch die visuelle Perzeption (Wahrnehmung) für wesentlich für das Lernen, sie legte aber den Schwerpunkt auf das vestibuläre, propriozeptive und taktile System. 1981 schrieb sie an Kay Sieg:

» Betrachtet man Kinder nur aus einer behavioristischen Perspektive, betreibt Forschung nur unter diesem Gesichtspunkt und behandelt verhaltenstherapeutisch, dann findet man nie heraus, dass das vestibuläre System, gemeinsam mit der Propriozeption und anderen Sinnesmodalitäten eine wesentliche Grundlage der visuellen Perzeption darstellt.« (Sieg 1988, S.99-100).

Ironischerweise war bis vor kurzem die Rolle des visuellen Systems in der SI beschränkt auf die Form- und Raumwahrnehmung, konstruktive Aspekte und die visuomotorische Koordination (Papier-Bleistift-Aufgaben). Henderson und Kolleginnen stellen in ▶ Kap. 5 ein neues Verständnis der visuell-räumlichen Fähigkeiten vor und bringen diese in einen deutlicheren Zusammenhang mit der SI.

Obwohl Ayres bewusst war, dass die Theorie der Sensorischen Integration ein Provisorium war, hoffte sie, bestimmte Störungsmuster bei den Kindern mit sensomotorischen Schwierigkeiten und Lernproblemen zu finden, um spezifische Behandlungsstrategien für die verschiedenen Untergruppen einsetzen zu können. Ayres' Hauptanliegen war es, die SI-Theorie zu entwickeln, um erklären zu können, welche Ursachen diesen Problemen zugrunde liegen und daraus eine optimale Behandlung abzuleiten (Ayres 1972a, 1975a, 1979).

Im Laufe der Zeit wurden die SI-Theorie und die SI-Intervention (Behandlung) kontinuierlich überarbeitet. Dass Ayres (1972a) die Notwendigkeit der Weiterentwicklung ihrer Theorie bewusst war, zeigt sich in ihrer Feststellung:

» ... in vielen Fällen erreicht die Theorie (der SI) ihre Ziele nicht ganz, aber dennoch erfüllt sie einen nützlichen Zweck, indem sie ein neues Licht auf das Problem der Lernschwierigkeiten wirft und damit die weitere Suche nach noch effektiveren und verständlicheren Theorie anregt, aus der sich Maßnahmen ableiten lassen, die die Integration im ZNS verbessern und folglich auch die Lernschwierigkeiten und Verhaltensprobleme verbessern. Die Wahrheit wird, ebenso wie Unendlichkeit, immer angestrebt, aber nie erreicht werden« (S. 4).

1.2.1 Theorie der Sensorischen Integration

»Sensorische Integration« ist eine Theorie, die Zusammenhänge zwischen dem Gehirn und dem Verhalten beschreibt.

> **Exkurs**
>
> **Theorien sind keine Fakten.** Vielmehr bestehen Theorien aus vorläufigen Annahmen, die auf Vermutungen basieren. Dass man aufgrund einer Theorie helfen, erklären, planen und vorhersagen kann, macht sie so wertvoll.

Die Theorie der Sensorischen Integration wird verwendet um:
1. zu erklären, warum sich Menschen auf eine bestimmte Art verhalten,
2. zu planen, mit welchen Maßnahmen bestimmte Schwierigkeiten verbessert werden können,
3. vorherzusagen, wie sich das Verhalten aufgrund der Intervention verändern wird.

> **Wichtig**
>
> Die **Theorie der Sensorischen Integration** besteht aus drei Hauptteilen:
> — Der erste Teil befasst sich mit der kindlichen **Entwicklung** und beschreibt die **normalen sensorisch-integrative Funktionen**.
> — Der zweite Teil beschreibt die sensorisch-integrativen Dysfunktionen.
> — Der dritte Teil beschreibt Maßnahmen zur **Intervention**.

Zu jedem Teil der SI-Theorie kann ein übergeordnetes **Postulat** (Grundsatz, Grundannahme) formuliert werden (◘ Übersicht 1.1).

Da sich Teile der SI-Theorie auf Störungen und Behandlung beziehen, enthält sie auch **Techniken zur Befunderhebung und zur Behandlung**. Mit dem Begriff **Sensorische Integration** sind also drei miteinander zusammenhängende Elemente gemeint:
1. Die **Theorie** selbst.
2. **Methoden zur Befundung**, z. B. **SIPT** von Ayres 1989, Instrumente zur Erfassung der sensorischen Modulation wie das **Sensory Profile** (Dunn 1999), und die Klinischen Beobachtungen des neuromotorischen Verhaltens.
3. Ein spezieller Behandlungsansatz.

> **Übersicht 1.1. Postulate der Sensorischen Integration**
> - **Lernen** ist abhängig von der Fähigkeit, **Sinnesinformationen**, die von der eigenen Bewegung oder aus der Umwelt stammen, aufzunehmen und zu verarbeiten, und diese Sinneseindrücke für die Planung und Organisation von **anpassendem Verhalten** zu nützen.
> - Menschen mit **Schwächen in der Verarbeitung von Sinnesinformationen** können Schwierigkeiten haben, anpassende Reaktionen zu produzieren, was sich wiederum auf das Lernen und das Verhalten auswirkt.
> - **Verstärkter sensorischer Input im Rahmen von sinnvollen Aktivitäten**, die anpassende Interaktion auslösen, verbessert die Fähigkeit, Sinnesinformationen zu verarbeiten und hat somit einen positiven Einfluss auf das Lernen und das Verhalten.

Die Zusammenhänge dieser drei Elemente mit dem Prozess der sensorischen Integration sind in ■ Abb. 1.1 schematisch dargestellt.

Schematische Darstellung der SI-Theorie

> **Exkurs**
>
> Schematische Modelle sollen die Beziehungen zwischen den wesentlichen Konstrukten (Idee, Konzept) darstellen, die eine Theorie ausmachen. Theorien werden oft anhand von schematischen Darstellungen veranschaulicht. Dazu müssen die wesentlichen Konstrukte ausgewählt werden. Deshalb kann eine Theorie von verschiedenen Autoren auf unterschiedliche Art schematisch dargestellt werden.

Wie in ■ Abb. 1.2 dargestellt ist, kann sich eine sensorisch-integrative Dysfunktion auf zwei Arten manifestieren:
1. als Störung der Praxie oder
2. als Störung der sensorischen Modulation.

Diese Ausprägungen können einzeln oder gemeinsam auftreten.

Diese Abbildung ist zwar eine brauchbare Übersicht über die Arten von sensorisch-integrativen Funktionsstörungen, erfasst die SI-Theorie in ihrer ganzen Komplexität aber nicht. Deshalb wurde teilweise aus Abbildungen von Ayres (1979) ein Modell entwickelt, das die angenommenen **Beziehungen zwischen den sensorischen Systemen und dem Verhalten** darstellt (■ Abb. 1.3). Obwohl sich das Schema auf Zusammenhänge bezieht, die für alle drei Teile der SI-Theorie (Normalentwicklung, Dysfunktion und Inter-

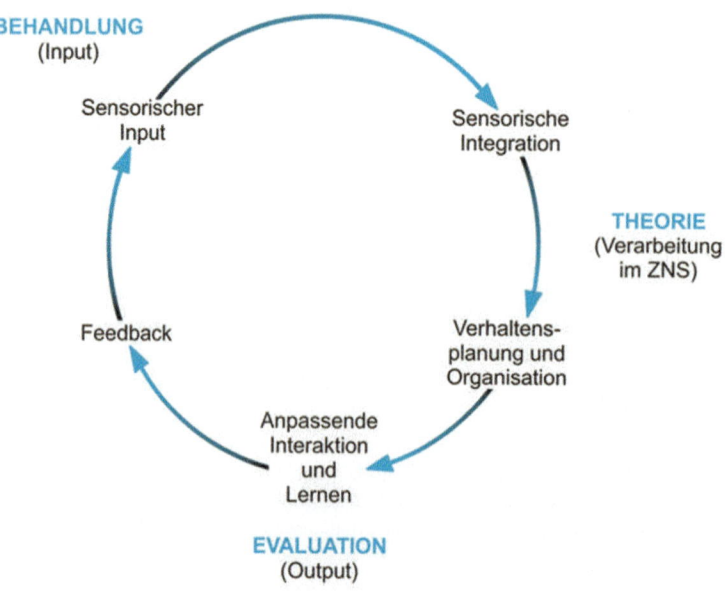

■ **Abb. 1.1.** Der Kreisprozess der Sensorischen Integration

1.2 Einführung in die Theorie der Sensorischen Integration

vention) gültig sind, ist zwecks Übersichtlichkeit nur der Aspekt der Funktionsstörung dargestellt.

In der Mitte des Modells finden sich die Verarbeitung vestibulärer, proprizeptiver und taktiler Sinnesinformationen im ZNS einschließlich der Verarbeitung im limbischen und im retikulären System. Links sind Ausprägungen einer sensorischen Modulationsstörung zu sehen, rechts Erscheinungsformen der Dyspraxie. Je näher sich ein solches Konstrukt (Störungsbild) bei der zentralen Spalte befindet, desto klarer ist ihr neurophysiologischer Zusammenhang.

Schwächen der Verarbeitung von vestibulär-propriozeptiven Informationen werden mit einer Praxiestörung, aber auch mit zwei verschiedenen Modulationsstörungen in Zusammenhang gebracht: mit Schwerkraftunsicherheit und Bewegungsunverträglichkeit.

Schwächen der taktilen Verarbeitung werden mit Somatodyspraxie und taktiler Defensivität (Abwehr) in Beziehung gesetzt. Wie man auch in Abb. 1.2 an der Überschneidung der Kreise erkennen kann, können bei einer Person Defizite in der Praxie, Defizite in der Modulation oder Defizite in beiden vorliegen. Obwohl die Dysfunktionen in Kap. 1-3 ausführlich beschrieben werden, sollen hier kurz erwähnt werden.

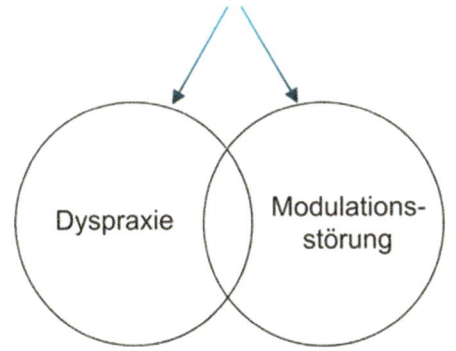

Abb. 1.2. Vereinfachte Darstellung der Manifestation von SI-Störungen

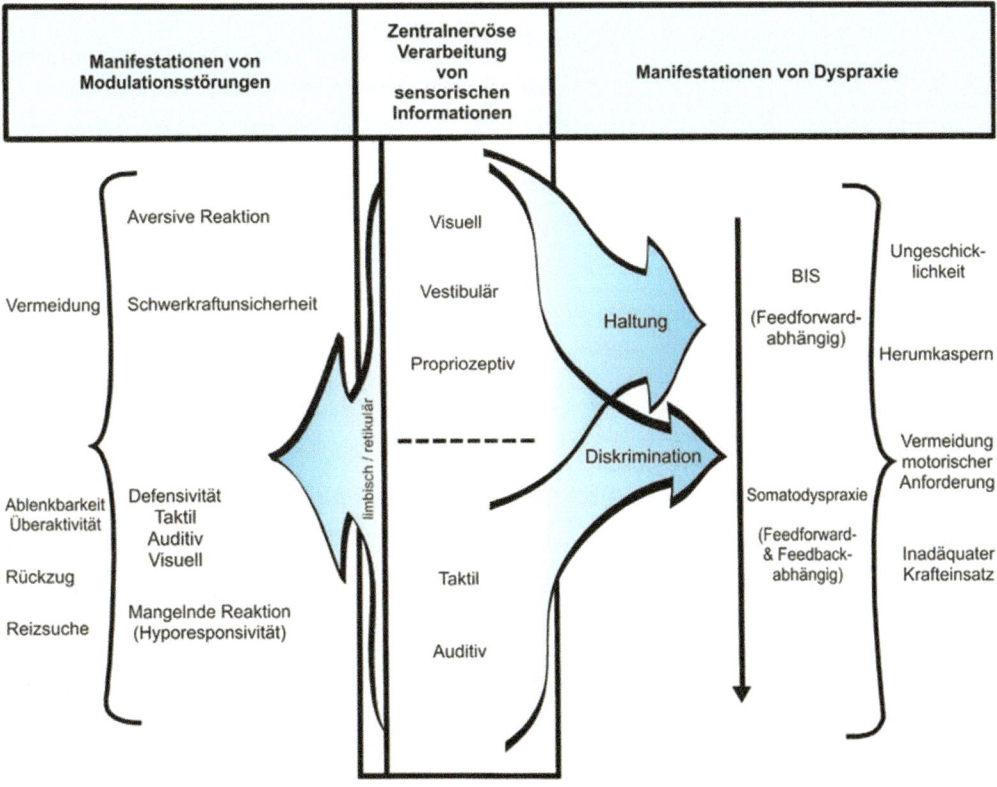

Abb. 1.3. Schematische Darstellung der SI-Theorie. (Nach Darstellungen von Fisher u. Bundy 1991 und Sass 1995)

1.2.2 1. Störungen der Praxie

> **Wichtig**
>
> In der Theorie der Sensorischen Integration bezieht sich der Ausdruck **Praxie** auf die Fähigkeit, neue Bewegungen zu planen.

Es wurden zwei Ausprägungen von Praxiestörungen identifiziert:

- BIS (Störung der Bilateralintegration und des Sequenzierens) und
- Somatodyspraxie.

In Studien im Zusammenhang mit der Testentwicklung des SCSIT (Southern California Sensory Integration Test) und SIPT (Sensory Integration and Praxis Tests; Ayres 1965, 1966a, 1966b, 1969,1972b, 1977, 1989; Ayres et al. 1987; Mulligan 1998, 2000) tauchten immer wieder ähnliche Muster in den Testergebnissen auf, die mit BIS und Somatodyspraxie in Verbindung gebracht werden konnten.

> **Wichtig**
>
> Bei einer Dyspraxie auf sensorischer Basis müssen Hinweise auf eine Verarbeitungsschwäche in einer oder mehreren Sinnesmodalitäten vorliegen.

> **Wichtig**
>
> Verschiedene Arten von Praxiestörungen hängen mit **unterschiedlichen Sinnessystemen** zusammen. Genauer gesagt:
> - BIS-Defizite werden mit Schwächen in der vestibulären und propriozeptiven Verarbeitung in Verbindung gebracht.
> - Somatodyspraxie werden mit einer Verarbeitungsstörung im taktilen, propriozeptiven und vestibulären System in Verbindung gebracht.

Fisher u. Bundy (1991b) halten die Somatodyspraxie im Vergleich zur BIS-Störung für die schwerwiegendere Form einer Bewegungsplanungsstörung. Lai et al. (1996) unterstützten diese Annahme, indem sie darauf hinweisen, dass die Aufgaben des SIPT, die BIS-Leistungen überprüfen, wesentlich komplizierter sind als Aufgaben, die die Somatopraxie überprüfen. Praktische Fähigkeiten kann man sich auf einem Kontinuum von extrem gut (z. B. bei Spitzensportlern) bis zu extrem schwach (z. B. bei Menschen mit schweren Hirnschäden) vorstellen (○ Abb. 1.4). Die praktischen Fähigkeiten von Kindern mit sensorisch-integrativer Dyspraxie, egal ob BIS oder Somatodyspraxie, liegen irgendwo im Mittelfeld.

Posturale Defizite

Die Körperhaltung wird als sichtbarer Ausdruck der vestibulären und propriozeptiven Verarbeitung verstanden. Daher sind posturale Defizite gewissermaßen eine Basis der BIS-Störung, teilweise auch der Somatodyspraxie. Für die Diagnose der posturalen Defizite sind mehrere Indikatoren nötig (vgl. ▶ Kap. 8). Relevante Zeichen für die **Haltungskontrolle** sind:

1. Tonus der Extensorenmuskulatur (Haltung im Stand)
2. Streckung in Bauchlage
3. proximale Gelenksstabilität
4. Nackenflexion gegen die Schwerkraft (Flexion in Rückenlage)
5. Gleichgewichtsreaktionen

Oft wird auch der postrotatorische Nystagmus zu diesen Zeichen gezählt, dann handelt es sich um **posturalokuläre** Kennzeichen.

Taktile Diskriminationsstörung

Defizite der taktilen Diskrimination werden als sichtbare Manifestation der zentralnervösen taktilen Verarbeitung gesehen. Die Entstehung einer Somatodyspraxie wird unter anderem auch auf diese Defizite zurückgeführt. Die Diagnosestellung beruht wiederum auf einer Anhäufung von Hinweisen, die mit standardisierten Tests überprüft werden. Sie geben an, ob die Testperson Schwierigkeiten hat, Merkmale von Berührungen zu erkennen. Meist werden dazu die taktilen Subtests des SIPT verwendet.

Defizite der Bilateralintegration und des Sequenzierens (BIS)

Wie schon der Name impliziert, haben Personen mit BIS Schwierigkeiten, ihre beiden **Körperhälften koordiniert einzusetzen** und **Bewegungsabläufe zu sequenzieren**. Fisher (1991) stellte fest, dass sich der Begriff des »Sequenzierens« speziell auf vorausplanenden Bewegungsabläufe bezieht, die sog. **projizierten Aktionssequenzen** (d. h. feedforward-abhängigen Bewegungen, bei denen es erforderlich ist, seine Gliedmaßen zu einem bestimmten Zeitpunkt an einem bestimmten Ort zu haben) (○ Abb. 1.5).

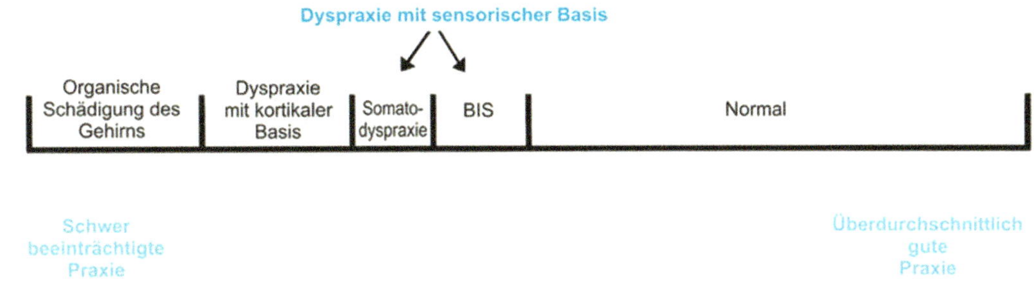

1.2 Einführung in die Theorie der Sensorischen Integration

Abb. 1.4. Das Spektrum der praktischen Fähigkeiten

Beispiel
Beim Ballspielen müssen die Hände, um einen Ball fangen zu können, präzise in die Position gebracht werden, in der der Ball auf sie treffen wird.

Fisher stellte außerdem fest, dass viele **vorausplanende Aktivitäten bilateral** sind. In der SI-Theorie wird angenommen, dass BIS-Störungen aufgrund schlechter vestibulärer und propriozeptiver Verarbeitung entstehen. Nicht außer Acht zu lassen ist, dass das visuelle System eine wesentliche Rolle dabei spielt, bewegender Objekte zu fokussieren und die Bewegungen in die richtige Richtung zu steuern (s. auch ▶ Kap. 3 und 5.)

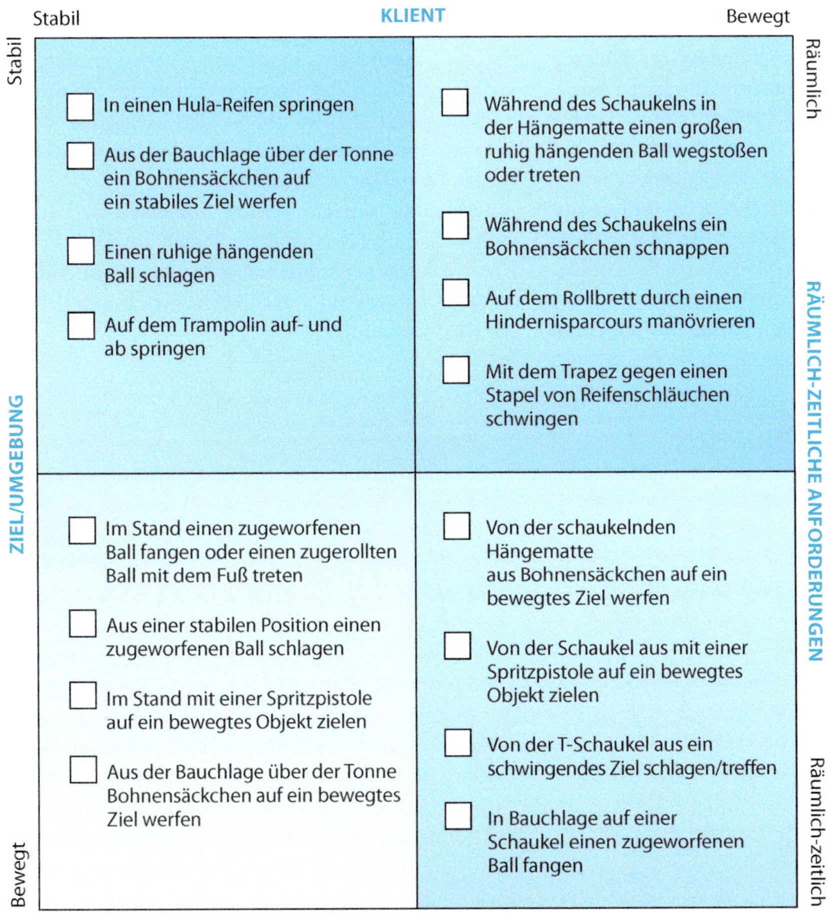

Abb. 1.5. Gebräuchliche Behandlungsaktivitäten, eingeteilt nach ihren räumlich-zeitlichen Anforderungen. (Nach Keogh u. Sudgen 1985)

	KLIENT Stabil	KLIENT Bewegt
ZIEL/UMGEBUNG Stabil (Räumlich)	☐ In einen Hula-Reifen springen ☐ Aus der Bauchlage über der Tonne ein Bohnensäckchen auf ein stabiles Ziel werfen ☐ Einen ruhige hängenden Ball schlagen ☐ Auf dem Trampolin auf- und ab springen	☐ Während des Schaukelns in der Hängematte einen großen ruhig hängenden Ball wegstoßen oder treten ☐ Während des Schaukelns ein Bohnensäckchen schnappen ☐ Auf dem Rollbrett durch einen Hindernisparcours manövrieren ☐ Mit dem Trapez gegen einen Stapel von Reifenschläuchen schwingen
ZIEL/UMGEBUNG Bewegt (Räumlich-zeitlich)	☐ Im Stand einen zugeworfenen Ball fangen oder einen zugerollten Ball mit dem Fuß treten ☐ Aus einer stabilen Position einen zugeworfenen Ball schlagen ☐ Im Stand mit einer Spritzpistole auf ein bewegtes Objekt zielen ☐ Aus der Bauchlage über der Tonne Bohnensäckchen auf ein bewegtes Ziel werfen	☐ Von der schaukelnden Hängematte aus Bohnensäckchen auf ein bewegtes Ziel werfen ☐ Von der Schaukel aus mit einer Spritzpistole auf ein bewegtes Objekt zielen ☐ Von der T-Schaukel aus ein schwingendes Ziel schlagen/treffen ☐ In Bauchlage auf einer Schaukel einen zugeworfenen Ball fangen

RÄUMLICH-ZEITLICHE ANFORDERUNGEN

Somatodyspraxie

Menschen mit Somatodyspraxie haben Schwierigkeiten mit motorischen Aktivitäten, egal ob sie von Feedback (einfach) oder von Feedforward (schwieriger) abhängig sind. Sie haben also Schwierigkeiten mit **allen grobmotorischen Bewegungen**. Oft kommen auch **feinmotorische Schwierigkeiten** hinzu. Keogh u. Sugden (1985) und Henderson u. Sugden (1992) entwickelten ein einfaches Modell um zu bestimmen, ob eine Aktivität mehr feedback- oder mehr feedforwardabhängig ist. Dieses Modell ist in ◘ Abb. 1.5 dargestellt. Je mehr Bewegung die Person oder das Zielobjekt ausführen, desto wichtiger wird das Feedforward.

Um von einer Somatodyspraxie sprechen zu können, müssen Defizite in der somatosensorischen (meist taktilen) Verarbeitung vorliegen. In den meisten Fällen ist zusätzlich auch die vestibuläre und die propriozeptive Verarbeitung beeinträchtigt.

1.2.3   2. Sensorische Modulationsstörungen

Obwohl sich Therapeutinnen (z. B. Dunn 1997; Kinneally et al. 1995; Wilbarger u. Wilbarger 1991) immer wieder auf sensorische Modulationsstörungen beziehen, scheint diese Störung statistisch schwer fassbar zu sein. Bis vor kurzem gab es keinen richtigen Test für die sensorische Modulation. Die Diagnose wurde vielmehr aufgrund von Beobachtungen und anamnestischen Informationen gestellt. Ayres fand in ihren Analysen sehr selten Evidenz für sensorische Modulationsstörungen und wenn, dann bezog sich diese nur auf taktile Abwehr. Vor wenigen Jahren führten Dunn und Kolleginnen (Dunn 1994; Dunn u. Braun 1997; Dunn u. Westman 1997) sowie Miller und Kolleginnen (McIntosh et al. 1999; Miller et al. 1999) eine Serie von Studien durch, die grundlegende Informationen zum Wesen der sensorischen Modulationsstörung lieferten. Zu Dunns Arbeiten gehört eine Reihe von Faktorenanalysen, für die sie das »Sensory Profile« verwendete (Dunn 1999). Miller (McIntosh et al. 1999) setzte physiologische Messungen und eine Kurzfassung des »Sensory Profile« ein, um sensorische Modulationsstörungen zu identifizieren.

Obwohl der **Begriff** »**Modulation**« vielen Therapeuten bekannt ist, ist seine **genaue Bedeutung schwer fassbar**. Ayres (1979), die diesen Begriff als erste im Zusammenhang mit der Sensorischen Integration verwendete, definierte Modulation als die **Regulation der zentralnervösen Aktivität durch das Gehirn selbst**. Ingenieure könnten Modulation mit der Feineinstellung (Tuning) eines Radios vergleichen, um einen bestimmten Sender zu empfangen. Stimmt die Amplituden- und die Frequenzeinstellung des Radios mit den ausgestrahlten Wellen des Senders überein, kann man den Sender klar und rauschfrei hören. Ist die Einstellung jedoch nicht exakt moduliert, ist das Radio nutzlos. Menschen mit Schwierigkeiten, die sensorischen Eindrücke zu modulieren, verhalten sich, als sei die Intensität des Reizes (Amplitude) viel höher oder niedriger als dies die meisten Menschen wahrnehmen. Ihre Leistungen sind dadurch beeinträchtigt; ◘ Abb. 1.6 soll dies veranschaulichen.

Abhängig davon, welches Sinnessystem betroffen ist, und ob die betroffene Person zur Über- oder Unterreaktion neigt, können sich sensorische Modulationsstörungen auf verschiedene Arten manifestieren (◘ Übersicht 1.2).

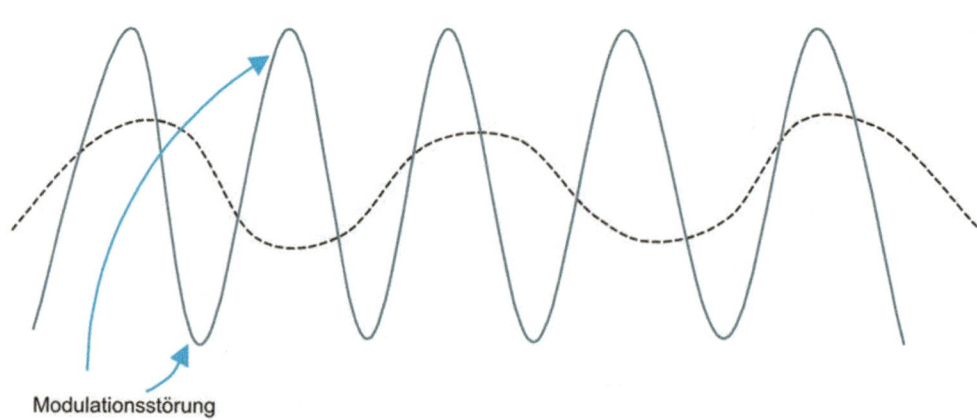

◘ **Abb. 1.6.** Schematische Darstellung der Modulation und Modulationsstörung

> **Übersicht 1.2. Vier Arten von Modulationsstörung**
> - Sensorische Defensivität (Abwehr) einschließlich taktiler Abwehr
> - Schwerkraftunsicherheit
> - Aversive Reaktion auf Bewegung (Bewegungsunverträglichkeit)
> - Sensorische Unterempfindlichkeit

Sensorische Defensivität

Sensorische Abwehr ist eine **Stressreaktion** des Typs »Kampf oder Flucht«: Sie wird von **Sinnesreizen** ausgelöst, die objektiv **weder bedrohlich noch schädlich** sind. Taktile Abwehr wurde zwar als Erstes beschrieben, dieses Verhalten kann aber in allen sensorischen Systemen auftreten, außer möglicherweise dem vestibulären und propriozeptiven System. Sensorische Defensivität steht oft in Verbindung mit Verarbeitungsstörungen im limbischen oder retikulären System (▶ Kap. 4).

Schwerkraftunsicherheit

Schwerkraftunsicherheit zeigt sich in übertriebener Ängstlichkeit bei Bewegung im Allgemeinen, aber speziell, wenn sich der **Körper nicht in einer aufrechten Position** befindet oder die **Füße keinen Bodenkontakt** haben. Wie bei der sensorischen Defensivität steht die emotionale Reaktion in keinem Verhältnis zur tatsächlichen Bedrohung. Auch mit irgendwelchen Schwächen der Haltungskontrolle ist sie nicht zu erklären. Als Ursache wird eine Störung der Modulation von vestibulären Informationen aus dem Otolithenorgan angenommen.

Aversive Reaktion auf Bewegung

Störungswertige Unverträglichkeitsreaktionen treten bereits bei einem Bewegungsausmaß auf, das normalerweise nicht als zu viel oder gar schädlich empfunden wird; typisch sind dabei die **Reaktionen des autonomen Nervensystems**. Wie bei der Schwerkraftunsicherheit wird diese Störung mit einer Störung der vestibulären Modulation in Verbindung gebracht. Allerdings betrifft sie nicht Informationen aus den Otolithen, sondern **aus den Bogengängen** (Fisher 1991).

Sensorische Unterempfindlichkeit

Alle bisher beschriebenen Modulationsstörungen gehen mit einer Überreaktion einher. Es gibt aber auch Personen, die unterempfindlich sind. Ihr Verhalten zeigt, dass sie den Reiz gar nicht wahrgenommen haben, oder ihre Reaktion ist bedeutend schwächer als zu erwarten wäre. Praktische Erfahrungen weisen darauf hin, dass **manchmal die Reaktion stark verzögert auftritt**.

Beispiel
Ein Kind reagiert bei einem Unfall nicht sofort auf den Schmerz und wirkt, als ob es ihn gar nicht wahrgenommen hat.

Unterempfindlichkeit und verzögerte Reaktionen können in allen sensorischen Systemen auftreten (▶ Kap. 4).

1.3 Annahmen der Theorie der Sensorischen Integration

Wie jede Theorie baut die SI-Theorie auf einige Annahmen auf. Sie beziehen sich auf **neuronale** und auf **verhaltenstheoretische Hintergründe** der sensorischen Integration.

1.3.1 Annahme 1: die Plastizität des Zentralnervensystems

Der Begriff »**Plastizität**« bezieht sich auf die Fähigkeit des Gehirns, seine Struktur zu verändern. Aufgrund dieser Plastizität wird angenommen, dass die Sensorische Integrationstherapie Veränderungen im Gehirn bewirkt. Ayres (1979) stellte fest, dass

> … das Gehirn, speziell das junge Gehirn, ist von Natur aus formbar; erst mit zunehmendem Alter verfestigen sich seine Strukturen und Funktionen. Interaktionen zwischen der Person und der Umwelt fördern und erhöhen die Effektivität der neuronalen Integration. Dies ist nur möglich aufgrund der Formbarkeit des ZNS. Kann sich eine Person in kritischen Phasen nicht effektiv mit der Umwelt auseinandersetzen, so kann dadurch die optimale Entwicklung des Gehirns, und folglich die gesamte Leistungsfähigkeit, beeinträchtigt werden. Eine frühe Erkennung und therapeutische Behandlung der betroffenen Bereiche erhöht die Chance auf eine normale Entwicklung « (S. 12).

Ayres betonte wiederholt die Plastizität der Strukturen und Funktionen des jungen Gehirns. Wie aus ihren frühen Veröffentlichungen hervorgeht, hielt sie das Alter von drei bis sieben Jahren für eine **kritische Phase** der sensorisch-integrativen Entwicklung (Ayres

1979). Leider wurde diese Aussage fälschlich so ausgelegt, dass Kinder ab acht Jahren nicht mehr von einer SI-Therapie profitieren würden. Die Erfahrung mit älteren Kindern, aber auch mit Erwachsenen zeigt deutlich, dass auch diese Personen noch die Fähigkeit zur Veränderung haben. Des Weiteren hat die experimentelle Gehirnforschung ergeben, dass die **Plastizität des Gehirns bis ins hohe Alter** – wahrscheinlich lebenslang – erhalten bleibt. Wenige Belege sprechen dafür, dass kleinere Kinder mehr von der Sensorischen Integrationstherapie profitieren oder schnellere Fortschritte machen als ältere Kinder oder Erwachsene (s. Studien von Law et al. 1991).

In ihrer Kritik an der Sensorischen Integration stellen Ottenbacher u. Short (1985) fest, dass sich in »neueren Milieustudien gezeigt hat, dass Veränderungen des Gehirns sehr wohl auch in reiferen (bis hin zu geriatrischen) Organismen auftreten« (S. 302). Sie unterschieden auch zwischen:

- **Plastizität**: strukturelle und morphologische Veränderung des ZNS und
- **Lernprozess**: funktionelle oder »adaptive Veränderung« im Verhalten als Ergebnis von Erfahrung. Die Veränderung des Verhaltens deutet nicht unbedingt auf eine Veränderung der neuronalen Strukturen hin.

Weitere Untersuchungen werden möglicherweise zu einer Modifikation dieser Theorie führen.

1.3.2 Annahme 2: Entwicklung der sensorischen Integration

In jedem Entwicklungsstadium ist das aktuelle Verhalten zugleich die **Voraussetzung für die Entwicklung reiferer und komplexerer Verhaltensweisen**. Parham u. Mailloux (2001) beschrieben das typische anpassende Verhalten in der Entwicklung vom pränatalen Stadium bis zum siebten Lebensjahr.

Eine Dysfunktion der sensorischen Integration stört die normale Entwicklung. Short-DeGraff (1988) stellte fest:

» ... die Theorie der Sensorischen Integration geht davon aus, dass das Gehirn bei der Geburt noch nicht ausgereift ist, und dieser Zustand der Unreife (bzw. Dysfunktionalität) bei manchen Kindern Lernschwierigkeiten bestehen bleibt. Das Ziel der Sensorischen Integrationstherapie ist es, sensorischen Input anzubieten, der bestimmte, in erster Linie subkortikale Areale des Gehirns erreicht. Dadurch soll der Reifungsprozess angeregt werden (bzw. die Funktion normalisiert werden). So wird das Gehirn unterstützt, als eine integrierte Einheit zu funktionieren und zu arbeiten « (S. 200).

1.3.3 Annahme 3: Das Gehirn arbeitet als integrierte Einheit

Ayres war davon überzeugt, dass das Gehirn als eine Einheit funktioniert. Trotzdem hielt sie an der Vorstellung fest, dass sich **höhere integrative Leistungen** aus der Integrität von **niedrigeren Strukturen und sensomotorischen Erfahrungen** entwickeln und auch von ihnen abhängig sind. Den höheren (kortikalen) Zentren des ZNS schrieb sie Leistungen wie abstraktes Denken, Perzeption, logisches Denken, Sprache und kognitives Lernen zu. Den Prozess der sensorischen Integration hielt sie für vorwiegend subkortikal. Sie ging davon aus, dass sich niedrigere ZNS-Strukturen vor den höheren entwickeln und ausreifen. Sie war der Meinung, dass die Entwicklung und die optimale Funktion der höheren Strukturen zum Teil von der Entwicklung und der optimalen Funktion der niedrigeren Strukturen abhängen (Ayres 1972a, 1974a, 1974b, 1975a, 1979, 1989).

Diese hierarchische Sichtweise gab Anlass zur Kritik an der Theorie der Sensorischen Integration (Ottenbacher u. Short 1985; Short-DeGraff 1988). Für Short-DeGraff (1988) beinhaltet Ayres' Theorie **holistische** wie auch **hierarchische Konzepte**. Ayres benützte hierarchische Modelle, um komplexe Ideen besser zu veranschaulichen, aber sie ließ niemals die holistische oder systemische Sichtweise des Gehirns außer Acht. Leider wurde in der Beschreibung der SI oft der hierarchische Aspekt überbetont, was zu einer linearen und reduktionistischen Denkweise führte.

> **Wichtig**
>
> In diesem Buch wird ein **systemisches Verständnis des Zentralnervensystems** vertreten. Dies steht keineswegs in Widerspruch zu Ayres' Konzeption einer interaktiven, holistischen Hierarchie. Mit Pribram (1986) kann gesagt werden, dass »das Wesen der biologischen ...Hierarchie darin besteht, dass höhere Organisationsebenen die niedrigeren einerseits kontrollieren, andererseits aber auch von ihnen kontrolliert werden.« (S. 507) Derartige Regelkreise bestehen in allen zentralnervösen Strukturen. Bei Anzeichen einer ▼

1.4 · Die Grenzen der SI-Theorie und -Therapie

> inadäquaten Wahrnehmung kann meist davon ausgegangen werden, dass eines oder mehrere dieser Systeme nicht optimal funktioniert. Die Systeme stehen miteinander in Interaktion, und kortikale wie auch subkortikale Strukturen tragen zur sensorischen Integration bei.

Person und ZNS werden außerdem als **offene Systeme** gesehen. Durch Interaktionen mit der Umwelt kann ein offenes System sich selbst regulieren, organisieren und verändern (Kielhofner 1985, 1995).

1.3.4 Annahme 4: Anpassendes Verhalten ist entscheidend für die SI

> **Definition**
> Eine »**anpassende Interaktion**« ist ein gebender und nehmender Austausch mit der Umwelt, bei dem eine Person eine Herausforderung bewältigt oder etwas Neues lernt und die eine Veränderung in der Umwelt bewirkt (Ayres 1972a, 1979, 1985). Eine Annahme der sensorischen Integrationstheorie besagt:
> – dass einerseits anpassendes Verhalten die **sensorische Integration fördert** und
> – dass andererseits die Fähigkeit zu einer anpassenden Reaktion (Interaktion) Ausdruck einer sensorisch-integrativen Leistung ist.

Diese Annahme erweckt den Anschein, dass dieses Konzept nur in sich selbst logisch ist. Es wird aber weniger als kreisförmiger, sondern eher als **spiralförmiger Prozess** verstanden, was charakteristisch für **offene Systeme** ist.

Menschen können aus ihren Erfahrungen nur lernen, wenn sie erkennen, dass diese erfolgreich waren. Um zu wissen, dass man erfolgreich war, ist **Feedback** nötig. Bei aktiver Bewegung werden z. B. vestibuläre und propriozeptive Informationen produziert (**Produktionsfeedback**). Die Erinnerung, »wie sich die Bewegung angefühlt hat«, beruht auf neuronalen Modellen (Gedächtnisinhalten) dieser sensorischen Informationen. Auf ähnliche Weise bildet das Wissen vom Ergebnis einer Aktion (**Ergebnisfeedback**) die Basis für die Erinnerung daran, »was erreicht wurde« (Brooks 1986). Die neuronalen Modelle, die aus Produktions- und Ergebnisfeedback entstehen, sind wiederum die Grundlage komplexerer Interaktionen. Die Eigenaktivität ist dabei entscheidend. »Das Lernen aus Erfahrungen ... hängt von der Wahrnehmung **und** der Bewegung ab, nicht allein von der Wahrnehmung« (Brooks 1986, S. 14). Kann ein Kind immer komplexere Handlungen ausführen, so zeigt dies, dass es neue neuronale Modelle entwickelt hat.

1.3.5 Annahme 5: Der Mensch hat den inneren Antrieb, seine sensorisch-integrativen Fähigkeiten durch sensomotorische Aktivitäten zu entwickeln

Ayres (1972a, 1975b, 1979, 1989) stellte einen Zusammenhang zwischen diesem inneren Antrieb (»inner drive«) bzw. Motivation und der Selbststeuerung und Selbstaktualisierung (▶ Kap. 1.5.) her. Sie wies darauf hin, dass Kinder mit sensorischen Integrationsstörungen **oft zu wenig Motivation (oder inneren Antrieb) haben**, um aktiv zu werden, sich auf neue Erfahrungen einzulassen oder sich Herausforderungen zu stellen. Therapiefortschritte zeigen sich zuerst an gesteigertem Selbstvertrauen und Zufriedenheit, die von der Erfahrung herrühren, mit der Umwelt gut zurecht zu kommen. Nach Ayres wird der innere Antrieb sichtbar, wenn sich ein Kind begeistert und sich zuversichtlich und bemüht mit einer Aktivität beschäftigt. Die Behandlung steigert den inneren Antrieb, sich selbst Aktivitäten zu suchen, die Selbstaktualisierung und Entwicklung fördern und die sensorische Integration verbessern (Ayres 1972a).

1.4 Die Grenzen der SI-Theorie und -Therapie

Die Theorie der Sensorischen Integration wurde entwickelt, um die Schwierigkeiten einer bestimmten Personengruppe zu beschreiben. Eine sensorisch-integrative Behandlung setzt bestimmte Prinzipien voraus. Mit zunehmender Bekanntheit wurde die Bezeichnung SI auch für Therapieansätze verwendet, die den SI-Grundsätzen nicht mehr entsprechen. Immer wieder wurde die Bezeichnung »Sensorische Integration« fälschlich benützt, um Therapien zu beschreiben, die die Kriterien der Theorie nicht erfüllen.

> **Cave**
> Ergotherapeutinnen sollten darauf achten, in der Dokumentation genau zu beschreiben, welche Therapieansätze sie verwendet haben. Werden Tests und Behandlungsmaßnahmen über ihre eigentliche Bestimmung hinausgehend eingesetzt, ist Vorsicht geboten, da die Grenzen der Theorie überschritten wurden.

1.4.1 Grenzen bezüglich des Klientels

Die Theorie der Sensorischen Integration erklärt leichte bis mäßige Lern- und Verhaltensstörungen, im speziellen Probleme, die mit Schwächen der motorischen Koordination und der sensorischen Modulation zusammenhängen, deren Ursache aber nicht auf sichtbare Schädigungen oder Abnormalitäten des ZNS zurückgeführt werden können. Ayres nahm an, dass Störungen der sensorischen Integration mit der zentralen Informationsverarbeitung zusammenhängen. Die SI-Theorie beabsichtigt nicht, neuromotorische Defizite zu erklären, wie sie bei Zerebralparesen (z. B. als Spastizität), Down-Syndrom (z. B. als Hypotonie) oder einem Schlaganfall (z. B. als Sensibilitätsstörungen) vorkommen.

> **Wichtig**
>
> Damit von einer »sensorischen Integrationsstörung« gesprochen werden kann, müssen Beweise für Defizite in der zentralen Verarbeitung vestibulärer, propriozeptiver und taktiler Reize vorliegen, die nicht auf eine periphere Störung des ZNS oder auf kognitive Defizite zurückzuführen sind.

Obwohl das Hauptanliegen der SI immer Kinder waren, ist sie auch auf Erwachsene anwendbar, wenn sie die Störungen seit ihrer Kindheit haben. (Denn die SI-Theorie bietet keine Erklärung für Defizite, die im Erwachsenenalter entstehen. Treten bei einem Erwachsenen Lern-, Verhaltens- oder neurologische Störungen auf – z. B. im Rahmen von Demenz, Insult oder Schizophrenie –, wird nicht von einer sensorisch-integrativen Dysfunktion gesprochen).

Bei Kindern mit geistiger Behinderung, Zerebralparese oder anderen Entwicklungsstörungen, die durch eine Schädigung oder Abnormität des ZNS verursacht sind, können sensorische Integrationsstörungen als Begleiterscheinung vorliegen (in Form einer Modulationsstörung wie auch einer Dyspraxie). Bei der Befunderhebung sollte jedenfalls immer daran gedacht werden, dass eine beobachtete Auffälligkeit auch hirnorganische Ursachen haben könnte.

Beispiel
Kinder mit Down-Syndrom haben oft:
- einen verkürzten postatorischen Nystagmus,
- Hypotonie,
- schlechte proximale Gelenksstabilität,
- schwache Gleichgewichtsreaktionen und
- Schwierigkeiten, sich in Bauchlage gegen die Schwerkraft zu strecken.

Obwohl all diese Symptome auf vestibuläre und propriozeptive Verarbeitungsdefizite hindeuten, sind sie bei Kindern mit Down-Syndrom auf Abnormitäten des Zerebellums zurückzuführen (Nommensen u. Maas 1993). Auch **Kinder mit Hörverlust** zeigen Symptome wie:
- verkürzter postatorischer Nystagmus,
- niedriger Muskeltonus,
- schlechte proximale Gelenksstabilität,
- schwache Gleichgewichtsreaktionen und
- Schwierigkeiten mit der Extension gegen die Schwerkraft;

die eine SI-Störung nahe legen würden, die Symptome sind in diesen Fällen jedoch auf periphere Probleme zurückzuführen (z. B. Schädigung des Hirnnerv VIII).

> **Wichtig**
>
> Probleme bei Kindern mit Hörverlust oder mit Down-Syndrom sind nicht durch sensorische Integrationsstörungen verursacht.

Obwohl Ayres (1972a, 1975a, 1979) die Grenzen der Sensorischen Integration deutlich definiert hatte, wurden sie von anderen bei der Auslegung der SI eindeutig überschritten (vgl. Arendt et al. 1988; Bonder u. Fisher 1989; Densem et al. 1989; Mason u. Iwata 1990; Reisman 1993; Robichaud et al. 1994; Soper u. Thorley 1996). Zum Teil trug Ayres selbst zum Problem der »Grenzüberschreitung« bei: Um zu beweisen, dass der SIPT ein gültiges Testverfahren für sensomotorische Leistungen und Verhalten im Allgemeinen ist, verwendete Ayres (1989) Daten von Kindern mit diagnostizierten zerebralen Schädigungen (z. B. Zerebralparesen). Sie wollte anscheinend zeigen, dass manche sensomotorischen Defizite bei Kindern mit zentralnervösen Funktionsstörungen Ausdruck einer schlechten sensorischen Integration seien. Beogen auf 10 Kinder mit Zerebralparese schrieb Ayres:

» … bei den Ergebnissen in den Subtests Standing and Walking Balance (Balance beim Stehen und Gehen), Motor Accuracy (visuomotorische Genauigkeit) und Design Copying (Abzeichnen von Figuren) ist davon auszugehen, dass sie durch die für Zerebralparesen typischen neuromotorischen Koordinationsschwierigkeiten herabgesetzt sind. Diese Gruppe von Kindern hat insgesamt Schwierigkeiten in der Visuopraxie und in der Somatopraxie. Defizite in der taktilen Perzeption stehen mit Dyspraxie in Zusammenhang. « (S. 210)

1.4 Die Grenzen der SI-Theorie und -Therapie

Leider hat Ayres (1989) nicht explizit ausgesprochen, dass die Defizite der Praxie und der taktilen Wahrnehmung eher der Gehirnschädigung auf höheren Ebenen zuzuschreiben sein dürften als einer sensorischen Integrationsstörung (▶ Kap. 15).

Anmerkung zu Kindern mit tiefgreifenden Entwicklungsstörungen

Hier sollte man kurz auf Kinder mit Autismus und anderen tiefgreifenden Entwicklungsstörungen eingehen. Der Gedanke, dass die sensorische Verarbeitung bei Kindern mit tiefgreifenden Entwicklungsstörungen gestört ist, taucht immer wieder auf. Mehrfach wurde ein Zusammenhang zwischen einer schlechten sensorischen Verarbeitung und einer tiefgreifenden Entwicklungsstörung hergestellt (Ayres 1979; Ayres u. Tickle 1980; Baranek et al. 1997; Grandin u. Scariano 1986). Auch die Wirksamkeit von sensorischer Stimulation oder sensorisch-integrativen Verfahren bei Kindern mit tiefgreifenden Entwicklungsstörungen und Autismus wurden untersucht (z. B. von McClure u. Holtz-Yotz 1991; Zissermann 1992). Obwohl sich die Ergebnisse nicht verallgemeinern lassen, weil es sich in den meisten Studien um Untersuchungen und Dokumentationen von Einzelfällen handelt, wurde von weitgehend positiven Ergebnissen berichtet (□ Übersicht 1.3).

> **□ Übersicht 1.3. Therapieerfolge**
> — Verminderung von Anspannung und Angst (Edelson et al. 1999).
> — Verminderung selbst stimulierender Verhaltensweisen (McClure u. Holtz-Yotz 1991; Zissermann 1992).
> — Verbesserung der sozialen Interaktion.
> — Verbesserung des Herangehens an neue Aktivitäten.
> — Steigerung der Aufgeschlossenheit gegenüber Umarmungen und Bewegung (Linderman u. Stewart 1999).

1.4.2 Grenzen bezüglich der Behandlung

Die Grenzen der Sensorischen Integration betreffen auch die Intervention. Die direkte sensorisch-integrative Behandlung beinhaltet verstärkten sensorischen Input im Rahmen sinnvoller, selbstbestimmter und anpassender Handlungen (Interaktionen). Besonderen Wert wird auf die **Integration von vestibulären, propriozeptiven und taktilen Sinneseindrücken** gelegt, und nicht nur auf die motorische Antwort. Demnach ist »die Verfügbarkeit von hängenden Schaukelgeräten ein Hauptmerkmal dieses Behandlungsansatzes« (Parham u. Mailloux 2001, S. 364).

> **Wichtig**
>
> Viele Programme, die unter dem Namen »Sensorische Integration« laufen, sollten wahrscheinlich besser als »senso(moto)rische Stimulation« bezeichnet werden.

Sensomotorische Ansätze. Sie betonen spezifische motorische Reaktionen (z. B. Veränderungen im Muskeltonus oder in der Bewegung). Zwar hat die Sensorik in sensomotorischen Ansätzen einen wichtigen Stellenwert, doch ist sie der Motorik untergeordnet. Die typischen SI-Geräte (Schaukeln) werden hier im Allgemeinen nicht verwendet. Sensomotorische Ansätze eignen sich sowohl zum Einsatz in der Einzeltherapie als auch in Gruppen.

Sensorische Stimulation. Bei der sensorischen Stimulation sucht sich der Klient die Reize nicht selbst, ihm werden Sinnesreize (olfaktorische, vestibuläre, visuelle, auditive und taktile) geboten. Derartige Programme sind relativ passiv. Im Allgemeinen zielen sie auf eine sehr unspezifische Reaktion ab (wie erhöhte Aufmerksamkeit oder Beruhigung). Sensorische Stimulation kommt sowohl in sensomotorischen Ansätzen als auch in der Sensorischen Integrationstherapie vor; für sich alleine erfüllt sie weder die Ansprüche des einen noch des anderen Ansatzes (▶ Kap. 15).

Anmerkung zur Art der Intervention

Abschließend noch ein paar Worte zur Art der Intervention (d. h. direkte Behandlung oder Beratung). In vielen Fällen findet die Intervention am besten in Form einer **Beratung** statt. Bei diesem Modell arbeitet die Therapeutin mit den Bezugspersonen (fallweise mit dem Klienten selbst) daran, die Schwierigkeiten des Klienten aus einer neuen Perspektive zu sehen und zu verstehen (»reframing«) und Strategien zu entwickeln, wie sie effektiver mit dem Klienten umgehen können.

> **Hinweis**
>
> Bei der Beratung stellt die SI-Theorie einen **neuen Bezugsrahmen** für das Verhalten des Klienten dar. Die erarbeiteten Strategien können ein verstärktes senso-

risches Reizangebot beinhalten. Jedenfalls sind sie auf **anpassendes Verhalten des Klienten** ausgerichtet.

Geht es bei den Strategien ausschließlich um Umweltveränderungen (Adaptationen), dürfte sich die Therapeutin eher an einem rehabilitativen Bezugsrahmen orientieren als am sensorisch-integrativen (Trombly 1995). Das Thema »Beratung« wird in ▶ Kap. 13 ausführlicher diskutiert.

1.5 Der Spiralprozess der Selbstaktualisierung

Obwohl Ayres (1972a) die neurobiologische Basis der Theorie der Sensorischen Integration hervorhob und feststellte, dass die Intervention von »Lehrern, Psychologen oder anderen Gesundheitsberufen durchgeführt werden kann«, setzen primär ErgotherapeutInnen die Theorie in die Praxis um. Aus der Notwendigkeit, eine ausdrückliche **Verbindung zwischen der SI-Theorie und Beschäftigung** herzustellen, entwickelten Fisher u. Murray (1991) ein SI-Modell, das die Selbstaktualisierung betont (◨ Abb. 1.7). Ihr Modell illustriert, wie sich zwei Spiralprozesse verbinden. Eine der Spiralen repräsentiert die SI-Theorie (in der Abbildung grau schattiert) und die zweite Spirale leitet sich zum größten Teil vom MOHO (»Model of Human Occupation«, Kielhofner 1985, 1995; 2005) ab. Fisher u. Murray nannten ihr Modell **Spiralprozess der Selbstaktualisierung**.

Fisher u. Murray (1991) begannen mit dem inneren Antrieb und einer relativ traditionellen Beschreibung der SI-Theorie. Der innere Antrieb wird als Anstoß gesehen, um überhaupt eine sinnvolle Aktivität aufzunehmen, die ja die Quelle von sensorischen Informationen sind. Die Beschäftigung mit sinnvollen Aktivitäten ist das zentrale Element in Fishers u. Murrays' Modell.

> **Definition**
> Den Ausdruck »**sinnvoll**« (»**meaningful**«) definierten Fisher und Murray als bedeutsam, wertvoll und zweckmäßig.

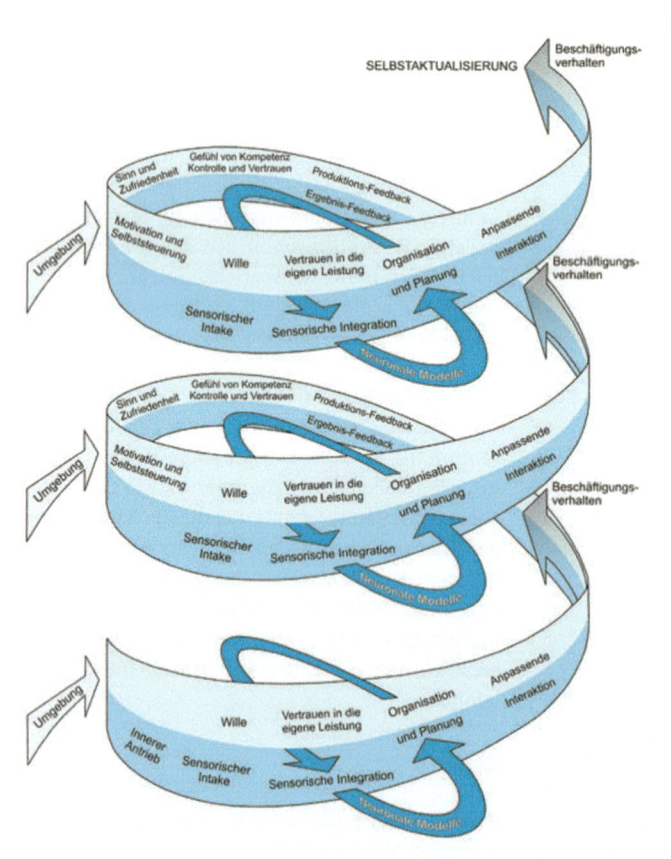

◨ **Abb. 1.7.** Spiralprozess der Sensorischen Integration

1.5 Der Spiralprozess der Selbstaktualisierung

> **Wichtig**
>
> Damit eine Aktivität als sinnvoll gelten kann, muss die Kontrolle über die Situation beim Klienten liegen, und er muss den Sinn des Geschehens begreifen.

Das Aufnehmen von Sinnesinformationen (sensorischer Intake) ist einer der ersten Schritte im Prozess der sensorischen Integration. Es gibt viele Quellen für **Sinneseindrücke**:
- die physikalische Umwelt,
- die soziale Umwelt (mit Pfeilen dargestellt),
- das Produktionsfeedback,
- das Ergebnisfeedback.

Definition
Produktionsfeedback kommt aus dem Körper und gibt uns Informationen darüber, wie sich eine Bewegung angefühlt hat.
Ergebnisfeedback stammt von einer Aktivität, die eine Veränderung in der Umwelt bewirkt hat.

Die Empfindungen werden integriert und tragen zur Planung und Produktion von adaptiven Interaktionen mit der Umwelt bei.

Definition
Der Begriff »**adaptiv**« bedeutet, dass die Person die Anforderungen der gewünschten Tätigkeit meistern kann.

Ayres betonte, wie wichtig es ist, dass die Leistung des Klienten immer um eine Spur besser sein muss als beim letzten Mal.

Definition
Der Begriff »**Interaktion**« impliziert das Geben und Nehmen von Elementen aus der Umwelt. Interaktionen sind Verhaltensweisen, die beobachtet, beurteilt und verändert werden können. Adaptive Interaktionen lösen Produktions- und Ergebnisfeedback aus.

Eine **adaptive Interaktion zu planen** setzt voraus, dass man:
- weiß, »**was** zu tun ist« und
- organisieren kann, »**wie** es getan wird«.

Die Planung hängt zum Teil vom Körperschema ab, das sich aus dem Feedback früherer Erfahrungen – aus der aktiven Teilnahme (Produktionsfeedback) und den Ergebnissen bisheriger adaptiver Interaktionen – entwickelt hat.

> **Wichtig**
>
> Produktions- und Ergebnisfeedback sind wichtige Faktoren für das Lernen.

Nachdem ein neuronales Modell einer Aktivität gebildet wurde, kann darauf zurückgegriffen werden, um neue, komplexere Interaktionen zu planen. Die neuronalen Modelle haben Fisher u. Murray in einem dritten Bogen (dunkelgraue Pfeile) dargestellt (● Abb. 1.7).

Die weiße Spirale enthält die Kernaussage der Ergotherapie: dass Beschäftigung in der Natur des Menschen liegt, wodurch laut Fisher u. Murray (1991) die sensorische Integration im größeren Kontext der **Occupational Science** angesiedelt ist (● Übersicht 1.4). Adaptive Interaktionen sind eine Grundlage des Beschäftigungsverhaltens.

> **● Übersicht 1.4. Zwei Grundannahmen der Occupational Science**
> - Der Mensch hat ein angeborenes Bedürfnis nach Beschäftigung.
> - Beschäftigung ist intrinsisch motivierend.

Umgekehrt gewinnt man aus der Beschäftigung Sinn, Befriedigung, Selbstvertrauen und das Gefühl, sein Leben und die Umwelt unter Kontrolle zu haben (White 1959).

Der Anstoß, eine adaptive Interaktion zu planen und zu organisieren, ergibt sich also sowohl aus sensorischen als auch aus willentlichen Faktoren (wie Motivation und Selbststeuerung).

Bei einer anpassenden Interaktion hat der Handelnde das Gefühl, seine Umwelt unter Kontrolle zu haben. Aus diesem Gefühl, die Umwelt zu beherrschen, entwickelt sich das Vertrauen in die eigenen Fähigkeiten (Selbstvertrauen). Dieser Glaube an die eigene Leistung ermöglicht wiederum die **Entwicklung der Selbststeuerung**. Die handelnde Person wird motiviert, ihre Kapazitäten auszuloten, indem sie anpassende Interaktionen plant und ausführt, und sich mit sinnvollen Aktivitäten beschäftigt.

> **Wichtig**
>
> Gemäß der Hypothese von Fisher u. Murray (1991) führen **sensorische Integration** und **anpassende Interaktionen** in einem **Spiralprozess der Selbstaktualisierung** zu organisiertem und effizientem Verhalten (Selbstversorgung, Selbstmanagement, Spiel, akademische Leistungen).

Darüber hinaus ist auch der **Wille** (»volition«) eine wichtige Voraussetzung für adaptive Interaktionen. Je mehr Kinder ihre Umwelt kontrollieren können und Vertrauen in ihre eigenen Fähigkeiten entwickeln, umso sinnvoller und befriedigender werden ihre Interaktionen mit der Umwelt.

1.6 Der Geist-Gehirn-Körper Prozess

Das Modell von Fisher u. Murray (1991) entwickelte sich aus der Kritik an der SI-Theorie von Kielhofner u. Fisher (1991). Obwohl Ayres eindeutig Selbstvertrauen und Selbstaktualisierung in ihre Überlegungen einbezogen hatte, meinten Kielhofner u. Fisher, dass die SI hauptsächlich eine **Gehirn-Körper-Theorie** darstellte. Aufgrund der Erkenntnis, dass es sich bei den sensorisch-integrativen Leistungen und bei der sensorisch-integrativen Dysfunktion um einen **Geist-Gehirn-Körper-Prozess** handelt, wollten Kielhofner u. Fisher (1991) die ursprüngliche SI-Theorie durch ein weiteres theoretisches Bezugssystem ergänzen, das sich mit dem mentalen (geistigen) Aspekt befasst.

» ... Es reicht nicht aus, die Natur des Geistes nur allgemein oder vage zu verstehen. Zwar ist es ein wichtiger Anfang, die Beziehung zwischen SI-Störungen, Ungeschicklichkeit und Selbstwertgefühl zu erkennen, aber damit ist noch nicht erklärt, wie das Selbstbild des Kindes entsteht und welchen Einfluss dieses Selbstbild auf das Verhalten hat. Wenn wir davon ausgehen, dass mentale Prozesse mindestens genauso komplex sind wie der Prozess der sensorischen Integration, so ist leicht zu verstehen, dass Bedarf nach einem ebenso ausgefeilten Verständnis des Geistes besteht « (Kielhofner u. Fisher 1991, S. 35).

Kielhofner u. Fisher (1991) veranschaulichten ihre Bedenken gegen eine Trennung von Gehirn-Körper und Psyche anhand der Fallgeschichte des 9-jährigen Joe. Der Junge, der eine sensorische Integrationsstörung hatte, war gerade an der Reihe, den Baseball zu schlagen:

Beispiel

Joes Gehirn war unfähig, Sinnesinformationen aus seinem Körper und aus der Umwelt zu integrieren. Dies hing offenbar mit den Schwierigkeiten zusammen, die er bei der Planung und Ausführung von Bewegungsabläufen hatte. Die Folge waren ungeschickte Bewegungen und ein schlechtes Timing. Aber was sagt uns das darüber, wie sich Joe fühlte? Joe wünschte sich innigst, gut Baseball spielen zu können, bekam aber extreme Angst, wenn sich der Pitcher bereit machte, den Ball zu werfen. Joe wusste, dass die Herausforderung darin bestand, den Ball im Flug mit dem Schläger zu treffen, aber er hatte keine Ahnung, wie er das machen sollte. Er hatte nur eine schwache Vorstellung davon, wie es sich anfühlen sollte, den Schläger durchzuziehen und den Ball zu treffen. Aber was er deutlich spüren konnte, waren die Augen der Mitspieler, die ihn anstarrten, wenn der Ball auf ihn zu raste. Was er auch zunehmend spürte, waren Schmerzen in seiner Magengrube; seine Angst war ein akuter, körperlicher Stress. Joe hatte das tiefe Gefühl, nichts zu taugen.

Dieser emotionale Zustand manifestierte sich in Joes Gehirn als Übererregung. Als der Ball näher kam, war Joe nicht mehr imstande, ihn zu verfolgen. Der Ball schien aus seinem visuellen Bewusstsein zu verschwinden, und Joe hatte keine Vorstellung mehr von seiner räumlichen und zeitlichen Beziehung zum Ball. Beinahe in einem Akt der Notwehr zog er den Schläger durch; mit der vergeblichen Hoffnung, dass der Ball vielleicht irgendwie getroffen würde. Aber er verfehlte den Ball weit und sein Versuch hatte etwas von einem tragisch-komischen Auftritt. Laut ertönten Zurufe und schallendes Gelächter der Mitspieler. Dies war leider keine neue Erfahrung für Joe. Das Unbehagen, das immer auftauchte, wenn er seinen Körper koordiniert bewegen sollte wie beim Sport, war ihm längst bekannt. Je angestrengter er sich bemühte, desto schwieriger schien es zu werden, Dinge richtig zu tun. Für Joe war es eine schmerzliche, aber bekannte Erfahrung, dass er motorische Aktivitäten nicht so durchführen konnte wie er wollte, und es war ihm unangenehm, dass seine Kameraden seine missglückten Versuche sahen.

» Man kann nun spekulieren, dass Joes motorischer Ungeschicklichkeit eine ineffiziente zentralnervöse Verarbeitung zugrunde liegt. Aber es ist kaum glaubhaft, dass seine Schwächen ausschließlich durch Defizite in der Verarbeitung sensorischer Informationen verursacht sind. Klarerweise hatte auch Joes psychischer Zustand etwas mit seinem Verhalten zu tun. Was mit Joe geschah, wenn er Bewegungen schlecht ausführte, war viel mehr als nur ein Fall von schlechter sensorischer Integration und schwacher Koordination. Weder Joes Verhalten noch seine Erfahrungen können mit rein neurowissenschaftlichen Erklärungen adäquat beschrieben werden. Viel mehr war seine mentale Erfahrung ein wesentlicher Faktor für das was Joe tat und fühlte « (S. 28-29).

Kielhofner u. Fisher (1991) wiesen darauf hin, dass eine Aufsplittung des Basiswissens zur Geist-Gehirn-Körper-Beziehung mehr nach sich ziehen würde als intellektuelle Konsequenzen. Konzentriert sich die Therapeutin nur auf eine der Komponenten des dysfunktionalen Komplexes (z. B. auf den Zustand des Nervensystems) und vernachlässigt die mentale Seite – oder umgekehrt – wird die Behandlung unzusammenhängend und unvollständig (DiJoseph 1982). Ein therapeutischer Zugang, der sowohl Gehirn-Körper als auch den Geist berücksichtigt und ihre Beziehungen zueinander erklären kann, ist einem eingeengten und bruchstückhaften Ansatz natürlich überlegen. Daher unternahmen Fisher u. Murray (1991) einen Versuch, die Bedenken von Kielhofner u. Fisher aufzugreifen, und entwickelten den **Spiralprozess der Selbstaktualisierung**, der die **Theorie der Sensorischen Integration** mit dem **Model of Human Occupation** verbinden soll.

1.7 Die Entwicklung der Theorie der Sensorischen Integration: Geschichte und Forschung

Der Spiralprozess von Fisher u. Murray war das Ergebnis einer Entwicklung, die schon 25 Jahre davor begonnen hatte. A. Jean Ayres, die Urheberin der SI-Theorie, arbeitete bis zu ihrem Tode im Jahre 1988 mit zahlreichen Studentinnen und Kolleginnen zusammen. Seitdem sind einige Forscherinnen und Theoretikerinnen in ihre Fußstapfen gestiegen und haben die Theorie der Sensorischen Integration weiter entwickelt. Auch Kritiker spielten eine wichtige Rolle in dieser Entwicklung. All diese Arbeit war ausschlaggebend für die SI-Theorie, wie wir sie heute kennen.

1.7.1 Faktorenanalytische und ähnliche Studien

Ayres setzte **drei statistische Verfahren** ein, um Störungsmuster identifizieren zu können:
1. Hauptkomponentenanalyse,
2. Faktorenanalyse und
3. Clusteranalyse.

Die Studien, die die Grundlage der SI-Theorie bilden, sind **Hauptkomponenten- und Faktorenanalysen**. Sie ähneln sich darin, dass beide eingesetzt werden um zu bestimmen, ob ein paar grundlegende Konstrukte ausreichen, um die Varianz (d. h. die Variationen) der Testergebnisse einer großen Gruppe zu erklären (Stevens 1986).

Beispiel
Werden mehrere bewegungsunabhängige Tests der visuellen Wahrnehmung und mehrere visuomotorische Tests vorgegeben, ist davon auszugehen, dass manche Kinder in den rein visuellen Tests besser abschneiden, andere in den Koordinationstests. Darüber hinaus kann angenommen werden, dass ein Teil der Kinder mit guter Koordination Schwächen in der visuellen Perzeption hat, und dass umgekehrt ein Teil der Kinder mit Schwächen in der Visuomotorik gute visuelle Fähigkeiten hat. Kinder mit guten visuellen Fähigkeiten sollten in den visuellen Perzeptionstests gute Ergebnisse erzielen, visuell schwächere Kinder sollten in diesen Tests schwächere Ergebnisse erreichen. Ebenso ist zu erwarten, dass Kinder mit schlechter Visuomotorik in den motorischen Tests schwach abschneiden, gut koordinierte Kinder hingegen gute Ergebnisse erzielen. Ein Teil der Kinder sollte in den visuellen Perzeptionstests wie auch in den visuomotorischen Tests eine hohe Punktezahl erreichen und umgekehrt. Mit anderen Worten erwartet man, dass die visuellen Perzeptionstests statistisch korrelieren und dass die visuomotorischen Tests korrelieren. Es wird allerdings nicht angenommen, dass die Tests der visuellen Perzeption mit den visuomotorischen Tests im selben Ausmaß korrelieren.
Hauptkomponenten- und Faktorenanalysen sind Werkzeuge, um Korrelationen zwischen Testergebnissen zu identifizieren. In diesem Beispiel wurden zwei Faktoren erwartet: einer für die visuellen Wahrnehmungstests und ein zweiter für die visuomotorischen Tests.

Wichtig
Zwischen 1965 und 1977 führte Ayres sechs **faktorenanalytische Studien** und weitere Studien mit dem **Southern California Sensory Integration Test** (SCSIT, Ayres 1972c) durch. Sie benutzte Daten von Kindern, die teilweise psychomotorische Störungen und Lernstörungen hatten (Ayres 1965, 1966a, 1966b, 1969, 1972b, 1977). Die Theorie der Sensorischen Integration hat ihren Ursprung in Ayres' Interpretation der Ergebnisse dieser faktorenanalytischen Studien.

Die Faktoren, die sich aus diesen Analysen ergaben, waren zwar nicht immer identisch und Ayres'

Bezeichnungen variierten. Jedoch haben solide Analysen bestimmte Ähnlichkeiten aufgezeigt, die auf die Existenz von verschiedenen – aber relativ konstanten – Störungsmustern hinweisen.

Die Muster, die über die Jahre am konstantesten in den **faktorenanalytischen Studien mit dem SCSIT** gefunden wurden, sind in der ◘ Übersicht 1.5 zusammengefasst.)

> ◘ **Übersicht 1.5. Zusammenhänge, die sich in Ayres´ faktorenanalytischen Studien wiederholt gezeigt haben**
> — Zusammenhang zwischen Dyspraxie (d. h. schlechte Bewegungsplanung) und Schwächen der taktilen Diskrimination (daher »Somatodyspraxie«).
> — Zusammenhang zwischen schwacher Bilateralintegration und posturalen Defiziten, die Ausdruck einer schlechten Verarbeitung von vestibulären und propriozeptiven Informationen sind (daher oft als »vestibuläre bilaterale Integrationsstörung« bezeichnet).
> — Zusammenhang zwischen taktiler Abwehr (d. h. abwehrende Reaktionen auf Berührungsreize) und Überaktivität mit erhöhter Ablenkbarkeit.
> — Defizite der Form- und Raumwahrnehmung (visuell und taktil).
> — Auditive Verarbeitungsstörung und Sprachstörung.
> — Schwächen der Auge-Hand-Koordination.

Ayres' Ziel war es, einzelne Störungsbilder (d. h. Typologien) zu identifizieren. Obwohl Ayres in den Faktorenanalysen verschiedene Störungsbereiche fand, handelte es sich dabei nicht um konkrete Typologien. Das Profil eines einzelnen Kindes kann zu verschiedenen Mustern (Störungsbildern) passen, und bei manchen Kindern trifft die Beschreibung »generalisierte SI-Störung« am besten zu (Ayres 1972b).

Im Jahre 1987 veröffentlichte Ayres mit Kolleginnen die Ergebnisse der siebten faktorenanalytischen Studie des SCSIT, der Vorgängerversionen des SIPT, und der klinischen Beobachtungen. Dabei stachen einheitlich zwei Faktoren heraus:
— Ayres betitelte einen dieser Faktoren »Visuo- und Somatodyspraxie«.
— Der zweite Faktor stand für Defizite der bilateralen Bewegungskoordination und des Sequenzierens.

Es tauchten auch noch andere eher instabile Faktoren auf, die auf Defizite in der sensorischen Verarbeitung hindeuteten. In ◘ Tab. 1.1 ist diese Faktorenanalyse einer früheren gegenübergestellt.

Als Ayres später die Daten des SIPT analysierte (1989), setzte sie zusätzlich zur Hauptkomponenten- und Faktorenanalyse noch die Clusteranalyse ein. Dieses Verfahren ist den anderen prinzipiell ähnlich, mit der Ausnahme, dass das Forschungsinteresse auf der Identifikation von Gruppen (Clustern) von Testpersonen mit übereinstimmenden Testergebnissen liegt, die sich von andern Clustern unterscheiden.

Beispiel
Im vorher erwähnten Beispiel würde man erwarten, dass eine Clusteranalyse vier verschiedene Cluster von Kindern identifizieren würde:
— eine Gruppe mit jenen Kindern, die sowohl im visuomotorischen als auch im visuellen Perzeptionstest gut abschnitten,
— eine Gruppe mit jenen Kindern, die in beiden Tests schwach abschnitten,
— eine Gruppe mit hohen visuellen und niedrigen visuomotorischen Werten,
— eine Gruppe mit niedrigen visuellen und hohen visuomotorischen Werten.

Bei den **Faktoren- und Clusteranalysen mit dem SIPT** fanden sich die in ◘ Übersicht 1.6 aufgelisteten Störungsgruppen.

> ◘ **Übersicht 1.6. Störungsgruppen, die sich in den Clusteranalysen mit dem SIPT gezeigt hatten**
> — Defizite in der somatosensorischen Verarbeitung.
> — Defizite der Bilateralintegration und des Sequenzierens (BIS).
> — Somatodyspraxie.
> — Defizite bei der Umsetzung von Bewegungsanweisungen (Dyspraxie auf verbale Anweisung)
> — Visuodyspraxie (genauer gesagt Schwächen der Form- und Raumwahrnehmung, des visuellen Konstruierens und der Visuomotorik).
> — Generalisierte sensorische Integrationsstörung.

Ayres faktorenanalytische Studien wurden berechtigter Weise wegen des Designs und der Interpretation kritisiert (Cummins 1991; Hoehn u. Baumeister 1994):
— Da Ayres ständig neue Ideen untersuchte, verwendete sie bei jeder Studie eine andere Testbat-

1.7 Die Entwicklung der Theorie der Sensorischen Integration

Tab. 1.1. Übersicht über Ayres´ faktorenanalytische Studien 1972–1989

1972	1976	1977	1987	1989
Apraxie	Praxie/Somatosensorik	Praxie	Somatodyspraxie	Somatodyspraxie
Form- und Raumwahrnehmung	Form- und Raumwahrnehmung	Form- und Raumwahrnehmung	Visuopraxie	Visuomotorik/ Form- und Raumwahrnehmung/visuelles Konstruieren
Hyperaktivität, Ablenkbarkeit, taktile Störung		Taktile Abwehr		
Postural-okuläre Leistung/bilaterale Integration	Postural-okuläre Leistung/Integration der beiden Körperseiten	Postural-okuläre Leistung/Integration der beiden Körperseiten	Bilateralmotorik und Sequenzieren	Bilaterale Integration und Sequenzieren
Auditive Wahrnehmung/Sprache	Auditive Wahrnehmung/Sprache	Auditive Wahrnehmung/Sprache	Auditive Wahrnehmung/Sprache	Praxie auf verbale Anweisung
	Dauer des PRN	Dauer des PRN	Verlängerter PRN	PRN
	Auge-Hand-Koordination	Auge-Hand-Koordination		Visuomotorische Koordination

terie. Daher war keine der Studien eine Wiederholung der vorhergehenden.
- Die Stichprobengröße war im Verhältnis zur Anzahl der Subtests immer relativ klein. Wenn die Stichprobe klein ist, erhöht dies das Risiko, dass einzelne Tests zufällig hochauf einem Faktor laden (d. h. eine hohe Korrelation zeigen). Hätte Ayres ihre Studien wiederholt, so wären die Faktorenladungen wahrscheinlich anders ausgefallen.

Es wäre besser gewesen, wenn Ayres als Verfahren eine **bestätigende** Faktorenanalyse eingesetzt hätte, wie dies Mulligan (1998) später tat.

Exkurs

Mit Hilfe der bestätigenden Faktorenanalyse wird die Existenz der hypothetischen Konstrukte (Faktoren) bestätigt, und nicht wie mit der explorativen Faktorenanalyse nach unbekannten zugrunde liegenden Konstrukten gesucht.

Diese Einschränkungen mindern nicht den Einfluss, den Ayres' Studien auf die Entwicklung der SI-Theorie hatten. Sogar konservative Interpretationen der Tests ergaben durchgehend Störungsmuster, die im Laufe der Jahre in wenig unterschiedlichen individuellen Testergebnissen zeigten.

Die erste Faktoren- und Clusteranalyse des SIPT war ein Meilenstein in der Geschichte der Entwicklung der SI-Theorie. Obwohl sich die Namen der Störungsmuster von früheren Studien unterscheiden, gehen diese anfänglichen SIPT-Daten über die Ergebnisse der früeren Studien hinaus und erklären diese sogar.

Beispiel

Ayres entdeckte z. B. in früheren Studien die »vestibuläre bilaterale Integrationsstörung«. Aus den Daten des SIPT geht hervor, dass auch die Fähigkeit, Bewegungssequenzen zu planen und auszuführen, mit der Bilateralintegration zusammen hängt. Obwohl der Name der Störung die Bezeichnung »vestibulär« nicht mehr enthält, geht man auch heute davon aus, dass eine Störung der zentralen Verarbeitung von vestibulären und propriozeptiven Informationen die Basis der bilateralen Integrationsstörung ist. Durch die Trennung von vestibulär-propriozeptiven Störungen und BIS-Störungen wird klarer, dass sie auch isoliert auftreten können. Dieses Beispiel zeigt, wie die SIPT-Analysen neues Wissen schafften, aber auch auf altem Wissen aufbauten.

Zu einem späteren Zeitpunkt führte Mulligan (1998) die bis heute größte Studie mit Daten aus dem SIPT durch und verwendete dabei die Testergebnisse von 10 000 Kindern. Mulligans Anliegen war es, die fünf konstantesten Faktoren zu bestätigen, die Ayres beschrieben hatte. Obwohl sich zeigte, dass das von Ayres angewandte 5-Faktoren-Modell gut auf die Daten passte, erwies sich in einer bestätigenden Faktorenanalyse ein 4-Faktoren-Modell zweiter Ordnung als passender. Mulligan fand, dass die Daten am besten wie in ◘ Übersicht 1.7 beschrieben werden können.

> **◘ Übersicht 1.7. Faktoren, die sich in der Faktorenanalyse von Mulligan (1998) ergaben**
> — Faktor zweiter Ordnung, d. h. übergeordneter Faktor: »generalisierte Praxiestörung«.
> — Vier Faktoren erster Ordnung:
>   – visuell-perzeptives Defizit,
>   – BIS-Defizit,
>   – Dyspraxie,
>   – somatosensorisches Defizit.

Obwohl Mulligan (1998) den übergeordneten Faktor »generalisierte Praxiestörung« nannte, meinte sie, dass »die enge Beziehung zwischen Dyspraxie und dem übergeordneten Faktor ..., die in dieser Studie auftaucht, die Frage aufwirft, ob dieser Faktor nicht schlicht eine Dyspraxie ist« (S. 826). In der Folge stimmte Mulligan zu, dass dieser Faktor wohl besser »generelle sensorisch-integrative Dysfunktion« heißen sollte bzw. dass er für eine »sehr generelle »Ineffektivität« der ZNS-Funktion in den vom SIPT erfassten Bereichen steht« (Mulligan, persönliches Gespräch am 1. Juni 1999). Die Bezeichnung »generelle sensorisch-integrative Dysfunktion« beschreibt die Faktoren erster Ordnung besser, da weder visuell-perzeptive Defizite noch somatosensorische Störungen exakt einer Praxiestörung entsprechen. Mulligans Modell ist in ◘ Abb. 1.8 dargestellt. Da allerdings »Praxie auf verbale Anweisung«, die höheren ZNS-Ebenen zugeschrieben wird, hoch auf dem Faktor »Dyspraxie« lädt, ist zu überlegen, ob nicht der Faktor zweiter Ordnung eigentlich etwas umfassenderes repräsentiert als eine sensorisch-integrative Dysfunktion.

Die Bedeutung von Mulligans Erkenntnissen (1998) ist unklar. Wie bei jeder Studie gibt es Einschränkungen, wobei am erwähnenswertesten ist, dass »die modifizierten Modelle, die überprüft wurden, aus den Daten selbst abgeleitet wurden«. Daher sollten »künftige Studien diese Untersuchung anhand einer neuen Stichprobe wiederholen« (S. 827). Jedenfalls verdient die Studie von Mulligan schon aufgrund ihres einzigartigen Datenumfangs Beachtung. Besonders zwei Schlussfolgerungen aus Mulligans Faktorenanalyse scheinen wichtig (◘ Übersicht 1.8).

> **◘ Übersicht 1.8. Schlussfolgerungen aus Mulligans Faktorenanalyse**
> — Drei Subtests (PRN, Kinästhesie und Balance im Stehen und Gehen) luden auf keinem einzigen Faktor. Daraus ergibt sich die interessante Frage, ob der SIPT überhaupt geeignet ist, posturale Defizite zu erkennen, die als Ausdruck von vestibulären und propriozeptiven Verarbeitungsstörungen gelten. Außerdem wird damit noch einmal die Notwendigkeit der Klinischen Beobachtungen zur SI betont. Zur Befundung einer SI-Störung gehören klinische Beobachtungen der posturalen Kontrolle, u. a. Streckung in Bauchlage, posturale Stabilität und Gleichgewichtsreaktionen (Fisher u. Bundy 1999a; Mulligan 1998).
> — Im Gegensatz zu Ayres (1966b, 1977, 1989; Ayres et al., 1987), die Praxie immer mit somatosensorischen Defiziten in Verbindung brachte, fand Mulligan keinen Faktor, der dies bestätigte. Ihre Erklärung lautet, dass unter allen Störungsbildern starke Korrelationen bestehen, also auch zwischen Praxie und somatosensorischen Defiziten.

Mulligan (2000) unterzog die Daten des SIPT auch einer Clusteranalyse. Wie bei ihrer Faktorenanalyse stimmten ihre Ergebnisse zum Teil mit jenen von Ayres überein, zum Teil aber auch nicht (◘ Übersicht 1.9).

> **Cave**
> Mulligan betont, wie wichtig es ist, die Testergebnisse vorsichtig zu interpretieren – schwache Ergebnisse müssen nicht notwendigerweise durch eine sensorische Verarbeitungsstörung verursacht sein.

1.7 Die Entwicklung der Theorie der Sensorischen Integration

SIPT Subtests | **Faktoren erster Ordnung** Störungsbilder | **Faktor zweiter Ordnung**

- .32 (.27) → DC — .83 (.86)
- .50 (.44) → CPR — .71 (.75)
- .59 (.55) → SV — .64 (.67)
- .58 (.54) → MPF — .65 (.86)
- .73 (.80) → FG — .52 (.45)

Visuell-perzeptives Defizit .26 (.27)

- .29 (.29) → SPR — .84 (.84)
- .46 (.44) → BMC — .74 (.75)

Defizit in Bilateralintegration & Sequenzieren .24 (.25)

- .48 (.43) → OPR — .72 (.76)
- .47 (.40) → PPR — .73 (.78)
- .59 (.61) → PRVC — .64 (.62)

Dyspraxie .08 (.07)

- .65 (.58) → FI — .59 (.65)
- .85 (.76) → LTS — .39 (.49)
- .46 (.43) → GRA — .73 (.75)

Somatosensorisches Defizit .18 (.19)

Generelle sensorisch-integrative Funktionsstörung

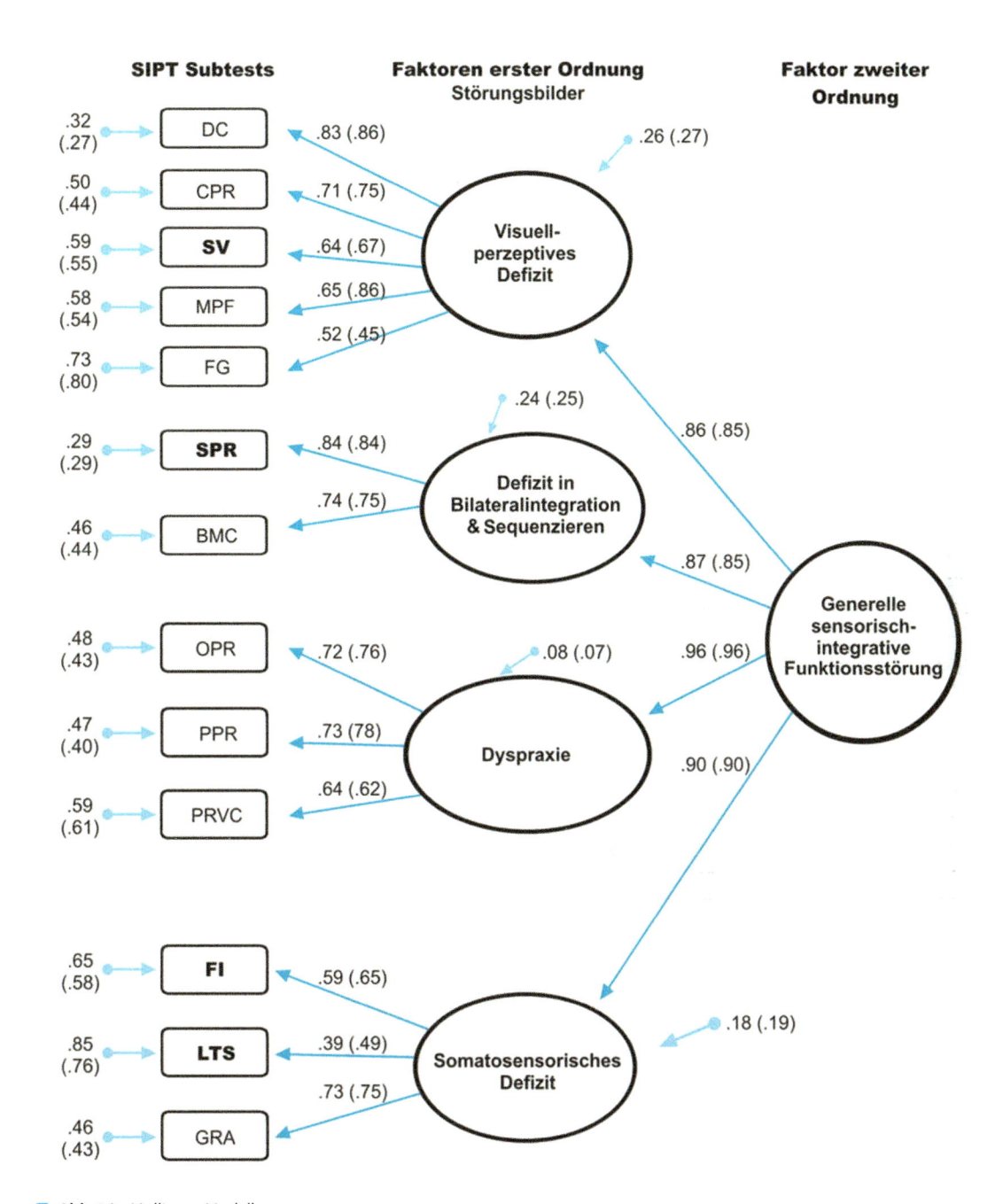

- .86 (.85) → Visuell-perzeptives Defizit
- .87 (.85) → Defizit in Bilateralintegration & Sequenzieren
- .96 (.96) → Dyspraxie
- .90 (.90) → Somatosensorisches Defizit

Abb. 1.8. Mulligans Modell

> **Übersicht 1.9. Ergebnisse von Mulligans Clusteranalyse**
> - Obwohl Ayres ein Modell mit sechs Clustern identifiziert hatte, werden die Daten für Mulligan am besten durch ein Modell mit fünf Clustern beschrieben.
> - Mulligans Ergebnisse bestätigen Ayres' Cluster »BIS« und »generelle sensorische Integrationsstörung«.
> - Ein Cluster, den Mulligan »durchschnittliche SI u. Praxie« nannte, kombiniert Ayres' Cluster »überdurchschnittliche SI u. Praxie« und »unterdurchschnittliche SI u. Praxie«.
> - In einem Cluster, den Mulligan »generalisierte mäßige SI-Störung und Dyspraxie« nannte, findet sich ein Muster von niedrigen Werten in »Praxie auf verbale Anweisung« gepaart mit einem verlängerten PRN. Dieses Muster hatte Ayres als eigenen Cluster identifiziert.
> - Den fünften Cluster nannte Mulligan »Dyspraxie«. Dieser ist gekennzeichnet durch unterdurchschnittliche Ergebnisse in verschiedenen Subtests mit motorischer Komponente und einigen Subtests, denen sensorische Verarbeitungsstörungen zugrunde liegen könnten

> **Übersicht 1.10. Vier Gruppen von sensorischen Integrationsstörungen**
> - **Dyspraxie** enthält die Muster, die schon unter »Funktionen der Praxie« beschrieben wurden (Defizite der Bilateralintegration, Somatodyspraxie). Zu dieser Störungsgruppe gehören auch Manifestationen von zentralen sensorischen Verarbeitungsstörungen (wie posturale Defizite, schlechte taktile Diskrimination).
> - **Sensorische Modulationsstörungen** (d. h. sensorische Defensivität, Schwerkraftunsicherheit, aversive Reaktion auf Bewegung und Unterempfindlichkeit) leiten sich nicht von den Daten des SIPT ab, da er diese Funktionen nicht beurteilt. Trotzdem scheint die taktile Abwehr in mehreren Faktorenanalysen auf. Außerdem wurden sensorische Modulationsstörungen beständig mit sensorisch-integrativen Dysfunktionen in Verbindung gebracht (▶ Abb. 1.3).
> - **Visuell-perzeptive und visuomotorische Defizite.** Die Messverfahren, die diese Störungen identifizierten, hatten jedoch eine starke kognitive Komponente. Der Rückschluss von niedrigen Testwerten auf eine zugrunde liegende sensorische Verarbeitungsstörung steht daher auf äußerst schwachen Beinen. (In ▶ Kap. 5 findet sich dazu eine ausführliche Diskussion).
> - **Auditive und sprachliche Defizite**, die in einigen faktorenanalytischen Studien eine Rolle spielten, hängen ebenfalls stark mit kognitiven Leistungen zusammen. (Defizite der auditiven Verarbeitung und ihr Zusammenhang mit der SI-Theorie werden in ▶ Kap. 6 besprochen).

1.7.2 Ein aktueller Blick auf die Theorie der Sensorischen Integration

Fasst man die Ergebnisse der zahlreichen Faktoren- und Clusteranalysen zusammen, ergeben sich vier große Gruppierungen von sensorischen Integrationsstörungen (▶ Übersicht 1.10).

1.8 Die Effektivität der Sensorischen Integrationstherapie

Viele Forscher, allen voran Ayres (1972d, 1976,1978), überprüften das Postulat, dass eine Behandlung die sensorische Integration verbessern kann, auf seine Richtigkeit.

Ayres selbst führte zwei Behandlungsstudien anhand von Kindern mit Lernstörungen durch:
- In der ersten Studie untersuchte Ayres den Effekt der SI-Behandlung an Kindern mit sensorisch-integrativen Dysfunktionen und auditiv-sprachlichen Schwierigkeiten. Bei beiden Gruppen fanden sich signifikante Verbesserungen im Lesen und in den auditiv-sprachlichen Leistungen.
- In der zweiten Studie wollte Ayres (1976, 1978) jene Kinder herausfiltern, die am meisten von einer SI-Therapie profitierten. Sie fand heraus, dass Kinder mit einem verkürzten postrotatorischen Nystagmus größere Lernfortschritte machten als ähnliche Kinder der Kontrollgruppe.

1.8 Die Effektivität der Sensorischen Integrationstherapie

> **Wichtig**
>
> Für Ayres untermauerten diese Resultate ihre Hypothese, dass eine verbesserte sensorische Integration auch die Lernfähigkeit steigert. Die zweite Studie führte sie zu der Schlussfolgerung, dass vestibuläre Verarbeitungsstörungen eine Ursache für Lernschwierigkeiten darstellen können, und dass Kinder mit derartigen Störungen und einem verkürzten PRN besser auf die SI-Behandlung ansprechen.

Alle Effektivitätsstudien, die nach der Veröffentlichung von Ayres' Theorie durchgeführt wurden, wurden legitimer Weise wegen verschiedener Schwächen im Studiendesign kritisiert. Trotzdem fand Ottenbacher (1982) acht Studien aus den Jahren 1972-1981, die er für solide genug hielt, um sie in eine Meta-Analyse einzubeziehen. Dabei fand er ausreichend Beweise für die Wirksamkeit der Sensorischen Integrationstherapie. Genau genommen ermittelte Ottenbacher eine durchschnittliche Effektgröße von 0,79 über alle Messungen, wobei sich der größte Effekt (1,03) im Zusammenhang mit motorischen Reflexen und der geringste – aber immer noch beachtliche – Effekt (0,43) bezüglich der Sprache zeigten.

Auch die Analysen von Ottenbacher wurden kritisiert, weil die Studien nicht rigoros genug seien und keine Vergleiche von SI-Therapie mit anderen Therapiemethoden enthielten (Hoehn u. Baumeister 1994). Dessen ungeachtet wurden Ottenbachers Studien viele Jahre als Beweis für die Effektivität der SI-Therapie herangezogen. Einige Jahre später wurden Ottenbachers Ergebnisse durch die Metaanalyse von Vargas u. Camilli (1991) bestätigt, in die sie Studien von 1972 bis 1982 einbezogen. Sie errechneten einen durchschnittlichen Behandlungseffekt von 0,69 (bei 95% Konfidenzintervall: 0,33-0,86).

Seit Anfang der 1980er Jahre versuchten zahlreiche Wissenschaftlerinnen, die Sensorische Integrationstherapie bei Kindern mit Lernschwierigkeiten zu validieren (u. a. Carte et al. 1984; Densem et al. 1989; Humphries et al. 1991; Humphries u. Wright et al. 1992; Humphries et al. 1993; Kaplan et al. 1993; Polatajko et al. 1991; Wilson u. Kaplan 1994; Wilson et al. 1994). Leider waren diese Wissenschaftlerinnen nicht ganz so erfolgreich wie die Vorgänger. So fanden Vargas u. Camilli (1991) in ihrer Metaanalyse der Studien aus den Jahren 1983 bis 1993, in die sie auch Studien an geistig retardierten und anders behinderten Kindern und Erwachsenen einbezogen hatten, die nicht unbedingt sensorische Integrationsstörungen hatten, nur einen sehr kleinen Effekt von 0,03 (bei 95% Konfidenzintervall: -0,02 bis 0,26)

Einige der oben genannten Studien können wegen prozeduraler Fehler kritisiert werden (wenn z. B. der SCSIT als Outcome-Messung verwendet wird), doch die meisten waren ziemlich streng durchgeführt. Es ist naheliegend, dass viele Studienleiterinnen ein bestimmtes Ergebnis wollten – oder vielmehr erwarteten – nämlich, dass sich die SI-Therapie als wirksam erweisen würde. Und so war es auch: Kinder, die mit SI behandelt wurden, **machten tatsächlich Fortschritte**, sogar einige statistisch signifikant größere als mit anderen Therapiemethoden wie Psychomotorik oder Lerntherapie (vgl. Humphries et al. 1991, 1992, 1993; Law et al. 1991; Polatajko et al. 1991; Wilson u. Kaplan 1994; Wilson et al. 1992). Allerdings waren die Verbesserungen so vereinzelt und unvorhersagbar, dass Wilson einen Studienüberblick zu den Jahren 1982 bis 1992 folgendermaßen kommentierte:

> » ... diese Untersuchung hat es nicht geschafft, einen statistischen Beweis zu bringen, dass die SI-Behandlung die **schulischen** Leistungen von Kindern mit Lernschwierigkeiten mehr verbessert als es ein Placebo (d. h. die positive Auswirkung der Zuwendung oder der therapeutischen Beziehung). Hinsichtlich der **sensomotorischen** Leistungen sind die Ergebnisse nicht konstant, legen aber nahe, dass statistisch gesehen die SI-Therapie der psychomotorischen Behandlung gleichkommt « (S. 337).

1.8.1 Weitere Überlegungen zur Effektivität

In den letzten Jahren beurteilten Studien die Wirksamkeit der Sensorischen Integrationstherapie bestenfalls uneindeutig und im schlechtesten Fall eindeutig negativ. Wie Kaplan et al. (1993) anmerken, »...ist es verwunderlich, warum so viele Therapeutinnen und Patienten mit ihren Familien auf die Sensorische Integrationstherapie schwören. Was hat es mit dieser Behandlung auf sich, dass viele meinen, sie funktioniert?« (S. 346).

- Bilden sich Eltern, Therapeutinnen und sogar Lehrer vielleicht nur ein, dass die SI-Therapie wirkt, weil sie verzweifelt versuchen, eine Lösung für die Probleme zu finden (Stonefelt u. Stein 1989)?
- Sind es die Studien, die in die Irre führen, oder ist es die Theorie?

In mancher Hinsicht sind es vielleicht beide. Kaplan et al. (1993) schlossen ihren Artikel folgendermaßen:

» Möglicherweise befindet die Theorie der Sensorischen Integration der 1990er im gleichen Entwicklungsstadium wie die Psychotherapie in den 1950ern. 1952 veröffentlichte Eyseneck eine Studie, die die Effektivität der Psychotherapie in Frage stellte. Der Artikel erlangte allgemeine Bekanntheit und hatte große Auswirkung auf die Forschung im psychotherapeutischen Bereich. In den 1960ern tauchten die ersten anerkannten empirischen Forschungen auf (Hersen, Michelson et al. 1984). Die Wirksamkeit verschiedenster psychotherapeutischer Zugänge gilt heutzutage als abgesichert, aber so weit ist es erst nach 40 Jahren intensiver wissenschaftlicher Forschung mit zunehmend rigorosen Methoden. Ein beachtlicher Teil der Literatur über diese Forschung beschäftigt sich mit den verschiedenen Prozessvariablen, mit Charakteristika von Patienten und Therapeuten. Obwohl viele dieser Variablen in der Forschung zur Sensorischen Integration bereits berücksichtigt werden, ist es noch ein langer Weg, bevor die Effektivität nachgewiesen oder widerlegt werden wird. « (S. 347)

Kaplan et al. (1993) legten auch andere mögliche Antworten auf die Frage vor, was die SI-Therapie so populär macht, obwohl es keine empirischen Beweise für sie gibt. Zwei dieser Vorschläge sind:
— Möglicherweise wirkt die Behandlung gar nicht wegen der zugrunde liegenden Theorie, sondern wegen der intensiven Beziehung zwischen Patient und Therapeutin.
— Da die Eltern ja nicht wissen können, wie sich ihr Kind ohne Therapie entwickelt hätte, schreiben sie seine Fortschritte eben der SI-Therapie zu.

Diese »Antworten« basieren auf der Annahme, dass die Erfahrungen der Einzelnen zwar gültig sind, ihnen aber die Perspektive der empirischen Forschung fehlt. Kaplan et al. (1993) bieten noch eine weitere Antwort an, die einen anderen Aspekt der SI-Therapie in den Mittelpunkt rückt:

Die Theorie der sensorischen Integrationsstörung ermöglicht es dem Patienten und seiner Familie, seine Probleme in der Motorik und im Verhalten (»undiszipliniert, unreif, destruktiv, sorglos, rigide, hyperaktiv«) **neu zu sehen** (»reframe«) und in ein System zu bringen, das Körper und Geist integriert (Bundy 1991, S. 319). Die Sichtweise, aus der das Verhalten des Kindes beurteilt wird, verändert sich positiv. Dies bildet die Grundlage, auf der Eltern und Lehrer neue Strategien entwickeln können, wie sie mit dem Kind arbeiten können. Es folgen Verbesserungen im Verhalten, in den Leistungen und Überzeugungen des Kindes. Diese werden nun meist der direkten Behandlung zugeschrieben und nicht der Einstellungsänderung, die bei den Eltern aufgrund der Beratung durch die Therapeutin stattgefunden hat (S. 347).

> **Cave**
>
> Da die **Elternberatung** nie Gegenstand in den Studien zur Effektivität der SI-Therapie war, die in die Analysen einbezogen wurden, könnten Kaplan et al. (1993) mit diesem Punkt tatsächlich richtig liegen. Das würde bedeuten, dass es wirkungsvoller ist, die Einstellung und das Verständnis der Bezugspersonen zu verändern als direkt mit dem Klienten daran zu arbeiten, seine sensorisch-integrativen Leistungen zu verbessern.

Ein interessanter Aspekt an dieser Sichtweise ist, dass die SI-Theorie für viele Eltern, Therapeutinnen und Lehrer eine **glaubwürdige Erklärung des Verhaltens und der Schwierigkeiten ihres Kindes** bietet. Wäre jede andere tendenziell positive Erklärung (d. h. die die grundlegende Gutwilligkeit, Integrität und Intelligenz des Kindes nicht in Frage stellt und Eltern oder Lehrern keine Schuld zuweist) genauso wirkungsvoll? Das ist zwar unwahrscheinlich, doch diese Fragen müssen noch überprüft werden.

Es ist immer so, dass die **Messinstrumente in Frage gestellt** werden (hinsichtlich Eignung und Sensitivität), wenn die Effektivität einer Methode schwer fassbar ist. Die Sensorische Integration bildet hier keine Ausnahme; Polatajko et al. (1992) warfen diese Frage auf:

» In der Praxis ist es für Therapeutinnen frustrierend, wenn ein Kind im Test keine Fortschritte zeigt, obwohl für die Therapeutin, die Lehrerin und die Eltern Verbesserungen offensichtlich sind. Ergotherapeutische Tests konzentrieren sich mehr auf Screening und Diagnose (deskriptive Verfahren) als auf die Sensitivität gegenüber Veränderungen [evaluierende Verfahren]. Die Tests, die im therapeutischen Alltag und in der Forschung eingesetzt werden, sind nicht immer dafür geeignet, Veränderungen im Laufe der Zeit zu untersuchen und aufzuzeigen. Möglicherweise versucht man mit ihnen, Veränderungen in Kilometern zu messen, die sich in Zentimetern niederschlagen « (S. 338).

1.8 Die Effektivität der Sensorischen Integrationstherapie

Cohn u. Cermak (1998) äußern ähnliche Bedenken:

» Die Verfahren, die wir zur Outcome-Messung auswählen, sagen etwas aus über unsere Glaubenssysteme und unsere zugrunde liegenden Annahmen hinsichtlich der Verhaltensweisen, die wir beeinflussen wollen. In der Praxis werden die Messinstrumente und die erfassten Variablen oft zur operationalen Definition der Veränderungen, die wir messen wollen (Haley 1994). ... Miller u. Kinnealey (1993) ... argumentierten, dass Testergebnisse nur von Bedeutung sind, »wenn belegt werden kann, dass die Testergebnisse Indikatoren für Veränderungen im Alltag darstellen «. (S. 5ff und S. 540ff)

Cohn u. Cermak (1998) verfolgten diese Gedanken weiter: »Durch die Konzentration auf die zugrunde liegenden Komponenten des Verhaltens hat die ergotherapeutische Forschung die Auswirkungen der Sensorischen Integration auf den Alltag und die täglichen Beschäftigungen von Kindern im familiären Umfeld aus den Augen verloren« (S. 540). Obwohl dies ein wichtiger Punkt ist, muss den Forscherinnen, die sich darum bemühen, die Gültigkeit der SI-Theorie zu beweisen, fairer Weise zugute gehalten werden, dass sensorisch-integrative Leistungen eine zugrunde liegende Komponente des Verhaltens **sind**. Darüber hinaus setzte Ayres selbst sehr stark auf derartige Messungen.

> **Wichtig**
>
> Eine der Kernannahmen der Sensorischen Integration besagt, dass die Wirksamkeit der Behandlung darauf beruht, die grundlegende Fähigkeit des Klienten zur Verarbeitung sensorischer Informationen zu beeinflussen.

Natürlich war es Ayres' Hauptanliegen, dass Kinder in ihrer Umwelt effektiver und effizienter agieren können. Eine passendere Frage wäre wohl: »In welchem Ausmaß sagt die Leistung in einem standardisierten Test voraus, wie gut die Testperson ähnliche Anforderungen im täglichen Leben meistert?« Dies ist natürlich eine Frage der Validität, die nur selten gestellt wird (z. B. von Burton u. Miller 1998; Coster 1998). Die Antwort könnte zu einer völlig neuen Konzeption der ergotherapeutischen Befundung führen (Coster 1998). Die sensorisch-integrative Befundung wird dabei nur ein kleiner Teil sein.

> **Exkurs**
>
> **Warum konnten Studien die Effektivität der SI nicht nachweisen?**
> In ihrer 1999 veröffentlichten Metaanalyse haben Vargas u. Camilli zwei interessante Feststellungen geäußert, die zur Klärung beitragen könnten, warum die jüngeren Untersuchungen zur Effektivität der SI-Behandlung keine signifikante Ergebnisse erbracht haben. Sie fanden heraus, dass:
> - Studien, die maximal vier Outcome-Messungen verwenden und
> - Studien, die die Effektivität nur in einer abhängigen Variablen (z. B. einer der Kategorien: psychologisch-pädagogisch, Verhalten, Sprache, Motorik, sensorisch-perzeptiv) messen,
>
> signifikant höhere Effektgrößen erzielten als Studien mit mehr unabhängigen und abhängigen Variablen. Zwar steigt mit der Zahl der Outcome-Messungen und Kategorien auch die Reliabilität einer Studie (Vargas u. Camilli 1999), doch die Behandlung muss zielgerichtet sein, um einen größtmöglichen Effekt zu erzielen. Wie soll die Therapeutin ihre Behandlung zielgerichtet planen, wenn sie gleichzeitig bis zu fünf verschiedenen Kategorien berücksichtigen soll? Wie sollte eine Behandlung aussehen, die gleichzeitig die Sprache, die Motorik, das Verhalten, psychologisch-pädagogische Aspekte und sensorisch-perzeptive Leistungen eines Klienten maximal verbessern soll?
> Ayres (1972a, 1989) und andere (z. B. Fisher u. Murray 1991; Kimball 1999; Parham u. Mailloux 2001) erklärten, dass die sensorische Integration ein neurologischer Prozess ist, der zahlreichen höheren Hirnleistungen zugrunde liegt. Variablen wie Aufmerksamkeit, Selbstwert, Bewegungsplanung und akademisches Lernen wurden genannt. In Ayres' (1972) Worten »ist das Ziel (der SI-Behandlung), die neurologische Dysfunktion zu beeinflussen, die das Lernen beeinträchtigt, und nicht, an den Symptomen dieser Funktionsstörung anzusetzen« (S. 2). Wie kraftvoll die Sensorische Integrationstherapie auch sein mag, sie ist weder ein Wunder noch eine Heilung. Denn Ayres (1972a) fügte hinzu, dass »diese Art der Therapie ... die Notwendigkeit eines symptomorientierten Zugangs nicht ausschließt. Die SI-Therapie wird als Ergänzung zum Unterricht und zur Lernförderung gesehen, nicht als Ersatz. Sie reduziert den Schweregrad der Störung und

▼

ermöglicht es, spezifische Inhalte ... schneller zu erlernen.« (S. 2). Zweifellos gilt dies gleichermaßen für das Radfahren, das Schaukeln und das schulische Lernen.

Zu beachten ist auch, dass in den Studien, die Vargas u. Camilli (1999) in ihre Metaanalyse einbezogen hatten, die durchschnittliche Behandlungsdauer bei 60 Stunden lag, wenn SI mit eine unbehandelten Kontrollgruppe verglichen wurde; jedoch bei nur 36 Stunden (zwischen 13 und 180) lag, wenn die SI mit einer anderen Methode verglichen wurde. Diese Stundenanzahl erscheint im ersten Moment vielleicht hoch (v.a. wenn eine Stunde mit einer Vergütung von $100 gleichgesetzt wird), doch eigentlich wäre es sogar nach 180 Stunden ein Wunder, wenn ein Kind mit Lernschwierigkeiten, das in der Schule bereits deutlich nachhinkt, in dieser Zeit eine effizientere zentralnervöse Verarbeitung entwickeln **und** zugleich seine Leistungen in Tests zur Intelligenz, Verhalten, Selbstvertrauen, Sprache, Grob- und Feinmotorik, Praxie und visueller Perzeption signifikant verbessern könnte. Ist es nicht übertrieben, so etwas für möglich zu halten? Oder haben die Wissenschaftlerinnen den Bezug zur Realität verloren?

peutische Befundung und Intervention einem »Top-down«-Ansatz folgen müsse (Abb. 1.9). Die »Top-down«-Perspektive ist das Gegenstück zum »Bottom-up«-Prinzip. Beide Herangehensweisen basieren auf einem hierarchischen Verständnis der Beschäftigung:

— Performanz-Komponenten (z. B. sensorische Integration, Kraft, Entwicklungsstand) bilden die Basis,
— Beschäftigungsperformanz (z. B. Selbstversorgung, Spiel) baut darauf auf,
— die verschiedenen Beschäftigungs- oder Handlungsrollen jedes Menschen stellen die Spitze dar.

Beim **Bottom-up-Herangehen** setzen Befundung und Intervention an den Komponenten an. Die Therapeutin stellt einen Zusammenhang zwischen den Einschränkungen und Verbesserungen der Komponenten und der Beschäftigungsperformanz her. Siehe dazu auch ▶ Kap. 7.

Diese Herangehensweise bringt viele Probleme mit sich.

Beispiel
Eine Dyspraxie bringt Schwierigkeiten beim Erlernen des Radfahrens mit sich.
Schwierigkeiten beim Radfahrenlernen können von vielen Faktoren abhängen, nicht nur von einer Dyspraxie. Auch eine Besserung der Dyspraxie bewirkt nicht automatisch, dass das Kind dann ohne Mühe Radfahren lernt.

1.9 Neue Perspektiven der sensorisch-integrativen Intervention

Die Entwicklung neuer Perspektiven der SI-Theorie und SI-Intervention wurde von verschiedenen Faktoren beeinflusst, u. a.:
— Die Rückbesinnung der Ergotherapie auf die Beschäftigung.
— Neuere Theorien zur Funktion des Nervensystems, zur motorischen Kontrolle und zum motorischen Lernen.
— Aktuelle Rückvergütungspraktiken im Erziehungs- und Gesundheitssystem.

1.9.1 Rückbesinnung der Ergotherapie auf die Beschäftigung

In jüngerer Zeit haben zahlreiche Autorinnen (z. B. Coster 1998; Fisher u. Short-DeGraff 1993; Mathiowetz 1993; Mathiowetz u. Haugen 1995; Trombly 1993) mit Eloquenz darüber geschrieben, dass die ergothera-

Handlungsrollen

Beschäftigungsperformanz

Performanzkomponenten (Voraussetzungen)

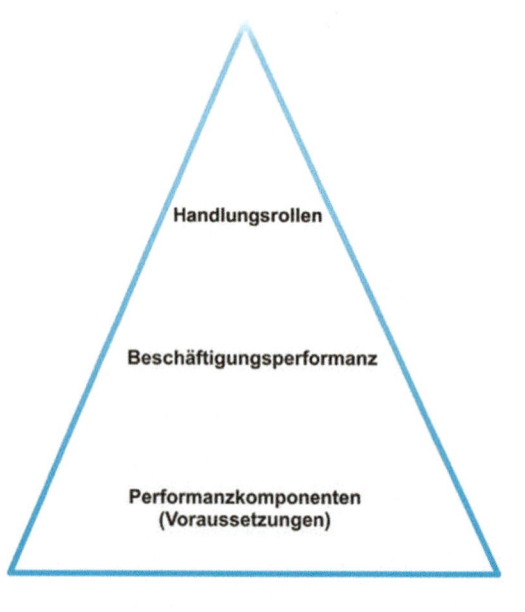

 Abb. 1.9. Top-Down-Ansatz der Befundung und Behandlung. (Adaptiert nach Mathiowetz 1993 und Trombly 1993)

Vor einigen Jahren hat Coster (1998) ein neues Modell für die Befundung von Kindern vorgestellt, in dem die Beschäftigung der zentrale Aspekt ist. Daraus ergibt sich eine andere Perspektive der Intervention. Costers Modell besteht aus vier Ebenen, **von unten beginnend**:

- Partizipation (an Beschäftigungen, die im jeweiligen Alter und in der jeweiligen Kultur von einem Kind erwartet werden).
- Performanz bei komplexen Aufgaben.
- Performanz bei Aktivitäten (einfachere bis komplexere Aufgaben).
- Komponentenprozesse (Performanzkomponenten).

Coster veranschaulicht ihr Modell am Beispiel eines Kindes, das sich nie an Spielplatzaktivitäten beteiligt und im Besonderen komplexe Aktivitäten in der Gruppe und mit körperlichem Einsatz meidet. Folgende Aktivitätseinschränkungen könnten zu diesem Verhalten beitragen:

- Unfähigkeit, Interaktionen mit Gleichaltrigen zu initiieren und am Laufen zu halten.
- Unfähigkeit, sich Spielregeln zu merken und zu befolgen.
- Schwierigkeiten bei körperlichen Tätigkeiten (z. B. laufen, einen Ball schießen).
- Reduzierte Ausdauer.
  Diese Aktivitätseinschränkungen könnten wiederum folgende Ursachen haben:
- Schwächen in der sensorischen Verarbeitung.
- Schwächen in der motorischen Koordination.
- Schwierigkeiten in der emotionalen Regulation (d. h. Komponentenprozesse).

Coster war bewusst, dass es kaum Befundungsinstrumente für die ersten drei Ebenen ihres Modells gibt. Großteils ist die Therapeutin hier auf Beobachtungen und Gespräche angewiesen. Um herauszufinden, welcher Komponentenprozess für die Beeinträchtigung ausschlaggebend ist, kann die Therapeutin auf vorhandene standardisierte Instrumente zurückgreifen. Aber:

» ... in der jetzigen (»Top-down«) Herangehensweise werden diese (standardisierten) Instrumente im Unterschied (zur traditionellen »Bottom-up« Herangehensweise) eingesetzt, um zu bestimmen, **wie** weiter vorzugehen ist, und nicht, **was** die Ziele der Behandlung sind ... Der Behandlungserfolg wird nicht danach beurteilt, ob sich die sensorische Verarbeitung verbessert hat, sondern danach, ob sich das Beschäftigungsverhalten des Kindes in Richtung mehr Zufriedenheit und persönliches Wachstum verändert hat. « (S. 340)

1.9.2 Neuere Theorien zur Funktion des Nervensystems, zur motorischen Kontrolle und zum motorischen Lernen

> **Cave**
>
> Durch das kontinuierlich zunehmende Wissen über die Funktion des ZNS und die neueren Entwicklungen in der kognitiven Psychologie, im motorischen Lernen, in der Kinesiologie und der Biomechanik wurden **die neurologischen Reifungstheorien und die hierarchischen Reflextheorien widerlegt** und durch eine systemische Sichtweise der Entwicklung ersetzt.

Die nun als überholt geltenden Ansätze waren von Ayres und ihren Zeitgenossen weitgehend akzeptiert worden.

> **Exkurs**
>
> In der **systemischen Sichtweise** wird Verhalten als Endprodukt von Aktivitäten verschiedener interner und externer Subsysteme verstanden (z. B. des sensomotorischen, kognitiven, biomechanischen und aufgabenbezogenen Subsystems).

Viele Konzepte, die sich vom systemischen Zugang zum motorischen Verhalten ableiten, sind von entscheidender Bedeutung für die aktuelle Sichtweise der Sensorischen Integrationstherapie. Möglicherweise der wichtigste Aspekt am systemischen Zugang ist die Sichtweise, dass das motorische Verhalten durch die Anforderungen spezieller Tätigkeiten in einem bestimmten Kontext organisiert wird (Haugen u. Mathiowetz 1995; Heriza 1991; Mathiowetz u. Haugen 1995; McEwen u. Shelden 1995).

Haugen u. Mathiowetz (1995) und Mathiowtez u. Haugen (1995) entwickelten anhand aktueller Theorien ein **ergotherapeutisches Modell der motorischen Kontrolle und des motorischen Lernens**. Sie bezeichneten es als »Contemporary Task-Oriented Approach« (aktueller aufgabenorientierter Ansatz). Diesem Modell zufolge hängen Befundung und Intervention davon ab, welche Aktivitäten der Klient ausführen muss und möchte (d. h. Beschäftigungsperformanz oder Aktivitätsperformanz im Modell nach Coster). Nachdem diese Aktivitäten identifiziert sind, analysiert die Therapeutin die Performanz des Klienten um herauszufinden, welche Performanz- oder Umweltkomponenten ihn dabei behindern, die Aufgaben erfolgreich auszuführen. In der Behandlung soll der Klient die nötigen Komponenten soweit als möglich **im natürlichen Kontext** der angestrebten Aktivität entwickeln. Bei diesem Vorgehen sind die Lernstrategien, die Art des Feedbacks und die optimale Gestaltung der Übungen ausschlaggebend für den Behandlungserfolg. Die Auswahl der Aktivitäten erfolgt anhand der Charakteristika der angestrebten Tätigkeit. Interessierte Leser finden detailliertere Informationen bei Mathiowetz u. Haugen (1995) und Haugen u. Mathiowetz (1995). Weitere aktuelle Ansätze zum motorischen Lernen und zur motorischen Kontrolle werden in ▶ Kap. 3 beschrieben.

1.9.3 Aktuelle Vergütungspraktiken im Erziehungs- und Gesundheitssystem

Früher standen für die Behandlung nahezu unbegrenzt Zeit und vergleichbar viel an Ressourcen zur Verfügung. Aber zunehmend müssen Ergotherapeutinnen Rechenschaft über die nötige Zeit und die Wirksamkeit ihrer Intervention abgeben. Schulen, Kliniken und Praxen fehlt es an Raum, Zeit und Geld für Therapeutinnen. Die Verwaltung fordert effizienteste und effektivste Dienstleistungen für möglichst geringe Ausgaben. Zudem wird der Schwerpunkt der Behandlung nicht mehr vom Fachpersonal alleine gesetzt. Alle Therapien sind zunehmend **familienzentriert ausgerichtet**.

» Ein familienzentrierter Ansatz setzt voraus, dass Eltern und Kinder bei der Festsetzung der Therapieziele mitreden können. Die formulierten Ziele sollen für alle von Bedeutung sein, und die Intervention soll dabei helfen, das erwünschte Ergebnis zu erreichen. In der pädiatrischen Ergotherapie wird oft angenommen, dass die Behandlung irgendwann in der Zukunft auf eher mysteriöse Weise eine funktionelle Verbesserung bringt (Gordon 1987), aber die Zukunft ist jetzt. Palisano meinte: »Im gegenwärtigen Klima der Gesundheitsreform wird es entscheidend für die Positionierung unserer Berufsgruppe im 21. Jahrhundert sein, wie sehr unsere Dienstleistungen den Bedürfnissen unserer Klienten entsprechen.« (Palisano 1994, S. 140) Dies ist richtig, ungeachtet des Settings (Durchführungsform) der Dienstleistungen und wer für diese bezahlt « (McEwen u. Shelden 1995, S. 42).

Die Sensorische Integrationstherapie kann äußerst intensive Wirkungen zeigen. Gemessen an der Zahl von Eltern, die diese Therapie für ihr Kind fordern, müssen auch die Eltern von der Wirksamkeit der SI überzeugt sein. Allerdings ist die traditionelle Form der Sensorischen Integrationstherapie sehr zeitintensiv (in vielen Fällen wöchentliche Sitzungen über einen Zeitraum von einem halben bis zu drei Jahren) und kostspielig. Wenn nicht die Eltern bereit und in der Lage sind, selbst für die Therapie aufzukommen, gibt es nur wenige Kostenträger, die diese Kosten übernehmen. Wollen wir also die Wirksamkeit der SI erhalten, so müssen wir bereit sein, ihr Aussehen zu verändern. Die Ursachen, die diese Veränderungen erforderlich machen, sind nicht nur wirtschaftlicher Natur; relevant sind:
- die aktuellen Erkenntnissen zur Funktionsweise des ZNS,
- die theoretischen Erklärungsmodelle zur motorischen Kontrolle, zum motorischen Lernen und
- das aktuelle Verständnis der Mission und Philosophie der Ergotherapie.

1.9.4 Die Synthese: Ein Interventionsmodell nach den Prinzipien der Sensorischen Integration

In ▢ Übersicht 1.11 werden einige Prinzipien vorgeschlagen, nach denen eine effektive und effiziente Intervention durchgeführt werden sollte, wenn eine sensorisch-integrative Dysfunktion vorliegt. Diese kann sich in Form einer Praxistörung oder Modulationsstörung manifestieren und den Betroffenen dabei einschränken, notwendige oder erwünschte Aktivitäten auszuführen. Die Prinzipien sind abgeleitet von
- der Theorie der Sensorischen Integration,
- den Theorien zur motorischen Kontrolle und zum motorischen Lernen und
- der Philosophie der Ergotherapie.

1.10 Fallbeispiel 1: Lars – ein Kind mit Schwächen in der Praxis

> **Übersicht 1.11. Prinzipien einer zeitgemäßen SI-Therapie**
> - Die Zahl der Therapieziele sollte begrenzt sein (eines ist optimal), und die Ziele sollten in einem überschaubaren Zeitraum (vier bis sechs Therapieeinheiten) erreichbar sein.
> - Die Ziele sollten explizit formuliert sein und gemeinsam – vom Klienten, seinen Bezugspersonen und der Therapeutin – festgesetzt worden sein.
> - Ein wichtiger Schritt der Intervention ist die Elternberatung, durch die die Bezugspersonen das Verhalten und die Probleme neu sehen und verstehen lernen (»Reframing«).
> - Klienten und Bezugspersonen setzen Aspekte der Intervention oft um, vor allem wenn diese auf die Verbesserung der sensorischen Modulation abzielen.
> - Auch wenn die Befundung ergeben hat, dass eine sensorische Integrationsstörung die Performanz des Klienten einschränkt, können weitere Faktoren dazu beitragen. Ist dies der Fall, so sollten ergänzende Behandlungsmaßnehmen angeregt werden.
> - Wie die Intervention aussieht, ergibt sich aus einer Aufgabenanalyse. Dabei werden jene Komponenten der Aufgabe identifiziert, die dem Klienten Schwierigkeiten bereiten.
> - In der Behandlung müssen die Komponenten der Aufgabe, die dem Klienten Schwierigkeiten bereiten, möglichst gut nachgeahmt oder eingebaut werden.
> - Liegt eine sensorische Integrationsstörung vor, so wird in der Behandlung mit einem verstärkten Reizangebot gearbeitet. Die Art der Reize (Modalität) hängt vom angestrebten Ergebnis ab.
> - Behandlungsaktivitäten verlangen dem Klienten anpassendes Verhalten (eine adaptive Interaktion) ab.
> - Zielt die Behandlung auf verbesserte motorische Leistungen ab, so müssen die Behandlungsaktivitäten ausreichend Übung und Feedback enthalten.
> - Die Intervention kann beendet werden, wenn die angestrebten Therapieziele erreicht sind, und keine weiteren wichtigen Bedürfnisse vorhanden sind, die ergotherapeutische Ziele abgeben.

Beispiel

Zuweisungsgrund

Lars war ein elfjähriger Junge, den wir im Rahmen eines einwöchigen SI-Interventionskurses in Norwegen kennen lernten. Lars war zur Ergotherapie zugewiesen worden, weil er Koordinationsschwächen und eine geringe Ausdauer zeigte. Dies führte dazu, dass er an vielen lustvollen Aktivitäten, die Gleichaltrigen Spaß machen, nicht teilnahm. Die Ergotherapeutin hatte Gespräche mit Lars selbst und mit seinen Eltern geführt, um zu erfahren, auf welchem Niveau sich seine Partizipation an bedeutsamen Aktivitäten und seine Fähigkeiten bei komplexen Aktivitäten befanden. Die Therapeutin beobachtete Lars auch bei der Ausführung einiger komplexer Tätigkeiten, die von den Eltern als problematisch bezeichnet worden waren. Da der Verdacht auf eine sensorisch-integrative Dysfunktion in Form einer Dyspraxie nahe lag, überprüfte die Therapeutin Lars' sensorisch-integrative Fähigkeiten. Die Testergebnisse zeigten, dass Lars Schwierigkeiten bei der Verarbeitung von vestibulären und propriozeptiven Informationen hatte, woraus Schwierigkeiten in der bilateralen Integration resultierten. In der sensorischen Modulation, auch bezüglich Schwerkraftempfindlichkeit, wurden keine Störungen diagnostiziert.

Therapieverlauf

Am ersten Kurstag setzte sich die Therapeutin mit Lars und seiner Mutter zusammen, um die Therapieziele festzusetzen. Da es sich um einen SI-Kurs handelte, sollte ein Ziel formuliert werden, das zu diesem Therapieansatz passte. Nach einer längeren Diskussion kamen Lars und seine Mutter zu folgender Zielformulierung: »Lars soll eine offene Treppe ohne Zögern im Wechselschritt hinunter gehen können«.

Aufgrund dieser Zielsetzung führte die Therapeutin eine Aufgabenanalyse durch, um herauszufinden, warum Lars Schwierigkeiten beim Treppensteigen hatte. Ein wichtiger Teil dieser Analyse bestand darin, Lars dabei zu beobachten, wie er Treppen hinabstieg. Die Ausführung wurde zu Analyse- und Vergleichszwecken gefilmt. Lars stieg die Treppe sehr langsam im Nachstellschritt hinunter. Er beobachtete bei jedem Schritt seine Füße und die Stufe, zur Sicherheit umklammerte er das Geländer und sein Gesichtsausdruck verriet Angst.

Die Ergebnisse der sensorisch-integrativen Testung hatten ergeben, dass Lars Schwierigkeiten in der Verarbeitung vestibulärer und propriozeptiver Informationen hatte, was eine Störung in der Bilateralintegration zur Folge hatte. Darüber hinaus deutete Lars' Verhalten auf der Treppe darauf hin, dass er kein gutes Gefühl (d. h. Propriozeption) dafür hatte, wo sich seine Füße befanden. Um ihre Hypothese zu überprüfen, legte die Therapeutin Lars beim Treppensteigen Gewichtsmanschetten an den Fußgelenken an. Statt sich zu verbessern, verschlechterte sich Lars' motorische Leistung jedoch. In einem letzten Versuch, ihre Hypothese der schlechten Propriozeption zu belegen, legte die Therapeutin die Gewichte auf Lars' Schultern. Dies hatte eine schlagartige Verbesserung zur Folge. Obwohl Lars das Stiegengeländer nicht los ließ, ging er rascher und im Wechselschritt.

An den folgenden vier Tagen kam Lars zu einer jeweils einstündigen Behandlungseinheit. Die Behandlungsaktivitäten boten ihm ein intensives vestibuläres und propriozeptives Reizangebot (z. B. Bewegungswiderstand) im Zusammenhang mit bilateralen Bewegungsabfolgen. Der Schwerpunkt lag auf Aktivitäten, bei denen Lars' Füße in die Bewegung einbezogen wurden. Zum Beispiel musste er mit den Füßen gegen eine Matte treten, die an der Wand lehnte, während er in Rücken- oder Bauchlage in der Hängematte war. Die gleiche Aktivität führte er auch auf dem Rollbrett aus. Lars musste auch aus der Rückenlage in der Hängematte gegen große Bälle treten. Da Stiegensteigen eine aufrechte Aktivität ist, wurden in die Behandlung auch Sprungaktivitäten und ein Hindernisparcours unter Zeitdruck eingebaut.

Nach Ablauf der vier Therapietage musste Lars dieselbe Treppe wie zu Beginn hinunter steigen, jedoch ohne Gewicht auf den Schultern. Auch diesmal wurde er dabei gefilmt. Lars rannte die Stufen hinunter, die Hände in den Hosentaschen, den Blick zur Mutter gerichtet, die am Ende der Treppe auf ihn wartete.

Diskussion

Lars hat in nur vier Stunden innerhalb einer Woche beachtliche Fortschritte erzielt. Die Aktivitäten, die Lars angeboten bekam, sind typisch für die Sensorische Integrationstherapie. Die Besonderheit dieser Behandlung lag in der **Akzentuierung bei der Befundung und Behandlungsplanung**. Statt sich das hohe Ziel zu stecken, die sensorische Integration generell zu verbessern, ließ sich die Therapeutin nur von den Anforderungen des Treppensteigens leiten, und von ihrer Annahme, dass eine schlechte vestibuläre und propriozeptive Informationsverarbeitung und eine eingeschränkte bilaterale Integration verantwortlich für seine Schwierigkeiten waren. Da das Treppensteigen vorrangig eine Funktion der unteren Extremität ist, konzentriert sich die Therapeutin bei der Planung der Aktivitäten, die vestibuläre und propriozeptive Reize im Rahmen von bilateralen Bewegungssequenzen liefern sollten, auf die untere Extremität. Das Treppensteigen selbst wurde in der Therapie nie durchgeführt.

Einiges am Behandlungserfolg von Lars bleibt offen: Da keine offene Treppe zur Verfügung stand, bleibt unklar, ob Lars sein Ziel überhaupt erreicht hat. Obwohl es unwahrscheinlich ist, könnte es sein, dass Lars im Geheimen jeden Tag das Treppensteigen übte und von daher die Verbesserungen kamen. Letztlich, und das ist möglicherweise die wichtigste Frage, weiß man nicht, ob sich Lars' sensorisch-integrative Fähigkeiten eigentlich verbessert haben. Aktuellen Theorien zur Funktion des ZNS zufolge, scheint eine Veränderung durchaus möglich zu sein.

In einer normalen Therapiesituation würde sich die Therapeutin zu diesem Zeitpunkt, nachdem das erste Therapieziel erreicht war, wieder mit der Mutter zusammensetzen, und ein neues Ziel vereinbaren. Dieser Vorgang wiederholt sich so lange, bis alle aus ergotherapeutischer Sicht notwendigen Ziele erreicht sind.

1.11 Fallbeispiel 2: Samuel – ein Kind mit einer sensorischen Modulationsstörung

Beispiel

Zuweisungsgrund

Samuel war fünf Jahre alt und besuchte die Vorschule. Die ergotherapeutische Befunderhebung hatte ergeben, dass Samuel, obwohl er im Allgemeinen überaktiv war, ein niedriges Erregungsniveau hatte. Er versuchte, sich durch ständige Aktivität wach zu halten. Es war zwar schwierig, ihn von außen zu Bewegung zu motivieren, aber wenn er für längere Zeit stillhalten musste, wurde er leicht reizbar. Fallweise reagierte er auf Aktivität mit Unruhe und Ziellosigkeit. Dieses Verhalten irritierte Kinder und Erwachsene in seiner Umgebung.

Therapieverlauf

Samuel erhielt eine intensive ergotherapeutische Behandlung (in der Gruppe wie auch in Einzeltherapie), und es fanden regelmäßig Gespräche mit seiner Lehrerin statt. Das wesentliche Ziel dieser Zusammenarbeit war, dass sich Samuel konstruktiv an den Gruppenaktivitäten beteiligen konnte, und dass er auch schriftliche Arbeiten beenden konnte. Seine Eltern und die Therapeutin nahmen an, dass seine schlechte Selbstregulation ihn daran hinderte, dieses Ziel zu erreichen. Die Therapeutin versuchte, in jedem Setting von einer anderen Seite an das Problem heranzugehen:

In der **Einzeltherapie** behandelte sie Samuel mit der klassischen Sensorischen Integrationstherapie. Da ein großzügiger Raum und viele Geräte zur Verfügung standen, hatte Samuel ein ausreichendes Angebot an intensivem taktilen, vestibulären und propriozeptiven Input, und Gelegenheit für die entsprechenden anpassenden Interaktion mit der Umgebung. Diese Art der Intervention bewirkte rasch einen starken Effekt, der aber nicht lange anhielt. Nach kurzer Zeit verfiel Samuel in seinen ursprünglichen Erregungszustand.

Die **Gruppentherapie**, an der Samuel teilnahm, orientierte sich am »Alert-Programm« (Williams u. Shellenberger 1996) (▶ Kap. 14). Samuel lernte, anhand welcher Indikatoren er seinen Wachheitszustand beurteilen konnte. Sein Erregungsniveau wurde mit einem Motor verglichen, der mit unterschiedlicher Drehzahl laufen kann. Er lernte, dass ihm bestimmte Aktivitäten halfen, wenn sein Motor »untertourig« lief. Dieser Ansatz verhalf Samuel zu einem positiveren Bild seiner Schwierigkeiten. Außerdem brachte es ihn soweit, dass er sich im Alltag selbst verstärkte Reize holte, wenn er sie brauchte. Damit konnte er den chaotischen Situationen von früher besser vorbeugen.

Die Lehrerin wurde in Beratungsgesprächen über Samuels Schwierigkeiten mit der Selbstregulation aufgeklärt. Die Therapeutin erklärte ihr auch die Strategie mit dem »Motor« und erarbeitete mit ihr Möglichkeiten, wie sie Aktivitäten, Aufforderungen und Samuels Umwelt adaptieren konnte, damit er seinen Erregungszustand besser regulieren konnte und so sein Ziel erreichen konnte, an Gruppenaktivitäten teilzunehmen und Arbeiten fertig zu machen. Unter anderem wurde Samuels Lehrerin auch darüber informiert, dass Samuel viel Bewegung brauchte. Also ließ sie ihn »Botengänge« erledigen oder in der Klasse herumgehen. Sie erfuhr auch, dass es Samuel leichter fiel, aufmerksam zu sein, wenn er die Objekte, von denen gesprochen wurde, angreifen konnte. Auch erkannte sie, wie wichtig es für Samuel war, sich von der Gruppe zurückziehen und hin und wieder eine Auszeit nehmen zu können, um seinen »Motor« neu einzustellen. Da die Lehrerin – wie viele Erwachsene – ruhiges Sitzen für ein Zeichen von Aufmerksamkeit hielt, kamen ihr viele der entwickelten Strategien anfangs kontraproduktiv vor. Aber im Verlauf der Behandlung erkannte sie, dass Samuel **entweder** still sitzen **oder** aufmerksam sein konnte. Die Intervention bewirkte, dass eine wichtige Bezugsperson für das Kind, nämlich seine Lehrerin, auf eine positivere Art und Weise mit ihm umgehen konnte. Durch die Beratung konnte die Lehrerin auch die physikalische Umwelt so adaptieren, dass Samuel sein Ziel leichter erreichen konnte. Wahrscheinlich profitierten davon auch andere Kinder in der Gruppe.

Dieser dreifache Interventionsansatz war unglaublich erfolgreich: Samuel konnte so konstruktiv am Gruppengeschehen teilnehmen, dass er sein Vorschuljahr positiv abschloss, was anfangs schier unmöglich erschienen war.

Diskussion
Die Intervention im Ganzen hat dazu beigetragen, dass Samuel sein Erregungsniveau erhöhen konnte, um sich konstruktiv an den Klassenaktivitäten zu beteiligen. Jedes Setting der Intervention diente einem anderen, aber gleichermaßen wichtigen Zweck. Ein wesentlicher Aspekt der Intervention war, bei der Lehrerin ein besseres Verständnis für Samuel zu wecken. Dies war die Grundlage dafür, dass die Lehrerin gemeinsam mit der Therapeutin Strategien entwickeln konnte, die Samuel bei seinen Schwierigkeiten im Alltag helfen würden. Die Lehrerin und die Therapeutin hatten ein klares Ziel vor Augen, sie wussten, **wie** es zu erreichen war, und **wann** es erreicht war. Auch Samuel entwickelte ein besseres Verständnis für seinen Körper und eine bessere Kontrolle über die Anforderungen seiner Umgebung. Wäre Samuel älter gewesen, hätte er möglicherweise ein noch stärkeres Gefühl der Kontrolle entwickeln können und Strategien, um seine Bedürfnisse mit den Anforderungen der Umwelt abzustimmen.

1.12 Zusammenfassung und Fazit

Fazit

In diesem Kapitel wurde über die Geschichte der SI-Theorie, ihre praktische Anwendung und die aktuelle Sichtweise berichtet.

- Es wurde versucht, die Sensorische Integration im größeren **Kontext der Ergotherapie** darzustellen. Alle Gesundheitsberufe bemühen sich um die funktionelle Unabhängigkeit ihrer Klienten. Was die Ergotherapie von den anderen Gesundheitsberufen unterscheidet, ist die Betonung des Handelns, des Ausführens von Beschäftigungen. Der aus dem Griechischen stammende Ausdruck »Praxie« bedeutet wesentlich mehr als Bewegungsplanung. Praxie bedeutet Handeln und soll uns daran erinnern, dass unser Hauptanliegen nicht die sensorische Integration ist, sondern ob ein Klient fähig ist zu **tun**, was er tun muss und möchte.

- Eine **kritische Analyse der Theorie der Sensorischen Integration** wurde eingeleitet. Eine Theorie ist immer provisorisch. Wenn neue Forschungsergebnisse veröffentlicht werden und sich daraus neue Perspektiven entwickeln, müssen sie in Bezug zur bestehenden Theorie evaluiert werden. Daher werden kritische Analysen der SI ein fortlaufender Prozess sein.

1.13 Literatur

Arendt, R. E., MacLean, W. E., u. Baumeister, A. A. (1988). Critique of sensory integration therapy and its application in mental retardation. American Journal on Mental Retardation 92:401–411

Ayres, A. J. (1965). Patterns of perceptual-motor dysfunction in children: A factor analytic study. Perceptual and Motor Skills 20:335–368

Ayres, A. J. (1966a). Interrelations among perceptual-motor abilities in a group of normal children. American Journal of Occupational Therapy 20:288–292

Ayres, A. J. (1966b). Interrelationships among perceptual-motor functions in children. American Journal of Occupational Therapy 20:288–292

Ayres, A. J. (1969). Deficits in sensory integration in educationally handicapped children. Journal of Learning Disabilities 2:160–168

Ayres, A. J. (1972a). Sensory integration and learning disorders. Los Angeles: Western Psychological Services

Ayres, A. J. (1972b). Types of sensory integrative dysfunction among disabled learners. American Journal of Occupational Therapy 26:13–18

Ayres, A. J. (1972c). Southern California Sensory Integration Tests Manual. Los Angeles: Western Psychological Services

Ayres, A. J. (1972d). Improving academic scores through sensory integration. Journal of Learning Disabilities 5:338–343

Ayres, A. J. (1974a). Reading: A product of sensory integrative processes. In A. Henderson, L. Llorens, E. Gilfoyle, C. Myers, S. Prevel (Eds.), The development of sensory integrative theory and practice: A collection of the work of A. Jean Ayres (pp. 167–175). Dubuque, IA: Kendall/Hunt. (Original work published 1968)

Ayres, A. J. (1974b). Sensory integrative processes in neuropsychological learning disability. In A. Henderson, L. Llorens, E. Gilfoyle, C. Myers, S. Prevel, (Eds.), The development of sensory integrative theory and practice: A collection of the work of A. Jean Ayres (pp. 96–113). Dubuque, IA: Kendall/Hunt. (Original work published 1968)

Ayres, A. J. (1975a). Sensorimotor foundations of academic ability. In W. M. Cruikshank D. P. Hallahan, Perceptual and learning disabilities in children, vol. 2 (pp. 301–358). Syracuse, NY: Syracuse University

Ayres, A. J. (1975b). Southern California Postrotary Nystagmus Test Manual. Los Angeles: Western Psychological Services

Ayres, A. J. (1976). The effect of sensory integrative therapy on learning disabled children: The final report of a research project. Los Angeles: University of Southern California.

Ayres, A. J. (1977). Cluster analyses of measures of sensory integration. American Journal of Occupational Therapy 31:362–366

Ayres, A. J. (1978). Learning disabilities and the vestibular system. Journal of Learning Disabilities 11:18–29

Ayres, A. J. (1979). Sensory integration and the child. Los Angeles: Western Psychological Services

Ayres, A. J. (1985). Developmental dyspraxia and adult-onset apraxia. Torrance, CA: Sensory Integration International

Ayres, A. J. (1989). Sensory Integration and Praxis Tests Manual. Los Angeles: Western Psycho.logical Services

Ayres, A. J., Mailloux, Z. K., Wendler, C. L. W. (1987). Developmental dyspraxia: Is it a unitary function? Occupational Therapy Journal of Research 7:93–110

Ayres, A. J., Tickle, L. (1980). Hyper-responsivity to touch and vestibular stimulation as a predictor of responsivity to sensory integrative procedures in autistic children. American Journal of Occupational Therapy 34:375–381

Baranek, G. T., Foster, L. G., Berkson, G. (1997). Tactile defensiveness and stereotyped behaviors. American Journal of Occupational Therapy 51:91–95

Bonder, B. R., Fisher, A. G. (1989). Sensory integration and treatment of the elderly. Gerontology Special Interest Section Newsletter, Rockville, MD: American Occupational Therapy Association, 12(1):2–4

Brooks, V. B. (1986). The neural basis of motor control. New York: Oxford University

Bundy, A. C. (1991). Consultation and sensory integration theory. In A. G. Fisher, E. A. Murray, A. C. Bundy (Eds.). Sensory integration: Theory and practice (pp. 318–332). Philadelphia: F. A. Davis

Burton, A. W., Miller, D. E. (1998). Movement skill assessment. Champaign, IL: Human Kinetics

Carte, E., Morrison, D., Sublett, J., Uemora, A., Setrakian, W. (1984). Sensory integration therapy: A trial of a specific neurodevelopmental therapy for the remediation of learning disabilities. Journal of Developmental and Behavioral Pediatrics 5:189–194

Cohn, E. S., Cermak, S. A. (1998). Including the family perspective in sensory integration outcomes research. American Journal of Occupational Therapy, 52, 540–546

Coster, W. (1998). Occupation-centered assessment of children. American Journal of Occupational Therapy 52:337-344

Cummins, R. A. (1991). Sensory integration and learning disabilities: Ayres' factor analyses reappraised. Journal of Learning Disabilities 24:160–168

Densem, J. F., Nuthall, G. A., Bushnell, J., Horn, J. (1989). Effectiveness of a sensory integrative therapy program for children with perceptual-motor deficits. Journal of Learning Disabilities, 22, 221–229

DiJoseph, L. M. (1982). Independence through activity: Mind, body, and environment interaction in therapy. American Journal of Occupational Therapy, 36, 740–744

Dunn, W. (1994). Performance of typical children on the sensory profile. American Journal of Occupational Therapy 48:967–974

Dunn, W. (1997). The impact of sensory proccssing abilities on the daily lives of young children and their families: A conceptual model. Infants and Young Children 9:23-35

Dunn, W. (1999). Sensory profile: User's manual. San Antonio: Psychological Corporation

Dunn, W., Brown, C. (1997). Factor analysis on the sensory profile from a national sample of children without disabilities. American Journal of Occupational Therapy 51:490–495

Dunn, W.,Westman, K. (1997). The Sensory Profile: The performance of a national sample of children without disabilities. American Journal of Occupational Therapy 51:25–34

Edelson, S. M., Edelson, M. G., Kerr, D. C. R., Grandin, T. (1999). Behavioral and physiological effects of deep pressure on children with autism: A pilot study evaluating the efficacy of Grandin's hug machine. American Journal of Occupational Therapy 53:145–152

Fisher, A. G. (1991). Vestibular-proprioceptive processing and bilateral integration and sequencing deficits. In A. G. Fisher, E. A. Murray, A. C. Bundy (Eds.), Sensory integration: Theory and practice (pp. 71–107). Philadelphia: F. A. Davis

Fisher, A. G., Bundy, A. C. (1991a). The interpretation process. In A. G. Fisher, E. A. Murray, A. C. Bundy (Eds.), Sensory integration: Theory and practice (pp. 234-250). Philadelphia: F. A. Davis

Fisher, A. G., Bundy, A. C. (1991b). Sensory integration theory. In H. Forssberg, H. Hirschfeld (Eds.), Movement disorders in children (pp. 16–20). New York: Karger

Fisher, A. G., Murray, E. A. (1991). Introduction to sensory integration theory. In A. G. Fisher, E. A. Murray, A. C. Bundy (Eds.), Sensory integration: Theory and practice (pp. 3–29). Philadelphia: F. A. Davis

Fisher, A. G., Short-DeGraff, M. A. (1993). Improving functional assessment in occupational therapy. Recommendations and philosophy for change. American Journal of Occupational Therapy 47:199–201

Gordon, J. (1987). Assumptions underlying physical therapy intervention: Theoretical and historical perspectives. In J. H. Carr, R. B. Shepherd (Eds.), Movement science: Foundations for physical therapy in rehabilitation (pp. 1–30). Rockville, MD: Aspen

Grandin, T., Scariano, M. M. (1986). Emergence: Labeled autistic. Novato, CA: Atena

Haley, S. M. (1994). Our measures reflect our practice and beliefs: A perspective on clinical measurement in pediatric physical therapy. Pediatric Physical Therapy 6:142–143

Haugen, J. B., Mathiowetz, V. (1995). Contemporary task-oriented approach. In C. A. Trombly (Ed.), Occupational therapy for physical dysfunction (pp. 510–527). Baltimore: Williams u. Wilkins

Henderson, S. E., Sugden, D. A. (1992). Movement assessment battery for children manual. London: Psychological Corporation

Heriza, C. (1991). Motor development: Traditional and contemporary theories. In M. J. Lister (Ed.), Contemporary management of motor control problems: Proceedings of the II step conference (pp. 88–126). Alexandria, VA: Foundation for Physical Therapy

Herson, M., Michelson, L., Bellack, A. S. (1984). Issues in psychotherapy research. New York: Plenum

Höhn, T. P., Baumeister, A. A. (1994). A critique of the application of sensory integration therapy to children with learning disabilities. Journal of Learning Disabilities 27:338–350

Humphries, T. W., Snider, L., McDougall, B.(1993). Clinical evaluation of the effectiveness of sensory integrative and perceptual motor therapy in improving sensory integrative function in children with learning disabilities. Occupational Therapy Journal of Research 13:163-182

Humphries, T. W., Wright, M., McDougall, B., Vertez, J. (1991). The efficacy of sensory integration therapy for children with learning disability. Physical and Occupational Therapy in Pediatrics 10:1–17

Humphries, T. W., Wright, M., Snider, L., McDougall, B. (1992). A comparison of the effectiveness of sensory integrative therapy and perceptual-motor training in treating children with learning disabilities. Journal of Developmental and Behavioral pediatrics 13:31–40

Kaplan, B. J., Polatajko, H. J., Wilson, B. N., Faris, P. D. (1993). Reexamination of sensory integration treatment: A combination of two efficacy studies. Journal of Learning Disabilities 26:342–347

Keogh, J., Sugden, D. (1985). Movement skill development. New York: MacMillan

Kielhofner, G. (1985). A model of human occupation: Theory and application. Baltimore: Williams u. Wilkins

Kielhofner, G. (1995). A model of human occupation: Theory and application (2nd ed.). Baltimore:

Kielhofner, G. (2005), Marotzki, U., Mentrup, C. (2005) Model of Human Occupation (MOHO). Grundlagen für die Praxis. Berlin Heidelberg: Springer

Lippincott, Williams u. Wilkins, Kielhofner, G. (1997). Conceptual foundations of occupational therapy. Philadelphia: F. A. Davis

Kielhofner, G., Fisher, A. G. (1991). Mind-brain-body relationships. In A. G. Fisher, E. A. Murray, A. C. Bundy (Eds.), Sensory integration; theory and practice (pp. 30–45). Philadelphia: F. A. Davis

Kimball, J. G. (1999). Sensory integration frame of reference: Postulates regarding change and application to practice. In P. Kramer, J. Hinojosa (Eds.), Frames of reference for pediatric occupational therapy, 2nd ed (pp. 169–204). Baltimore: Lippincott, Williams u. Wilkins

Kinnealey, M., Oliver, B., Wilbarger, P. (1995). A phenomenological study of sensory defensiveness in adults. American Journal of Occupational Therapy 49:444–451

Lai, J. S., Fisher, A. G., Magalhaes, L. C., Bundy, A. C. (1996). Construct validity of the sensory integration and praxis tests. Occupational Therapy Journal of Research 16:75–97

Law, M., Polatajko, H. J., Schaffer, R., Miller, J., Macnab, J. (1991). The impact of heterogeneity in a clinical trial: Motor outcomes after sensory integration therapy. Occupational Therapy Journal of Research 11:177–189

Linderman, T. M., Stewart, K. B. (1999). Sensory integrative-based occupational therapy and functional outcomes in young children with pervasive

developmental disorders: A single-subject study. American Journal of Occupational Therapy 53:207–213

Mason, S. A., Iwata, B. A. (1990). Artifactual effects of sensory-integrative therapy on self-injurious behavior. Journal of Applied Behavior Analysis 23:361–370

Mathiowetz, V. (1993). Role of physical performance component evaluations in occupational therapy functional assessment. American Journal of Occupational Therapy 47:225–230

Mathiowetz, V., Haugen, J. B. (1995). Evaluation of motor behavior: Traditional and contemporary views. In C. A. Trombly (Ed.), Occupational therapy for physical dysfunction (pp. 157–185). Baltimore: Williams u. Wilkins

McClure, M., Holtz-Yotz, M. (1991). Case report - the effects of sensory stimulatory treatment on an autistic child. American Journal of Occupational Therapy 45:1138–1142

McEwen, 1. R., Shelden, M. L. (1995). Pediatric therapy in the 1990's: The demise of the educational versus medical dichotomy. Physical and Occupational Therapy in Pediatrics 15:33–46

McIntosh, D. N., Miller, L. J., Shyu, V., Dunn, W. (1999). Overview of the short sensory profile (SSP) (pp. 59–73). In W. Dunn (Ed.), Sensory profile: User's manual. San Antonio, TX: Psychological Corporation

McIntosh, D. N., Miller, L. J., Shyu, V., Hagerman, R. (1999). Sensory modulation disruption, electro-dermal responses, and functional behaviors. Developmental Medicine and Child Neurology 41:608–615

Miller, L. J., Kinnealey, M. (1993). Researching the effectiveness of sensory integration. Sensory Integration Quarterly Newsletter, 21, 1-7

Miller, L. J., McIntosh, D. N., McGrath, J., Shyu, V., Lampe, M., Taylor, A. K., Tassone, F., Neitzel, K., Stackhouse, K., Hagerman, R. (1999). Electro-dermal responses to sensory stimuli in individuals with fragile X syndrome: A preliminary report. American Journal of Medical Genetics, 83, 268–279

Mulligan, S. (1998). Patterns of sensory integration dysfunction: A confirmatory factor analysis. American Journal of Occupational Therapy 52:819–828

Mulligan, S. (2000). Cluster analysis of scores of children on the sensory integration and praxis tests. Occupational Therapy Journal of Research 20:256–270

Nommensen, A., Maas, F. (1993). Sensory integration and Down's syndrome. British Journal of Occupational therapy 56:451–454

Ottenbacher, K. (1982). Sensory integration therapy: Affect or effect? American Journal of occupational Therapy 36:571–578

Ottenbacher, K., Short M. A. (1985). Sensory integrative dysfunction in children: A review of theory and treatment. In D. Routh, M. Wolrich (Eds.), Advances in developmental and behavioral pediatrics (vol. 6, pp. 287–329). Greenwich, CT: JAI

Palisano, R. J. (1994). Pediatric physical therapy: An individual perspective. Pediatric Physical Therapy 6:140–141

Parhain, L. D., Mailloux, Z. (2001). sensory integration. In J. Case-Smith, A. S. Allen, P. N. Pratt (Eds.), Occupational therapy for children (4th ed., pp. 329–351). St. Louis: Mosby

Polatajko, H. J., Kaplan, B. J., Wilson, B. N. (1992). Sensory integration treatment for children with learning disabilities: Its status 20 years later. Occupational Therapy Journal of Research 12:323–341

Polatajko, H. J., Law, M., Miller, J., Schaffer, R, Macnab, J. (1991). The effect of a sensory integration program on academic achievement, motor performance, and self-esteem in children identified as learning disabled: Results of a clinical trial. Occupational Therapy Journal of Research, 11, 155–175

Pribram, K. H. (1986). The cognitive revolution and mind/brain issues. American Psychologist 41:507–520

Reisman, J. (1993). Using a sensory integrative approach to treat self-injurious behavior in an adult with profound mental retardation. American Journal of Occupational Therapy 47:403–411

Robichaud, L., Hébert, R., Desrosiers, J. (1994). Efficacy of a sensory integration program on behaviors of inpatients with dementia. American Journal of Occupational Therapy 48:355–360

Short-DeGraff, M. A. (1988). Human development for occupational and physical therapists. Baltimore: Williams u. Wilkins

Sieg, K. W. (1988). A. Jean Ayres. In B. R. J. Miller, K. W. Sieg, F. M. Ludwig, S. D. Shortridge, J. Van Deusen (Eds.), Six perspectives on theory for practice of occupational therapy (pp. 95–142). Rockville, MD: Aspen

Soper, G., Thorley, C. R. (1996). Effectiveness of an occupational therapy programme based on sensory integration theory for adults with severe learning disabilities. British Journal of Occupational Therapy 59:476–483

Stevens, J. (1986). Applied multivariate statistics for the social sciences. Hillsdale, NJ: Lawrence Erlbaum

Stonefelt, L., Stein F. (1998). Sensory integrative techniques applied to children with learning disabilities: An outcome study. Occupational Therapy International, 5, 252–272

Trombly, C. (1993). Anticipating the future: Assessment of occupational function. American Journal of Occupational Therapy, 47, 253–257

Trombly , C. A. (Ed.). (1995). Occupational therapy for physical dysfunction. Baltimore: Williams u. Wilkins

Vargas, S., Camilli, G. (1999). A meta-analysis of research on sensory integration treatment. American Journal of Occupational Therapy 53:189–198

White, R. (1959). Motivation reconsidered: The concept of competence. Psychological Review, 66, 297-333

Wilbarger, P., Wilbarger, J. (1991). Sensory defensiveness in children aged 2–12. Santa Barbara, CA: Avanti Educational Programs

William, M. S., Shellenberger, S. (1996). How does your engine run? Albuquerque: TherapyWorks.

Wilson, B. N., Kaplan, B. J. (1994). Follow-up assessment of children receiving sensory integration treatment. Occupational Therapy Journal of Research 14:244–267

Wilson, B. N., Kaplan, B. J., Fellowes, S., Gruchy, C., Faris, P. (1992). The efficacy of sensory integration treatment compared to tutoring. Physical and Occupational Therapy in Pediatrics 12:1–36

Zissermann, L. (1992). The effects of deep pressure on self-stimulating behaviors in a child with autism and other disabilities. American Journal of Occupational Therapy 46:547–551

Struktur und Funktion der sensorischen Systeme

Shelly J. Lane

2.1 Grundstruktur und Funktion des ZNS im Überblick – 39
2.1.1 Axone – 39
2.1.2 Dendriten – 40
2.1.3 Gliazellen – 40

2.2 Funktionelle Anatomie des Zentralnervensystems – 41
2.2.1 Das somatosensorische System – 47
2.2.2 Funktionelle Überlegungen – 55
2.2.3 Das vestibuläre System – 57
2.2.4 Das auditive System – 64
2.2.5 Das visuelle System – 66

2.3 Zusammenfassung und Fazit – 71

2.4 Literatur – 74

2.5 Anhang: Wesentliches zu den Sinnessystemen – 75

> Die Neurowissenschaften haben die Aufgabe, eine Erklärung für Verhalten im Sinne von Aktivitäten des Gehirns zu liefern; zu erklären, wie Millionen von einzelnen Nervenzellen im Gehirn funktionieren, um Verhalten zu produzieren, und wie diese Zellen wiederum von der Umwelt – einschließlich dem Verhalten anderer Menschen – beeinflusst werden. « (Kandel et al 1995, S. 5)

> … die Vorstellung von Struktur und Funktion als getrennten Einheiten ist lediglich eine didaktische Vereinfachung. In Wirklichkeit ermöglicht Struktur Funktion, und Funktion gibt der Struktur eine Bedeutung. « (Cohen 1999, S. 3)

> Den meisten Studenten, die in ihrer ersten Vorlesung über Mikroanatomie sitzen, scheint es unvorstellbar, sich jemals ein fundiertes Wissen über die Strukturen und Funktionen des ZNS und ihren wechselseitigen Beziehungen anzueignen zu können, denn es gibt scheinbar unendlich viele Details innerhalb des Zentralnervensystems (ZNS).
> In diesem Kapitel soll nur über jenen Teilbereich der Neurowissenschaften ein Überblick gegeben werden, der für das Verständnis der SI-Theorie und Therapie und ihre Grundlagen notwendig ist. Überblicksmäßig werden die am engsten mit der SI in Verbindung stehenden sensorischen Systeme beschrieben. Das heißt, dass das taktile, propriozeptive, vestibuläre, auditive und visuelle System besprochen werden, der Geruchssinn und das gustatorische System hingegen nicht. Da ein einziges Kapitel über diese vier Sinne der komplexen Natur der Verarbeitung innerhalb jedes sensorischen Systems kaum gerecht werden kann, werden Strukturen und Funktionen inhaltlich kombiniert.
> Zwecks Vertiefung sei auf die im Literaturverzeichnis angeführten Bücher und auf die anderen Kapitel dieses Buchs verwiesen.
> Am Anfang des Kapitels steht die Beschreibung der Anteile des zentralen und peripheren Nervensystems. Die Beschreibung der generellen Funktionen ist auf jene Mechanismen beschränkt, die der sensorischen Verarbeitung der meisten Modalitäten zugrunde liegen (Übersicht 2.1).

Übersicht 2.1. Mechanismen der sensorischen Verarbeitung
- Reizaufnahme
- Weiterleitung (Transduktion) und Verschlüsselung von sensorischen Reizen
- Rezeptorfelder und Adaptation
- Laterale Inhibition
- Konvergenz und Divergenz
- Verteilte Verarbeitung und Kontrolle
- Serielle und parallele Verarbeitung

Auf dieser Grundlage baut die Beschreibung der Strukturen und Funktionen der einzelnen Sinnessysteme auf. Ein Vergleich der wesentlichen Merkmale jedes sensorischen Systems findet sich in ▶ Kap. 2.4, »Anhang«. Diese Darstellungen ergeben ein Gesamtbild jedes Sinnessystem, anhand dessen man sich nach und nach mit interessanten Details vertraut machen kann.

Bei der Besprechung jedes Systems wird von der Funktion auf die Dysfunktion geschlossen und der Bezug zu anderen Kapiteln dieses Buches hergestellt. Die Beschreibung jedes Systems enthält eine Darstellung von:
- den Rezeptoren dieses Systems,
- ihrer Struktur und Funktionsweise,
- den Verbindungen (Bahnen) innerhalb des ZNS und
- ihrer Funktion. (Auf das Thema »Funktion« aus sensorisch-integrativer Perspektive gehen andere Kapitel dieses Buches jedoch wesentlich genauer ein).

Exkurs

Anmerkung zum Begriff »System«: Die Neurowissenschaften tendieren dazu, von »Systemen innerhalb von Systemen« zu sprechen. Diese verwirrende Terminologie wurde hier vermieden, soweit es möglich war. Aber es gibt nun einmal das Zentralnervensystem, in dem das somatosensorische System für die taktile Verarbeitung zuständig ist, dessen Bestandteil wiederum das anterolaterale System ist. Dieselbe Redundanz findet sich bei den anderen Sinnessystemen.
Wo es sich nicht umgehen ließ, innerhalb eines Systems weitere Systeme zu besprechen, wurde möglichst klar herausgearbeitet, welches System gerade behandelt wird.

▼

> **Anmerkung zu den Literaturverweisen:** Da kein einziges neurowissenschaftliches Werk die gesamte Thematik abdeckt, wurden für dieses Kapitels viele Quellen herangezogen. Sie unterscheiden sich im Schwerpunkt (Funktion versus Struktur) und der Sichtweise (systemisch versus topographisch). Dadurch beantworten sie unterschiedliche Fragen und haben jeweils ihren eigenen besonderen Wert. Cohen (1999), Kandel et al. (1995, 2000), Kingsley (2000), Lundy-Ekman (1998) und Gilman u. Newman (1992) betrachten das Thema von einer systemischen Perspektive aus. Letztere widmen bestimmten Strukturen (z. B. dem Thalamus) eigene Kapitel. Lundy-Ekman (1998) konzentriert sich auf die Anatomie des ZNS. Die Bücher von Cohen (1992) und Lundy-Ekman (1998), die für Ergo- und Physiotherapeuten geschrieben sind, verbinden Funktionen mit Mikroanatomie. Die Publikation von Lundy-Ekman (1998) hat weniger Text, dafür zahlreiche nützliche und färbige grafische Darstellungen. Cohens Buch (1999) ist inhaltlich sehr dicht und enthält Strichzeichnungen. Kandel et al (1995, 2000) und Zigmond et al. (1999) gehen nach einem systemischen Ansatz vor, wobei sie die Funktion betonen und die Mikroanatomie in die funktionellen Aspekte einbetten. Die Bücher von Kandel et al. (2000) und Zigmond et al. (1999) sind wahre Fundgruben an Information. Beide sind ausgezeichnete Ressourcen, jedoch nicht für den Einstieg in die Thematik geeignet. Das Buch von Kandel et al (1995) ist eine komprimierte Version der Ausgabe von 2000.
> Da die Inhalte zu Strukturen und Funktionen hauptsächlich aus diesen Quellen stammen, werden sie an dieser Stelle bereits im Vorhinein erwähnt, um den Textfluss nicht permanent durch Literaturangaben zu stören. Auf alle anderen Quellen finden sich Literaturverweise an den entsprechenden Stellen im Text.

2.1 Grundstruktur und Funktion des ZNS im Überblick

Das menschliche Nervensystem besteht aus drei Anteilen:
- Zentralnervensystem (ZNS)
- peripheres Nervensystem (PNS)
- autonomes Nervensystem (ANS)

Das menschliche Nervensystem kann mit einem Datenübertragungsnetz verglichen werden, bei dem das autonome und das periphere Nervensystem Informationen in und aus dem Zentralnervensystem (ZNS) transportieren. Auf diese Analogie wird im Folgenden öfters zurückgegriffen.

Das PNS besteht aus Rezeptoren und Neuronen, die Informationen sammeln und zum ZNS leiten. Das PNS verbindet die Außenwelt und die peripheren Strukturen (z. B. Skelettmuskeln und Drüsen) mit dem Gehirn und dem Rückenmark. In einem Computer wäre das PNS das Äquivalent zu den »Peripheriegeräten« Tastatur und Maus sowie den Kabeln, die die Verbindung zum Innenleben des Computers herstellen.

Spezifische Rezeptoren jedes Sinnessystem sprechen auf eine bestimmte Form von physischer Energie an, ebenso wie die Tastatur und die Maus auf verschiedene Formen der Aktivierung reagieren. Die taktilen und olfaktorischen Rezeptoren sind selbst primäre sensorische Neuronen, an deren Axonen die Informationen zu sekundären sensorischen Neuronen im ZNS weitergeleitet werden. Die Rezeptoren der anderen sensorischen Systeme sind spezialisierte Zellen, die nach ihrer Aktivierung die Informationen mittels Synapsen an das primäre sensorische Neuron übertragen. Nähere Ausführungen zu den Rezeptoren finden sind in der Beschreibung der Sinnessysteme.

Das ZNS besteht aus Neuronen, Nervenbahnen und Gliasubstanz. Wie in ◘ Abb. 2.1 zu sehen ist, besteht jedes Neuron aus einem Zellkörper, dem Axon und den Dendriten. Der Zellkörper ist das Stoffwechselzentrum des Neurons. Vom Zellkörper gehen zwei Arten von Fortsätzen aus:
- Axone und
- Dendriten.

2.1.1 Axone

Normalerweise hat eine Zelle nur ein Axon, das Informationen vom Zellkörper zum Ziel leitet. Dieses Axon ist aber oft weit verzweigt, sodass ein einzelnes Neuron viele Ziele beeinflussen kann. Vom Durchmesser des Axons, der zwischen 0,2 und 20 µm liegt, hängt die Leitungsgeschwindigkeit ab:

> **Wichtig**
>
> Je dicker ein Axon, desto schneller die Informationsübertragung.

2.1.3 Gliazellen

Gliazellen umgeben die Neuronen und sind ihnen zahlenmäßig weit überlegen. In ◘ Abb. 2.1 ist auch eine Gliazelle dargestellt. Sie können nicht wie Neurone Informationen auf elektrischem Wege übertragen, sondern üben folgende Funktionen aus:
- Sie unterstützen die Struktur des Nervensystems.
- Sie isolieren Gruppen von Neuronen voneinander.
- Sie entfernen Trümmer nach Verletzungen oder Zelltod.
- Sie dienen der elektrochemischen Umgebung, in der Neuronen existieren als Puffer.
- Sie ernähren die Neuronen.

Das autonome Nervensystem (ANS) ist ein Teil des peripheren Nervensystems (PNS). Es besteht aus Rezeptoren, die auf Druck, Dehnung, Veränderung der Körperchemie, Schmerz und Temperatur reagieren. Die Bezeichnung »autonom« impliziert, dass dieses System ohne bewusste Kontrolle funktioniert, um die physiologische Homöostase des Körpers aufrecht zu erhalten. Eingehende Informationen werden durch periphere Nerven und Hirnnerven zum ZNS weitergeleitet. Innerhalb des ZNS sind der Hypothalamus, der Thalamus und das limbische System für diese Informationen zuständig, darüber hinaus üben die Medulla und der Pons autonome Funktionen aus. Die efferenten Fasern dieses Systems innervieren die glatte Muskulatur, die Herzmuskulatur und das glanduläre Epithel.

Die efferente Komponente des ANS besteht aus zwei Systemen:
- dem Sympathikus und
- dem Parasympathikus.

Die Funktion des **sympathischen Anteils** ist es, den Körper auf »Kampf oder Flucht« vorzubereiten. Er ist in Zeiten des Stress aktiviert und sorgt dafür, dass dem Körper mehr Energie zur Verbrennung zur Verfügung steht.

Der **parasympathische Anteil** hingegen ist in Zeiten der Ruhe und der Verdauung aktiv. Er trägt zur Auffüllung der Energiedepots bei, indem er die Nährstoffgewinnung aus der Nahrung unterstützt.

Die beiden Anteile des ANS innervieren dieselben Organe und müssen ausgewogen zusammenspielen, um die Aktivität dieser Organe zu steuern. In diesem Text wird nicht näher auf die Struktur und Funktion des ANS eingegangen.

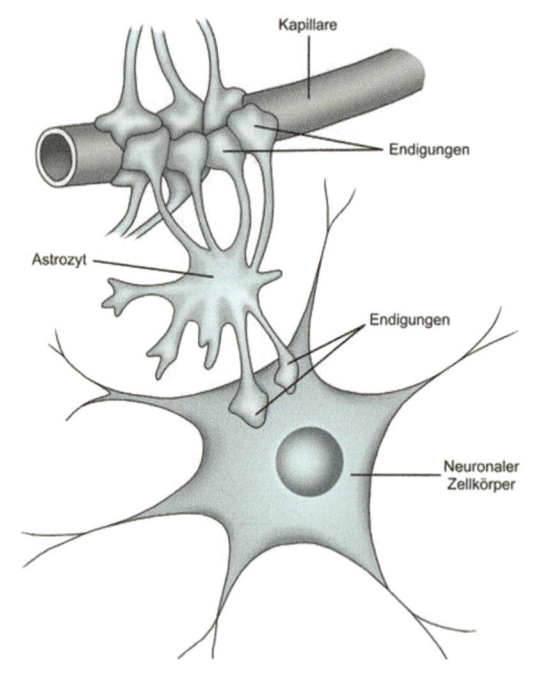

◘ **Abb. 2.1.** Ein Neuron mit Astrozyten bildet eine Verbindung zu einer Kapillare (Aus: Lundy-Ehman 1998)

Ein Teil der Axone ist von Myelin umgeben, ein anderer Teil von einer fetthaltigen Markscheide. Myelin stellt eine Isolierschicht dar und steigert die Übertragungsgeschwindigkeit. Die Axone funktionieren wie Kabel im Kommunikationsnetz. Dickere Kabel mit besserer Isolierung leiten Informationen schneller und mit weniger Verlust an Signalstärke als dünne, unisolierte Kabel.

2.1.2 Dendriten

Dendriten sind dafür verantwortlich, Informationen in den Zellkörper zu bringen. Daher entsprechen auch die Dendriten den Kabeln im Kommunikationsnetz. Die Fasern des peripheren Nervensystems, die Informationen vom Rezeptor zum ZNS leiten, sind Dendriten. Dendriten sind oft stark verzweigt, was die Kommunikation mit vielen anderen Neuronen ermöglicht. Sie bringen Informationen aus verschiedensten Quellen in das Zentrum.

Dendriten und Axone ergeben zusammen die Bahnen des ZNS. Faserbündel und Bahnen erstrecken sich über unterschiedliche Distanzen innerhalb des ZNS und übertragen Informationen vom ZNS zu den Effektororganen und Muskeln im Körper.

Oft werden Funktionen der sensorischen Verarbeitung als Ausdruck von ANS-Aktivitäten interpretiert.

Beispiel
Wenn ein Kind mit taktiler Abwehr auf den Stups seines Sitznachbarn überreagiert, so ist dies die Folge einer Aktivierung des autonomen Nervensystems (ANS).

Die beruhigende und fokussierende Wirkung von Tiefdruck und anstrengenden Tätigkeiten, die in der SI-Therapie therapeutisch eingesetzt wird, beruht auf einer Aktivierung des parasympathischen Anteils des ANS.

> **Hinweis**

In der Therapie muss aus der Beobachtung des Verhaltens des Kindes geschlossen werden, welchen Einfluss die therapeutischen Maßnahmen auf das ANS haben.

2.2 Funktionelle Anatomie des Zentralnervensystems

Das ZNS kann grob in Gehirn und Rückenmark unterteilt werden. Das Rückenmark beinhaltet afferente und efferente Fasern, die Informationen zum Gehirn bzw. zu Zellkörpern im PNS leiten. Zusätzlich gibt es eine Vielzahl lokaler Interneurone (kleine Neuronen, die entlang des Nervenstranges liegen), die für die Informationsverarbeitung und -integration verantwortlich sind. Um nochmals auf die Analogie mit dem Computer zurückzukommen, wäre dies vergleichbar mit einem Kabelstrang, in dem viele Kabel zum und vom Hauptprozessor in die Peripherie laufen.

Das Gehirn (das zentrale Zentrum für jegliche Prozesse im Kommunikationsnetzwerk) besteht aus vier Hauptteilen, die in ◘ Abb. 2.2 dargestellt sind:
— Großhirn (Zerebrum) mit den Hemisphären
— Dienzephalon
— Zerebellum
— Hirnstamm

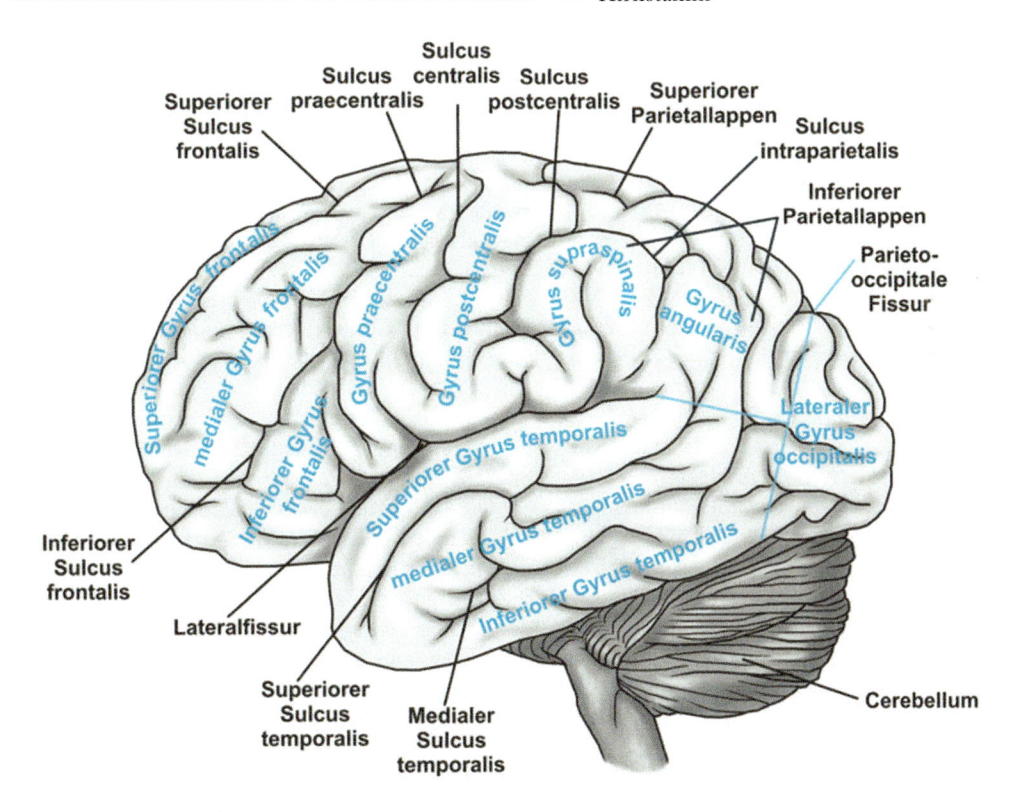

◘ **Abb. 2.2.** Seitenansicht der linken Hemisphäre. Die hintere Begrenzung des **Frontallappens** ist der Sulcus centralis. Der **Parietallappen** ist vom Sulcus centralis und der parieto-okzipitalen Fissur begrenzt. Der **Temporallappen** liegt unterhalb der lateralen Fissur. Der **Okzipitallappen** liegt genau hinter der parieto-okzipitalen Fissur. Das **Zerebellum** ist unterhalb des Temporal- und Okzipitallappens zu sehen, es ist gestreift dargestellt. Unmittelbar vor dem Kleinhirn liegt der **Hirnstamm**, von dem die **Medulla** und der **Pons** zu sehen sind. Das **Dienzephalon** liegt im Inneren des Gehirns und ist in der Außenansicht nicht zu sehen (Aus: Gilman u. Newman 1996)

Das **Zerebrum** gliedert sich in vier Hauptlappen:
- Frontallappen
- Parietallappen
- Okzipitallappen
- Temporallappen

und zwei weitere:
- limbischer Lappen (zu sehen an der medialen Oberfläche des Gehirns)
- insularer Lappen (bildet den Boden der lateralen Fissur).

Das **Dienzephalon** setzt sich zusammen aus.
- Thalamus
- Epithalamus
- Hypothalamus

Der **Hirnstamm** wird gebildet aus.
- Pons
- Medulla
- Mittelhirn (Mesenzephalon)

Im **Mittelhirn** befindet sich die
- Vierhügelplatte (Tectum)
  mit dem inferioren und superioren Colliculus, die mit der Verarbeitung von auditiven und visuellen Reizen in Zusammenhang gebracht werden. Das Tectum spannt sich wie ein Zelt über dem Aquäduktus zerebri. Die superioren Colliculi werden als wichtiges sensorisches Integrationszentrum angesehen, da sie Informationen von verschiedenen Sinnessystemen erhalten. Eine weitere Region des Mittelhirns, die graue Substanz um den Aquäduktus, liegt neben dam Tectum.

Im Folgenden werden diese Strukturen des ZNS unter dem Blickwinkel der sensorischen Systeme betrachtet.

Des weiteren wird in diesem Kapitel von den Kortexarealen (Rindenfeldern) nach Brodmann die Rede sein. Brodmann entwickelte 1909 ein Nummernsystem für funktionelle Areale der Gehirnrinde. Er ging davon aus, dass jedes der 52 Areale eine eigene histologische Einheit des Gehirns darstellt. Es stellte sich jedoch heraus, dass nur einigen dieser Areale eindeutige Funktionen zugeschrieben werden können. Dennoch ist die Nummerierung bis heute eine Hilfe, um die Kortexregionen zu identifizieren. Die Areale nach Brodmann sind in ◘ Abb. 2.3 zu sehen.

Basisfunktionen des ZNS

Früher wurde angenommen, dass die Organisation im ZNS einer strengen **Hierarchie** unterliegt; wobei Informationen mit zunehmender Komplexität der Interpretation des Input und der Planung des Output vom Rückenmark zum Kortex weitergeleitet werden. Nach

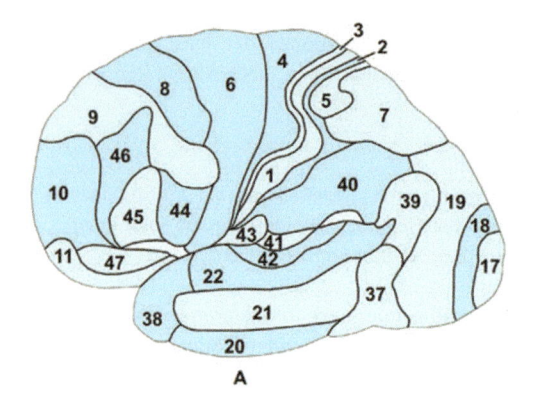

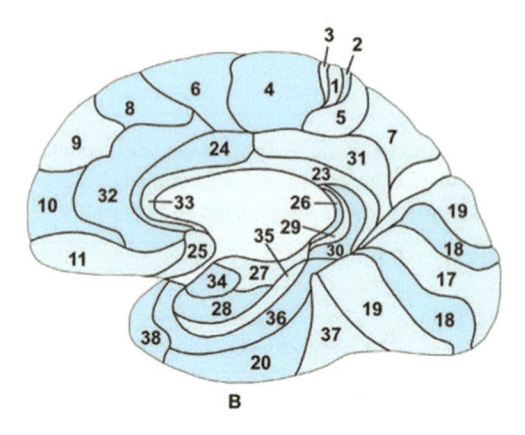

◘ **Abb. 2.3 a, b.** Rindenfeldergliederung nach Brodmann (Aus: Lundy-Ehman 1998)

Zigmond et al. (1999) existiert diese hierarchische Organisation und ist vor allem im motorischen System sichtbar. Zusätzlich gibt es eine Hierarchie im Prozess der sensorischen Informationsaufnahme, wobei jede höhere Ebene des ZNS den Input genauer interpretiert.

Die Komplexität der Interaktionen innerhalb und zwischen den Ebenen des ZNS wäre aber ohne eine weitere Organisationsform nicht möglich: der **Heterarchie**. Die sensorische Information erreicht alle Ebenen des motorischen Systems, und das Output des motorischen Systems wird nicht nur von sensorischem Input beeinflusst, sondern auch von kognitiven Prozessen und internen Aktivitäten (z. B. Schlaf-Wach-Zyklus, Verhaltenszustand, Wachheitsgrad, Motivation) und sensorischem Feedback der ablaufenden motorischen Aktivität.

> **Wichtig**
>
> Die Funktion des ZNS ist auf **hierarchische** und **heterarchische** Weise organisiert.

Zigmond et al. (1999) vertrat die Meinung, dass die Frage der Beziehung zwischen Struktur und Funktion des ZNS »ungelöst« bleibe (S. 37).

Terminologie

Für die detailliertere Betrachtung des ZNS sind einige funktionelle Überlegungen notwendig. Die folgenden Annahmen gelten für alle Sinnessysteme:

Reizaufnahme und Reizleitung

»Jedes sensorische System stellt den Erstkontakt zur Außenwelt über spezialisierte Zellen her: die sensorischen Rezeptoren« (Kandel et al. 1995, S. 327). Die Rezeptoren jedes Systems reagieren auf spezifische Reize. So ist zu verstehen, dass spezifische Rezeptoren für taktilen Druck am besten auf Berührung und Druck reagieren, und dass Fotorezeptoren im Auge bestens auf Licht reagieren. Dennoch ist die funktionelle Spezialisierung nicht absolut: hat ein Stimulus die nötige Intensität, so reagiert jeder Rezeptor auch auf andere Formen von Energie.

Beispiel
Bei festem Druck auf das Auge »sieht man Sterne«. Die Fotorezeptoren, welche ja eigentlich als Lichtdetektoren fungieren, reagieren in diesem Moment auf den festen Druck. Interessanter Weise wird jedoch der Druck auf der Basis von visuellen Funktionen interpretiert – man sieht Sterne. Dieses Phänomen hat mit der Kodierung zu tun.

Auch wenn die Rezeptoren in jedem System unterschiedlich sind, ist der Umwandlungsprozess von einem physikalischen in einen elektrochemischen Impuls ähnlich:
Im taktilen System werden durch tiefen Druck Rezeptoren wie die Pacini-Körperchen aktiviert. Die Membranstruktur des Rezeptors wird durch den Druck verändert, was zur Umwandlung des mechanischen Reizes (Druck) in ein elektrisches Signal führt. Zellen haben eine bestimmte elektrische Ladung (»elektrisches Potential«), das durch eine bestimmte Anzahl geladener Ionen im Inneren und Äußeren der Membran gegeben ist. Der Druck führt zu einer Veränderung der Aufteilung dieser Ionen, woraus eine lokale Depolarisation resultiert. Diese Depolarisation nennt man »Rezeptorpotential«. Ist jedoch der Stimulus sehr schwach, so sind die elektrischen Veränderungen minimal und das Rezeptorpotential reicht nicht aus, um weiter geleitet zu werden. In diesem Fall gelangt keine Information ins ZNS.

Beispiel
Die Nachricht geht unter wie ein Flüstern in einer Menschenmenge. Menschen in der Nähe nehmen es zwar wahr, wenn sie es aber nicht weitersagen, geht die Nachricht kurz nach ihrer Entstehung auch schon wieder verloren.

Ist der Stimulus von ausreichender Intensität und anhaltender Dauer, werden die Rezeptorpotentiale addiert und daraus resultiert ein **Aktionspotential** im sensorischen Neuron. Unter »Aktionspotential« versteht man ebenfalls eine Veränderung der Ladung der Membran, die jedoch stark genug ist, um die nähere Umgebung zu depolarisieren. Durch die entstehende Welle der Depolarisation wird die Information zum ZNS weiter geleitet.

Kodierung des Stimulus

Ein Aktionspotential gleicht dem anderen, egal in welchem System und durch welchen Reiz es ausgelöst wurde. Wie kann also das ZNS zwischen hellem Licht und sanfter Berührung unterscheiden? Diese Leistung beruht darauf, dass die Rezeptoren, die ja für eine bestimmte Reizqualität spezialisiert sind, die Information auf spezifischen Pfaden mit Verbindungen und Verknüpfungen zwischen den sensorischen Neuronen weiterleiten bis zu den Neuronen, die die Information interpretieren. Die Information, ob die Berührung stark oder sanft war, wird dadurch weiter gegeben, indem die Charakteristik des Stimulus kodiert wird. Es entsteht ein Muster der Aktionspotentiale, das:
- die Intensität,
- die Dauer und
- die Bewegung des Stimulus

repräsentiert.

Ein starker Reiz bewirkt, dass hochfrequente Aktionspotentiale zum ZNS gesendet werden. Dadurch werden nötigenfalls mehrere Rezeptoren erreicht. Ein starker Input wird im ZNS erkannt, weil im Neuron mehrere Aktionspotentiale entstehen und mehrere Rezeptoren aktiviert werden. Somit wird der Input wiederum an mehrere umliegende Neuronen weitergeleitet.

Beispiel
Auch bei diesem Prozess lassen sich Parallelen zum Computer ziehen: Die elektrischen Kabel, die Maus und Tastatur mit dem Rechner verbinden, sind im Grund genommen gleich: beide leiten auf dieselbe Art elektrischen Strom. Die Spezifizierung kommt von den Rezeptoren – der Maus und der Tastatur. Die Intensität und die Dauer des Inputs kann über diese Rezeptoren verändert

werden (ob z. B. nur Großbuchstaben eingetippt werden) und auch diese Charakteristik wird von den peripheren Rezeptoren definiert.

Rezeptorfelder

Der Begriff **Rezeptorfeld** oder **rezeptives Feld** bezieht sich auf die unmittelbare Umgebung des Rezeptors. Trifft ein spezifischer Reiz irgendwo in diesem Umfeld auf, so wird der Rezeptor aktiviert und der Input in ein elektrisches Signal umgewandelt.

Dies trifft z. B. bei den mechanischen Rezeptoren des **taktilen Systems** zu: als Rezeptorfeld wird jenes Hautareal bezeichnet, das den Rezeptor umgibt, und in dem jeder spezifische taktile Reiz die Aktivierung des Rezeptors bewirkt.

Im **visuellen System** wird der umliegende Retinabereich um einen Rezeptor als rezeptives Feld bezeichnet. Je feiner die diskriminative Leistung, desto kleiner das Rezeptorfelder. Dadurch kann eine möglichst präzise Repräsentation des Inputs an das ZNS weitergeleitet werden.

Beispiel
Um wieder auf die Computeranalogie zurückzukommen, wäre dies vergleichbar mit einer sehr kleinen Tastatur wie bei einem Organizer, und einer eher großen Tastatur wie bei einem Kindercomputer.

Rezeptoradaptation

Bei kontinuierlichem Input adaptieren die Rezeptoren (d. h. sie gewöhnen sich an den Reiz). Manche Rezeptoren adaptieren sehr schnell, sie reagieren daher nur auf den Beginn und das Ende eines Reizes. Andere sind langsamer und reagieren kontinuierlich auf andauernde Reize, allerdings stellen auch diese Rezeptoren mit der Zeit die Erzeugung von Aktionspotentialen ein. Die Rezeptoradaptation spielt eine wesentliche Rolle für die Funktion der Sinnessysteme:
- Die Funktion der **langsam adaptierenden Rezeptoren** ist es, Informationen über andauernde Ereignisse zu geben.
- Die **rasch adaptierenden Rezeptoren** liefern Informationen über Veränderungen innerhalb und außerhalb des Körpers.

Laterale Inhibition

Die laterale Hemmung ist ein weiteres Phänomen, das zum Verständnis der Reizaufnahme und -interpretation wichtig ist. Dieser Mechanismus dient dem ZNS dazu, die Signale der Rezeptoren zu fokussieren und somit die Interpretation zu konkretisieren (◘ Abb. 2.4).

Die laterale Inhibition beruht auf der Existenz von sog. **inibitorischen Interneuronen**. Der Prozess läuft folgendermaßen ab: ein Stimulus (z. B. eine Berührung) erreicht die Hand. Die stärker und schneller reagierenden Hautrezeptoren, deren rezeptive Felder stimuliert wurden, werden aktiviert (mehr Aktionspotential – schnelleres »Abfeuern«).

Beispiel
Vergleichbar ist eine Situation, in der ein Sprecher sehr leise zu einer ganzen Gruppe spricht. Die Zuhörer in der ersten Reihe werden noch alles hören, aber diejenigen in den hinteren Reihen werden kaum mehr etwas mitbekommen.

Jedes Rezeptorneuron hat Verbindungen zu mehr als einem sensorischen Neuron, über die die Informationen an das ZNS weitergeleitet werden.

Beispiel
Im erwähnten Beispiel würden sich die Zuhörer mit ihren Sitznachbarn unterhalten.

Ohne laterale Hemmung würde sich das Aktivitätsmuster auf unzählige sensorische Neuronen ausbreiten und zur generellen Erregung des ZNS führen, nicht aber zur Information, dass ein spezifischer Hautbereich berührt wurde.

Beispiel
Bezogen auf das oben genannte Beispiel würde das heißen, dass jede Person die die Nachricht gehört hat, sie dem Sitznachbar weitersagen würde, sodass bald ein Gemurmel den Raum erfüllt. Trotzdem wäre die Information eher undeutlich.

Die laterale Hemmung dient dazu, die Information zu bündeln (zu konzentrieren oder fokussieren), anstatt sie weit zu streuen. In sensorischen Systemen, in denen dieser Mechanismus auftritt, aktivieren Neurone im Zentrum des Rezeptorfeldes die inhibitorischen Interneurone in der ersten im ZNS gelegenen Synapse. Diese Interneurone stehen mit Neuronen in Verbindung, die weiter vom Zentrum entfernt liegen, und hemmen die Weiterleitung der Information von der Peripherie des Rezeptorenfeldes.

> **Exkurs**
>
> Früher wurde dieser Prozess als »Umgebungshemmung« und »hemmende Umgebung« bezeichnet.

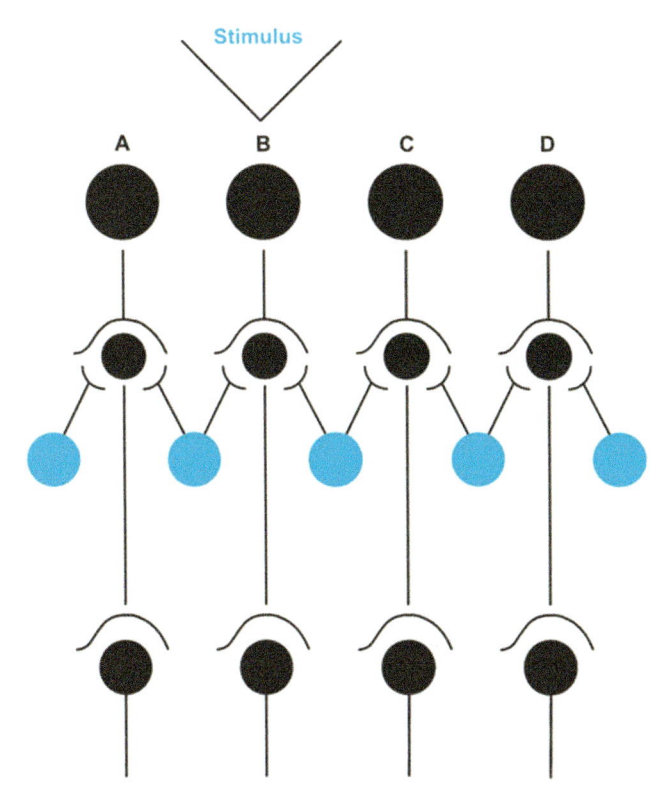

2.2 Funktionelle Anatomie des Zentralnervensystems

Stimulus

A B C D

Rezeptoren:
Stärke des empfangenen Impulses hängt ab von ihrer Lokalisation

Inhibitorische Neuronen:
jedes inhibiert 20% der Signalstärke

Abb. 2.4. Schematische Darstellung der lateralen Hemmung. In diesem Diagramm kommt der Reiz und die Rezeptoren direkt darunter antworten mit voller Stärke, während jene seitlich mit weniger Stärke antworten. So reagiert Rezeptor B mit 100%, A und C mit 80% und D mit 60%. Das hemmende Interneuron reduziert den Reiz um 20%. Damit wird die Reizstärke in jedem Neuron um 40% reduziert und die Neurone A und C übertragen nur 40%, B 60% und D 20%. Die von diesem Punkt aus gesendete Information ist konzentrierter; wenig Information wird über Neuron A gesendet, und keines über Neuron D. Damit dieser Prozess stattfinden kann, muss er bei allen Synapsen entlang der Übertragungsstrecke auftreten. Dies dient dazu, die vom Rezeptor erhaltene Anfangszufuhr zu schärfen. (Die mit Reizstärke und interneuronalen Hemmung verbundenen Werte sind beliebig)

Beispiel
In obigem Beispiel bedeutet dieser Prozess, dass jeder Zuhörer seinem Sitznachbarn den Mund zuhält, damit er nicht sprechen kann. Somit sind die Nebengeräusche auf ein Minimum reduziert und die Information kann deutlicher vermittelt werden.

Im ZNS dient die laterale Hemmung dazu, an jeder Zwischenstation (Synapse) den Input zu fokussieren und die »Nebengeräusche« möglichst niedrig zu halten. Dadurch kann der Input genauer unterschieden und lokalisiert werden. In höher entwickelten Sinnesystemen ist dieser Mechanismus wirksam.

Konvergenz und Divergenz
Ein Verständnis für das Konzept von Konvergenz und Divergenz (Abb. 2.5) ist erforderlich, um die Genauigkeit der Informationsweitergabe vom PNS zum ZNS zu begreifen.

Bei der **Konvergenz** finden viele zelluläre Prozesse an derselben Stelle statt. Folglich reagieren viele Axone des gleichen Neuronenkörpers oder Dendriten. Passiert dies, wird eine große Menge an Information verdichtet. Dadurch kann die Intensität einer Information verstärkt werden. Die Kehrseite ist, dass die Spezifität des ursprünglichen Signals vermindert wird.

Beispiel
Wenn viele Hörer in rascher Abfolge Fragen an den Redner stellen, wird er diese zwar wahrnehmen und verstehen, jedoch nicht herausfiltern können, welche Frage von wem gestellt wurde und wie sie genau lautete.

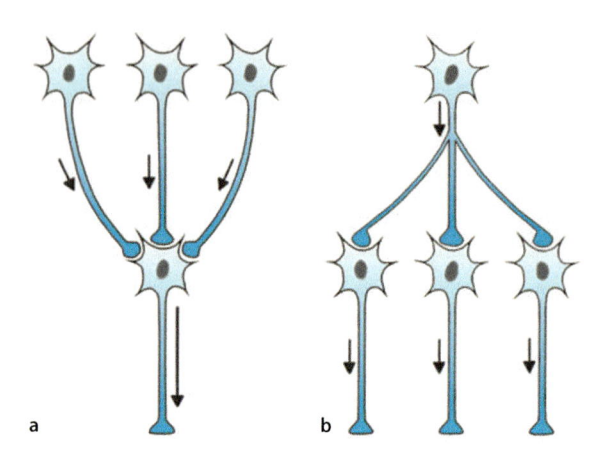

Abb. 2.5 a, b. Schematisch dargestellte Konvergenz (**a**) und Divergenz (**b**) im ZNS (Aus: Lundy-Ehman 1998)

Bei der **Divergenz** handelt es sich um einen Prozess, der mit vielen anderen korrespondiert. In diesem Kapitel wurde eingangs beschrieben, dass sich Axone verzweigen und somit viele andere Zellen beeinflussen können; Divergenz ist ein Beispiel hierfür. Ein Axon entspringt aus dem Zellkörper und steht in Verbindung mit vielen anderen Zellen im ZNS. Funktionell bedeutet das, dass die gleiche Information viele andere Stellen erreicht und so weit gestreut wird.

Informationsverbreitende Prozesse und deren Kontrolle

Das ZNS ist ein Meister im Multitasking.

Beispiel
Während Sie diesen Text lesen, können Sie ihre Körperposition beibehalten, das Gewicht verlagern um eine unangenehme Position zu verändern, nebenbei essen und trinken und die Nahrung verdauen. All diese Aktivitäten werden vom ZNS organisiert und überwacht. Es werden sensorische und motorische Systeme, kognitive Prozesse und automatische Funktionen durch im ZNS vereinigt. Funktioniert alles ordnungsgemäß, so ermöglichen diese Prozesse die effiziente und effektive Interaktion mit der Umwelt, indem Unmengen an Input an verschiedene Kontrollzentren weitergeben.

Serielle und parallele Prozesse

Es werden zwei Arten von verbreitenden Prozessen unterschieden:
- serielle und
- parallele.

Ein **serieller Prozess** läuft in Schritten ab, die einer bestimmten Abfolge oder hierarchischen Ordnung gehorchen. Bei der Weiterleitung eines Berührungsreizes zum ZNS wird zuerst der mechanische Input in ein elektrisches Signal umgewandelt, auf ein Aktionspotential aufsummiert und zum ZNS transportiert.

Bei einem **parallelen Prozess** laufen mehrere Dinge gleichzeitig ab. Das visuelle, vestibuläre und propriozeptive System nutzen parallele Prozesse, um uns die Orientierung im Raum zu ermöglichen: Jedes der Systeme informiert uns über andere Aspekte von unserem Körper und dem umgebenden Raum, mit dem Ziel eine aufrechte Position im Raum zu halten.

Der Begriff des parallelen Prozesses wird auch verwendet um zu beschreiben, wenn ein und dieselbe Information auf zwei Wegen weitergeleitet wird. Auf diese Weise wird zum Beispiel auch Schmerz über das Rückenmark und den Spinothalamikus weitergeleitet. Diese funktionelle Überschneidung kann im Falle von Krankheiten, die den einen Weg blockieren, sehr wichtig sein.

> **Wichtig**
>
> Die Vermittlung von Informationen auf parallelen Wegen wird auch in der SI-Behandlung ausgenützt!

Es könnten noch zahlreiche Prozesse und Mechanismen des ZNS beschrieben werden, doch dürften die genannten ausreichende anatomische und funktionelle Grundlagen für die vorliegende Thematik liefern. Im Folgenden wird der Fokus auf die einzelnen Sinnessysteme und die Integration innerhalb dieser Systeme gelegt.

2.2.1 Das somatosensorische System

Am Beginn der Beschreibung des somatosensorischen Systems stehen die Rezeptoren, an denen der Prozess der somatosensorischen Informationsverarbeitung beginnt. Er setzt sich fort im Lemniscus medialis der Hinterstrangbahn (DCML) und in Verbindungen des anterolateralen Systems (AL). Des weiteren spielen die Verbindungen von Trigeminus und Thalamus für die Übertragung somatosensorischer Informationen aus dem Gesicht eine Rolle. Eine kurze Beschreibung von diversen Überlappungen all dieser somatosensorischen Pfade rundet das Kapitel ab.

Rezeptoren und Reizleitung

Bei den Rezeptoren in den taktilen Systemen handelt es sich um **Mechanorezeptoren**. Das bedeutet, dass der Prozess der neuronalen Transmission beginnt, sobald eine mechanische Kraft (z. B. leichte Berührung, starker Druck, Dehnung oder Vibration) auf den Rezeptor einwirkt. Auch propriozeptiver Input von Gelenken oder Muskeln ist mechanisch und wird über somatosensorische Verbindungen geleitet.

> **Exkurs**
>
> Propriozeption wird im vorliegenden Kapitel in Zusammenhang mit der Somatosensorik wie in anderen Kapiteln in Verbindung mit dem vestibulären System angesprochen

Thermorezeptoren gehören ebenfalls zum taktilen System, das für die Wärmeempfindung verantwortlich ist. In Tab. 2.1 sind alle Rezeptoren dieses Systems und ihre Charakteristika aufgelistet.

Die Mechanorezeptoren der Haut werden durch verschiedene Arten von sensorischen Reizen aktiviert:

- Einige reagieren auf den Beginn und das Ende eines Inputs (**Meissner-Körperchen**, **Pacini-Körperchen** und Haarfollikel), jedoch nicht auf anhaltende Reize. Diese Rezeptoren gelten als schnell adaptierend, da sie ihre Aktivierung einstellen, wenn der Stimulus anhält. Sie sind spezialisiert darauf, über Veränderungen des taktilen Inputs zu informieren.

Tab. 2.1. Hautrezeptoren – Vorkommen, Modalität, Adaptationsgeschwindigkeit und Fasertypen

Zelltyp	Vorkommen	Stimulus	Fasertyp	Adaptationsgeschwindigkeit
Freie Nervenendigung	Dermis, Gelenkskapseln, Sehnen, Ligamente	Schmerz, Temperatur	A-Delta, C	Langsam
Haarfollikelzelle	Tiefe Schichten der Dermis	Bewegung der Härchen, Schmerz	A-Beta	Schnell
Meissner-Körperchen	Hautpapillen, muköse Membranen der Zungenspitze	Berührung	A-Beta	Schnell
Pacini-Körper	Subkutanes Gewebe	Druck, Vibration	A-Beta	Schnell
Krause-Endkolben	Papillen der unbehaarten Haut, in der Nähe von Haarfollikeln	Kälte?	A-Delta, C	Unter 20°C, keine Adaptation
Merkel-Scheiben	Epidermis der unbehaarten Haut, Haarfollikel	Deformation der Haut	A-Beta	Langsam
Ruffini-Endigungen	Gelenkskapseln, Bindegewebe	Berührung, Hautdehnung, Gelenksbewegung	A-Beta	Langsam

– Als langsam adaptierende Rezeptoren gelten hingegen die **Merkl-Tastscheiben**, **Ruffini-Zellen** und ein Teil der Haarfollikelzellen. Dieser Rezeptortyp ist darauf spezialisiert, das ZNS über Intensität, Dauer und Geschwindigkeit eines Inputs zu informieren.

Die Fähigkeit zur **taktilen Diskrimination** hängt zum Teil von der Rezeptordichte und der Größe der Rezeptorfelder ab:

In Bereichen, wo feine, exakte Diskrimination von Berührungsreizen erforderlich ist (z. B. an Fingerspitzen, Handflächen und im Mundbereich), ist die Dichte sehr hoch und die rezeptiven Felder sind klein. Diese Bereiche bringen genauere diskriminative Leistungen.

Spielt die präzise spezifische Information über taktile Reize keine so große Rolle (z. B. auf dem Bauch und dem Rücken), ist die Dichte der Rezeptoren gering und die Rezeptorenfelder sind groß. Untersuchungen (z. B. von Heller u. Schiff 1991) zur Diskrimination bestätigten dies.

Allerdings ist auch noch zwischen aktiver und passiver Berührung zu unterscheiden: aktive Berührung aktiviert Rezeptoren für die feinere Diskrimination. Im taktilen System wirkt das Prinzip der lateralen Hemmung, damit der Fokus auf den Input gelenkt wird und die Diskrimination noch exakter erfolgen kann.

Bei den Bahnen des **somatosensorischen Systems** werden zwei Anteile unterschieden:
– das Hinterstrangsystem (DCML) und
– das Vorderseitenstrangsystem (anterolaterales System).

Gemeinsam ermöglichen sie uns, taktile Empfindungen wahrzunehmen, zu interpretieren und angemessen auf Berührung zu reagieren.

Das DCML-System (Lemniscus medialis der Hinterstrangbahn)

Rezeptoren, die in Beziehung zum DCML stehen, reagieren auf mechanische Stimuli; sie leiten hauptsächlich:
– taktile und propriozeptive Information,
– Vibrationsinformation,
– Berührungs- und Druckinformation.

Das DCML dient dadurch folgenden Funktionen, die die taktile Diskrimination und Perzeption treffen:
– Größe, Form und Kontur erkennen.
– Oberflächenbeschaffenheit erkennen.
– Bewegung entlang der Hautoberfläche spüren.

Da auch propriozeptive Informationen verarbeitet werden, transportiert das DCML-System auch Informationen über die Position und Stellung des Körpers und der Gliedmaßen.

Der Input wird in ein Aktionspotential umgewandelt und über Axone zu einem Zellkörper weitergeleitet, der sich in diesem Fall im dorsalen Wurzelganglion befindet. Es gibt hier keine Synapse, sondern die Information wird über Dendriten weitergeleitet, die im dorsalen Rückenmarkskanal zum Gehirn geführt werden (dargestellt in ◘ Abb. 2.6). Die erste Synapse des DCML befindet sich in der Medulla, im Nucleus gracilis und im Nucleus cuneatus.

Von der Medulla ausgehend führen kreuzende Bahnen weg und formen zusammen die mediale Schleifenbahn (Lemniscus medialis), die durch den Hirnstamm führt und in den lateralen ventralen Thalamuskernen endet.

> **Exkurs**
>
> Dass die Kreuzung im Hirnstamm liegt und nicht im Rückenmark, hat im Falle einer Verletzung oder Dysfunktion funktionelle Konsequenzen:
> – Liegt die Schädigung in der Medulla oder oberhalb, werden kontralaterale Ausfälle auftreten.
> – Bei einer Störung unterhalb der Medulla sind die Ausfälle ipsilateral.

Die Bahnen erreichen also Synapsen im Thalamus, von wo aus das dritte Neuron zum Kortex projiziert. Folgende Hirnareale erreichen die die Bahnen des DCML-Systems:
– somatosensorischer Kortex I und II (S1, S2)
– Area 5 und 7 des hinteren Parietallappens.

Der Ablauf bis hierher ist ein Beispiel für einen hierarchischen Prozess, da mit jeder Stufe Information gewonnen wird. Im Kortex selbst ist die Hierarchie nicht so offensichtlich erkennbar.

In S1 spiegeln die somatosensorischen Rezeptoren in ihrer Dichte und Lage ein etwas verzerrtes Bild des Körpers wider: den sensorischen Homunkulus (◘ Abb. 2.7).

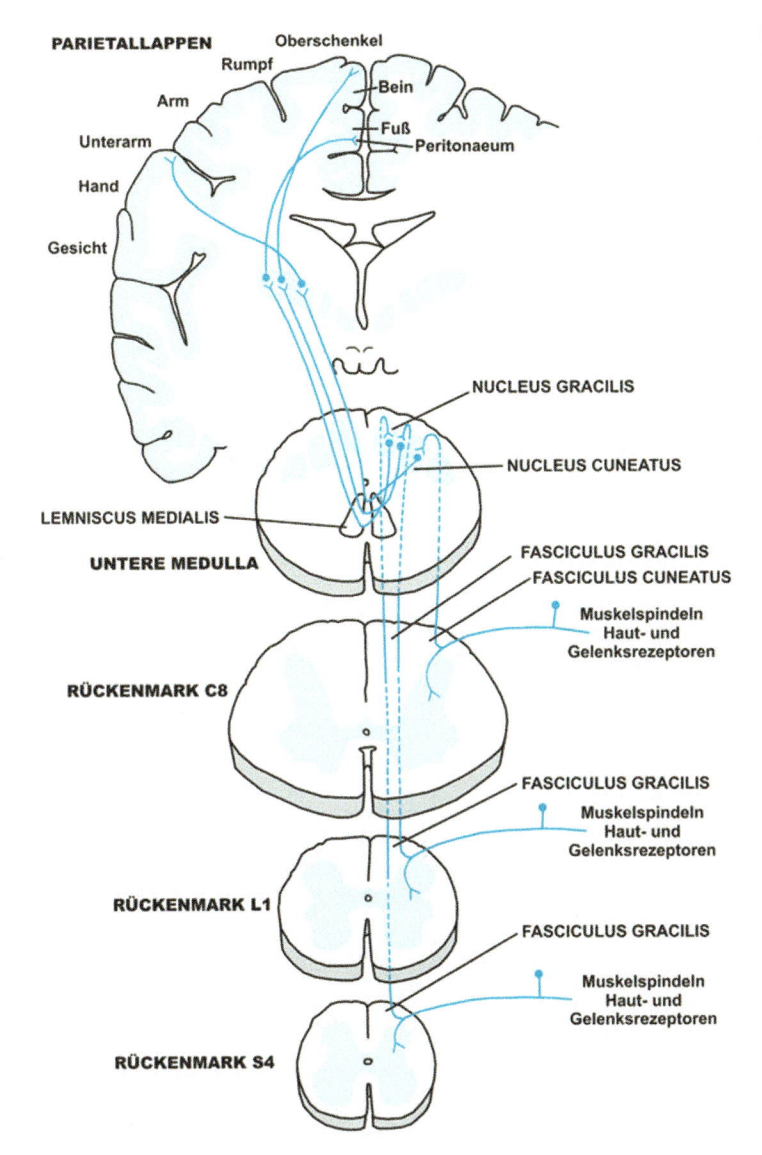

2.2 Funktionelle Anatomie des Zentralnervensystems

Abb. 2.6. DCML-System (mediale Schleifenbahn der Hinterstrangbahn). Die Informationen, die in dieser Bahn gesendet werden, stammen aus Muskelspindeln, Haut- und Gelenksrezeptoren. Informationen von den unteren Extremitäten gelangen zum Ncl. gracilis und von den oberen Extremitäten zum Ncl. cuneatus (Aus: Gilman u. Newman 1996)

> **Wichtig**
>
> Interessanterweise ist dieses Bild des menschlichen Körpers am Kortex flexibel. Areale, die bestimmte Körperteile repräsentieren, können bei vermehrtem intensivem Gebrauch vergrößert werden. Natürlich kann ebenso bei Nichtgebrauch bestimmter Körperregionen das Repräsentationsareal schrumpfen, und es können damit Leistungen verloren gehen (Cohen 1999; Mogliner et al. 1993). Dieses Wissen ist wichtig für die Ergotherapie im Allgemeinen, besonders aber für die Sensorische Integrationstherapie.

Die Prozesse im DCML-System stellen sicher, dass diskriminative Funktionen möglich sind. Die topografische Anordnung der Bahnen ist sehr präzise: Bahnen von den Füßen und Beinen liegen in der Mitte, die dazustoßenden Bahnen des Rumpfes, des Oberkörpers, der Arme und der Hände legen sich seitlich an. Die Beziehung der Bahnen untereinander ist geprägt von einer hohen Integrität. Die topografische Organisation der Bahnen bleibt in und nach den Nuclei der Medulla erhalten. Die Bahnen kreuzen sich erst, wenn sie sich den Thalamus nähern, sodass die Bahnen der Arme nun medial der Bahnen der Beine zum liegen kommen.

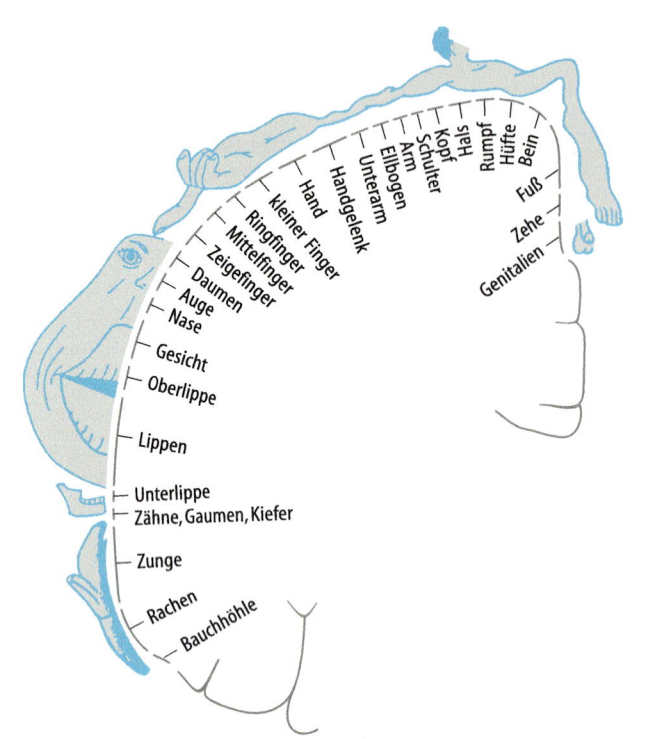

◘ **Abb. 2.7.** Sensorischer Homunkulus im primären sensorischen Kortex (Aus: Schmidt u. Thews 1997)

Diese präzise räumliche Ordnung ist nur einer der Gründe die souveräne Informationsweiterleitung im DCML-System. Weitere Gründe sind:
- Eine minimale Anzahl an Stellen, wo das Signal einen Umwandlungsprozess durchlaufen muss.
- Eine niedrige Konvergenz an Inputs auf dem Weg zum ZNS.
- Eine hohe Verlässlichkeit auf laterale Hemmung, sodass die Integrität des Stimulus von der Peripherie bis zum ZNS aufrechterhalten bleibt.

Aufgrund dieser Eigenschaften kann das Gehirn zeitliche und räumliche Aspekte von DCML-Input interpretieren, was wesentlich für das Lokalisieren und Interpretieren der Qualität eines Berührungsreizes ist (Haines 1997; Kandel et al. 2000; Vierck et al. 1985).

Propriozeption

Sherrington (1906) definierte die Propriozeption als Perzeption der Gelenks- und Körperbewegungen sowie der Position des Körpers oder von Körperteilen im Raum. Aktuellere Definitionen schließen auch die Wahrnehmung der Bewegungsrichtung und -geschwindigkeit und den Kraftaufwand ein, der notwendig ist, um ein Objekt zu berühren und zu heben (Zigmond et al 1999). ◘ Übersicht 2.2 informiert über die verschiedenen Aspekte der Propriozeption (Kalaska 1988; Matthews 1988; McClosky 1985).

◘ **Übersicht 2.2. Aspekte der Propriozeption**
- Räumliche Beziehungen der Körperteile
- Zeitliche Abstimmung von Bewegungen
- Anzahl und den Kraftaufwand der arbeitenden Muskeln
- Dehnungsgeschwindigkeit eines Muskels

Sherrington (1906) fasste Muskelafferenzen, Gelenksrezeptoren und das vestibuläre Labyrinth als Propriozeptoren zusammen. Im Zusammenhang mit der Sensorischen Integration werden die vestibulären Rezeptoren als eigenes System behandelt und nicht unter den Begriff »Propriozeption« subsummiert.

Vor den frühen 1970er Jahren unterschieden Forscher zwischen **bewusster** Propriozeption oder **Kinästhesie**, die hauptsächlich aus Gelenksrezeptoren stammt, und **unbewusster** Propriozeption, als deren Hauptquelle die Muskelspindeln und Sehnenrezeptoren angesehen wurden. In den letzten Jahren wurden die Begriffe Propriozeption und Kinästhesie zunehmend synonym verwendet. Obwohl keine Gewissheit über Unterschiede herrscht, zeigen Experimente, dass alle propriozeptiven Inputs einer bewussten Propriozeption zugrunde liegen (Matthews 1988; McCloskey 1985; McCloskey et. al. 1983; Moberg 1983; Tracy 1985).

Für die Theorie der Sensorischen Integration ist der Unterschied zwischen Propriozeptoren (d. h. den proprioceptiven Rezeptoren) und der Propriozeption (d. h. dem proprioceptiven Feedback und der proprioceptiven Wahrnehmung der Gelenks- und Körperbewegungen) entscheidend.

> **Cave**
>
> Nicht jedes proprioceptive Signal kommt von peripheren proprioceptiven Rezeptoren! Interne Muskelsignale, die an Muskel versendet werden, wenn eine Bewegung geplant wird (d. h. folgende Entladung), sind ebenfalls wichtige Quellen der Propriozeption. Diese Entladung ist wichtig, um zwischen einer aktiven (interner Stimulus) und einer passiven (externer Reiz) Bewegung zu unterscheiden, und um zu erkennen, ob angemessen reagiert wird, die Entwicklung des Körperschemas und die Perzeption der Kraft stimmt (Jones 1988).

Das Wissen über den Körper und die Prinzipien der Körperbewegung ist wichtig für die Bewegungsplanung und wird in ▶ Kap. 3 nochmals diskutiert.

Quellen von Propriozeption

Proprioceptives Feedback stammt hauptsächlich aus Muskelspindeln, Mechanorezeptoren der Haut und zentralen Bewegungsbefehlen.

> **Wichtig**
>
> Früher wurde angenommen, dass Gelenksrezeptoren eine wichtige Quelle der Propriozeption wären, heute wird ihnen eher wenig Bedeutung zugeschrieben. Den Gelenksrezeptoren kommt nur bei extremen Bewegungen in Endstellungen Bedeutung zu, weil sie aktiv werden, um vor der Überdehnung der Gelenke zu warnen.

Dehnung (Zug am Muskel) ist ein effektiver Stimulus für die Endigungen in den Muskelspindeln. Diese Rezeptoren sind Mechanorezeptoren. Sie reagieren auf dynamische und statische Dehnung. Ein Fasertyp informiert über die Geschwindigkeit, mit der sich die Muskellänge verändert, und über das Ausmaß der Veränderung. Ein anderer Fasertyp gibt Auskunft über die statische Position und den Dehnungs- bzw. Kontraktionszustand. Beide Fasertypen sind wichtig für die Lokalisation der Körperstellung.

Eine aktive Dehnung findet dann statt, wenn ein zentraler Bewegungsbefehl eine Koaktivation von Alpha- und Gamma-Neuronen auslöst, und sich ein Muskel gegen Widerstand kontrahiert.

Beispiel
Hebt man etwa in Rückenlage den Kopf und Oberkörper an, springt auf dem Trampolin oder beugt die Arme beim Schwung holen auf der Schaukel, kontrahieren sich Muskeln gegen den Widerstand der Schwerkraft.

Hinweis

Muss sich ein schwacher Muskel gegen die Schwerkraft kontrahieren, kann er sich durch seine Dehnung Hilfe von anderen Muskelgruppen beschaffen und somit länger und stärker kontrahieren. Dieses adaptive Verhalten gegen Widerstand ist das effektivste Hilfsmittel, um die Entwicklung von proprioceptivem Feedback zu fördern.

> **Wichtig**
>
> Gelenkskompression und -traktion (Druck und Zug) sind im Vergleich zur aktiven Muskelkontraktion gegen Widerstand weniger effektiv, um Propriozeption zu erzeugen.

In bestimmten Körperarealen ist auch die Stimulation der **Mechanorezeptoren** der Haut und der Gelenksrezeptoren bei einer aktiven Gelenksbewegung wesentlich für die Bewegungswahrnehmung.

Beispiel
Wenn bei der Bewegung eines Knies die Hautrezeptoren als Informationsquelle ausfallen, wird sich dies nicht entscheidend darauf auswirken, dass die Person erkennen kann, in welcher Position sich das Kniegelenk befindet. Im Bereich des Mundes, der Hände und der Füße führt ein derartiger Ausfall der Information über die Haut aber zu enormen Schwierigkeiten, passive Bewegungen zu erkennen (Matthwes 1988; McCloskey et al. 1983; Moberg 1983; Zigmond et al. 1999).

Auch wenn taktile und proprioceptive Information von denselben Bahnen geleitet werden, ist es wichtig, Propriozeption über die Haut nicht mit taktilem Input zu vermischen. **Propriozeption** bezieht sich auf Stimuli, die von selbst verursachten Bewegungen und Positionen stammen. Die **taktile Wahrnehmung** bezieht sich hingegen auf die Analyse äußerer Reize, die über die Haut aufgenommen werden. Diese Art der Perzeption versorgt uns mit Informationen über die Umwelt. Oft wird diese Information aus den Gelenksbewegungen bezogen. Taktiler Tiefdruck und andere taktile Qualitäten sind jedenfalls nicht identisch mit Propriozeption.

> **Wichtig**
>
> Die wichtigste Quelle des propriozeptiven Feedbacks sind zentrale Bewegungsbefehle und Efferenzkopien. Sie entspringen dem Probelauf oder der tatsächlich ausgeführten Bewegung (Brooks 1986; Jones 1988; Matthews 1988; McCloskey1985).

Beispiel

Jede Leserin hat schon erlebt, wie ein Koffer immer schwerer zu werden scheint, je länger man ihn trägt. Dieser Eindruck entsteht, weil die beanspruchte Muskulatur zunehmend ermüdet. Wird die Last zu schwer, stellt man sie ab um sich auszuruhen.

In Wirklichkeit wird die Last natürlich nicht schwerer: der Druck und die Spannung in der stützenden Muskulatur werden nicht mehr und es ist nicht anzunehmen, dass die sensorischen Rezeptoren stärker feuern. Wodurch die Last schwerer erscheint, ist die Flut von efferenten Bewegungsbefehlen, die notwendig sind, um die Kontraktion im ermüdenden Muskel aufrecht zu erhalten.

» Auf ähnliche Art empfinden wir in jedem Stadium der Muskelermüdung (sei sie experimentell herbeigeführt ... oder krankheitsbedingt), eine zunehmende Schwere der Muskulatur oder eine zunehmende Anstrengung « (McCloskey 1985, S. 152).

Es wird angenommen, dass zentrale Bewegungsbefehle (d. h. Efferenzen der motorischen Zentren) wesentlich sind für die exakte Interpretation der Empfindungen (Schmidt 1999). Sie spielen auch eine wesentliche Rolle für die motorische Kontrolle, d. h. für die Planung und Durchführung eines anpassenden motorischen Verhaltens. Details hierzu finden sich in ▶ Kap. 3.

Interpretation von somatosensorischem Input

Obwohl generell angenommen wird, dass die Interpretation der Empfindungen eine kortikale Leistung (oder zumindest höherer ZNS-Ebenen) ist, beginnen einige Prozesse des DCML-Systems bereits in den Nuclei der Medulla. Zusätzlich zum somatosensorischen Input erhalten diese Kerne auch Information des primären sensorischen Kortex und der Formatio reticularis (FR). Diese Konvergenz bedeutet, dass die Interpretation des taktilen Inputs bereits von Aktivitäten im primären sensorischen Kortex und in der FR beeinflusst wird, bevor er die kortikale Ebene erreicht.

Die Interpretation von Signalen des DCML-Systems auf dem Niveau des Thalamus ermöglicht eine vage Beschreibung des taktilen Inputs. Hemmende Interneuronen werden von Fasern aus dem Kortex und aus anderen Thalamuskernen aktiviert und unterdrücken die Weiterleitung der Signale des DCML über den Thalamus hinaus. Werden aber die hemmenden Interneuronen selbst von anderen thalamischen Projektionen gehemmt, kann die Information zur kortikalen Ebene weitergeleitet werden. Folglich gibt es auf dieser Ebene verschiedene Prozesse, die die Weiterleitung über den Thalamus hinaus beeinflussen (Übersicht 2.3.).

> **Übersicht 2.3.** Der primäre somatosensorische Kortex (S1; Brodmann-Areale 3, 1 und 2) ist in verschiedene Bereiche unterteilt, die bestimmten Wahrnehmungsarten zugeordnet sind
> - Die Projektionen aus dem Thalamus enden großteils in den Arealen 3a und 3b.
> - Informationen aus den Muskelspindeln und Sehnen (Golgi-Sehnen-Organe) enden hauptsächlich in den Arealen 2 und 3, die also für Propriozeption und Kinästhetik zuständig sind.
> - Information von schnell und langsam adaptierenden taktilen Rezeptoren der Haut erreichen die Areale 3b und 1.

Störungen oder Ausfälle der Stereognosie können mit Läsionen des Areals 2 in Verbindung gebracht werden.

Der Ausfall der Oberflächendiskrimination ist auf Läsionen des Areals 1 zurückzuführen.

Bei beiden dieser Ausfälle spielt das Areas 3b mit. Informationen dürften zuerst von 3b bearbeitet, und dann zu den Arealen 1 und 2 weitergeleitet werden. Das bedeutet, dass die Areale 1 und 2 die sensorische Information genaure auswerten und eine detailliertere Interpretation liefern. Auf jeden Fall bestehen unzählige Verbindungen in diesen Hirnregionen, die die serielle wie auch die parallele Bearbeitung des somatsensorischen Input ermöglichen (Kandell et al. 2000).

Der sekundäre sensorische Kortex (S II; Area 43 nach Brodmann) erhält Input vom VCPL und von der primären Area S I. Dafür, dass die Neuronen des sekundären sensorischen Kortex Arbeit haben, ist der primäre sensorische Kortex verantwortlich: ohne dessen Input werden die Neurone in S II nicht aktiv. Es wird davon ausgegangen, dass in Area S II die eigentliche sensorische Diskrimination stattfindet. Projektionen des sensorischen Kortex in die Insularisregion dürften mit dem taktilen Gedächtnis zu tun haben (Kandell et al. 2000).

Die weitere Interpretation von somatosensorischem Input findet in den Arealen 5 und 7 des Parietallappens statt.

Diese Regionen erhalten Input nicht nur vom Thalamus, sondern auch von S I und S II, und sie stehen in wechselseitigem Kontakt. Beide spielen eine wichtige Rolle für die sensorische Integration:
- Area 5 für Berührungen und Propriozeption.
- Area 7 für somatosensorischen und visuellen Input.

Diese Verarbeitung von Input aus verschiedenen Quellen gibt ein gutes Beispiel für die **heterarchische Organisation des ZNS**. Aufgrund dieser Vernetzungen, wirken sich Läsionen in den Arealen 5 und 7 auf die räumliche Wahrnehmung, die visuell-motorische Integration und die Konzentration aus. Diese Areale werden auch mit der Manipulation von Gegenständen in Verbindung gebracht und sind wichtig für das Erkennen von taktilen Qualitäten (d. h. haptische Wahrnehmung). Rechtshemisphärische Läsionen in diesen Arealen führen zum Neglekt der kontralateralen Körperseite. Die taktile Wahrnehmung ist zwar nicht beeinträchtigt, aber die Betroffenen erkennen diese Körperhälfte nicht als ihre und schenken der Umwelt auf dieser Seite keine Aufmerksamkeit.

Im Partietallappen kommen taktiler und propriozeptiver Input zusammen, und dieser Bereich hat Projektionen in Gebiete des Gehirns, die für die Bewegungsplanung zuständig sind. Der Output des DCML hat also Auswirkungen auf die Handhabung von Objekten und auf die Bewegungsplanung. Ist die Übertragung von Informationen aus Area 2 im primären sensorischen Kortex zum primären motorischen Kortex gestört, führt dies zu Koordinationsstörungen der Handmotorik. Verantwortlich dafür ist laut Cohen (1999) die Verminderung des sensorischen Feedbacks zum motorischen Kortex, die aufgrund einer Störung des DCML-Systems auftritt.

Das DCML-System spielt auch eine Rolle bei der Modulation des Erregungszustandes. Für bestimmte Typen von Sinnesreizen konnte klinisch eine beruhigende Wirkung nachgewiesen werden. Tiefdruck und propriozeptive Reize haben diesen Effekt (Ayres 1972; Farber 1982; Knickerbocker 1980). Beide werden im Rückenmark zum ZNS transportiert. Sowohl in der therapeutischen Praxis als auch in der Forschung hat sich die Hypothese ergeben, dass Defizite der taktilen Wahrnehmung mit Schwierigkeiten im Handgeschick zusammenhängen (Haron u. Henderson 1985; Nathan et al 1986). Auch können Form und Größe von Objekten nur schwer ertastet werden, wenn bereits bei der Handhabung des Objekts Schwierigkeiten bestehen. Es liegt auch nahe, dass Schwierigkeiten, die Grenzen der eigenen Hand und die Beziehung der Finger zueinander zu erkennen, die Handgeschicklichkeit ebenfalls betreffen.

Das Anterolaterale System

Das anterolaterale System (AL), wie in ● Abb. 2.8 dargestellt, besteht aus Bahnen, die hauptsächlich über Schmerz, diffuse Berührungen und Temperatur informieren. Die Empfindung neutraler Wärme und das »Kitzel-Phänomen« werden auf diese Bahnen zurückgeführt:
- Tractus spinothalamicus
- Tractus spinoreticularis
- Tractus spinobulbaris
- Tractus spinomesenzephalis und
- Tractus spinohypothalamicus.

Oft werden die Bezeichnungen »anterolaterales System« und »spinothalamisches System« gleichgesetzt, da der Thalamus den wesentlichen Knotenpunkt für alle Bahnen in diesem Bereich darstellt. In manchen Texten wird das AL als »spinothalamischer Pfad« bezeichnet, über den Projektionen zwischen der FR, dem kranialen Kern, Teilen des Mittelhirns und dem Hypothalamus laufen. Die einzelnen Projektionen werden also nicht als eigene Pfade gesehen. Um den Beginn und das Ende einer Projektion deutlicher zu beschreiben, werden im vorliegenden Text die einzelnen Bahnen beschrieben.

Die Rezeptoren des AL reagieren auf grobe Reize (wie Reiben, Quetschen, Zwicken), die auch schädigend auf das Gewebe wirken können. Wird Gewebe zerstört, werden chemische Substanzen freigesetzt und sogenannte Mechanonoziozeptoren aktiviert. Diese aktivieren einen dritten Rezeptortyp, die Chemonoziozeptoren. Weiters gibt es Rezeptoren, die für die Erkennung von Hitze und Kälte zuständig sind. Aber keiner dieser Rezeptortypen kommt im Lokalisieren der Reize an die Rezeptoren des DCML-Systems heran.

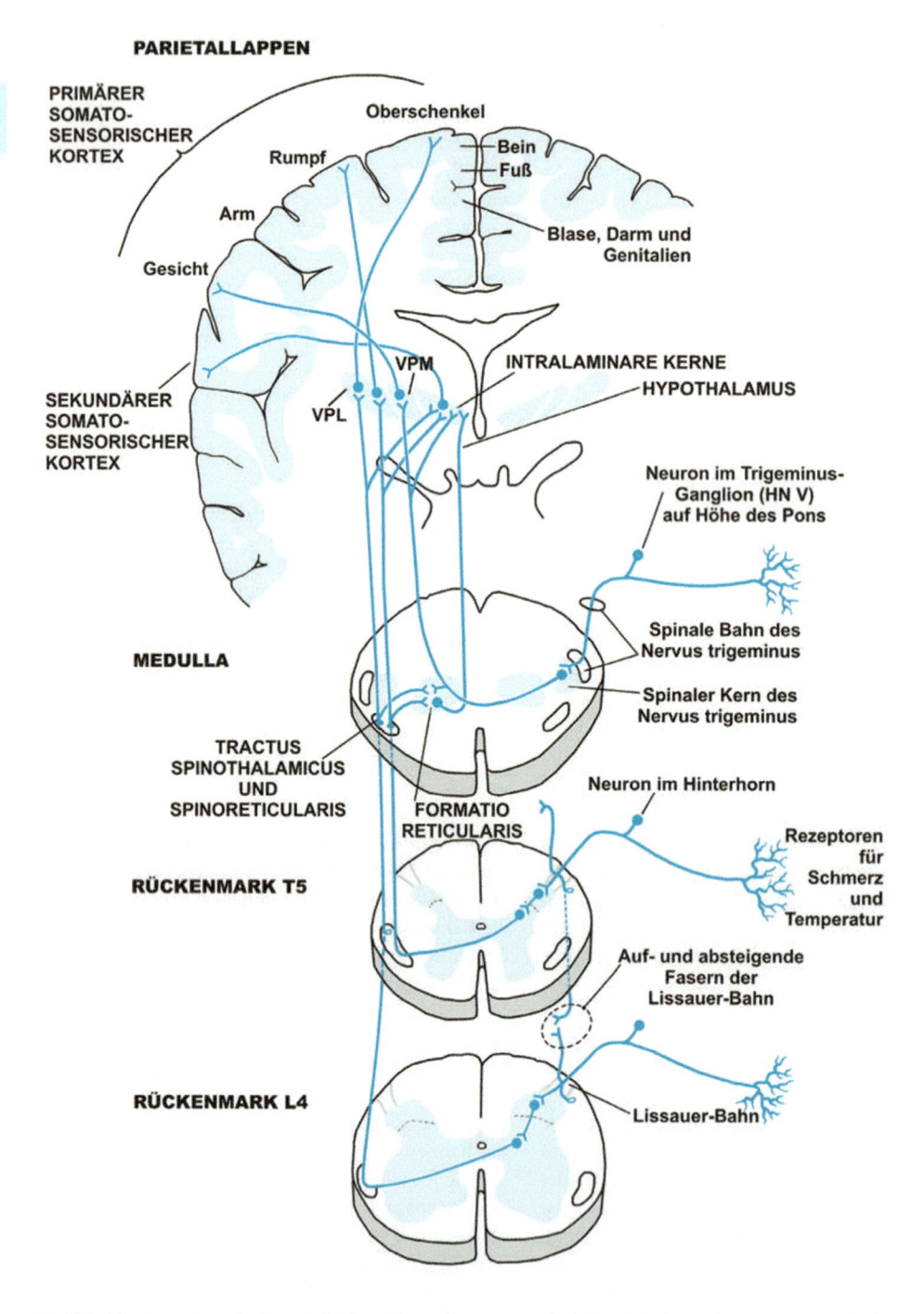

Abb. 2.8. Anterolaterales System. In dieser Darstellung werden die spinoretikuläre und die spinothalamische Bahn beschrieben, die zum somatosensorischen Kortex projizieren und zum sensorischen Homunkulus beitragen. Außerdem ist zu beachten, dass diese Bahnen auch in die Formatio reticularis und den Hypothalamus projizieren. Die trigeminothalamische Bahn ist auch dargestellt, jedoch detaillierter in Abb. 2.9 zu sehen (Aus: Gilman u. Newman 1996)

2.2 Funktionelle Anatomie des Zentralnervensystems

Wie auch im DCML-System befinden sich die Zellkörper der Neuronen, die mit dem AL in Verbindung gebracht werden, im dorsalen Wurzelganglion. Projektionen der Zellen des dorsalen Wurzelganglions treten in den Wirbelkanal ein, wo die Fasern erst ein oder zwei Segmente auf- oder absteigen, bevor sie ins Hinterhorn weitergeleitet werden. Die Verzweigungen dieser Fasern können sehr komplex sein. Nach der Synapse kreuzen die meisten sekundären Neuronen und projizieren weiter zur FR des Hirnstammes und zum Thalamus. Durch diese Kreuzung entstehen bei Läsionen andere Manifestationen als beim DCML-System: Jede Verletzung im AL-System vor dem Eintritt der Faser in den Wirbelkanal führt zu Beeinträchtigungen auf der kontralateralen Körperseite.

Das anterolaterale System projiziert:
- zur Formatio reticularis (spinoretikulär),
- zum Thalamus (spinothalamisch),
- zur grauen Substanz um den Aquäduktus und zum Tectum (spinomesenzephal) und
- zum Hypothalamus (spinohypothalamisch).

Interessanterweise enden viele Fasern in der FR. Diffuse wie auch chronische Schmerzen werden in diese Gehirnbereiche geleitet, in denen der Schmerz das Erregungsniveau beeinflusst. Spinothalamische Projektionen, die Informationen über unspezifische Berührungen, Temperatur und auch Schmerz transportieren, enden im VPL und anderen Thalamuskernen. Der Thalamus erhält auch Information über taktile Projektionen der FR. Fasern, die im Mittelhirn und im Hypothalamus enden, überbringen die Schmerzbotschaft dem limbischen System und dem autonomen Nervensystem. Diese lösen emotionale, neuroendokrine und kardiovaskuläre Antworten aus.

> **Exkurs**
>
> Interessanterweise können die emotionalen Komponenten von der tatsächlichen Schmerzwahrnehmung getrennt werden. Das liegt vermutlich an der Vielfalt der möglichen Projektionen innerhalb des AL. Medikamentöse Eingriffe gegen Schmerz mit Benzodiazepinen (z. B. Valium) verhindern nicht die Wahrnehmung von Schmerz, sondern wirken stresslindernd auf das limbische System ein.

Projektionen zum Tectum kommen vom visuellen System (in den Colliculus superior) und vom auditiven System (in den Colliculus inferior). Daher spielt auch das Tectum eine Rolle beim Wahrnehmen und Erkennen von Schmerz.

Die Schmerzwahrnehmung läuft über Projektionen zum VPL des Thalamus, wo die Interpretation als Parästhesien, intensiver Schmerz oder Druck erfolgt. Auch Projektionen des DCML gehen hier ein, und es kommt zum Teil zu Überschneidungen, so dass dieser Kern als wichtiger Schnittpunkt für somatosensorischen Input angesehen wird.

> **Wichtig**
>
> Es wird angenommen, dass Input vom DCML-System die Weiterleitung von Signalen im AL hemmt. Somit wäre der Thalamus ein Punkt, an dem eine derartige Interaktion auftritt (Peele 1977). Durch diese Interaktion kann teilweise erklärt werden, warum Tiefdruck und Propriozeption lindernd auf Schmerz und taktile Abwehr wirken (Fisher u. Dunn 1983).

Projektionen des VPL gehen zum somatosensorischen Kortex (S I und S II), wo es ebenfalls zu Interaktionen zwischen Input aus dem DCML- und aus dem AL-System kommt. Die genaue Lokalisierung des Schmerzes findet auf kortikaler Ebene statt.

Tractus trigeminothalamicus

Diese Verbindungsbahn (Abb. 2.9) leitet somatosensorischen Input vom Gesicht. Die Zellkörper der peripheren Fasern dieser Bahn sind im Trigeminalganglion zu finden. Von dort aus projizieren die Fasern zum Pons und zum Rückenmark, wo sie auf- bzw. absteigen, bevor sie an eine Synapse gelangen. Synapsen dieser Bahnen finden sich im Pons, in einer Zellansammlung, die **Nucleus sensorius** genannt wird, und im spinalen Abschnitt des N. trigeminus. In diesem Abschnitt werden hauptsächlich Schmerz, Temperatur und diffuse Berührungsreize von Gesicht und Mund zum ZNS transportiert. Input des Ncl. sensorius wird zum Ncl. VPL (ventral posterior lateral) des Thalamus weitergeleitet. Von dort aus gehen sie in den primären sensorischen Kortex, wo der orofaziale Bereich besonders große Repräsentationsareale hat. Dies ist am sensorischen Homunkulus deutlich erkennbar.

2.2.2 Funktionelle Überlegungen

Die SI-Theorie geht davon aus, dass das **taktile System** die meiste Information für spezifisches Verhalten (Anm. d. Übersetzerin: Praxie) liefert. Berührung ist sozusagen unsere erste Sprache, die erste Funktion in

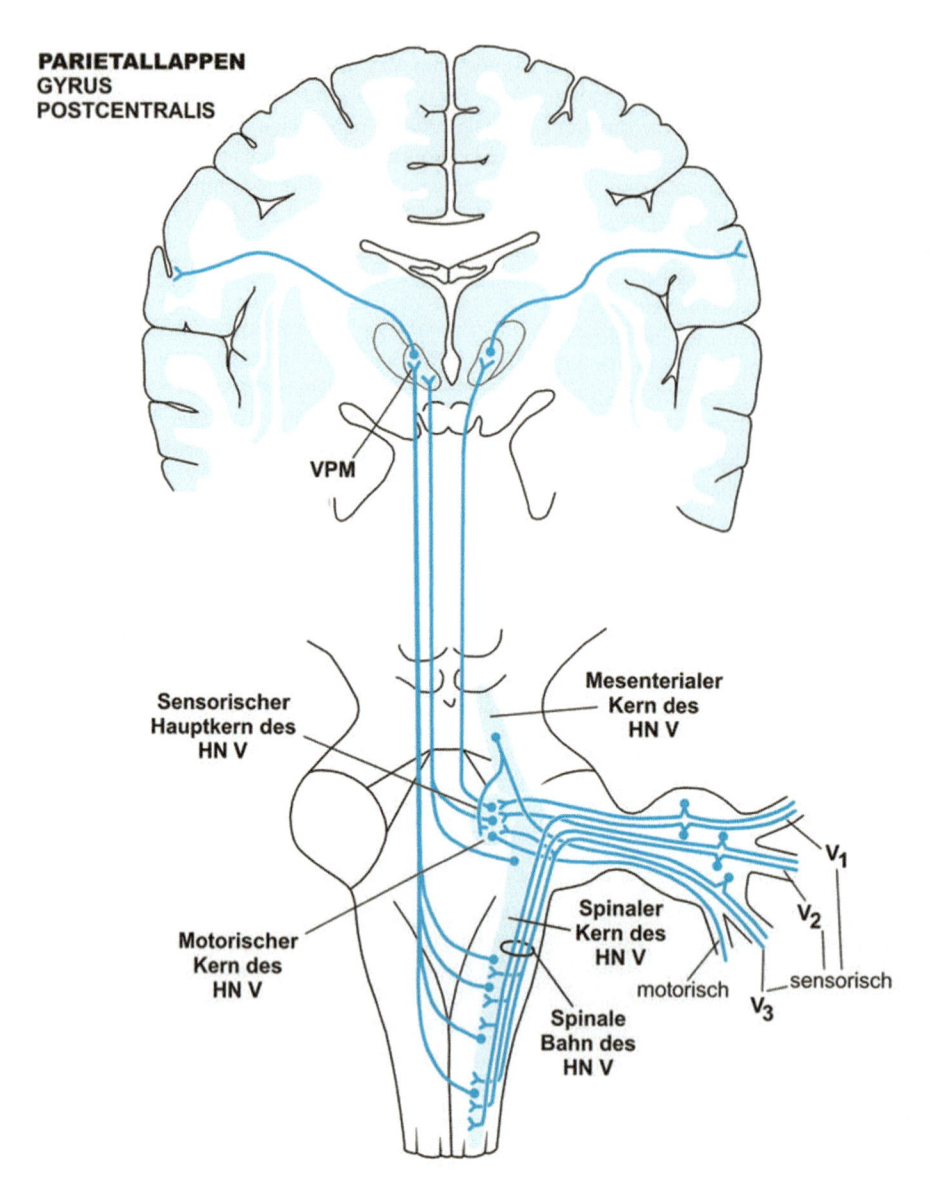

Abb. 2.9. Trigeminothalamisches System.
MES N V: Mesenzephaler Kern von HN V
N SP TR V: Kern des HN V
PRIM SEN N V: Sensorischer Hauptkern von HN V
SP TR V: Dorsaler Trakt des HN V

V1: Visueller Teil des HN V
V2: Maxillarer Teil des HN V
V3: Mandibulärer Teil des HN V
VPM: Ventraler posteriorer medialer Thalamuskern
(Aus: Gilman u. Newman 1996)

utero und ermöglicht uns die ersten Erfahrungen mit der Welt. Über das taktile System werden wir ernährt, beruhigt und treten wir in Kontakt mit anderen (das sog.«Bonding») (Montagu 1978). Die Berührungsempfindung bietet uns somit die »älteste und elementarste Ausdrucksmöglichkeit« (Collier 1985 S.29). Das somatosensorische System ist hauptverantwortlich für unseren Kontakt mit der externen Welt. Bis zu dem Alter, wo wir über ausreichende sprachliche, motorische und kognitive Fähigkeiten verfügen, um unsere Erfahrungen und Interaktionen zu ordnen, sind wir stark von Berührungen abhängig (Collier 1985; Diamond u. Hopson 1998).

Blackwell (2000) fasste die Bedeutung des taktilen Sinnessystems so zusammen:

» Es ist kaum anzuzweifeln, dass taktile Stimulation ein wesentlicher Faktor für die soziale, emotionale, physische und neurologische Entwicklung des Kindes ist. Folglich ist sie eines der wichtigsten Elemente in einem förderlichen und heilenden Umfeld für das Kind « (S. 37).

Die inadäquate Verarbeitung von taktilem Input hat Auswirkungen auf alle Beschäftigungsrollen:
— Aufgrund von Defiziten in der Integration taktil diskriminativer Informationen können Schwierigkeiten in der Bewältigung der Aktivitäten des täglichen Lebens (ADL) auftreten.
— Ungeschickter Werkzeuggebrauch aufgrund einer schlechten taktilen Diskrimination kann zu schlechten Schulleistungen (z. B. Schwierigkeiten beim Schreiben, Ausschneiden etc) führen.
— Werden passive Berührungsreize nur ungenügend moduliert, kann dies zu Problemen in der Interaktion mit Gleichaltrigen führen.

Das somatosensorische System hat also enorme Auswirkungen, sowohl auf die Perzeption als auch auf die Interaktion.

Viele Aspekte, die mit taktiler Abwehr in Verbindung gebracht werden, stehen hypothetisch mit der Reizleitung im anterolateralen System und mit der zentralen Interpretation des Input in Zusammenhang (Ayres 1972). Aus dem Umstand, dass die Bahnen des AL in Gehirnregionen projizieren, die mit dem Erregungsniveau (FR), der emotionalen Stabilität (limbisches System) und der autonomen Regulation (Hypothalamus) zu tun haben, lässt sich ableiten, dass zwischen taktiler Abwehr und der Vernetzung dieser Systeme und Gehirnregionen eine Beziehung besteht (s. dazu auch ▶ Kap. 4).

Obwohl ältere Untersuchungen für eine Trennung zwischen DCML- und AL-System plädierten, wird heute eher die funktionelle Überlappung der beiden Systeme betont (Kandell et al. 2000; Melzack u. Wall 1973; Zigmond et al. 1999).

Beispiel
Das DCML-System spielt beispielsweise eine wichtige Rolle in der genauen Lokalisation von Schmerz.

Personen, deren DCML-System ausgefallen ist, können ihre taktile Diskriminationsfähigkeit teilweise wiedererlangen. Man führt dies darauf zurück, dass einerseits Teile der Schmerzempfindung über das DCML-System transportiert werden, andererseits Teile von taktil diskriminativen Informationen über das AL-System. Die Bedeutung dieses Umstandes wurde von vielen Autoren im Zusammenhang mit parallelen und seriellen Prozesses diskutiert:

Parallele Bahnen haben den Vorteil, dass sie das Wahrgenommene mit Tiefe und Gehalt anreichern, da sie es über mehrere unterschiedliche Bahnen weiterleiten können. Dies erhöht zusätzlich auch die Sicherheit: ist eine Bahn geschädigt, kann ihr Anteil von den anderen mitgetragen werden. Diese Plastizität in der Organisation des Nervensystems könnte eine wichtige Rolle für die Wirksamkeit der Behandlung spielen.

2.2.3 Das vestibuläre System

Das vestibuläre System wird mit der gleichen Systematik besprochen wie zuvor das somatosensorische: am Beginn stehen die Rezeptoren und ihre Funktion, dann folgen die Projektionen und Verbindungen des vestibulären Systems mit dem ZNS. Anschließend werden auch Vergleiche zur Propriozeption und ihren Funktionen hergestellt, da eine enge Interaktion zwischen diesen beiden Systemen besteht und sie bei der Haltungs- und Bewegungskotrolle zusammenarbeiten.

Rezeptoren und Reizleitung
Der Vestibulärapparat besteht aus den Bogengängen und dem Otolithenorgan mit Utrikulus und Sakkulus (◘ Abb. 2.10). Die Rezeptoren dieses Systems sind innerhalb dieser Strukturen im Innenohr lokalisiert, nahe den Rezeptoren des auditiven Systems. Die Endolymphe des Hörorgans kann sich frei zwischen beiden Rezeptorgruppen bewegen.

Die Gleichgewichtsrezeptoren sind Haarzellen, die im Otolithenorgan und in den Verdickungen der drei Bogengänge (anterior, lateral, posterior) lokalisiert sind. Die Otolithenorgane sind im Wesentlichen für statische Funktionen zuständig. Informationen, die von diesen Rezeptoren kommen, geben Auskunft über die Position des Kopfes und Körpers im Raum und über die Haltungskontrolle. Die Bogengänge hingegen geben Auskunft über die Bewegung des Kopfes im Raum.

Die vestibulären Rezeptoren sind kelchförmig und ein haarähnlicher Fortsatz reicht aus ihren Spitzen. An der Basis jeder Zelle befindet sich das afferente Ende des N. vestibularis. Jede Zelle hat ein einziges **Kinozilium** und mehrere **Stereozilien**. Bewegt sich das Kinozilium in eine Richtung, bewirkt dies eine Depolarisation der Haarzelle. Bewegt es sich in die entgegenge-

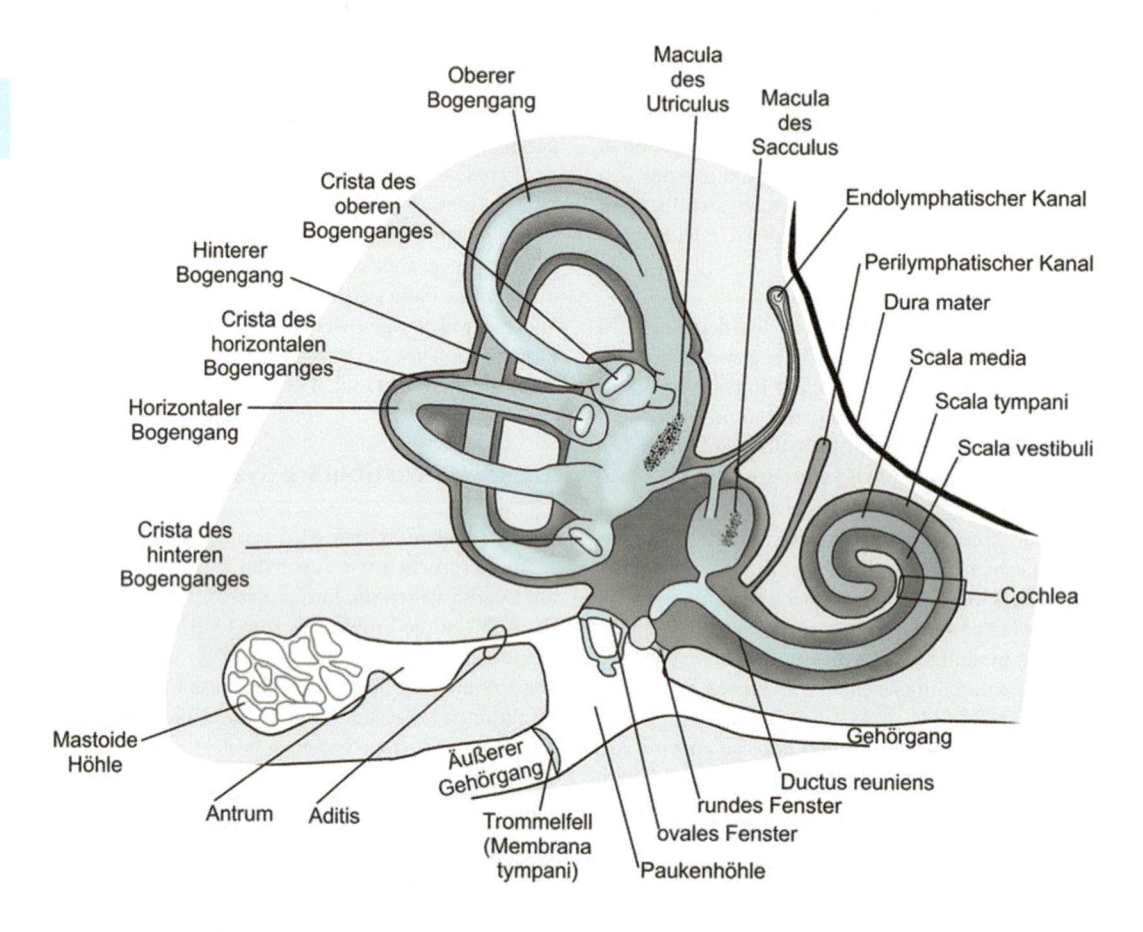

◘ Abb. 2.10. Vestibuläre und auditive Strukturen: vereinfachte Ansicht ihrer Lage innerhalb des Labyrinths. Dargestellt sind die Rezeptorregionen des vestibulären Systems: die Crista der Bogengänge und die Makula der Otolithenorgane. Die Verbindung zwischen den membranartigen Teilen des vestibulären und auditiven Systems ist zu sehen (Aus: Kingsley 2000)

setzte Richtung, führt dies zu einer Hyperpolarisation. Im Falle der Depolarisation wird ein Neurotransmitter (meist Aspartat oder Glutamat; beide wirken exzitatorisch) in den synaptischen Spalt freigesetzt. Der Transmitter interagiert mit dem afferenten Strang des N. vestibularis und sendet Informationen über die Bewegung an das ZNS. Die Feinheiten der Depolarisation in den Bogengängen und im Otolithenorgan werden später noch detaillierter abgehandelt.

Zusätzlich zu den afferenten Bahnen, die in den Haarzellen enden, finden sich auch efferente Bahnen, die ihren Ursprung in den Vestibulariskernen haben. Diese Bahnen haben eine hemmende Wirkung und können die Informationsweiterleitung der Zelle kontrollieren: sie können verhindern, dass Informationen über den Rezeptor hinaus gelangen.

Utrikulus und Sakkulus

Die **Otolithen** sind sackähnliche Organe, die in vertikaler und horizontaler Ebene angeordnet sind. In der Rezeptorregion dieser Organe, der **Makula**, reagieren die Haarzellen mit den Fortsätzen der vestibulären Ganglienzellen. Die Fortsätze der Haarzellen enden in einer gallertigen Schicht, der otolithischen Membran. Diese ist angereichert mit Kristallen aus Kaliumkarbonat, den sog. Otokonia. In der aufrechten Position sind die Härchen der Makula des Utrikulus horizontal ausgerichtet und die Otokonia direkt über ihnen. Wenn der Kopf sich linear fortbewegt, bewegen sich die Otokonia ebenfalls und mit ihnen die Stereozilien der Haarzellen. Dadurch wird der Prozess der Reizwahrnehmung und -weiterleitung in Gang gesetzt. Die Bewegung der Stereozilien bewirkt eine elektrische Entladung in der Haarzelle. An der Synapse zwischen

2.2 Funktionelle Anatomie des Zentralnervensystems

den Makula-Haarzellen und den vestibulären Ganglienzellen wird diese elektrische Energie in chemischer Energie umgewandelt.

Die Haarzellen jedes Quadranten des Utrikels sind systematisch in verschiedene Richtungen orientiert. Die systematische Anordnung der Haarzellen ergibt sich daraus, dass der Utrikulus Bewegungen des Kopfes in allen drei Raumebenen erfassen muss (z. B. Neigen, Kippen des Kopfes). Der Utrikulus reagiert auf lineare, anhaltende und sehr niedrigfrequente Stimuli (z. B. sehr langsame Kopfbewegungen unter 2°/Sekunde) (Fisher u. Bundy 1989; Roberts 1978; Wilson u. Melvill Jones 1979).

Die Funktion des Sakkulus scheint jener des Utrikulus ähnlich zu sein, ist aber weit weniger gut erforscht. Es gibt viele Spekulationen und Vermutungen über die Rolle des Sakkulus (z. B. Messung der vertikalen Beschleunigung oder Rezeptor für Vibration), aber seine genaue Funktion ist noch unklar. Kandell et al (2000) schrieben dem Sakkulus die vertikale Beschleunigungsmessung zu und betonten, dass die Schwerkraft »allgegenwärtig« ist und den wichtigsten vertikalen Input darstellt (S. 805). Weiters assoziierten die Autoren den Sakkulus mit dem Erkennen von Bewegung nach vorne und nach hinten.

> **Exkurs**
>
> Bei Tieren wurden Funktionen des Sakkulus für die akustisch-neuronale Umwandlung nachgewiesen; die Bedeutung der akustischen Reizaufnahme im Sakkulus bleibt jedoch unklar (Cazals u. Aurousseau 1987).

Gemeinsam reagieren der Sakkulus und der Utrikel auf Kopfneigung in jedwede Richtung und auf lineare Bewegung. Ihre langsam adaptierenden Rezeptoren gewährleisten die Weiterleitung von Informationen über Kopfbewegung und -position an das ZNS.

> **Wichtig**
>
> Diese Strukturen sind für die Aufrichtung gegen die Schwerkraft und das Halten des Gleichgewichts unentbehrlich.

Bogengänge

Die Bogengänge sind geschlossene Kanäle, welche jede Veränderung der Richtung und des Winkels der **Beschleunigung des Kopfes** messen (◐ Abb. 2.11). Der höchstgradige Winkel der Beschleunigung ist die Kopfdrehung – wird diese Art der Kopfbewegung lange genug fortgesetzt, dann würde eine komplette Drehung des Kopfes um die eigene Achse resultieren (z. B. beim Kopfnicken oder Kopfschütteln). Die Bogengänge sind so orientiert, dass sie alle drei Ebenen des Raumes abdecken. Neigt man den Kopf 30° nach vorne, ist der horizontale Kanal in der horizontalen Ebene und der anteriore und posteriore Kanal befinden sich in der vertikalen Ebene im rechten Winkel zueinander. Am Ende der Bogengänge befindet sich eine Verdickung, die **Ampulle** genannt wird. Innerhalb dieser Ampulle bindet sich das Rezeptorenorgan der Bogengänge, nämlich die **Crista ampullaris**. Dieses Organ besteht aus den feinen Haarrezeptoren. Diese Rezeptoren befinden sich in der **Cupula**, eine geleeartige Substanz, ähnlich der Makula. Es befinden sich keine Otokonia in der Crista ampullaris.

Die Bogengänge sind geschlossene Kanäle, die jegliche Veränderungen in der Richtung und dem Winkels der Beschleunigung des Kopfes messen (◐ Abb. 2.11).

> **Exkurs**
>
> Der maximale Winkel der Beschleunigung wäre eine Rotation des Kopfes. Wird diese Art der Kopfbewegung lange genug fortgesetzt, würde eine Drehung des Kopfes resultieren (z. B. Kopfnicken).

Die Bogengänge des vestibulären Labyrinths sind in allen drei Raumebenen angelegt. Neigt man den Kopf 30° nach vorne, liegt der horizontale Bogengang genau horizontal und die anderen beiden Kanäle befinden sich in der vertikalen Ebne im rechten Winkel zueinander. Am Ende der Bogengänge liegt eine Verdickung, die sog. Ampulla, in der sich das Rezeptorenorgan der Bogengänge befindet, die Crista ampullaris. Dieses Organ besteht aus feinen Haarrezeptoren, die umgeben sind von der Cupula, einer geleeartigen Substanz ähnlich der Makula. Allerdings finden sich in der Crista ampullaris keine Otokonia.

Die Cupula erstreckt sich über die Oberfläche der Ampulla und ihre Enden sind so im Epithel verankert, dass Kanäle entstehen. Diese Kanäle sind mit Endolymphe gefüllt.

Bei einer Kopfbewegung (Beschleunigung) bewirkt die Trägheit dieser Flüssigkeit (Endolymphe), dass sie hinter der Kopfbewegung zurückbleibt. Das Ergebnis ist Druck auf die Cupula, wodurch sie sich entgegen der Kopfbewegung verschiebt. Durch die Verschiebung der Cupula werden die Haarzellen umgebogen. Diese mechanische Verzerrung setzt den Reizleitungsprozess in Gang. Setzt sich die Kopfbewegung

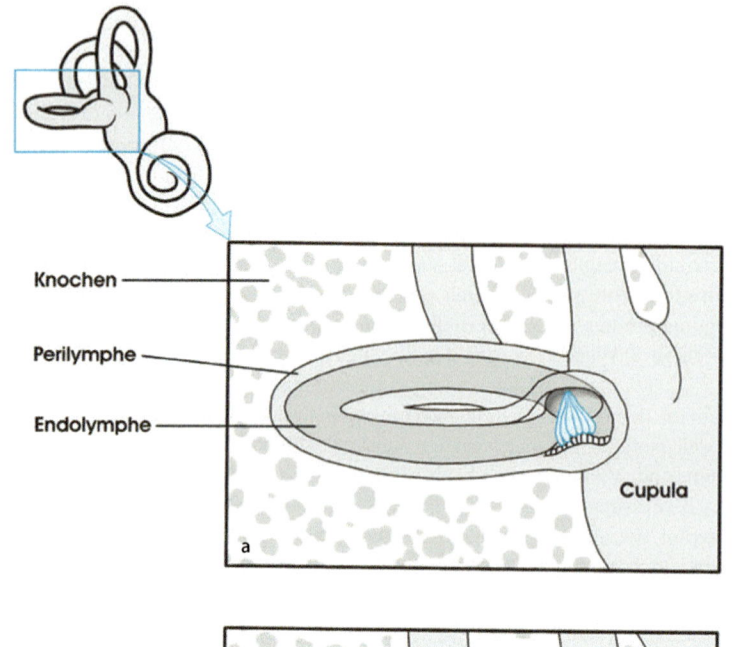

Abb. 2.11 a, b. Bewegung der Cupula während einer Kopfrotation. **a** ohne bogenförmige Bewegung befindet sich die Cupula in aufrechter Position und die eingebetteten Haarzellen sind nur minimal verbogen. **b** bei der Rotationsbewegung ist die Cupula in der entgegengesetzten Richtung verschoben, die Haarzellen biegen sich und die Information über die Bewegung wird zum ZNS geschickt (Aus: Kingsley 2000)

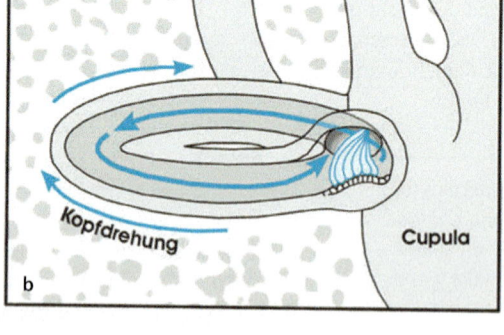

fort, so holt die Endolymphe die Geschwindigkeit der Kopfbewegung auf; die Cupula kehrt in ihre Ruheposition zurück, und die Haarzellen werden nicht mehr verbogen. Bei einer andauernden Kopfbewegung mit relativ konstanter Geschwindigkeit kehren auch die Rezeptoren der Bogengänge in den Ausgangszustand zurück. Beim Abstoppen oder Verlangsamen der Kopfbewegung wird wieder das Trägheitsgesetz wirksam und die Endolymphe in den Bogengängen beginnt, sich diesmal in Richtung der Kopfbewegung zu bewegen. So entsteht wieder Druck auf die Cupula, wodurch die Haare in der Bewegungsrichtung des Kopfes verbogen werden. Dadurch verändert sich die Aktivität im N. vestibularis. Einige Sekunden nach der Kopfbewegung kehren die Cupula und die Haare in ihre Ausgangsposition zurück.

Aufsteigende Fasern, die Informationen zu den vestibulären Kernen transportieren, und absteigende Fasern, die Informationen von den vestibulären Kernen weiterleiten, treffen an der Basis der Haarzellen ein. Die afferenten Fasern leiten Informationen von den Rezeptoren zum vestibulären Ganglion und von dort weiter zu den Vestibulariskernen. Absteigende Signale aus den Kernen bilden einen Teil eines frühen Feedbackmechanismus innerhalb des Systems. Untersuchungen bestätigten die präzise Funktion dieser Fasern. Der Output dieser Fasern dämpft die Aktivität in einigen Haarzellen und steigert sie in anderen.

Die Bogengänge sind paarig angelegte Strukturen. Die Bewegung des Kopfes in einer Richtung führt zu einer Bewegung der Endolymphe (und nachfolgender Verschiebung der Cupula), die in beiden Ohren in der entgegengesetzten Richtung stattfindet. Die Biegung der Haarzellen in einer Richtung führt zu Depolarisation, die Biegung in die andere Richtung zu Hyperpolarisation. Demnach werden von beiden Ohren unterschiedliche Informationen an das ZNS geschickt. Eine Depolarisation wirkt erregend auf das aufsteigende Axon, mit dem die Haarzelle in Verbindung steht – die Aktivität wird gesteigert. Eine Hyperpolarisation im anderen Ohr führt dazu, dass die Haarzellen nachlassen zu feuern. Dies ist eines der Merkmale dieses Systems, das uns die Wahrnehmung der Bewegungsrichtung ermöglicht.

Da die Haarzellen in jedem Bogengangspaar derselben Ebene bei der Kopfrotation maximal stimuliert werden, sind sie in der Lage die Bewegung des Kopfes in den drei orthogonalen (rechtwinkelig) Ebenen des dreidimensionalen Raumes zu erkennen.

> **Wichtig**
>
> Die effizientesten Stimuli für die Bogengänge sind schräge, drehende, kurzfristige und schnelle (hochfrequente) Kopfbewegungen von mindestens 2° pro Sekunde.

Bei langsameren Drehbewegungen des Kopfes bewegen sich die Endolymphe, die Cupula und die Haarzellen alle mit derselben Geschwindigkeit wie der Kopf (Fischer u. Bundy 1989; Robert 1978; Wilson u. Melvill Jones 1979). Aufsteigende Fasern im N. vestibularis senden tonische (d. h. lang andauernde) wie auch phasische (d. h. kurz andauernde) Informationen der Rezeptoren. Dies ist für die Funktion dieses Systems äußerst wichtig.

Zentrale Projektionen

Im N. vestibularis besteht eine ununterbrochene Aktivität, in erster Linie wegen der tonischen Aktivierung der Otolithenorgane durch die Schwerkraft (Kandel et al 2000). Diese Grundaktivität nimmt durch die Aktivierung der Rezeptoren entweder zu oder ab, je nach Richtung der Bewegung. Da die vestibulären Nerven ipsilateral und kontralateral projizieren, können die vestibulären Kerne die Bewegungsrichtung bestimmen, indem sie den Signalstrom aus dem linken und rechten Bogengang und Otolithenorgan vergleichen.

Die Zellkörper des N. vestibularis befinden sich im Scarpa Ganglion. Von diesen Zellkörpern trägt der Gleichgewichtsnerv Informationen zu den vestibulären Kernen im Hirnstamm. Es gibt **vier Vestibulariskerne auf jeder Seite:**
- lateral
- medial
- superior
- inferior

> **Wichtig**
>
> Viele entscheidende Aktivitäten des vestibulären Systems finden auf dieser Ebene statt.

Funktion der Vestibulariskerne im Hiernstamm

Jeder Kern erhält direkten ipsilateralen Input wie auch kontralateralen Input von den kreuzenden Fasern aus den Kernen der anderen Körperseite. Diese Kerne erhalten Information aus dem Rückenmark, dem Kleinhirn und dem visuellem System. Die Organisation dieser Informationen ermöglicht uns,
- die Richtung und Geschwindigkeit der Kopfbewegung zu erkennen und
- die Kopfposition in Relation zur Schwerkraft.

Die Vestibulariskerne erhalten auch Input aus anderen Sinnessystemen, speziell aus dem visuellen System. Visuelle Informationen kommen von der Olive und vom Kleinhirn. Es wird angenommen, dass die Interaktion dieser Inputs wichtig ist für die Augenbewegung.

Verbindungen der Vestibulariskerne

Die zahlreichen Fasern von den vestibulären Kernen schaffen Verbindungen des Gleichgewichtssystem mit vielen Gebieten im ZNS. Direkte Verbindungen gibt es zwischen:
- den vestibulären Kernen und dem Kleinhirn,
- den okulomotorischen Kernen und dem Rückenmark.
- Projektionen gehen auch in die Formatio reticularis, den Thalamus (VPL und ventraler seitlicher Kern) und den Kortex (Stirnlappen und vorderer Teil des Scheitellappens).

Diese Organisation des vestibulären Systems ist ein Beispiel für **heterarchische Verarbeitung** (im Gegensatz zur hierarchischen): jede Verbindung hat eine spezifische Funktion.

> **Wichtig**
>
> Das vestibuläre System ist das einzige sensorische System mit direkter Verbindung zum Kleinhirn.

Projektionen kommen direkt vom N. vestibularis und den vestibulären Kernen. Die Verbindung läuft auch in die Gegenrichtung vom Zerebellum zu den Vestibulariskernen. Diese Bahnen sind für die permanente

Kontrolle der Augen- und Kopfbewegungen sowie für die Haltungskontrolle wichtig.

Vestibulär gesteuerte Augenfunktionen

Die vestibulären Kerne haben Verbindungen zu den okulomotorischen Kernen der Hirnnerven HN I (oculomotorius), HN IV (trochlearis) und HN VI (abducens). Unter den Fasern, die zu diesen Kernen laufen, gibt es kreuzende und nicht kreuzende. Diese Verbindungen dienen zur Erhaltung eines stabilen Blickfeldes (d. h., die Augen auf etwas fixiert zu halten, während sich Kopf und Körper bewegen). Diese Augenbewegungen werden auch »kompensatorische Augenbewegungen« genannt, weil sie »die Richtung ausgleichen entgegen der vom Vestibularsystem wahrgenommenen Richtung der Kopfbewegung« (Haines 1997, S. 315). Bewegt sich der Kopf nicht, stehen auch die Augen still. Durch die Kopfbewegung wird der **vestibulo-okuläre Reflex** (VOR) ausgelöst, der dafür verantwortlich ist, dass das visuelle Feld trotz der Kopf- und Körperbewegung stabil bleibt.

Der **Nystagmus** ist eine spezielle kompensatorische, vestibulär ausgelöste Augenbewegung. Bei bogenförmiger oder rotatorischer Bewegung des Kopfes bewirken Interaktionen zwischen den okulomotorischen Kernen und dem vestibulären System, dass die Augen auf ein Objekt im Raum fixiert bleiben. Bei fortgesetzter Drehbewegung erreichen die Augen das Ende ihres Bewegungsausmaßes, sie springen zurück in eine zentrale Position, und der Prozess beginnt von vorne.

Die Anfangsphase dieses Prozesses ist die **langsame Phase** des Nystagmus. Die **schnelle Phase** tritt auf, wenn die Augen zum zentralen Punkt zurückspringen. Der Nystagmus wird nach der Richtung der schnellen Phase benannt, die der Richtung der Kopfbewegung entspricht. Ein Nystagmus, der während der Kopfbewegung auftritt, wird perrotatorischer Nystagmus genannt. Die nystagmischen Augenbewegungen sind an die Bewegung der Endolymphe in den Bogengängen gebunden. Sie setzen mit dem Beginn der Bewegung ein. Läuft die Bewegung mit konstantem Tempo weiter, so holt die Endolymphe die Bewegung des Kopfs auf, die Cupula gewinnt ihre aufrechte Position wieder und der Input ins ZNS kehrt zum Ausgangsniveau zurück. Der perrotatorische Nystagmus nimmt ab und bleibt schließlich aus. Hört die Drehung auf, so setzt die Endolymphe ihre Bewegung in Drehrichtung fort. Dies aktiviert erneut die Cupula, diesmal aber in die entgegen gesetzte Richtung. Nun setzt die dieselbe Folge von Ereignissen ein, wie eben beschrieben, jedoch in die Gegenrichtung. Diese wird als postrotatorischer Nystagmus bezeichnet.

Messungen des postrotatorischen Nystagmus werden herangezogen, um einen bestimmten Aspekt der vestibulären Funktion zu überprüfen. Wenn man diese Messung anwendet, sollte man die Prozesse, die dem Nystagmus zugrunde liegen, kennen. Diese Prozesse wurden von Fisher (1989) beschrieben; sie werden hier kurz zusammengefasst: Die Bewegung der Endolymphe in den Bogengängen und die Verschiebung der Cupula initiieren den Nystagmus. Die Cupula kehrt in ihre Ausgangsposition zurück, wenn die Stimulation von den vestibulären Rezeptoren ausbleibt; einige Sekunden, bevor sich der Nystagmus einstellt. Dieses Phänomen hängt mit der Geschwindigkeitsspeicherung zusammen, einem Mechanismus der vestibulären Kern, in denen die Geschwindigkeitsinformation gesammelt und gespeichert, dann langsam freigegeben wird und dadurch den Nystagmus auslöst (Cohen 1999). Fisher et al. (1986) vertreten die Ansicht, dass dieser Mechanismus bei Personen mit einer vestibulären Funktionsstörung im Rahmen einer sensorischen Integrationsstörung beeinträchtigt ist und die Nystagmusdauer daher verkürzt ist. Zur Bestätigung dieser Hypothese sind noch weitere Untersuchungen vonnöten.

Vestibulär gesteuerte Haltungsreaktionen

Von den vestibulären Kernen gehen Projektionen über die laterale und mediale vestibulospinale Bahn zum Rückenmark. Diese Pfade haben Einfluss auf den Muskeltonus und auf die posturale Anpassung:

- Die **seitliche Bahn** erhält Input aus den Bogengängen, den Otolithen, dem Vestibulozerebellum und dem Rückenmark. Die Fasern enden direkt an Alpha- und Gammamotorneuronen im zervikalen, lumbalen und sakralen Abschnitt des Rückenmarks. Die Alphamotorneuronen versorgen die Muskelfasern und die Gammamotorneuronen projizieren zur Muskelspindel. So hat das vestibuläre System einen starken Einfluss auf die Haltungsmuskulatur und damit auf die posturale Kontrolle und Stabilität.
- Die **mediale Bahn** transportiert Informationen aus dem Kleinhirn und aus Haut- und Gelenkspropriozeptoren. Die Fasern in diesem Pfad gehen zu Motorneuronen der Beuge- und Streckmuskulatur im zervikalen Rückenmarkssegment. Dieser Input bewirkt, dass eine konstante Kopfposition beibehalten werden kann.

So wird in der SI-Theorie die **Interaktion von vestibulärem und propriozeptivem System** gesehen.

Von den Bogengängen oder dem Utrikel werden Reaktionen der Streckmuskulatur gegen die Schwerkraft stimuliert, die Kompensationsbewegungen des Kopfes, des Rumpfes und der Extremitäten bewirken. Diese brauchen wir, um uns aufzurichten, wenn die Kopf- oder Körperposition gestört oder gekippt wird und um posturale Schwankungen auszugleichen (Fisher u. Bundy 1989, S. 240). Erwartungsgemäß stimulieren die verschiedenen Rezeptoren die posturalen Reaktionen auf unterschiedliche Art:

Input vom Utrikel wird in erster Linie über den lateralen Pfad an die Alpha- und Gammaneuronen der Gliedmaßen und des Oberkörpers geschickt. Dies führt zur ipsilateralen Fazilitation der Streckmuskulatur und zur Hemmung der Beuger.

Input aus den Bogengängen wird in erster Linie über den medialen vestibulospinalen Pfad zu axialen Alpha- und Gammamotoneuronen gesendet und führt zur bilateralen Fazilitation der Nacken- und oberen Rumpfmuskulatur.

Während Input aus dem Utrikulus länger andauernde posturale Reaktionen (d. h. tonische Halte- und Stützreaktionen) hervorruft (◘ Übersicht 2.4), löst Input aus den Bogengängen rasche, kurzfristige Anpassungen (d. h. phasische Gleichgewichtsreaktionen) aus (Fisher u. Bundy 1989; Robert 1978; Wilson u. Melvill Jones 1979).

> **Hinweis**

— Um tonische posturale Reaktionen oder Stützreaktionen zu fazilitieren, werden Aktivitäten eingesetzt, die den Utrikel stimulieren.
— Um rasche, phasische posturale Reaktionen zu fördern, sind Aktivitäten indiziert, die die Bogengänge stimulieren.

Vestibuläre Bahnen gehen beidseitig zum **VPL** wie auch zur lateralen Kerngruppe des Thalamus. Der VPL erhält auch somatosensorischen Input. In dieser Struktur finden daher Interaktionen zwischen somatosensorischem und vestibulärem Input statt. Sowohl vom VPL als auch von den lateralen Kernen projizieren Fasern zum Kortex, und zwar zur Basis des präzentralen Gyrus (Area 3a) und zur Basis des intraparietiellen Sulcus (Area 2V). Neuronen in Area 2V reagieren auf Bewegungen des Kopfes, und die Aktivierung dieser Region führt dazu, dass wir Bewegung oder Schwindel empfinden.

◘ **Übersicht 2.4. Vestibuär ausgelöste posturale Reaktionen**

— Rasche, bogenförmige Kopfbewegungen, die die Bogengänge stimulieren, lösen folgende **phasische** Reaktionen aus:
  – Stabilisierung von Kopf und Oberkörper in einer aufrechten Position.
  – Streckung der gewichttragenden Gliedmaßen auf jener Seite, zu der die Person geneigt oder gedreht wurde (untere).
  – Flexion der gewichttragenden Gliedmaßen auf der kontralateralen Seite (obere).
  – Kompensatorische Aduktion und Streckung von nicht gewichttragenden Gliedmaßen.

— Anhaltende Kopfneigung oder lineare Kopfbewegungen, die den Utrikel stimulieren, lösen folgende **tonische** Reaktionen aus:
  – Streckung der dem Boden näheren gewichttragenden Gliedmaßen (Stützreaktion).
  – Flexion der dem Boden ferneren gewichttragenden Gliedmaßen.
  – kompensatorische Abduktion und Streckung der nicht gewichttragenden Gliedmaßen.
  – Stabilisierung des Kopfes und des Oberkörpers in aufrechter Position (Fisher 1989; Robert 1978, Wilson u. Melvill Jones 1979).

Wichtig

Die Neuronen in der Area 2V erhalten nicht nur vestibulären Input, sondern auch visuellen und propriozeptiven Input.

Deshalb ist es nahe liegend, dass dieser Bereich mit der Wahrnehmung von Bewegung und der räumlichen Orientierung zu tun hat. Eine Läsion in dieser Region führt zu räumlicher Desorientierung.

Area 3a erhält vestibulären und somatosensorischen Input und projiziert zu Area 4 des motorischen Kortex. Diese Verbindung dient wahrscheinlich dazu, die motorische Kontrolle des Kopfes und des Körpers zu integrieren.

Vestibuläre und propriozeptive Interaktionen

Die **Integration von vestibulärem und propriozeptivem Input** ist nötig für:
- die Wahrnehmung der aktiven Bewegung,
- die Entwicklung des Körperschemas,
- die Entwicklung von Haltungsreaktionen,
- die Haltungskontrolle; v.a. posturale Reaktionen, in die die Streckmuskulatur involviert ist (z. B. Extensorentonus, Balance).

Matthew (1988) überprüfte die Evidenz dafür, dass die Propriozeption zum Körperschema beiträgt und zu unserem Bewusstsein über die Beziehung zur externen Umgebung. Er schloss aus seinen Untersuchungen, dass es unter normalen Umständen die Rolle der Propriozeption ist, dem motorischen System eine eindeutige Landkarte der externen Umgebung und des Körpers zu liefern. Auch Goldberg (1985) geht davon aus, dass die Propriozeption eine Rolle in der Programmierung und der Planung von bilateralen vorausplanenden (projizierten) Handlungssequenzen spielt. Nashner (1982) meinte schon früher, dass vestibulärer Input verwendet wird, um sensorische Konflikte zu lösen (widersprüchliche Informationen aus dem vestibulären, visuellen und somatosensorischen System). So arbeiten die beiden Systeme zusammen, um gegenüber anderen Sinnesinformationen einen stabilen Bezugsrahmen zu liefern.

Die Integration von vestibulärem, propriozeptivem und visuellem Input ist nötig für:
- das subjektive Bewusstsein der Kopfposition im Raum,
- die Koordination der Bewegung des Kopfs im Raum,
- Haltungstonus und Balance,
- die Koordination der Augen, des Kopfes und des Körpers,
- die Stabilisierung der Augen im Raum während Kopfbewegungen (kompensatorische Augenbewegungen).

2.2.4 Das auditive System

Die Aktivierung des auditiven Systems ist ein komplexer Prozess, weil zuerst Schallwellen vom externen Ohr empfangen werden, diese über das Mittelohr weiter zum Innenohr transportiert und dort schließlich in Aktionspotentiale umgewandelt werden. Die Struktur des Gehörsystems, das an das vestibuläre System angrenzt, ist in ◘ Abb. 2.10 dargestellt. Die auditiven Rezeptoren befinden sich im Innenohr in einer membranartigen Struktur, der Schnecke (Cochlea). Die Rezeptoren sind Haarzellen, die Bestandteile des Corti-Organs sind. Auch im vestibulären System sind Haarzellen die Rezeptoren und der Mechanismus der Reizleitung im auditiven System ähnelt ebenfalls dem bereits beim vestibulären System beschriebenen.

Rezeptoren und Reizleitung

Ausgangspunkt der Geräuschwahrnehmung ist eine Schallwelle, die durch die Ohrmuschel und den äußeren Gehörgang (Meatus) auf das Trommelfell trifft. In Verbindung mit dem Trommelfell stehen die Gehörknöchelchen des Mittelohrs (Ossikel). Sie dienen dazu, die Schwingungen an das flüssigkeitsgefüllte Innenohr zu übertragen, wo das Corti-Organ liegt. Aufgrund dieses Zusammenspiels wirken sich Krankheiten, die die Beweglichkeit der Gehörknöchelchen einschränken, auf das Hörvermögen aus. Dies geschieht etwa bei Mittelohrentzündungen (Otitis media).

Die **Übertragung eines Geräusches** in ein neurochemisches Signal beginnt mit der Bewegung des Trommelfells. Diese Schwingungen setzen die Ossikel in Bewegung. Einer der Ossikel passt in das ovale Fenster, die Öffnung zum Innenohr. Die Bewegung der Ossikel erzeugt eine Bewegung der Perilymphe im Innenohr. Diese versetzt wiederum die Basilarmembran in Bewegung, auf der das Corti-Organ mit den Haarzellen sitzt. Die Haarzellen im auditiven System projizieren in die Deckmembran, die oberhalb liegt. Die Basilarmembran ist an der Basis dünner als oben, wodurch sie empfindlich für unterschiedliche Frequenzen ist. Durch Schwingungen unterschiedlicher Frequenzen werden unterschiedliche Bereiche der Basilarmembran in Bewegung versetzt. Die Haarzellen bewegen sich mit und verbiegen die Fasern, die zur Deckmembran projizieren. Diese Bewegung der Projektionfasern löst die Reizübertragung in der Haarzelle aus.

Dieser Prozess gleicht dem Übertragungsprozess im vestibulären System. Die Depolarisation der Haarzelle setzt einen Neurotransmitter (Glutamat) frei, der mit Rezeptoren des afferenten Astes des Gehörnervs interagiert, um Informationen zum ZNS zu übertragen.

Die erste Synapse des auditiven Systems liegt nahe am Übertragungspunkt. Durch die Aktivierung der Haarzellen wird die physikalische Energie in elektrische Energie umgewandelt, und sobald der Impuls auf die Dendriten des Spiralganglions trifft, das mit den Synapsen der Haarzellen in Verbindung steht, in chemische Energie. Im Corti-Organ befinden sich **zwei Arten von Haarzellen:**

- die äußeren Haarzellen, die die Empfindlichkeit des Rezeptorapparats kontrollieren,
- die inneren Haarzellen, die in erster Linie für das eigentliche Hören verantwortlich sind.

Ein einziges Spiralganglion kann 50 äußere Haarzellen innervieren. Im Gegensatz dazu können die Dendriten der inneren Haarzellen Verbindungen von bis zu 10 Spiralganglienzellen erhalten. Auf diese Weise konvergieren die äußeren Haarzellen, und die inneren Haarzellen divergieren an der ersten Synapse der Hörbahn. Das Corti-Organ ist tonotopisch organisiert, d. h. dass hohe Töne Zellen am Ende der Basilarmembran aktivieren, während tiefe Töne Zellen an der breiten Basis der Membran aktivieren. Zusätzlich weisen die inneren Haarzellen und die mit ihnen in Verbindung stehenden Spiralganglien eine »Optimierungskurve« auf: es besteht ein Zusammenhang zwischen der Tonhöhe (d. h. Frequenz) und der Lautstärke (d. h. Amplitude) des Tones, mit der er gerade noch wahrgenommen wird (d. h. die erforderlich ist, damit er eine minimale neuronale Entladung herbeiführt). Diese Eigenschaft trägt zur Genauigkeit bei, mit der auditive Informationen an das Gehirn gesendet werden.

Wie im vestibulären System hat auch der Hörnerv afferente und efferente Anteile:
Die **afferenten Anteile** bilden den Cochlearis-Teil des vestibulo-cochlearen Nervs (HN VIII). Die **efferenten Anteile** kommen von der superioren Olive und innervieren direkt die äußeren Haarzellen und indirekt auch die inneren Haarzellen. Wenn sie aktiv sind, hemmen die efferenten Fasern die Übertragung der Information an das ZNS. Damit spielen sie eine Rolle bei der Diskrimination von bestimmten Geräuschen vor dem Hintergrund einer Geräuschekulisse.

Zentrale Verbindungen

Das auditive System hat zwei Hauptleitungen zum ZNS:
- Die **Kernbahn**, in der der Input tonotopisch organisiert ist, und die dadurch Tonfrequenzen mit hoher Geschwindigkeit und großer Genauigkeit senden kann.
- Die **Gürtelbahn**, die weniger gut organisiert ist, und Informationen bezüglich Zeitpunkt und Intensität sendet. Sie trägt zur bilateralen Interaktion der auditiven Informationen aus beiden Ohren bei.

Der Cochlearnerv wird aus Axonen der Spiralganglien gebildet. Er erstreckt sich vom Ohr zum Gehirnstamm, wo er ipsilateral im ventralen und dorsalen Cochleakern synapsiert. Alle Fasern haben in beiden Kernen Synapsen. Die tonotopische Organisation dieser Verbindung wird beibehalten. Von diesem Punkt aus kann die akustische Information drei verschiedene Wege nehmen:

Vom dorsalen Cochleakern kreuzen Fasern, die Teil der lateralen Schleifenbahn (Lemniscus) des Hinterstrangs werden.

Vom ventralen Kern kommt eine Fasergruppe, die jenen des dorsalen Kerns folgt.

Eine andere Fasergruppe passiert die ipsilateralen und kontralateralen Kerne des Corpus trapezoideum und die superioren Olivenkerne und schließt sich dort an den lateralen Lemniscus an. Dadurch leitet die laterale Schleifenbahn ipsilaterale und kontralaterale akustische Informationen, wobei die kontralateralen Fasern dominieren. Die superiore Olive ist die erste Stelle, wo Informationen aus beiden Ohren konvergieren. Dieses Zusammentreffen erfolgt exakt im gleichen Zeitabstand, mit dem der auditive Input die beiden Ohren erreicht hat, und wird so zum Kortex weitergeleitet. Die Interpretation dieses Zeitabstandes ist verantwortlich dafür, wie exakt wir eine Geräuschquelle lokalisieren können.

Die Fasern des lateralen Lemniscus gehen zum Colliculus inferior des Tectum und zum medialen Corpus geniculatum.

> **Wichtig**
>
> Der **Colliculus inferior** erhält im Grunde genommen sämtlichen auditiven Input: von der Kernbahn, von der Gürtelbahn und auch vom kontralateralen auditiven Kortex. Das macht ihn zum entscheidenden Integrationszentrum des auditiven Systems.

Trotzdem ist derzeit weder die Organisation noch die Funktion dieser Struktur vollständig geklärt. Die Zellen im Hauptkern des Colliculus inferior (Ncl centralis) sind empfindlich für die Unterschiede im Zeitpunkt und in der Intensität des auditiven Inputs beider Ohren. Der parazentrale Kern des Colliculus inferior erhält nicht nur auditiven Input, sondern auch Informationen vom DCML und dem Colliculus superior. Es wird angenommen, dass dieser Kern eine Rolle für die multisensorische Integration und für die auditive Aufmerksamkeit spielt.

Vom Colliculus inferior gehen Fasern weiter zum Corpus geniculatum mediale, einem spezialisierten Kern im Thalamus. Von dort wandert Information zum Gyrus transversus temporalis (auch: Heschl

Gyrus), zum primären auditiven Kortex (Brodmann-Areale 41 und 42). Er erhält Input von der Kernbahn und ist tonotopisch organisiert. Der Projektionsbereich der Gürtelbahn umgibt das Area der Kernbahn; er ist weniger gut organisiert und auch noch nicht gut erforscht.

> **Wichtig**
>
> Sobald eine Information den primären auditiven Kortex erreicht, wird ein Geräusch gehört. Diese kortikale Region ist auch für die Wahrnehmung von Sprache entscheidend.

Im Brodmann-Areal 22 liegt der sekundäre auditive Kortex, wo Ort und Richtung des Geräusches diskriminiert (lokalisiert) werden.

> **Wichtig**
>
> Ein Teil dieses Bereichs, das Planum temporale, spielt bei der **Legasthenie** eine Rolle (s. dazu ▶ Kap. 6). Area 22 erhält auch Input aus visuellen und somatosensorischen Bahnen. Die genaue Funktion dieses Bereichs ist noch unklar.

Kingsley (1999) stellt dazu fest:

» Im Allgemeinen wird angenommen, dass im Planum temporale des sekundären auditiven Kortex eine oder mehrere unterschiedliche Aspekte der Gehörinformation verarbeitet werden, die für das Erkennen von Phonemen, Silben und Wörtern entscheidend sind. Es gibt es wenig experimentelle Beweise, die diese Lokalisierung belegen (S. 355). «

Der sekundäre auditive Kortex erhält Input aus dem parazentralen Kern. Wie schon zuvor erwähnt, ist diese Projektion mit dafür verantwortlich, dass Geräusche erkannt werden und dass die Aufmerksamkeit auf neuartige und bewegte Reize gelenkt wird.

Assoziative auditive Kortexareale befinden sich in den Arealen 39 und 40 (◘ Abb. 2.3), bzw. im Gyrus angularis und im Gyrus supramarginalis. Diese Bereiche werden mit dem Lesen und Schreiben in Zusammenhang gebracht. Läsionen in Area 39 führen zur Unfähigkeit, Sprache zu erkennen.

Projektionen vom primären auditiven Kortex finden sich auch in anderen Kortexregionen, die daher mit sprachlichen Fähigkeiten in Verbindung gebracht werden. Die Areale 44 und 45 werden Broca Areale genannt; Läsionen führen zu unflüssiger, stockender Sprache, das Sprachverständnis ist aber nicht beeinträchtigt. Der Assoziationsbereich des auditiven Kortex erhält auch Input aus anderen Systemen, wie dem vestibulären und dem somatosensorischen System. Hier finden also multisensorische Interaktionen statt, die eine Rolle für das Erregungsniveau und die Aufmerksamkeit spielen.

Efferente Prozesse und Feedbackschleifen

Von zahlreichen efferenten Prozessen innerhalb der auditiven Bahnen nimmt man an, dass sie als Feedbackschleifen fungieren. Funktionell tragen sie zur selektiven auditiven Aufmerksamkeit bei. Die retikulospinalen Bahnen »probieren« Aktivitäten im lateralen Lemniscus und spielen eine Rolle bei auditiven Reaktionen. Außerdem projizieren der Colliculus inferior und der auditive Kortex zum Colliculus superior, wo die Informationen mit somatosensorischem Input integriert werden. Diese Bahnen sind mit hoher Wahrscheinlichkeit mit dafür verantwortlich, dass wir den Kopf, die Augen und den Körper auf ein Geräusch hin orientieren.

2.2.5 Das visuelle System

Auch wenn das taktile System weitreichende Funktionen hat und das vestibuläre System von grundlegender Bedeutung ist, hängen unsere alltäglichen Leistungen am stärksten von der visuellen Informationsverarbeitung ab.

» Es ist der Sehsinn, der uns hilft, uns in der Welt zurechtzufinden, die Geschwindigkeit und den Abstand von Objekten einzuschätzen, Nahrung zu identifizieren, Lebewesen einer anderen Spezies zu erkennen, und bekannte von unbekannten Vertretern unserer eigenen Spezies auszumachen. «
Zigmond et al. 1999, S. 821

> **Wichtig**
>
> Das visuelle System dient in erster Linie als Detektor für Begrenzungen, Kontraste und Bewegungen.

Wir nehmen visuelle Abbildungen am besten wahr, wenn sie gerade sind; deshalb hängen unsere visuellen Fähigkeiten zum Teil vom **vestibulo-okulären Reflex** (VOR) ab, der ein stabiles Gesichtsfeld gewährleistet. Das visuelle System selbst kann sich auf Bewegung in der Umgebung mit dem **optokinetischen Reflex** einstellen, der mit dem vestibulo-okulären Reflex zusammenarbeitet, damit wir eine stabile Abbildung auf der Retina erhalten. Bei sensorischen Konflikten (d. h. widersprüchlichen Informationen aus dem visuellen und anderen sensorischen Systemen) vertrauen wir unserem visuellen System.

Beispiel
Sitzt man in einem stehenden Auto und verfolgt die Vor- und Rückbewegungen der Autowaschanlage, so hat man den Eindruck, selbst in Bewegung zu sein. Man wird fast dazu verleitet, auf die Bremse zu treten.

Die visuelle Verarbeitung ist komplex und umfasst mindestens drei parallele Bahnen, die die Informationen weiterleiten, damit sie integriert werden können. Die Darstellung der Strukturen und Mechanismen, die dem visuellen System zu Grunde liegen, ist hier sehr vereinfacht. Sie beginnt mit einer Beschreibung der Rezeptoren, der Reizleitung und der visuellen Bahnen. Der Überblick wird mit funktionellen Überlegungen abgerundet. Mehr als bei jedem anderen Sinnessystem gilt für das visuelle System, dass das Ganze weit mehr ist als die Summe der Einzelteile.

Rezeptoren und Reizleitung

Visuelle Rezeptoren sind spezialisierte Zellen, die sich in der **Retina** an der Rückseite des Auges befinden. Diese Photorezeptoren, die **Stäbchen** und **Zapfen**, wandeln Lichtenergie in elektrische Energie um, die an das ZNS gesendet werden kann. Die Zapfen sind eher für die Sicht bei Tag und die Stäbchen für die Nachtsicht verantwortlich. Die Zapfen geben Farben wieder und liefern einen höheren Schärfegrad als die Stäbchen. Diese jedoch sind hoch empfindlich, wodurch sie geringe Signale verstärken können, um visuelle Wahrnehmung in der Dämmerung zu ermöglichen. Die Bahnen der Zapfen konvergieren nicht und behalten eine starke räumliche Auflösung bei. Die Bahnen der Stäbchen hingegen konvergieren stark, wodurch sie die Lichtzufuhr gewissermaßen bündeln und so die Sehfähigkeit in der Dunkelheit steigern. Dies geht allerdings zu Lasten der räumlichen Auflösung dieser Rezeptoren. Außerdem antworten sie langsamer, was aber wieder ihrer Leistung zugute kommt, schwache Lichtreize zu summieren, und uns ermöglicht, auch unter schlechten Lichtbedingungen zu sehen. Die Zapfen reagieren rasch; dadurch können wir z. B. kurze Lichtblitze sehen.

Es gibt **drei Arten von Zapfen**, von denen jede auf eine andere Spektralfarbe reagiert: rot, grün und blau. Die Differenzierung der anderen Farben hängt davon ab, in welchem Muster die Informationen dieser drei Rezeptortypen übertragen werden. Im Gegensatz dazu sind die Stäbchen achromatisch (d. h. sie reagieren auf alle Wellenlängen des Lichtes, ohne Farben zu diskriminieren). Im zentralen Bereich der Retina (Fovea) erreicht das Licht die Rezeptorzellen einfacher und die Abbildung ist besonders scharf. In der Fovea finden sich keine Stäbchen, dafür eine hohe Konzentration an Zapfen.

Die **Umwandlung der Lichtenergie** in ein elektrisches Signal, das erforderlich ist, damit die Informationen aus den Rezeptorzellen ins ZNS gelangen können, ist ein komplizierter Prozess. Ein kurzer Einblick in diesen Prozess reicht aber aus, um die Aktivität in diesem System mit den anderen zu vergleichen. Der Umwandlungsprozess von Lichtenergie in ein neuronales Signal beginnt in den Stäbchen- und Zapfenzellen. Diese Zellen erhalten eine tonische Aktivität aufrecht und senden über Freigabe von Neurotransmittern beständig Information an das ZNS. Verändert sich der Lichtreiz, wird eine Bewegung detektiert (wahrgenommen) oder ändert sich die Schärfe, kommt es auch zu einer Veränderung der tonischen Aktivität: entweder sie nimmt zu oder ab. Davon wird auch beeinflusst, wieviel Neurotransmitter freigesetzt wird, und somit auch das Signal an das ZNS. Die Retina ist so komplex, dass ein Großteil des Verarbeitungsprozesses bereits hier abläuft, bevor die Information über den Sehnerv (N. opticus) an das ZNS weitergeleitet wird.

Die Netzhaut (Retina)

Die Retina (Abb. 2.12) hat 10 Schichten. Die äußere Schicht besteht aus dem Pigmentepithel. Die neuronale Retina bildet die übrigen neun Schichten. Der Lichtreiz muss zuerst die äußeren acht Schichten passieren, um auf die Rezeptorzellen zu stoßen. Das Licht erreicht die neun Schichten der neuronalen Retina in folgender Reihenfolge:
1. innere Grenzmembran
2. Ganglienzellschicht
3. innere plexiforme Schicht (Synapse zwischen Ganglion, bipolarer und amakriner Zelle)
4. innere Kernschicht (bipolare, amakrine und horizontale Zellkörper)
5. äußere plexiforme Schicht (Synapse zwischen bipolaren, horizontalen und Rezeptorzellen)
6. äußere Kernschicht (Zellkörper für Rezeptorzellen)
7. äußere Grenzmembran
8. Rezeptorschichten: inneres Segment und
9. äußeres Segment (lichtempfindliche Rezeptorzellprozesse)

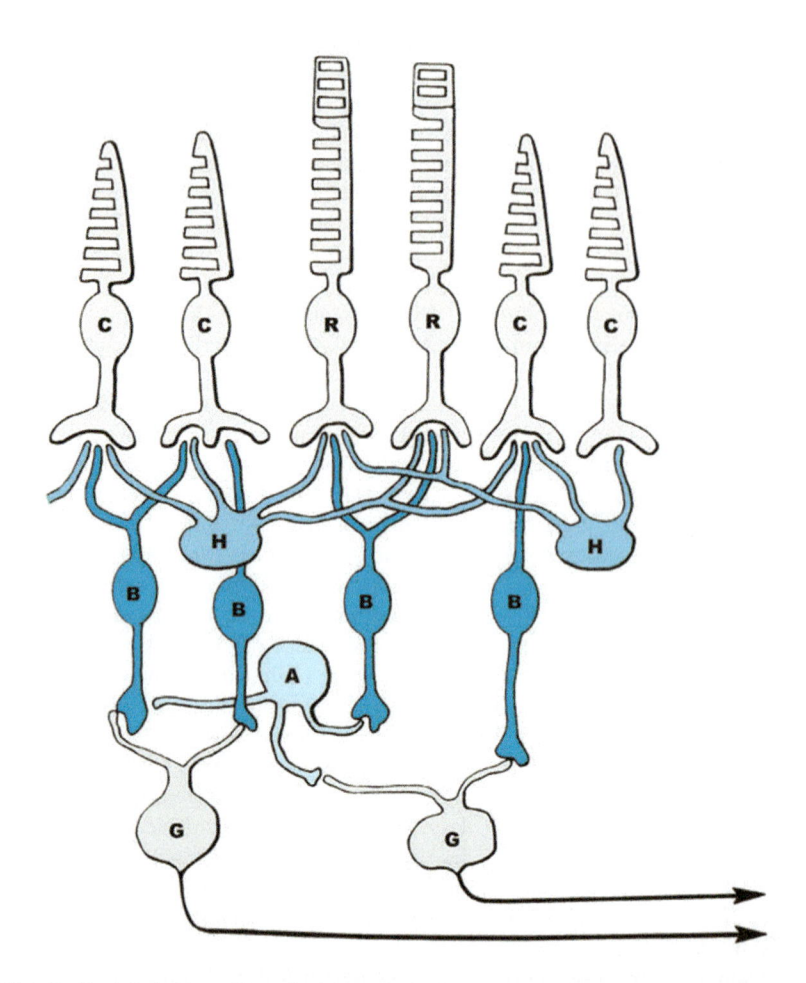

Abb. 2.12. Vereinfachte Darstellung der Retina; die fünf Grundzellen der Retina werden gezeigt: **A** amakrine Zellen, **B** innere Körnerzelle (bipolare Zelle), **C** Zapfen, **G** Ganglienzelle, **H** horizontale Zelle, **R** Stäbchen. Die Zellkörper von Zapfen und Stäbchen formen die äußere Kernschicht und ihre Projektionen bilden die Rezeptorschicht. Die Region, wo Rezeptorzellen mit horizontalen und bipolaren Zellen in Verbindung stehen, bilden die äußere Schicht. Die innere Kernschicht besteht aus den Zellkörpern der bipolaren, horizontalen und amakrinen Zellen. Synapsen zwischen amakrinen, bipolaren und Ganglienzellen bilden die innere Schicht. Die Ganglienzellkörper bilden die Ganglienzellschicht. Die innere- und äußere Grenzmembran sind nicht abgebildet. Die Axone des 3. Neurons (Ganglienzellen) bilden den Sehnerv (N. opticus). (Aus: Gilman u. Newman 1996)

Die Rezeptorzellen sind mit den bipolaren Zellen der inneren Kernschicht verbunden und diese mit den Ganglienzellen, deren Axone den Sehnerv bilden. Dieser projiziert zum Corpus geniculatum laterale des Thalamus und zum Colliculus superior des Tectum. Interneurone, horizontale und amakrine Zellen, wie man sie in der inneren Kernschicht findet, greifen in diesen Prozess ein. Die Rezeptorzellen aktivieren zwar die bipolaren Zellen, jedoch üben die horizontalen und amakrinen Zellen einen hemmenden Einfluss auf die Rezeptor-, die bipolaren und die Ganglienzellen aus.

> **Wichtig**
>
> Die Hemmung aus den horizontalen Zellen ist ein Beispiel für die laterale Hemmung, die dem Zweck dient, die Begrenzungen des rezeptiven Feldes exakt abzugrenzen. Dadurch wird sichergestellt, dass die Informationen mit großer Genauigkeit das ZNS erreichen.

2.2 Funktionelle Anatomie des Zentralnervensystems

Obwohl bipolare Zellen anders funktionieren, dienen auch sie dazu, die Begrenzungen von visuellen Abbildern scharf darzustellen.

Basierend auf dem **rezeptiven Feld und den Rezeptorzellen**, mit denen sie verbunden sind, können **Ganglienzellen** in zwei Kategorien eingeteilt werden:
- Eine Gruppe von Ganglienzellen wird aktiviert, wenn Licht in das Zentrum ihres Rezeptorfeldes fällt.
- Die andere Gruppe von Rezeptorzellen wird sozusagen deaktiviert, wenn Licht in das Zentrum ihres Rezeptorfeldes fällt.

Diese Ganglienzellen laufen in zwei parallelen Pfaden zum ZNS. Dieser Umstand ist dafür verantwortlich, dass wir **Kontraste** im visuellen Abbild wahrnehmen können. Dadurch sind wir bei der Wahrnehmung von Form, Bewegung und Farbe nicht abhängig von der absoluten Lichtmenge in unserer visuellen Umwelt, sondern können stattdessen helle und dunkle Kontraste dafür verwenden.

> **Wichtig**
>
> Ein Großteil der Information über Kontrast, Farbe, Form und Bewegung in der visuellen Umgebung wird bereits verarbeitet, bevor sie das ZNS erreicht.

Zentrale Verbindungen
Der Sehnerv wird aus Projektionen der Ganglienzellen gebildet.

Primäre Sehbahn
Wie in ◘ Abb. 2.13 dargestellt ist, kreuzen die Fasern aus der nasalen Region der Retina im **Chiasma opticum** und treffen mit Fasern der temporalen Retina des anderen Auges zusammen. Gemeinsam bilden sie den Tractus opticus, der vor allem zum Corpus geniculatum laterale im Thalamus projiziert. Damit ist die erste der drei visuellen Verarbeitungsbahnen beschrieben. Dadurch, dass Fasern zum Corpus geniculatum laterale projizieren, erhält jede Hemisphäre auch kontralaterale visuelle Informationen.

Eine bestimmte Zahl von Fasern des Sehnervs laufen im Tractus opticus weiter zum Corpus geniculatum laterale. Wie auch beim taktilen System repräsentiert das Projektionsareal in diesem Kern die Größe des Rezeptorfeldes in der Peripherie. Also hat die Fovea (die das kleinste Rezeptorfeld, jedoch die höchste Rezeptorzahl aufweist) den größten Repräsentationsbereich.

Die **Ganglienzellen** können basierend auf **Größe wie auch Funktion** in zwei Gruppen unterteilt werden:
- Die **Magnozellen** haben große Rezeptorfelder und reagieren nur kurz auf einen anhaltenden Lichtreiz. Es wird angenommen, dass diese Zellen für allgemeine Merkmale von Objekten und ihre Bewegung zuständig sind.
- Die **Parvozellen** sind kleiner, zahlreicher und haben kleine Rezeptorfelder. Sie übermitteln folglich Informationen über die exakteren Details der visuellen Information, die Farbe und Form betrifft.

Magnozellen und Parvozellen haben Fortsätze zu verschiedenen Zellschichten im Corpus geniculatum laterale und bilden Bahnen mit verschiedenen Funktionen:
- Die magnozelluläre Bahn trägt dazu bei zu erkennen, wo ein Objekt sich in der visuellen Umgebung befindet.
- Die parvozelluläre Bahn trägt dazu bei zu wissen, worum es sich bei diesen Objekt handelt.

Die Information vom Corpus geniculatum laterale wird zum ipsilateralen primären visuellen Kortex (Area 17) weitergeleitet. Hier werden die magno- und parvozellulären Informationen über das »Was« und »Wo« des visuellen Abbildes integriert. In der primären Sehrinde findet man einfachere und komplexe Zellen; die auf die Umrisse eines Objekts reagieren, aber nicht auf andere Merkmale. Sie reagieren auf die Position des Objekts und auf seine Achsen oder seine Richtung. Daher wird das visuelle System manchmal auch als Kontrast- oder Begrenzungsdetektor bezeichnet.

Die Organisation des visuellen Kortex ist hoch komplex. Die Zellen bilden Säulen. Neurone innerhalb einer Säule reagieren auf Reize einer bestimmten Achse oder Richtung. Die Säulen werden von farbsensitiven Zellen unterbrochen. Ein drittes Organisationsmerkmal des visuellen Kortex sind die okulär dominanten Säulen: sie erhalten Informationen abwechselnd vom linken und vom rechten Auge, und ermöglichen damit das **binokuläre Sehen**.

An der visuellen Wahrnehmung sind auch Projektionen beteiligt, die von Area 17 ausgehen. Parvozelluläre Bahnen laufen von Area 17 zu Area 19 und dann in die untere Temporalregion, wo **Form und Farbe** wahrgenommen werden. Diese Projektionen helfen bei der Interpretation des »Was« eines visuellen Abbildes. Dieser Bereich des Gehirns wird auch mit dem Erkennen von Gesichtern und Formen in Verbindung gebracht.

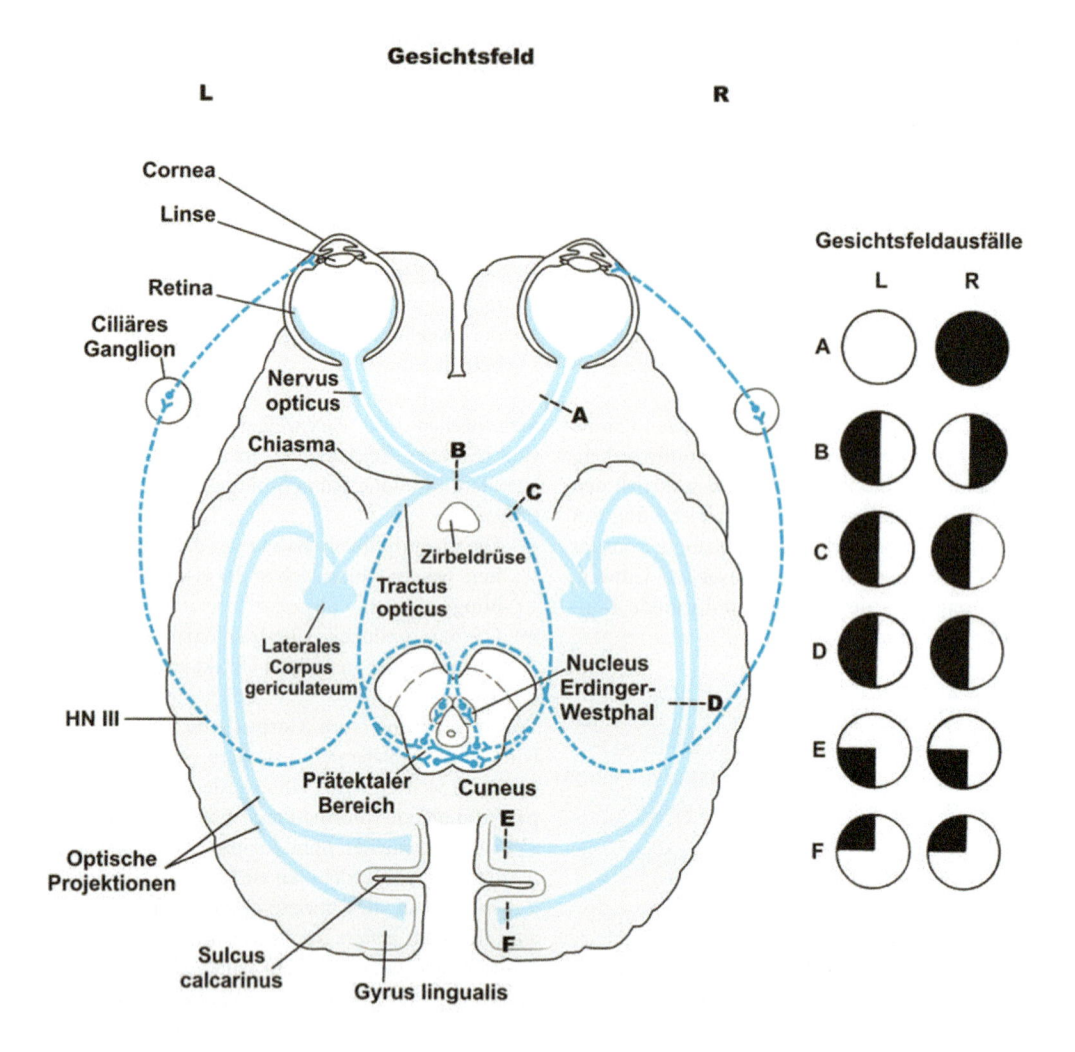

Abb. 2.13. Die visuellen Bahnen: Läsionen des Systems (s. rechte Seite des Diagramms) werden durch funktionelle Defizite bemerkbar; in der Abbildung mit A–F gekennzeichnet (Aus: Gilman u. Newman 1996)

Die **Wahrnehmung von Bewegung** beruht auf der Aktivierung der magnozellulären Ganglienzellen in der Retina und deren Projektionen zum Corpus geniculatum laterale, den Arealen 17 und 18 und dem medialen und superioren Temporallappen. Die visuellen Signale gehen noch weiter zum visuell-motorischen Areal im Parietallappen. Die Informationen, die diese Verbindung sendet, dienen der Interpretation von Geschwindigkeit und Richtung einer Objektbewegung und der Ortsbestimmung eines Objekts.

Sekundäre Sehbahn

Die sekundäre visuelle Bahn beginnt mit Fasern des Tractus opticus, die zum Colliculus superior in der Vierhügelplatte (Tectum) projizieren. Die Zellen in diesem Bereich haben große rezeptive Felder (d. h. sie interpretieren grob, aber keine Details). Diese Zellen reagieren auf waagerechte Bewegung innerhalb des visuellen Felds. Weiterer Input für den Colliculus superior kommt aus dem visuellen Kortex und der spinotektalen Bahn. Letztere transportiert somatosensorische Informationen vom Rückenmark und der Medulla. Zu den Projektionen, die vom Colliculus superior ausgehen, gehören jene zum Thalamus und Rückenmark (über die tektospinale Bahn). Es bestehen auch Verbindungen zu den okulomotorischen Kernen. Auf diese Weise spielt der Colliculus superior eine Rolle für die visuelle gesteuerte Koordination der Stellung und Bewegung der Augen.

Tertiäre Sehbahn

Die kleinste visuelle Bahn wird als »zusätzlicher Tractus opticus« bezeichnet. Projektionen des Tractus opticus gehen zu kleinen Kernen um den Ncl. oculomotorius, zum medialen Ncl. vestibularis, zum Corpus geniculatum laterale und in andere Regionen um den Thalamus. Die efferenten Prozesse aus diesen Regionen gehen bis zur unteren Olive, die wiederum in den vestibulären Teil des Kleinhirns projiziert. Aufgrund dieser Verbindungen spielt der zusätzliche optische Trakt eine Rolle für die okulomotorische Anpassung.

Die Lichtreaktion (Pupillarreflex)

Obwohl dieser Reflex für die Theorie der Sensorischen Integration nicht von besonderer Bedeutung ist, sei er an dieser Stelle kurz beschrieben.

Der Reflex hängt mit einer Bahn zusammen, die von den Stäbchen und Zapfen in der Retina ausgeht. Informationen, die die Grundlage für diesen Reflex bilden, werden mit Lichtinformationen über den Sehnerv, das Chiasma opticum und den Tractus opticus gesandt, gelangen zum Colliculus superior (und nicht zum Corpus geniculatum laterale) und landen schließlich im prätektalen Areal. Von dort gehen Fasern zum Edinger-Westphal Kern, wo der motorische Prozess des Pupillarreflexes seinen Ausgang nimmt: Axone gehen zum Ciliarganglion und zu den Schließmuskeln des Auges.

Trifft Licht auf ein Auge, so wird über die gerade beschriebene Bahn die Pupille verengt. Aufgrund der Faserkreuzung wird auch die Pupille des anderen Auges verengt.

Die Bedeutung visueller Erfahrung

Die Entwicklung visueller Leistungen ist pränatal wie auch nach der Geburt erfahrungsabhängig. Die Zusammenarbeit und die Konkurrenz der Axone beider Augen sind von Bedeutung für die Bildung der okular dominanten Säulen, für die Tiefenwahrnehmung und für das binokuläre Sehen. Mehrere Studien haben gezeigt, dass frühe visuelle Deprivation in kritischen Perioden zu erheblichen Einschränkungen in der visuellen Wahrnehmung führt.

Beispiel

Es hat sich als entscheidend erwiesen, angeborene Katarakte sehr früh zu entfernen. Robb et al. (1987) berichteten, dass der kritische Zeitpunkt, vor dem der Katarakt operiert werden muss, damit das Kind eine adäquate Sehschärfe entwickeln kann, bei 17 Monaten liegt. Kandel et al. (2000) kamen zu dem Schluss, dass Katarakte, die nicht vor dem 10. Lebensjahr entfernt wurden, zu bleibenden Beeinträchtigungen der Formwahrnehmung führen; nicht aber der Farbwahrnehmung.

Andere Studien über die visuelle Wahrnehmung bestätigen diese Ergebnisse. Erfahrung ist für die Entwicklung normaler visueller Wahrnehmungsleistungen entscheidend, da sie enorme Auswirkungen auf die Vernetzung der kortikalen Zellen hat. Weitere Details zum visuell-räumlichen Aspekt finden sich in ▶ Kap. 6.

2.3 Zusammenfassung und Fazit

Fazit

- Die großen sensorischen Systeme, die im Zentrum der SI-Theorie stehen, sind so komplex, dass im Rahmen dieses Buchs nur oberflächlich auf ihre Struktur und ihre Funktion eingegangen werden kann.
- Jedes Sinnessystem hängt von Rezeptoren ab, die auf die ursprüngliche Form des Input reagieren, und die diesen Input in eine elektrochemische Form umwandeln, die vom ZNS »gelesen« werden kann. Weil letztlich jede Zufuhr ins ZNS die Form von elektrochemischen Signalen annimmt, hängt die Interpretation jedes Input von den Rezeptoren und den speziellen Bahnen ab, über die die Information gesandt wird. Außerdem hängt sie von den Merkmalen des Reizes ab (z. B. Frequenz und Intensität).
- Die Integration des Input findet an verschiedenen Orten im ZNS statt. In ◘ Tab. 2.2 und in ▶ Kap. 2.4, »Anhang«, sind die wesentlichen Punkte zur Struktur, Funktion und Interaktion dieser Systeme zusammengefasst.

Tab. 2.2 Sensorische Systeme und ihre Projektionen

Bahn	Organisation	Funktion: überträgt Informationen über	Fasern kreuzen	Erste Synapse	Zweite Synapse	Dritte Synapse	Darüber hinaus
DCML-System (Hinterstrang)	Präzise somatotopisch im gesamten Verlauf Wenig Konvergenz Wenige Umschaltungen	Größe, Form und Beschaffenheit Bewegung von Berührungen auf der Haut zeitliche und räumliche Aspekte der Berührung	Ncl. gracilis und Ncl. cuneatus in der Medulla	Ncl. gracilis und Ncl. cuneatus in der Medulla	Ncl. gracilis und Ncl. cuneatus in der Medulla	Primäres und sekundäres somatosensorisches Kortexareal; Area 5 und 7 des Parietallappens	
Anterolaterales System (Vorderseitenstrang)	Somatotopisch, aber weniger spezifisch als DCML Mehr Konvergenz	Schmerz, diffuse Berührung, Temperatur, Kitzeln neutrale Wärme	Hinterhorn des Rückenmarks	Hinterhorn des Rückenmarks	Hinterhorn des Rückenmarks	Primäres und sekundäres somatosensorisches Kortexareal	
Trigeminothalamische Bahn	Somatotopisch	Diskriminative Berührung von Gesicht und Mund Scherz, Temperatur, nicht-diskriminative Berührung	Nach den Synapsen im Pons und Hirnstamm	Sensorischer Hauptkern des Nervus trigeminus Spinaler Kern des Nervus trigeminus	Sensorischer Hauptkern des Nervus trigeminus Spinaler Kern des Nervus trigeminus	Primäres somatosensorisches Kortexareal	
Vestibuläres System		Position und Bewegung des Kopfes im Raum Balance Bewegungsgeschwindigkeit und -richtung Koordination der Augen Erhaltung eines stabilen Gesichtsfeldes bei Bewegung	Nach den Synapsen in den vestibulären Kernen in Medulla und Pons	Vestibuläres Ganglion	Vestibuläres Ganglion	Area 3 und 2v des Kortex	

2.3 Zusammenfassung und Fazit

Tab. 2.2. (Fortsetzung)

Bahn	Organisation	Funktion: überträgt Informationen über	Fasern kreuzen	Erste Synapse	Zweite Synapse	Dritte Synapse	Darüber hinaus
Auditives System	Tonotypisch Feineinstellung nach der Amplitudenkurve	Geräuscherkennung und -lokalisation	Spiralganglion im Ohr	Ventraler und dorsaler Ncl. cochlearis	Ventraler und dorsaler Ncl. cochlearis	Colliculus inferior des Tectum Ncl. geniculatum mediale des Thalamus	Auditorischer Kortex Gyrus präcentralis
Visuelles System	Zapfen: geringe Konvergenz, hohe räumliche Auflösung Stäbchen: starke Konvergenz, hohe Lichtempfindlichkeit, geringe Auflösung Detaillierte Organisation der Informationen, die durch dieses System geleitet werden	Zapfen: Tagsehen, Farbsehen Stäbchen: Nachtsehen	Chiasma opticum	Bipolare Zellen in der Retina	Bipolare Zellen in der Retina	Colliculus superior des Tectum Corpus geniculatum laterale des Thalamus	Primärer visueller Kortex

2.4 Literatur

Ayres, A. J. (1972). Sensory integration and learning disorders. Los Angeles: Western Psychological Services

Blackwell, P. L. (2000). The influence of touch on child development: Implications for intervention. Infants and Young Children, 13(1): 25–39

Brooks, V. B. (1986). The neural basis of motor control. New York: Oxford University

Cazals, Y., u. Aurousseau, C. (1987). Saccular acoustic responses in the guinea pig involve superior olive but not inferior colliculus. In M. D. Graham u. J. L. Kemnick (Eds.), The vestibular system: Neurophysiologic and clinical research (pp. 601–606). New York: Raven

Cohen, H. (1999). Neuroscience for rehabilitation, (2nd ed.) Baltimore: Lippincott, Williams u. Wilkins

Collier, C. (1985). Emotional expression. Hillsdale, NJ: Lawrence Erlbaum Associates

Diamond, M. C., u. Hopson, J. (1998). Magic trees of the mind. New York: Dutton

Farber, S. D. (1982). Neurorehabilitation: A multisensory approach. Philadelphia: W. B. Saunders

Fisher, A. G. (1989). Objective assessment of the quality of response during two equilibrium tests. Physical and Occupational Therapy in Pediatrics, 9(3),57–78

Fisher, A. G., u. Bundy A. C. (1989). Vestibular stimulation in the treatment of postural and related disorders. In O. D. Payton, R. P. DiFabio, S. V. Paris, E. J. Prostas, u. A. F. VanSant (Eds.), Manual of physical therapy techniques (pp. 239–258). New York: Churchill Livingstone

Fisher, A. F., u. Dunn, W. (1983). Tactile defensiveness: Historical perspectives, new research: A theory grows. Sensory Integration Special Interest Section Newsletter, 6(2), 1–2

Fisher, A. G., Mixon, J., u. Herman, R. (1986). The validity of the clinical diagnosis of vestibular dysfunction. Occupational Therapy Journal of Research, 6, 3–20

Gilman, S., u. Newman, S. W. (1992). Essentials of clinical neuroanatomy and neurophysiology, (9th ed.) Philadelphia: F.A. Davis

Goldberg, G. (1985). Supplementary motor area structure and function: Review and hypotheses. Behavioral and Brain Sciences, 8, 567–616

Haines, D. E. (1997). Fundamental neuroscience. New York: Churchill Livingstone

Haron, M., u. Henderson, A. (1985). Active and passive touch in developmentally dyspraxic and normal boys. Occupational Therapy Journal of Research,5, 102–112

Heller, M. A., u. Schiff, W. (1991). The psychology of touch. Hillsdale, NJ: Erlbaum Associates

Jones, L. A. (1988). Motor illusions: What do they reveal about proprioception? Psychological Bulletin, 103, 72–86

Kalaska, 1. F. (1988). The representation of arm movements in postcentral and parietal cortex. Canadian Journal of Physiology and Pharmacology, 66, 455–463

Kandel, E. R., Schwartz, 1. H., u. Jessell, T. M. (1995). Essentials of neural science and behavior. Norwalk, CT: Appleton u. Lange

Kandel, E. R., Schwartz, J. H., u. Jessell, T. M. (2000). Principles of neural science, (4th ed.)New York: McGraw-Hill

Kingsley, R. E. (2000). Concise text of neuroscience. Philadelphia: Lippincott, Williams u. Wilkins

Knickerbocker, B. M. (1980). A holistic approach to learning disabilities. Thorofare, NJ: C.B. Slack

Lundy-Ekman, L. (1998). Neuroscience fundamentals for rehabilitation. Philadelphia: W.B. Saunders Co

Matthews, P. B. C. (1988). Proprioceptors and their contribution to somatosensory mapping: Complex messages require complex processing. Canadian Journal of Physiology and Pharmacology, 66, 430–438

McCloskey, D. I. (1985). Knowledge about muscular contractions. In E. V. Evarts, S. P. Wise, u. B. Bousfield (Eds.), The motor system in neurobiology (pp. 149–153). New York: Elsevier

McCloskey, D. I., Cross, M. 1., Honner, R., u. Potter, E. K. (1983). Sensory effects of pulling and vibrating exposed tendons in man. Brain, 106, 21–37

Melzack, R., u. Wall, P. D. (1973). The challenge of pain. New York: Basic Books

Moberg, E. (1983). The role of cutaneous afferents in position sense, kinaesthesia, and motor function of the hand. Brain, 106, 1–19

Mogliner, A., Grossmann, J. A., Ribary, U., Joliot, M., Volkmann, J., Rapaport, D., Beasley, R. W., Llinas, R. R. (1993). Somatosensory cortical plasticity in adult humans revealed by magnetoencephalography. Proceedings of the National Academy of Sciences, USA, 90, 3593–3597

Montagu, A. (1978). Touching: The human significance of the skin. New York: Harper and Row

Nashner, L. M. (1982). Adaptation of human movement to altered environments. Trends in Neuroscience, 5, 351–361

Nathan, P. W., Smith, M. c., u. Cook, A. W. (1986) Sensory effects in man of lesions of the posterior columns and of some other afferent pathways. Brain, 109(pt. 5), 1003–1041

Peele, T. L. (1977). The neuroanatomic basis for clinical neurology, (3rd ed.) New York: McGrawHill

Robb, R. M., Mayer, D. L., u. Moore, B. D. (1987). Results of early treatment of unilateral congenital cataracts. Journal of Pediatric Opthalmology and Strabismus, 24, 178–181

Roberts, T. D. M. (1978). Neurophysiology ofpostural mechanisms, (2nd ed.) Boston: Butterworths

Schmidt, R. A. (1999). Motor control and learning: A behavioral approach. Champaign, IL: Human Kinetics Publishers, Inc

Schmidt R. F., Thews G. (1997) Physiologie des Menschen. Springer, Berlin Heidelberg New York Tokyo

Sherrington, C. S. (1906). The integrative action of the nervous system. New Haven: Yale University Press

Tracey, D. J. (1985). Joint receptors and the control movement. In E. V. Evarts, S. P. Wise, u. B. Bousfield (Eds.), The motor system in neurobiology (pp. 178–182). New York: Elsevier

Vierck, C. J., Cohen, R. H., u. Cooper, B. Y. (1985). Effects of spinal lesions on temporal resolution of cutaneous sensations. Somatosensory Research, 3, 45–46

Wilson, V. J., u. Melvill Jones, G. (1979). Mammalian vestibular physiology. New York: Plenum

Zigmond, M. J., Bloom, F. E., Landic, S. c., Roberts, J. L., u. Squire, L. R. (1999). Fundamental neuroscience. Boston: Academic Press

2.5 Anhang: Wesentliches zu den Sinnessystemen

Somatosensorisches System

Die Rezeptoren liegen in der Haut und um die Gelenke herum, dadurch ist dieses System sehr ausgedehnt.

Die Interpretation des Input hängt von der Kombination der aktivierten Rezeptoren, der Rezeptordichte und Größe der Rezeptorfelder ab.

Zwei unterschiedliche somatosensorische Anteile leiten die Information vom Körper zum ZNS:
- die mediale Schleifenbahn des Hinterstranges (DCML) und
- das anterolaterale System.

DCML-System
- **Modalität.** Taktile Diskrimination, Vibration, taktiler Druck, Propriozeption, zeitliche und räumliche Aspekte eines Reizes.
- **Primäre Projektionen.** Thalamus, S I, S II, Areale 5 und 7.
- **Propriozeptive Information** wird im DCML-System transportiert (d. h. Wahrnehmung von Gelenks- und Körperbewegung und der Position des Körpers bzw. von Körperteilen im Raum).
- **Primäre propriozeptive Informationsquellen.** Muskelspindeln, Hautmechanorezeptoren, zentrale Bewegungsbefehle.
- Propriozeptive und vestibuläre Verarbeitung sind funktionell eng verbunden und tragen zur Entwicklung des Körperschemas, der posturalen Reaktionen, des Haltungstonus, der Balance und der Stabilisierung von Kopf und Augen während Bewegung bei.

Anterolaterales System (AL)
- **Modalität.** Schmerz, Temperatur, leichte Berührung, Kitzeln.
- **Bahnen.** spinothalamische, spinoreticulare, spinomesenzephalische Bahn.
- Spino-hypothalamische Bahn
  - **Primäre Projektionen.** Thalamus, S I, S II; Formatio retikularis, periaquäduktale Grauzone, Tectum im Mittelhirn; Hypothalamus.
- Trigeminothalamische Bahn
  - **Modalität.** Trägt alle Arten von somatosensorischen Informationen aus dem Gesicht zum ZNS.
  - **Primäre Projektionen.** Thalamus, S I.

Aufgrund der ausgedehnten Verteilung der Rezeptoren und der vielen Projektionen zum ZNS hat die Somatosensorik enorme Auswirkungen auf das Beschäftigungsverhalten (»occupational performance«).

Die beiden Anteile (DCML- und anterolaterales System) weisen beträchtliche Überlappungen auf. Dadurch bestehen viele Möglichkeiten zur Interaktion zwischen diesen beiden Systemen.

Vestibuläres System

Rezeptoren
Haarzellen in zwei Strukturen innerhalb des Innenohrs:
- **Otolithenorgane:** reagieren auf lineare Bewegung und Schwerkraft, Kopfneigung in jede Richtung.
- **Bogengänge:** reagieren auf bogenförmige Bewegung des Kopfs; reagieren am ehesten auf schnelle vorübergehende Bewegungen.

Die Aktivität der Rezeptoren liefert dem ZNS konstant Input über die Position und Bewegung des Kopfes im Raum.

Projektionen
- Zu **Vestibulariskernen** im Hirnstamm und von dort weiter zu:
- **Zerebellum:** reziproke Verbindungen für Kontrolle über Augen- und Kopfbewegungen und -haltung.
- **Okulomotorische Kerne:** dienen dazu, die Augen, während Kopf- und Körperbewegung zu fixieren. Entstehungsort der vestibulären Augenreflexe und des Nystagmus.
- **Rückenmark:** Einflüsse auf Muskeltonus und längerfristige Haltungsanpassung.
- **Thalamus und Kortex:** Integration des somatosensorischen Input; spielen eine Rolle in der Wahrnehmung von Bewegung und räumlicher Orientierung.
- Reziproke Verbindungen mit dem Kleinhirn.

Visuelles System

Rezeptoren
- In der Retina, einer komplexen Struktur aus mehreren Schichten, in der bereits ein großer Teil der Information verarbeitet wird, bevor er weiter an das ZNS gesendet wird.
- Zapfen für das Sehen bei Tageslicht (reagieren auf schnell verändernde Lichtreize und Farben).
- Stäbchen für die Nachtsicht (reagieren eher langsam, bündeln schwaches Licht).
- 3 Bahnen zum ZNS:
  - **Primäre Bahn zum Corpus geniculatum laterale**

- Parvozellulärer und magnozellulärer Teil, die Information zum »Wo« und »Was« des Objekts verarbeiten.
 - Projiziert zum visuellen Kortex (Areale 17 und 19) und weiter zum inferioren und superioren Temporallappen für die weitere Verarbeitung und das Erkennen von Gesichtern, Formen und Bewegungen.
- **Sekundäre Bahn zum Colliculus superior**
 - Reagiert auf waagerechte Bewegung im visuellen Feld.
 - Integration mit somatosensorischem Input aus dem Thalamus.
 - Projiziert zum Thalamus, Rückenmark und den okkulomotorischen Kernen; spielt dadurch eine Rolle in Koordination von Haltung und Augenbewegungen.
- **Tertiäre Bahn: Accessorischer Tractus opticus**
 - Projektionen des optischen Traktes gelangen zu Accessoriuskernen um den Ncl. oculomotorius, den medialen Vestibulariskern und den Thalamus.
 - Projiziert zur inferioren Olive und weiter zum Kleinhirn.
 - Spielt eine Rolle für die okulomotorische Anpassung.

- Direkteste Strecke: Axone vom Lemniscus lateralis projizieren zum Colliculus inferior.
- Ipsilaterale und kontralaterale Projektionen zur superioren Olive und weiter zum Colliculus inferior.
- Fasern, die den Trapezoidkörper bilden, projizieren zum superioren Olivenkomplex
- Vom Colliculus inferior projizieren die meisten Fasern zum Corpus geniculatum mediale des Thalamus und von dort weiter zum auditiven Kortex (Areale 41 und 42 und Assoziationsfeld 22).
- Andere Projektionen zum limbischen System und zum Temporal- und Parietallappen; dürften eine Rolle für das Erregungsniveau und die Aufmerksamkeit spielen.
- Im Colliculus superior wird auditiver Input mit somatosensorischem Input integriert und kontrollieren die Orientierung von Augen, Kopf und Körpers auf ein wahrgenommenes Geräusch.

Auditives System

Rezeptoren
- Haarzellrezeptoren mit ähnlicher Funktion wie im vestibulären System.
- Die Energie der Schallwellen muss in Vibration und in flüssige Bewegungsenergie geändert werden, um die Rezeptoren zu aktivieren.
 Zwei große Hörbahnen:
- **Kernbahn**
 - Leitet am schnellsten und am direktesten.
 - Behält genaue Organisation im gesamten Verlauf bei.
 - Modalität: überträgt Tonfrequenz (Tonhöhe).
- **Gürtelbahn**
 - Weniger gut organisiert.
 - Umgibt Kernbahn.
 - Sendet Informationen Zeitpunkt und zur Intensität (Lautstärke) des Geräusches.
 - Wesentlich für die bilaterale Interaktion der Ohren.

Projektionen
- Primäre auditive Projektionen von Kern- und Gürtelbahn bilden den Cochlearkern.

Störungen der Praxie

Gretchen Dahl Reeves, Sharon A. Cermak

3.1 Fallbeispiele: Karola und David – 79

3.2 Verwandte Diagnosen und Terminologie – 80

3.3 Entwicklung und Performanz von Kindern mit Praxiestörungen – 82
3.3.1 Frühe Kindheit – 82
3.3.2 Schulalter – 82
3.3.3 Jugend und Erwachsenenalter – 83

3.4 Typische Merkmale im Verhalten und in den Emotionen – 84
3.4.1 Intellektuelle und kognitive Faktoren – 84

3.5 Sensorisch-integrative Funktionsstörungen und Störungen der Praxie – 86
3.5.1 SIPT-Ergebnisse und klinische Beobachtungen: Fallbeispiele Karola und David – 86
3.5.2 SIPT und Praxie – 88

3.6 Neuroanatomische Grundlagen der (Dys-)Praxie – 91
3.6.1 Ideation – 92
3.6.2 Planung – 92
3.6.3 Ausführung – 94

3.7 Die Rolle der Wahrnehmung für Bewegung und Praxie – 95
3.7.1 Taktiles System – 95
3.7.2 Propriozeption – 96
3.7.3 Vestibuläres System – 97
3.7.4 Visuelles System – 97
3.7.5 Auditives System – 98

3.8 Intervention – 98
3.8.1 Die Theorie der Sensorischen Integration neu beleuchtet – 98
3.8.2 Die Bedeutung von Übung – 104

3.9 Zusammenfassung und Fazit – 108

3.10 Literatur – 109

> (Die) Ätiologie der frühen Entwicklungsdyspraxie ist noch nicht geklärt, vielleicht weil es nur wenig Übereinstimmung darüber gibt, was sie eigentlich ist und wie sie erkannt werden kann. «
> Sugden u. Keogh 1990, S. 13

In ▶ Kap. 3 werden Praxiestörungen auf sensorischer Basis beschrieben, die sich unter anderem in Schwierigkeiten äußern, Bewegungen zu planen und zu organisieren. Im Speziellen werden die Charakteristika von zwei Praxiestörungen – **BIS-Störung** und **Somatodyspraxie** – beschrieben und ihre Beziehung zueinander. Sensorisch-integrative Praxiestörungen werden im Allgemeinen mittels SIPT (»Sensory Integration and Praxis Tests«, Ayres 1989) diagnostiziert. Die Befundung wird besprochen, ebenso andere Diagnosen, bei denen Symptome von Dyspraxie auftreten. Des Weiteren werden die Auswirkungen der Dyspraxie beschrieben, die über die Bewegung hinausgehend auch das Selbstbewusstsein, das Wohlbefinden, die Entwicklung und Leistungen betreffen. Im Zusammenhang mit der Behandlung werden die SI-Theorie und die neuroanatomischen Mechanismen besprochen, die der Praxie zugrunde liegen. Zuletzt wird weiterführende Literatur vorgestellt, die für die sensorisch basierte Dyspraxie von Belang sein kann und die sich mit aktuellen Theorien zum Bewegungsverhalten befasst.
Zur Veranschaulichung werden zwei Fallbeispiele vorgestellt, Karola und David, deren Schwierigkeiten sich zwar auf unterschiedliche Weise äußern, aber doch Ähnlichkeiten aufweisen.

Definition

Praxie bedeutet »willentliche Aktion« und kommt vom griechischen Wort für »tun, handeln, Tat, Ausübung« (Safire 1989, S. F18).

Obwohl Praxie bei der Auseinandersetzung von Menschen mit der physikalischen Umwelt beobachtet werden kann, geht es dabei um mehr als die beobachtbare Aktion. Der Prozess der Praxie betrifft in erster Linie die **Planung eines Bewegungsvorganges** und erfordert vom Handelnden Kenntnisse von Aktionen und Objekten sowie Motivation und Intention.

Das Forschungsinteresse an der Praxie entstand durch Untersuchungen an Erwachsenen, die nach linksseitigen Hirntraumata im Frontal- oder Temporallappen nicht mehr in der Lage waren, willkürliche oder zielgerichtete Aktionen auszuführen (Fredericks u. Saladin 1996). Diese Störung, bekannt als **Apraxie**, beeinträchtigt die Fähigkeit, erlernte Handlungen auszuführen, und behindert das Erlernen von neuen Bewegungen und Gesten für kommunikative Zwecke, ohne dass Lähmungen, Sinnesbehinderungen oder Störungen des Muskeltonus vorliegen.

Der Ausdruck **Dyspraxie** wird verwendet, um Bewegungsplanungsdefizite zu beschreiben, die im Gegensatz zur Apraxie entwicklungsbedingt und nicht erworben sind. Da sich die Schwierigkeiten in der Motorik zeigen, könnte man annehmen, dass Dyspraxie ein Problem der motorischen Ausführung ist. Ayres (1985) stellte die neue Sichtweise vor, dass bei der Dyspraxie das Problem in erster Linie darin liegt, einen Plan für eine sinnvolle Aktion zu entwickeln. Ayres (1972a, 1979, 1985) ging davon aus, dass die Fähigkeit, Sinneseindrücke zu verarbeiten und zu integrieren, die Basis für die Entwicklung des **Körperschemas** darstellt. Dieses wiederum ist die Grundlage für die Bewegungsplanung. Daher setzt die sensorisch-integrative Ergotherapie bei Störungen der Praxie an der sensorischen Verarbeitung und der Konzeptbildung an (Ayres 1985; Ayres et al. 1987).

Da Praxie und Dyspraxie komplexe Konzepte sind, kann die betreffende Terminologie verwirrend sein. In diesem Kapitel:

- wird **Dyspraxie** als generischer Ausdruck verwendet, der sich auf entwicklungsbedingte Störungen der Praxie mit unterschiedlichster Ätiologie bezieht;
- wird die **sensorisch-integrative Dyspraxie** auf Praxiestörungen bezogen, deren Basis eine schlechte sensorische Verarbeitung ist;
- wird **Somatodyspraxie** als eine Form von sensorisch-integrativer Dyspraxie definiert, bei der zumindest die Verarbeitung von somatosensorischen Informationen schwach ist;
- wird die **bilaterale Integrations- und Sequenzierensstörung (BIS)** als eine Form von sensorisch-integrativer Dyspraxie definiert, bei der Defizite in der vestibulären und propriozeptiven Verarbeitung vorliegen.

Die Begriffe »Somatodyspraxie« und »BIS« sind nicht identisch, aber wahrscheinlich gehören beide zu einem Spektrum von Praxiestörungen, wie sie in ◘ Abb. 1.4 dargestellt sind. Der Nachteil dieser beiden Begriffe liegt darin, dass sie die sensorische Basis des Problems nicht ausreichend betonen. Zu noch mehr Unklarheit trägt bei, dass der Ausdruck »Dyspraxie« von medizinischer Seite auf Kinder mit einem Symptomkomplex bestehend aus entwicklungsbedingter Koordinationsstörung und Defiziten in der Aufmerksamkeit, der Bewegungskontrolle und der Perzeption angewandt wird. In Ermangelung besserer Begriffe wird in diesem Kapitel die übliche Nomenklatur beibehalten.

3.1 Fallbeispiele: Karola und David

Beispiel

Karola. Ein Kind mit Somatodyspraxie.
Zuweisungsgrund
Karola war ein 6;10-jähriges Mädchen, das die erste Klasse besuchte. Karolas Eltern wünschten die ergotherapeutische Begutachtung um abzuklären, ob ihre Schwierigkeiten beim Kleben, Anmalen, Schneiden mit der Schere und Schreiben möglicherweise mit Problemen in der sensorischen Integration zusammenhängen.
Die Therapeutin führte ein Gespräch mit Karolas Mutter und ihrer Lehrerin und beobachtete Karola in der Klasse. Sie führte verschiedene nicht standardisierte klinische Beobachtungen zur Beurteilung von Karolas neuromotorischen Leistungen und den SIPT (Ayres 1989) durch.
Elterngespräch
Karola war zum Geburtstermin mit einem normalen Geburtsgewicht geboren worden und hatte keine Neugeborenenprobleme. Die motorischen Meilensteine erreichte sie altersgemäß: Sitzen mit 6 Monaten, Krabbeln mit 8 Monaten und Gehen mit 14 Monaten. Ebenso verlief die Sprachentwicklung unauffällig: mit 12 Monaten konnte sie einzelne Wörter sagen, mit 18 Monaten in Sätzen sprechen. Die Artikulation war noch nicht ganz sauber, was die Mutter jedoch nicht beunruhigte. Als die Lehrerin die Eltern auf Schulschwierigkeiten ansprach, waren diese überrascht, weil sie Karola immer für ein aufgewecktes Kind gehalten und erwartet hatten, dass ihr die Schule leicht fallen würde.
Karola konnte zwar ihren Namen schreiben, war aber nicht in der Lage, einfache Wörter abzuschreiben, auch nicht, wenn sie nur aus Buchstaben ihres Namens bestanden. Sie drückte so fest auf, dass der Stift oft abbrach. Sie spielte zwar mit den Nachbarskindern, suchte sich ihre Freunde aber unter den jüngeren Kindern. Karola lenkte das Spiel normalerweise in Richtung ruhiger Indoor-Aktivitäten wie Kaspertheater, Puppenspielen und Puppenküche. Wenn ihre Freundinnen nicht mitspielen wollten, spielte Karola eben alleine. Ihre Lieblingsbeschäftigung war Fernsehen. Spielsachen, die feinmotorische Geschicklichkeit erforderten, zweckentfremdete sie und benutzte sie für Phantasiespiele. Karola hatte eine lebhafte Phantasie und erzählte gerne Geschichten. Sie schien hoch kreativ zu sein und konnte erklären, wie Dinge im kleinsten Detail funktionierten. Allerdings konnte sie die Tätigkeiten, die sie soeben beschrieben hatte, oft nicht vorzeigen.
Karolas Mutter erinnerte sich, dass Karola erst mit 5 Jahren Dreirad fahren gelernt hatte. Stufen stieg sie immer noch im »Kinderschritt«, und sie hatte erst vor kurzem gelernt, auf der Schaukel Schwung zu holen. Obwohl ihr neue Bewegungsanforderungen Schwierigkeiten bereiteten, bemühte sich Karola sehr. Sie wollte mit den anderen Kindern Schritt halten können und dieselben Spiele spielen, die sie spielten.
Beobachtung in der Klasse
Als die Ergotherapeutin Karola in der Schule beobachtete, waren viele der Probleme, die die Lehrerin beschrieben hatte, deutlich ersichtlich und neue tauchten auf. Verglichen mit den anderen Kindern, hatte Karola eindeutig Schwierigkeiten mit dem Schreiben, Ausmalen und Schneiden. Bei vier- bis fünfteiligen Puzzles konnte Karola erkennen, wo die Teile hingehörten, sie jedoch nicht richtig in das Loch einpassen. Karola zog auch ihren Mantel verkehrt herum an, als sie in den Pausenhof gehen wollte. Den Reißverschluss an ihrem Mantel konnte sie ebenso wenig wie den Knopf an ihrer Hose schließen. Die Pause verbrachte Karola allein auf einer Schaukel. Sie brauchte Hilfe, um ihr Kakaopäckchen zu öffnen.
Die Lehrerin berichtete, dass Karola über ausgezeichnete verbale Fähigkeiten und ein hervorragendes Gedächtnis verfügte, was mit den Informationen der Mutter und dem eigenen Eindruck der Therapeutin übereinstimmte. Die Lehrerin erwähnte auch, dass Karola wegen ihrer Artikulation zu einer Sprachheillehrerin ging.

Beispiel

David. Ein Kind mit Defiziten in der Bilateralintegration und im Sequenzieren.
Zuweisungsgrund
David war ein 7½-jähriger Junge, der die zweite Klasse der örtlichen Volksschule besuchte. Er wurde als sehr aktives Kind beschrieben, das mit Vorliebe kletterte und sich bewegte. Manchmal war David aggressiv gegenüber anderen Kindern und versuchte, die Regie bei Spielen an sich zu reißen. Obwohl David intelligent war und den Klassenlehrstoff großteils mitbekam, musste er sich sehr anstrengen, um mit der Klasse mithalten zu können. Seine Handschrift war nahezu unleserlich und wenn er frustriert war, beschmierte er oft seine Hefte und Bücher. Zum Schreiben benutzte David die rechte Hand, aber andere Werkzeuge wie Besteck verwendete er im Allgemeinen mit links.
Elterngespräch
Davids Mutter hatte während der Schwangerschaft an starker Übelkeit gelitten. Aufgrund einer Steißlage wurde

David mittels Kaiserschnitt entbunden. Nach der Geburt gab es keine offensichtlichen Komplikationen. Die Mutter beschrieb David als glückliches, aber aktives Baby, das nur schwer einen Schlafrhythmus finden konnte. Die motorischen Meilensteine erreichte David altersentsprechend, und bereits vor seinem ersten Geburtstag begann er zu sprechen. Im Vorschulalter hatte David mehrere Mittelohrinfektionen, aber war im Übrigen gesund. Besondere Empfindlichkeit gegenüber taktilen oder auditiven Reizen war den Eltern nicht aufgefallen, aber David war leicht ablenkbar. Er lernte gerade Fahrradfahren und seine Schuhe zu binden. David spielte gerne Fußball, aber seine Mutter bemerkte, dass er auf dem Sportplatz häufig stolperte und seine Schüsse zeitlich nicht gut abstimmen konnte. Öfters begann er während des Spiels zu hüpfen und ohne Anlass herum zu laufen. Bei schwierigen neuen Aufgaben war er anfangs immer begeistert, verlor aber schnell das Interesse daran, wenn sie ihm nicht gelangen. Die Mutter beschrieb David als »Sensationssucher«. Generell war er ein glückliches Kind, das von seinen Koordinationsschwächen nur selten entmutigt wurde.

Beobachtung in der Schule
Davids Lehrer wünschte die ergotherapeutische Befundung in erster Linie zur Abklärung von Davids Schwierigkeiten mit dem Schreiben. Die Therapeutin war auch daran interessiert, Davids Verhalten zu beobachten. David saß weit vorne und war sehr unruhig (er zappelte und wackelte viel). Er ließ seinen Blick oft durch die Klasse schweifen und häufig fiel ihm etwas auf den Boden. Den Stift hielt er mit allen fünf Fingern der rechten Hand, wobei er ihn mit dem kleinen Finger stabilisierte. Die Schere benützte er ungeschickt mit der linken Hand und kämpfte damit, das Papier rechts festzuhalten. Dies wurde durch assoziierte Bewegungen der rechten Hand erschwert, die die Aktionen der linken Hand spiegelten. Zeitweise wechselte er die Hand und wenn ihm das Schneiden nicht gelang, riss er das Papier stattdessen.

Viele Probleme von Karola und David sind typisch für eine sensorisch-integrative Dyspraxie. Kinder mit ähnlichen Schwierigkeiten werden rund um die Welt beschrieben (Cermak u. Larkin 2002), was nahelegt, dass die Phänomene nicht vom geographischem Standort abhängen. Jedoch variieren Terminologie und Diagnosen entsprechend der Perspektive des Forschers, Diagnostikers oder Autors, der die Fälle beschreibt.

3.2 Verwandte Diagnosen und Terminologie

ℹ️ Definition
Die Bezeichnung Dyspraxie wird oft, aber nicht ausschließlich verwendet, um eine sensorisch basierte Störung zu beschreiben. Das heißt, dass nicht alle Kinder mit der Diagnose »Dyspraxie« eine sensorisch-integrative Funktionsstörung haben.

Bereits Ayres (1989) beschrieb Fälle, bei denen sich eine Dyspraxie zeigt, obwohl die sensorische Verarbeitung normal ist. Um die Sache weiter zu komplizieren, kann dasselbe Kind von der Ergotherapeutin als dyspraktisch (mit sensorischer Basis) bezeichnet werden, von einer anderen Berufsgruppe jedoch ganz anders.

Zu den verwandten Diagnosen gehören:
- »Ungeschicklichkeit« (Gubbay 1975),
- »entwicklungsbedingte Koordinationsstörung« (APA 1994) und
- DAMP (»Deficits in Attention, Motor Control and Perceptual Abilities«) (Gillberg 1983; Gillberg et al. 1993; Hellgren et al. 1994).

Da diese Diagnosen in zahlreichen Studien verwendet werden, sind sie für dieses Kapitel wichtig. Es muss klar sein, dass diese Begriffe Ähnliches bedeuten, jedoch nicht identisch sind.

Gubbay (1975, 1978) beschrieb die Probleme des **ungeschickten Kindes** (»**clumsy child**«) und des Kindes mit »Entwicklungsapraxie« und verglich sie mit jenen von Erwachsenen mit erworbener Apraxie. Er betonte die Beeinträchtigung der willkürlichen Bewegungen, ohne dass sensorische, motorische oder kognitive Defizite vorlägen. Gubbay verstand das ungeschickte Kind als ein Kind mit Schwierigkeiten, spezialisierte, zweckmäßige Bewegungen auszuführen, ohne dass kognitive oder physische Gründe diese Schwierigkeiten erklären könnten. Bei der Überprüfung der medizinischen Anamnese fand er heraus (1978, 1985), dass bei 50% dieser Kinder prä-, peri- oder postnatale Komplikationen aufgetreten waren. Er berichtete von einem 2:1-Verhältnis von Jungen zu Mädchen und einem höheren Prozentsatz von erstgeborenen Kindern. Er beobachtete auch eine verzögerte motorische Entwicklung, untypische Sprach- und späte Sauberkeitsentwicklung (Gubbay 1978).

Der Diagnosebegriff »**entwicklungsbedingte Koordinationsstörung**« (»**Developmental Coordination Disorder**« DCD) stammt aus dem DSM-IV (American Psychiatrists Association 1994). Im DSM-IV wird die

3.2 Verwandte Diagnosen und Terminologie

Störung DCD (mit dem Code 315.4) unter der Überschrift »Störungen der motorischen Fertigkeiten« als Beeinträchtigung der Bewegungskoordination ohne andere medizinische Diagnose definiert. Diese Diagnose ist nur zu stellen, wenn sich die Koordinationsstörung auf die schulischen Leistungen oder die Aktivitäten des täglichen Lebens auswirkt. Polatajko et al. (1995) und Wright (1997) gaben an, dass DCD bei über als 5 Prozent der pädiatrischen Population vorliegt.

Das ICD-10 (WHO 1993) kennt die Diagnose **umschriebene Entwicklungsstörung der motorischen Funktionen**, deren Schlüsselelement die Ungeschicklichkeit ist mit zusätzlichen Schwierigkeiten in visuell-räumlichen kognitiven Aufgaben. Im Kapitel »Psychische und Verhaltensstörungen« enthält die Kategorie »Entwicklungsstörungen« (ICD-10 Codes 80–89) die Koordinationsstörungen (ICD-10 Code F82). Das Hauptmerkmal ist eine schwerwiegende Beeinträchtigung der motorischen Koordination, die sich nicht aus einer geistigen Behinderung erklären lässt. Darüber hinaus wird die Ungeschicklichkeit oft mit Wahrnehmungsschwierigkeiten in Verbindung gebracht. Unterbegriffe innerhalb dieser diagnostischen Kategorie sind »Syndrom des ungeschickten Kindes«, »Entwicklungsdyspraxie« und »entwicklungsbedingte Koordinationsstörungen«.

> **Wichtig**
>
> Obwohl nicht davon auszugehen ist, dass die verwandten Diagnosen für exakt dieselbe Störung stehen, die wir als sensorisch basierte Dyspraxie bezeichnen, stellten Piek u. Coleman-Carman (1995) fest, dass Kinder mit entwicklungsbedingter Koordinationsstörung (DCD) in einem Test zur kinästhetischen Wahrnehmung und Bewegung deutlich schwächer abschnitten als eine parallelisierte Kontrollgruppe. Studien wie diese legen nahe, dass sich die beiden Diagnosen (Dyspraxie und DCD) in wesentlichen Elementen überlappen oder zumindest ähnlich sind.

Die Diskussion um die Terminologie kann zwar als heuristisch angesehen werden, Koomar (1999) stellte aber fest, dass die Kosten für Ergotherapie viel öfter rückerstattet wurden, wenn die Therapeutin den Diagnosecode für **DCD** (DSM-IV Code F315.4) einsetzte als z. B. für die Diagnose **Bewegungsapraxie** (DSM-IV Code 784.69). Der Code für DCD wurde tendenziell auch häufiger verwendet als andere Codes.

Ebenso wie die sensorisch basierte Dyspraxie wurde auch die Beschreibung der entwicklungsbedingten Koordinationsstörung DCD kritisiert. Sugden u. Wright (1998) hielten die Definition im DSM-IV wie auch jene im ICD-10 für unzulänglich, weil sie DCD als reines Problem der grob- und feinmotorischen Leistung beschrieben ohne die Schwächen der räumlich-zeitlichen Orientierung, der sensorischen Verarbeitung und der Bewegungsplanung zu berücksichtigen.

> **Wichtig**
>
> Wright (1997) stellte fest, dass nicht die Motorik die Hauptprobleme der entwicklungsbedingten Koordinationsstörung ausmacht, sondern die sekundären Folgen wie Aufmerksamkeitsdefizit, Ablenkbarkeit und Versagensängsten.

Wie Henderson u. Barnett (1998) feststellten, wurde bislang keine Übereinstimmung bezüglich der Terminologie erreicht, auch wenn die in den Handbüchern DSM-IV und ICD-10 verwendeten Begriffe der vorhandenen Literatur entsprechen.

In Skandinavien bekommen Kinder mit Koordinationsdefiziten oft die Diagnose **DAMP** (Gillberg 1983). Die Defizite zeigen sich in fünf Bereichen:
1. Aufmerksamkeit
2. Feinmotorik
3. Grobmotorik
4. Sprache
5. Wahrnehmung

Zusätzlich zu den motorischen Schwierigkeiten haben Kinder mit DAMP auch Verhaltens- und Schulleistungsprobleme.

> **Wichtig**
>
> Langden et al. (1996) überprüfte bei 589 6-jährigen Kindern, wie weit sich DAMP und Aufmerksamkeitsdefizit/Hyperaktivitätsstörung (ADHD) überschneiden. Sie stellten fest, dass bei bis zu 75% der Kinder mit DAMP auch ADHD vorlag. Kinder mit DAMP hatten mehr Defizite in der Wahrnehmung und Motorik, die Impulsivität war der aussagekräftigste Indikator für reines ADHD.

Impulsive, ablenkbare Kinder wirken oft ungeschickt, weil sie häufig stolpern und sich anstoßen. Bei diesen Kindern geschieht dies aber nicht aufgrund von Problemen in der Bewegungsplanung, sondern weil sie nicht aufpassen, was sie tun. Daher ist es wichtig, in der Befunderhebung herauszufiltern, welche Schwierigkeiten mit der Aufmerksamkeit zusammenhängen.

3.3 Entwicklung und Performanz von Kindern mit Praxiestörungen

3.3.1 Frühe Kindheit

Ein Kind mit sensorisch basierter Dyspraxie kann die motorischen Meilensteine durchaus innerhalb der Norm erreichen, wenn auch an der oberen Altersgrenze. Daher kann es vorkommen, dass leichtere Ausprägungen von Dyspraxie **in den ersten drei Lebensjahren** gar nicht auffallen. Dass das dyspraktische Kind in Gegenstände hinein läuft und mehr Hilfe als Gleichaltrige benötigt, kann von den Eltern als »persönliche Eigenart« abgetan werden. Rückblickend berichten die Eltern dyspraktischer Kinder jedoch oft, dass bereits in der frühen Entwicklung »die ganze Zeit etwas falsch gelaufen ist«.

In den **Vorschuljahren** nehmen die Probleme meist zu, bleiben aber manchmal immer noch unerkannt. Das dyspraktische Kind hat Schwierigkeiten in der Selbstständigkeit (z. B. beim Knöpfen oder Nase putzen). Altersgemäßes Spielzeug und Spielaktivitäten (z. B. Puzzles, Schneiden und Kleben, Ausmalen und Spielplatzgeräte) bereiten ihm eher Mühe als Spaß. Karola zeigte diese Schwierigkeiten.

> **Cave**
>
> Wenn der Kindergarten dem dyspraktischen Kind eine freie Wahl seiner Aktivitäten bietet, kann es sich oft lange an den schwierigen Aktivitäten vorbei mogeln.

Viele Pädagogen und Eltern interpretieren dieses Vermeidungsverhalten lieber im Sinne einer persönlichen Abneigung bzw. Vorliebe statt als Anzeichen von Schwierigkeiten.

3.3.2 Schulalter

Die **Grundschule** markiert oft einen Wendepunkt für Kinder mit Dyspraxie, weil hier ihre Probleme offensichtlich werden. Selbst Probleme, die bereits bekannt waren, treten noch deutlicher zutage, weil die **Anforderungen des Alltags** zu Hause und in der Schule steigen:

- Aufgaben müssen innerhalb eines angegebenen Zeitlimits beendet werden.
- Erwartungen an Ordentlichkeit und Organisation sind größer.
- Teilnahme an Gruppenaktivitäten wird gefordert.
- Schwierigkeiten, sich anzuziehen, bestehen weiterhin, was die zeitlich begrenzte Morgenroutine zum täglichen Kampf werden lässt. Um zur rechten Zeit fertig zu sein, erhält das Kind dann Hilfe.
- Die Eltern werden von den schwankenden Leistungen des Kindes verunsichert. Manche führen Probleme auf Schlampigkeit oder Faulheit zurück (Morris 1997).
- In der Schule zeigen sich die Schwierigkeiten vor allem beim Schreibenlernen und Werken, wo geschnitten, angemalt, geklebt und zusammen gebaut werden muss.
- Altersgemäße Freizeitbeschäftigungen wie Fahrradfahren, Seilspringen und Ballspiele fallen dem Kind schwer, weshalb es wenig Gefallen daran findet.
- Im Vereinssport und Turnunterricht, die in einem bestimmten Alter zunehmend an Bedeutung gewinnen, fällt das Kind mit Dyspraxie als ungeschickt (ungeeignet) auf (Szklut et al. 1995).

Kinder mit Dyspraxie werden von Eltern und Lehrern oft als **unkoordiniert** beschrieben. Sie lassen Dinge fallen, stoßen an Gegenstände, stolpern und fallen häufig (Morris 1997).

In der dritten und vierten Klasse wird weit mehr schriftliche Arbeit gefordert (Levine 1987). Levine prägte den Ausdruck »**entwicklungsbedingtes Output-Versagen**«, um Kinder zu beschreiben, die die erwarteten Schreibarbeiten für die Schule nicht produzieren können. Dieses Versagen kann mit:

- einer schlechten visuomotorischen Koordination,
- Schwächen der Form- und Raumwahrnehmung,
- Schwächen der Bewegungsplanung oder des Bewegungsgedächtnisses,
- feinmotorischen Defiziten,
- Schwächen im Organisierenn oder Sequenzieren
- Defiziten der somatosensorischen Verarbeitung

zusammenhängen.

> **Hinweis**
>
> »Entwicklungsbedingtes Output-Versagen« kann zu Klassenwiederholung, Motivationsverlust, Verlust des Selbstvertrauens und Wechsel in die Sonderschule führen (Levine 1984, 1987). Deshalb sollten Schulkinder mit

diesen Schwächen zur Ergotherapie überwiesen werden (Reisman 1991).

McHale u. Cermak (1992) errechneten anhand von Beobachtungen in 2., 4. und 6. Klassen, dass in den USA 30–60% des Schultages feinmotorischen Aufgaben gewidmet wird. Überwiegend handelte es sich dabei um Schreibarbeiten, etwa Abschreiben von Texten, Notizen machen, Zeichnen, Diktat schreiben, kreatives Schreiben und Ausfüllen von Arbeitsblättern. Probleme mit der Handschrift äußern sich meist darin, dass die geschriebenen Texte unleserlich sind. Das ergibt sich aus ungeordneten und ungleichförmigen Buchstaben, falschen (oder fehlenden) Abständen, unpassender Neigung oder schlechter Strichqualität (Cermak 1991). Da das Schreiben den Kindern in immer jüngerem Alter beigebracht wird, ist damit zu rechnen, dass die Schwierigkeiten dyspraktischer Kinder früher auffallen werden.

> **Hinweis**

Es gibt mehrere Tests, die bestimmte Aspekte der Handschrift beurteilen (Amundson 1995; Phelps et al. 1984; Reisman 1999). Auch Informationen vom SIPT können der Therapeutin helfen zu beurteilen, ob die Schreibschwierigkeiten eines Kindes mit der somatosensorischen Verarbeitung, der Form- und Raumwahrnehmung oder der visuomotorischen Koordination zusammen hängen.

Schwächen in der somatosensorischen Wahrnehmung zeigen sich z. B. darin, dass das Kind:
— die Grenzen seiner Finger nicht erkennt,
— die Stellung seiner Gelenke nicht erkennt,
— sich stark auf seinen Sehsinn verlässt, um zu seine Handbewegungen zu kontrollieren (Cermak 1991).

Defizite in der Bewegungsplanung oder im Bewegungsgedächtnis behindern die Automatisierung des Schreibens und verhindern, dass neuronale Modelle der Buchstaben abgerufen werden können. Folglich schreibt das Kind denselben Buchstaben jedes Mal auf eine andere Art (Cermak 1991). Das spontane Schreiben hängt von der Erinnerung an die Buchstaben und Wörter ab, die sich mit der Übung ansammeln. Im Gegensatz dazu hat man beim Abschreiben ständig den unmittelbaren Vergleich vor Augen, was als Feedback dient.

> **Wichtig**
>
> Kinder mit **BIS-Defiziten** haben eher Schwierigkeiten im spontanen Schreiben. Kindern mit **Somatodyspraxie** fällt das Abschreiben **und** das freie Schreiben schwer (Cermak 1991).

Sowohl für Karola als auch für David war das Schreiben mühsam.

Schreibprobleme werden durch Schwächen in folgenden »funktionsunterstützenden Fähigkeiten« (»functional support capabilities«, Kimball 2002) verstärkt:
— niedrige Muskelspannung,
— wenig Kraft,
— schlechte Haltungskontrolle,
— unzureichende Gelenksstabilität.

Davids starre Stifthaltung (mit allen fünf Fingern) fällt in diese Gruppe: Es handelt sich um eine Kompensationsstrategie für seine schwache Haltungskontrolle. Mögliche Folgen dieser Faktoren sind:
— Ermüdung,
— verkrampftes und langsames Schreiben und
— eine ungünstige Stifthaltung.

3.3.3 Jugend und Erwachsenenalter

Bis jetzt gibt es keine Studien zur sensorisch basierten Dyspraxie bei Jugendlichen. Daher stammen die Informationen zu dieser Altersgruppe aus der über DCD, DAMP und verwandten Koordinationsstörungen.

> **Wichtig**
>
> Eltern wird oft gesagt, dass ihre Kinder aus den Koordinationsschwierigkeiten herauswachsen würden. Mehrere Studien zeigen, dass dies kaum der Fall ist:

— So fanden Losse et al. (1991) in einer **10-Jahres Follow-up-Studie** an Kindern, die im Alter von 5–7 Jahren als ungeschickt identifiziert worden waren:
  – schwächere Schulleistungen,
  – niedrigere IQ-Werte und
  – mehr Verhaltensprobleme als in einer parallelisierten Kontrollgruppe ohne diagnostizierte Koordinationsschwäche.

- Cantell et al. (1994) fanden bei Kindern, die im Alter von 5 Jahren mit DCD diagnostiziert worden waren, **auch im Teenageralter noch motorische Defizite**. Die Jugendlichen waren zudem körperlich nicht gut in Form und nahmen kaum an Bewegungsaktivitäten teil.
- In einer anderen **Langzeitstudie** zeigten 16-Jährige, die als Kinder mit DAMP diagnostiziert worden waren:
  - mehr Sprach- und Sprechstörungen,
  - längere Reaktionszeiten,
  - größere Ungeschicklichkeit und
  - eine höhere Unfallrate mit Knochenbrüchen als Folge als Jugendliche ohne DAMP (Hellgren et al. 1993).

> **Cave**
>
> Losse et al. (1991) mussten auch feststellen, dass Behandlungserfolge nach dem Therapieende nicht aufrecht erhalten werden konnten. Dies könnte darauf hindeuten, dass die Therapie auf mehr als die Motorik abzielen muss.

- Knuckey u. Gubbay (1983) stellten fest, dass Erwachsene, die im Kindesalter als sehr ungeschickt aufgefallen waren, Jobs mit geringeren Anforderungen an die manuelle Geschicklichkeit hatten als Kontrollpersonen.

> **Wichtig**
>
> Im Erwachsenenalter kann die Dyspraxie die **Berufsentscheidung** und die **berufliche Karriere** beeinträchtigen. Störungen im akademischen Lernen oder im motorischen Bereich haben jedenfalls mit großer Wahrscheinlichkeit einen Einfluss auf die zukünftigen Rollen eines Kindes und sein **Gefühl der Kompetenz**. Sie können sich negativ auf die Fähigkeit auswirken, alle möglichen verfügbaren Optionen zu erkunden.

3.4 Typische Merkmale im Verhalten und in den Emotionen

Menschen mit Dyspraxie können nicht effizient und gut mit Menschen und Objekten umgehen. Das wiederum beeinträchtigt den Glauben an die eigene Leistung und das Gefühl der Kontrolle. Es ist nahe liegend, dass ein Mensch, der das Gefühl hat, keine Kontrolle über sein Leben und über die Umwelt zu haben, und der sich selbst für unfähig hält, nicht besonders selbstsicher und zufrieden mit seinem Leben ist. Es überrascht auch nicht, dass er wenig Elan hat, sinnvollen Beschäftigungen nachzugehen (Kielhofner 1995), weil er immer wieder erlebt hat, dass er von den Kameraden verspottet und von Sport und Spiel ausgeschlossen wird. Das führt zu niedrigem Selbstbewusstsein und zunehmender Isolierung.

> **Wichtig**
>
> Laut Shaw et al. (1982) sind bei Kindern mit Lernbehinderungen und schlechter Koordination häufiger Probleme mit dem Selbstbewusstsein anzutreffen als bei Kindern mit Lernbehinderung, jedoch ohne Koordinationsprobleme. Sie nannten dieses Phänomen »doppelte Entwicklungsgefährdung«.

Viele dyspraktische Kinder wissen um ihre Schwächen und vermeiden schwierige Situationen. Bereits in frühen Jahren sind Kinder mit Koordinationsstörungen introvertierter und beschäftigen sich mit weniger Kindern als üblich (Shoemaker u. Kalverboer 1994). In einer Langzeitstudie stellten Smyth u. Anderson (2000) fest, dass Kinder mit DCD auf dem Spielplatz mehr Zeit damit verbrachten, allein zu spielen oder andere zu beobachten als eine Kontrollgruppe. Außerdem beteiligten sie sich weniger an Gruppen- und Teamspielen.

3.4.1 Intellektuelle und kognitive Faktoren

Intelligenztests

Über die Beziehung zwischen Intelligenz und Dyspraxie gibt es verschiedene Ansichten. Hat jede Person mit einer kognitiven Beeinträchtigung auch eine Dyspraxie?

3.4 Typische Merkmale im Verhalten und in den Emotionen

> **Wichtig**
>
> Gubbay (1975, 1985) zufolge sind dyspraktische Kinder normal intelligent, und dieses Kriterium ist im **ICD-10** (WHO 1993) angegeben.

Dawdy (1981) hielt es für unrealistisch, eine (fast) normale Intelligenz als diagnostisches Kriterium festzulegen.

> **Wichtig**
>
> Im **DSM IV** (American Psychiatrist Association 1994) ist statt eines normalen IQ eine **signifikante Differenz zwischen motorischer und kognitiver Leistung** als Kriterium für DCD definiert.

Geistig retardierte Menschen sind normalerweise in allen Bereichen verzögert, also auch in der Sprachentwicklung und Bewegungsplanung. Eine Sprachverzögerung im Rahmen eines harmonisch verzögerten Entwicklungsprofils wird üblicher Weise nicht als Aphasie bezeichnet.

> **Cave**
>
> Verzögerungen in der Bewegungsplanung, die dem kognitiven und motorischen Entwicklungsstand entsprechen, sollten nicht als Dyspraxie bezeichnet werden.

Außerdem ist es wichtig zu unterscheiden, ob es sich um:
- eine motorische Entwicklungsverzögerung oder
- eine motorische Ungeschicklichkeit als Resultat von Schwierigkeiten in der Bewegungsplanung handelt.

> **Cave**
>
> Patienten mit kognitiven Beeinträchtigungen sollten nur dann als dyspraktisch bezeichnet werden, wenn ihre motorischen Defizite von Schwächen der Bewegungsplanung verursacht und diese wiederum bedeutend schwächer als andere kognitive Leistungen sind.

Laut Gubbay (1975) ist das einzige aussagekräftige diagnostische Kriterium für Dyspraxie eine **signifikante Differenz** (>1 Standardabweichung STA) **zwischen Handlungs- und Verbal-IQ**. Henderson u. Barnett (1998) zufolge ist dieses Muster zwar typisch für einen Teil der dyspraktischen Kinder, jedoch nicht für alle. Die niedrigeren Werte im Handlungsteil könnten auch durch eine visuell-räumliche Schwäche verursacht sein (Henderson u. Barnett 1998).

Liegen bei einem Kind eine Sprachstörung und eine Dyspraxie vor, kann das Ergebnis im Verbalteil sogar niedriger ausfallen als im Handlungsteil. Dieses Muster findet sich bei erwachsenen Patienten mit Apraxie, die normalerweise eine Schädigung in der linken Hemisphäre haben (Heilman u. Rothi 1993).

Höhere Hirnleistungen und Praxie

» Wenn die Bewegung Bedeutung (Sinn, ein Ziel) bekommt, lernt das Kind, seine Bewegungen zu planen, d. h. seine Bewegungen kortikal zu steuern. «
(Ayres 1972a, S. 170)

Ayres (1972a, 1979) hat zwar die Bedeutung der sensorischen Verarbeitung und des Körperschemas für die Bewegungsplanung hervorgehoben, aber auch betont, wie wichtig die Verarbeitung auf kortikaler und dienzephaler Ebene ist. Dies impliziert, dass zur Planung von Handlungen vielfältige Informationen notwendig sind.

Zuerst muss das Gehirn die **Idee** zu der beabsichtigten Aktion entwickeln, d. h. es muss eine Vorstellung vom **Ziel der Aktion** entwickeln können.

Dann muss es auf Informationen über den Körperaufbau und die Körpermechanik zugreifen können: das **Körperschema**. Dieses Konzept des Körpers beruht großteils auf Informationen aus dem taktilen, propriozeptiven und vestibulären System. Ayres (1989) ging auch davon aus, dass die visuelle Wahrnehmung in enger Verbindung mit der Praxie steht: »Das Vorstellungssystem, das für praktische Leistungen gebraucht wird, dient wahrscheinlich auch der visuellen Wahrnehmung« (S. 199).

Damit beschrieb Ayres (1989) **zwei Hauptbestandteile der Praxie**:
1. die Ideation (das Wissen, was zu tun ist) und
2. die Bewegungs- und Handlungsplanung.

Ideation ist eine kognitive Funktion. Sie ist dafür verantwortlich, dass wir kreativ und spielerisch mit unserer Umgebung interagieren können (▶ Kap. 11). Ideation trägt zu Vorstellungsvermögen und Fantasie bei. Deshalb haben manche Kinder mit einer Ideationsschwäche auch Schwierigkeiten, ein Spielszenario zu schaffen.

Beispiel
Karola setzte ihre Fantasie zwar ein, um Geschichten zu erfinden, kämpfte aber damit, sich auf kreative Art mit Objekten zu beschäftigen. Ihre hohe Intelligenz hat sicherlich dazu beigetragen, dass sie Geschichten erfinden und sich sprachlich ausdrücken konnte, zu dynamischen physischen Interaktionen mit ihrem Körper konnte sie wenig beitragen. Allerdings war Karola so intelligent, dass ihr bewusst war, dass sie nicht mit Gleichaltrigen mithalten konnte, und suchte sich jüngere Spielkameraden, mit denen sie sich vorwiegend sitzend beschäftigte.

3.5 Sensorisch-integrative Funktionsstörungen und Störungen der Praxis

3.5.1 SIPT-Ergebnisse und klinische Beobachtungen: Fallbeispiele Karola und David

Da als Ursache für Karolas und Davids Probleme in der Alltagsbewältigung eine sensorisch-integrative Erklärung in Erwägung gezogen werden musste, wurden beide Kinder mit dem SIPT getestet und mit den klinischen Beobachtungen hinsichtlich ihrer neuromotorischen Leistung beurteilt. Im Folgenden die Ergebnisse in fünf Kategorien:
1. Taktile Diskrimination
2. vestibuläre und propriozeptive Verarbeitung
3. Praxie
4. Form- und Raumwahrnehmung, Visuomotorik und konstruktive Praxie
5. sensorische Modulation

Beispiel
Karola war bei der Durchführung des SIPT sehr kooperativ und bemüht, auch bei Aufgaben, die für sie schwierig waren. Die Tests, bei denen sie versteckte Bilder finden und nachbauen musste, mochte sie besonders.
Taktile Diskrimination
In drei von vier taktilen Tests schnitt Karola signifikant schlechter als der Durchschnitt ihrer Altersgruppe ab (<−1,0 STA). Sie hatte Schwierigkeiten, einen berührten Finger zu identifizieren, auf ihren Handrücken gezeichnete Figuren nachzuzeichnen (Graphästhesie) und Formen zu ertasten. Nur ihre Fähigkeit, Berührungen genau zu lokalisieren lag im Durchschnittsbereich. Karolas SIPT-Werte sind in ◘ Tab. 3.1 dargestellt.

Vestibuläre und propriozeptive Verarbeitung
Die klinischen Beobachtungen ergaben, dass Karolas Muskeltonus niedrig und ihre proximale Gelenksstabilität unzureichend waren. Ihre Gleichgewichtsreaktionen erfolgten verzögert; sie hielt sich lieber an der Therapeutin fest statt sich auszubalancieren. Das Streckmuster gegen die Schwerkraft konnte Karola nicht einnehmen und im Flexionsmuster hatte sie Schwierigkeiten mit der Kopfkontrolle. Im SIPT lag Karolas kinästhetische Leistung im unteren Durchschnittsbereich, die Dauer des postrotatorischen Nystagmus war normal. Die statische und dynamische Balance war unterdurchschnittlich.
Praxie
Einer von Karolas niedrigsten Werten im SIPT war Posturale Praxie, wichtiger Indikator von Dyspraxie. Ebenso war ihre Fähigkeit, Bewegungsabfolgen nachzumachen (Sequenzieren), schwach, und die bilaterale Koordination sowie Bewegungen mit Zunge und Mund waren unterdurchschnittlich. Bewegungsanweisungen konnte Karola gut umsetzen, was nicht untypisch ist für Kinder mit Somatodyspraxie, und gleichzeitig guten Sprachfertigkeiten.
Bei Papier-Bleistift-Aufgaben zeigte Karola eine Handpräferenz rechts und setzte einen statischen Tripoid ein. Den sequenziellen Daumen-Finger-Versuch konnte sie nur mit visueller Kontrolle ausführen, daher gelang es ihr mit beiden Händen gleichzeitig nicht. Karolas Leistung war unreif, aber solange sie ihre Finger visuell überwachen konnte, war ihre Leistung nicht so schlecht.
Form- und Raumwahrnehmung, Visuomotorik und konstruktive Fähigkeiten
Karola konnte nicht altersgemäß eine Linie mit einem Stift nachziehen und Figuren abzeichnen. Dies deutet auf Schwierigkeiten in der visuomotorischen Kontrolle hin. Die übrigen Leistungen in dieser Kategorie entsprachen ihrem Alter.
Sensorische Modulation
Karola mied Berührungsreize nicht, und weder ihre Mutter noch ihre Lehrerin berichteten von Hinweisen auf taktile Defensivität. Ebenso zeigten sich keine Hinweise auf Schwerkraftunsicherheit, aversive Reaktion auf Bewegung oder Reizsuche.
Andere Tests und Zusammenfassung von Karolas Ergebnissen
In der psychologischen Untersuchung erreichte Karola einen IQ von 132, wobei sie im Verbalteil besser abschnitt als im Handlungsteil. Hinsichtlich ihrer sprachlichen Kompetenz ist dieses Ergebnis nicht überraschend. Signifikant niedrigere Werte im Handlungsteil eines Intelligenztests sind typisch für Kinder mit Dyspraxie.
Aus der Auswertung aller Testergebnisse und Beobachtungen schloss die Ergotherapeutin, dass eine **Somatodyspraxie** zu Karolas Problemen beiträgt, die offenbar durch Defizite in der taktilen und vestibulär-propriozeptiven

3.5 Sensorisch-integrative Funktionsstörungen und Störungen der Praxie

Tab. 3.1. Karolas SIPT-Ergebnisse

Kategorie	Subtest	Ergebnis (in Standardwerten)
Taktil	Manuelle Formwahrnehmung (MFP)	–1,3
	Lokalisation von Berührungsreizen (LTS)	0,7
	Fingeridentifikation (FI)	–1,9
	Graphästhesie (GRA)	–1,8
Vestibuläre und propriozeptive Verarbeitung	Kinästhesie (KIN)	–0,8
	Statische und dynamische Balance (SWB)	–2,1
	Postrotatorischer Nystagmus (PRN)	–0,2
Praxie	Posturale Praxie (PPr)	–2,3
	Orale Praxie (OPr)	–1,4
	Sequenzielle Praxie (SPr)	–1,4
	Bilaterale Bewegungskoordination (BMC)	–1,3
	Praxie auf verbale Anweisung (PrVC)	0,1
Form- und Raumwahrnehmung, Visuomotorik, konstruktive Fähigkeiten	Abzeichnen (DC)	–1,9
	Visuomotorische Genauigkeit (Mac)	–1,8
	Konstruktive Praxie (CPr)	0,6
	Räumliches Vorstellungsvermögen (SV)	1,2
	Figur-Grund-Wahrnehmung (FG)	0,9

Reizverarbeitung verursacht ist. Karolas Dyspraxie betraf die grob- wie auch die feinmotorischen Fähigkeiten.

Beispiel

David war sehr neugierig auf die verschiedenen Aufgaben, die ihm die Ergotherapeutin stellte. Er war zwar zappelig, zeigte aber er während der Untersuchung keinerlei Aufmerksamkeitsprobleme. Keines seiner Ergebnisse deutet auf eine schwerwiegende Beeinträchtigung hin. In der Tat liegen viele seiner Werte im Normbereich des SIPT (Tab. 3.2). Allerdings ergibt sich aus der Kombination von bestimmten Auffälligkeiten in den **Klinischen Beobachtungen** und seinem Muster von SIPT-Werten im unteren Normbereich das typische Bild einer **Störung der bilateralen Integration und des Sequenzierens (BIS)**.

Taktile Diskrimination
David schnitt in den meisten taktilen Tests gut ab, ausgenommen dem Subtest Graphästhesie, der zusätzlich zur taktilen Diskrimination eine gewisse feinmotorische Geschicklichkeit und den Einsatz beider Körperseiten erfordert.

Vestibuläre und propriozeptive Verarbeitung
Davids Haltungstonus ist niedrig und seine Ellbogen-, Hand- und Fingergelenke sind hypermobil. Das Extensionsmuster konnte er nicht einnehmen und im Flexionsmuster konnte er den Kopf nicht hochhalten. Sein Haltungshintergrund und seine Gleichgewichtsreaktionen waren schwach. Diese Faktoren legen zusammen mit niedrigen Werten in den SIPT-Subtests Kinästhesie, Balance und PRN ein Defizit der vestibulär-propriozeptiven Verarbeitung nahe.

Praxie

Die schwächsten Ergebnisse erzielte David in der bilateralen Bewegungskoordination und der sequenziellen Praxie. Im Subtest Posturale Praxie lag sein Wert im unteren Durchschnitt. In den Klinischen Beobachtung zeigte sich auch, dass David alle Aufgaben, die bilaterale Koordination erforderten (z. B. Hampelmann, reziproke Schrittsprünge und Seilspringen), trotz Anstrengung nur schlecht koordinieren konnte. Sein Bewusstsein für die linke und rechte Körperseite war noch undifferenziert. Isolierte Bewegungen der oberen Extremität kontrollierte er visuell, und gleichzeitige Bewegungen mit beiden Händen führte er langsam und bedächtig aus.

Form und Raumwahrnehmung, Visuomotorik und konstruktive Praxie

Der Subtest zur visuomotorischen Genauigkeit (Mac) bereitete David Schwierigkeiten. Dieses Ergebnis stimmt mit Davids Schreibschwierigkeiten überein.

Sensorische Modulation

Ebenso wie Karola zeigte David keine aversiven Reaktionen auf Berührung oder Bewegung. In unstrukturierten Situationen und bei Gruppenaktivitäten wie Fußballspielen war er jedoch ablenkbar und impulsiv.

Bei Karola wie auch bei David werden Verhaltensweisen beschrieben, die typisch für **Praxiestörungen mit sensorischer Basis** sind. Sie fallen in der Schule, zu Hause und in standardisierten Tests auf und sind der Grund für die Zuweisung. Typischer Weise trifft bei beiden Kindern auf zahlreiche Auffälligkeiten auch die **Diagnose »entwicklungsbedingte Koordinationsstörung«** zu. Davids motorische Unruhe und Impulsivität entsprächen auch den **Diagnosen ADHD oder DAMP**.

3.5.2 SIPT und Praxie

Wie aus dem Namen hervorgeht, ist der SIPT am besten zur Beurteilung der Praxie und der sensorischen Verarbeitung (speziell der taktilen Leistung) geeignet. Die Items des SIPT wurden aus Quellen ausgewählt, die **valide Aussagen** zur sensorischen Verarbeitung und zur Praxie liefern. Dazu gehört der SCSIT (Ayres 1972b) wie auch Verfahren aus der neuropsychologischen Diagnostik von Apraxien (Ayres 1989).

Mithilfe des statistischen Verfahrens **Faktoranalyse** untersuchte Ayres (1965, 1966a, 1966b, 1969, 1972a, 1977) die Beziehungen zwischen den gemessenen Variablen (bzw. Testergebnissen).

> **Exkurs**
>
> Beim faktoranalytischen Herangehen an einen Datensatz wird überprüft, wie stark Variable miteinander korrelieren; Werte, die statistisch zusammenhängen, werden einer Kategorie oder einem Faktor zugeordnet (Portney u. Watkins 2000). Portney u. Watkins (2000) beschreiben viele Anwendungsmöglichkeiten der Faktoranalyse, u. a. die Untersuchung großer Datensätze, um Zusammenhänge heraus zu finden, die Daten zu vereinfachen und Hypothesen zu testen. Die Faktoranalyse wird auch angewendet, um große Mengen von Variablen in kleinere Sätze oder Kombinationen (Royeen 1989) aufzuteilen, um Einblicke in die Natur von abstrakten Konzepten zu erhalten und komplexe Daten oder Informationen zu ordnen.

> **Wichtig**
>
> In verschiedenen Arten von Faktoranalysen, die sie mehrere Jahre hindurch an immer wieder neu zusammengestellten Stichproben durchführte (1965, 1966a, 1971, 1977, 1987, 1989), fand Ayres konsistente Störungsmuster und Beziehungen zwischen den Variablen. Zum Beispiel zeigte sich immer wieder ein **Zusammenhang zwischen taktiler Leistung und Praxie**. In einigen Analysen identifizierte sie auch einen **Zusammenhang zwischen Haltungsmängeln, Defiziten der bilateralen Integration und des Sequenzierens und der vestibulären Verarbeitung**.

Tab. 3.2. Davids schwächste SIPT-Ergebnisse

Test	Ergebnis (in Standardwerten)
Kinästhesie (KIN)	−1,2
Graphästhesie (GRA)	−1,0
Posturale Praxie (PPr)	−0,9
Bilaterale Bewegungskoordination (BMC)	−1,4
Sequenzielle Praxie (SPr)	−1,3
Statische und dynamische Balance (SWB)	−1,1
Visuomotorische Genauigkeit (Mac)	−1,1
PRN	−1,2

Für Ayres (1989) musste ein gutes Diagnoseinstrument zuverlässig zwischen Kindern mit normaler Funktion und solchen mit einer Funktionsstörung unterscheiden. Außerdem sollte das Instrument Richtlinien für die Therapie liefern. Ein statistisches Verfahren, das diesen Ansprüchen genügt, ist die **Clusteranalyse** (Johnson 1967).

> **Exkurs**
>
> Bei der Clusteranalyse handelt es sich um eine Kombination verschiedener statistischer Verfahren, die Typologien bestimmen können, indem sie die Testpersonen anhand ähnlicher Merkmale gruppieren.

Teilweise auf der Grundlage dieser Faktoren- und Clusteranalysen von SIPT-Ergebnissen beschrieb Ayres (1989) vier Hauptstörungsbilder der Praxie:
1. Somatodyspraxie
2. BIS-Defizite
3. Dyspraxie auf verbale Anweisung
4. Visuodyspraxie

Beim Versuch, Ayres' Arbeiten auf ihre Gültigkeit zu überprüfen, analysierte Mulligan (1998) die Daten von mehr als 10 000 SIPT-Profilen mit einer Faktorenanalyse. Sie identifizierte einen Faktor, der für eine generelle sensorisch-integrative Funktionsstörung steht, und vier Faktoren erster Ordnung, die Ayres' Faktoren ähnlich sind (Mulligan 1998) (Abb. 1.8 zeigt, wie hoch die Subtests auf den verschiedenen Faktoren laden, d. h. wie stark die Zusammenhänge sind):
1. BIS-Defizit.
2. Dyspraxie (enthält alle Praxie-Subtests außer bilaterale Koordination und sequenzielle Praxie; sogar jene, die in erster Linie kortikale Funktionen testen wie Praxie auf verbale Anweisung).
3. Defizit der somatosensorischen Verarbeitung.
4. Defizit der visuellen Perzeption.

Ayres (1989) strebte die Differenzierung verschiedener Typen von Dyspraxie an, weil sie darin einen Schritt in Richtung Optimierung der Behandlungsmethoden sah: mit der Zuordnung einer bestimmten sensorischen Verarbeitungsstörung zu jedem Typ von Praxiestörung sollten sich auch maßgeschneiderte Behandlungsstrategien entwickeln lassen. Obwohl weder Ayres noch Mulligan (1998) dieses Ziel ganz erreichten, ist klar, dass sich sensorisch-integrative Funktionsstörungen bei verschiedenen Kindern auf unterschiedliche Art zeigen. Exakter Weise müsste die Interpretation eines individuellen SIPT-Profils also immer von einer generalisierten sensorisch-integrativen Funktionsstörung ausgehen, mit einem Schwerpunkt entweder:
- auf der somatosensorischen Verarbeitung und Praxie oder
- auf der bilateralen Integration und Sequenzieren (BIS) und der visuellen Wahrnehmung.

Die Schwierigkeiten in der Beschreibung verschiedener Praxiedefizite sind bekannt. In Übereinstimmung mit Lai et al. (1996) vertreten die Autorinnen aufgrund der Forschung mit dem SIPT die Meinung, dass Praxie ein **eindimensionales Konstrukt** ist. Aber es ist hilfreich, verschiedene Schweregrade von Praxiedefiziten zu unterscheiden (Abb. 1.4). Lai et al. (1996) stellten fest, dass jene Subtests des SIPT, die BIS-Funktionen überprüfen, schwieriger sind als jene, die Somatodyspraxie testen.

> **Wichtig**
>
> Die BIS-Störung ist eine leichtere Störung als die Somatodyspraxie (Lai et al. 1996).

BIS-Defizite und Somatodyspraxie können also als zwei unterschiedlich schwere Ausprägungen oder Subtypen der Störung Dyspraxie gesehen werden.

> **Exkurs**
>
> Eine Diskussion von Subtypen aus einer neuropsychologischen Perspektive findet sich bei Dewey 2002.

Defizite der Bilateralintegration und des Sequenzierens

Defizite der Bilateralintegration und des Sequenzierens (BIS) scheinen eine relativ leichte Form einer Praxiestörung zu sein.

> **Cave**
>
> BIS-Defizite sind im Allgemeinen subtil und zeigen sich in der mangelhaften Koordination beider Körperseiten und in Schwierigkeiten bei der Ausführung von flüssigen Bewegungsabläufen. Es wird angenommen, dass die Defizite Ausdruck einer Verarbeitungsstörung von vestibulären und propriozeptiven Informationen sind (Fisher 1991).

In den **Klinischen Beobachtungen** fällt eine BIS-Störung auf durch:

- Rechts-Links-Konfusion,
- wenig Lateralisation der Handfunktion,
- Vermeidung der Mittellinienkreuzung,
- Schwierigkeiten beim Hampelmannhüpfen oder bei Schrittsprüngen, beim Ballfangen und -werfen.

Im **SIPT** (Ayres 1989) finden sich schwache Werte in:
- bilateraler Bewegungskoordination (BMC) und
- sequenzieller Praxie (SPr).

Ayres stellte auch fest, dass niedrige Werte in Graphästhesie und oraler Praxie mit BIS-Defiziten zusammenhängen können. Diese Messwerte werden in ▶ Kap. 7 ausführlicher beschrieben. Davids SIPT-Profil entspricht diesem Muster. Die schwächsten Ergebnisse erreichte er in der bilateralen Koordination (–1,4) und im Sequenzieren (–1,3). Außerdem hatte er Schwierigkeiten mit allen Klinischen Beobachtungen, die BIS-Leistungen überprüfen.

> **Cave**
>
> Um Schwächen in der bilateralen Koordination und im Sequenzieren als sensorisch-integrative Störungen bezeichnen zu können, muss belegt werden können, dass Defizite in der Verarbeitung vestibulärer und propriozeptiver Reize vorliegen (Fisher 1991).

Außer mit dem SIPT lassen sich diese Schwächen im Allgemeinen auch mit den **klinischen Beobachtungen** nachweisen.

Zeichen für Defizite in der bilateralen Koordination und im Sequenzieren sind:
- Streckung aus Bauchlage,
- proximale Gelenksstabilität,
- Balance,
- Haltungshintergrund und
- Stabilität der Nackenposition im Beugemuster gegen die Schwerkraft.

Von den SIPT-Subtests hängen Kinästhesie, Balance und PRN am engsten mit vestibulär-propriozeptiven Funktionen zusammen.

> **Cave**
>
> Mulligan (1998) und Fisher u. Bundy (1991) halten die klinischen Beobachtungen für das aussagekräftigere Instrument zur Erfassung der vestibulär-propriozeptiven Funktionsstörungen.

Somatodyspraxie

Charakteristikum dieser Störung ist eine **Schwäche der Bewegungsplanung**:
- bei vorausplanenden, **feedforward-abhängigen** Aktionen und
- bei stationären, **feedback-abhängigen** Bewegungen.

Kindern mit Somatodyspraxie fallen also ebenso wie Kindern mit BIS-Störungen feedforward-abhängige Aufgaben schwer. Darüber hinaus haben sie aber zusätzlich bereits Schwierigkeiten bei einfacheren feedback-abhängigen Bewegungsanforderungen (Cermak 1991).

Kinder mit Somatodyspraxie zeigen im Allgemeinen ein charakteristisches Profil im SIPT und in den Klinischen Beobachtungen (Übersicht 3.1) (Ayres 1972a, 1975, 1976, 1979, 1989). Karola zeigte dieses Profil.

> **Übersicht 3.1. Schwache SIPT-Subtests bei Somatodyspraxie**
> - posturale Praxie (PPr),
> - bilaterale Koordination (BMC),
> - Sequenzieren (SPr) und
> - orale Praxie (OPr).

Weitere schwache Ergebnisse können auftreten in:
- konstruktiver Praxie (CPr),
- Praxie auf verbale Anweisung (PrVC),
- Abzeichnen (DC) und
- visuomotorischer Genauigkeit (Mac).

Von den **klinischen Beobachtungen** bereiten Kindern mit Somatodyspraxie vor allem folgende Schwierigkeiten:
- Flexion gegen die Schwerkraft,
- sequenzielle Daumen-Finger-Opposition,
- Diadochokinese (▶ Kap. 8) und
- Handgeschicklichkeit (Inhandmanipulation, Exner 1992).

Dies war auch bei Karola der Fall.

Informationen aus der **Eltern- und Lehrerbefragung** beziehen sich mehr auf den Alltag. Typischer Weise wird berichtet von:
- verzögerter Entwicklung der Selbstständigkeit,
- schlechter Organisationsfähigkeit,
- Schwierigkeiten beim Hantieren und Zusammenbauen von Spielmaterial und
- Problemen im Umgang mit den Geschwistern oder Spielkameraden.

3.6 Neuroanatomische Grundlagen der (Dys-)Praxie

> **Cave**
>
> Um Dyspraxie als sensorisch-integrative Störung bezeichnen zu können, muss das Vorliegen von Defiziten in der vestibulär-propriozeptiven oder in der somatosensorischen Verarbeitung belegt werden.

> **Wichtig**
>
> Ayres (1965, 1966a, 1971, 1977, 1987, 1989) und Mulligan (1998) fanden Zusammenhänge zwischen der somatosensorischen Verarbeitung und der Praxie.

Typischer Weise finden sich bei dyspraktischen Kindern im SIPT niedrige Werte in den taktilen Subtests (manuelle Formwahrnehmung, Fingeridentifikation und Lokalisierung von Tastreizen).

Da BIS-Defizite, die auf Schwächen der vestibulär-propriozeptiven Verarbeitung basieren, im Vergleich zur Somatodyspraxie ein höheres Niveau darstellen (Lai et al. 1996), ist es logisch, dass die meisten Kinder mit Somatodyspraxie auch Schwierigkeiten in BIS-Leistungen haben (◘ Übersicht 3.2).

> **◘ Übersicht 3.2. Quellen für Ayres´ Annahme, dass die somatosensorische Informationsverarbeitung die Basis für die Praxie darstellt**
>
> — Einerseits stellte Ayres anhand von Fallanalysen fest, dass bei Kindern mit niedrigen Werten in den Praxietests auch oft niedrige Werte in den somatosensorischen Tests auftreten (A.J. Ayres, persönlichem Kommunikation, 20. Februar 1988).
> — Andererseits fand sie in ihren frühen faktorenanalytischen Studien (Ayres 1965, 1966a, 1969, 1971, 1977) einen Zusammenhang zwischen Bewegungsplanungsdefiziten und Schwächen der taktilen Diskrimination.

> **Cave**
>
> Graphästhesie (GRA) zeigt als einziger somatosensorischer Test in allen Faktoranalysen eine **durchgehende** Beziehung zu den Praxietests. (Die Formen wiederzugeben erfordert ein gewisses Maß an Bewegungsplanung).

Im Gegensatz zu Ayres ergaben bei Mulligan (1998) die somatosensorischen Defizite einen eigenen Faktor. Obwohl dieser somatosensorische Faktor sehr hoch mit dem Praxiefaktor korrelierte, was darauf hindeutet, dass taktile Defizite tatsächlich eine Rolle für die Dyspraxie spielen, fand Mulligan keine Beweise für einen Faktor, der als Somatodyspraxie bezeichnet werden könnte.

3.6 Neuroanatomische Grundlagen der (Dys-)Praxie

Die neuroanatomischen Grundlagen der sensorischen Systeme sind in ▸ Kap. 2 beschrieben. An dieser Stelle soll lediglich auf die neuroanatomischen Grundlagen der Praxie eingegangen werden. Es werden daher Gehirnstrukturen besprochen, von denen man annimmt, dass sie an der Planung, am Sequenzieren und am Initiieren von Bewegung beteiligt sind.

Viele Regionen des Gehirns tragen zur Praxie bei, aber die Dyspraxie kann nicht einer eindeutigen Lokalisation zugeordnet werden.

Gubbay (1979) definierte das **ungeschickte Kind** (oft identisch mit dyspraktisch) als ein Kind, »dessen Fähigkeit, geschickte Bewegungen auszuführen, trotz normaler Intelligenz und normalem neurologischen Befund beeinträchtigt ist« (S. 146).

> **Cave**
>
> Liegen organische Hirnschäden vor, ist die Bezeichnung »Dyspraxie« per definitionem nicht angebracht.

Mit den zunehmend spezialisierten bildgebenden (imaging-) Verfahren in der Neurologie, z. B. Computertomographie (CTI), Magnetresonanz (MRI), Positronenemissionstomographie (PET), funktionelle Magnetresonanz (fMRI) und Magnetoenzephalographie (MEG), werden die Ursachen und neurologischen Korrelate der Entwicklungsdyspraxie möglicherweise bald klarer.

In einer Studie an Kindern mit entwicklungsbedingter Ungeschicklichkeit, bei der radiologische Technik eingesetzt wurde, stellten Knuckey et al. (1983) fest, dass 39% der Testpersonen abnormale CTs zeigten (im Vergleich zu nur 9% der Kontrollgruppe). Wurde die Gruppe der ungeschickten Kinder in zwei Schweregrade aufgeteilt, stieg in der Gruppe der sehr ungeschickten Kinder die Rate der abnormalen CT-Befunde auf 48%. Unter den **speziellen neurologischen Auffälligkeiten**, die gefunden wurden, waren:

- Ventrikelerweiterung,
- periphere Atrophien und
- auffällige Gehirnregionen.

Es gab auch mehrere Fälle von spezifischen parenchymalen Abnormitäten; jedoch zeigte sich in diesen Fällen kein bestimmtes Muster von Defiziten. Im Gegensatz zu Personen mit erworbener Apraxie war bei den ungeschickten Kindern im Allgemeinen die linke Hemisphäre nicht involviert. Knuckey et al. (1983) wählten die Testpersonen aufgrund ihrer »Ungeschicklichkeit« in einem Screening mit 8 Items aus, beurteilten jedoch nicht den sensorisch-integrativen Status der Kinder. Daher kann nicht genau gesagt werden, wie weit diese Ergebnisse auf Kinder mit sensorisch-integrativer Dyspraxie angewandt werden können.

Dass es bisher nicht gelang, ein bestimmtes neurologisches »Substrat« oder einen »Ort« für die entwicklungsbedingte Ungeschicklichkeit zu lokalisieren, bestätigt die von Luria (1963, 1980) und anderen (Bass et al. 1980; DeRenzi et al. 1982) postulierte Annahme, dass **Praxie von einem komplexen funktionellen System oder Netzwerk abhängt, das kortikale und subkortikale Strukturen einschließt.** Conrad et al. (1983) kommen in ihrer Studie zu Kindern mit sensorisch basierter Dyspraxie zu einem ähnlichen Schluss.

Die Ausführung der Bewegung ist im Allgemeinen jener Aspekt der Praxie, der sichtbar und beobachtbar ist. Doch **Praxie** umfasst auch die **Ideation** und die **Planung** der Aktion. Im nächsten Abschnitt werden Gehirnstrukturen besprochen, die bei der Ideation, Planung und Ausführung einer Aktion aktiv werden.

3.6.1 Ideation

Ideation, die auch bezeichnet wird als:
- das »Wissen, WAS zu tun ist« (Ayres 1985) oder
- die Konzeption einer Aktion (Rothi u. Heilman 1997)

ist wahrscheinlich eine kortikale Funktion.

Zwar kann die Ideation keiner umschriebenen kortikalen Region zugeordnet werden, doch steht fest, dass der **präfrontale Kortex** eine Rolle für diesen Prozess spielt. Er ist aktiv, wenn wir uns Ziele setzen und wenn wir komplexe, zielgerichtete Bewegungsabläufe durchführen (oder uns auch nur vorstellen, sie auszuführen), speziell in neuartigen Situationen (Fuster 1997).

Studien an Erwachsenen mit ideomotorischer und ideatorischer Apraxie haben dazu geführt, dass Ideationsdefizite mit Schäden in der **linken Hemisphäre** in Verbindung gebracht werden (Geschwind 1975; Harrington et al. 2000; Poeck 1983; Rothi u. Heilman 1997). Erwachsene mit ideatorischer Apraxie haben Schwierigkeiten, einen Plan zu entwickeln, um ein angestrebtes Ziel zu erreichen, was zu Abweichungen im Handlungsablauf führt (Hecaens 1981).

Zumindest teilweise dürfte Ideation auch ein Produkt von Basalganglienaktivität sein. Die Basalganglien werden zwar eindeutig mit motorischen Ausführungsfunktionen in Verbindung gebracht, von einigen Autoren aber auch mit kognitiven und Verhaltensaspekten von Handlungen (Zigmond et al. 1999).

Es konnte zwar keine präzise Stelle lokalisiert werden, wo die Ideation stattfindet, aber einige Bereiche konnten für diese Funktion ausgeschlossen werden, z. B. die prämotorischen und die supplementärmotorischen Areale.

3.6.2 Planung

Sowohl das **laterale prämotorische Areal (PMA)** als auch das **mediale supplementärmotorische Areal (SMA) in Area 6** spielen eine wichtige Rolle bei der Planung von Bewegungen (Passingham 1993). Diese Bereiche sollen für die Übertragung einer Bewegungs**strategie** in eine Bewegungs**taktik** (das »Wie es zu tun ist«; Deecke 1996; Kingsley 2000) bzw. die Auswahl geeigneter Bewegungen (Passingham 1993) zuständig sein (◘ Übersicht 3.3).

> **◘ Übersicht 3.3. Die Rolle von PMA und SMA bei der Bewegungsplanung**
> - Das **PMA** ist polymodal und wird aktiv, wenn Bewegung als Antwort auf externe Ereignisse auftritt.
> - Das **SMA** hängt in erster Linie von propriozeptivem Input ab. Es wird durch selbst initiierte Aktionen aktiviert (Passingham 1993).

Die Ergebnisse von jüngeren Studien an Affen haben Graziano u. Gross (1998) zu der Annahme geführt, dass der Prozess der Planung und Koordination von Bewegungen als Antwort auf externe Stimuli eine Funktion von Projektionen aus dem Parietallappen in das prämotorische Areal ist. Der prämotorische Bereich spielt auch eine Rolle bei der Vorbereitung und Antizipation von Bewegungen (Decety et al. 1997; Kingsley 2000) (◘ Tab. 3.3).

Das **SMA** hängt von Propriozeption ab und es könnte für das Verständnis der BIS-Defizite von besonderer Bedeutung sein. Funktionen, die mit dem SMA in Zusammenhang gebracht werden, sind:

3.6 Neuroanatomische Grundlagen der (Dys-)Praxie

Tab. 3.3. Vergleich von medialem und lateralem Bewegungsplanungssystem

	Medial	Lateral
»prämotorisches« Zentrum	Supplementärmotorisches Areal (SMA)	Eigentliches prämotorisches Areal (PMA)
Abhängigkeit von sensorischem Input	Primär propriozeptiv	Multimodal (incl. Sehen)
Kontrollmodus	Kontrolliert zukünftige Bewegung (durch Feedforward)	Kontrolliert bereits erfolgte Bewegung (durch Feedback)
Ausführung erlernter Bewegungen	Flüssige Ausführung von längeren Bewegungssequenzen	Abhängig vom Input, langsame, segmentierte Ausführung
Bimanuelle Kontrolle	Simultan (symmetrisch oder reziprok)	Alternierend (seriell oder segmentiert)
Abhängigkeit vom Corpus callosum	Starke Abhängigkeit	Geringe Abhängigkeit
Auslangen nach einem Zielobjekt	Bewegungsbahn (»Navigation«)	Treffen des Objektes (»Landung«)
Aktionsmodus	Antizipatorisch	Reaktiv
Kontextempfindlichkeit	Intern	Extern
Abhängigkeit von subkortikalen Strukturen	Basalganglien	Zerebellum

— Orientierung von Augen und Kopf,
— Planung von bimanuellen und sequenziellen Bewegungen (Lundy-Ekman 1998).

Goldberg (1985) stellte die Hypothese auf, dass »das mediale System vorausplanend arbeitet bzw. an Aktionen beteiligt ist, die von Voraussagen geleitet werden. Diese stammen von einem internen Modell der Welt, das aus den bisherigen Erfahrungen aufgebaut ist, und somit die Bildung eines wahrscheinlichen Modells der Zukunft erlaubt« (S. 568). Mit anderen Worten scheint das mediale SMA an projizierten Aktionssequenzen beteiligt zu sein, die vielen Kindern mit sensorischen Integrationsstörungen so schwer fallen. Die Rolle des SMA ist sehr gegensätzlich zu jener des polymodalen lateralen prämotorischen Systems, das »reaktiv arbeitet, wobei jede Aktion von explizitem externem Input abhängt« (S. 568). Das mediale System tritt vor allem bei raschen, gut gelernten, geschickten Bewegungsfolgen in Aktion, die unter Verwendung von propriozeptiver Information ausgeführt werden, unabhängig davon, wie viel visuelles Feedback erforderlich ist.

Area 5 im Parietallappen ist eine weitere wichtige Struktur, in der bilaterale propriozeptive Inputs aus Muskel-, Haut- und Gelenksrezeptoren mit Inputs aus anderen sensorischen Systemen konvergieren (Cohen 1999). Auch indirekte vestibuläre Impulse können die Area 5 erreichen.

> **Wichtig**
>
> Es besteht eine enge Verbindung zwischen Empfindung und Bewegung (Jones u. Porter 1980).

Es ist nicht klar, ob:
— bewusste Wahrnehmung (Perzeption) und
— das Bewegungsfeedback an höhere Kontrollzentren

unterschiedliche Funktionen sind.

Jedenfalls gibt es Beweise, dass Zellen in Area 5 zu feuern beginnen, bevor die Bewegung initiiert wurde (Bear et al. 1996; Snyder et al. 1997). Sie setzen ihre Aktivität sogar bei Durchtrennung der Afferenzen und Immobilisierung der Gelenke fort (Kalaska 1988). Dies legt nahe, dass einige dieser Zellen eine Rolle beim **Planen aktiver Bewegung** spielen (Kandel et al. 2000; Kingsley 2000).

> **Wichtig**
>
> **Area 5** steht in enger Verbindung zu den präzentralen Motorikfeldern einschließlich des SMA. Das spricht ebenfalls dafür, dass propriozeptive Informationen eine Rolle für die Bewegungsplanung spielen (Kalaska 1988; Kandel et al. 2000; Kingsley 2000).

3.6.3 Ausführung

Der **motorische Kortex** bietet einen Mechanismus für die Ausführung von willkürlichen Bewegungen (Passingham 1993). Neuronen im primären motorischen Kortex erhalten und kodieren laufend Informationen über die Geschwindigkeit, Richtung und Beschleunigung von Bewegung (Kingsley 2000). Die Rückmeldung kommt von Muskeln, Gelenken und Haut über den Thalamus wie über intrakortikale Projektionen aus dem somatosensorischen Feld.

Informationen vom primären motorischen Rindenfeld (Area 4) werden durch die kortikospinalen und die kortikobulbären Bahnen an die Muskeln gesendet. Der **Tractus kortikospinalis** besteht aus Fasern aus dem primären Motorkortex, dem prämotorischen Areal und dem primären somatosensorischen Rindenfeld (Areae 3, 1 und 2). Im Rückenmark werden diese Fasern in die lateralen Motoneurone (seitliche kortikospinale Fasern) und die medialen Motoneurone (ventrale kortikospinale Fasern) umgeschaltet, die Signale zu den Muskeln leiten, um den motorischen Befehl auszuführen.

> **Wichtig**
>
> Bewegung hängt von Informationen aus verschiedenen Bereichen des Gehirns zu den α-Motoneuronen im Rückenmark ab. Der **kontinuierliche Fluss der sensorischen Informationen vor und während der Ausführung einer Bewegung** ist notwendig, damit das motorische System funktionieren kann (Kandel et al. 2000). Diese Informationen, die über sensorische Bahnen kommen, beschreiben:
> - die Umgebung,
> - die Position und
> - die Ausrichtung des Körpers und der Gliedmaßen
> - und liefern mechanische Informationen über den Kontraktionszustand der Muskeln.

Für willkürliche Bewegungen ist außerdem eine Integration sämtlicher Gehirnstrukturen erforderlich, die in die Produktion des motorischen Output involviert sind.

Eine entscheidende Rolle bei der Ausführung von koordinierten Bewegungen kommt dem **Zerebellum** zu (Kiernan 1998). Da Fasern vom Kleinhirn nicht direkt mit spinalen Neuronen verschaltet sind, hat das Zerebellum weniger mit der direkten Bewegungssteuerung zu tun als mit der Integration von Bewegung und Feedback (Latash 1998). Das Kleinhirn übt eine sehr dynamische Funktion aus, wobei es stark aktiviert wird, sobald Bewegung auftritt. Genau genommen wirkt das Kleinhirn als **Vergleichsmaßstab**. Es liefert dem ZNS Informationen über die Bewegung und verbessert die Bewegungsgenauigkeit, indem es jene motorischen Bereiche auf Hirnstamm- und kortikalem Niveau beeinflusst, die Informationen an das Rückenmark senden. Das Kleinhirn reguliert die posturale Kontrolle und steuert Bewegungen von Augen, Kopf, Körper und Extremitäten (Cohen 1999).

> **Wichtig**
>
> Es wird vermutet, dass das Kleinhirn auch beim **motorischen Lernen** eine Rolle spielt, da Erfahrung Veränderungen in den zerebellären Regelkreisen bewirkt. Wenn eine Aktion wiederholt eingeübt wird, damit sie immer geschickter und mit weniger bewusster Aufmerksamkeit ausgeführt werden kann, überträgt das Kleinhirn die Bewegungstaktik von einer bewussten Ebene in eine unbewusste (Kingsley 2000).

Die **Basalganglien** erhalten wichtige Inputs aus dem SMA und senden sie über den Thalamus wieder zu dieser Region zurück. Dieser Bereich des Gehirns ist am Initiieren von Bewegungen beteiligt, aber seine Rolle ist kontextabhängig. Das heißt, er kann seine Rolle spielen, wenn Bewegungen so komplex sind, dass sie sequenziert werden müssen (Graybiel u. Kimura 1995). Obwohl die Neurone der Basalganglien bereits am Beginn einer Bewegung aktiv sind, nimmt ihre Aktivität danach noch zu. Damit sind die Basalganglien essenziell an Bewegungsabfolgen beteiligt (Zigmond et al. 1999). Das ventrale System der Basalganglien erhält in erster Linie Informationen vom limbischen System. Diese Verbindung dürfte der Motivation und Emotion dienen, die beide wichtig für die Praxie sind. Wahrscheinlich sind sie auch an der Evaluierung der Aktion beteiligt (Graybiel u. Kirnura 1995; Zigmond et al. 1999).

3.7 Die Rolle der Wahrnehmung für Bewegung und Praxie

Kenntnisse der sensorischen Verarbeitung sind wesentlich, um die sensorisch-integrative Dyspraxie verstehen zu können. In der Praxis ermöglicht dieses Wissen, ein verstärktes Reizangebot in die sensorisch-integrative Ergotherapie einzubauen.

> **Wichtig**
>
> Ayres (1972a) ging davon aus, dass Bewegungsplanung zum Teil auf der Entwicklung eines semibewussten Körperschemas (bzw. eines internen Modells des Körpers) beruht, die mit dem taktilen Bewusstsein beginnt.

» Sensorischer Input von Haut und Gelenken – aber ganz besonders von der Haut – trägt dazu bei, dass sich im Gehirn ein Modell oder internes Schema vom Aufbau des Körpers und seiner motorischen Wirkweise entwickeln kann. «
Ayres 1972a, S. 168

Ayres glaubte zudem, dass von der Bewegung hervorgerufene somatische Veränderungen Erinnerungen hinterlassen, auf die für alle folgenden Bewegungen zurückgegriffen werden kann.

> **Wichtig**
>
> Es ist entscheidend, den Körper handelnd einzusetzen, damit die sensorischen Informationen integriert und zu einem Körperschema verarbeitet werden.

»Sind die Informationen, die das Gehirn von den somatosensorischen Rezeptoren erhält, unpräzise«, so steht dem Gehirn nur ein lückenhaftes Fundament zur Verfügung, auf dem das Körperschema aufbauen kann (Ayres 1972a, S. 170).

> **Exkurs**
>
> Ayres (1972a, 1975, 1979, 1985) hatte die Bedeutung des **taktilen und propriozeptiven Sinnes** für die Entwicklung des Körperschemas hervorgehoben.
> Andere Forscher stellten andere Sinnessysteme in den Vordergrund:
> ▼
>
> – Schilder (1935) und Lackner u. DiZio (1988) stellten fest, dass **vestibuläre und propriozeptive Empfindungen**, die von aktiver Bewegung stammen, ebenfalls zur Entwicklung des Körperschemas beitragen. Schilder (1935) erwähnte auch die Rolle des **Sehens** bei der Körperschemaentwicklung.
> – Sirigu et al. (1995) sprechen von »**Körperwissen**«, einem Konzept, das umfassender als der Begriff des Körperschemas ist. Sie nennen folgende vier Aspekte, die zur seiner Entwicklung beitragen:
>   1. verbale Information: Benennen von Körperteilen und ihrem Zweck,
>   2. visuell-räumliche Information über unseren eigenen Körper und den Körper generell,
>   3. dynamisches Bild vom Körper, das aus Informationen über die Stellung der Körperteile zueinander und in Bezug auf die externe Welt entwickelt,
>   4. motorische Repräsentationen.
> – Heilman u. Rothi (1985) meinten, dass zur Bewegungsplanung **visuo-kinästhetische Engramme** gehören, die im linken Scheitellappen gespeichert sind, von wo aus jene Bereiche des Gehirns aktiviert werden können, das an der Planung und Programmierung von Bewegungen beteiligt sind.

3.7.1 Taktiles System

Wie in ▶ Kap. 2 beschrieben, nimmt das taktile System die Qualität und die Lokalisation von Berührungsreizen auf der Haut wahr. Ein wichtiger Aspekt in der gegenwärtigen Diskussion ist, welche Rolle die mediale Schleifenbahn im Hinterstrang (Dorsal Column Medial Lemniscus – DCML), in der Informationen über die räumlichen und zeitlichen Merkmale der Berührung transportiert werden (Kandel et al. 2000; Morasso 1981; Mountcastle 1986), für die Praxie spielt (Bear et al. 1996; Caminiti et al. 1990, Vierck 1978; Wall 1970). Signale, die in diesem System transportiert werden, lösen exploratives Verhalten aus; sie dienen also unter Umständen dazu, Bewegungen zu steuern, mit denen sensorische Informationen gesammelt werden können. Außerdem dürfte das **DCML-System** zusammenhängen mit:
– Flexion,
– Programmierung von komplexen Bewegungsfolgen,

Tab. 3.4. Die Rolle des DCML-Systems

Motorik	Selektive Aufmerksamkeit, Orientierung, Antizipation
– Initiieren von Willkürbewegungen – Ausführen von komplexen Bewegungsabläufen und geschickten Handbewegungen – Umgehen mit Objekten im Raum – Gelenksbeugung	– Ausfiltern von Hintergrundreizen – Initiieren und Kontrollieren einer internen Suche – Antizipatorische Komponenten von sequenziellen Verhaltensmustern

- manueller Geschicklichkeit und Manipulation, besonders distal am Körper,
- selektiver Aufmerksamkeit, Orientierung und Antizipation (Snyder et al. 1997).

Diese Mechanismen könnten auf der Verbindung des DCML-Systems mit dem Thalamus beruhen (Leonard 1998). Der Beitrag des DCML-Systems zur Praxie ist in Tab. 3.4 zusammengefasst.

3.7.2 Propriozeption

Propriozeption bezieht sich auf Empfindungen von Bewegungen (Beschleunigung, Tempo, Sequenzieren, Timing und Kraft) und Gelenksposition (Kalaska 1988; Matthews 1988, McCloskey 1985; Kandel et al. 2000; Kiernan 1998).

> **Wichtig**
>
> Matthews (1988) zufolge ist es die Aufgabe der Propriozeption, dem motorischen System eine präzise Landkarte der externen Umgebung und des eigenen Körpers zu liefern.

Dieses Wissen um den eigenen Körper und sein Bewegungsrepertoire, das von propriozeptiven Informationen stammt, ist entscheidend für:
- die Entwicklung des Körperschemas,
- die Praxie und
- anpassendes Verhalten.

Wie in ▶ Kap. 2 beschrieben, stammt propriozeptives Feedback in erster Linie von Rezeptoren in Muskeln und zum Teil von Rezeptoren in Haut und Gelenken (Jones 1999).

Primäre und sekundäre Endigungen der **Muskelspindel** werden durch Dehnung aktiviert, wenn sich die Muskeln gegen Widerstand zusammenziehen. Golgi-Sehnenorgane sind während der Kontraktion empfindlich für die Kraft und Spannung der Muskeln (Jami 1992; Jones 1999). Gemeinsam sind die Golgi-Apparate und die Muskelspindelrezeptoren die hauptsächlichen Rezeptoren für Propriozeption aus den Muskeln. Sie liefern dem ZNS Informationen über Veränderungen im Muskel während einer Bewegung, was wiederum eine exakte Kraftdosierung ermöglicht. Dies ist vor allem wichtig, wenn man mit Objekten hantiert. Der somatosensorische Kortex passt sich umgehend an veränderten Input an. Das Körperbild wird modifiziert und ermöglicht so eine immer geschicktere Ausführung (Jones 1999).

Mechanorezeptoren in der Haut tragen auch zur Propriozeption bei, besonders in den Fingern und zu einem geringeren Grad in der Hand. Die hohe Dichte von Mechanorezeptoren in der Haut der Finger garantiert Rückmeldungen bezüglich der Bewegung und ist wichtig für das taktile Explorieren und die Objektmanipulation. Die Stimulation beider Rezeptortypen (Haut- und Gelenksrezeptoren) während aktiver Bewegung dürfte das wesentliche Element der Wahrnehmung von Fingerbewegungen sein (Fisher 1991). Auch die Rezeptoren auf dem Handrücken entladen als Antwort auf die Bewegung benachbarter Gelenke und liefern damit Informationen über die Bewegungsrichtung (Edin u. Abbs 1991). Dies tun die Rezeptoren der Handinnenseite nicht, auch wenn sie bei Flexion und Extension ansprechen. Die Signale der Gelenks- und Hautrezeptoren scheinen also wichtiger für die propriozeptive Wahrnehmung der Hände zu sein als jene der proximalen Gelenke (Jones 1999), weil einzelne Fingermuskeln mehrere Gelenke kontrollieren.

> **Wichtig**
>
> Proximale Gelenke sind im Vergleich zu den distalen Gelenken empfindlicher für Bewegung (Halle u. McCloskey 1983, Jakobs et al. 1985).

Sie bewegen sich vergleichsweise langsam und bewirken eine stärkere Verschiebung von distalen Gliedmaßenabschnitten als distale Gelenke bei gleicher Bewegung (Jones 1999).

> **Wichtig**
>
> Die Propriozeption ist besser:
> – bei Bewegungen im Mittelbereich des Bewegungsumfangs und
> – bei aktiver Bewegung (Jones 1999).

Propriozeptive Informationen, die von aktiver Bewegung stammen, unterstützen die Entwicklung des Körperschemas und die Planung von komplexen Bewegungen (Kieman 1998; Kingsley 2000).

> **Cave**
>
> **Passive Bewegungen** produzieren nicht im selben Ausmaß propriozeptive Informationen (Evarts 1985; Ghez et al. 1990; Kalaska 1988). Deshalb ist passive Traktion (Zug) und Stauchen von Gelenken wahrscheinlich eine weniger wirksame Quelle von propriozeptivem Input als aktive Muskelkontraktion gegen Widerstand. Das bedeutet: **aktive** Bewegung wird in der Sensorischen Integrationstherapie immer bevorzugt.

3.7.3 Vestibuläres System

Das vestibuläre System mit seinen Rezeptoren im Innenohr ist eine spezielle Quelle von propriozeptiver Information. Gemeinsam mit propriozeptiven Informationen aus den Muskeln ist das vestibuläre System in die Kontrolle der Haltung und die Aufrechterhaltung eines stabilen visuellen Feldes eingebunden (Brodal 1998; Horak et al. 1988; Shumway Cook et al. 1987). Eine Reihe **klinischer Beobachtungen**, die zur Beurteilung der sensorisch-integrativen Funktionen eingesetzt werden, überprüfen die Leistung des propriozeptiven Systems. Es ist schwierig und nicht unbedingt notwendig, den jeweiligen Beitrag der beiden Systeme exakt zu definieren. Es kann jedenfalls davon ausgegangen werden, dass sie zusammenarbeiten, um Muskeltonus, Haltung, Balance und Bewegung zu beeinflussen.

Vestibuläres und propriozeptives Feedback tragen zur Entwicklung von neuronalen Modellen bei, in denen gespeichert ist, wie eine bestimmte Bewegung auszuführen ist (Bear et al. 2001; Evarts 1985; Kalaska 1988; Kandel et al. 2000; Kiernan 1998). Brooks (1986) zufolge wird auf neuronale Modelle der Bewegung zurückgegriffen, um die fortlaufende Aktivität zu regulieren und die Ausführung zukünftiger Aufgaben zu steuern. Brooks meinte auch, dass das Körperschema, das zumindest teilweise auf propriozeptiver Information beruht, wichtig ist für die Planung antizipatorischer Bewegungen oder vorausgeplanter Aktionssequenzen (z. B. die Bewegungsabfolge, die notwendig ist, um die Hand oder den Fuß im richtigen Augenblick an der richtigen Stelle zu platzieren, um einen Ball zu treffen). »Tempelhüpfen« (auch bekannt als »Himmel und Hölle«) oder einen zugeprellten Ball zu fangen, während man läuft, sind Beispiele für Aktivitäten, die projizierte Aktionssequenzen beinhalten. Vorausgeplante Bewegungsabfolgen sind komplexe Leistungen, die die Integration von Informationen über die Position der Körperteile mit Informationen über die externe Umwelt erfordern.

3.7.4 Visuelles System

In Verbindung mit den Nahsinnen (taktil, vestibulär und propriozeptiv), die über den Körper und seine Aktionen informieren, stellt der Sehsinn vor allem Informationen über die Umgebung zur Verfügung (Übersicht 3.4).

> **Übersicht 3.4. Drei übergeordnete Aufgaben des visuellen Sinnes (Fox 1999)**
> – Lernen über Objekte
> – Haltungskontrolle
> – Information über unsere Position im Raum

Das Sehen hilft uns auch zu erkennen, wo wir uns in Relation zu Objekten befinden und erleichtert es uns damit, auf diese Objekte zuzugehen oder sie zu umgehen.

Beispiel
Können Personen ihre Hand nicht sehen, bevor sie nach einem visuellen Ziel greifen, steuern sie ihre Hand nicht exakt und unterschätzen den Abstand zum Ziel. Die Ungenauigkeit nimmt ab, wenn Personen ihre Hände und auch das Ziel sehen können (Ghilardi et al. 1995).

> **Cave**
>
> Berücksichtigt man alle Funktionen des Sehsinnes, hat er einen wichtigen Einfluss auf kognitive Leistungen und spielt eine wichtige Rolle bei der Anpassung an die Umgebung (Kosselyn u. Koenig 1992; Zoltan 1996). In diesem Zusammenhang trägt er auch nicht unwesentlich zur Praxie bei (s. auch ▶ Kap. 5).

Die wissenschaftliche Erforschung der Beziehung zwischen dem visuellem Sinn und der Praxie und die verschiedenen Formen der Koordinationsdefizite ist noch jung. Gubbay (1975, 1979) und Henderson u. Hall (1982) haben festgestellt, dass ungeschickte Kinder oft visuell-perzeptive und visuomotorische Schwächen haben. Ebenso identifizierte Ayres (1989) in ihren Clusteranalysen an SIPT-Daten eine Gruppe von Kindern mit Defiziten in der Bewegungsplanung und in der visuellen Perzeption. Dewey u. Kaplan (1994) stellten fest, dass visuelle Wahrnehmungsprobleme die sensorischen Informationen verzerren, die diese Kinder erhalten, was wiederum ihre Leistung bei der Bewegungsplanung beeinträchtigt.

Der visuelle Sinn ist wegen seines wichtigen Beitrags zur Position und Bewegung im Raum besonders relevant für die Sensorische Integrationstherapie. Obwohl visuelle Wahrnehmungsstörungen ein klassisches Feld der Ergotherapie sind, haben wir noch viel über die Beziehung zwischen visueller Wahrnehmung und Praxie zu lernen. Nähere Ausführungen zur visuellen Wahrnehmung finden sich in ▶ Kap. 5.

3.7.5 Auditives System

Der Gehörsinn wird normalerweise im Zusammenhang mit Praxie (aus einer SI-Perspektive) nicht erwähnt. Da das Gehör Informationen über die räumliche Position von Objekten und Ereignissen liefert, trägt es jedoch ebenfalls zur Organisation der Bewegung bei. Bis auf eine Handvoll Studien, die darauf hinweisen, dass auditive Informationen Bewegung fördern, liegt praktisch keine Forschung zum Zusammenhang zwischen Gehör und Praxie vor.

LeserInnen, die sich für die Auswirkungen von auditiver Stimulation auf die motorische und räumliche Leistung von Erwachsenen mit neurologischen Defiziten interessieren, sollten die Arbeiten von Thaut et al. lesen (McIntosh et al. 1997, 1995; Thaut et al. 1995, 1996, 1998). Rauscher et al. (1993, 1995, 1998) beobachteten nach dem Konsum klassischer Musik bessere Leistungen im räumlichen Denken bei Collegestudenten und geschickteres Verhalten im Labyrinth bei Ratten. Andere Untersuchungen (Newman et al. 1995, Stough et al. 1994; Kenealy u. Monseth 1994) bestätigten diese Ergebnisse allerdings nicht.

Die genannten Untersuchungen sind sowohl von der Fragestellung als auch vom experimentellen Paradigma weit von Ayres' Sensorischer Integration entfernt. Allerdings können Teile davon etwas über die Beziehung zwischen Gehör und Praxie aussagen.

> **Hinweis**
>
> Da dyspraktische Kinder meist Probleme im Timing und Sequenzieren von Bewegungen haben, sollte der therapeutische Nutzen von auditiver Anregung und Signalen in Erwägung gezogen werden.

Nähere Informationen zum auditiven System finden sich in ▶ Kap. 6.

3.8 Intervention

Die **Befunderhebung** liefert die entscheidenden Daten, um zu bestimmen, ob eine sensorische Integrationsstörung die Alltagsbewältigung eines Kindes beeinträchtigt. Sie beinhaltet folgende Aspekte:
- Beobachtungen in der natürlichen Umgebung
- Gespräche und Interviews
- klinische Beobachtungen
- SIPT

Nach der Auswertung der Ergebnisse kann die Therapeutin gemeinsam mit dem Betroffenen und den Angehörigen einen Interventionsplan erstellen. In diesem Abschnitt wird der Einsatz der SI-Therapie generell kommentiert und andere aktuelle Ansätze vorgestellt, die zusätzliche Aspekte der Therapie von Praxiestörungen ansprechen.

In ▶ Kap. 12 wird die Praxis der SI-Therapie im Detail erörtert.

3.8.1 Die Theorie der Sensorischen Integration – neu beleuchtet

Bestimmten Prinzipien und Ideen von Ayres kommt bei der Behandlung von Klienten mit sensorisch verursachter Dyspraxie besondere Bedeutung zu (◘ Übersicht 3.5).

> **Übersicht 3.5. Wichtige SI-Prinzipien bei der Behandlung von Patienten mit Dyspraxie**
> - Ayres (1972a) beschrieb die **anpassende Reaktion** als zentrales Element der Therapie. Anpassungsreaktionen (anpassendes Verhalten) sind sinnvolle Aktionen, die auf ein Ziel ausgerichtet sind, das erfolgreich erreicht wird. Anpassende Reaktionen wirken durch sich selbst organisierend für das Gehirn. Ayres befürwortete vehement die **Eigenaktivität** des Klienten in der Therapie und stellte klar, dass aktives »Tun« nur vom Klienten selbst initiiert werden kann.
> (Hinweis: Da anpassende Reaktionen im Allgemeinen **anpassende Interaktionen** mit der Umwelt sind, werden sie im vorliegenden Text auch durchgehend als solche bezeichnet.)
> - Ayres (1972a, 1979, 1985) betonte, dass die Behandlung eine **Interaktion zwischen dem Klienten, der Aufgabe und der Umgebung** ist.
> Es ist zwar die **Praxie**, die uns effiziente Interaktionen ermöglicht (Ayres 1985), aber es ist die **Umgebung**, die die Bedingungen vorgibt und damit die Ausführung beeinflusst (Connolly u. Dalgleish 1989; Gibson 1988; Jeannerod 1988). Mit jeder Veränderung der Umgebungsbedingungen müssen sich die Aktionen des Klienten verändern (anpassen). Ayres (1972a, 1979, 1985) hob hervor, dass es eine wichtige Funktion der Therapeutin ist, die Umgebung so zu gestalten, dass sie die »gerade richtige Herausforderung« (»just right challenge«) bietet.
> - In der Sensorischen Integrationstherapie **arbeitet die Therapeutin nicht am Klienten**. Vielmehr erkennt sie, wie das Kind auf Hinweise reagiert, wie es mit Personen und Objekten interagiert und wie es sich an wechselnde Umweltforderungen anpasst. Sie schafft eine Umgebung, die das Kind anregt, neue Dinge auszuprobieren, sich abseits der gewohnten Bahnen zu bewegen und Herausforderungen zu meistern. Die Behandlung besteht aus Herausforderungen, die zu einer verbesserten Organisation des Gehirns und des Verhaltens führen. Die Intervention erstreckt sich auch in den Alltag, da die Kinder erfolgreicher am Familienleben, dem Klassengeschehen (ihrem Arbeitsplatz) und der sozialen Umgebung teilnehmen können

Viele von Ayres' Konzepten sind nach wie vor zeitgemäß. Allerdings wurde sie auch von frühen **hierarchischen Modellen der motorischen Kontrolle** beeinflusst, die auf den Arbeiten von Hughling Jackson (Jackson u. Taylor 1932) basieren. Diesen Modellen zufolge wird die erlernte Bewegung von zunehmend höheren Ebenen des Nervensystems kontrolliert. Es wurde angenommen, dass die Entwicklung einem bestimmten Ablauf folgt, und jedes Leistungsniveau die Grundlage für die nächsthöhere Leistung darstellt. Hierarchische Modelle beeinflussten die Entwicklung verschiedener therapeutischer Ansätze wie der Propriozeptiven neuromuskulären Fazilitation (PNF), der neurologischen Entwicklungstherapien (Bobath) und des sensomotorischen Ansatzes von Margaret Rood (Stokmeyers 1967).

> **Cave**
>
> In jüngerer Zeit wurden einige der Grundannahmen der hierarchischen Modelle der Bewegungsentwicklung widerlegt, wodurch einige Aspekte von Ayres' frühen Überzeugungen nicht mehr haltbar sind.

Neues Wissen hat die Entwicklung der Theorie der Sensorischen Integration immer beeinflusst und wird sie weiterhin beeinflussen.

Aktuelle Theorien zum Bewegungsverhalten

In den letzten 30 Jahren wurden zahlreiche Theorien zum Bewegungsverhalten entwickelt. Sie waren der Ausgangspunkt für verschiedene Behandlungsmethoden für Menschen mit Bewegungsstörungen unterschiedlichster Ursache; und sie können gut für die Behandlung von Klienten mit sensorisch basierter Dyspraxie eingesetzt werden. Diese Theorien können in zwei Kategorien eingeteilt werden:
- motorisches Lernen und Bewegungskontrolle und
- umgebungsbezogene Ansätze..

Theorien zum motorischen Lernen und zur Bewegungskontrolle

Bewegungslernen und Bewegungskontrolle sind weite Felder, zu denen es zahlreiche Theorien gibt. Während sich **motorisches Lernen** auf den Erwerb oder die Veränderung der Bewegung bezieht, beschäftigt sich **Bewegungskontrolle** mit der Regulierung und Perfektionierung von bereits erworbenen Bewegungen (Shumway Cook u. Woollacott 1995). Einige Theorien zum motorischen Lernen zweifeln den vorgegebenen Ablauf der Bewegungsentwicklung an und vertreten stattdessen die Vorstellung eines flexiblen, sich ändernden Verhaltens als Reaktion auf die Anforderungen einer Situation (Thelen 1995). Dies erinnert an die Konzeption der anpassenden Interaktion, die ein integraler Bestandteil von Ayres´ Sensorischer Integration ist.

Theoretiker aus dem Bereich des motorischen Lernens und der Bewegungskontrolle haben Bewegung in zwei Grundsysteme eingeteilt:
— geschlossene Systeme (»closed loop«), bei denen die Genauigkeit von der sensorischen Rückmeldung abhängt, und
— offene Systeme (»open loop«), bei denen erlernte Aktionen durch Feedforward gesteuert werden (Adam 1971; Giuliani 1991; Schmidt 1988).

Die Prozesse in **geschlossenen Schleifen** basieren auf dem **Feedback** von Diskrepanzen in der motorischen Ausführung. Dieses wird verwendet, um das Bewegungsprogramm zu verfeinern. Das Ausmaß des Fehlers wird bestimmt, und Korrekturen werden während der Aktion durchgeführt. Die sensorische Rückmeldung – Empfindungen, die von der Bewegung produziert werden – ist während der ganzen Aktion wichtig; sie wird während und bei der Vollendung der Bewegung generiert. Schmidt u. Lee (1988) zeigen auf, dass geschlossene Systeme stark von sensorischer Information aus der Umgebung und aus dem Körper abhängen. Für die wichtigste Informationsquelle der Bewegungskontrolle in geschlossenen Systemen hielten sie das visuelle System, aber auch das vestibuläre und propriozeptive System hoben sie hervor. Schmidt (1988) beschrieb **drei Arten von Feedback**, das bei Bewegung entsteht:
1. Rückmeldung von der Muskelkontraktion.
2. Bewegung des Körpers bzw. von Körperteilen im Raum.
3. Externes Feedback von der Umgebung.

Die ersten zwei Arten der Rückmeldung ergeben sich aus der Bewegung selbst (**Produktionsfeedback**). Die letzte ergibt sich aus Veränderungen, die als Folge der Bewegung in der Umgebung auftreten (**Ergebnisfeedback**). Bei Bewegungen im geschlossenen System wird das Produktionsfeedback mit der erwarteten Rückmeldung verglichen. Besteht eine Diskrepanz zwischen der tatsächlichen und der erwarteten Rückmeldung, so liegt ein Fehler vor und eine Korrektur ist notwendig. Vergleicht man das Ergebnisfeedback mit dem angestrebten Ziel, so weiß man über das Ergebnis der Bewegung Bescheid (Mathiowetz u. Haugen 1995).

Über das Ergebnis einer Aktion Bescheid zu wissen bedeutet, sich bewusst zu sein, dass man es geschafft hat und dies gegebenenfalls auch verbal zu äußern.

Beispiel
Ein Kind, das einen Turm aus Bausteinen mit einem Bohnensäckchen umschießen will, erkennt das Ergebnis seiner Aktion daran, dass es die Bausteine durch die Gegend fliegen sieht und hört. Der Jubel der Therapeutin kann sein Erfolgserlebnis verstärken.

> **Exkurs**
>
> Gentile (1972) beschrieb eine Form von Feedback, die als »**Wissen von der Ausführung**« bekannt ist. Es handelt sich um das Wissen von der Aktion, die ausgeführt wurde, um das Ziel zu erreichen, und ist dem Produktionsfeedback ähnlich. Schmidt (1991) nannte es »**kinematisches Feedback**«, das von Informationen aus dem Körper abhängt.

Beispiel
Das Bohnensäckchen wurde wahrscheinlich durch eine rasche Bewegung des Armes mit Schulterflexion, Ellbogenstreckung und Öffnung der Hand geworfen. Einem Kind alle diese Elemente zu beschreiben wäre natürlich eine Überforderung. Aber um das Kind mit Wissen von der Ausführung zu versorgen, könnte die Therapeutin sagen: »Wirf das Säckchen im richtigen Augenblick!«.

Bei der Bewegungskontrolle in **offenen Schleifen** existieren bereits vor Beginn einer Bewegungsabfolge Muskelbefehle, die nach ihrer Aktivierung ablaufen ohne korrigiert werden zu können (Kelso 1982; Schmidt 1988; Stelmach 1976). Ein offenes System verwendet **antizipatorische Kontrolle (Feedforward)**, da die Bewegung viel zu schnell abläuft, um Informationen aus Feedback auszuwerten (Mathiowetz u. Haugen 1995).

Feedforward-Prozesse decken keine Fehler während der Bewegung auf. Stattdessen werden Korrekturen vorgenommen aufgrund von (Lee 1988):
— vorherigen Erfahrungen,
— Kenntnissen des eigenen Körpers und der physikalischen Welt und
— Voraussagen über die erwartete Veränderung im Bewegungszustand.

Mit dem Feedforward werden **vor** der Bewegung Signale gesandt, um den Körper auf einen nahenden Bewegungsbefehl oder irgendeine Art von Feedback vorzubereiten (Schmidt u. Lee 1999).

Kelso u. Stelmach (1976) hielten Feedforward, also jene interne Rückmeldung, die von den Informationen stammt, die bereits vor dem Bewegungsbeginn verarbeitet wurden, für eine spezielle Form von Feedback, die bei Bewegungen in offenen Schleifen verwendet wird. Die internen Rückmeldungsschleifen liefern einen »**Entwurf« eines zentral generierten Bewegungsbefehls** an die Muskeln. Andere Begriffe für dieses interne Feedback sind »korollare Entladung« (»corollary discharge«) und »Efferenzkopie« (»efference copy«).

Eine »Kopie« des Bewegungsbefehls an die Muskeln wird in andere Bereiche des Gehirns geschickt. Sie dient dazu, andere hereinkommende Informationen zu beurteilen. Die Information kann mit einem Vergleichsmaßstab für die Korrektheit verglichen werden, damit Fehler korrigiert werden können, bevor die Aktion in die Tat umgesetzt wird. Deshalb ist das Feedforward offenbar besonders wichtig bei Aktionen, die Antizipation erfordern (Schmidt 1988). Feedforward (bzw. interne Rückmeldung) ist vom Produktionsfeedback zu unterscheiden, das von der Bewegung kommt. Der auslösende Stimulus setzt eine Reaktionskette in Bewegung. Nachdem diese Bewegungsabfolge aktiviert worden ist, wird das Programm nicht mehr modifiziert (Schmidt u. Lee 1999).

> **Cave**
>
> Die meisten Theoretiker haben erkannt, dass weder die geschlossene noch die offene Schleife eine hinreichende Erklärung des Bewegungsverhaltens abgibt, und vertreten daher eine hybride Sicht der menschlichen Bewegungskontrolle.

Sie erkennen verschiedene Formen von bewegungsproduziertem Feedback ebenso wie die Bedingungen der offenen Systeme an, bei denen kein Feedback auftritt (Schmidt 1988).

> **Wichtig**
>
> Jede Bewegung, die irgendwann einmal eine offene Schleife werden kann, wird anfangs in Form eines geschlossenen Systems erlernt, bei dem die Aufmerksamkeit auf die sensorische Rückmeldung von der Bewegung gerichtet ist.

Die Kontrolle einer Bewegung durch Feedback dürfte beim Erlernen von neuen Fertigkeiten besonders wichtig sein. Ist eine Fertigkeit erlernt, kann man sich zunehmend auf die Kontrolle durch Feedforward verlassen (Brooks 1986; Kelso u. Stelmach 1976). Die feedforward-abhängige Bewegungskontrolle kann also als höheres Niveau der Fertigkeitsentwicklung bezeichnet werden, das weniger bewusste Steuerung der Bewegung erfordert (● Abb. 3.1).

Auf die Dyspraxie mit sensorischer Basis angewandt bedeutet dies, dass Kinder mit BIS-Defiziten weniger schwer betroffen sind als Kinder mit anderen Praxisstörungen, da ihre Hauptdefizite auf dem höheren Niveau der feedforward-abhängigen Aktionen liegen (Fisher 1991). Ayres (1978, 1989) stellte fest, dass Kinder mit BIS-Defiziten mit vestibulär-propriozeptiver Basis zu den am leichtesten Betroffenen unter den dyspraktischen Klienten zählen.

> **Wichtig**
>
> Sich bewegen zu lernen und zu lernen, sich auf neue Anforderungen einzustellen, hängt offenbar von der sensorischen Verarbeitung und der Integration sensorischer Informationen ab (Wolpert et al. 1995).

Es ist ein schwieriger Prozess, Fertigkeiten zu erwerben und Bewegungsprogramme zu entwickeln, als bekannte, erlernte Programme zu verwenden. Dies ist oft der eigentliche Ansatzpunkt der Ergotherapie mit dyspraktischen Kindern.

Umgebungsbezogene (kontextuelle) Ansätze

Neuere Modelle des Bewegungsverhaltens betonen, dass eine Aktion bestimmt wird durch:
- die Person,
- die Aufgabe und
- die Umgebung.

Die verschiedenen Systeme einer Person (Perzeption, Kognition, Motorik) interagieren mit der jeweiligen Aufgabe und den Bedingungen, unter denen sie auftritt. Zur Bewegungskontrolle sind dabei Feedforward- wie auch Feedback-Mechanismen erforderlich (Shumway Cook u. Woollacott 1995). Besonders betont werden die **Umgebung** und das **Interesse** (Motivation) der Person, sich mit dieser Umgebung auseinanderzusetzen.

Kontextuelle Ansätze sind **für die Ergotherapie besonders relevant**, weil die aktive Teilnahme an sinnvollen Beschäftigungen und die Planung und Ausführung von anpassenden Interaktionen zentrale

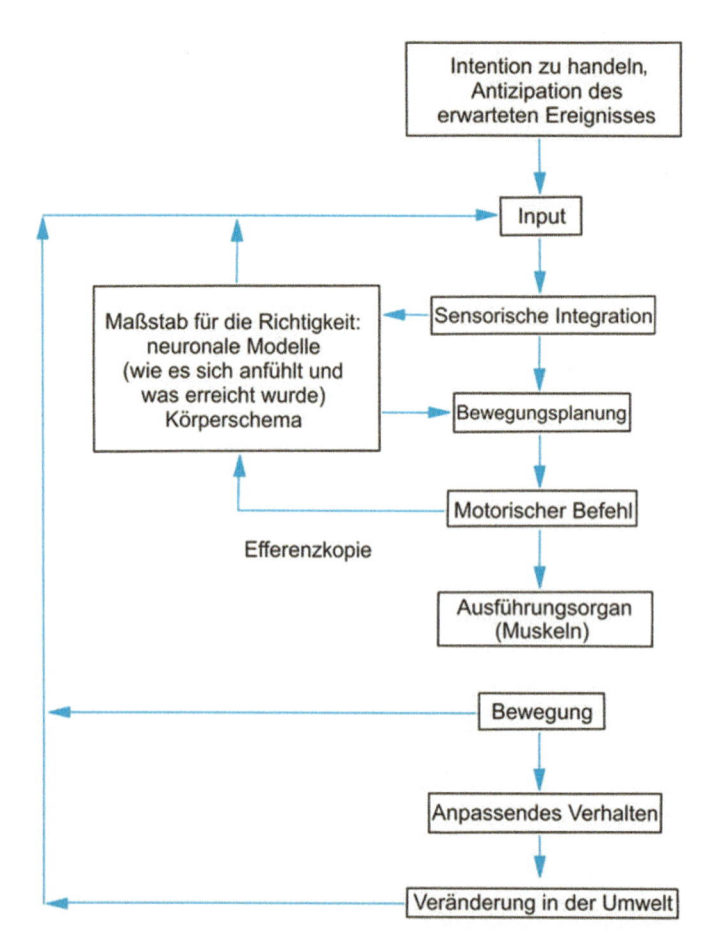

◘ **Abb. 3.1.** Schema der Verflechtung von Bewegungskontrolltheorien und Sensorischer Integrationstheorie

Elemente des Berufs und seiner Theorien und Ansätze darstellen.

Verschiedene Gesichtspunkte des Nutzens von sinnvoller Aktivität würden diskutiert:
- Fiddler u. Fiddler (1978) behaupteten, dass zweckmäßige Aktivität jene Lernerfahrungen liefert, die für den Fertigkeitserwerb notwendig sind.
- Gliner (1985) hob die Interaktion zwischen der Person und der Umgebung (d.h. Objekt und Aufgabe) gegenüber der Bewegung selbst hervor. Er nahm an, dass die Umwelt einer Aktion Bedeutung (Sinn) verleiht und die ausführende Person unterstützt.
- Ebenso behauptete King (1978), dass anpassendes Verhalten am besten durch aktive Beschäftigung organisiert wird. Sie war der Meinung, dass bei sinnvollen Aufgaben die Aufmerksamkeit mehr auf das Objekt oder das Ziel statt auf die Bewegung gerichtet ist.
- Eine Metaanalyse von Lin et al. (1997) zeigte, dass **Übungen, die in Beschäftigungen eingebaut waren, um 50% mehr Therapieerfolg brachten als reines Training**. Dieses Muster ist typisch für die motorische Entwicklung und passt zur vorhergegangenen Diskussion über das Wissen von den Ergebnissen einer Handlung.

Systemische Tätigkeitstheorie

Einige aktuelle Modelle des Bewegungsverhaltens setzen sich mit der **Kontrolle von Tätigkeit durch Wahrnehmung** auseinander. Ein jüngerer Ansatz konzentriert sich auf die Idee, dass unser räumliches Wissen von der externen Welt von einer Kombination stammt aus (Reed 1982, 1988):
- Bewegungserfahrung,
- visuellen Informationen und
- Erinnerungen.

Diese Theorie, die als **systemische Tätigkeitstheorie** bekannt ist, konzentriert sich auf die spezielle Funktion und Bedeutung von Tätigkeiten und betont, dass

Tätigkeit unter den natürlichen Bedingungen untersucht werden muss.

> **Hinweis**
>
> Im Zusammenhang mit der SI: in die Befunderhebung sollte auch das natürliche Umfeld einbezogen werden. Eine Beobachtung auf dem Schulhof sollte also z. B. Teil der Befunderhebung sein.

Da Therapeutinnen zunehmend funktionelle (d. h. auf spezifische Alltagsprobleme ausgerichtete) Ziele definieren müssen, sind systemische Theorien besonders relevant.

Dynamische Systemtheorie

Die dynamische Systemtheorie greift die traditionelle Meinung an, der zufolge der Fertigkeitserwerb in der menschlichen Entwicklung einer bestimmten Abfolge entspricht und ohne viel Variabilität abläuft (Gray et al. 1996; Thelen 1995; Thelen u. Smith 1994). Thelen u. Smith (1994) nannten diese ältere Perspektive »**Sicht von oben**«. In der neuen »**Sicht von unten**« wird das Bewegungsverhalten als fließender, sehr variabler und von den Bedingungen abhängiger Verlauf beschrieben. Unter diesem Gesichtspunkt versucht die dynamische Systemtheorie spezielle Leistungsmerkmale zu erklären, auf die sich statische oder hierarchische Modelle nicht anwenden lassen.

> **Wichtig**
>
> Wird Bewegungsverhalten als dynamisches System betrachtet, können der allgemein gültige grobe Verlauf und die Variationen bei einer bestimmten Person erklärt werden. Diese Kombination von **global** und **individuell** ist die Grundlage für die Anpassungsfähigkeit des Menschen.

Thelen u. Smith (1994) meinten, dass der **Kontext** (die Umweltbedingungen in der unmittelbaren Situation) dreifache Bedeutung hat:
1. Der Kontext trägt zur groben Entwicklungsabfolge bei, weil Erfahrungen mit der Umgebung gesammelt werden. Das heißt, die grobe Abfolge der Entwicklungsschritte ergibt sich aus wiederholten Erfahrungen im Hier und Jetzt.
2. Der Kontext ermöglicht uns, jede Tätigkeit auf viele qualitativ unterschiedliche Arten auszuführen. Zum Beispiel variiert das Greifen, je nachdem ob wir eine Flasche, eine Kaffeetasse oder ein kleines Trinkglas halten. Das Greifen kann durch die situativen Umstände modifiziert werden.
3. Der Kontext erfordert die Anpassung der generellen Elemente, wobei die bisherigen Erfahrungen in die momentane Aufgabe eingebracht werden. Jedes Aktivitätsmuster enthält:
   - die aktuellen sensorischen Botschaften,
   - die vorangegangene Aktivität und
   - die Geschichte aller bisherigen Reaktionen.

   Die ununterbrochene Interaktion mit der Umwelt beim Erkunden neuer Zusammenhänge bietet Gelegenheiten, Assoziationen über Ereignisse in der Welt zu bilden und Details auszuwählen, die eine Reorganisation der vorhandenen generellen Elemente bewirken.

> **Cave**
>
> Die dynamische Systemtheorie macht die Anlage-Umwelt-Diskussion obsolet (entbehrlich, da überholt).

Sie lenkt unseren Blick vielmehr darauf, wie Elemente zusammenspielen, die Organisation, Regulation und Stabilität erzeugen oder Veränderungen fazilitieren, die den gegebenen Bedingungen entsprechen (Thelen 1995).

Ähnliche Vorstellungen finden sich in den Theorien von Gibson (1988) und Gibson (1979), deren Studien Tätigkeit und Perzeption verbanden. Gibson (1979) definierte »Anforderungen« als reziproke Beziehungen zwischen einem Handelnden und der Umgebung, die die Ausführung von Alltagshandlungen (funktionellen Aufgaben) ermöglicht. Mit dem Erwerb neuer motorischer Meilensteine eröffnen sich für das Kind neue Gelegenheiten für perzeptive Entdeckungen. Die Interaktion mit der Umwelt ist dann der Schlüssel dazu, Wahrnehmung und Bewegungsverhalten als Basis für weitere Entwicklung zu bahnen und genau einzustellen.

> **Wichtig**
>
> Die dynamische Systemtheorie passt gut mit der Theorie der Sensorischen Integration zusammen, da sie das Tun oder Handeln in einem bedeutungsvollen Kontext betont. Die Komplexität beider Ansätze und die Komplexität der Reaktionen, die für das Handeln unter jeglichen Bedingungen erforderlich sind, mag für den Laien ziemlich einfach wirken, ist jedoch bei näherer Beschäftigung überwältigend.

3.8.2 Die Bedeutung von Übung

In der Behandlung von dyspraktischen Kindern muss die Therapeutin Wege finden, interessante und herausfordernde Aufgaben zu schaffen, die die Bewegungsplanung verbessern und das Erlernen von Fertigkeiten erleichtern.

> **Cave**
>
> Obwohl es zum Allgemeinwissen gehört, dass Übung wichtig ist, herrscht wenig Klarheit über die Merkmale, die eine Übung wirksam machen.

Bei Personen **ohne** Defizite in der Bewegungsplanung gilt:

> **Hinweis**
>
> Je größer die Variabilität der Übungen, desto effektiver können sie generalisiert werden (Mathiowetz u. Haugen 1995). Es ist jedoch nicht sicher, ob Patienten **mit** Dyspraxie die gleichen Bedürfnisse haben.

In der Behandlung kommt ein beträchtliches Maß an **Wiederholung** vor. Der therapeutische Einsatz von **Übungen** bei Kindern mit Dyspraxie muss jedoch noch genauer erforscht werden. Larkin u. Parker (2002) stellten einen Überblick über die Forschung zum Fertigkeitstraining bei Kindern mit entwicklungsbedingter Koordinationsstörung (DCD) zusammen (◘ Übersicht 3.6).

> **◘ Übersicht 3.6. Forschungserkenntnisse zum Bewegungslernen**
> - Bewegungen werden aus vergangenen **Erfahrungen** generiert, die erfolgreich waren und im Langzeitgedächtnis gespeichert wurden (Brooks 1986). Dies geschieht, wenn sich die sensorische Rückmeldung von der Bewegung mit dem senso(moto)rischen Output bei der Umsetzung des Bewegungsprogramms deckt (Gentile 1972). Erworbene Fertigkeiten müssen gut geübt sein, damit sie gespeichert werden und abrufbereit sind (Brooks 1986).
> - **Übung** von Bewegungen ist für den Fertigkeitserwerb wesentlich. Im traditionellen Verständnis von Bewegungsverhalten gilt Intensivtraining bzw. die kurzfristige oftmalige Wiederholung einer Bewegung als effektivste Strategie (Mathiowetz u. Haugen 1995). Es hat sich jedoch gezeigt, dass das verteilte Üben einer Tätigkeit – d. h. Übung einer Aufgabe, danach einer anderen (Schmidt u. Lee 1999) – über einen längeren Zeitraum die **Speicherung** und spätere Verfügbarkeit verbessert (Shea u. Morgan 1979; Shea u. Titzer 1993). Das verteilte Üben bewirkt, dass Tätigkeiten eher vergleichend analysiert und besser gespeichert werden als beim sturen Training ein und derselben Aktivität (Shea u. Zimny 1983).
> - Die meisten Menschen lernen besser, wenn die Übung **Variationen** von kürzlich erworbenen Fertigkeiten oder Bedingungen beinhaltet. Lindner (1986) hob hervor, dass »der Einfluss von anderen zu übenden Aufgaben auf das Erlernen einer Tätigkeit einer der wichtigsten Faktoren beim Lernen sein sollte« (S. 65). Schmidt (1991) wies darauf hin, dass das Fernziel jeder Übung darin liegt, das Geübte später abrufen und gebrauchen zu können. Allerdings zeigen die Bedingungen, die eine langfristige Speicherung fördern (wie das verteilte Üben), keine positiven Effekte auf die **Generalisierung** der Fertigkeit. Um die Anpassung der Bewegung zu steigern, können verteilte Übungen unter variablen und neuartigen Bedingungen angeboten werden (Catalano u. Kleiner 1984). **Variabilität** ergibt sich ziemlich natürlich von selbst, wenn Kinder neue Fähigkeiten erwerben.

Beispiel

Den Griff, den ein Kind einsetzt, um einen Löffel zu halten oder eine Socke mit zwei Händen festzuhalten, übt es mit Spielzeugen und anderen Objekten.

> **Hinweis**
>
> Ein SI-Raum mit seinen interessanten und speziellen Herausforderungen bietet mannigfaltige Möglichkeiten zum Üben von Bewegungen. Die Therapeutin überwacht, wie geschickt und effizient das Kind die Ausrüstung benützt,

3.8 Intervention

und bringt Objekte ins Spiel, die die Anforderungen erleichtern oder steigern.

Nachdem das Kind eine Fertigkeit in der therapeutischen Umgebung erlernt hat, ist es im Allgemeinen notwendig, diese Fertigkeit auf Situationen wie Zuhause oder die Schule zu übertragen.

> **Wichtig**
>
> Je mehr sich die Anforderungen der Übungsumgebung und jene der wirklichen Lebensumgebung des Kindes ähneln, desto leichter wird der **Transfer** gelingen (Mathiowetz u. Haugen 1995).

Das gilt besonders auch für dyspraktische Klienten, die Schwierigkeiten damit haben, Fertigkeiten zu generalisieren und auf neue Situationen zu übertragen. Hier ist die Therapeutin besonders gefordert, denn sie muss einerseits verschiedene kreative Wege finden, um das Bewegungslernen zu fazilitieren, und andererseits Mittel und Materialien, die für das Kind alltagsrelevant sind.

> **Cave**
>
> Kinder mit Dyspraxie können oft die Fortschritte, die sie in der Therapie gemacht haben, unzureichend in ihren Alltag übernehmen, vermutlich aufgrund von Schwierigkeiten, generalisierbare neuronale Modelle (Schemata) von Tätigkeiten zu entwickeln (Ayres 1985; Brooks 1986; Schmidt 1988).

In einer Studie, die die Schwierigkeiten beim Planen einer erfolgreichen Therapie für Kinder mit motorischen Schwächen illustrierte, verglichen Polatajko et al. (1995) die Auswirkungen von zwei verschiedenen Methoden auf die Kinästhesie, die taktile Diskrimination, die visuomotorische Integration, das Handgeschick, den Umgang mit Bällen und die Balance bei Kindern mit entwicklungsbedingter Koordinationsstörung (DCD). Die eingesetzten Therapiemethoden waren:
- ein prozessorientierter Ansatz mit dem Schwerpunkt auf kinästhetischem Training,
- klassische Ergotherapie mit dem Schwerpunkt auf sensorischen und psychomotorischen Aktivitäten,
- eine Kontrollgruppe, die keine Behandlung erhielt.

Die deutlichsten Verbesserungen traten in der ersten Gruppe auf, und zwar in der kinästhetischen Empfindlichkeit der Kinder. Allerdings führte die gesteigerte kinästhetische Empfindlichkeit nicht zu verbesserten motorischen Leistungen oder zur Generalisierung von Fertigkeiten. Daraus schlossen die Autoren, dass es sinnvoller ist, spezifische Fertigkeiten zu trainieren.

Hinweise auf bestimmte Merkmale der Aufgabe, die die Wahrnehmung oder das Konzept betreffen, können dem Klienten helfen, neu erworbene Fertigkeiten in den Alltag zu übertragen.

Außerdem scheint sich das **manuelle Führen** positiv auf das Erlernen einer Tätigkeit auszuwirken. Der Effekt auf die Speicherung und den Transfer ist allerdings reduziert (Carr u. Shepherd 1987). Das leichte manuelle Führen sollte die aktive Bewegung des Klienten leiten (Carr u. Shepherd 1987).

Auch das **mentale Training** einer Tätigkeit hat positiven Einfluss auf das Erlernen und die Ausführung von Bewegungen, da Bereiche im Gehirn aktiviert werden, die für die Programmierung und die Ausführung von Bewegungen verantwortlich sind (Decety 1996). Die Wirkung des mentalen Trainings wurde von Ingvar u. Philopson (1977) bestätigt, die während des mentalen Trainings eine signifikante Zunahme der Durchblutung (rCBF) in Regionen des prämotorischen und frontalen Kortex nachwiesen. Eine erhöhte Durchblutung tritt in Bereichen mit gesteigerter neuronaler Aktivität auf, die zusätzliche Sauerstoff- und Glukoseversorgung benötigen. Auf ähnliche Art nutzten Roland et al. (1980) Blutflussmessungen bei Erwachsenen ohne Störungen, um Bereiche zu identifizieren, wo während vorgestellter Fingerbewegungen erhöhte neuronale Aktivität auftritt. Die signifikanteste Steigerung zeigte sich im supplementärmotorischen Areal (SMA), das eine wichtige Rolle für die Planung komplexer Bewegungen spielt.

Während des imaginierten oder tatsächlichen Schreibens (mit der linken oder rechten Hand) zeigt sich Decety et al. (1988) zufolge eine Zunahme der neuronalen Aktivität beidseits im präfrontalen Kortex, im SMA und im Zerebellum. Das Kleinhirn reguliert Kraft, Timing und Organisation von erworbenen Bewegungen. Auch wenn die Testpersonen sich vorstellten, mit einem Tennisschläger einen Ball gegen eine Wand zu schlagen, zeigte sich eine Aktivitätssteigerung im Kleinhirn (Ryding et al. 1993). Bei Patienten nach rechtshemisphärischem Schlaganfall führte das mentale Training von Armbewegungen zu EEG-Veränderungen in parietalen und frontalen Regionen kontralateral zur vorgestellten Bewegung (Weiss et al. 1994). Die EEG-Änderungen glichen jenen von neurologisch unauffälligen Testpersonen. Die Autoren schlossen aus der Studie, dass die Vorstellung von Tätigkeiten eine Form von internem propriozeptivem Feedback erzeugt, das auch die aktive Bewegung verbessert.

> **Cave**
>
> Es ist nicht gesagt, dass das **Imaginieren** von Tätigkeiten auch bei Kindern mit sensorisch verursachter Dyspraxie funktioniert.

Beispiel
Bei Kindern wie David, dem Jungen mit leichten Defiziten in der Praxis und guter kognitiver Begabung, könnte diese Methode allerdings eingesetzt werden: er könnte angeregt werden, sich vorzustellen, wie er eine bestimmte Aufgabe erledigt, bevor er sie tatsächlich ausführt.

Weitere Forschung in diesem Bereich würde es erleichtern, diese Technik bei Kindern mit sensorisch-integrativer Dyspraxie anzuwenden.

Beispiel
Intervention bei Karola und David
Karolas ergotherapeutischer Befund hatte Schwächen in der taktilen, vestibulären und propriozeptiven Verarbeitung ergeben. Sie hatte auch Schwierigkeiten in Tests, die die Bewegungsplanung und die visuomotorische Koordination überprüften. Die Therapeutin schloss aus diesen Ergebnissen, dass Karola aufgrund ihrer sensorischen Verarbeitungsdefizite eine **Dyspraxie** hatte, die die grob- wie auch die feinmotorische Planung betraf. Es war nahe liegend, dass die Schwächen in der Bewegungsplanung Karolas visuomotorische Koordination beeinträchtigten. Dies wirkte sich auf ihre Handschrift, Selbstversorgung und ihr Spielverhalten aus.

In der Behandlung wurden Karola viele Gelegenheiten geboten, sich im Rahmen von sinnvollen Aktivitäten verstärkten sensorischen Input zu holen. Anfangs genoss Karola enge Räume besonders: sie kletterte gern in eine große mit Schaumstoffteilen gefüllte Stofftasche. Dies bot ihr die Gelegenheit, ihre Bewegung zu planen, auf einfache Weise zu organisieren, und zugleich intensive taktile Reize zu erhalten. Dann schloss die Therapeutin die Tasche und bewegte sie wie eine »Waschmaschine« rasch und kräftig hin und her. Damit wurde zusätzlich vestibu-

lärer Input gesetzt. Karola spielte auch gerne »Vogel im Nest«: sie hielt sich dann in einem großen Reifenschlauch auf, der auf dem Boden lag und mit Kissen und Bohnensäckchen gefüllt war.

Nach mehreren Wochen Therapie sollte Karola an etwas anspruchsvolleren Aktivitäten mitarbeiten. Zum Beispiel sollte sie von einem schwingenden Trapez abspringen und in einem Stapel Kissen landen. Obwohl das zweifelsohne eine schwierige Aktivität für Karola war, da sie die Planung und Ausführung projizierter Aktionssequenzen erforderte, ließ sie sich bei Bedarf gut vereinfachen. Zum Beispiel indem die Situation so gestaltet wurde, dass Karola von einer kleinen Treppe aus ca. 3 m Entfernung oder von einem kleinen Hocker in 2 m Entfernung in die Kissen sprang. Auch die Größe des Kissenberges konnte variiert werden, was das Timing bei der Landung erleichterte oder erschwerte. In jedem Fall wäre das Ziel das gleiche: auf den Kissen zu landen. Kann Karola verschiedene Variationen dieser Aktivität erfolgreich meistern, ist dies ein Zeichen dafür, dass ihr Aktionsplan relativ flexibel ist, da sie sich ja ändernden Anforderungen anpassen kann.

Davids Bewegungsprobleme waren leichter. Seine sensorischen Verarbeitungsschwächen betrafen überwiegend den vestibulär-propriozeptiven Bereich. Durch sensorisch-integratives klinisches Reasoning schloss die Therapeutin, dass diese Defizite seine Haltungskontrolle und die Koordination beider Körperseiten beeinträchtigten. Seine Ablenkbarkeit und seine verminderte Aufmerksamkeit schienen unabhängig von der sensorisch-integrativen Funktionsstörung zu bestehen. Sie behinderten ihn dabei, sich zu konzentrieren und motorische Fertigkeiten zu erwerben.

In der Therapie wurde David viel Gelegenheit zu dynamischer und intensiver Bewegung geboten. Alle hängenden Geräte eigneten sich bestens dafür. David war begierig darauf, verschiedene Schaukeln auszuprobieren. Er stellte fest, dass er die Geschwindigkeit der Plattformschaukel (Glider) variieren konnte, und benutzte sie für Zusammenstöße mit Türmen, die er aus Schaumstoffwürfeln gebaut hatte. Die Therapeutin gestaltete verschiedene Herausforderungen für Davids posturale Reaktionen. David war mächtig stolz, dass er sich auf der Schaukel halten konnte, selbst wenn sie sich in großen Bögen bewegte.

Die Rollenschaukel nannte er »Wildpferd«. Während er sich an Seilen über seinem Kopf festhielt, bewegte die Therapeutin die Rolle immer wilder in verschiedene Richtungen. So musste David seine Haltungsreaktionen an die gesteigerten Anforderungen anpassen. Visuell-räumliche Anforderungen sind in solchen Aufgaben automatisch enthalten, da sich das Kind in Relation zur Umwelt bewegt.

Viele Aspekte der aktuellen Bewegungskontrolltheorien wirken wie komplementäre Ergänzungen zur Sensorischen Integrationstheorie. Zum Beispiel sagt die systemische Tätigkeitstheorie, dass **Objekte das Handeln leiten**. Ayres (1972a, 1985) betonte, wie wichtig die Ausstattung ist, um eine »genau richtige Herausforderung« zu gestalten. Aus der Perspektive der systemischen Tätigkeitstheorie liefern die in der SI-Therapie eingesetzten Geräte »Anforderungen«, die der Situation einen Sinn oder Zweck geben (nämlich was mit den Geräten zu tun ist), der den Inhalt der Aktivität vorgibt. Die Tätigkeit des Kindes wird tatsächlich zum Teil von der Art der Ausrüstung und ihren wahrnehmbaren Merkmalen geleitet.

Kognitive Strategien
- Anvisieren
- Verbale Anleitung (bezogen auf die Aktivität als Ganzes und nicht auf Einzelteile) und Kommentare
- Verbalisieren lassen
- Imaginieren

Wichtige kognitive Strategien nutzen **visuelle Informationen**. Zum Beispiel erinnert die Therapeutin das Kind daran, das Ziel (eine bestimmte Stelle oder ein Objekt) mit den Augen anzuvisieren.

Sie bietet dem Kind ein visuelles Modell, wie die Aktivität auszuführen ist.

Beispiel
Karolas Therapeutin setzte z. B. eine visuelle Strategie ein, um ihr zu helfen, im Spieldschungel hoch hinaufzuklettern. Sie forderte Karola auf, bis zum Ziel hinaufzusehen. Ebenso gut hätte sie ihr eine Route zeigen können.

Eine weitere kognitive Strategie beruht auf **Sprache: Anleitung und Kommentieren**. Das Kind soll verbalisieren, was es tun soll, oder beschreiben, was es getan hat (bzw. was passiert ist).

Beispiel
Karolas sprachliche Fähigkeiten waren sehr gut, sodass es für sie besonders hilfreich war, diese Stärke auszunutzen, wenn sie motorische Herausforderungen bewältigen musste.
David halfen verbale Aufforderungen, sich auf ein Ziel zu konzentrieren und die Handlungsabfolge nicht aus den Augen zu verlieren.

Die in der SI übliche Frage »**Was möchtest du tun?**« gibt dem Kind Gelegenheit, eine kognitive Vorstellung der Tätigkeit zu formulieren (Jeannerod 1988).

Beispiel
Karola beschrieb, wie sie im Dschungel hochklettern wollte und David erklärte, dass er einen Ball in ein Netz schießen wollte.

Für Kinder mit BIS-Defiziten, deren sensorisch-integrative Defizite relativ subtil sind, kann die **Imagination von Tätigkeiten** ein guter Behandlungsansatz sein. Verbale Rückmeldung der Therapeutin kann als Verstärker eingesetzt werden, oder das Kind muss selbst herausfinden, welche Strategien in welcher Abfolge erfolgreich sind.

Beispiel
Bevor David mit einer Aufgabe beginnen konnte, wurde er aufgefordert, die Augen zu schließen und sich vorzustellen, wie er die Aktivität durchführen wollte. Danach durfte er dies in die Tat umsetzen.

> **Wichtig**
>
> Die Kombination von kognitiven Elementen mit verstärktem taktilen, vestibulären, propriozeptiven und visuellen Reizangebot soll zur Verbesserung der Bewegungsplanung und -ausführung führen.

Karola und David konnten also einen doppelten Nutzen aus der Therapie ziehen: den Effekt des verstärkten sensorischen Input und den Effekt der kognitiven Strategien, die zusammen ihre Fähigkeit verbesserten, zu planen »**was** zu tun ist« und »**wie** es zu tun ist« (Brooks 1986).

3.9 Zusammenfassung und Fazit

Fazit

In diesem Kapitel wurde versucht, einige sehr komplexe Aspekte der Praxis zu erklären. Empfindung und Bewegung sind im ZNS kompliziert verwoben.
- Ayres und ihre Nachfolgerinnen haben **verschieden schwere Ausprägungen von Dyspraxien mit sensorischer Basis** beschrieben: Defizite der Bilateralintegration und des Sequenzierens (**BIS**) als leichtere Störung mit einer vestibulär-propriozeptiven Basis; **Somatodyspraxie** als schwerwiegendere Störung mit taktil-kinästhetischer Basis.

▼

- Das wachsende Interesse an Bewegungsstörungen hat eine umfangreiche Literatur zum Bewegungsverhalten produziert. Die **Theorien zur Bewegungskontrolle und zum Bewegungslernen** sind kompatibel mit der SI-Theorie und bieten interessante neue Sichtweisen, z.B. zum Verständnis von feedback- und feedforward-abhängigen Aktivitäten.
- Mit der allgemeinen Verbreitung einer **systemischen Sichtweise** wird auch außerhalb der Ergotherapie dem **Handlungskontext** (Aufgabe, Umwelt) mehr Bedeutung zugemessen. Studien haben den therapeutischen Wert der sinnvollen Aktivität bewiesen: Übungen, die in Beschäftigungen eingebaut waren, brachten um 50% größere Therapieerfolge als reines Training.
- Praxie ist jedoch mehr als Bewegung: auch **kognitive Prozesse** spielen eine wichtige Rolle. Kognitive Strategien wie Anvisieren, verbale Anleitung und Kommentare, Verbalisieren lassen und Imaginieren können als sinnvolle Ergänzungen in die klassische SI-Therapie integriert werden.

3.10 Literatur

Adams, J. A. (1971). A closed-loop theory of motor learning. Journal of Motor Behavior, 3, 111–150

Amundson, S. (1995). Evaluation tool of children's handwriting. Homer, AK: O.T. Kids

Ayres, A. J. (1965). Patterns of perceptual motor dysfunction in children: A factor-analytic study. Perceptual and Motor Skills, 20, 335–368

Ayres, A. J. (1966a). Interrelations among perceptualmotor abilities in a group of normal children. American Journal of occupational therapy, 20, 288–292

Ayres, A. J. (1966b). Interrelationships among perceptualmotor functions in children. American Journal of Occupational Therapy, 20, 68–71

Ayres, A. J. (1969). Deficits in sensory integration in educationally handicapped children. Journal of Learning Disabilities, 2, 160–168

Ayres, A. J. (1971). Characteristics of types of sensory integrative dysfunction. American Journal of Occupational Therapy, 25, 329–334

Ayres, A. J. (1972a). Improving academic scores through sensory integration. Journal of Learning Disabilities, 5, 338–343

Ayres, A. J. (1972b). Southern California Sensory Integration Tests manual. Los Angeles: Western Psychological Services

Ayres, A. J. (1975). Sensorimotor foundations of academic ability. In W. M. Cruikshank u. D. P. Hallahan (Eds.), Perceptual and learning disabilities in children, volume 2: Research and theory (pp. 300–360). New York: Syracuse University Press

Ayres, A. J. (1976). The effect of sensory integrative therapy on learning disabled children: The final report of a research project. Pasadena, CA: Center for the Study of Sensory Integrative Dysfunction

Ayres, A. J. (1977). Cluster analyses of measures of sensory integration. American Journal of Occupational Therapy, 31, 362–366

Ayres, A. J. (1978). Learning disabilities and the vestibular system. Journal of Learning Disabilities, 11, 18–29

Ayres, A. J. (1979). Sensory integration and the child. Los Angeles: Western Psychological Services

Ayres, A. J. (1985). Developmental dyspraxia and adult onset apraxia. Torrance, CA: Sensory integration international

Ayres, A. J. (1989). Sensory integration and praxis tests. Los Angeles: Westem Psychological Services

Ayres, A. J., Mailloux, Z., u. Wendler, C. L. (1987). Developmental dyspraxia: Is it a unitary function? Occupational Therapy Journal of Research, 7, 93–110

Basso, A., Luzzatti, C., u. Spinnler, H. (1980). Is ideomotor apraxia the outcome of damage to well-defined regions of the left hemisphere? Journal of Neurology, Neurosurgery and Psychiatry, 43, 118–126

Bear, M. F., Connors, B. W., u. Paradiso, M. A. (2001). Neuroscience: Exploring the brain. Baltimore: Lippincott Williams u. Wilkins

Bear, M. F., Connors, B. W., u. Paradiso, M. A. (1996). The somatic sensory system. In M. F. Bear, B. W. Connors, u. M. A. Paradiso (Eds.), Neuroscience: Exploring the brain. Baltimore: Williams u. Wilkins, pp. 308–345

Brodal, P. (1998). The central nervous system. New York: Oxford University Press

Brooks, V. B. (1986). How does the limbic system assist motor learning? A limbic comparator hypothesis. Brain Behavior Evolution, 29, 29–53

Caminiti, R., Johnson, P. B., u. Urbano, A. (1990). Making arm movements within different parts of space: Dynamic aspects in the primate motor cortex. Journal of Neuroscience, 10, 2039–2058

Cantell, M. H., Smyth, M. M., u. Ahonen, T. P. (1994). Clumsiness in adolescence: Educational, motor, and social outcomes of motor delay detected at 5 years. Adapted Physical Activity Quarterly, 11(2), 115–129

Carr, J. H., u. Shepherd, R. (1987). A motor relearning programme for stroke. Rockville, MD: Aspen

Catalano, J. F., u. Kleiner, B. M. (1984). Distant transfer in coincident timing as a function of variability of practice. Perceptual and Motor Skills, 58, 851–856

Certnak, S. (1991). Somatodyspraxia. In A. G. Fisher, E. A. Murray, u. A. C. Bundy (Eds.), Sensory integration: Theory and Practice (pp. 137–165). Philadelphia: F.A. Davis

3.10 Literatur

Cermak, S., u. Larkin, D. (Eds.) (2002). Developmental coordination disorder: Theory and Practice. San Diego: Singular

Cohen, H. (Ed.) (1999). Neuroscience for rehabilitation, 2nd edition. Philadelphia: Lippincott Williams u. Wilkins

Connolly, K., u. Dalgleish, M. (1989). The emergence of a tool: Using skill in infancy. Developmental Psychology, 25, 894–912

Conrad, K. E., Cermak, S., u. Drake, C. (1983). Differentiation of praxis among children. American Journal of Occupational Therapy, 37, 466–473

Dawdy, S. C. (1981). Pediatric neuropsychology: Caring for the developmentally dyspraxic child. Clinical Neuropsychology, 3, 30–37

Decety, J. (1996). Do imagined and executed actions share the same neural substrate? Cognitive Brain Research, 3, 87–93

Decety, J., Grezes, N., Costes, D., Perani, M., Jeannerod, E., Procyk, F., Grassi, F., u. Fazio, E. (1997). Brain activity during observation of actions. Brain, 120, 1763–1777

Decety, J., Philippon, B., u. Ingvar, D. H. (1988). rCBF landscapes during motor performance and motor ideation of a graphic gesture. European Archives of Psychiatric Neurological Science, 238, 33–38

Deecke, L. (1996). Planning, preparation, execution, and imagery of volitional action. Cognitive Brain Research, 3, 59–64

DeRenzi, E., Faglioni, P., u. Sorgato, P. (1982). Modality-specific and supramodal mechanisms of apraxia. Brain, 105, 301–312

Dewey, D. (2002). Subtypes of developmental coordination disorder. In S. Cermak u. D. Larkin (Eds.), Developmental coordination disorder: Theory and practice (pp. 40–53). San Diego: Singular

Dewey, D., u. Kaplan, B. J. (1994). Subtyping of developmental motor deficits. Developmental Neuropsychology, 10: 265–284

Edin, B. B., u. Abbs, J. H. (1991). Finger movement responses of cutaneous mechanoreceptors in the dorsal skin of the human hand. Journal of Neurophysiology, 65, 657–670

Evarts, E. V. (1985). Sherrington's concept of proprioception. In E. V Evarts, S. P. Wise, u. B. Blousfield (Eds.), The motor system in neurobiology (pp. 183–186). New York: Elsevier

Exner, C. E. (1992). In-hand manipulation skills. In J. Case-Smith u. C. Pehoski (Eds.), Development of hand skills in the child. Rockville, MD: American Occupational Therapy Association.

Fiddler, G. S., u. Fiddler, J. W. (1978). Doing and becoming: Purposeful action and self-actualization. American Journal of Occupational Therapy, 32, 305–310

Fisher, A. G. (1991). Vestibular-proprioceptive processing and bilateral integration and sequencing deficits. In A. G. Fisher, E. A. Murray, u. A. C. Bundy (Eds.), Sensory integration: Theory and practice (pp 71–107). Philadelphia: F.A. Davis

Fisher, A. G., u. Bundy, A. C. (1991). The interpretation process. In A. G. Fisher, E. B. Murray, u. A. C. Bundy (Eds.), Sensory integration: Theory and Practice (pp 234–250). Philadelphia: F.A. Davis

Fox, C. R. (1999). Special senses 3: The visual system. In H. Cohen (Ed.), Neuroscience for Rehabilitation (2nd ed., pp. 169–194). Philadelphia: Lippincott Williams u. Wilkins

Fredericks, C. M., u. Saladin, L. (1996). Pathophysiology of motor systems. Philadelphia: F.A. Davis

Fuster, L M. (1997). The prefrontal cortex: Anatomy, physiology, and neuropsychology of thefrontal lobe. Philadelphia: Lippincott-Raven

Gentile, A. M. (1972). A working model of skill acquisition with application to teaching. Quest, 17, 3–23

Geschwind, N. (1975). The apraxias: Neural mechanisms of disorders of learned movement. The American Scientist, 63, 188–195

Ghez, C., Gordon, J., u. Ghilardi, M. (1990). Roles of proprioceptive input in the programming of arm trajectories. Cold Spring Harbor Symposium in Quantitative Biology, 55, 837–847

Ghilardi, M., Gordon, J., u. Ghez, C. (1995). Learning a visuomotor transformation in a local area of workspace produces directional biases in other areas. Journal of Neurophysiology, 73, 2535–2539

Gibson, E. J. (1988). Exploratory behavior in the development of perceiving, acting and the acquiring of knowledge. Annual Review of Psychology, 39, 1–41

Gibson, J. J. (1979) The ecological approach to visual perception. Boston: Houghton-Mifflin

Gillberg, C. (1983). Perceptual, motor and attentional deficits in Swedish primary school children. Some child psychiatric aspects. Journal of Child Psychology and Psychiatry, 24, 377–403

Gillberg, C., Winnergard, J., u. Gillberg, 1. C. (1993). Screening methods, epidemiology and evaluation of intervention in DAMP in preschool children. European Child and Adolescent Psychiatry, 2, 121–135

Gliner, J. A. (1985). Purposeful activity in motor learning theory: An event approach to motor skill acquisition. American Journal of Occupational Therapy, 39, 28–34

Goldberg, G. (1985). Supplementary motor area structure and function: Review and hypotheses. Behavioral and Brain Sciences, 8, 567–616

Gray, L M., Kennedy, B. L., u. Zemke, R. (1996). Dynamic systems theory: An overview. In R, Zemke u. F. Clark (Eds.), Occupational science: An evolving discipline (pp. 297–308). Philadelphia: F.A. Davis

Graybiel, A. M., u. Kimura, M. (1995). Adaptive neural networks in the basal ganglia. In J. C. Houk u. J. Davis (Eds.), Computational neuroscience (pp. 103–116). Cambridge, MA: The MIT Press

Graziano, A. S., u. Gross, C. G. (1998). Spatial maps for the control of movement. Current Opinion in Neurobiology, 8, 195–201

Gubbay, S. S. (1975). The clumsy child. New York: W. B. Saunders

Gubbay, S. S. (1978). The management of developmental apraxia. Developmental Medicine and Child Neurology, 20, 643–646

Gubbay, S. S. (1979). The clumsy child. In F. C. Rose (Ed.), Pediatric neurology. London: Blackwell

Gubbay, S. S. (1985). Clumsiness. In P. J. Vinken, G. W. Bruyn, u. H. L. Klawans (Eds.), Handbook of clinical neurology (Rev. series). New York: Elsevier Science

Guiliani, C. A. (199 1). Theories of motor control: New concepts for physical therapy. In Contemporary Management of Motor Control Problems: Proceedings of the II STEP conference. Alexandria, VA: Foundation for Physical Therapy

Gunzenhauser, N. (1990). Advances in touch: New implications in human development. Skillman, NJ: Johnson u. Johnson consumer products

Hall, L. A., u. McCloskey, D. I. (1983). Detections of movements imposed on finger, elbow and shoulder joints. Journal of Physiology, 335, 519–533

Harrrington, D. L., Rao, S. M., Haaland, K. Y., Bobholz, J. A., Mayer, A. B., Binderix, J. R. (2000). Ideomotor apraxia and cerebral dominance for motor control. Cognitive Brain Research, 3, 95–100

Hecaen, H. (198 1). The apraxias. In S. B. Filskov u. T. J. Boll (Eds.), Handbook of clinical neuropsychology (pp. 257–286). New York: John Wiley u. Sons

Heilman, K. M., u. Rothi, L. J. G. (1993). Apraxia. In K. M. Heilman u. E. Valenstein (Eds.), Clinical neuropsychology (3rd Ed., pp. 141–163). New York: Oxford University

Hellgren, L., Gillberg, C., Gillberg, I. C., u. Enerkskog, 1. (1993). Children with deficits in attention, motor control, and perception (DAMP) almost grown up: General health at 16 years. Developmental Medicine and Child Neurology, 35, 881–892

Hellgren, L., Gillberg, C., Gillberg, I. C., (1994). Children with deficits in attention, motor control and perception almost grown up. European Child and Adolescent Psychiatry, 3, 1–15

Henderson, S. E. u. Barnett, A. L. (1998). The classification of specific motor coordination disorders in children: Some problems to be solved. Human Movement Science, 17, 449–469

Henderson, S. E., u. Hall, D. (1982). Concomitants of clumsiness in young schoolchildren. Developmental Medicine and Child Neurology, 24, 448–460

Horak, F. B., Shumway-Cook, A., Crowe, T. K., u. Black, F. 0. (1988). Vestibular functions and motor proficiency in children with impaired hearing or with learning disability and motor impairrnents. Developmental Medicine and Child Neurology, 30, 64–79

ICD-9-Clinical Modifications (ICD-9-CM). (2001). Salt Lake City: Medicode

Ingvar, D. H., u. Philopson, L. (1977). Distribution of cerebral blood flow in the dominant hernisphere during motor ideation and motor performance. Annals of Neurology, 2, 230–237

Jackson, J. H. u. Taylor, J. (1932). Selected writings of John B. Hughlings, I and II. London: Hodder u. Stoughter

Jakobs, T., Miller, J. A. A., u. Schultz, A. B. (1985). Trunk position sense in the frontal plane. Experimental Neurology, 90, 129–138

Jami, L. (1992). Golgi tendon organs in mammalian skeletal muscle: Functional properties and central actions. Physiology Review, 72, 623–666

Jeannerod, M (1988). The neural and behavioral organization of goal-oriented movements: Oxford psychology series. Oxford: Clarendon

Johnson, S. C. (1967). Hierarchical clustering schemes. Psychometrika, 32, 241–254

Jones, E. G., u. Porter, R. (1980). What is area 3a? Brain Research Review, 2, 1–43

Jones, L. A. (1999). Somatic senses 3: Proprioception. In H. Cohen (Ed.), Neuroscience for rehabilitation (2nd ed., pp. 111–130). Philadelphia: Lippincott, Williams u. Wilkins

Kalaska, J. F. (1988). The representation of arm movements in postcentral and parietal cortex. Canadian Journal of Physiology and Pharmacology, 66, 455–463

Kandel, E. R., Schwartz, J. H., u. Jessell, T. M. (2000). Principles of neural science (4th ed.). New York: McGraw-Hill

Kelso, J. A. S. (1982). Human motor behavior: An introduction. Hillsdale, NJ: Lawrence Erlbaum Associates

Kelso, J. A. S., u. Stelmach, G. E. (1976). Central and peripheral mechanisms in motor control. In G. Stelmach (Ed.), Motor control: Issues and trends. New York: Academic

Kenealy, P., u. Monseth, A. (1994). Music and IQ tests. The Psychologist., 7, 346

Kielhofner, G. (1995). A model of human occupation: Theory and application (2nd ed.). Baltimore: Lippincott Williams, u. Wilkins

Kimball, J. (2002). Developmental coordination disorder from a sensory integration perspective. In S. Cermak u. D. Larkin (Eds.), Developmental coordination disorder: Theory and Practice (pp. 210–220). San Diego: Singular

Kiernan, J. A. (1998). Barr's the human nervous system: An anatomical viewpoint. Philadelphia: Lippincott-Raven

King, L. J. (1978). Toward a science of adaptive responses. The American Journal of Occupational Therapy, 32, 429–437

Kingsley, R. E. (2000). Concise text of neuroscience. Philadelphia: Lippincott Williams u. Wilkins

Knuckey, N., u. Gubbay, S. S. (1983). Clumsy children: A prognostic study. Australian Pediatric Journal, 19, 9–13

Knuckey, N., Apsimon, T., u. Gubbay, S. (1983). Computerized axial tomography in clumsy children with developmental apraxia and agnosia. Brain and Development, 5, 14–19

Kosselyn, S. M., u. Koenig, O. (1992). Wet mind. New York: Free Press

Koomar, J. (1999, March) Insurance reimbursement survey results. Sensory Integration Special Interest Section Quarterly, 22 (1), 1–4

Lackner, J. R..u. DiZio, P. (1988). Gravitational effects on nystagmus and perception of orientation. Annals of the New York Academy of Sciences, 545, 93–104

Lai, J. S., Fisher, A., Magalhaes, L., u. Bundy, A. (1996). Construct validity of the sensory integration and praxis tests. Occupational Therapy Journal of Research, 16, 75–97

Landgren, M., Pettersen, R., Kjellman, B., u. Gillberg, C. (1996). ADHD, DAMP and other neurodevelopmental disorders in 6-year-old children: Epidemiology and co-morbidity. Developmental Medicine and Child Neurology, 38, 891–906

Larkin, D., u. Parker, H. (2002). Task specific interventions for children with DCD: A systems view. In S. Cermak u. D. Larkin (Eds.), Developmental coordination disorder: Theory and Practice (pp. 234–247). San Diego: Singular

Latash, M. L. (1998). Neurophysiological basis of movement. Champaign, IL: Human Kinetics

Lee, T. D. (1988). Transfer-appropriate processing: A framework for conceptualizing practice effects in motor learning. In O. G. Meijer u. K. Roth (Eds.), Complex motor behavior: The motor-action controversy (pp. 201–215). Amsterdam: Elsevier

Leonard, C. T. (1998). The neuroscience of human movement. St. Louis: Mosby

Levine, M. D. (1984). Cumulative neurodevelopmental debts: Their impact on productivity in late middle childhood. In M. D. Levine u. P. Satz (Eds.), Middle childhood: Development and dysfunction (pp. 227–243). Baltimore, MD: University Park

Levine, M. D. (1987). Motor implementation. In M. D. Levine (Ed.), Developmental variation and learning disorders (pp. 208–239). Cambridge: Educators publishing service

Lin, K., Wu, C., Tickle-Degen, L., u. Coster, W. (1997). Enhancing occupational performance through occupationally embedded exercise: A meta-analytic review. Occupational Therapy Journal of Research, 17, 25–47

Lindner, K. J. (1986). Transfer to motor learning: From formal discipline to action systems theory. In L. D. Zaichkowsky u. C. Z. Fuchs (Eds.). The psychology of motor behavior: Development, control, learning and performance (pp. 65–87). Ithaca, NY: Movement publications

Losse, A., Henderson, S. E., Elliman, D., Hall, D., Knight, E., u. Jongmans, M. (1991). Clumsiness in children: Do they grow out of it? A 10-year follow-up study. Developmental Medicine and Child Neurology, 33, 55–68

Lundy-Ekman, L. (1998). Neuroscience fundamentals for rehabilitation. Philadelphia: W.B. Saunders

Luria, A. R. (1963). Restoration of function after brain injury. New York: Pergamon

Luria, A. R. (1980). Higher corticalfunctions in man. New York: Basic

Mathiowetz, V., u. Haugen, J. B. (1995). Evaluation of motor behavior: Traditional and contemporary views. In C. Trombly (Ed.), Occupational therapy for physical dysfunction (4th ed, pp. 510–528). Baltimore: Williams and Wilkins

Matthews, P. B. C. (1988). Proprioceptors and their contribution to somatosensory mapping: Complex messages require complex processing. Canadian Journal of Physiology and Pharmacology, 66, 430–438

McCloskey, D. 1. (1985). Knowledge about muscular contractions. In E. Evarts, S. P. Wise, u. B. Blousfield (Eds.), The motor system in neurobiology (pp. 149–153). New York: Elsevier

McHale, K., u. Cermak, S. (1992). Fine motor activities in elementary school: Preliminary findings and provisional implications for children with fine motor problems. American Journal of Occupational Therapy, 46, 898–903

McIntosh, G. C., Brown, S. H., Rice, R. R., u. Thaut, M. H. (1997). Rhythmic auditory-motor facilitation of gait patterns in patients with Parkinson's disease Journal of Neurology, Neurosurgery and Psychiatry, 62, 122–126

McIntosh, G. C., Thaut, M. H., Rice, R. R., Miller, R. A., Rathbun, R. A., u. Brault, J. M. (1995). Rhythmic facilitation in gait training of Parkinson's disease. Annals of Neurology, 38, 338

Morasso, P. (1981). Spatial control of arm movements. Experimental Brain Research, 42, 223–227

Morris, M. K. (1997). Developmental dyspraxia. In L. J. G Rothi u. K. M. Heilman (Eds.), Apraxia: The neuropsychology of action (pp. 245–268). Hove, England: Psychology Press

Mountcastle, V. B. (1986). The neural mechanisms of cognitive function can now be studied directly. Trends in Neural Science, 9, 505–508

Mulligan, S. (1998). Patterns of sensory integration dysfunction: A confirmatory factor analysis. American Journal of Occupational Therapy, 52, 819–828

Newman, J., Rosenbach, J. H., Burns, K. L., Latimer, B. C., Matocha, H. R., u. Vogt, E. R. (1995). An experimental test of »the Mozart effect«: Does listening to his music improve spatial ability? Perceptual and Motor Skills, 81, 1379–1387

Passingham, R. (1993). The frontal lobes and voluntary action. New York: Oxford University Press.

Phelps, J., Stempel, L., u. Speck, G. (1984). The children's handwriting scale: A new diagnostic tool. Journal of Educational Research, 79, 46–50

Piek, J. P., u. Coleman-Carman, R. (1995). Kinesthetic sensitivity and motor performance in children with developmental coordination disorder. Developmental Medicine and Child Neurology, 37, 976–984

Poeck, K. (1983). Survey of progress: Ideational apraxia. Journal of Neurology, 230, 1–5

Polatajko, H., Fox, A. M., u. Missiuna, C. (1995). An international consensus on children with developmental coordination disorder. Canadian Journal of Occupational Therapy, 62(1), 3–6

Polatajko, H. J., Macnab, J. J., Anstett, B. Malloy-Miller, T., Murphy, K., u. Noh, S. (1995). A clinical trial of the process-oriented treatment approach for children with developmental coordination disorder. Developmental Medicine and Child Neurology, 37, 3 10–i 19

Portney, L. G., u. Watkins, M. P. (2000). Foundations of clinical research: Applications to practice (2nd ed.). Upper Saddle River, NJ: Prentice-Hall

Rauscher, F. H., Robinson, K. D., u. Jens, J. J. (1998). Improved maze learning through early music exposure in rats. Neurological Research, 20, 427–432

Rauscher, F. H., Shaw, G. L., u. Ky, K. N. (1993). Music and spatial task performance. Nature, 365, 611

Rauscher, F. H., Shaw, G. L. u. Ky, K. N. (1995). Listening to Mozart enhances spatial-temporal task reasoning: Towards a neurophysiological basis. Neuroscience letters, 185, 44–47

Reed, E. S. (1982). An outline of a theory of action systems. Journal of Motor Behavior, 14, 98–134

Reed, E. (1988). From the motor theory of perception to the perceptual control of action. In E. S. Reed (Ed.), James J. Gibson and the psychology of perception. New Haven, CT: Yale University

Reisman, J. (1991). Poor handwriting: Who is referred? American Journal of Occupational Therapy, 45, 849–852

Reisman, J. (1999). Minnesota handwriting assessment. San Antonio: The Psychological Corporation

Roland, P., Skinhoj, E., Lassen, N. A., u. Larsen, B. (1980). Different cortical areas in man in organization of voluntary movements in extracorporeal space. Journal of Neurophysiology, 43, 137–150

Rothi, L. J. G., u. Heilman K.M. (Eds.) (1997). Apraxia: The neuropsychology of action. Philadelphia: Psychology Press

Royeen, C. B. (1989). Provisional guidelines for the process of data analysis in clinical research. In C. B. Royeen (Ed.), Clinical research handbook: An analysis for the service professions. Thorofare, NJ: Slack

Ryding, E., Decety, J., Sjoholm, H., Stenberg, G., u. Ingvar, D. H. (1993). Motor imagery activates the cerebellum regionally. Cognitive Brain Research, 2, 94–99

Schilder, P. (1935). The image and appearance of the human body. London: Routledge u. Kegan Paul

Safire, W. (1989, June 11). On language: Rethinking reclama. The New York Times, p. F18.

Schmidt, R. A. (1988). Motor control and learning: A behavioral emphasis. Champaign, IL: Human Kinematics

Schmidt, R. A. (1991). Motor learning principles for physical therapy. In contemporary management of motor control problems: Proceedings of the II STEP conference. Alexandria, VA: Foundation for Physical Therapy

Schmidt, R. A. u. Lee, T. (1999). Motor control and learning: A behavioral emphasis. Champaign, IL: Human Kinematics

Shaw, L., Levine, M., u. Belfer, M. (1982). Developmental double jeopardy: A study of clumsiness and self-esteem in children with learning problems. Journal of Developmental Behavior Pediatrics, 3, 191–196

Shea, J. B. u. Morgan, R. (1979). Contextual interference effects ön the acquisition, retention, and transfer of a motor skill. Journal of Experimental Psychology: Human Learning and Memory, 5, 179–187

Shea, J. B. u. Titzer, R. C. (1993). The influence of reminder trials on contextual interference effects. Journal of Motor Behavior, 25, 264–274

Shea, J. B. u. Zimny, S. T. (1983). Context effects in memory and learning movement information. In R. A. Magill (Ed.), Memory and control of action (pp. 345–366). Amsterdam: Elsevier

Shoemaker, M. M. u. Kalverboer, A. F. (1994). Social and affective problems of children who are clumsy. How early do they begin? Adapted Physical Activity Quarterly, 11, 130–140

Shumway-Cook, A., Horak, F., u. Black, F. 0. (1987). A critical examination of vestibular function in motor-impaired learning disabled children. International Journal of Pediatric Otorhinolaryngology, 14, 21–30

Shumway-Cook, A., u. Woollacott, M. (1995). Motor control: Theory and practical applications. B altimore: Williams u. Wilkins

Sirigu, A., Cohen, L., Duhamel, J., u. Pillon, B. (1995). A selective impairment of hand posture for object utilization in apraxia. Cortex, 31, 41–55

Smyth, M. M., u. Anderson, H. 1. (2000). Coping with clumsiness in the school playground: Social and physical play in children with coordination impairments. British Journal of Developmental Psychology, 18, 389–413

Snyder, L. H., Batista, A. P., u. Andersen, R. A. (1997). Coding of intention in the posterior parietal cortex. Nature, 386, 167–170

Stelmach, G. (Ed.) (1976). Motor control: Issues and trends. New York: Academic

Stockmeyer, S. (1967). An interpretation of the approach of Rood to the treatment of neuromuscular dysfunction. American Journal of Physical Medicine, 46(4), 900–956

Stough, C., Kerkin, B., Bates, T., u. Mangan, G. (1994). Music and IQ tests. The Psychologist., 7, 253

Sugden, D. A., u. Keogh, J. F. (1990). Problems in movement skill development. Columbia, SC: University of South Carolina Press

Sugden, D. A., u. Wright, H. C. (1998). Motor coordination disorders in children. Thousand Oaks, CA: Sage.

Szklut, S. E., Cermak, S. A., u. Henderson, A. (1995). Learning disabilities. In D. A. Umphred (Ed.), Neurological rehabilitation (3rd ed., pp. 312–359). St. Louis: Mosby

Thaut, M. H., Lange, H., Miltner, R., Hurt, C. P., u. Hoemberg, V. (1996). Rhythmic entrainment of gait patterns in Huntington's disease patients. Society for Neuroscience Abstracts, 6, 727

Thaut, M. H., McIntosh, G. C., Rice, R. R., u. Prassas, S. G. (1995). Effect of auditory stimulation on gait kinematics in hemiparetie stroke patients. Journal of Neurological Rehabilitation, 9, 13 1

Thaut, M. H., Miller, R. A., u. Schauer, L. M. (1998). Multiple synchronization strategies in rhythmic sensorimotor tasks: Period vs. phase corrections. Biological Cybernetics, 73, 241–250

Thelen, E., u. Smith, L. B. (1994). A dynamic systems approach to the development of cognition and action. Cambridge, MA: The MIT Press

Thelen, E. (1995). Motor development: A new synthesis. American Psychologist., 50: 79–95

Vierck, C. J. (1978). Interpretations of the sensory and motor consequences of dorsal column lesions. In G. Gordon (Ed.), Active touch: The mechanisms of recognition of objects by manipulation: A multidisciplinary approach (pp. 139–160). Oxford: Pergamon

Wall, P. D. (1970). Sensory role of impulses traveling in the dorsal columns. Brain, 93, 505–524

Weiß, T., Hansen, E., Rost, R., Beyer, L., Merten, F., Nichelmann, C., u. Zippel, C. (1994). Mental practice of motor skills used in poststroke rehabilitation has own effects on central nervous activation. International Journal of Neuroscience, 78, 157–166

Wolpert, D. M., Ghahramani, Z., u. Jordan, M. 1. (1995). An internal model for sensorimotor integration. Science, 269, 1880–1882

World Health Organization (1993). The ICD-10 classification of mental and behavioral disorders. Diagnostic criteria for research. New York: Churchill-Livingstone

Wright, H. C. (1997). Children with developmental co-ordination disorder: A review. European Journal of Physical Education, 2, 5–2

Zoltan, B. (1996). Vision, perception and cognition. Thorofare, NJ: Slack

4 Sensorische Modulation

Shelly J. Lane

4.1 Fallbeispiel: Michael – 114

4.2 Terminologie – 114
4.2.1 Hintergrund der Terminologie – 114
4.2.2 Definitionen – 115

4.3 Modulation – 117
4.3.1 Modulation als physiologischer Prozess auf zellulärem Niveau – 117
4.3.2 Modulation auf der Verhaltensebene – 120

4.4 Sensorische Modulationsstörung – 121
4.4.1 Ein kurzer historischer Überblick – 121
4.4.2 Aktuelle Sichtweise – 122
4.4.3 Zentralnervöse Funktionen und sensorische Modulationsstörung – 124
4.4.4 Taktile Modulationsstörung – 131
4.4.5 Vestibuläre und propriozeptive Modulationsstörungen – 133
4.4.6 Modulationsstörung in anderen Sinnessystemen – 135

4.5 Zusammenfassung und Fazit – 135

4.6 Literatur – 136

» Sensorische Modulationsstörungen wurden erst vor relativ kurzer Zeit in der Fachliteratur beschrieben. Es ist sehr wichtig für die ergotherapeutische Praxis, dass empirische Daten zu dieser Störung vorgelegt werden. Nur durch die Publikation gut kontrollierter, rigoroser Studien sind folgende Fragen zu beantworten:
— Ist die sensorische Modulationsstörung (»sensory modulation dysfunction SMD«) ein gültiges Syndrom?
— Ist Ergotherapie eine wirksame Behandlung für diese Störung?
— Was sind die zugrunde liegenden Mechanismen dieser Störung? «

(Miller u. Summers 2002)

> Sensorische Verarbeitung, sensorisches Registrieren, sensorische Integration, sensorische Modulation, sensorische Empfindlichkeit ... diese Begriffe werden in der Theorie wie auch in der Praxis eingesetzt, obwohl von einer Klinik zur nächsten, von einer akademischen Institution zur nächsten und sogar von einer Berufsgruppe zur anderen diese Begriffe für völlig unterschiedliche Dinge stehen können:
> — Spricht man von neurologischen oder neurophysiologischen Funktionen?
> — Bezieht man sich auf die sichtbare Manifestation von angenommenen Prozessen im ZNS im Verhalten?
> — Wird auf diesen Unterschied überhaupt geachtet?
>
> Um Missverständnisse zu vermeiden, stehen in ▶ Kap. 4.2.2 einige Definitionen. Die Beziehungen zwischen den Begriffen sind in ◘ Abb. 4.1 dargestellt. Nach den Definitionen folgt die Beschreibung der Modulation auf der zellulären Ebene, danach aus einer systemischen Perspektive und aus der Verhaltensperspektive. Im Anschluss wird das Konzept der sensorischen Modulationsstörung (SMD) vorgestellt. Die angenommene Verbindung zum limbischen System und die Beziehung zwischen Modulationsstörung und Stress werden diskutiert. Verschiedene Arten von SMD werden besprochen: schwerpunktmäßig die taktilen und vestibulären Modulationsstörungen, in Kürze die Defensivität im visuellen, auditiven, gustatorischen und olfaktorischen System. Zur Einleitung wird Michael vorgestellt, ein Kind mit einer sensorischen Modulationsstörung.

4.1 Fallbeispiel: Michael

Beispiel
Bei der Beobachtung in der Schule scheint Michael dem Unterricht keinerlei Aufmerksamkeit zu schenken. Er ist sehr ruhig und meldet sich nicht bei der Diskussion, die gerade im Gange ist. Seine Lehrerin bezweifelt, dass er die Information überhaupt verarbeitet. Michael wird als Integrationskind mit »unklarer Beeinträchtigung« geführt. Er wird nach einem individualisierten Lehrplan unterrichtet und durch eine Stützlehrerin und Ergotherapie gefördert. Eines seiner Bedürfnisse ist es, während des Tages verstärkt Bewegung und tiefen Druck zu bekommen, um seine Aufmerksamkeit zu verbessern und Informationen verarbeiten zu können. Diesen Input im Schulalltag einzubauen ist schwierig, da Michael in der fünften Klasse ist und sowohl seine Lehrerin als auch er selbst irgendwelche »Extrawürste« ablehnen, weil er nicht auffallen möchte. Eine Befundung anhand eines Wahrnehmungsfragebogens (»Sensory Profile« von Dunn 1999) ergab, dass Michael unterempfindlich auf normale Umgebungsreize reagiert und zusätzliche Bewegung und Tiefdruck sucht. Das Gesamtergebnis wies eine sensorische Modulationsstörung aus, die sich am deutlichsten in Unterempfindlichkeit und Reizsuche im vestibulären und propriozeptiven System zeigte. Diese Modulationsschwierigkeiten werden mit Verhaltens- wie auch mit emotionalen Regulationsproblemen in Verbindung gebracht. Sie manifestieren sich in Schwierigkeiten, mit der Aufmerksamkeit bei einer Aufgabe zu bleiben, in der Tendenz, in einer aktiven Umgebung geistig abwesend zu sein, und in starken emotionalen Reaktionen auf sensorischen Input. Diese sensorischen Verarbeitungsschwierigkeiten stimmen mit den Beobachtungen von Michaels Mutter überein und beeinträchtigen seine schulische Leistungsfähigkeit sehr.

4.2 Terminologie

4.2.1 Hintergrund der Terminologie

Die Terminologie, die mit sensorischer Integration und sensorischer Modulation verbunden ist, lässt sich in mindestens zwei Kategorien einteilen (◘ Übersicht 4.1):
— neurophysiologische Prozesse und
— Verhalten.

4.2 Terminologie

4.2.2 Definitionen

> **Übersicht 4.1. Terminologie zur sensorischen Integration und Modulation**
>
> **Neurophysiologische Begriffe**
> - Sensorische Verarbeitung
> - Detektion eines Reizes
> - Integration von Reizen oder Input
> - Neuromodulation
>
> **Verhaltensbezogene Begriffe:**
> - Sensorisches Registrieren
> - Sensorische Responsivität
> - Sensorische Integration (in bestimmten Zusammenhängen wie in »er hat eine gute sensorische Integration«)

Verarbeitung. Im Englischen stammt der Begriff »Verarbeitung« (»processing«) von »Prozess«. Ein Prozess ist definiert als »ein Ablauf von Operationen bei der Produktion von etwas; eine Serie von fortlaufenden Aktionen, die ein bestimmtes Ergebnis bewirken« (Funk u. Wagnall's Standard Dictionary 1991, S. 633). Angewandt auf die sensorischen Systeme ist »Verarbeitung« ein breiter Begriff, der alles umfasst, was mit einem sensorischen Signal passiert; also seine Aufnahme in der Peripherie, die Detektion des Stimulus durch das ZNS, seine (manchmal mehrfache) Transformation von elektrischen in chemische Signale und seine Interaktion mit anderen Aktivitäten im ZNS. Miller u. Lane (2000) definieren die sensorische Verarbeitung, als »die Aufnahme, Modulation, Integration und Organisation von sensorischen Stimuli und die Verhaltensreaktion auf den sensorische Input« (S. 2). Der Begriff »sensorische Verarbeitung« sagt nichts über die beobachtbare anpassende Interaktion mit der Umwelt aus, sondern steht für das Spektrum an Aufgaben des ZNS, wenn es eingehende Informationen verarbeitet.

Für Therapeutinnen, die mit Berufsgruppen zusammenarbeiten, denen solche Begriffe nicht vertraut sind, ist es besonders wichtig, dass sie sich über ihre Bedeutung im Klaren sind (Miller u. Lane 2000). Das Diagramm in ▶ Abb. 4.1 soll die Beziehungen zwischen den Definitionen in diesem Kapitel veranschaulichen.

Sensorisches Registrieren. Mit dem Ausdruck »Registrieren« wird in der Praxis das Verhalten beschrieben, wenn eine Person einen sensorischen Reiz in der Umwelt bemerkt (Miller u. Lane 2000).

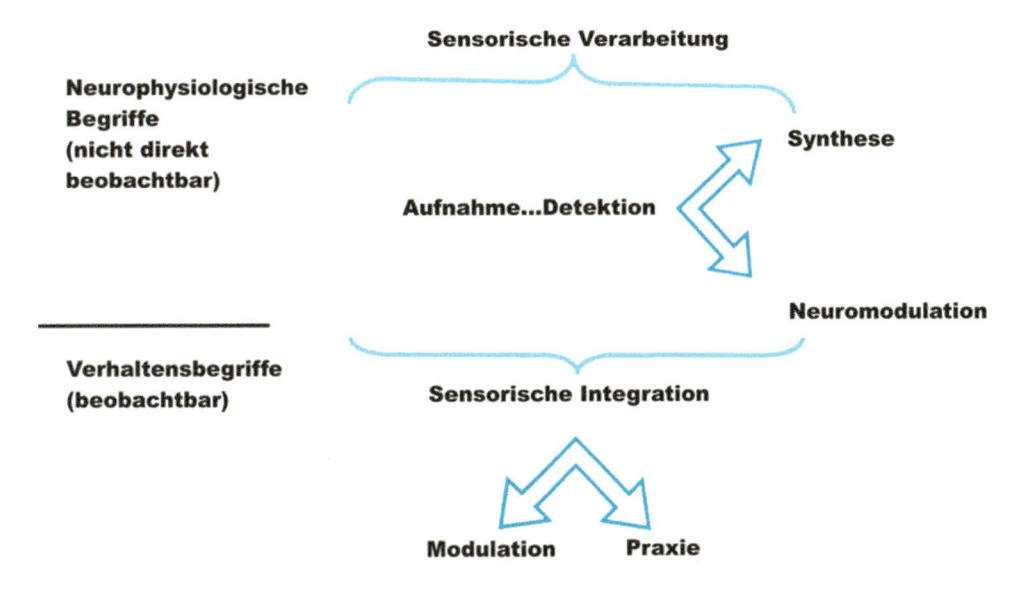

Abb. 4.1. Angenommene Beziehung zwischen neurophysiologischer und Verhaltensterminologie

Laut dem **Random House College Dictionary** (1975) bedeutet Registrieren:
- zeigen,
- aufnehmen oder erfassen,
- einen Eindruck hinterlassen,
- eine Wirkung haben.

In den **Neurowissenschaften** ist der Ausdruck »Registrieren« allerdings als Bezeichnung für den Prozess, sensorische Information aus der Umwelt aufzunehmen und zu bearbeiten, **nicht gebräuchlich**. Für die Beschreibung dieser zentralnervösen Aktivitäten ist »Detektion« ein besserer Ausdruck.

Detektion. Dieser Ausdruck bedeutet: etwas zu entdecken oder wahrzunehmen; die Gegenwart, Existenz oder Tatsache von etwas zu entdecken oder bemerken (Random House College Dictionary 1975; Webster 1988). Dieser Begriff stimmt mit der neurophysiologischen Literatur überein und steht für die ZNS-Aktivität, die als Reaktion auf sensorischen Input auftritt.

Miller u. Lane (2000) definierten sensorische Detektion als »die erste Stufe der zentralen Verarbeitung. Eingehende sensorische Informationen werden auf mehreren Ebenen des ZNS erfasst, so dass sie die laufende neuronale Aktivität beeinflussen können, ... indem sie den allgemeinen Aktivierungszustand des ZNS beeinflussen« (S. 3). Damit hängen die Detektion eines Reizes und die anschließende Verarbeitung der Information üblicher Weise eng zusammen. Der Reiz macht einen Eindruck oder hat eine Wirkung (Detektion), der routinemäßig und einer bestimmten Ordnung folgend bearbeitet wird, um eine anpassende Reaktion (Interaktion) zu produzieren.

Synthese. Dieser Ausdruck beschreibt die neuronalen Funktionen, die in multisensorischen Neuronen auftreten, in Form von inter- und intramodalen Interaktionen zwischen sensorischen Informationen. Es liegt zwar nahe, diesen Prozess »Integration« zu nennen, allerdings wäre dieser Begriff damit sehr eingeengt. Der Begriff »sensorische Integration« soll für die umfassendere, sichtbare Abfolge von Ereignissen von der Reizaufnahme bis zur Anpassungsreaktion reserviert bleiben. Daher wird der Begriff »Synthese« verwendet, um zu beschreiben, dass die sensorische Information mit anderen ZNS-Aktivitäten interagieren muss, nachdem sie aufgenommen und bemerkt wurde.

> **Wichtig**
>
> Der Begriff »Synthese« wird benutzt, um die Produktion eines sichtbaren Verhaltens und einer anpassenden Interaktion mit der Umwelt vorzubereiten.

Integration. Integration wird als harmonisches Einfügen in ein integrales Ganzes definiert (Random House College Dictionary 1975). Lane et al. (2000) merkten an, dass der Ausdruck Sensorische Integration in unterschiedlichen Zusammenhängen gebraucht wird und daher Unterschiedliches bedeuten kann:
- Beschreibt der Begriff einen neurophysiologischen Prozess, so kann mit Integration im ZNS das **intrasensorische Zusammenführen von Impulsen** gemeint sein, bei dem Inputs aus vielen Bahnen eines einzigen Sinnessystems auf einem einzelnen Neuron oder einer Gruppe von Neuronen konvergieren, um die laufende Aktivität zu beeinflussen.
- Mit Integration im ZNS kann aber auch der **intersensorische Prozess** gemeint sein, bei dem Informationen aus mehreren Modalitäten auf einem Neuron oder einer Gruppe von Neuronen konvergieren und damit ebenfalls die laufende Aktivität beeinflussen.

> **Wichtig**
>
> Sensorische Integration aus der neurophysiologischen Perspektive ist der Prozess, bei dem Informationen zwischen verschiedenen oder innerhalb eines einzelnen Sinnessystems kombiniert werden (Synthese).

Der Ausdruck »sensorische Integration« beschreibt aber auch Verhalten. Ayres definierte sensorische Integration als »den neurologischen Prozess, der Empfindung aus dem eigenen Körper und aus der Umgebung organisiert und es uns möglich macht, den Körper effektiv in der Umwelt einzusetzen« (Ayres 1979, S.11). In ihrer frühen Arbeit definierte Ayres (1972b) sensorische Integration als die Manifestation einer adäquaten Aufnahme, Registrierung und Synthese von Sinnesreizen im Verhalten. Obwohl das täuschend einfach klingt, ist die Integration sensorischer Informationen, die erforderlich ist, um anpassend mit der Umwelt interagieren zu können, eine komplexe ZNS-Aktivität.

Die Integration von sensorischen Impulsen führt zu Modulation und Praxie. »Modulieren« bedeutet zu regulieren oder auf eine gewisse Intensität einzustellen, an die Umstände anzupassen (Random House College Dictionary 1975). Neuromodulation oder die Modulation neuronaler Aktivität auf der zellulären Ebene ist das, was innerhalb des ZNS geschieht, wenn exzitatorische und inhibitorische Inputs aus der externen und internen Umgebung ausbalanciert und Reaktionen generiert werden. Neuromodulation ist eine Leistung des ZNS.

Auf sensorische Systeme angewandt, bedeutet Neuromodulation also:
- das Ausbalancieren von exzitatorischen (anregenden) und inhibitorischen (hemmenden) Inputs und
- die Anpassung an Veränderungen in der Umwelt.

Auf der Verhaltensebene bezieht sich Modulation auf Reaktionen (Reizantworten), die den Anforderungen und Erwartungen der Umgebung angemessen sind. Laut McIntosh et al. (1999, S. 1) ist Modulation »die Fähigkeit, Reaktionen auf sensorischen Input auf eine dosierte und anpassende Weise zu regulieren und zu organisieren«.

Sensorische Modulation ist ein dynamischer Prozess des ZNS, der dem An- und Abschwellen des Informationsflusses aus zahlreichen Kanälen unterworfen ist. Im Verhalten wird Modulation an Reizsuche und Reizvermeidung sichtbar (Dunn 1999; McIntosh et al. 1999; Parham u. Mailloux 1996). Eine schlechte Modulation kann sich in Ablenkbarkeit, Impulsivität, Überaktivität, Desorganisation, Ängstlichkeit und schlechter Selbstregulation zeigen (Ayres 1972a; Cohn et al. 1999).

Responsivität. Der Begriff leitet sich vom englischen »response« (Antwort) ab und bedeutet: zu reagieren oder zu antworten. Im Random House College Dictionary (1975) wird »responsiv« als »rasches Reagieren auf Einflüsse, Attraktionen etc.« (S. 1125) definiert. Responsivität ist ein relativ neuer Ausdruck für das sichtbare Verhalten, das aufgrund der (nicht sichtbaren) Empfindlichkeit des ZNS gegenüber bestimmten Reizen auftritt. Als Modulationsstörungen werden Überreaktionen (Defensivität) und Unterreaktionen (Dormanz) im Verhalten bezeichnet, (Knickerbocker 1980; Royeen u. Lane 1991) da sie für eine Störung im Ausbalancieren von hemmenden und anregenden Impulsen gehalten werden. Dabei beziehen wir uns also auf die Verhaltensantwort, die unangemessen stark oder schwach ausfällt. Von diesem Verhalten schließen wir, dass die neuronale Modulation von sensorischen Informationen gestört ist.

4.3 Modulation

> **Wichtig**
>
> Alltägliche Leistungen, die Modulation erfordern:
> - Eindrücke filtern
> - sich auf relevante Reize konzentrieren
> - ein optimales Erregungsniveau erhalten
> - aufmerksam bei einer Sache bleiben

Bei unzulänglicher Modulation kann die Aufmerksamkeit ununterbrochen von den laufenden Veränderungen in der sensorischen Umwelt gestört (d. h. abgelenkt) werden. Das Kind reagiert auf jeden Reiz; dadurch wird der Aktivierungszustand des ZNS erhöht. Das Gehirn befindet sich nicht mehr in einem optimalen Funktionszustand.

4.3.1 Modulation als physiologischer Prozess auf zellulärem Niveau

Die Definition der Modulation stellt die Anpassung oder Einstellung auf die gegebenen Umstände in den Mittelpunkt. Im ZNS zeigt sich Modulation in der neuronalen Aktivität, die als Reaktion auf Input aus verschiedenen Quellen angeregt oder gedämpft wird, um den jeweiligen Anforderungen zu entsprechen. Auf der zellulären Ebene können sowohl Rezeptorzellen im Sinnesorgan als auch Neuronen innerhalb des ZNS mehr oder weniger empfindlich auf Input reagieren. Ein ankommendes sensorisches Signal wird von einem spezifischen Rezeptor aufgenommen. Dieser Rezeptor kann hoch empfindlich für den Input sein oder sich mit der Zeit an einen andauernden Input gewöhnen und seine Aktivität einstellen. Nach der Aufnahme muss der Input in ein elektrisches Signal umgewandelt werden, damit er ins zentrale Nervensystem weitergeleitet werden kann. Wie in ▶ Kap. 2 beschrieben, beinhaltet die Weiterleitung von Signalen auch die Änderung der Energieform des Anfangssignals (z. B. Schallwellen für das auditive System oder Bewegung für das vestibuläre System) in elektrische und chemische Energie. Sind diese Änderungen von ausreichender Stärke, wird ein elektrisches Signal generiert – das sog. Aktionspotential – und zum Zellkörper des ersten Neurons geleitet. Von diesem Punkt aus kann das elektrische Signal verbreitet werden, um mit den Zellkörpern, Axonen oder Dendriten von anderen Neuronen innerhalb des ZNS zu interagieren.

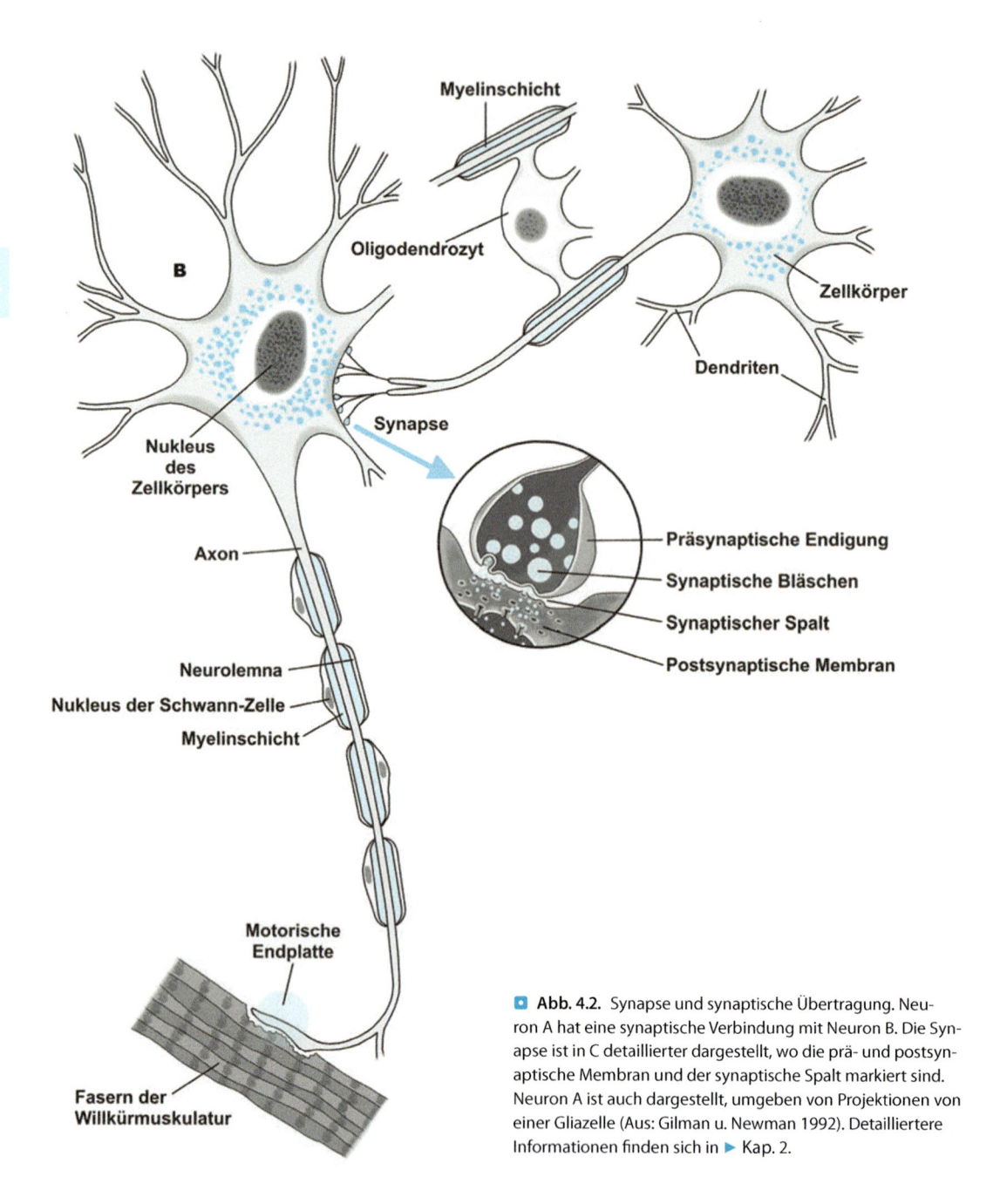

Abb. 4.2. Synapse und synaptische Übertragung. Neuron A hat eine synaptische Verbindung mit Neuron B. Die Synapse ist in C detaillierter dargestellt, wo die prä- und postsynaptische Membran und der synaptische Spalt markiert sind. Neuron A ist auch dargestellt, umgeben von Projektionen von einer Gliazelle (Aus: Gilman u. Newman 1992). Detailliertere Informationen finden sich in ▶ Kap. 2.

An der Synapse, der Interaktionsstelle zwischen zwei Neuronen, wechselt das elektrische Signal zu einem chemischen Signal und aktiviert die Freisetzung von Neurotransmittern. Sie diffundieren durch den synaptischen Spalt zu spezifischen Rezeptoren an der postsynaptischen Membran. In ◘ Abb. 4.2 ist dieser Prozess schematisch dargestellt.

Der Einfachheit halber stellen wir uns Transmitter vor, die rein exzitatorisch oder rein inhibitorisch wirken. Da mehr als ein Axon auf ein postsynaptisches Neuron treffen, gibt es potenziell konkurrierende Inputs – einige sind anregend, einige hemmend, einige stärker und einige schwächer. Daher wird kein einzelner Input die postsynaptische Membran genug erregen, um die Botschaft weiterzuleiten. Ausschlag-

4.3 Modulation

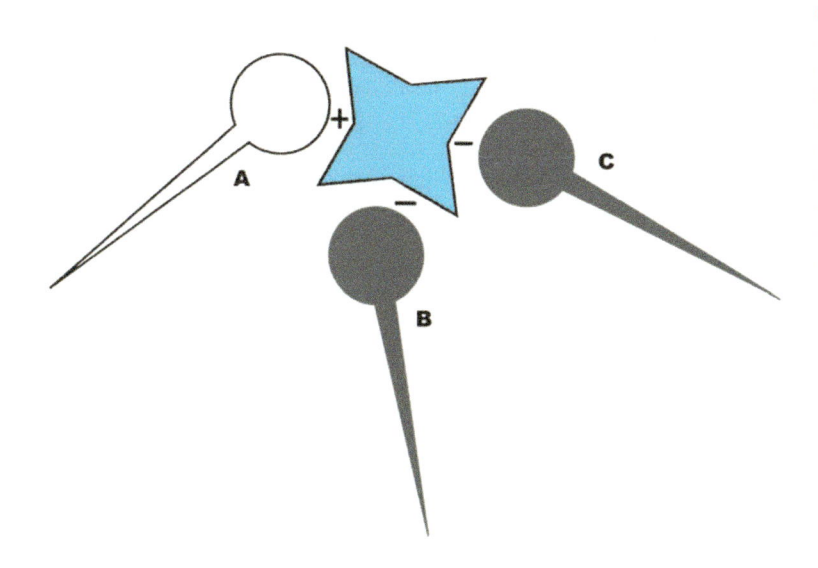

Abb. 4.3. Balance zwischen exzitatorischen und inhibitorischen Inputs. Das schattierte Neuron erhält exzitatorischen (Neuron A, weiß) wie auch inhibitorische (Neurone B und C, grau) Inputs. In dieser Abbildung würde die Summe der Inputs zu einer Inhibition der Weiterleitung des Impulses führen

gebend dafür, ob das Signal weiter verbreitet wird, ist in gewissem Sinn die mathematische Summe aller Inputs. Auch Faktoren wie die Stärke und Frequenz des Input und die Lokalisation der Synapse in Relation zum Zellkörper beeinflussen diese Summe. So kommt Modulation auf der zellulären Ebene durch die Aktivierung von spezifischen Inputs auf eine Zelle zustande. Ein Überwiegen der exzitatorischen Inputs führt dazu, dass die postsynaptische Zelle feuert und die Information weiterleitet. Überwiegen die hemmenden Inputs, wird die weitere Übertragung des Impulses blockiert, grafisch dargestellt in Abb. 4.3. Hier überwiegen die hemmenden Impulse; dadurch wird die (schattierte) Zielzelle daran gehindert zu feuern.

Beispiel

Stellen Sie sich ein sehr vereinfachtes Nervensystem vor (wie das in Abb. 4.3 dargestellte). Neuron A leitet Empfindungen von einem starken kurzen Kneifer und setzt einen exzitatorischen Neurotransmitter zur postsynaptischen Membran frei. Intensive oder wiederholte Signale aktivieren die postsynaptische Zelle zur Weiterleitung des Signals, z. B. an den Thalamus, wo die Empfindung als Schmerzes identifiziert würde. Wird jedoch die gezwickte Stelle fest gedrückt oder gerieben, so wird eine andere Gruppe von eingehenden Neuronen aktiviert (also Neuron B), die tiefen Druck leiten. Stellen Sie sich nun vor, dass dieser neue Input dasselbe Neuron erreicht, dort aber zur Freigabe eines hemmenden Transmitters führt. Wäre das Signalverhältnis 1:1 (d. h. eine Aktivierung durch Kneifen und eine Aktivierung durch tiefen Rubbeldruck) und die Stärke etwa gleich, dann würden sich die Signale gegenseitig aufheben, der Input blockiert und es gäbe keine Schmerzempfindung. War das Kneifen aber intensiv oder wurde mehrmals wiederholt, so wäre hochfrequenterer oder intensiverer Input an dem Neuron, das tiefen Druck verarbeitet, nötig, um die Empfindung des Schmerzes zu unterdrücken. Aber auch wenn die Weiterleitung nicht komplett blockiert wird, wird der schmerzhafte Input doch moduliert und ist nicht so intensiv als er ohne Tiefdruck gewesen wäre. Neuron C kommt aus höheren Zentren in den Thalamus. In diesem Fall blockiert die Kombination von hemmenden Einflüssen aus der Peripherie und aus höheren Zentren des ZNS die weitere Übertragung des Schmerzes. Er überschreitet nicht die Schwelle, die nötig wäre, um vom ZNS bemerkt zu werden.

Natürlich bietet die Vorstellung von Input aus einer einzigen Zelle eine sehr stark vereinfachte Perspektive der Modulation, aber es ist ein guter Ausgangspunkt. Die Verbindungen innerhalb des ZNS sind sehr komplex, und viele Faktoren beeinflussen die Modulation. Das Grundmuster ist immer, dass einige Inputs exzitatorisch und andere inhibitorisch wirken; manche sind stark, und manche sind schwach; manche sind schnell, und manche sind langsam. Die Summe dieser Faktoren bestimmt zusammen mit einigen wesentlichen Merkmalen der Synapse, was das ZNS von der Peripherie erfährt, und was es mit dieser Information tut.

Das gleiche Prinzip gilt für die Modulation auf der Verhaltensebene.

4.3.2 Modulation auf der Verhaltensebene

> **Cave**
>
> Die Trennung zwischen neurophysiologischen Systemen und Verhalten ist schwierig, da wir nur über die Verhaltensbeobachtung Einblick in die Arbeitsweise der sensorischen Systeme bekommen.

In diesem Kapitel werden Verhalten und neurophysiologische Modulation gemeinsam behandelt.

Bei realistischer Betrachtung des zellulären Modells wird klar, dass unzählige Neuronen gleichzeitig Inputs aus vielen Quellen erhalten. Strukturen des ZNS verarbeiten den eingehenden Input und generieren Antworten, die als gut moduliertes Verhalten sichtbar werden. Ayres (1979) definierte Modulation als »den Prozess, bei dem die Aktivität erhöht oder reduziert wird, um die Aktivität in Harmonie mit allen Funktionen des Nervensystems zu halten« (S. 182). Modulation ermöglicht uns, auf relevante Reize zu reagieren, und irrelevante zu ignorieren, so wie es der anpassenden Interaktion mit der Umwelt dienlich ist.

> **Wichtig**
>
> Parham zufolge bahnt die sensorische Modulation ein befriedigendes und sinnvolles Beschäftigungsverhalten.

Parham (persönliche Mitteilung, Feb.1999) meinte, dass eine gute Modulation von sensorischem Input eine Grundlage für die Beschäftigung darstellt. Diese zentralnervöse Funktion ermöglicht die erfolgreiche Bewältigung von Selbstversorgung, Spiel und Arbeit.

Der Prozess der Modulation (das Ausbalancieren von exzitatorischen und inhibitorischen Inputs im ZNS) verläuft unbewusst. Die Fähigkeit zur Modulation ist prinzipiell von Geburt an vorhanden, wenn auch noch grob ausgebildet.

Beispiel

Ein erschöpfter Säugling beginnt zu weinen, bis er seinen Daumen findet und daran zu saugen beginnt. Vor einem sensorisch-integrativen Hintergrund ist klar, dass das Kind in somatosensorischem Input (Tiefdruck im Mund) einen gesellschaftlich akzeptierten Weg gefunden hat, um sich selbst zu beruhigen bzw. seine emotionale Reaktion zu modulieren. Tiefer Druck und Berührung im Mund liefern über das somatosensorische System ausreichend hemmenden Input, um den Aktivierungszustand des ZNS zu modulieren.

Mit der Reifung des ZNS, in deren Zuge sich mehr Verbindungen entwickeln und die Nervenfasern myelinisieren, verbessert sich auch die Fähigkeit, die Aktivität eines sensorischen Systems mittels Input einer anderen Modalität zu modulieren. Inputs aus der Umwelt ergänzen diese interne Entwicklung und legen die Basis für angemessene Umweltinteraktionen.

Bereits früh in der Entwicklung bekommt die Kunst, Verhalten mittels sensorischer Empfindungen zu modulieren, eine persönliche Note: Was für den Einen funktioniert, funktioniert nicht unbedingt für einen Anderen.

Beispiel

Eine Mutter begreift bald, dass es für ihr Kind beruhigend wirkt, es an die Brust zu drücken. Wiegen, Hopsen oder Klopfen scheinen die Erregung des Säuglings zu steigern statt zu dämpfen. In Zeiten ruhiger Wachsamkeit genießt dieses Baby diese Inputs, aber wenn es aufgeregt ist, verschlimmern sie seinen Zustand.

Eine andere Mutter stellt fest, dass ihr Säugling geschaukelt oder geschubst werden muss, damit er sich beruhigt. Liebkosen allein reicht nicht aus.

Verschiedenen Kindern helfen verschiedene Arten von sensorischen Reizen, ihr Aktivierungsniveau zu modulieren. Dies galt auch für Michael, allerdings konnte er taktile Reize nie tolerieren, da seine Fähigkeit, taktilen Input zu interpretieren und zu modulieren, gestört war.

Beispiel

Eine Gruppe von Kleinkindern spielt bei einer Rutsche. Ein Mädchen, **Beth**, ist über diese Gelegenheit sehr aufgeregt. Immer wieder läuft sie nach dem Rutschen zu den Stufen, um nochmals zu rutschen. Eigentlich eine gute Methode, um ihre Energie loszuwerden. Aber Beth wird mit jedem Mal Rutschen aufgeregter. Mit jedem Durchgang wirkt sie weniger koordiniert, bis sie schließlich auf den Stufen ausrutscht und vor Frustration schreit. Die Kindergärtnerin muss eingreifen, damit sie sich beruhigen und mit einer anderen Aktivität weitermachen kann.

Ganz anders **Samuel**: er ist die ganze Zeit daneben gesessen und hat die Kinder beobachtet. Scheinbar hat er keine Lust, selbst zu rutschen oder etwas anderes zu tun. Die Betreuerin führt ihn zur Rutsche, hilft ihm hinaufzuklettern und bietet ihm beim ersten Mal Rutschen Unterstützung an. Er lächelt, geht zu den Stufen zurück und wartet auf Hilfe. Beim nächsten Mal klettert Samuel allein hoch, startet mit Hilfe der Betreuerin und rutscht allein – und lächelt wieder. Nach vier oder fünf Durchgängen hat er genug und fängt an, in einer anderen Ecke des Raumes mit Bausteinen und Autos zu spielen.

In diesem Beispiel steigerte dieselbe Aktivität das Aktivierungsniveau beider Kinder, was aufgrund ihrer unterschiedlichen Modulationsfähigkeit jedoch ganz unterschiedliche Auswirkungen auf ihr Verhalten hatte:

Für Beth war das Rutschen lustig, hatte aber längerfristig eine desorganisierende Wirkung: die andauernden vestibulären und propriozeptiven Reize bewirkten, dass ihr Erregungsniveau über die optimale Bandbreite (in der wir anpassend mit der Umwelt interagieren können) hinausschoss. Erst das Abbrechen dieses Inputs und eine andere Form von Input (Beruhigen durch die Betreuerin) brachten sie wieder so weit, dass sie eine andere Aktivität beginnen konnte.

Auf Samuel hatte das Rutschen eine aktivierende Wirkung. Sein offensichtlich niedriger Erregungszustand wurde durch diese Aktivität gesteigert. Dadurch verbesserte sich seine Fähigkeit entscheidend, sich aktiv mit der Umwelt auseinanderzusetzen.

4.4 Sensorische Modulationsstörung

Definition
Streng genommen ist Modulation ausschließlich als Dämpfung oder Hemmung der Empfindlichkeit des ZNS definiert.

Der Begriff Sensorische Modulationsstörung (oder Modulationsdysfunktion SMD) wird umfassender gebraucht, und zwar sowohl für die Hemmung von Überempfindlichkeit als auch für die Anregung bei Unterempfindlichkeit.

Hanft et al. (2000) beschreiben die SMD als einen Typus von sensorischer Integrationsstörung, bei dem eine Person auf sensorischen Input aus dem Körper oder der Umgebung unter- oder überreagiert. Es besteht eine Diskrepanz zwischen den äußeren Anforderungen (seitens Kultur, Umwelt, Aktivitäten und Beziehungen) und den internen Merkmalen einer Person (S. 1).

Das ältere Modell (Fisher u. Murray 1991; Knickerbocker 1980; Koomar u. Bundy 1991; Royeen u. Lane 1991; Williams u. Shellenberger 1994) sah Über- und Unterempfindlichkeit bzw. über- und unterreaktives Verhalten als ein Kontinuum an. Dies ist zwar eine nützliche Vereinfachung, aber nicht mehr zeitgemäß, um das Verhalten von Kindern adäquat zu beschreiben.

4.4.1 Ein kurzer historischer Überblick

Knickerbocker (1980) führte den Ausdruck »**sensorische Defensivität**« ein, um eine desorganisierte Reaktion auf sensorischen Input zu beschreiben, die sich aus einem Ungleichgewicht zwischen Hemmung und Erregung innerhalb des ZNS ergibt. Das Ungleichgewicht führt zu einem Mangel an Hemmung, wodurch eine Flut von Input höhere Ebenen des ZNS erreicht.

> **Wichtig**
>
> Defensives Verhalten ist das Ergebnis dieser Reizüberflutung.

Knickerbocker stellte fest, dass Defensivität bei Geruchsreizen (O), bei taktilen Reizen (T) und bei auditiven Reizen (A) beobachtet wurde, und sprach daher von der »OTA-Triade«.

> **Hinweis**
>
> Kinder mit dieser Kombination von sensorischer Defensivität werden als überaktiv, hyperverbal, ablenkbar und unorganisiert charakterisiert.

Knickerbocker (1980) beschrieb auch die »**sensorische Dormanz**«, die von desorganisiertem und unreifem Verhalten charakterisiert ist, und deren Ursache in übermäßiger Hemmung von eingehenden sensorischen Informationen und einem Mangel an sensorischer Aktivierung gesehen wurde. Dormanz wurde ebenfalls in den OTA-Systemen beobachtet. Knickerbocker beschrieb das Kind im Zustand von sensorischer Dormanz als ruhig und angepasst.

Ayres (1972b) hatte bereits früher eine **Triade von Defensivität** angedeutet, sodass die Arbeit von Knickerbocker als Erweiterung dieser Idee gesehen werden kann.

Cermak (1988), Royeen (1989) und Royeen u. Lane (1991) nahmen an, dass sensorische Defensivität und sensorische Dormanz ein Kontinuum bildeten, mit »Überempfindlichkeit/Überreaktion« an einem Ende und »Unterempfindlichkeit/Ausbleiben einer

Reaktion« am anderen Ende. Zumindest bei einem Teil der Kinder stellten sie sich ein kreisförmiges Kontinuum vor, das die Schwankungen zwischen sensorischer Defensivität und Dormanz darstellen konnte. Allerdings untersuchten Lai et al. (1999) erst kürzlich die Beziehung zwischen den beiden Enden dieses Kontinuums.

Sie kamen zu dem Schluss, dass es keine ausreichenden Beweise dafür gibt, dass Defensivität und Dormanz Ausdruck derselben Funktionsstörung sind.

4.4.2 Aktuelle Sichtweise

Kinder, die unterreagieren, reagieren nicht adäquat auf die Intensität oder Häufigkeit eines sensorischen Reizes. Ihre Reaktionen wirken abgestumpft oder übermäßig gedämpft. Es braucht viel, um diese Kinder zu aktivem Verhalten zu bewegen. Lane et al. (2000) zufolge drückt der Begriff **Unterempfindlichkeit/Unterreaktion** aus, dass die Person eine weniger intensive Reaktion zeigt als die meisten Menschen unter denselben Umständen zeigen würden.

Dunn (1997, 1999) stellte ein Modell vor, das den Zusammenhang zwischen Reizschwelle und Responsivität im Verhalten illustriert. Laut Dunns Modell haben Kinder, die wenig Reaktion auf sensorischen Input zeigen (d. h. hyporesponsives Verhalten zeigen), eine hohe Reizschwelle, die nur von intensiven Reizen überschritten wird und eine Reaktion bewirkt. Diese unterempfindlichen Kinder suchen oft intensive Reize. Viele Informationen nehmen sie überhaupt nicht wahr.

> **Hinweis**
>
> Aufgrund ihrer Unterempfindlichkeit und der ausbleibenden Reaktionen sind die Kinder unfall- und verletzungsgefährdet.

Auch wenn manche Therapeutinnen Samuels Störungen nicht als sensorisches Modulationsproblem bezeichnen würden, weist seine Interaktion mit der Umwelt auf eine Unterempfindlichkeit gegenüber sensorischen Reizen hin. Er braucht viel Input, um in Gang zu kommen. In Dunns Terminologie würde man von einer hohen Reizschwelle sprechen, die sich in hyporesponsivem Verhalten zeigt. Michael würde ebenfalls als unterempfindlich gegenüber sensorischer Empfindung bezeichnet, er sucht aber ständig intensive vestibuläre und propriozeptive Reize, damit er angemessen mit der Umwelt interagieren kann.

Kinder, die auf sensorischen Input überreagieren, zeigen oft sehr starke negative Reaktionen. In Dunns Modell wird angenommen, dass diese Kinder eine niedrige Reizschwelle haben, was bedeutet, dass es sehr wenig braucht, um ihr Aktivierungsniveau zu steigern. Für sie ist die Bezeichnung »sensorische Defensivität« üblich, da ihre negativen Reaktionen als abwehrend verstanden werden. Empfindungen, auf die sie überempfindlich sind, lösen Vermeidungs- und Rückzugsverhalten aus. Ist dies nicht möglich, kann es vorkommen, dass sie die Reizquelle attackieren. Entsprechend Lane et al. (2000) sind diese Reaktionen Ausdruck der Aktivierung des sympathischen Nervensystems.

> **Exkurs**
>
> In der einzigen empirischen Forschung zu Kindern mit sensorischer Modulationsstörung (»Sensory Modulation Dysfunction SMD«) fanden McIntosh et al. (1999) bei der Durchführung eines sensorischen Herausforderungsprotokolls Reiztests Unterschiede in der elektrodermalen Reaktion zwischen Kindern mit und ohne SMD. Das Protokoll enthielt je 10 Reizsetzungen aus der olfaktorischen, auditiven, visuellen, taktilen und vestibulären Modalität. Nach jedem Reiz wurde die elektrodermale Reaktion aufgezeichnet. Es kristallisierten sich zwei unterschiedliche Gruppen von Kindern mit SMD heraus:
> - **hyperreaktive**, bei denen überschießende elektrodermale Reaktionen gemessen wurden,
> - **hyporeaktive**, bei denen die elektrodermale Reaktion ausblieb oder schwach war.
>
> Hyperreaktive Kinder reagierten auf mehr der dargebotenen Reize, wobei ihre Reaktionen stärker waren und langsamer habituierten als bei einer Kontrollgruppe. Mit Hilfe des »Short Sensory Profile« (McIntosh et al 1999) gelang es der Forschergruppe, die Reaktionsmuster der Kinder vorherzusagen.
> Dieselbe Gruppe hatte bereits früher bei Untersuchungen mit demselben sensorischen Herausforderungsprotokoll Hyper- und Hyporeaktivität bei Kindern mit Fragilem X-Syndrom identifiziert (Miller et al. 1999). Dabei fanden sie eine starke Korrelation zwischen allen sensorischen Modalitäten, was sie durch die Existenz einer generellen ▼

4.4 Sensorische Modulationsstörung

> Funktionsstörung erklärten. Die Autorinnen stellten fest, dass die Reaktionsmuster der Kinder mit reiner SMD wie »eine abgeschwächte Form des Musters von Personen mit diagnostiziertem Fragilem X-Syndrom« aussehen. Sie empfehlen, dass weitere Studien die Ähnlichkeiten und Unterschiede zwischen diesen Gruppen klären sollten (Miller et al 1999). Obwohl viele Fragen offen blieben, lieferte diese Studie die ersten konkreten Beweise für **physiologische Korrelate der beobachtbaren Verhaltensmodulation.**

Aus dem Therapiealltag sind Kinder bekannt, die manchmal unterreagieren und manchmal überreagieren. Royeen u. Lane (1991) stellten die Hypothese auf, dass Unter- und Überempfindlichkeit auf einem komplexeren, kreisförmigen Kontinuum angesiedelt sind. Dieses Modell bietet eine Erklärung für den schnellen Wechsel von Unter- und Überreaktion, da es nicht erforderlich ist, sich von einem Ende des Kontinuums zum anderen Ende zu bewegen. Stattdessen geht es davon aus, dass ein Kind so lange defensiv auf sensorischen Input reagiert, bis sein ZNS so überladen ist, dass es zusammenbricht und in einen Ruhezustand verfällt. In diesem Zustand, dem sog. »Shut down«, wird jeder sensorische Input abgeblockt, was als hyporesponsives Verhalten sichtbar wird. Die aktuelle Version dieses Modells ist in ◘ Abb. 4.4 dargestellt. Es zeigt, dass es einerseits Kinder gibt, die eindeutig und konsistent in eine Kategorie (Über- oder unterempfindlich) fallen, dass es aber auch eine Gruppe von Kindern gibt, die zwischen den beiden Kategorien schwanken.

Das Modell der Über- und Unterempfindlichkeit wird durch Daten von Lai et al. (1999) unterstützt. Sie zeigten, dass eine signifikante Beziehung zwischen taktiler Defensivität (am hyperresponsiven Ende des Kontinuums) und taktiler Dormanz (am hyporesponsiven Ende des Kontinuums) besteht. Allerdings hielten sie die Beziehung nicht für ausreichend stark, um endgültig zu beweisen, dass Unter- und Überempfindlichkeit auf Berührungsreize verschiedene Ausdrucksformen derselben sensorischen Modulationsstörung wären. Weitere Studien sind erforderlich.

Die klinischen Erfahrungen anderer Autorinnen (Dunn 1997; Parham u. Mailloux 1996; Wilbarger 1993; Wilbarger u. Wilbarger 1991) führten zur Annahme, dass sensorische Modulation kein Kontinuum darstellt, sondern mehrdimensional ist. Diesen Autorinnen zufolge ist das Problem weniger, ob Kinder immer über- oder unterreagieren, sondern dass sich in ihrem Verhalten eine schlechte Modulation mit all ihren Folgen zeigt. Die Schwankungen der Empfindlichkeit spiegeln die Schwierigkeiten der Kinder wider, eine optimale Bandbreite im mittleren Bereich zu halten, wo eine adäquate Modulation anpassende Interaktionen mit der Umwelt ermöglichen. Das Verhalten, das aus diesen Schwächen resultiert, ist Ausdruck einer Kaskade von zentralnervösen Ereignissen, die Aufmerksamkeit, Aktivierungszustand, emotionale Stabilität und kognitive Verarbeitung beeinflussen. Diese Sichtweise erfordert weitere Untersuchungen; die Arbeit von McIntosh et al. (1999) konnte diese Möglichkeit weder bestätigen noch widerlegen.

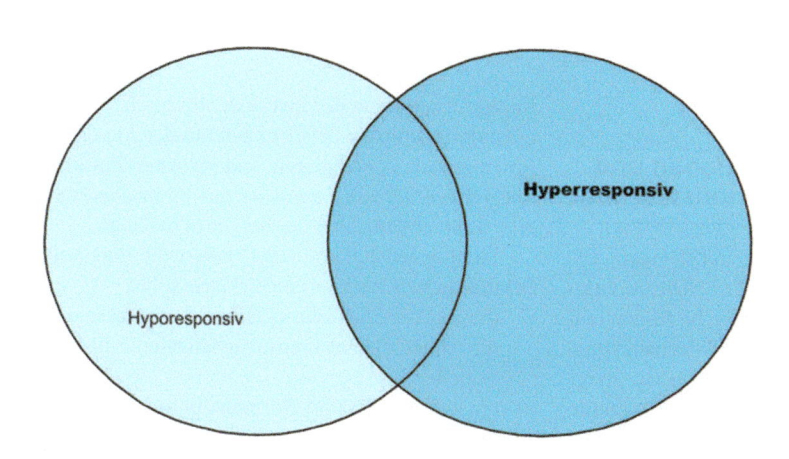

◘ **Abb. 4.4.** Angenommene Beziehung zwischen sensorischer Unter- und Überempfindlichkeit (bzw. Hypo- und Hyperresponsivität) bei Kindern mit Modulationsstörungen (Anmerkung: Die Proportionen in diesem Diagramm sind nicht realitätsgetreu)

> **Wichtig**
>
> Kinder mit sensorischer Modulationsstörung (SMD) lassen sich in 3 Gruppen einteilen:
> – Kinder, die auf sensorischen Input überreagieren.
> – Kinder, die mangelhaft reagieren.
> – Kinder, die zwischen diesen Mustern schwanken.

Das Verhalten von überempfindlichen Kindern ist manchmal durch rasche, übertriebene Reaktionen auf Sinnesreize, manchmal durch Rückzug von solchem Input charakterisiert. Manche überempfindliche Kinder bringen sich auf diese Art um viele Erfahrungen, weil sie bestimmte Empfindungen vermeiden wollen. Unterempfindliche Kinder wirken oft so, als ob sie Informationen langsam verarbeiten, oder sie suchen intensiven sensorischen Input (Dunn 1999; Hanft et al 2000).

> **Hinweis**
>
> Die Reaktionen sind nicht unbedingt von Tag zu Tag gleich, sie können schwanken.

Für diese Fluktuationen gibt es den Erklärungsversuch, dass es sich um zwei Pole derselben zugrunde liegenden Funktionsstörung handelt. Lai et al. (1999) zufolge gibt es für diese Annahme aber noch nicht genügen Beweise. Obwohl in der therapeutischen Praxis an verschiedenen Typen (Unterkategorien) von sensorischer Modulationsstörung – nämlich taktile Abwehr, Gravitationsunsicherheit, und Defensivität gegenüber Geruch und Geschmack, Geräuschen und Licht – gearbeitet wird, legt eine Studie von McIntosh et al. (1999) nahe, dass den Modulationsschwächen in den verschiedenen Systemen eine generelle sensorische Modulationsstörung zugrunde liegt.

4.4.3 Zentralnervöse Funktionen und sensorische Modulationsstörung

Abgesehen von den Daten von Miller et al. (1999), die Zusammenhänge zwischen SMD, der elektrodermalen Reaktivität und dem autonomen Nervensystem aufzeigen, sind Annahmen über die Mechanismen, die der SMD zugrunde liegen, hypothetisch. Ayres (1964) sah mehrere mögliche Mechanismen für taktile Defensivität und später für die sensorische Defensivität in mehreren Systemen (Ayres 1972b, 1979). Ayres' Hypothesen haben das Interesse geweckt, mehr über Modulationsstörungen zu erfahren. In diesem Bereich bleibt noch viel zu tun.

Sensorische Modulation und das limbische System

Royeen u. Lane (1991) stellten die Hypothese auf, dass die Wurzeln der SMD in Regionen des **limbischen Systems** und des Hypothalamus liegen könnten. Diese Annahme gründet sich auf der Funktion dieser Strukturen. Leider sind die Funktionen des limbischen Systems bis heute nicht ganz geklärt. Die von Restak (1995, S.18) »Vermittler von Allem, was mit Emotionen zu tun hat« genannte Struktur umfasst:
– **drei kortikale Bereiche:**
  – Gyrus cinguli
  – Septum
  – parahippocampaler Gyrus
– **die graue Substanz:**
  – Hippocampus
  – Amygdala

Das limbische System erhält Input aus allen Regionen der Hirnrinde und ihren Verbindungen. Projektionen führen einerseits in diese Bereiche zurück, andererseits stehen alle Anteile des limbischen Systems untereinander in regem Austausch (Übersicht 4.2).

> **Übersicht 4.2. Funktion des limbischen Systems**
> – Lernen und Gedächtnis
> – Ernährungsverhalten
> – Aggression
> – Sexuelles Verhalten
> – Motivation
> – Ausdruck von Emotionen (Gilman u. Newman 1996; Isaacson 1982)

Restak zufolge liegt der Zweck der limbischen Funktionen darin, »unsere Erfahrungen mit der Außen- und Innenwelt zu koordinieren und zu einer Einheit zu integrieren« (S. 20). Damit ist das limbische System sehr wahrscheinlich an der SMD mit beteiligt.

Für Royeen u. Lane (1991) liefert die Beteiligung des limbischen Systems eine Erklärung für:
– die emotionalen und sozialen Schwierigkeiten, die eine taktile und sensorische Defensivität oft begleiten,
– die Defensivität und Dormanz in mehreren Sinnessystemen,

- die markanten Schwankungen der Empfindlichkeit (von Defensivität zu Dormanz), die in einem einzelnen System oder über mehrere sensorische Systeme beobachtet werden können (S. 122).

Eine jüngere empirische Untersuchung von Miller et al. (1999) zur sensorischen Verarbeitung bei Kindern mit Fragilem X-Syndrom untermauert diese Annahme. Die Forschergruppe um Miller zeigte, dass Hautwiderstandsmessungen von Kindern mit Fragilem X-Syndrom bei sensorischer Herausforderung Unterschiede zu jenen einer (bzgl. Alter und Geschlecht) parallelisierten Kontrollgruppe aufwiesen. Die elektrodermale Reaktion wird auch vom limbisch-hypothalamischen System beeinflusst (Edelberg 1972; Fowles 1986). Weitere Studien an Patienten mit Fragilem X-Syndrom haben auf Zusammenhänge mit dem Ncl. caudatus, dem Hippocampus und dem Thalamus hingewiesen (Reiss et al 1995; Reiss et al 1994). Auf diese Art könnte die Verbindung zwischen der sensorischen Modulation und der limbischen Verarbeitung erklärt werden. Noch ist der Zusammenhang nicht bewiesen, sodass Miller et al. (1999) empfehlen, speziell »die physiologischen und anatomischen Korrelate von abnormalen Reaktionen auf sensorische Reize zu erforschen« (S.277).

Wegen des vermuteten Einflusses des limbischen Systems auf die Modulation soll diese Struktur nun näher beleuchtet werden. Die Erforschung des limbischen Systems erfolgte im Wesentlichen am Tiermodell. Wie immer ist in der Übertragung der Ergebnisse auf das menschliche ZNS Vorsicht geboten. Trotzdem liefern diese Studien wertvolle Erkenntnisse.

Septum pellucidum

Eine interessante Region des limbischen Systems ist das Septum pellucidum. Die physiologische Bedeutung dieser Struktur wird nur vage verstanden (Kingsley 2000). In der älteren Literatur wird es mit der Modulation von Vergnügen in Zusammenhang gebracht (Isaacson 1982). Seine Aktivierung führte bei Ratten zu Suche nach Belohnung. Beim Menschen zeigte sich ein ähnlicher, wenngleich viel variablerer Effekt: bei Menschen erzeugt die Aktivierung der Septumregion ein tiefes Gefühl von Wohlbefinden (Kingsley 2000). Es wird angenommen, dass das Septum einen hemmenden Einfluss auf das autonome Nervensystem (ANS) ausübt und eine Rolle dabei spielt, wie Reize aus der Umwelt verwendet werden. Es erlaubt dem Organismus, sich jeglichem Umgebungsreiz zuzuwenden, auch wenn er von niedriger Intensität ist (Isaacson 1982). Bei normalem Aktivierungszustand trägt dieser Teil des limbischen Systems also dazu bei, dass wir erfolgreich mit der Umgebung interagieren können. In diesem Sinne spielt er wahrscheinlich eine Rolle bei der sensorischen Modulation.

Verletzungen der Septumregion führen bei vielen Nagetieren und beim Menschen zu vorübergehender Hyperemotionalität (Isaacson 1982). Die gesteigerte Emotionalität kann durch Handling reduziert werden und ist weniger schwerwiegend, wenn das Tier die Verletzung früh erwarb. Außerdem wurde beschrieben, dass ein Teil der Tiere mit Läsionen des Septums übertrieben defensiv auf Handling, feine Berührung (Luftstöße), Stupse mit einem Stöckchen, Temperaturveränderungen, Licht und Geräusche reagierten (Donovick 1968; Fried 1972; Green u. Schwartzbaum 1968; Grossman 1978; Olton u. Gage 1974). Diese Hyperresponsivität war von motorischer Unruhe begleitet.

> **Exkurs**
>
> Von besonderem Interesse ist die Tatsache, dass **identische Läsionen** bei verschiedenen Spezies **unterschiedliche Effekte im Verhalten** auslösen können. Das Ergebnis scheint vom genetischen Hintergrund des Lebewesens wie auch seinen Erfahrungen vor der Schädigung und der Testumgebung abzuhängen. Dies bedeutet, dass die Ergebnisse mit großer Vorsicht interpretiert werden müssen, und dass es wichtig ist, bei SMD-Kindern den familiären und Umgebungskontext zu berücksichtigen.

Gyrus cinguli

Der Gyrus cinguli hat zahlreiche Verbindungen. Er erhält Input aus dem Hippocampus und hat reziproke Verbindungen mit dem vorderen Thalamuskern und Teilen der temporalen, parietalen und frontalen Assoziationsfelder. Er schickt auch Informationen zum dorsalen medialen Thalamuskern – eine Verbindung, der große Bedeutung für die affektive Färbung von Wahrnehmungen zugeschrieben wird (Kingsley 2000). Wie bei den anderen limbischen Strukturen ist auch die genaue physiologische Funktion des Gyrus cinguli unbekannt. Bei Tieren (und in unbestimmtem Ausmaß beim Menschen) bewirkt die Stimulierung dieser Struktur eine Abnahme von aggressivem Verhalten. Möglicherweise unterstützt es die Mandelkerne (Amygdala) dabei, sensorischem Input eine emotionale Qualität oder Bedeutung zu verleihen.

Cohen (1999) definierte Wutaffekte als natürliche Reaktion von Tieren bei Bedrohung. Auslöser bei Katzen könnten ein anderes Tier innerhalb des Reviers oder eine Bedrohung für den Nachwuchs sein. Das Aggressionsverhalten wird durch Aktivität der Amygdala gehemmt und durch Verbindungen aus dem Septum und anderen Regionen des limbischen Systems angeregt. Das limbische System übernimmt also eine modulierende Funktion. Obwohl ein direkter Vergleich dieses tierischen Verhaltens mit sensorischen Modulationsdefiziten nicht zulässig ist, unterstützt dieses Beispiel doch die Vorstellung des **limbischen Systems als modulierende Struktur**.

Amygdala

Die Amygdalae (Mandelkerne) sind für ihre Rolle bei der Geruchswahrnehmung bekannt. Folgende weitere Funktionen wurden diskutiert:
- Pribram (1975) nahm an, dass die Amygdala einen wichtigen Beitrag zur Fähigkeit eines Organismus leisten, sich auf sensorischen Input hin zu orientieren und ihn zu bemerken.
- Gilman u. Newman (1996) meinten, dass diese Struktur wichtig ist für die Verbindung von »emotionalen und motivationalen Reaktionen auf Außenreize … (und) für die Speicherung von Erinnerungen an bestimmte Reizkonstellationen« (S. 210).
- Kingsley (2000) bestätigte diese Annahmen und führte weiter aus, dass die Amygdalae eine wichtige Rolle dabei spielen dürften, sensorischen Input gefühlsmäßig zu erfassen.
- Kingsley und auch Benarroch et al. (1999) behaupteten, dass in der lateralen basalen Region der Amygdala sensorischer Input und emotionale Bedeutung konvergieren. Daher wird diese Region mit der Interpretation von Sinnesreizen und der Zuschreibung von Bedeutung in Verbindung gebracht.

Die Informationen werden zu einer anderen Region der Amygdala weiter geleitet, zum zentralen Kern, wo die emotionale Reaktion auf einen sensorischen Input generiert wird. Die Amygdalae haben zahlreiche Verbindungen zum Hippocampus. Diese Beziehung ermöglicht, dass ihre Aktivität Funktionen des ANS beeinflusst. Kingsley (2000) nahm an, dass die Verbindungen zwischen den Amygdalae und Teilen des Schläfenlappens einschließlich dem Hippocampus wichtig sind für den Vergleich des momentanen sensorischen Inputs mit Erinnerungen an frühere Erfahrungen.

> **Wichtig**
>
> Erklärungsversuch für das SMD-typische Vermeidungsverhalten: ein aktueller sensorischer Input löst in den Amygdalae die Assoziation mit einem gespeicherten negativen Gefühl aus.

Hippocampus

Auch eine andere limbische Struktur, der Hippocampus, wurde mit der sensorischen Modulation in Verbindung gebracht. Zahlreiche Bahnen des Hippocampus projizieren in den Kortex. Wie bei den anderen Strukturen ist das Wissen um die Funktion des Hippocampus aber lückenhaft. Sicher ist, dass er eine wesentliche Rolle für die Gedächtnisspeicherung spielt (Kingsley 2000). Läsionen des Hippocampus führen zu einer großen Bandbreite an Verhaltensänderungen, die vom genetischen Hintergrund des Lebewesens und den Rahmenbedingungen, unter denen ein Verhalten ausgelöst wurde, abhängen. Wiederum ist Vorsicht bei der Übertragung von Tierstudien auf den Menschen geboten. Hippokampale Läsionen führen bei Tieren dazu, dass sie bei einer neuen Aufgabe nicht »dabei bleiben können«; sie beginnen bereitwillig eine zielorientierte Aufgabe, aber führen sie nicht zu Ende. Außerdem wurde eine Aktivitätssteigerung beobachtet, vor allem in Feldstudien (also in der natürlichen Umgebung). Die Zunahme an Bewegung ist aber nicht von einer Zunahme an explorativem Verhalten begleitet; das Tier setzt seine Bewegungen nicht dafür ein, um verfügbare Umweltinformation sinnvoll zu nützen.

Des Weiteren wurden bei Tieren mit Läsionen des Hippocampus auch verminderte Angst und reduzierte Aggression angesichts bedrohlicher Reize (Isaacson 1982) und Schlafstörungen (Verkürzung der Schlafphasen) beobachtet (Kim et al 1971). Ähnliche Verhaltensweisen werden bei Kindern mit sensorischer Modulationsstörung beschrieben.

Isaacson (1982) zufolge ist der Hippocampus weniger eng mit dem ANS, der Stimmung und den Emotionen verbunden als andere Bestandteile des limbischen Systems. Vielmehr ist er mit Ereignissen in der Außenwelt beschäftigt. Er erhält gut verarbeitete sensorische Informationen vom Kortex und nützt diese, um unsere räumliche und zeitliche Position in Relation zur Außenwelt zu bestimmen (Gilman u. Newman 1996).

> **Wichtig**
>
> Der Hippocampus fungiert als »Pförtner für sensorische wie auch für motorische Aktivitäten« (Isaacson, S.236).

Hypothalamus

Letztlich wurde auch für den Hypothalamus eine Rolle in der sensorischen Modulation vorgeschlagen. Diese Struktur unterhält eine wichtige und reziproke

4.4 Sensorische Modulationsstörung

Beziehung zum limbischen System und wird deshalb oft mit ihm in Verbindung gebracht.

> **Wichtig**
>
> Im Hypothalamus treffen Informationen aus dem Kortex (die zuvor durch die Amygdala und den Hippocampus verarbeitet wurden) auf Input aus dem Rückenmark und dem Hirnstamm.

In dieser Hinsicht ist der Hypothalamus ein Kontrollzentrum für Mechanismen des ANS (Gilman u. Newman 1996). Laut Isaacson (1982) interagiert diese Struktur mit beinahe jeder anderen Struktur des ZNS, um »die optimalen Bedingungen für mentale Aktionen und für Verhalten« aufrecht zu erhalten (S. 108). Cohen (1999) stellte fest, dass Output von den Amygdalae zum seitlichen Hypothalamus projiziert, um Wutaffekte zu hemmen. Läsionen beim Menschen dürften für Angriffsverhalten und physische Gewalttätigkeit verantwortlich sein (Kingsley 2000).

Wie sich gezeigt hat, stimmen die angenommenen Funktionen des limbischen Systems und des Hypothalamus mit der Modulation von sensorischem Input überein. Darüber hinaus bewirken Läsionen dieser Strukturen Verhaltensweisen, wie wir sie von Kindern mit bekannter sensorischer Modulationsstörung kennen. Allerdings gibt es Unterschiede zwischen Mensch und Tier, und **alle Schlussfolgerungen sind hypothetisch**, solange keine weiteren Erkenntnisse vorliegen.

Sensorische Modulation und Aktivierungszustand (Arousal)

In der neurophysiologischen Fachliteratur wird der Aktivierungszustand oft im Zusammenhang mit Wachheit und Bewusstsein genannt. Benarroch et al. (1999) definierten Bewusstsein als »eine Bewusstheit von der Umwelt und von sich selbst. Bewusstsein impliziert einen wachen und aufmerksamen Zustand, in dem eine Person ihre interne und externe Umgebung wahrnehmen kann und bei intakter Motorik angemessen auf Reize reagieren kann« (S. 301). Des Weiteren gaben sie an, dass das Bewusstsein von der Aktivität der Formatio reticularis abhängig ist, die selbst von sensorischen und kortikalen Inputs aktiviert wird. Daraus lässt sich schließen, dass zwischen der Modulation von sensorischem Input und dem Aktivierungszustand eine Beziehung besteht.

Formatio reticularis

Die Formatio reticularis ist ein ausgedehntes System, das sich durch den Hirnstamm zieht. In seiner Rolle, den Aktivierungszustand und das Bewusstsein zu regulieren, erhält es Input aus jeder größeren sensorischen Bahn und projiziert in den Kortex (sowohl direkt als auch über die Thalamuskerne), um das Aktivierungsniveau zu halten. Angesichts neuartiger Sinnesreize bewirkt die Formatio reticularis eine Steigerung der kortikalen Aktivität. Werden Reize entfernt, nimmt die Aktivität der Formatio reticularis ab, was zu einer allmählichen Abnahme der Wachheit führt. Als Reaktion auf neuartige oder herausfordernde Reize sind die cholinergen aufsteigenden Bahnen verantwortlich für den Aktivierungszustand, die Aufmerksamkeit gegenüber dem Input und die Motivation. Histamin spielt eine Rolle für den Aktivierungszustand und die Motivation, und Serotoninausschüttung bewirkt eine Abnahme der Aktivierung, die in einen Schlafzustand mündet.

> **Wichtig**
>
> Hinsichtlich der SMD ist die Beziehung zwischen dem optimalen Erregungsniveau und der Produktion einer anpassenden Reaktion von Interesse. Kimball (1999) wies darauf hin, dass eine mittlere Aktivierung ideal für anpassende Interaktionen mit der Umwelt sei. Ein zu hohes Erregungsniveau äußert sich in unorganisiertem Verhalten, Ängsten und potenziell negativen Reaktionen.

Die Wurzeln der Vorstellung, dass es ein optimales Erregungsniveau für das Handeln gibt, liegen in der Arbeit von Hebb (1949, 1955).

> **Wichtig**
>
> Die Menge an sensorischem Input, der die Formatio reticularis stimuliert, reguliert den Aktivierungszustand.

Dieser Umstand war zu Hebbs Zeiten noch weniger klar, als er die Annahme aufstellte, dass die Reizintensität mit der Performanz zusammenhängt und dass die Intensität des Input den Wachheitszustand reguliert. In beiden Konzepten entspricht die Beziehung zwischen Wachheit/Leistung und Reizintensität einer auf den Kopf gestellten U-Kurve (wie in ◘ Abb. 4.5 dargestellt). Spätere Arbeiten von Berlyne (1960, 1971)

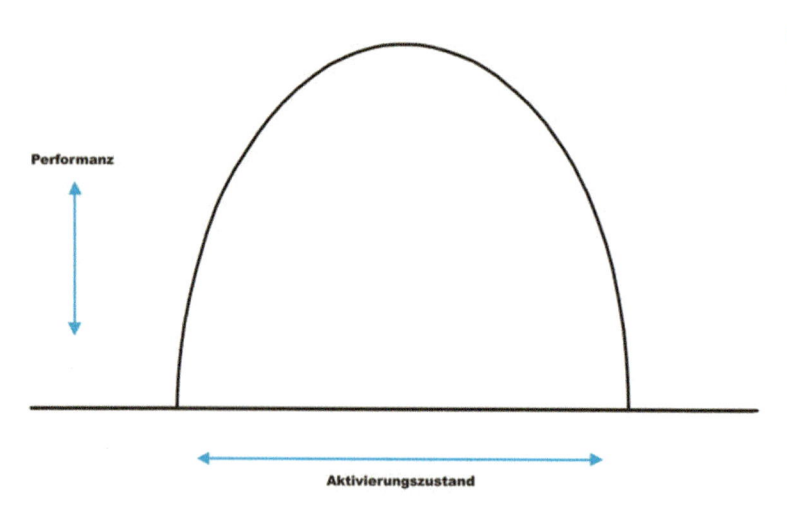

Abb. 4.5. Angenommene Beziehung zwischen Aktivierungszustand und Performanz

erweiterten dieses Konzept, indem auch andere Reizqualitäten für die Modulation des Aktivierungszustands verantwortlich gemacht wurden. Des Weiteren nahm er an, dass der optimale Aktivierungszustand mit Funktionen des limbischen und autonomen Nervensystems zusammenhängt und dass es individuelle Unterschiede zwischen dem langfristigen Aktivierungszustand und der »Erregbarkeit« (Erregunsbereitschaft) geben kann.

Kerr (1990) ging von einer komplexeren Beziehung zwischen Aktivierungszustand und Performanz aus, die davon abhängt, wie jede Person die positive oder negative Spannung interpretiert, die den Aktivierungszustand begleitet. Kerrs Modell beschreibt **Erregungssucher** und **Erregungsvermeider**, je nachdem, ob sie einen gesteigerten Aktivierungszustand als angenehm oder unangenehm erleben. Apters Umkehrungshypothese (1984) zufolge kann sich etwas vor kurzem als angenehm Betrachtetes plötzlich in etwas Unangenehmes und Angst Auslösendes verwandeln. Diese Umkehrungshypothese könnte eine faszinierende Erklärung für Kinder mit SMD bieten, die sich in einem Moment unterempfindlich und reizsuchend verhalten, im nächsten aber überreagieren und sensorische Reize meiden. Es sind jedoch weitere Untersuchungen nötig, bevor Zusammenhänge zwischen diesen Theorien hergestellt werden können.

> **Cave**
> Obwohl es allgemein anerkannt ist, dass der **Aktivierungszustand** eine Funktion des sensorischen Input ist, besteht keine direkte Verbindung zur **sensorischen Modulation**. Es ist eindeutig, dass ▼

Aktivierungszustand und Modulation verschiedene Dinge sind, obwohl Therapeutinnen die Ausdrücke »übererregt« und »überempfindlich« praktisch synonym verwenden. Grund dafür ist, dass Kinder, die auf sensorischen Input überreagieren, aber keine gute Modulationsfähigkeit haben, oft einen erhöhten Aktivierungszustand zeigen. Das beobachtbare Verhalten erscheint dann unorganisiert und potenziell negativ, manchmal auch ängstlich (Kimball 1999).

Andererseits hat die praktische Erfahrung gezeigt, dass die Überempfindlichkeit mancher Kinder zum Abschalten (»Shutdown«) führt. Kimball bezog dies auf ANS-Veränderungen, die Herzunregelmäßigkeiten, Blutdruckveränderungen und ein Nervensystem umfassen, das »nicht normal reagiert« (Kimball 1976, 1977). Empirisch wurde diese Annahme nie bestätigt. Kimball schlug vor, dass die Reduzierung von neuartigen Umgebungsreizen und der Intensität und Vielfalt von Input das geeignete therapeutische Mittel seien, um den Aktivierungszustand in den optimalen Bereich zurückzubringen (Kimball 1999).

> **Hinweis**
>
> Kinder, die zu wenig auf sensorischen Input reagieren, wirken untererregt. Bei diesen Kindern können neuartige, intensive Reize das Erregungsniveau steigern und dadurch bessere Anpassungsreaktionen bewirken.

Wie bei vielen der angenommenen Verbindungen zwischen zentralnervösen Funktionen und sensorischer Modulation sind weitere Untersuchungen nötig.

Sensorische Modulationsstörung und Neurotransmitter

Seit kurzem wird angedacht, die Rolle der Neurotransmitter bei Patienten mit SMD zu untersuchen. Allerdings ist Vorsicht geboten: wenn es schon schwierig ist, typische Verhaltensweisen bestimmten Lokalisationen im ZNS zuzuordnen, so wird dasselbe mit spezifischen Neurotransmittersystemen noch schwieriger sein. Wie bei den anatomischen Strukturen des Gehirns wurden auch Neurotransmitter großteils im Tierversuch erforscht. Studien an Menschen sind oft Medikamentenstudien, was darauf schließen lässt, dass die Probanden irgendeine Beeinträchtigung hatten. Die Bestimmung der zentralen Neurotransmitter in der Peripherie, z. B. im Urin, ist für die Forschung nur bedingt geeignet, da dieselben Substanzen auch in der Peripherie vorkommen und die Messwerte daher nicht allein für die Neurotransmitter ZNS stehen. Daher kann eine im Urin gemessene Substanz für periphere wie auch für zentrale Aktivität stehen.

Abgesehen davon ist es bekannt, dass Veränderungen in den Neurotransmittern des ZNS, besonders des Serotonins (5-HT), mit Defensivität zusammenhängen.

Serotonin

Serotonin entsteht aus der Aminosäurenvorstufe Tryptophan. Die Aufnahme von Tryptophan mit der Nahrung kann den zentralen Spiegel dieses Transmitters beeinflussen. Laut Cohen (1999) ist die Gesamtzahl an zentralen 5-HT-Neuronen beschränkt, ihre Projektionen jedoch sind weitläufig. Praktisch alle Bereiche des Gehirns erhalten Input von 5-HT-Zellen (Zigmond et al 1999). Derart verstreute Verbindungen legen nahe, dass Serotonin (5-HT) einen sehr unspezifischen Einfluss auf viele zentralnervöse Funktionen hat. Cohen meinte, dass 5-HT entweder einen generellen hemmenden Einfluss auf das defensive Verhalten von Tieren hat, oder aber bestimmte Verhaltensweisen spezifischer moduliert (◘ Übersicht 4.3). Auch Dopamin und Noradrenalin sind an der Reaktion auf eine Bedrohung beteiligt (Cohen 1999).

> **Wichtig**
>
> Es ist fast unmöglich, eine Verhaltensreaktion auf einen einzelnen Neurotransmitter zurückzuführen.

> ◘ **Übersicht 4.3. Funktionen des Neurotransmitters Serotonin**
> — Modulation von Schmerz auf dem Rückenmarksniveau
> — Steuerung von:
>   – Appetit
>   – Schlaf
>   – Gedächtnis und Lernen
>   – Stimmung

Eine neue Studie an Ratten (Stutzmann et al. 1998) gibt interessante Denkanstöße in Bezug auf die Rolle von Serotonin für die Informationsverarbeitung in den Amygdala. Die Wissenschafter fanden heraus, dass 5-HT die exzitatorische Aktivität des lateralen Teils der Amygdala hemmte. Außerdem zeigte sich, dass Kortikosteroide nötig waren, um diesen Effekt auszulösen. Ein Mangel an Kortikosteroiden bewirkt also, dass 5-HT seine Funktion nicht erfüllen kann, die Aktivität der Amygdala zu modulieren. Die Autoren schlossen daraus, dass sowohl 5-HT als auch Kortikosteroide eine Rolle für die Empfindlichkeit der Amygdala gegenüber sensorischem Input (die zitierte Untersuchung bezog sich auf auditiven Input) spielt, und dass diese Interaktion wichtig für die Fähigkeit der Tiere sein könnte, unter Angst oder Stress anpassend auf die Umwelt zu reagieren.

> **Exkurs**
>
> Im Hinblick auf Störungen wurde Serotoninmangel (zusammen mit Noradrenalin) u. a. mit Depression, Zwangsstörungen und Migräne in Zusammenhang gebracht. Die Rezeptorphysiologie der 5-HT-Bahnen ist komplex (vier bis sieben Rezeptortypen und einige Subtypen). Die physiologische Funktion jedes Rezeptors muss erst geklärt werden. Medikamente, die Serotoninfreisetzung bewirken, werden gegen Ängste eingesetzt und Medikamente, die als 5-HT-Agonisten wirken, oder jene, die mehr 5-HT verfügbar machen, werden bei Depression, Zwangsstörungen und Migräne eingesetzt.

Die Erforschung der Neurotransmitter ist faszinierend. Natürlich hängen sie mit dem Verhalten zusammen. Man kann sogar sagen, jeder Neurotransmitter hängt mit irgendeinem Verhalten zusammen. Diese Zusammenhänge zu spezifizieren bereitet jedoch Schwierigkeiten, weil es zu viele unbekannte Faktoren gibt. Weitere Studien zu Serotonin, den damit in Verbindung stehenden Verhaltensweisen, und die Beziehung dieses Verhaltens zu SMD sind also erforderlich, bevor verlässliche Hypothesen formuliert werden können.

Stress und Modulation

Ein weiterer Aspekt der Beziehung zwischen sensorischer Modulation und dem limbischen System verdient Aufmerksamkeit: lange wurde vermutet, dass Ängstlichkeit infolge von Stress eine taktile oder sensorische Defensivität noch verstärkt.

> **Wichtig**
>
> Stress ist eine Verhaltensantwort auf Input aus der Umwelt, wobei Intensität und Auslöser variieren können.

Unter Stress produzieren wir Verhaltensweisen, die dazu dienen sollen, den Stress entweder zu reduzieren oder zu eliminieren. Bei Tieren schwanken die Stressreaktionen mit dem Tagesrhythmus und den Bedingungen.

In Ruhephasen sind die Reaktionen stärker als während Aktivität (Zigmond et al 1999).

Die Beziehung zwischen Stress und dem Kontext (den Bedingungen) ist etwas komplexer. Zigmond et al. (1999) zufolge ist das **Stresssystem ein aktives Überwachungssystem**, das ununterbrochen arbeitet, um Ereignisse im Jetzt mit vergangenen Erfahrungen zu vergleichen.

> **Wichtig**
>
> Stressreaktionen sind abhängig vom Vergleich mit Gedächtnisinhalten (Referenzfunktion), wahrscheinlich Funktionen des Hippocampus.

Die Relevanz des momentanen Ereignisses für das Überleben bestimmt seine Wichtigkeit. Davon hängt es wiederum ab, welche Bewältigungsstrategien in Gang gesetzt werden, um mit der Situation fertig zu werden.

Stressreaktionen beginnen mit der Freisetzung von Corticotropin Releasing Factor oder -Hormone (CRF oder CRH) im paraventrikulären Kern des Hypothalamus (PVN), was wiederum im Hypothalamus zur Freisetzung von adrenokortikotropem Hormon (ACTH) führt. Dies führt zur Freigabe von Kortisol in der adrenalen Drüse (Nebenniere) (Cohen 1999). Kortisol wird oft herangezogen, um die physiologische Antwort auf einen Stressor zu quantifizieren.

Die Freisetzung von ACTH wird zum Teil vom limbischen System reguliert.

> **Wichtig**
>
> Angst infolge von Stress kann sich fast überall im Körper manifestieren: als unbegründete Ängstlichkeit und in Form von Konzentrationsschwierigkeiten oder Unruhe (Ashton 1987).

Die Manifestationen von Stress und Angst wurden mit limbischen Strukturen, Bestandteilen der Formatio reticularis, dem Hypothalamus und dem Kortex in Zusammenhang gebracht, auch mit der Aktivität der zugehörigen Neurotransmitter Noradrenalin, Adrenalin und Serotonin (Ashton 1987). Angsthemmende Medikamente, die die Aktivität dieser Neurotransmitter unterbrechen, reduzieren angstinduziertes Verhalten.

Die Entstehung von Angst – laut Gray (1982) eine Verhaltenshemmung – hängt vom Vergleich zwischen dem tatsächlichen Input mit dem erwarteten Input ab. In unterschiedlichen Situationen sind die Erwartungen an das, was passieren wird, unterschiedlich.

Beispiel

Von einer freundschaftlichen Umarmung erwarten wir, dass sie angenehm ist, von einer Injektion, dass sie ein wenig schmerzhaft ist. Wird die Umarmung zum unbequemen Drücken oder die Spritze brennt wie nie zuvor, dann stimmt unsere Erwartung nicht mit der Realität überein. Dies führt zu einer Steigerung des Erregungszustandes und zu Angst.

Gray stellte fest, dass keine Verhaltenshemmung auftritt, wenn erwarteter und tatsächlicher Input übereinstimmen, sodass das Verhalten nicht verändert wird. Bei einer Abweichung, wird Verhalten gehemmt, wobei das Aktivierungsniveau ansteigt, die Reize werden besonders wachsam verfolgt. Diese Theorie zu Angst und Stress wurde zwar infrage gestellt, ist heute aber weitgehend akzeptiert (Gray 1982).

Ausgehend von der Annahme, dass das limbische System an der sensorischen Modulation beteiligt ist, kann Stress als Faktor bei Überreaktionen auf sensorische Stimuli gesehen werden. Stimmen eingehende und erwartete Sinnesinformationen nicht überein, so übernimmt laut Gray (1982) ein Verhaltenshemmungssystem die Kontrolle. Es bewirkt einen erhöhten Aktivierungszustand und eine erhöhte Wachsamkeit gegenüber Sinnesreizen. In der Folge kann dies das Bild einer defensiven Reaktion ergeben.

Diese Vorstellungen der sensorischen Modulation sind noch sehr hypothetisch und müssen erst empirisch untermauert werden.

4.4.4 Taktile Modulationsstörung

Vor dem Hintergrund der möglichen Zusammenhänge mit zentralnervösen Strukturen und Funktionen soll die Modulationsstörung nun in Hinblick auf die einzelnen Sinnessysteme analysiert werden. In diesem Abschnitt werden sowohl das beobachtbare Verhalten als auch die vermuteten zugrunde liegenden neurophysiologischen Prozesse behandelt. Am ausführlichsten wird die taktile Defensivität (taktile Abwehr) behandelt.

Ayres' Sichtweise der taktilen Abwehr

> **Wichtig**
>
> Im Jahr 1964 stellte Ayres eine »vorläufige Theorie« zu einem klinischen Syndrom vor, das sich zusammensetzt aus:
> – taktilem Abwehrverhalten
> – Ablenkbarkeit
> – erhöhtem Aktivitätsniveau

Zum Teil beruhte ihre Theorie auf früheren Beobachtungen von Head (1920). Entgegen des bisherigen Verständnisses der beiden Anteile des taktilen Systems beschrieb Ayres (1972b) ihre Funktion als Kontinuum, an dessen Enden einerseits die Verteidigungsreaktion, andererseits die diskriminative Interpretation liegt.

Ayres nahm an, dass taktile Abwehr das Ergebnis eines Ungleichgewichts zwischen diskriminativer Interpretation und dem Bedürfnis nach Verteidigung ist. Sie generalisierte vom herkömmlichen Kontinuum **Protopathik – Epikritik** zu einem **Kontinuum vom anterolateralen System zum DCML-System** (Ayres 1964, 1972b).

Laut Ayres (1972b) tritt taktile Abwehr auf, wenn das diskriminative DCML-System seinen normalen hemmenden Einfluss über das anterolaterale System nicht ausüben kann. In der Folge lösen leichte Berührungen protektive (schützende), vermeidende Verhaltensweisen und starke emotionale Reaktionen aus. Sie stellte folgende Hypothese auf:

Taktil defensive und andere defensive Reaktionen auf nicht schmerzhafte Sinnesreize sind Ausdruck mangelhafter Hemmung. Dadurch kontrolliert das für Schutz und Überleben zuständige System die Reaktion anstelle des Systems, das dafür zuständig ist, die räumlich-zeitlichen Qualitäten von Stimuli zu analysieren und damit eine Reaktion des Organismus vorzubereiten (Ayres 1972, S. 215).

Ayres (1964) nahm auch an, dass **Adrenalin** (Epinephrin), das bei Stress vom sympathischen Nervensystem freigesetzt wird, eine Rolle bei der Manifestation von taktiler Defensivität spielt. Die Formatio reticularis ist sensitiv für die Wirkung von Adrenalin, die Hinterstrangbahn nicht. Ayres vermutete, dass Angst Ursache und Wirkung der Vorherrschaft des Schutzsystems (protopathischen Systems) ist, was zu einem negativen Kreislauf führt. Außerdem nützt ein Kind, dessen protektives System dominiert, kaum Gelegenheiten zur Exploration der Umwelt, was zu Verzögerungen in der sensomotorischen Entwicklung führen kann.

Neurologische Erklärungen für das Phänomen »taktile Defensivität«

Gate Control-Theorie

Bereits 1972 erkannte Ayres (1972b), dass die Gate Control-Theorie von Melzack u. Wall (1965) verschiedene historische Perspektiven und die Dualität des taktilen Systems verband. Für sie stellte die Gate Control-Theorie ein Modell für die taktile Defensivität dar.

> **Exkurs**
>
> **Gate Control-Theorie**
> Diese Theorie geht davon aus, dass »Gate-Neuronen« im Hinterhorn des Rückenmarks den Eintritt von Impulsen in das ZNS kontrollieren. Diese Zellen wiederum werden von eingehenden taktilen Inputs und vom Kortex beeinflusst. Taktiler Input, der in großen A-β-Fasern geleitet wird, die allgemein mit taktilem Tiefdruck und anderen Inputs aus dem DCML-System in Zusammenhang gebracht werden, aktivieren die »Gate-Neuronen«. Die wiederum verhindern, dass Schmerz in das ZNS übertragen wird.
> Im Gegensatz dazu inhibiert Input von kleinen A-δ- und C-Fasern (Schmerz) die »Gate-Zellen«. Da das »Tor geöffnet« ist, wenn die Zelle gehemmt wird, können nun Schmerzimpulse übertragen werden. Auch kortikale Einflüsse von Angst, Aufmerksamkeit und Erwartung sowie sensorischer Input anderer Modalitäten beeinflussen die Aktivität der »Gate-Neuronen«. Sie sind alle daran beteiligt zu bestimmen, ob die »Gate-Zelle« aktiviert wird (d. h. Tor geschlossen) oder ob sie gehemmt wird (d. h. Tor geöffnet) (Melzack u. Wall 1973).

Ayres (1972b) glaubte, dass spezielle (diskriminative) taktile und propriozeptive Reize das DCML-System aktivieren, um »den Schleusenmechanismus zu schließen« und so protektive Reaktionen auf Berührung zu blockieren und das damit verbundene erhöhte Aktivierungsniveau und die Ablenkbarkeit zu vermindern. Außerdem glaubte sie, dass Tastreize, die eine defensive Reaktion hervorrufen, die Gate-Zelle hemmen, wodurch die Übertragung von Impulsen in das ZNS möglich wird. So wird eine defensive Reaktion ausgelöst. Taktiler Tiefdruck und andere Empfindungen aus der Hinterstrangbahn führen offenbar zur Aktivierung der Gate-Zellen, wodurch sie die Übertragung von Reizen verhindern, die defensive Reaktionen auslösen würden. So werden defensive Reaktionen vermindert. Diese Hypothesen erklären auch, warum vorangegangene Reize, Stimmungen usw. die Reaktionen des Kindes mit taktiler Abwehr beeinflussen können. Diese Faktoren sind als ein Teil der absteigenden kortikalen Einflüsse auf die Schleuse zu verstehen, wobei Stresszustände zum Beispiel zur Hemmung der Gate-Zellen führen und damit die Übertragung von Reizen zulassen, die dann protektive Verhaltensweisen auslösen.

Andere Erklärungsmodelle für das Phänomen »taktile Defensivität«

Leider waren **einige Aspekte der Gate Control-Theorie empirisch nicht haltbar.** Zum Beispiel ließen sich im Rückenmark keine Gate-Neuronen nachweisen. Andererseits existieren absteigende zentrale Schmerzkontrollmechanismen, und die Stimulierung des Rückenmarks führt zur Schmerzreduktion (Kandel u. Schwartz 1985).

Im Jahr 1983 veröffentlichten Fisher u. Dunn einen Überblick über die Theorien zur Schmerzkontrolle. Darin kommen auch Perspektiven zur Gate Control-Theorie von Melzack u. Wall (1973) vor und Beweise für hemmende Schmerzpfade.

Ein wichtiger Beitrag von Fisher u. Dunn (1983) war die Feststellung, dass die Reduktion von taktiler Abwehr nicht automatisch zu einer Verbesserung der taktilen Diskrimination führt. Vielmehr betonten sie, dass taktile Defensivität und Defizite in der taktilen Diskrimination separate Störungen sind, die nicht zwei Enden desselben Kontinuums repräsentieren; **taktile Defensivität und Defizite der taktilen Diskrimination treten unabhängig voneinander auf** (Fisher u. Dunn 1983).

Ein Jahr zuvor hatte Larson (1982) die Hypothese aufgestellt, dass taktile Defensivität das Ergebnis eines Problems im Filtern von Reizen sei, das auf einem **Mangel an zentralnervöser Hemmung** beruhe. Sie erklärte den erhöhten Aktivierungszustand, die Ablenkbarkeit und die hohe Defensivität von Kindern mit taktiler Abwehr mit einem Mangel an Hemmung von irrelevantem Input.

Fisher u. Dunn (1983) hielten die Phrase »Mangel an Hemmung« im Zusammenhang mit taktil abwehrenden Kindern für eine geeignete Beschreibung dafür, dass es höheren zentralnervösen Strukturen nicht gelingt, taktilen Input ausreichend zu modulieren.

Sie wiesen darauf hin, dass »klinische Beschreibungen des Mangels an Hemmung« bei Kindern, die (taktile Defensivität) zeigen, mit dem Konzept kompatibel sein dürften, dass Einflüsse höherer Ebenen des ZNS taktilen Input nicht adäquat modulieren« (S. 2). Daher befürworteten sie eine Behandlung zur Senkung des Aktivierungsniveaus, bei der taktiler Druck, Propriozeption und lineare vestibuläre Reize eingesetzt werden.

Obwohl sich Larson (1982) und Fisher u. Dunn (1983) auf Kinder mit taktiler Defensivität beschränkten, kann ihre Argumentation auf Kinder mit anderen Manifestationen sensorischer Defensivität angewandt werden. Zwar betonte Larson (1982) auch die mangelhafte Hemmung, beschrieb aber tatsächlich das Ungleichgewicht zwischen absteigenden Mechanismen, das zu wenig oder zu viel Hemmung bewirkt. »Dieses Ungleichgewicht vermindert die Fähigkeit, eingehende Reize aus der taktilen und anderen sensorischen Modalitäten wahrzunehmen« (Larson 1982, S. 592).

> **Wichtig**
>
> Gegenwärtige Hypothesen zur taktilen Abwehr nehmen an, dass sie mit einem fehlerhaften Verhaltenshemmungssystem zusammenhängt. Der Input wird nicht nur unzureichend moduliert, sondern löst auch keine anpassende Verhaltensreaktion aus.

Taktile Defensivität im Alltag

Taktile Defensivität ist größtenteils wegen der unangemessenen Verhaltensreaktionen im Alltag problematisch. Eine Liste typischer Verhaltensweisen für taktile Defensivität findet sich in ▫ Übersicht 4.4.

Über die Verhaltensweisen hinaus, die leicht als defensive Reaktionen identifiziert werden können, ergeben sich **sekundäre Verhaltensweisen** aus der Notwendigkeit, die sensorische Umgebung zu kontrollieren. Taktil abwehrende Kinder wirken oft ablenkbar und überaktiv, weil sie auf jeden irrelevanten Reiz

Übersicht 4.4. Auswirkungen der taktilen Defensivität

- Das Kind grenzt seine Auswahl an Nahrungsmitteln und Kleidung radikal ein und verweigert Aktivitäten wie Gesicht- und Haarewaschen oder Nägelschneiden. Die grundlegende Selbstversorgung wird zu einer schwierigen Tortur.
- Das Kind vermeidet es, im Sand zu spielen und barfuss im Gras zu laufen.
- Das Kind versucht, jedes Spiel zu kontrollieren, was sich negativ auf seine Rolle unter Gleichaltrigen und Geschwistern auswirkt.
- Diese und ähnliche Verhaltensweisen charakterisieren auch sein Verhalten in der Schule, was zu Problemen im Lernen führen kann.

Übersicht 4.5. Taktile Abwehr kann anhand eines signifikanten Clusters (Anhäufung) bestimmter Verhaltensweisen identifiziert werden

- Berührungen werden vermieden.
- Bestimmte Stoffarten (z. B. kratzig oder rau) werden gemieden. Umgekehrt sind ungewöhnliche Vorlieben für bestimmte Qualitäten der Kleidung vorhanden (z. B. weiche Materialien, lange Hosen oder Ärmeln).
- Präferenz dafür, am Ende einer Schlange zu stehen, um Kontakt mit anderen zu vermeiden.
- Tendenz, sich erwarteten Berührungen zu entziehen (besonders im Gesicht).
- Spiele, die Körperkontakt erfordern, werden gemieden. Daraus kann sich eine Tendenz zum Einzelgänger ergeben.
- Aversive Reaktionen auf nicht schädigende Berührungen.
- Abwehrende oder aggressive Reaktion, wenn das Kind hochgehoben, umarmt oder liebkost wird.
- Abneigung gegen bestimmte Alltagsroutinen wie Baden oder Duschen, Nägel- oder Haare schneiden und Gesicht waschen.
- Abneigung gegen Zahnpflege.
- Abneigung gegen Werkmaterialien, u. a. Fingerfarben, Leim oder Sand.
- Untypische affektive Reaktionen auf nicht schädigende taktile Reize.
- Aggressive Reaktionen auf leichte Berührung an Armen, Gesicht oder Beinen.
- Stress als Reaktion auf physische Nähe von Personen.
- Widerstand, Rückzug oder negative Reaktionen auf Berührungskontakt, selbst in vertrauten Beziehungen (Royeen u. Lane 1991, S.112).

reagieren (Ayres 1965, 1966, 1969; Bauer 1977). Wilbarger u. Royeen (1987) spekulierten außerdem, dass taktile Defensivität eine Prädisposition für emotionale Labilität, extremes Bedürfnis nach persönlichem Raum und Störungen in der Selbstversorgung darstellen könnte. Scardina (1986) stellte die Hypothese auf, dass taktile Defensivität die Fähigkeit beeinträchtige, intime Beziehungen einzugehen. So können Personen mit taktiler Abwehr eine Unzahl sekundärer Defizite erleben (Übersicht 4.5).

Wichtig

Viele Kinder mögen es nicht, wenn ihr Gesicht gewaschen wird oder ihre Nägel geschnitten werden. Diese Verhaltensweisen allein reichen noch nicht aus, um von einer taktilen Defensivität zu sprechen.

Wie bei allen Störungen der sensorischen Integration beruht die Diagnose einer taktilen Defensivität auf dem Vorliegen eines **konsistenten Musters von Verhaltensauffälligkeiten**, die sich aus der Reaktion auf taktilen Input erklären lassen. Das ist besonders wichtig, wenn man die affektive oder emotionale Überlagerung berücksichtigt. In ▶ Kap. 7 wird die Befundung detaillierter behandelt.

4.4.5 Vestibuläre und propriozeptive Modulationsstörungen

Im vestibulären System sind ebenfalls Modulationsstörungen bekannt.

Wichtig

Dem vestibulären System wird eine zentrale Rolle in der Organisation von sensorischen Informationen zugeschrieben (Ayres 1972, 1978, 1979). Ein Überblick über die Funktionen findet sich in Übersicht 4.6.

> **Übersicht 4.6. Aufgaben des Vestibularsystems**
> - Es koordiniert die Bewegungen des Körpers und der Augen als Reaktion auf Umweltanforderungen.
> - Es ist verantwortlich für das Bewusstsein der eigenen Position im Raum.
> - Es erhält ein stabiles Gesichtsfeld.
> - Es trägt zu physischer und emotionaler Sicherheit bei.

Ayres zufolge ist die Beziehung zur Schwerkraft entscheidender für unser Wohlbefinden als die Beziehung zur Mutter (1979).

Laut Fisher u. Bundy (1989) zeigt sich Überempfindlichkeit auf vestibuläre und propriozeptive Reize auf zwei Arten:
1. **Schwerkraftunsicherheit** ist von übertriebenen emotionalen Reaktionen oder Angst gekennzeichnet, die in keinem Verhältnis zur realen Bedrohung oder Gefahr durch vestibulär-propriozeptive Reize stehen.
2. **Bewegungsintoleranz** (-unverträglichkeit) ist charakterisiert durch aversive Reaktionen auf vestibulär-propriozeptiven Input wie Übelkeit, Erbrechen, Benommenheit oder Schwindel und andere Beschwerden, die vom autonomen Nervensystem (Sympathikus) ausgelöst werden.

Obwohl keine der beiden Störungen vollends geklärt ist, werden beide für die Folge einer Hyperresponsivität oder Modulationsstörung im vestibulär-propriozeptiven Bereich gehalten (Fisher u. Bundy 1989). Es gilt als erwiesen, dass eine gesteigerte Empfindlichkeit gegenüber vestibulären Reizen oder ein visuell-vestibulärer Konflikt zu Seekrankheit führen können (Baloh u. Honrubia 1979, S. 92).

Schwerkraftunsicherheit

Kinder mit Schwerkraftunsicherheit fürchten gewöhnliche, alltägliche Bewegungen, egal ob langsam oder schnell, besonders aber Kopfbewegungen aus der Senkrechten. Therapeutinnen berichten, dass schwerkraftunsichere Kinder kleine Bewegungen für größer halten, als sie tatsächlich sind. Diese Kinder vermeiden Aktivitäten, die neue Körper- oder Kopfpositionen erfordern, besonders wenn die Füße keinen Bodenkontakt haben. Fisher (1991) hatte als Quelle dieser Funktionsstörung eine schlechte Modulation des Inputs aus den Otolithen vermutet, die für Schwerkraftwahrnehmung verantwortlich sind. Darüber hinaus nahm sie an, dass Schwerkraftunsicherheit einhergeht mit einer mangelhaften Entwicklung des Körperschemas und mit der Unfähigkeit, sensorische Konflikte zu lösen.

Wenn die Kinder das Ausmaß der Kopfbewegung falsch einschätzen, könnte es sich theoretisch auch um eine Diskriminationsstörung handeln. Da der Propriozeption eine hemmende (modulierende) Wirkung auf vestibulären Input zugeschrieben wird, wurde als alternative Erklärung eine ineffiziente propriozeptive Verarbeitung vorgeschlagen (Ayres 1979).

> **Wichtig**
>
> Die Angst, die durch Schwerkraftunsicherheit verursacht wird, ist echt und tiefgreifend und kann die emotionale und Verhaltensentwicklung beeinflussen.

Scheinbar einfache Aufgaben, wie bei einem Auto ein- und auszusteigen oder von der Gehsteigkante auf die Straße zu steigen, stellen für schwerkraftunsichere Menschen angstbesetzte Momente dar.

> **Hinweis**
>
> Für die Betroffenen wirkt der Raum hinter ihrem Körper besonders beängstigend. Deshalb vermeiden sie Aktivitäten wie Schaukeln.

Bewegungsintoleranz

Bewegungsintoleranz kennen wir als **Seekrankheit**, die beim Autofahren, auf dem Schiff oder Karussell auftreten kann. Die Störung ist gekennzeichnet von starken Beschwerden wie Übelkeit, Erbrechen und Schwindel nach Beschleunigung, die die Bogengänge aktiviert. Die Erklärung könnte in einer fehlerhaften Modulation von Input aus den Bogengängen liegen. Als alternative Erklärung könnte wiederum eine Schwäche im Lösen sensorischer Konflikte bei widersprüchlichen visuellen, vestibulären und propriozeptiven Informationen herangezogen werden (Fisher 1991).

Es kommt vor, dass die aversiven Reaktionen weder während noch unmittelbar nach der Bewegung auftreten. Hat das Kind Schwierigkeiten, den sensorischen Input zu interpretieren, können sich die negativen Reaktionen erst mehrere Stunden später manifestieren. Fisher u. Bundy (1989) und Fisher (unveröffentlicht) beschreiben eine Patientin, bei der ein ausführliches Interview und eine vestibuläre Testung durchgeführt worden war. Es wurde beschrieben, dass sie nach visuell-vestibulärer Stimulierung, die widersprüchliche visuelle und vestibuläre Informationen lieferte (sensorischer Konflikt), eine Reizüberflutung oder »sensorische Desorientierung« erlitt.

Beispiel
Fisher (1991) beschrieb die Reaktion dieser Patientin wie folgt: Etwa 3 Stunden nach der Stimulierung stellte sich das Gefühl ein, dass ihr Kopf, ihre Arme und Beine von ihrem Körper abgetrennt worden waren und im Raum schwebten. Als sie auf einer ebenen Fläche ging, hatte sie den Eindruck, auf einem unebenen Untergrund zu gehen: manchmal war der Boden höher als sie erwartet hatte, manchmal niedriger (S. 90).
Dass die Patientin den Konflikt zwischen Bewegungs-, propriozeptiven und visuellen Informationen nicht lösen konnte, bewirkte in diesem Fall eine starke Irritation des internen Körperschemas.

Die Behandlung bei diesen Störungen wird in ▶ Kap. 12 besprochen.

Vestibuläre Unterempfindlichkeit
Unterempfindlichkeit gegenüber vestibulärem Input manifestiert sich wie bei Michael, bei dem sie mit einer propriozeptiven Unterempfindlichkeit einhergeht. Diese Kinder suchen Aktivitäten, die vestibulären und propriozeptiven Input liefern, um ein optimales Erregungsniveau und Aufmerksamkeit zu erhalten.

Derzeit wird die Existenz einer Form von Modulationsstörung diskutiert, die ausschließlich mit Propriozeption zu tun hat. Sie soll ein ähnliches Erscheinungsbild wie Unterempfindlichkeit zeigen, gekennzeichnet durch eine propriozeptive Reizsuche (Blanche u. Schaaf 2001). Betroffene Kinder schlagen, stoßen und fallen absichtlich. Sie können dadurch aggressiv wirken, ihre Bewegungen können schwerfällig erscheinen. Ob dies eine eigene Störung ist oder andere Störungen reflektiert, erfordert weitere klinische und empirische Untersuchungen.

Vestibuläre Modulationsstörungen können auf vielfältige Art das Beschäftigungsverhalten beeinträchtigen. Ein Kind, das überempfindlich gegenüber vestibulären Input ist, vermeidet im Allgemeinen unterschiedliche Bewegungsarten:
- Im **Säuglings- und Kleinkindalter** wird es die Umwelt weniger erforschen und sich wenig grobmotorisch betätigen, weil es Bewegung durch den Raum fürchtet.
- Als **Vorschulkind** wirkt es auf Spielplatzgeräten angespannt und ängstlich; es kann Rangel- und Tobespiele meiden und verträgt das Autofahren schlecht.
- Im **Schulalter** findet es keinen Gefallen an Vergnügungsparks, Ferienlagern und Sport. Möglicherweise hat es auch wenig Gefühl dafür, wo sich sein Körper im Raum befindet.

> **Wichtig**
>
> Die sozialen Folgen des Vermeidungsverhaltens in verschiedenen Situationen können tiefgreifend sein. Das Kind kann leicht zum Außenseiter werden.

4.4.6 Modulationsstörung in anderen Sinnessystemen

Zusätzlich zu diesen klassischen Beispielen modalspezifischer Modulationsstörungen, die bereits seit vielen Jahren untersucht werden, hat sich in der Praxis gezeigt, dass auch im auditiven und im visuellen System Überempfindlichkeiten vorliegen können. Diese Beobachtungen decken sich mit den Arbeiten von McIntosh et al. (1999) und passen gut in das Konzept einer **generalisierten sensorischen Modulationsstörung (SMD)**. Eine genaue Dokumentation von Verhaltensweisen, die Modulationsdefizite in diesen sensorischen Systemen ausdrücken, und die Untersuchung der zugrunde liegenden neurowissenschaftlichen Korrelate sind noch erforderlich.

Behandlungsstrategien für Klienten mit SMD finden sich in ▶ Kap. 12, mit einem speziellen Programm (STEP-SI) in ▶ Kap. 17.

4.5 Zusammenfassung und Fazit

> **Fazit**
> - Dysfunktionen der sensorischen Modulation (SMD) sind komplex und mehrdimensional.
> - Werden sensorische Empfindungen nicht richtig moduliert, resultieren daraus Verhaltensreaktionen, die einer anpassenden Umweltinteraktion entgegenstehen.
> - Modulationsstörungen haben Auswirkungen auf das Nervensystem selbst (z. B. auf Aufmerksamkeit, Erregungszustand und Modulation anderer Inputs) und auf die Außenwelt, da sie Verhalten hervorrufen, das den Anforderungen oder Erwartungen der Umwelt nicht entspricht.
>
> ▼

– Wenngleich die neurologischen Grundlagen von sensorischen Modulationsstörungen noch nicht restlos geklärt sind, werden die Identifizierung (▶ Kap. 7) und die Behandlung dieser Störung (▶ Kap. 12) zunehmend ausgefeilter.

4.6 Literatur

Apter, M. J. (1984). Reversal theory and personality: A review. Journal of Research in Personality, 18, 265–288

Ashton, J. (1987). Brain disorders and psychotropic drugs. New York: Oxford University

Ayres, A. J. (1964). Tactile functions: Their relations to hyperactive and perceptual motor behavior. American Journal of Occupational Therapy, 18, 6–11

Ayres, A. J. (1965). Patterns of perceptual-motor dysfunction in children: A factor analytic study. Perceptual and Motor Skills, 20, 335–368

Ayres, A. J. (1966). Interrelationships among perceptual-motor functions in children. American Journal of Occupational Therapy, 20, 288–292

Ayres, A. J. (1969). Deficits in sensory integration in educationally handicapped children. Journal of Learning Disabilities, 2, 160–168

Ayres, A. J. (1972a). Improving academic scores through sensory integration. Journal of Learning Disabilities, 5, 336–343

Ayres, A. J. (1972b). Sensory integration and learning disorders. Los Angeles: Western Psychological Services

Ayres, A. J. (1978). Learning disabilities and the vestibular system. Journal of Learning Disabilities, 11, 18–29

Ayres, A. J. (1979). Sensory integration and the child. Los Angeles: Western Psychological Services

Baloh, R. W., u. Honrubia, V. (1979). Clinical neurophysiology of the vestibular system. Philadelphia: F.A. Davis

Bauer, B. (1977). Tactile-sensitive behavior in hyperactive and non-hyperactive children. American Journal of Occupational Therapy, 31, 447–450

Benarroch, E. E., Westmoreland, B. F., Daube, J. R., Reagan, T. J., u. Sandok, B. A. (1999). Medical neurosciences. Philadelphia: Lippincott, Williams u. Wilkins

Berlyne, D. E. (1960). Conflict, arousal, u. curiosity. New York: McGraw-Hill

Berlyne, D. E. (1971). Aesthetics and Psychobiology. New York: Appleton-Century-Crofts

Blanche, E. I. u. Schaff, R. C. (2001). Proprioception: A cornerstone of sensory integration intervention. In S. S. Roley, E. I. Blanche u. R. C. Schaff (Eds.), Sensory Integration with Diverse Populations (pp. 109–124). United States: Therapy Skill Builders

Cermak, S. (1988). The relationship between attention deficits and sensory integration disorders (Part 1). Sensory Integration Special Interest Section Newsletter, 11, 1–4

Cohen, H. (1999). Neuroscience for rehabilitation (2nd ed.). Baltimore: Lippincott, Williams u. Wilkins

Cohn, E., Miller, L. J., u. Tickle-Degnen, L. (1999). Parental homes for therapy outcomes: Children with sensory modulation disorders. American Journal of Occupational Therapy, 56, 36–43

Donovick, P. J. (1968). Effects of localized septal lesions on hippocampal EEC activity in behavior in rats. Journal of Comparative and Physiological Psychology, 66, 569–578

Dunn, W. (1997). The impact of sensory processing abilities on the daily lives of young children and their families: A conceptual model. Infants and Young children, 9, 23–25

Dunn, W. (1999). Sensory profile. San Antonio: The Psychological Corporation

Edelberg, R. (1972). The electrodermal system. In N. S. Greenfield u. R. A. Sternbach (Eds.), Handbook of Psychophysiology (pp. 367–418). New York: Hold, Rinehart, u. Watson

Fisher, A. G. (1991). Vestibular-proprioceptive processing and bilateral integration and sequencing deficits. In A. F. Fisher, E. A. Murray, u. A. C. Bundy (Eds.), Sensory integration theory andpractice (pp. 71–107). Philadelphia: F.A. Davis

Fisher, A. G., u. Bundy, A. C. (1989). Vestibular stimulation in the treatment of postural and related disorders. In O. D. Payton, R. P. DiFabio, S. V. Paris, E. J. Protas, u. A. F. VanSant (Eds.), manual of physical therapy techniques (pp. 239–258). New York: Churchill Livingstone

Fisher, A. G., u. Dunn, W. (1983). Tactile defensiveness: Historical perspectives, new research: A theory grows. Sensory Integration Special Interest Section Newsletter, 6(2), 1–2

Fisher, A. F., u. Murray, E. A., (1991). Introduction to sensory integration theory. In A. G. Fisher, E. A. Murray, u. A. C. Bundy (Eds.), Sensory integration: theory and practice (pp. 3–26). Philadelphia: F.A. Davis

Fowles, D. C. (1986). The eccrine system and electrodermal activity. In M. C. H. Coles, E. Dorchin, u. S. W. Porges (Eds.), Psychophysiology: Systems, processes, and applications (pp. 51–96). New York: Guilford Press

Fried, P. A. (1972). The effect of differential hippocampal lesions and pre- and post-operative training on extinction. Revenue Canadienne de Psychologie, 26, 61–70

Funk and Wagnalls Standard Dictionary (1991). New York: Funk and Wagnalls

Gilman, S., u. Newman, S. W. (1992). Essentials of clinical neuroanatomy and neurophysiology (Ed. 9). Philadelphia: F.A. Davis

Gray, J. A. (1982). The neuropsychology of anxiety. New York: Claredon

Green, R. H., u. Schwartzbaum, J. S. (1968). Effects of unilateral septal lesions on avoidance behavior, discrimination reversal, and hippocampal EEG. Journal of Comparative and Physiological Psychology, 65, 388–396

Grossman, S. P. (1978). An experimental »dissection« of the septal syndrome. Functions of the septohippocampal system (pp. 227–273). Ciba Foundation Symposium 58 (new series). New York: Elsevier

Hanft, B. E., Miller, L. J., u. Lane, S. J. (September 2000). Towards a consensus in terminology in sensory integration theory and practice: Part 3: Sensory integration patterns of function and dysfunction: Observable behaviors: Dysfunction

in sensory integration. Sensory Integration Special Interest Section Quarterly, 23, 1–4
Head, H. (1920). Studies in neurology (Vol. 2). New York: Oxford University
Hebb, D. O. (1949). The organization of behavior. New York: Wiley
Hebb, D. O. (1955). Drives and the CNS (conceptual nervous system). Psychological Review, 62, 243–254
Isaacson, R. L. (1982). The limbic system (2nd ed.). New York: W. B. Saunders
Kandel E. R., u. Schwartz, J. H. (1985). Principles of neural science. New York: Elsevier
Kerr, J. H. (1990). Stress and sport: Reversal theory. In J. G. Jones u. L. Hardy (Eds.), Stress and performance in sport (pp. 107–131). Chichester: Wiley
Kim, C., Choi, H., Kirn, J. K., Kim, M. S., Huh, M. K., u. Moon, Y. B. (1971). General behavioral activity and its component patterns in hippocampectomized rats. Brain Research, 19, 379–394
Kimball, J. G. (1976). Vestibular stimulation and seizure activity. Center for the Study of Sensory Integrative Dysfunction Newsletter (now Sensory Integration International), July, 4
Kimball, J. G. (1977). Case history follow up report. Center for the Study of Sensory Integrative Dysfunction Newsletter (now Sensory Integration International), 5
Kimball, J. G. (1999). Sensory integration frame of reference: Theoretical base, function/dysfunction continua, and guide to evaluation. In P. Kramer u. J. Hinojosa (Eds.), Frames of reference for pediatric occupational therapy (2nd ed., pp. 119–168). Philadelphia: Lippincott Williams u. Wilkins
Kingsley, R. E. (2000). Concise text of neuroscience. Philadelphia: Lippincott Williams u. Wilkins
Knickerbocker B. M. (1980). A holistic approach to learning disabilities. Thorofare, NJ: C. B. Slack
Koomar, J. A. u. Bundy, A. C. (1991). The art and science of creating direct intervention from theory. In A. G. Fisher, E. A. Murray, u. A. C. Bundy (Eds.), Sensory integration theory and practice (pp. 251–317). Philadelphia: F.A. Davis
Lai, J-S, Parham, D. L., u. Johnson-Ecker, C. (1999). Sensory dormancy and sensory defensiveness: Two sides of the same coin? Sensory Integration Special Interest Section Quarterly, 22, 1–4
Lane, S. J., Miller, L. J., u. Hanft, B. E. (June 2000). Towards a consensus in terminology in sensory integration theory and practice: Part 2: Sensory integration patterns of function and dysfunction. Sensory Integration Special Interest Section Quarterly, 23, 1–3
Larson, K. A. (1982). The sensory history of developmentally delayed children with and without tactile defensiveness. American Journal of Occupational Therapy, 36, 590–596
McIntosh, D. N., Miller, L. J., Shyu, V., u. dun, W. (1999). Overview of the short sensory profile (SSP). In W. Dunn (Ed.) Sensory profile: User's manual (pp. 59–73). San Antonio, TX: Psychological Corporation
McIntosh, D. N., Miller, L. J., Shyu, V., u. Hager, R. J. (1999). Sensory-modulation disruption, electrodermal responses, and functional behaviors. Developmental Medicine u. Child Neurology, 41, 608–615
Melzack, R., u. Wall P. D. (1965). Pain mechanisms: A new theory. Science, 50, 971–979
Miller, L. J., u. Lane, S. J. (March 2000). Towards a consensus in terminology in sensory integration theory and practice: Part 1: Taxonomy of neurophysiological processes. Sensory Integration Special Interest Section Quarterly, 23, 1–4
Miller, L. J., McIntosh, D. N., McGrath, J., Shyu, V., Lampe, M., Taylor, A. K., Tassone, F., Neitzel, K., Stackhouse, T., u. Hager, R. J. (1999). Electrodermal responses to sensory stimuli in individuals with Fragile X Syndrome. American Journal of Medical Genetics, 83, 268–279
Miller, L. J., u. Summers, C. (2001). Clinical applications in sensory modulation dysfunction: Assessment and intervention considerations. In S. S. Roley, E. I. Blanche, u. R. C. Schaaf (Eds.), Understanding the nature of sensory integration with diverse populations. San Antonio, TX: Therapy Skill Builders
Olton, D. S., u. Gage, F. H. (1974). Role of the fornix in the septal syndrome. Physiology and Behavior, 13, 269–279
Parham, D. L., u. Mailloux, Z. (1996). Sensory integration. In L Case-Smith, A. S. Allen, u. P. N. Pratt (Eds.), Occupational Therapy for Children (3rd ed., pp. 307–355). St Louis: Mosby
Pribram, C. (1975). Arousal, activation and effort in the control of attention. Psychological Review, 82, 116–149
Random House College Dictionary (1975). Revised edition. New York: Random House, 1975.
Reiss, A. L., Abrams, M. T., Greenlaw, R., Freund, L., u. Denkla, M. B. (1995). Neurodevelopmental effects of the FMR-1 full mutation in humans. Nature and Medicine, 1: 159–167
Reiss, A. L., Lee, J., u. Freund, L. (1994). Neuroanatomy of fragile X syndrome: The temporal lobe. Neurology, 44, 1317–1324
Restak, R. (1995). Brainscapes. New York: Hyperion
Royeen, C. B. (August 1989). Tactile defensiveness. An overview of the construct. Paper presented at the International Society for Social Pediatrics, Brixen, Italy
Royeen, C. B., u. Lane, S. J. (1991). Tactile processing and sensory defensiveness. In A. G. Fisher, E. A. Murray, u. A. C. Bundy (Eds.) Sensory integration: Theory and Practice (pp. 108–136). Philadelphia: F.A. Davis
Scardina, V. (1986). A. Jean Ayres Lectureship. Sensory Integration Newsletter, 14, 2–10
Stutzmann, G. E., McEwen, B. S., u. LeDoux, J. E. (1998). Serotonin modulation of sensory input to the lateral amygdala: Dependency on corrticosterone. The Journal of Neuroscience, 18, 9529–9538
Webster's new collegiate dictionary (1988). Springfield, MA: G. u.. C. Merriam Co
Wilbarger, P. (1993). Sensory defensiveness. Videotape. Hugo, MN: PDP
Wilbarger, P., u. Royeen, C. B. (May 1987). Tactile defensiveness: Theory, applications and treatment. Annual Interdisciplinary Doctoral Conference, Sargent College, Boston University
Wilbarger, P., u. Wilbarger, J. (1991). Sensory defensiveness in children aged 2–12: An intervention guide for parents and other caregivers. Denver, CO: Avanti Educational Programs

Williams, M. S., u. Shellenberger, S. (1994). How does your engine run? Albuquerque, NM: Therapy-Works, Inc

Zigmond, M. J., Bloom, F. E., Landic, S. C., Roberts, L L., u. Squire, L. R. (1999). Fundamental neuroscience. Boston: Academic

5

Visuell-räumliche Wahrnehmung

Anne Henderson, Charlane Pehoski, Elizabeth Murray

5.1 Fallbeispiel: Ricky – 140

5.2 Neuronale Korrelate der visuellen Informationsverarbeitung – 140

5.2.1 Zelluläre Ebene: magnozelluläres und parvozelluläres System im Corpus geniculatum laterale – 141

5.2.2 Kortikale Ebene: der dorsale und ventrale Verarbeitungspfad – 141

5.3 Visuelle Kontrolle von Bewegungen im Raum – 143

5.3.1 Visuelle Wahrnehmung und Körperschema – 144

5.3.2 Bewegung und Gesichtsfeld – 144

5.4 Visuomotorische Fähigkeiten – 146

5.4.1 Visuelle Kontrolle beim Greifen – 146

5.4.2 Ganzkörperbewegung – 147

5.4.3 Sehen und Gleichgewicht – 147

5.4.4 Fortbewegung – 147

5.4.5 Auseinandersetzung mit bewegten Objekten – 148

5.5 Visuell-räumliche Fähigkeiten und Kognition – 149

5.5.1 Räumliches Orientierungsvermögen – 150

5.5.2 Objektbezogene räumliche Fähigkeiten – 151

5.6 Konstruktive Fähigkeiten und Hirnfunktionsstörung – 155

5.7 Zusammenfassung und Fazit – 156

5.8 Literatur – 157

> » Raum – die ultimative Grenze «
> James T. Kirk

> In diesem Kapitel wird die aktuelle Forschung zum visuellen System vorgestellt, wobei die Betonung auf der Raumwahrnehmung liegt. Zuerst wird die zentralnervöse Verarbeitung visueller Informationen beschrieben, dann die zwei wichtigen Aspekte der Raumwahrnehmung:
> – ihre Funktion bei der Steuerung der Bewegung im Raum und
> – der visuell-räumliche Anteil an kognitiven Leistungen.

5.1 Fallbeispiel: Ricky

Beispiel

Mit 6 Jahren wurde Ricky wegen auffallender motorischer Ungeschicklichkeit zur ergotherapeutischen Befunderhebung zugewiesen. Er konnte nicht durch das Klassenzimmer gehen ohne an die Tische zu stoßen oder über Dinge zu stolpern. Obwohl er sehr nahe von der Schule wohnte, ließ ihn seine Mutter nicht allein zur Schule gehen, denn er konnte nicht erkennen, wann der richtige Zeitpunkt war, um die Straße zu überqueren. Auf dem Spielplatz lief er in die Schaukeln hinein, weil er ihre Bewegung falsch einschätzte.

Ricky hatte Schwierigkeiten, sich im Schulgebäude zurechtzufinden und konnte keine Orientierungshilfen nutzen. Die Turnstunde war eine Katastrophe: Ricky konnte keinen Ball fangen, außer wenn er ihm genau auf die Brust geworfen wurde. Beim Völkerball wurde er immer als Erster abgeschossen.

Ricky konnte zwar altersgemäß lesen, das Schreiben fiel ihm jedoch sehr schwer: seine Buchstaben waren nicht zwischen den Linien und ihre Größe und Abstände waren völlig unregelmäßig. Auch Mathematik fiel ihm schwer. Von den Rechenperlen zählte er einige mehrfach und einige überhaupt nicht.

Ricky brauchte immer noch Hilfe beim Anziehen. Die Hemden zog er verkehrt an und er steckte beide Beine in dasselbe Hosenbein. Es passierte ihm sogar, dass er die Schuhe mit der Sohle nach oben anziehen wollte und nicht erkannte, was falsch war.

Kinder wie Ricky sind Ergotherapeutinnen gut bekannt, und seine Beschreibung passt auf viele Kinder mit sensorisch-integrativen Funktionsstörungen. Zweifellos beruhen Rickys Probleme teilweise auf Störungen in der Verarbeitung von vestibulären und propriozeptiven Reizen. Wahrscheinlich spielen auch visuelle Perzeptionsstörungen eine Rolle, vor allem räumliche Aspekte betreffend. Er hat offensichtliche Schwierigkeiten, sich im Raum zu bewegen und die räumlichen Eigenschaften von Objekten zu verstehen.

In der SI-Theorie wurde die visuelle Verarbeitung nicht genauso berücksichtigt wie die anderen sensorischen Systeme. Doch Kinder mit Problemen wie Ricky werden häufig zur sensorisch-integrativen Ergotherapie zugewiesen. Einige Subtests des SIPT überprüfen die Form- und Raumwahrnehmung.

5.2 Neuronale Korrelate der visuellen Informationsverarbeitung

Die visuelle Verarbeitung wird allgemein in zwei Systeme unterteilt:
1. **Objekterkennung** (einschließlich belebter Objekte). Es ist auf die Merkmale von Objekten eingestellt, die uns ermöglichen, sie zu identifizieren und uns an sie zu erinnern. Dieses System wird auch Objektwahrnehmung oder »Was«-System genannt (Kosslyn u. Koenig 1992; Ungerleider u. Haxby 1994).
2. **Raumwahrnehmung** (»Wo«-System). Dieses System ist dafür zuständig, die Lokalisation von Objekten in Relation zu uns selbst und zu anderen Objekten zu bestimmen. Es verarbeitet Informationen von Objekten, die für eine Handlung gebraucht werden, z. B. um nach einer Tasse auszulangen oder um zu vermeiden, an einem Stuhl anzustoßen. Die räumliche Verarbeitung passiert unbewusst (Goodale 2000). Diese Leistung des Sehsinnes ermöglicht es, sich im Raum zu bewegen und mit Objekten in der Umwelt zu interagieren.

Objektwahrnehmung und räumliche Wahrnehmung haben unterschiedliche neuronale Korrelate, d. h. sie finden an verschiedenen Stellen im ZNS statt. Hier sollen jene beschrieben werden, die in zellulären Schichten und im Kortex gefunden werden. Weitere Informationen zur Neuroanatomie des visuellen Systems finden sich in ▶ Kap. 2.

5.2.1 Zelluläre Ebene: magnozelluläres und parvozelluläres System im Corpus geniculatum laterale

> **Wichtig**
>
> Eine Studie über die neuronalen Zellschichten im seitlichen Corpus geniculatum zeigte, dass das Gehirn unterschiedlich reagiert, je nachdem ob es **Objekte erkennt** oder **räumliche Analysen** vornimmt (Livingstone 1993).

al. 1998; Livingstone et al. 1991; Vidyasagar u. Pammer 1999) gehen davon aus, dass ein Teil der Kinder mit Legasthenie, besonders jene mit visuellen Störungen, einen Defekt in grundlegenden visuellen Funktionen des magnozellulären Systems hat. Andere Wissenschaftler zweifelten diesen Defekt an (z. B. Walther-Müller 1995), und der Mechanismus, durch den ein Defizit im magnozellulären System das Lesen beeinträchtigen soll, ist unbekannt (Stein et al. 2000).

Wie in ▶ Kap. 2 beschrieben, wurden in der **Retina** zwei Arten von Ganglienzellen gefunden:
— Zellen vom Typ M und
— Zellen vom Typ P.

Diese Zellen projizieren in die magnozellulären und parvozellulären Schichten des Corpus geniculatum und dann zum primären visuellen Kortex, wobei sie großteils getrennte Bahnen nehmen (Kandel et al. 1991). Der **parvozelluläre Kanal** projiziert von den kleinen Typ-P-Ganglienzellen in der Retina zu den parvozellulären Schichten im Corpus geniculatum, von dort zur visuellen Rinde, wo er großteils im unteren Temporallappen endet. Es wird angenommen, dass dieser Pfad wichtig ist für die Farbwahrnehmung und für die detaillierte Analyse der Form und Oberfläche von Objekten.

Der **magnozelluläre Pfad** projiziert von den großen Typ-M-Ganglienzellen zu den magnozellulären Schichten des Corpus geniculatum und dann zur visuellen Rinde. Er endet in erster Linie im posterioren Parietallappen und dient den sensomotorischen Funktionen dieses Bereichs (Mountcastle 1995). Die Neuronen reagieren rasch, aber vorübergehend, und das System wird zusätzlich mit Bewegungs- und Tiefenwahrnehmung, dem räumlichen Sehen und der Interpretation räumlicher Informationen in Verbindung gebracht (Atkinson 1993; Hendry u. Calkins 1998; Livingstone 1993; McCarthy 1993).

> **Exkurs**
>
> Es gibt Beweise, dass das magnozelluläre System mit bestimmten Formen der **Legasthenie** zusammenhängt. Autopsien von Erwachsenen mit Legasthenie haben weniger magnozelluläre Zellen ergeben als bei nicht legasthenischen Erwachsenen (Livingstone et al. 1991). Einige Wissenschaftler (Barnard et al. 1998; Demb et
> ▼

5.2.2 Kortikale Ebene: der dorsale und ventrale Verarbeitungspfad

Mishkin et al. (1982) beschreiben bereits in den frühen 1980ern zwei Klassen von visuellen Funktionen – Objektwahrnehmung und räumliche Wahrnehmung – die in zwei unterschiedlichen kortikalen Systemen (»Pfaden«) verarbeitet werden:
— Diesen Wissenschaftlern zufolge dient die **Objektwahrnehmung** dazu, Objekte, Formen, Farben, Konsistenzen und Größen zu erkennen. Ihre Bahn, der sog. **ventrale (temporale) Pfad**, projiziert vom primären visuellen Kortex in den unteren Schläfenlappen.
— Die **Raumwahrnehmung** liefert Informationen über die Lokalisation von Objekten im Raum. Ihre Bahn, der **dorsale (parietale) Pfad**, projiziert vom primären visuellen Kortex in den hinteren Scheitellappen (Mishkin et al. 1983; Ungerleider u. Mishkin 1982) (◘ Abb. 5.1).

Wie bereits erwähnt, dominiert der magnozelluläre Kanal im dorsalen Pfad und der parvozelluläre im ventralen Pfad, deckungsgleich sind dieses Systeme aber nicht. Denn es finden sich im dorsalen Pfad einige parvozelluläre Ganglien und im ventralen Pfad ziemlich viele magnozelluläre Ganglien.

Diese anatomische Teilung ist wiederholt bestätigt worden. In letzter Zeit betonten Wissenschaftler, die die Funktion dieser zwei Verarbeitungspfade untersuchten (Goodale 2000; Goodale u. Milner 1992; Milner u. Goodale 1993; Ungerleider u. Haxby 1994), dass visuelle Informationen aus den beiden Pfaden auf unterschiedliche Art verwendet werden:
— **Visuelle Informationen** über Objektmerkmale (Form, Größe und Beschaffenheit) aus dem ventralen Pfad ermöglichen die Bildung von langfristigen perzeptiven Repräsentationen, die das

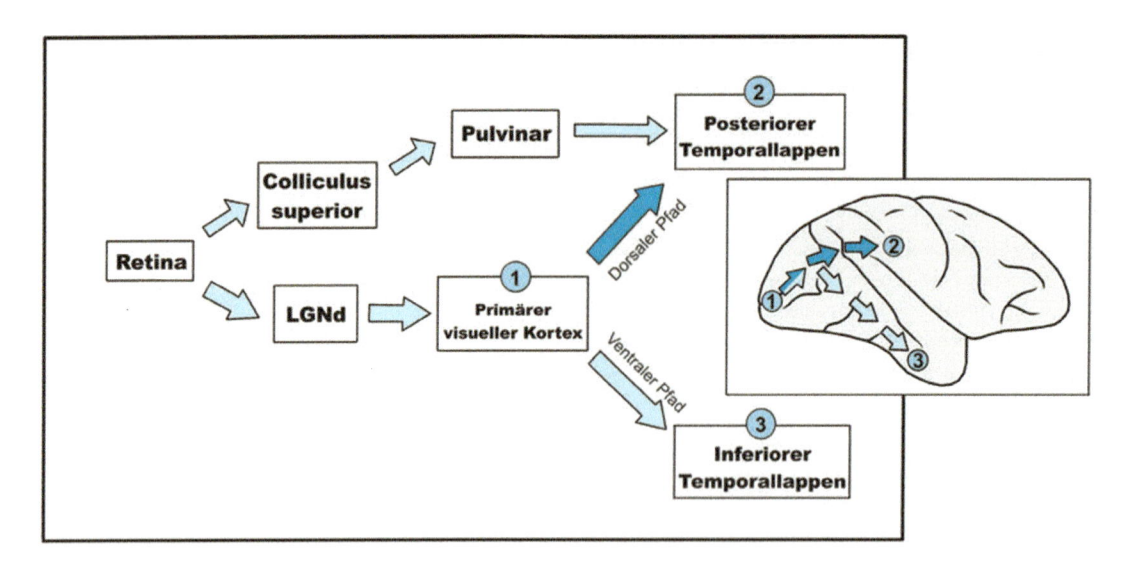

Abb. 5.1. Ventraler und dorsaler Pfad (Eine sehr übersichtliche Abbildung des dorsalen und ventralen Pfades findet sich bei Engel 2003, S. 39). LGNd = dorsaler Nucleus des Corpus geniculatum laterale (Aus: Goodale et al. 1994)

Erkennen von Objekten und das visuelle Lernen unterstützen.
- Die **räumlichen Informationen** aus dem dorsalen Pfad tragen zur Steuerung der visuomotorischen Handlungen bei, wie z. B. die Hand beim Greifen auf die Größe und Lage des Objekts einzustellen (Goodales 2000). Goodale et al. (Goodale 2000; Goodale u. Milner 1992; Milner u. Goodale 1993) meinte, dass die Funktion des dorsalen Pfades in der Steuerung von erlernten Handlungen liegt, die auf ein Objekt ausgerichtet sind. Andere Autoren (Kosslyn u. Koenig 1992; Shen et al. 1999; Ungerleider u. Haxby 1994) zeigten, dass die motorische Steuerung nicht die einzige Leistung des dorsalen Pfades ist, da seine Informationen auch zur Diskrimination räumlicher Eigenschaften von Objekten gebraucht werden. Alle Autoren stimmen jedoch darin überein, dass diese Verarbeitung unbewusst abläuft.

> **Wichtig**
>
> Studien an Erwachsenen mit zerebralen Läsionen haben gezeigt, dass je nach Lokalisation der Schädigung **entweder** die Objektwahrnehmung **oder** die räumliche Wahrnehmung beeinträchtigt ist (Milner u. Goodale 1993; Newcombe u. Russell 1969; Newcombe et al. 1987; von Cramon u. Kerkhoff 1993):
> ▼

- Patienten, bei denen die Schädigung mehr ventral liegt, zeigen Beeinträchtigungen im visuellen Erkennen von Objekten, aber keinerlei Beeinträchtigung der visuell-räumlichen Leistungen.
- Patienten mit Läsionen im rechten oberen Parietallappen sind andererseits bei räumlichen Aufgaben, nicht aber beim visuellen Erkennen beeinträchtigt.

Mit funktionellen bildgebenden Verfahren (z. B. Positronenemissionstomographie, PET, funktionelle Kernspintomographie, fMRT oder transkranielle Magnetstimulation, MEP) konnte gezeigt werden, dass der ventrale und der dorsale Pfad je nach der Aufgabe unterschiedlich aktiviert sind:
- Bei Objekterkennungsaufgaben wie dem Vergleichen von Gesichtern werden nur kortikale Regionen des ventralen Pfades aktiviert.
- Bei räumlichen Aufgaben, z. B. sich auf verschiedene räumliche Standorte zu konzentrieren, werden nur Regionen des dorsalen Pfades aktiviert (Chen et al. 2000; Ungerleider u. Haxby 1994).

Die beiden kortikalen visuellen Verabeitungspfade hängen unterschiedlich stark von **subkortikalen Strukturen** ab: Girard et al. (1991, 1992) studierte an Affen, wie Neuronen im temporalen und parietalen visuellen Pfad feuern, wenn der primäre visuelle Kortex ausgeschaltet worden war. Visuelle Antworten im Temporallappen versiegten völlig, dagegen konnten im Parietallappen immer noch Reaktionen aufgezeichnet werden. Die Forscher nahmen an, dass diese verbliebene Aktivität direkt von subkortikalen Strukturen des visuellen Systems stammt (◘ Abb. 5.1). Dieser Input könnte für die schnelle und unbewusste Verarbeitung visueller Informationen verantwortlich sein. Im Gegensatz dazu dürfte der jüngere temporale Bereich stärker vom Input aus dem primären visuellen Kortex abhängig sein (Jeannerod 1997).

> **Wichtig**
>
> Im visuellen System gibt es zwei Verarbeitungssysteme, die auf die Verarbeitung von »Was«- bzw. von »Wo«-Informationen spezialisiert sind:
> – Die Schärfen- und Farbwahrnehmung des parvozellulären Pfades wird genutzt, um Objekte und ihre Lage zu erkennen.
> – Rasche Verarbeitung und die Bewegungsempfindlichkeit des magnozellulären Pfades dient der Wahrnehmung von Richtung und Lokalisation im Raum.
>
> Es gibt allerdings deutliche Beweise, dass das ZNS visuelle Informationen für die Raumwahrnehmung anders verarbeitet als für die Objektwahrnehmung. Es ist noch anzumerken, dass die Neurophysiologie der zwei visuellen Systeme viel komplexer ist als hier beschrieben. Bekannt ist, dass sich die beiden visuellen Systeme funktionell unterscheiden.

Beispiel
Die Differenzierung in ein »Was«- und ein »Wo«-System hat wichtige Auswirkungen. Visuelle Informationen zu nützen, um eine Tasse zu identifizieren oder um nach dieser Tasse zu greifen sind zwei unterschiedliche visuelle Wahrnehmungsleistungen.
Darüber hinaus sind die Beiträge anderer Teile des ZNS bei verschiedenen Aufgaben erforderlich, z. B. um den Weg durch das Kaufhaus zu finden, wenn man eine Tasse kaufen möchte, oder um bei einem Puzzle die Abbildung einer Tasse in der Vorstellung zu rotieren. Für diese Leistungen, die über das visuelle System hinausgehen, ist es erforderlich, dass räumliche Informationen mit anderen Teilen des ZNS integriert werden.

5.3 Visuelle Kontrolle von Bewegungen im Raum

Egal, ob man einfach nach einem Objekt greift oder sich in der Umgebung von einem Ort zu einem anderen bewegt, ohne an Hindernisse anzustoßen – unsere Bewegungen sind visuell gesteuert. Um die Bewegungen zu steuern, arbeitet der Sehsinn mit anderen sensorischen Systemen zusammen: dem auditiven, taktilen, vestibulären und propriozeptiven System (◘ Übersicht 5.1).

> ◘ **Übersicht 5.1. Integration von Sinnesinformationen bei der Bewegungssteuerung**
> – Das **auditive System** kann teilweise für einen funktionsunfähigen Sehsinn kompensieren. Das Richtungshören unterstützt die visuelle Wahrnehmung, was wichtig ist, um sich dem Sprechenden zuzuwenden oder um vor einem herannahenden Auto gewarnt zu sein.
> – Der **Berührungssinn** bestätigt die Position und die Oberfläche von Objekten, die man ergreift, und informiert auch über die Qualität des Untergrundes, auf dem man geht.
> – Der **Gleichgewichtssinn** informiert über die aufrechte Position und gibt gemeinsam mit dem Berührungssinn Auskunft über die Richtung der Schwerkraft.
> – **Propriozeptiver** Input aus den Augen und dem Nacken bleibt unbewusst, aber die Information wird im Zusammenhang mit der Kopf- und Augenposition und -bewegung interpretiert.

Wir wollen mit der Erörterung der visuellen Kontrolle von motorischen Aktionen beim **Körperschema** beginnen. Die exakte visuelle Steuerung von Bewegungen des ganzen Körpers oder einer Gliedmaße wäre nicht möglich, wenn das visuelle System nicht in eine interne, sich ständig verändernde Abbildung des Körpers integriert wäre. Auch muss berücksichtigt werden, dass sich ja bei der Bewegung das Bild auf der Retina verschiebt, und dass diese Veränderungen in den Bewegungsplan integriert werden müssen. Der posteriore parietale Kortex ist ein wichtiger Bereich des Gehirns, in dem visuelle Informationen mit anderen sensorischen Informationen zusammengeführt werden. Neuronen in diesem Bereich erhalten somatosensorischen, propriozeptiven, vestibulären, auditiven und visuellen Input zusammen mit Information über die Bewegung von Augen, Kopf, Gliedmaßen und Fortbewegung (Jakobson u. Goodale 1994).

5.3.1 Visuelle Wahrnehmung und Körperschema

Das Körperschema ist ein unbewusster Mechanismus, der eine Grundlage für die Koordination von Bewegungen im Raum bildet. Das Körperschema versorgt das ZNS mit notwendigen Informationen über die Beziehung des Körpers und seiner Teile zur räumlichen Umgebung (Henderson 1973). Das Körperschema gibt die propriozeptiv-motorisch-räumliche Struktur des Körpers wieder, die durch die Orientierung zur Schwerkraft und die Position des Kopfes und der Gliedmaßen definiert wird (Stein 1991).

> **Wichtig**
>
> Das Körperschema entwickelt sich aus Informationen über andauernde und willkürliche Bewegungsmuster, die es in Form von taktilen, propriozeptiven und vestibulären Inputs erhält (Lackner u. DiZio 2000).

Gibson (1966) schrieb, dass die alltägliche Wahrnehmung in Form von »verschachtelten« Bewegungen auftritt: die Augen bewegen sich im Kopf, der sich auf dem Rumpf bewegt, der sich in einer Umgebung bewegt, in der sich Objekte (teilweise) bewegen.

Geht man auf ein Objekt zu oder greift danach, wird die Position der Augen im Kopf, die Position des Kopfes auf dem Rumpf und die Position der Gliedmaßen zentral registriert und mit dem abgestimmt, was gesehen wird.

> **Wichtig**
>
> Unsere Handlungen im Raum sind dann exakt, wenn die visuell-räumlichen Koordinaten und die Referenzkoordinaten für den Körper (Körperschema und Position im Raum) integriert werden.

Beispiel
Wenn man beim Gehen versucht, durch einen engen Durchgang zu kommen, liefert die visuelle Wahrnehmung Informationen über die Größe der Öffnung. Unser Wissen über die Ausmaße und die Position unseres Körpers, das von vielen sensorischen Systemen stammt, entscheidet darüber, ob man seitlich durchgehen muss oder einfach geradeaus weiter gehen kann. Warren u. Whang (1987) stellten fest, dass Erwachsene die Entscheidung über die »Passierbarkeit« unbewusst aufgrund ihrer Schulterbreite treffen.

Bei Treppen entscheiden Erwachsene durchgängig, dass die komfortabelste Stufenhöhe der Hälfte ihrer Unterschenkellänge entspricht (Warren 1984). Diese Ergebnisse wurden auch bei 6-, 8- und 10-Jährigen gefunden. Die Kinder passen ihre Wahrnehmung ständig an das Wachstum an.

Visuelle Wahrnehmung allein könnte den Körper im Raum nicht adäquat steuern; Informationen des Körperschemas sind erforderlich, das durch die Integration von zahlreichen Sinneseindrücken entsteht. Ayres erkannte dies, als sie sagte: »... eine entscheidende Grundlage der visuellen Wahrnehmung ist das vestibuläre System, und auch die Propriozeption und die anderen Sinne leisten wichtige Beiträge« (Sieg 1988, S. 99-100). Der hintere Scheitellappen und seine Verbindungen zum prämotorischen Areal im Stirnlappen werden als wichtigste Zentren für diese Integration betrachtet.

5.3.2 Bewegung und Gesichtsfeld

Während jeder Bewegung, sei es beim Gehen oder bei einer Kopfdrehung, verändern sich ständig die visuellen Eindrücke im Gesichtsfeld. Mehrere Mechanismen helfen, diese Änderungen genau zu interpretieren. Wenn die retinalen Bildverschiebungen gut mit dem Körperschema integriert sind, kann man die Eigenbewegung und Bewegung von Objekten in der Umgebung wahrnehmen.

Die vier Mechanismen sind:
1. Retinale Bildverschiebung oder **optisches Flussfeld**. Das visuelle System ist in der Lage, daraus zu berechnen, ob man sich selbst bewegt oder ob sich ein Objekt bewegt.
2. **Raumkonstanz**, durch die ein stabiles Sehen ermöglicht wird.
3. **Bewegungsparallaxe**[1] und
4. **Optische Expansion**, die beide zusammen die Tiefenwahrnehmung und das Einschätzen der

---

[1] Als **Parallaxe** (griech. Vertauschung, Abweichung) bezeichnet man die scheinbare Änderung der Position eines Objektes, wenn der Beobachter seine Position verschiebt (Wikipedia).
Der Bewegungsparallaxe liegt die Tatsache zugrunde, dass sich Objekte, die sich in der Nähe des Beobachters befinden, schneller relativ zueinander und zum Beobachter bewegen als weiter entfernte Dinge (Haarmeier 2003, S. 31). Beispiel: Wenn Sie beim Autofahren den Straßenrand oder die Landschaft beobachten.

Distanz von fixen oder bewegten Objekten ermöglichen.

Optisches Flussfeld und Raumkonstanz sind wahrscheinlich Leistungen des hinteren Parietallappens.

Optisches Flussfeld

Mit jeder Augen-, Kopf- oder Körperbewegung verändern sich die komplexen Muster der visuellen Eindrücke auf der Retina. Während der Fortbewegung sind die Veränderungen des visuellen Musters fließend, aber bei einer Kopfdrehung ist die Flussrichtung von Seite zu Seite. Dieses Fließen der visuellen Reize über die Retina wird **optisches Flussfeld** (Gibson 1998) genannt. Es ist eine wichtige Informationsquelle für die **Tiefen- und Distanzwahrnehmung**.

Beispiel
Während man durch einen Wald oder ein überfülltes Zimmer geht, werden unbewusst die vorbeiströmenden visuellen Eindrücke im seitlichen Gesichtsfeld überwacht. Diese Information steuert die Bewegung bzw. »Navigation« durch einen Raum voller Hindernisse, sodass wir nicht an die Objekte anstoßen.

Zellen, die auf das optische Flussfeld ansprechen, wurden im hinteren Parietallappen gefunden. Sie dürften eine Rolle in der visuellen Kontrolle der Fortbewegung im Raum spielen (Milner u. Goodale 1993; Mountcastle 1995).

Raumkonstanz

Ein anderer Aspekt der visuellen Wahrnehmung, der mit der Fortbewegung im Raum verbunden ist, ist die Raumkonstanz[2]. Sie gewährleistet, dass uns die Welt um uns herum stabil erscheint, auch wenn sich die Augen bewegen (Mountcastle 1995). Da jede visuelle Szene nur für einen Augenblick von der Retina registriert wird, verändert sich die visuelle Stimulation eines aktiven Beobachters ständig. Doch dies nehmen wir nicht als solches wahr. Die räumliche Konstanz beruht darauf, dass die **retinalen Informationen** über die veränderten Netzhautmuster mit **extraretinalen Informationen** über Augen-, Kopf- und Körperbewegungen koordiniert werden. Raumkonstanz ist ein entscheidender Mechanismus des menschlichen visuellen Systems und die Grundlage der motorischen und perzeptiven Funktionen in der physikalischen Welt.

---

2 Dieser Ausdruck ist in der Neurophysiologie und Psychologie gebräuchlich.

Beispiel
Im Allgemeinen sind uns die ständigen Veränderungen der Netzhautmuster oder unserer Augen- und Kopfposition nicht bewusst. In einem kleinen Experiment kann jeder selbst erfahren, wie es wäre, ohne Raumkonstanz zu leben: Sehen Sie in einen Handspiegel und drehen Sie den Körper. Währenddessen konzentrieren Sie sich auf das Spiegelbild der Szene hinter Ihnen. Die Szene im Spiegel scheint hinter Ihnen zu rotieren, weil die Informationen der gespiegelten Szene auf Ihrer Retina nicht mit der Körperbewegung koordiniert werden.

Patienten mit Läsionen des Parietallappens können ähnliche Probleme haben. O'Conner u. Padula (1997) berichteten von Patienten, die ähnliche Probleme angaben, wie sie der Verlust der Raumkonstanz bewirkt. Einige hatten den Eindruck, dass sich der ganz visuelle Raum um sie bewegt, wenn sie den Kopf bewegten. Für andere schienen sich nur größere Objekte zu bewegen, oder die Wörter »sprangen« beim Lesen.

Bewegungsparallaxe und optische Expansion

Diese wichtigsten Mechanismen für die **Tiefen- und Distanzwahrnehmung** sind bei Eigenbewegung wie auch bei Bewegung von Objekte wirksam (Kellman u. Banks 1998). Wenn man sich bewegt, gibt die Veränderung der visuellen Information Hinweise auf die Tiefe und den Abstand. Wenn der Kopf vor und zurück bewegt wird, scheinen sich Objekte in der Nähe rascher zu bewegen als Objekte in der Ferne.

Beispiel
Sie können dies selbst ausprobieren, indem Sie ein Auge schließen, dann einen Finger hochhalten und den Kopf von Seite zu Seite drehen. Konzentrieren Sie sich dabei auf ein Objekt in der Ferne. Es wird Ihnen nun so vorkommen, als ob sich Ihr Finger ihn Relation zu diesem Objekt bewegt. Dieses Phänomen wurde als **Bewegungsparallaxe** bezeichnet.

Ein anderer Hinweis auf die Raumtiefe ist die optische Expansion. Sie bezieht sich auf die Distanz eines Objektes vom Beobachter. Nahe Objekte nehmen mehr Raum im Gesichtsfeld ein als ferne.

Beispiel
Wenn Sie im Kino direkt hinter einer großen Person sitzen, sehen Sie weniger von der Leinwand, als wenn diese Person sechs Reihen vor Ihnen sitzt.

Optische Expansion ist wichtig, um die Bewegung herannahender Objekte zu beurteilen. Je näher sie kommen, umso mehr Platz nehmen sie im Gesichtsfeld ein. Die optische Expansion ist entscheidend bei Spielen, wo man einen Ball fangen muss; sie geben Hinweise über den Abstand und die Geschwindigkeit des Balles.

Mit diesen Tiefeninformationen (Anmerkung: die alle auch beim einäugigen Sehen wirksam sind) Informationen der **Stereopsis** (binokuläres Sehen) und dem perspektivischen Sehen wandelt das visuelle System zweidimensionale Netzhautabbildungen in dreidimensionale um.

> **Wichtig**
>
> Die Tiefenwahrnehmung wird nicht nur aus anderen Informationen abgeleitet, sondern ist eine ebenso direkte Funktion des visuellen Systems wie die Farbwahrnehmung.

Wie beim optischen Flussfeld und bei der Raumkonstanz werden visuelle Informationen unbewusst auf die Kopf- und Augenbewegungen abgestimmt. So interpretieren wir die Raumtiefe, Distanzen und die Bewegung von Objekten ohne zu wissen, wie wir es tun.

> **Wichtig**
>
> Informationen über die Raumtiefe werden nicht im Gedächtnis gespeichert, sondern ununterbrochen verarbeitet und unmittelbar für die Aktion oder Perzeption (oder beide) genutzt.

5.4 Visuomotorische Fähigkeiten

Eine grundlegende Bedingung für die Bewegung im Raum und für die Auseinandersetzung mit Objekten ist das unbewusste Wissen
- vom Körper, das für visuomotorische Aktivitäten notwendig ist, und
- von den Veränderungen im Gesichtsfeld bei Bewegung.

Interaktionen mit der Umwelt sind z. B. einen Fußball zu treten oder nicht an Hindernisse anzustoßen, aber die alltäglichste und häufigste Umweltinteraktion ist das Greifen nach Dingen in Reichweite.

5.4.1 Visuelle Kontrolle beim Greifen

Sowohl das Auslangen als auch die Vorbereitung für das Zugreifen hängen vom visuellen Input aus dem dorsalen Pfad ab, der visuelle Informationen in Bewegungsbefehle umwandelt (Jeannerod 1997; Milner u. Goodale 1993; Mountcastle 1995).

> **Wichtig**
>
> Das Auslangen und die Vorbereitung zum Greifen sind extrem koordinierte, aber separate Subsysteme des visuomotorischen Verhaltens.

Sie hängen von verschiedenen visuellen Informationen ab. Die Bewegung der Hand erfordert Informationen, in welchem Abstand und in welcher Richtung sich das Objekt befindet, die Vorbereitung für das Zugreifen erfordert hingegen Informationen über die Größe, die Form und Lage des Objekts (Jeannerod 1994). Bei der Berührung des Objekts mit der Hand regulieren Informationen über Qualitäten wie Härte und Beschaffenheit den Krafteinsatz bzw. Druck der Hand.

1. Schritt: Das Auslangen

Auslangen bedeutet, die Hand auf einen gewünschten Punkt zuzubewegen. Diese Funktion hängt von Informationen über Richtung und Abstand in Relation zum Körperschema ab. Die Position des Objekts in Relation zur handelnden Person ist für die Handlung entscheidend (Jeannerod 1997). Während der Phase der Handbewegung gibt es eine Anfangsbeschleunigung des Arms in die Zielrichtung, die sich verlangsamt, wenn sich die Hand an das Objekt annähert. Die Hand ist jetzt im zentralen Gesichtsfeld, sodass letzte visuelle Anpassungen gemacht werden können, damit die Hand genau auf dem Ziel landet. Die Anfangsbewegung des Arms zum Ziel ist vorausgeplant und kann nicht mehr gestört werden, sobald sie einmal initiiert wurde; auch nicht durch den Wegfall visueller Informationen.

Wenn visuelle Informationen während des Auslangens ausfallen, ist die letzte Korrektur der Bewegung am Ende der Bewegung gestört – die Bewegung kann erst durch taktiles Feedback (»Berühre ich das Zielobjekt?«) korrigiert werden und wird daher beim ersten Versuch oft daneben gehen. Eine exakte Bewegungssteuerung erfordert visuelle Rückmeldung (Jeannerod 1981; Jeannerod u. Biguer 1982).

2. Schritt: Vorbereitung für das Greifen

Um ein Objekt zu greifen, sind Koordinaten für die Armbewegung und für die Vorbereitung der Hand zum Greifen nötig. Das macht ein komplexes Zusammenspiel des motorischen Systems mit der visuellen Registrierung des Objekts notwendig. Während des Greifprozesses wird das Objekt fixiert und die Eigenschaften des Objekts werden verarbeitet, um die Bewegung zu steuern. Größe, Form, Lage und Beschaffenheit haben Einfluss darauf, wie das Objekt ergriffen wird. Sie alle werden registriert, sodass die Hand bereits während der Armbewegung auf die Größe des Objekts eingestellt wird, und der Unterarm wird rotiert, um die Hand in der richtigen Position zu platzieren.

Beispiel

Probieren Sie es selbst aus: Beobachten Sie, wie der Unterarm automatisch rotiert wird, wenn Sie in einem palmaren Griff nach einem Stäbchen greifen, das einmal senkrecht und einmal waagerecht gehalten wird. Wenn sie nach dem horizontalen Stäbchen greifen, wird die Hand mit dem Daumen nach unten platziert. Befindet sich das Stäbchen in einer senkrechten Position, wird der Unterarm so gedreht, dass der Daumen oben ist. Der Unterschied in der Lage des Objekts wird visuell erfasst und unbewusst stellt sich die Hand auf die jeweilige Situation ein. Eine ähnliche automatische Anpassung der Finger zeigt sich, wenn man nach einem Baustein greift. Das Greifen ist so geplant, dass die Griffpunkte der Finger an den Kanten des Objekts liegen, die den stabilsten Griff erwarten lassen (Goodale et al. 1994).

5.4.2 Ganzkörperbewegung

Die Rolle der neurologischen Strukturen, die in die Bewegung des Körpers durch den Raum verwickelt sind, ist weniger klar als bei Handbewegungen. (Dies hängt wahrscheinlich damit zusammen, dass die Untersuchung an einzelnen Neuronen bei Affen nur möglich ist, wenn das Tier auf einem Primatenstuhl fixiert werden kann. Ganzkörperbewegungen sind mit dieser Methode kaum untersuchbar). Das periphere Gesichtsfeld dient dem optischen Flussfeld und ist wichtig für die Haltung und Fortbewegung. Es wurden Neuronen im posterioren parietalen Kortex beschrieben, die auf das optische Flussfeld ansprechen. Diese Neuronen könnten eine Rolle bei der visuellen Steuerung von Bewegung im Raum spielen (Mountcastle 1995). Mechanismen der Tiefenwahrnehmung, besonders die, die auf Bewegung beruhen, sind auch entscheidend für den Umgang mit bewegten Objekten.

5.4.3 Sehen und Gleichgewicht

» Der Einfluss des Sehens auf das Gleichgewicht ist der Integration von vestibulären, propriozeptiven und taktilen Signalen untergeordnet, die den Körper auf die Schwerkraft und auf die Unterstützungsfläche ausrichten. «
(Stoffregen u. Ricco 1988).

> **Wichtig**
>
> Obwohl die somatischen Sinne die entscheidende Rolle in der posturalen Kontrolle spielen, hat die visuelle Wahrnehmung, und hier vor allem der Mechanismus des optischen Flussfeldes, einen großen Einfluss auf unsere Haltungskontrolle.

Die Effekte einer bewegten visuellen Umgebung auf die Haltungsreaktionen wurden im Labor an erwachsenen Testpersonen aufgezeigt (Nashner 1985): die posturale Reaktion speziell auf **periphere** visuelle Reize erfolgt sehr rasch.

Die Bedeutung visueller Informationen für die Balance wird im Subtest **Standing and Walking Balance** des SIPT deutlich, bei dem Aufgaben wie dem Seiltänzergang die Leistung mit offenen und geschlossenen Augen gegenübergestellt wird. Normalerweise ist die Leistung bei diesen Balanceaufgaben mit offenen Augen bedeutend besser als mit geschlossenen.

Neun Monate alte Kinder verlieren die Balance im Sitzen, wenn sich die Seitenwände der experimentellen Umgebung bewegen. Diese Reaktion zeigt, dass bereits kleine Kinder das optische Flussfeld nutzen, um ihre Haltung zu kontrollieren (Bertenthal u. Clifton 1998; Lee u. Aronson 1974). Größere Kinder können die Haltungsreaktionen besser hemmen; sie schwankten, aber fielen nicht um. Mit der Entwicklung der Gleichgewichtskontrolle und des Muskeltonus scheinen Kinder zunehmend das optische Flussfeld kompensieren zu können (Kellman u. Banken 1998). Geistig retardierte Kinder zeigen auch Verzögerung bei der Kontrolle dieser Reaktion (Butterworth u. Ciccheti 1978). Dies ist wahrscheinlich eine Folge der unzulänglichen Verarbeitung von Seheindrücken aus dem peripheren Gesichtsfeld, die mit der Reifungsstörung des ZNS zusammenhängt.

5.4.4 Fortbewegung

Um sich fortbewegen zu können ist es unerlässlich, sich mit Hindernissen, Öffnungen, Höhenunterschieden und bewegten Objekten auseinanderzusetzen. Bei Erwachsenen laufen diese Aktionen automatisch ab, ohne dass man sich der Informationen bewusst wird, die für diese Leistung verarbeitet werden. Sie erfordern die Registrierung der Raumtiefe und des Abstandes sowie ihre Integration mit dem Körperschema und die Verarbeitung der sich ständig verändernden visuellen Eindrücke während der Bewegung. Gibson (1979) meinte, dass der visuelle Sinn, die Propriozeption und das vestibuläre System zusammenarbeiten müssen, um Haltung und Balance zu gewährleisten; die größte Bedeutung für das Gehen maß er aber visuellen Informationen (vom optischen Flussfeld) zu.

> **Übersicht 5.2. Relative Bewegung (Wer bewegt sich im Verhältnis zu wem)**
> – Die Person bewegt sich (Eigenbewegung) in Relation zu einer stabilen Umgebung.
> – Das Objekt bewegt sich in Relation zur Umgebung.
> – Die Umgebung bewegt sich in Relation zur Person.
> – Objekte bewegen sich in Relation zueinander (Owen 1990).

> **Wichtig**
>
> Sich durch ein Zimmer zu bewegen ohne an Gegenstände anzustoßen, erfordert eine exakte Wahrnehmung des Standortes der Objekte und eine innere Vorstellung der Grenzen des eigenen Körpers. Säuglinge verfügen über diese Grundlagen, bevor sie gehen können.

Myklebust (1975) fand in einer Studie an einem Kind, dass seine Schwierigkeiten, Hindernisse zu vermeiden (sogar wenn es wiederholt gewarnt wurde), mit Schwächen in der Tiefen- und Bewegungswahrnehmung einhergingen.

In der frühen Literatur zur Psychomotorik wurde die Unfähigkeit, Hindernisse zu umgehen, auf ein schlechtes Körperschema zurückgeführt (Kephart 1960). Einer anderen Hypothese zufolge haben Kinder, die in Gegenstände hineinlaufen, Schwierigkeiten, periphere Seheindrücke zu verarbeiten (Titcomb et al. 1997). Die beiden Annahmen schließen einander nicht aus, da ja mehrere Faktoren zu den Schwierigkeiten beitragen können.

5.4.5 Auseinandersetzung mit bewegten Objekten

Der folgende Abschnitt beschäftigt sich mit der Rolle des Sehens in einer bewegten Welt. Welche Arten von Bewegung wir dabei wahrnehmen müssen, ist in Übersicht 5.2 dargestellt.

Das **optische Flussfeld** liefert Daten über die Richtung, das Ausmaß, den Weg, die Geschwindigkeit und die Beschleunigung der eigenen Bewegung (Owen 1990, Warren 1990).

Mechanismen der Tiefenwahrnehmung geben genaue Informationen über die Merkmale der Umgebung und über die Richtung, den Weg, die Geschwindigkeit und die Beschleunigung von bewegten Objekten (Lappin 1990).

Diese beiden Wahrnehmungsleistungen unterstützen sich gegenseitig und arbeiten zusammen, um koordinierte Aktionen mit stabilen und mobilen Objekten zu ermöglichen. (In Abb. 12.21 sind SI-Aktivitäten nach der relativen Bewegung des Klienten und des Zielobjekts klassifiziert).

Mit bewegten Objekten umgehen zu können ist nur möglich, wenn man die eigene Bewegung überwacht und Abstand, Richtung und Geschwindigkeit des sich nähernden Objekts richtig einschätzt. Viele Therapiekinder haben damit Schwierigkeiten. Kinder mit gravierenden Raumwahrnehmungsproblemen wie Ricky können z. B. die Geschwindigkeit und die Distanz eines herannahenden Autos nur schwer beurteilen. Sie lernen daher erst spät, eine Straße alleine zu überqueren (z. B. Myklebust 1975).

Ein bewegtes Objekt wie einen Ball zu fangen, ist in erster Linie eine räumlich-zeitliche Leistung. Sie erfordert ein genaues dreidimensionales Bild der Umwelt und die Wahrnehmung von Richtung, Flugbahn, Geschwindigkeit und Beschleunigung des Objekts. Die motorische Reaktion muss zeitlich und räumlich exakt sein. Die Perzeption muss vorherbestimmen, wo und wann Objekt und Hände aufeinander treffen werden. Dazu muss sowohl die Bewegung des eigenen Körpers als auch die Bewegung des Objekts überwacht werden.

Die Beurteilung der Flugbahn und die Zeitberechnung beim Ballspielen sind erlernte Fähigkeiten.
– Der Zeitpunkt für das Fangen des Balles wird anhand der **optischen Expansion** bestimmt (Bertenthal u. Clifton 1998).
– Das motorische System, das die Hand zum geschätzten Zeitpunkt des Aufeinandertreffens in die richtige Position bringt, ist von **Feedforward** gesteuert.

5.4 Visuomotorische Fähigkeiten

Welcher der beiden Prozesse wichtiger für das präzise Fangen ist, hängt von Erfahrung und Übung ab.

Die eminente Bedeutung der visuellen Perzeption für unsere Alltagsbewältigung geht aus der Zusammenfassung der Leistungen des Sehsinnes in ▶ Übersicht 5.3 hervor.

> **▶ Übersicht 5.3. Leistungen des visuellen Sinnes**
> - Zwei Hauptfunktionen des menschlichen Sehsinnes sind:
>   - die Steuerung motorischer Aktionen und
>   - das visuelle Erkennen von Objekten in der Umwelt.
> - Verschiedene neuronale Netzwerke auf subkortikalem und kortikalem Niveau sind an diesen Leistungen beteiligt:
>   - Die räumliche Wahrnehmung wird mehr dem Scheitellappen zugeordnet,
>   - die Objektwahrnehmung mehr dem Schläfenlappen.
> - Effiziente Bewegung erfordert die Koordination der visuell-räumlichen Verarbeitung mit propriozeptiven und vestibulären Informationen. Wenn sich der Körper bewegt, verändert sich das Gesichtsfeld, und das visuelle System muss sich auf diese Änderungen einstellen. Folgende Mechanismen helfen, diese Änderungen genau zu interpretieren:
>   - optisches Flussfeld
>   - räumliche Konstanz
>   - Bewegungsparallaxe
>   - optische Expansion

Die Therapeutin kann die neurophysiologischen Prozesse, die bei ihrem Klienten ablaufen, nicht direkt beobachten. Sie muss aus dem beobachtbaren Verhalten Schlüsse ziehen, ob Defizite in der visuellen Perzeption vorliegen.

Beispiel
Verhaltensweisen, die Kinder wie Ricky zeigen, lassen mit Sicherheit auf Schwierigkeiten in der visuellen Kontrolle der Bewegung im Raum schließen. Ricky konnte sich im Klassenzimmer nicht bewegen, ohne an Gegenstände anzustoßen oder zu stolpern. Er konnte nicht einschätzen, wann der richtige Zeitpunkt war, um die Straße zu überqueren. Alle diese Aufgaben erfordern eine visuelle Analyse, wo im Raum sich Objekte und der eigene Körper befinden.

Die effiziente Bewegungskontrolle, eine Funktion, die grundlegend für alle Aktionen des Menschen ist, ist aber nicht die einzige Leistung des räumlichen Sehens. In Kap. 5.4.6 wird der Einfluss der Raumperzeption auf kognitive Leistungen besprochen.

5.5 Visuell-räumliche Fähigkeiten und Kognition

Bisher wurde die Bewegungskontrolle durch unbewusste visuell-räumliche Verarbeitung beschrieben. Allerdings tragen visuell-räumliche Inputs auch zur bewussten kognitiven Raumwahrnehmung (räumliche Perzeption) bei (Kosslyn u. Koenig 1992). Visuell-räumliche Fähigkeiten sind Bestandteil vieler kognitiver Leistungen (▶ Übersicht 5.4).

> **▶ Übersicht 5.4. Höhere visuell-räumliche Leistungen**
> - Erkennen und Erinnern von räumlichen Beziehungen:
>   - zwischen Merkmalen innerhalb eines Objekts oder Musters,
>   - zwischen zwei oder mehr Objekten und
>   - zwischen der eigenen Person und Objekten.
> - die Fähigkeit, Objekte in der Vorstellung im Raum zu drehen.
> - die Fähigkeit sich vorzustellen, wie ein Objekt aussieht, wenn entweder das ganze Objekt oder Teile davon bewegt wurden.

Beispiel
Diese Leistungen sind nötig, um Beziehungen zwischen Geraden, Winkeln und Kurven in Geometrie oder Architektur zu verstehen oder um sich mögliche Schachzüge vorstellen zu können.
Wir setzen unsere kognitive räumliche Perzeption auch ein, wenn wir uns in einer neuen Umgebung zurechtfinden müssen oder wenn wir in einer vertrauten Umgebung einen Weg finden müssen.

Die Eigenbewegung im Raum wie auch die räumliche Perzeption beruhen auf Funktionen des dorsalen Pfades, die für die Diskrimination räumlicher Eigenschaften (Position, Lage und Größe von Objekten bzw. ihren Teilen) zuständig sind. Abgesehen davon unterscheiden sie sich aber deutlich: Denn das Erkennen von Objekten, die Hauptfunktion des ventralen Pfades, spielt bei der Bewegung im Raum keine Rolle,

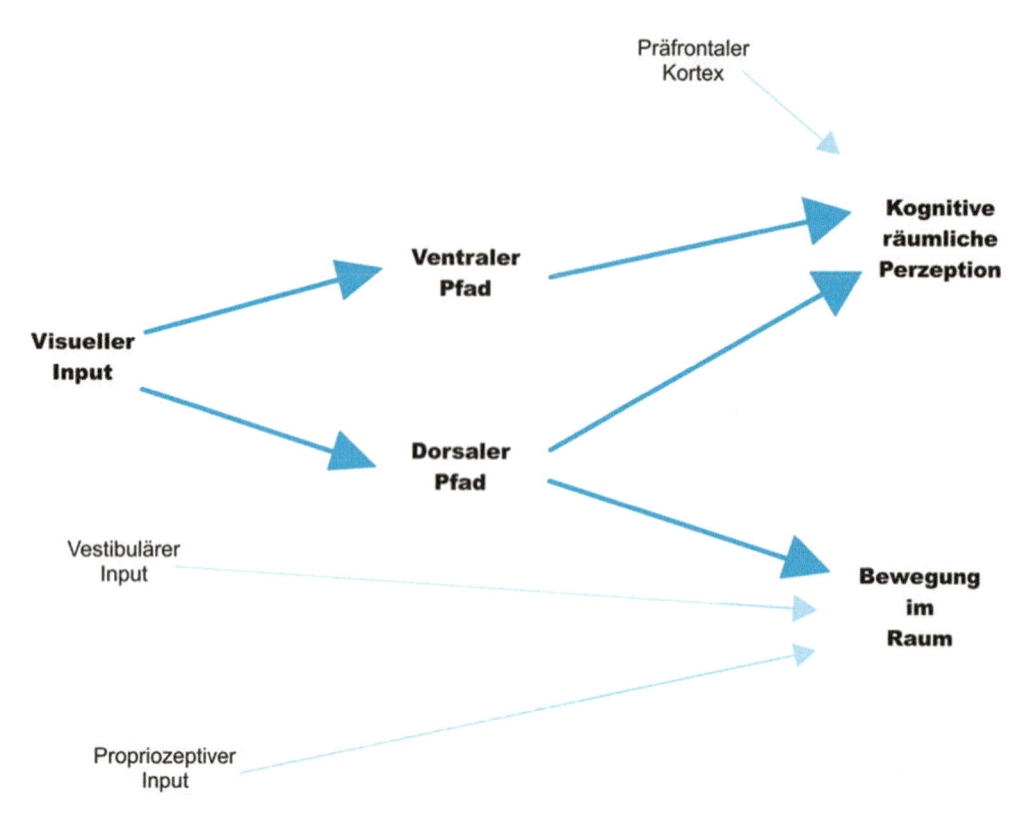

Abb. 5.2. Beitrag des visuellen Systems zu räumlichen Fähigkeiten

ist aber wichtig für die räumliche Perzeption (Kosslyn u. Koenig 1992). Außerdem erfordern räumlich-perzeptive Leistungen eine bewusste kognitive Analyse, die im präfrontalen Kortex stattfindet (Baddeley 1992; Collette et al. 1999; Frith u. Dolan 1996; Mellet et al. 1998). Visuell-räumliche Leistungen bei der Bewegung im Raum laufen dagegen auf einer unbewussten Ebene ab (Abb. 5.2).

> **Wichtig**
>
> Während die **Bewegung im Raum** das Zusammenspiel des vestibulären, propriozeptiven und visuellen Systems erfordert (in erster Linie durch den dorsalen Pfad), hängen **räumlich-perzeptive Leistungen** von Funktionen des ventralen und des dorsalen visuellen Pfades wie auch vom präfrontalen Kortex ab (Abb. 5.2). Die Schnittstelle ist der dorsale Pfad des visuellen Systems, der uns sagt, wo sich Objekte in Relation zu uns selbst und zueinander befinden.

Es werden zwei Hauptgruppen von räumlich-perzeptiven Leistungen unterschieden:

1. räumliches Orientierungsvermögen (Beziehung einer Person zu ihrer Umwelt),
2. objektbezogene räumliche Leistungen (bezieht sich auf Objekte).

5.5.1 Räumliches Orientierungsvermögen

Unter räumlichem Orientierungsvermögen versteht man die Fähigkeit, in einer vertrauten Umgebung von einem Ort zum anderen zu finden, ohne sich zu verirren bzw. einen Weg in einer unbekannten Umgebung zu finden. Je nach den Erfordernissen kann man verschiedene Anteile einzeln oder in Kombination nutzen, die auf den ventralen wie auch auf den dorsalen Pfad zurückgreifen, da Lokalisation und Raumlage von Objekten gleichermaßen entschlüsselt werden müssen (Aguirre u. D' Esposito 1999; Aguirre et al. 1998).

> **Wichtig**
>
> Die Grundlage der räumlichen Orientierung ist das Wissen um die räumliche Beziehung zwischen Punkten im Raum und der eigenen Position.

Bestimmte Merkmale in der Umgebung dienen uns als Orientierungspunkte. Sie geben uns Hinweise, in welche Richtung wir z. B. abbiegen müssen. Mit diesen Orientierungspunkten vertraut zu werden bedeutet, geistige Repräsentationen oder eine Vorstellung von der Lage der vertrauten Orte und ihrer Richtung aufzubauen. Auf diesen internen Richtungssinn und die Erinnerung an die Orientierungspunkte verlassen wir uns, wenn wir unseren Weg in der Umgebung finden.

> **Wichtig**
>
> Das höchste Niveau räumlicher Vorstellung ist die mentale Landkarte der räumlichen Beziehungen zwischen mehreren Orten.

Eine räumliche Darstellung ermöglicht es uns, Schlussfolgerungen über räumliche Beziehungen zu ziehen und versetzt uns dadurch in die Lage, Abkürzungen zu verwenden, unterschiedliche Perspektiven einzunehmen und Modelle oder Landkarten herzustellen.

Schwierigkeiten, einen Weg zu finden, zeigen sich in erster Linie an unbekannten Orten. Patienten mit Hirnläsionen und Störungen klagen, dass sie länger brauchen als Gesunde, um sich Wege an neuen Orten zu merken. Ursache kann sein, dass sie erst lernen müssen, kompensatorische Techniken einzusetzen (Newcombe u. Ratcliff 1989). Fine et al. (1980) beschrieben einen Mann, dem gelang, als Lastwagenfahrer zu arbeiten, weil seine Mitarbeiter ihm täglich eine schriftliche Checkliste von Orientierungspunkten und Abzweigungen zusammenstellten.

Beispiel

Kinder mit Orientierungsschwierigkeiten sind Ergotherapeutinnen gut vertraut. Ricky ist ein gutes Beispiel. 6 Monate lang kam Ricky wöchentlich in die ergotherapeutische Praxis. Es dauerte fast 3 Monate, die Strecke vom Eingang zum Therapieraum zu lernen, obwohl sie nur zwei Abbiegungen beinhaltete. Selbst nach 3 Monaten kam es vor, dass er nicht mehr weiter wusste, wenn er von jemandem aufgehalten wurde.

Es ist nicht bekannt, wie verbreitet Probleme, den Weg zu finden, unter Kindern mit Raumwahrnehmungsstörungen sind. In Studien über Kinder mit Lernbehinderungen werden im Allgemeinen nur standardisierte psychologische Tests wie der Wechsler Intelligenztest (WISC bzw. deutsche Version HAWIK) und standardisierte Schulleistungstests eingesetzt. Derartige Tests zeigen nicht an, ob ein Kind Probleme hat, den Weg zu finden. Sie identifizieren zwar schwerwiegende Störungen in Aktivitäten des täglichen Lebens, aber keine subtilen Probleme.

> **Hinweis**
>
> Kann ein Kind visuelle und verbale Hinweise nutzen, können mit ihm kompensatorische Strategien erarbeitet werden, um seinen Wege zu finden. Wenn Therapeutin, Lehrerin und Eltern erkennen, wie verwirrend Objekte ohne besondere Merkmale auf das Kind wirken können, gibt es Möglichkeiten, ihm zu helfen: Schaffen Sie Orientierungspunkte, indem Sie markante Punkte im Raum (Schreibtische oder Schranktüren) durch besondere Merkmale (Klebepunkte, Fähnchen) kennzeichnen. Das Kind kann die Gegenstände nun leicht identifizieren und sie als Wegweiser benützen, um den Weg erlernen. Das Kind soll den Weg verbalisieren und dabei die entscheidenden Abbiegungen auswendig lernen. Wenn nötig, können schriftliche Richtungsangaben oder Zeichnungen der Orientierungspunkte als weitere Hilfestellung gegeben werden.

5.5.2 Objektbezogene räumliche Fähigkeiten

Ein anderer Aspekt der räumlichen Perzeption bezieht sich auf die räumlichen Merkmale von Objekten selbst. Dazu zählen Leistungen, die von vielen Tests erfasst werden, z. B. mehrere Subtests des HAWIK (Hamburg Wechsler Intelligenztest). Die Definitionen räumlicher Perzeption, die aus der Psychologie kommen, sind häufig auf diese objektbezogenen räumlichen Fähigkeiten beschränkt (Voyer et al. 1995).

> **Cave**
>
> Einige der objektbezogenen Fähigkeiten sind nur durch Merkmale der Tests definiert, die sie überprüfen, und nicht durch ihre Bedeutung für das funktionelle Verhalten im täglichen Leben (Voyer et al. 1995).

Dies ist ein wichtiger Punkt: ein Defizit im Finden des Weges definiert sich dadurch, dass sich jemand häufig verirrt. Schwache Leistungen in einem standardisierten Test der objektbezogenen räumlichen Fähigkeiten können mit funktionellem Verhalten zusammenhängen, müssen aber nicht.

> **Cave**
>
> Obwohl objektbezogene räumliche Defizite mit anderen kognitiven Defiziten in Verbindung gebracht werden (und daher in den meisten Intelligenztests vorkommen), sind die tatsächlichen funktionellen Auswirkungen von schwachen Testergebnissen in räumlichen Tests nicht eindeutig.

Ein zusätzlicher Faktor, der zu Verwechslungen führt, ist die **Komplexität der Tests** selbst. Die meisten Tests erfordern allgemeine kognitive Fähigkeiten wie Aufmerksamkeit, Gedächtnis oder verbales Ausdrucksvermögen. Aufgrund dieser Komplexität ist oft nicht klar, was ein Test genau beurteilt. Ein Kind kann aus verschiedensten Gründen in einem Test schwach abschneiden, der als Test der Raumwahrnehmung definiert ist (Farah 1990; Kolb u. Wishshaw 1995).

Eine weitere Komplikation wird dadurch verursacht, dass **eine räumliche Funktionsstörung von einem Test der Raumwahrnehmung nicht unbedingt identifiziert werden muss.** Manche Tests können mithilfe anderer kognitiver Strategien gelöst werden. Aus einer durchschnittlichen Leistung in einem oder zwei Tests kann nicht mit Sicherheit geschlossen werden, dass keine Raumwahrnehmungsstörung vorliegt (Newcombe u. Ratcliff 1989). Schwache Leistungen in einem Test können nur durch Analyse (Anm.: der Fehler, der erforderlichen Fähigkeiten und der Testbedingungen) interpretiert werden (Ratcliff 1982).

Wie bereits festgestellt, sind die Funktionen des dorsalen Pfades ein gemeinsames Element von Bewegung im Raum und der Raumwahrnehmung. Wenn man sich über die Rolle des dorsalen Pfades bei objektbezogenen Aufgaben im Klaren ist, kann man auch verstehen, welche Aspekte dieser Aufgaben mit räumlichen Fähigkeiten zu tun haben. Bildgebende Verfahren haben gezeigt, dass der dorsale Pfad aktiv ist, wenn man die Position und die Distanz zwischen Objekten beurteilt (Chen et al. 2000) und wenn man in der Vorstellung ein Objekt dreht (Alvisatos u. Petrides 1997; Carpenter et al. 1999; Tagaris et al. 1996). Patienten mit Läsionen im posterioren Parietallappen, wo der dorsale Pfad endet, haben Schwierigkeiten, die Lokalisation eines Objektes oder die Richtung einer Linie zu beurteilen (Benton et al. 1983; Benton u. Tranel 1995; DeRenzi 1985; Warrington u. Rabin 1970). Da der dorsale Pfad mit räumlichen Beziehungen und räumlicher Manipulation (z. B. Verdrehen, Perspektivenwechsel) in Zusammenhang gebracht wird, müssten diese Aspekte von Tests die generellen visuell-räumlichen Fähigkeiten repräsentieren (Chen et al. 2000). Im Folgenden werden zwei verschiedene Arten von visuell-räumlichen Leistungen besprochen:

1. mittels **räumlicher Analyse** analysieren wir die räumlichen Eigenschaften von Objekten,
2. mittels **visueller Konstruktionsfähigkeit** können wir Modelle hinsichtlich ihrer räumlichen Aspekte korrekt nachbauen.

Räumliche Analyse von Objekten

Viele objektbezogene Aufgaben hängen in erster Linie von der Fähigkeit ab, die Position von Objekten und deren räumlichen Beziehungen zueinander zu analysieren.

Beispiel

Es kann sich dabei um ganz einfache Aufgaben handeln, z. B. zwei Linien zu finden, die in dieselbe Richtung zeigen.

Komplexere räumliche Analysen erfordern von der Testperson oft, dass sie im Geiste mitverfolgt, wie eine räumliche Darstellung schrittweise verändert wird, und schließlich das Ergebnis vorhersagt.

Beispiel

Strategiespiele wie Schach hängen stark von dieser Fähigkeit ab. Ein guter Schachspieler kann sich einen möglichen Zug und mögliche Gegenzüge vorstellen. Die Elite der Schachspieler kann sich eine Serie von möglichen Zügen und Gegenzügen vorstellen.

Mit zunehmender Komplexität der Aufgaben wird die Leistung mehr und mehr von den problemlösenden Funktionen des präfrontalen Kortex übernommen.

Beispiel

Eine komplexe Aufgabe, die räumliche Analyse erfordert, ist das Papierfalten (z. B. Origami). Einer Testperson wird ein gefaltetes Blatt Papier mit Löchern (Abb. 5.3) gezeigt. Die Person muss nun sagen, wo auf dem Papier sich die Löcher im ungefalteten Zustand befinden.

Diese Art der Aufgabenstellung ist die Grundlage des **Paperfolding Tests** (Witkin 1950). Die Testperson muss entscheiden, welches Papier mit einer gefalteten Vor-

5.5 Objektbezogene räumliche Fähigkeiten

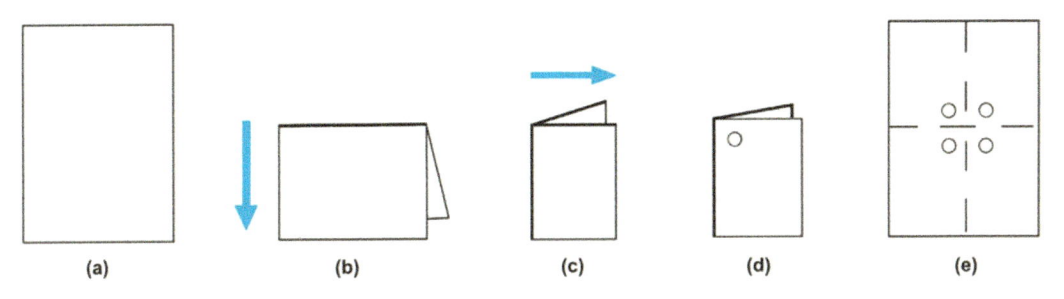

(a) Ein Blatt Papier
(b) In der Hälfte gefaltet
(c) Nochmals in der Hälfte gefaltet
(d) In einer Ecke gelocht
(e) Papier wieder entfaltet

Abb. 5.3. Beispiel für gefaltetes Papier

lage mit Löchern übereinstimmt. Die Schwierigkeit des Tests steigert sich, indem das Blatt immer öfter gefaltet ist. Dies verlangt von der Testperson, dass sie sich immer mehr Schritte des Entfaltens vorstellt.

Obwohl man vom Namen des **Space Visualization Test des SIPT** (Subtest zum räumlichen Vorstellungsvermögen) ableiten könnte, dass er räumliche Analyse erfordert, stimmt dies nicht ganz. Bei den ersten Items des Tests müssen im Grunde genommen Formen verglichen werden. Diese Leistung beruht eigentlich auf der Wahrnehmung der Formkonstanz und ist eine Funktion des ventralen Pfades, nicht des dorsalen. Bei allen weiteren Items muss entschieden werden, welche von zwei gleichen Formen das Loch an der passenden Stelle für den Stecker im Formenbrett hat. Dies erfordert die Analyse der Position eines internen Details. Die schwierigsten Items können nur gelöst werden, wenn man die Form in der Vorstellung dreht. Dieser Subtest des SIPT misst also zwei verschiedene Aspekte der Raumwahrnehmung auf höherem Niveau. Bei Kindern, die nur die ersten Items lösen können, beurteilt dieser Subtest eigentlich die Objektwahrnehmung, nicht aber die räumliche Wahrnehmung.

Der **Figur-Grund-Wahrnehmungstest des SIPT** erfordert keine räumliche Analyse, sondern das Erkennen von Objekten oder Formen vor einem komplexen Hintergrund aus anderen Objekten oder Formen. Die räumliche Beziehung der Objekte ist nicht wichtig. Um sie zu finden ist es auch nicht nötig, die Objekte in der Vorstellung zu drehen.

Visuelle Konstruktionsfähigkeit

> **Wichtig**
>
> Konstruktive Leistungen sind eine Kombination von perzeptiver und motorischer Aktivität.

Zeichnen und Zusammenbauen sind typische Ausdrucksformen dieser Funktion. Das Bauen hat einen starken räumlichen Aspekt. Die Aufgabe, eine zwei- oder dreidimensionale Vorlage genau zu reproduzieren, kann nur gelöst werden, wenn man die räumlichen Beziehungen zwischen den Elementen der Vorlage erfasst. Konstruktion erfordert nicht nur räumliche Fähigkeiten des dorsalen Pfades und grundlegende Formwahrnehmung des ventralen Pfades, sondern auch ein breites Spektrum an kognitiven Fähigkeiten wie Aufmerksamkeit, Konzentration und Sprachverständnis für die verbale Instruktion.

Obwohl konstruktiven Aufgaben also komplexe Fähigkeiten zugrunde liegen, zeigen Patienten mit parietalen Läsionen (die den dorsalen, nicht aber den ventralen Pfad geschädigt haben) markante Schwierigkeiten, die für das Nachbauen erforderlichen räumlichen Beziehungen auch nur ansatzweise zu erfassen.

Es werden zwei Arten von konstruktiven Fähigkeiten unterschieden:
— Zeichnen bzw. Abzeichnen und
— Nachbauen.

(Ab)Zeichnen

Konstruktive Leistungen werden am häufigsten anhand von Aufgaben zum (Ab)Zeichnen überprüft. Diese Aufgaben erfordern die Fähigkeit zur Imitation und das Wiedergeben eines visuellen Eindrucks nach einer Vorlage oder aus dem Gedächtnis. Die Vorlagen sind zweidimensional, können aber dreidimensionale Objekte darstellen. Sie reichen von einfachen Linien bis zu komplexen Formkombinationen.

Das Zeichnen nach verbaler Anleitung erfordert eine visuelle Vorstellung. Zwar ist vieles über die Fähigkeiten, die dem Zeichnen zugrunde liegen, noch unbekannt, doch einige Anhaltspunkte können der entwicklungs- und neuropsychologischen Forschung entnommen werden:

In der kindlichen Entwicklung finden sich einige unterschiedliche Aspekte der Zeichenfähigkeit: Das Differenzieren und das Reproduzieren von Formen sind zwei separate Leistungen. Bereits im Alter von 6 Monaten können Kinder einfache Formen wie ein Quadrat und einen Kreis unterscheiden, aber erst mit 3 Jahren können sie einen Kreis und nicht vor 4 Jahren ein Quadrat zeichnen.

Dass das Abzeichnen einen starken perzeptiven Anteil hat, zeigt sich daran, wie sich die Fähigkeit entwickelt. Um ein Quadrat abzuzeichnen, muss man waagerechte und senkrechte Linien ziehen können. Obwohl 3-jährige Kinder dies schon beherrschen, dauert es noch mehrere Jahre, bis ein Kind die perzeptiven Voraussetzungen erlangt hat, um das Quadrat zu analysieren und seine waagerechten und senkrechten Linien auf dem Papier so anzuordnen, dass ein Quadrat entsteht.

Maccoby u. Bee (1965) studierten die Fähigkeit abzuzeichnen an Kindergartenkindern. Sie kamen zu dem Schluss, dass Fehler dadurch entstünden, dass die Kinder die Attribute einer Form nicht erfassen konnten. Zu diesen Attributen zählen die Anzahl und Neigung von Linien und die Größe von Winkeln, ob Linien gebogen oder gerade sind, ob eine Form offen oder geschlossen ist. Die Kinder in der Studie konnten Formen richtig zuordnen und erkannten auch, wenn sie Formen falsch abgezeichnet hatten.

> **Wichtig**
> Die Leistung der Kinder ist auch von der Untersuchungsmethode abhängig.

Zuerst können sie nachahmen, wie man Striche zieht, die geringe Anforderungen an die Perzeption von Attributen oder das Gedächtnis stellen.

Dann können sie Vorlagen mit Stäbchen nachlegen, kurze Zeit später können sie diese Vorlagen auch abzeichnen.

Das höchste Niveau ist es, eine Vorlage auf dem Gedächtnis nachzuzeichnen. Diese Aufgabenstellung überprüft auch die Merkfähigkeit und wird von kleinen Kindern nicht verlangt.

Es hat sich auch gezeigt, dass der Hintergrund einen Einfluss darauf hat, wie genau Kinder die Richtung von Strichen und Formen wiedergeben können (Naeli u. Harris 1976). Wenn die Versuchspersonen (Kinder im Kindergartenalter) zum Abzeichnen von Dreiecken und Quadraten dreieckige Blätter erhielten, konnten sie die Dreiecke genauer zeichnen als die Vierecke. Dies widerspricht der normalen Entwicklung, in der Dreiecke auf Vierecke folgen.

Der **Design Copying Test des SIPT** ist ein Beispiel für einen Test, der die konstruktiven Fähigkeiten anhand des Abzeichnens überprüft. In Teil 1 müssen die Kinder nach einer Vorlage Linien in einen Punktraster zeichnen. Der Punktraster liefert Hinweise für die räumlichen Beziehungen der Linien. In Teil 2 müssen Formen freihand abgezeichnet werden. In der Auswertung dieses Subtests wird neben der Korrektheit der Zeichnungen auch das Vorgehen der Kinder berücksichtigt. Diese Analyse geht auch auf die räumlichen Beziehungen zwischen den Elementen ein (z. B. Spiegelung und Umkehrung).

Handschrift

Das Schreiben ist in der Grundschule eine besonders wichtige Leistung. Eine schlechte Raumaufteilung der Zahlen und Buchstaben kann Fehler bei mathematischen Aufgaben, Unleserlichkeit und unordentliche Hausaufgaben zur Folge haben. Beherrscht man das Schreiben, so wird visuelle Information nur verwendet, um räumliche Aspekte zu überprüfen, d. h. die waagerechte Ausrichtung und korrekte Abstände zwischen den Wörtern sicherzustellen.

> **Wichtig**
> Schreibanfänger müssen auch ihre Schreibbewegungen visuell kontrollieren.

Das Formen der Buchstaben in Druckschrift erfordert eine ähnliche räumliche Analyse wie das Abzeichnen geometrischer Formen. Formenabzeichnen geht im Allgemeinen dem Schreiben voran (Ziviani 1995). Störungen der Raumwahrnehmung können sich in Fehlern der Form von einzelnen Buchstaben oder in

Unregelmäßigkeiten in der Richtung oder Größe der Buchstaben zeigen.

Das Schreiben erfordert Raumaufteilung auf dem Blatt Papier bzw. auf der Heftseite. Dabei wird auch erwartet, dass Seitenränder und die Schreibrichtung von oben nach unten und von links nach rechts eingehalten werden. Eine Zeile soll waagerecht und gerade sein und mehrere Zeilen sollen parallel verlaufen.

Schreibanfänger schreiben auf liniertes Papier, so dass die Aufgabe eigentlich ist, Buchstaben und Ziffern genau auf der Zeile zu schreiben und die Größe der Buchstaben und Ziffern an die Zeilengröße anzupassen.

Zu den häufigsten räumlichen Fehlern beim Schreiben zählen falsche und ungleichmäßige Abstände zwischen Schreibeinheiten (Stott et al. 1985; Ziviani u. Elkins 1984), entweder in Form von zu großen Abständen zwischen Buchstaben oder zu kleinen Abständen zwischen Wörtern.

Nachbauen

Eine zweite Gruppe von konstruktiven Fähigkeiten verlangt, dass Objekte so manipuliert und zusammengesetzt werden, dass das Endprodukt einem Modell (Vorlage) entspricht. Solche Aufgaben stellen geringere Ansprüche an Gedächtnis und Vorstellungsvermögen. Die Lösung kann auch mit einer Versuchs-Irrtums-Strategie erreicht werden. Im Übrigen sind die Anforderungen an die Raumwahrnehmung ähnlich wie bei Papier-Bleistift-Aufgaben. Zum Nachbauen gibt es bislang weniger Forschung als zum Abzeichnen.

Eine einfache Aufgabe zum Nachbauen kommt in den meisten Tests für kleine Kinder vor: das Nachbauen eines Modells aus einigen Würfeln. In der Normalentwicklung stapeln Kinder Bausteine erst zu Türmen, bevor sie sie in einer Reihe aufstellen können (Stiles-Davis 1988). Vorlagen zum Nachbauen mit Würfeln von der Brücke aus drei Würfeln bis zur Treppe aus 10 Würfeln für alle Altersstufen bis 6 Jahre finden sich z. B. in den Entwicklungsskalen von Gesell (Gesell et al. 1940)[3]. Bei größeren Kindern und Erwachsenen gibt das Entwicklungsalter, auf dem sie die Konstruktionsaufgaben nicht mehr lösen können, einen Hinweis auf den Schweregrad der visuell-räumlichen Behinderung (Lezak 1995).

Im **HAWIK** kommen komplexere zweidimensionale Vorlagen vor bei folgenden Subtests:
- Block Design
- Object Assembly
- Stick Construction
- Parquetry Blocks

Der **SIPT-Subtest Constructional Praxis** erfordert, dass komplexe dreidimensionale Modelle nachgebaut werden. In Teil 2 werden die räumlichen Beziehungen zwischen den einzelnen Steinen analysiert, ob die Steine z. B. verschoben sind oder in einem falschen Winkel zueinander liegen.

5.6 Konstruktive Fähigkeiten und Hirnfunktionsstörung

Einschränkungen der konstruktiven Fähigkeiten, die aus einer rechtshemisphärischen Läsion resultieren, sind mit einer Raumwahrnehmungsstörung verbunden, die nach linksseitigen Schädigungen nicht auftreten. Zu den häufigen räumlichen Fehlern gehören der Verlust für die Gesamtkonzeption der Vorlage wie auch die Unfähigkeit, die räumlichen Beziehungen der Einzelteile zueinander zu erkennen. Daraus folgen falsch ausgerichtete Formen, falsche Abstände zwischen den Einzelelementen und Schwierigkeiten mit der dreidimensionalen Darstellung. Schwerwiegende Störungen führen zu stückweisen, fragmentarischen Zeichnungen (Guerin et al. 1999; Lezak 1995). Dieselben räumlichen Fehler beim zeichnerischen Konstruieren finden sich bei Kindern mit angeborenen Schäden in der rechten Hemisphäre und bei Kindern mit Raumwahrnehmungsstörungen im Rahmen anderer zerebraler Dysfunktionen (Bellugi et al. 1988; Stiles-Davis 1988). Im Allgemeinen ist die Formwahrnehmung dieser Kinder nicht beeinträchtigt.

Kinder mit Lernbehinderungen zeigen zum Teil räumliche Defizite. Zum Beispiel kann ein Kind die räumlichen Beziehungen innerhalb einer Figur durcheinander bringen, ein anderes Schwierigkeiten mit der Richtung oder den räumlichen Beziehungen zwischen mehreren Figuren haben (Henderson 1992, 1992-1993), ein weiteres eher Schwierigkeiten mit der Erfassung der Gesamtkonzeption der Vorlage als mit internen Details (Denkla 1985).

> **Wichtig**
>
> Es gibt kein »Zeichenzentrum« im Gehirn (Kosslyn u. Koenig 1992).

Studien zu konstruktiven Störungen haben gezeigt, dass viele verschiedene Teilfähigkeiten für das Zeichnen nötig sind.

---

3 Anmerkung: Auch der MAP (Miller Assessment for Preschoolers, Miller 1987) enthält altersgemäße Vorlagen für Kinder zwischen 2;9 und 5;8 Jahren.

Beispiel

Ratcliff (1991) beschreibt dies an zwei Patienten, bei denen er eine bemerkenswerte Diskrepanz zwischen der Formwahrnehmung und der Raumwahrnehmung festgestellt hatte: einer der beiden Patienten konnte außergewöhnlich realitätsgetreue Kopien von Bildern zeichnen. Sie waren zwar nicht detailgetreu, erfassten aber alle wesentlichen Merkmale des Originals. Beim Abzeichnen von Vorlagen, die bedeutungslose geometrische Formen zeigten, waren seine Endprodukte hingegen verzerrt und unvollständig.

Der zweite Patient konnte Objekte nicht erkennen und auch einfache Objekte nicht nach Anleitung zeichnen. Dieser Patient konnte aber die räumlichen Beziehungen zwischen den Teilen, Kanten und Konturen von komplexen geometrischen Vorlagen analysieren und genau wiedergeben. Er zeichnete Linie für Linie und achtete darauf, wie die Elemente zueinander lagen. Er konnte Bilder von Objekten abzeichnen, aber nicht erkennen, was er gezeichnet hatte.

Diese Patienten illustrieren anschaulich, dass die Wahrnehmung von Form und die Wahrnehmung von Raum zwei getrennte Funktionen sind.

Zwischen visuell-räumlichen und konstruktiven Leistungen und kognitiven Fähigkeiten besteht also ein enger Zusammenhang (◘ Übersicht 5.5). Um konstruktive Fähigkeiten beurteilen zu können, ist weitere Forschung nötig. Sind die Komponenten einmal klar, können genauere Behandlungsmaßnahmen entwickelt werden.

> **Hinweis**

Es ist wichtig zu beobachten und zu notieren, wie ein Kind an die Lösung konstruktiver Aufgaben herangeht (Loikith 1997).

◘ **Übersicht 5.5. Raumwahrnehmung und Kognition**
- **Visuell-räumliche Fähigkeiten** haben einen entscheidenden Einfluss auf die Kognition. Sich in der Nachbarschaft, dem Schulgelände und der Stadt zurechtzufinden, hängt weitgehend von diesen Fähigkeiten ab. Auch beim Lösen geometrischer Probleme, beim Schachspielen, beim Reparieren einer Maschine oder beim Planen eines Gebäudes sind diese Fähigkeiten wichtig. Sogar elementare Kulturtechniken wie das Schreiben oder das Auflisten von Zahlen in Form einer ▼

Addition hängen von den räumlichen Fähigkeiten ab.
- **Standardisierte Tests der Raumwahrnehmung** können eingesetzt werden, um die räumlichen Fähigkeiten zu beurteilen. Die Testergebnisse sagen aber nichts über die Leistungen und Probleme des Kindes im täglichen Leben aus. Schwache Testergebnisse legen zwar nahe, dass das Kind Schwierigkeiten mit dem Schreiben oder mit Mathematik hat, aber dies muss nicht der Fall sein.
- Zur Klärung, ob eine visuell-räumliche Wahrnehmungsstörung Schwierigkeiten in der Alltagsbewältigung verursacht, werden am besten die **Strategien** analysiert, die das Kind zur Lösung einer Aufgabe einsetzt.

5.7 Zusammenfassung und Fazit

Fazit

- **Visuelle Wahrnehmung** bezeichnet den Prozess, in dem das, was wir sehen, entschlüsselt wird. Wir verarbeiten es zu Information darüber, **was** in der visuellen Welt um uns vorhanden ist und **wo** es ist (Marr 1982).
- Anatomisch unterscheidbare neuronale Pfade dienen der »Was« und »Wo«-Funktion:
  - der ventrale Pfad ist für die Objektwahrnehmung (»Was«) zuständig,
  - der dorsale Pfad ist für die räumliche Perzeption bzw. Raumorientierung (»Wo«) zuständig.
- Der **dorsale Pfad dient zwei Funktionen**:
  - der Kontrolle der aktiven Bewegung im Raum und
  - der räumlichen Perzeption.
- Die visuelle Bewegungssteuerung im Raum wie auch die Diskrimination der räumlichen Merkmale eines Objekts geschieht im dorsalen Pfad, aber die visuellen Informationen für beide Leistungen werden in verschiedenen Bereichen des ZNS weiter integriert:
- Die visuellen Informationen für die **Bewegungskontrolle im Raum** werden im posterioren Parietallappen mit vestibulären, propriozeptiven und taktilen Reizen integriert. Die räumlichen Informationen werden direkt zum motorischen System geschaltet. Diese ▼

visuell-räumlichen Informationen werden auf einer unbewussten Ebene für Funktionen vom Auslangen über das Greifen bis zu Ganzkörperbewegungen verwendet.
- Die **räumliche Perzeption** greift auf den dorsalen wie auch auf den ventralen Pfad zurück, um visuelle Informationen zu erhalten, die mit anderen kortikalen Bereichen integriert sind, die nichts mit Bewegung zu tun haben. Raumwahrnehmung erfordert Erinnerung an die wahrgenommenen Objekte und ihre bewusste Analyse. Sie hängt damit von zunehmend komplexen Interaktionen dieser verschiedenen Bereiche ab.
- Die visuelle Bewegungskontrolle und die Raumwahrnehmung hängen von **Funktionen des dorsalen Pfades ab**. Trotzdem bedeutet eine **Funktionsstörung** in einem der beiden Bereiche nicht automatisch auch eine Störung des anderen. Wie an einem Fallbeispiel in diesem Kapitel gezeigt wird, können Probleme in der Raumwahrnehmung von motorischen Problemen oder propriozeptiven Defiziten begleitet sein. Eine schwache Leistung in einem Raumwahrnehmungstest ist aber niemals ein Hinweis auf eine Bewegungsstörung!
- Die Raumwahrnehmung ist seltener als die visuelle Bewegungskontrolle von einer sensorischen Integrationsstörung betroffen.
- Aufgrund der Komplexität der Raumwahrnehmungstests ist es schwierig zu bestimmen, was genau ein Test bei einem Kind beurteilt. Der Subtest **Space Visualization** (räumliches Vorstellungsvermögen) des SIPT z. B. erfordert viele Fertigkeiten, die über die räumliche Analyse hinausgehen. Die Ursache für ein schwaches Ergebnis in diesem Test könnten auch kognitive Defizite sein. Andererseits setzt ein intelligentes Kind möglicherweise andere Strategien ein, um für Defizite in der Raumwahrnehmung zu kompensieren. Ein schwacher Wert im SIPT-Subtest **Space Visualization** muss also nicht unbedingt auf eine sensorisch-integrative Funktionsstörung zurückzuführen sein.
- In der **ergotherapeutischen Diagnostik** ist zu berücksichtigen, dass räumliche Funktionsstörungen auf zwei sehr verschiedene Weisen zutage treten können.

5.8 Literatur

Anmerkung zur Übersetzung: Um bei der spezialisierten Materie dieses Kapitels zu gewährleisten, dass die Informationen korrekt wiedergegeben und vor allem die richtigen deutschsprachigen Fachausdrücke verwendet werden, wurde das Lehrbuch von Karnath u. Thier (2003) Neuropsychologie (Springer-Verlag), zu Hilfe genommen. An einigen Stellen wurde der Originaltext mit besonders gut verständlichen Erklärungen oder Beispielen aus diesem Buch ergänzt. Diese Stellen sind als solche gekennzeichnet.

Aguirre, G. K., u. D'Esposito, M. (1999). Topographical disorientation: A synthesis and taxonomy. Brain, 122, 1613–1628

Aguirre, G. K., Zarahn, E., u. D'Esposito, M. (1998). Neural components of topographical representation. Proceedings of the National Academy of Science USA, 95, 839–846

Alvisatos, B., u. Petrides, M. (1997). Functional activation of the human brain during mental rotation. Neuropsychologia, 35(2), 111–118

Atkinson, J. (1993). A neurobiological approach to the development of 'where' and 'what' systems for spatial representation in human infants. In N. Eilan, R. McCarthy, u. B. Brewer, (Eds.), Spatial representation (pp. 325–339). Cambridge, MA: Blackwell

Barnard, N., Crewther, S. G., u. Crewther, D. P. (1998). Development of a magnocellular function in good and poor primary school-age readers. Optometric Vision Science, 75, 162–168

Baddeley, A. (1992). Working memory. Science, 255, 556–559

Bellugi, U., Sabo, H., u. Vaid, J. (1988). Spatial delicitsin children with Williams Syndrome. In J. Stiles-Davis, M. Kritehevsky, u. U. Bellugi (Eds.), Spatial cognition: Brain basesfor development (pp. 273–298). Hillsdale, NJ, Erlbaum

Benton, A., Hamsher, K., Varney, N., u. Spreen, 0. (1983). Contributions to neuropsychological assessment. New York: Oxford University

Benton, A., u. Tranel, D. (1993). Visuoperceptual, visuospatial, and visuoconstructive disorders. In K. M., Heilman, u. E. Valenstein, (Eds.), Clinical neuropsychology (3rd ed., pp. 165–213). New York: Oxford University

Bertenthal, B. I., u. Clifton, R. K. (1998). Perception and action. In W. Damon, (Ed. in chief), D. Kuhn, u. R. Siegler (Vol. Eds.), Handbook of child psychology, 5th ed. vol. 2, Cognition, perception and language (pp. 51–102). New York: John Wiley u. Sons

Butterworth, G., u. Cicchetti, D. (1978). Visual calibration of posture in normal and motor retarded Down's syndrome infants. Perception: 7, 513–525

Carpenter, P. A., Just, M. A., Keller, T. A., Eddy, W., u. Thulborn, K. (1999). Graded functional activation in the visuospatial system with the amount of task demand. Journal of Cognitive Neuroscience, 11,9–24

Chen, J., Myerson, J., Hale, S., u. Simon, A. (2000). Behavioral evidence for brain-based ability factors in visuospatial information processing. Neuropsychologia, 38, 380–387

Collette, F., Salmon, E., Linden, M. V. D., Chicherio, C., Belleville, S., Degueldre, C., Delfiore, G., u. Franck, G. (1999). Regional brain activity during tasks devoted to the central executive of working memory. Brain Research: Cognitive Brain Research, 7, 411–417

Demb, J. B., Boynton, G. M., Best, M., u. Heeger, D. J. (1998). Psychophysical evidence for a magnocellular pathway deficit in dyslexia. Vision Research, 38,1555–1559

Denkla, M. B. (1985). Motor coordination in dyslexic children: Theoretical and clinical implications. In F. Duffy, u. N. Geshwind (Eds), Dyslexia: Theoretical and clinical implications (pp. 187–195). Boston: Little Brown

DeRenzi, E. (1985) Disorders of spatial orientation. In, J. Fredricks (Ed.), Handbook of clinical neurology, vol. 1, Clinical neuropsychology (pp. 405–422). New York: Elsevier Science

Engel (2003) ▨

Farah, M. J. (1990). Visual agnosia: Disorders of object recognition and what they tell us about normal vision. Cambridge, MA: MIT

Fine, E., Mellstrom. M., Mani, S., u. Timmins, J. (1980). Spatial disorientation and the DykeDavidoff-Masson syndrome. Cortex, 16, 493–499

Frith, C., u. Dolan, R. (1996). The role of the prefrontal cortex in higher cognitive functions. Brain Research: Cognitive Brain Research, 5, 175–181

Gesell, A., Halverson, H., Thompson, H., Ilg, F., Castner, B., Ames, L., u. Amatruda, C. (1940). The first five years of life. New York: Harper and Row

Gibson, J. J. (1966). The senses considered as perceptual systems. Boston: Houghton-Mifflin

Gibson, J. J. (1979). The ecological approach to visual perception. Boston: Houghton-Mifflin

Gibson (1998) ▨

Girard, P., Salin, P., u. Bullier, J. (1991). Visual activity in areas V3A and V3 in the macaque monkey. Journal of Neurophysiology, 66, 1493–1503.

Girard, P., Salin, D., u. Bullier, J. (1992). Response selectivity in neurons in area MT in the macaque monkey during reversible inactivation of area VI. Journal of Neurophysiology, 67, 1–10

Goodale, M. (2000). Perception and action in the human visual system. In M. S. Gazzaniga (Ed.). The new cognitive neurosciences (2nd ed., pp. 365–377). Cambridge, MA: MIT

Goodale, M., u. Milner, L. S. (1992). Separate visual pathways for perception and action. Trends in Neurosciences, 15, 20–25

Goodale, M. A., Meenan, J. P., Bulthoff, H. H., Nicolle, D. A., Murphy, K. J., u. Racicot, C. 1. (1994). Separate neural pathways for the visual analysis of object shape in perception and prehension. Current Biology, 4, 604–6 10

Guerin, F., Ska, B., u. Bellville, S. (1999). Cognitive processing of drawing abilities. Brain and Cognition, 40, 464–478

Haarmeier (2003) ▨

Henderson, A. (1973). Body schema and the visual guidance of movement. In A. Henderson u. J. Coryell (Eds.). The body senses and perceptual deficit. Proceedings of the Occupational Therapy Symposium, Boston University, March, 1972 (pp. 1–15). Boston: Author

Henderson, A. (Fall 1992). A functional typology of spatial disabilities and disabilities. Part 1. Sensory Integration Quarterly, 20, 1–6

Henderson, A. (Winter 1992–1993). A functional typology of spatial disabilities and disabilities. Part 1. Sensory Integration Quarterly, 20, pp. 1–5

Hendry, S. H. C., u. Calkins, D. J. (1998). Neuronal chemistry and functional organization in the primate visual system. Trends in Neurosciences, 21, 344–349

Jakobson, L. S., u. Goodale, M. A. (1994). The neural substrates of visually guided prehension: The effects of focal brain damage. In K. M. B. Bennett u. U. Castiello (Series Eds.), G. E.. Stelmach, u. P. A. Vioon, (Vol. Eds.). Advances in psychology, Vol. 105. Insights into the reach and grasp movements (pp. 199–214). North-Holland: Elsevier Science

Jeannerod, M. (1981). Intersegmental coordination during reaching at natural visual objects. In J. Long u. A. Baddeley (Eds.). Attention and performance IX (pp. 153–168). Hillsdale, NJ: Erlbaum

Jeannerod, M. (1994). Object oriented action. In K. M. B. Bennett u. U. Castiello (Series Eds.). G. E. Stelmach, u. P. A. Vioon, (Vol. Eds.). Advances in psychology, Vol. 105. Insights into the reach and grasp movements (pp. 129–150). North Holland: Elsevier Science

Jeannerod, M., (1997). The cognitive neuroscienc'e of action. Cambridge, MA: Blackwell

Jeannerod, M., u. Biguer, (1982). Visuomotor mechanisms in reaching within extrapersonal space. In D. Ingle, M. A. Goodale, u. R. Mansfield (Eds.) Advances in the analysis of visual behavior (pp. 387–409). Cambridge, MA: MIT

Karnath, H. O., Thier P (2003) Neuropsychologie. Springer, Berlin Heidelberg

Kandel, E. R., Schwartz, J. H., u. Jessell, T. M. (1991). Principles of neural science. New York: Elsevier

Kellman, P., u. Banks, M. (1998). Infant visual perception. In W. Damon (Ed. in Chief), D. Kuhn, u. R. Siegler (Vol. Eds.). Handbook of child psychology, 5th Ed. Vol. 2. Cognition, perception and language (pp. 103–146). New York: John Wiley u. Sons

Kephart, N. C. (1960). The slow learner in the classroom. Columbus, Ohio: Merrill

Kolb, B., u. Whishaw, 1. (1995). Fundamentals of human neuropsychology (4th ed). New York: W. H. Freeman

Kosslyn, S. M., u. Koenig, 0. (1992). Wet mind. New York: Free

Lackner, J. R., u. DiZio, P. A. (2000). Aspects of body self-calibration. Trends in Cognitive Sciences, 4,279–288

Lappin, J. S. (1990). Perceiving the metric structure of environmental objects: form, motion, self-motion, and stereopsis. In R. Warren u. A. H. Wertheim (Eds.). Perception and control of self-motion (pp. 541–578). Hillsdale, NJ: Erlbaum

Lee, D. N., u. Aronson, E. (1974). Visual proprioceptive control of standing in human infants. Perception and Psychophysics, 15, 529–532

Lezak, M. D. (1995). Neuropsychological assessments (3rd ed.). New York, Oxford University

Livingstone M. (1993). Parallel processing in the visual system and the brain: Is one subsystem selectively affected in dyslexia? In A. M. Galaburda (Ed.). Dyslexia and development:

Neurobiological aspects of development (pp. 237–257). Cambridge, MA: Harvard University

Livingstone, M. S., Rosen, G. D., Drielane, F. W., u. Galaburda, A. M. (1991). Physiological and anatomical evidence for a magnocellular defect in developmental dyslexia. Proceedings of the National Academy of Science USA, 88, 7943–7947

Loikith, C. C. (1997). Visual perception: Development, assessment, and intervention. In M. Gentile (Ed.). Functional visual behavior: A therapist's guide to evaluation and treatment options (pp. 197–247). Bethesda, MD: American Occupational Therapy Association

Marr, D. (1982). Vision: A computational investigation into the human representation and processing of visual information. San Francisco: Freeman

McCarthy, R. (1993). Assembling routines and addressing representations: An alternative conceptulization of 'what' and 'where' in the human brain. In N. Eilan, R. McCarthy, u. B. Brewer. (Eds). Spatial representation (pp. 373–399). Oxford, UK: Blackwell

Maccoby, E. E., u. Bee, H. L. (1965). Some speculations concerning the gap between perceiving and performing. Child Development, 36, 367–378

Mellet, E., Petit, L., Mazoyer, B., Denis, M., u. Tzourio, N. (1998). Reopening the mental imagery debate: Lessons from functional anatomy. Neuroimage, 8, 129–139

Miller (1987) ⊠

Milner, A. D., u. Goodale, M. A. (1993). Visual pathways to perception and action. In T. P. Hicks, S. Molotchnikoff, u. T. Ono (Eds.). The visually responsive neuron: From basic neurophysiology to behavior (pp. 317–337). New York: Elsevier Science

Mishkin, M., Ungerleider, L., u. Macko, K. (1983). Object vision and spatial vision: Two cortical pathways. Trends in Neuroscience, 6, 414–417

Mountcastle, V. B. (1995). The parietal system and some higher brain functions. Cerebral Cortex, 5, 377–390

Myklebust, H. R. (1975). Nonverbal learning disabilities: Assessment and intervention. In H. R. Myklebust (Ed.). Progress in learning disabilities (pp. 85–121). New York: Grune u. Stratton

Naeli, H., u. Harris, P. (1976). Orientation of the diamond and the square. Perception, 5, 77–78

Nashner, L.M. (1985). Strategies for organization of human posture. In M. Igarashi Blac (Ed.). Vestibular and visual control of posture and locomotion equilibrium. Basel, Switzerland: Karger

Newcombe, F., u. Russell, W. R. (1969). Dissociated visual perceptual and spatial deficits in focal lesions of the right hemisphere. Journal of Neurology, Neurosurgery, and Psychiatry, 32, 73–81.

Newcombe, F., Ratcliff, G., u. Damasio, H. (1987). Dissociable visual and spatial impairments following right posterior cerebral lesions: Clinical, neuropsychological, and anatomical evidence. Neuropsychologia, 25, 149–161

Newcombe, F., u. Ratcliff, G. (1989). Disorders of visuospatial analysis. In E. Boller u. J. Grafman, (Eds.). Handbook of neuropsychology (Vol. 2, pp. 333–356). New York: Elsevier

O'Conner, M., u. Padula W. (1997). Visual rehabilitation of the neurologically involved. Gentile, M. (Ed.). Functional visual behavior: Therapist's guide to evaluation and treatment options (pp. 295–319). Bethesda, MD: American Occupational Therapy Association

Owen, D. H. (1990). Lexicon of terms for the perception and control of self-motion and orientation. In R. Warren u. A. H. Wertheim (Eds.). Perception and control of self-motion (pp. 33–50). Hillsdale, NJ: Erlbaum

Ratcliff, G. (1982). Disturbances of spatial orientation associated with cerebral lesions. In M. Potegal (Ed.). Spatial abilities: Development and physiological foundations (pp. 301–331). New York: Academic.

Ratcliff, G. (1991). Brain and space: Some deductions from clinical evidence. In J. Paillard, (Ed.). Brain and space (pp. 237–250). Oxford, UK: Oxford University

Shen, L., Hu, X., Yacoub, E., u. Ugurbil, K. (1999). Neural correlates of visual form and visual spatial processing. Human Brain Mapping, 8, 60–71

Sieg, K. W. (1988). A. Jean Ayres. In B. R. J. Miller, K. W. Sieg, F. M. Ludwig, S. D. Shortridge, u. J. Van Deusen (Eds.). Six perspectives on theory for practice of occupational therapy (pp. 95–142). Rockville, MD: Aspen

Stein, J. P. (1991) Space and the parietal association areas. In J. Paillard (Ed.), Brain and space (pp. 185–222). Oxford, UK: Oxford University

Stein, J., Talcott, J., u. Walsh, V. (2000). Controversy about the visual magnocellular deficit in developmental dyslexics. Trends in Cognitive Sciences, 4, 209–211

Stiles-Davis L (1988). Spatial dysfunctions in young children with right cerebral injury. In J. Stiles-Davis, M. Kritchevsky, u. U. Bellugi (Eds.), Spatial cognition: Brain bases for development (pp. 251–272). Hillsdale, NJ: Erlbaum

Stoffregen, T. A., u. Ricco, G. E. (1988). An ecological theory of orientation and the vestibular system. Psychological Review, 95, 3–14

Stott, D. H., Moyes, F. A., u. Henderson, S. E. (1985). Diagnosis and remediation of handwriting problems. Guelph, Ontario: Brook Educational

Tagaris, G. A., Kim, S. G., Strupp, J. P., Andersen, P., Ugurbil, K., u. Georgopoulos, A. P. (1996). Quantitative relations between parietal activation and performance in mental rotation. Neuroreport, 7, 773–776

Titcombe, R. E., Okoya, R., u. Schiff, S. (1997). Introduction to the dynamic process of vision. In M. Gentile (Ed.). Functional visual behavior: A therapist's guide to evaluation and treatment options (pp. 3–39). Bethesda, MD: American Occupational Therapy Association

Ungerleider, L. G., u. Haxby, J. V: (1994). ‚What' and ‚where' in the human brain. Current Opinion in Neurobiology, 10, 157–165

Ungerleider, L., u. Mishkin, M. (1982) Two cortical visual systems. In D. J. Ingle, M. A. Goodale, u. R. J. Mansfield (Eds). Analysis of visual behavior (pp. 549–585). Cambridge, MA: MIT

Vidyasagar, T. R., u. Pammer, K. (1999). Impaired visual search in dyslexia relates to the role of the magnocellular pathway in attention. Neuroreport, 10, 61283–61287 von Cramon, D., u. Kerkhoff, G. (1993). On the cerebral organization of elementary visuo-spatial perception. In B. Gulyas, D. Ottoson, u. P. E. Roland (Eds.). Functional organisation of the human visual cortex (pp. 211–231). Oxford, UK: Pergamon

Voyer, D., Voyer, S., u. Bryden, M. P. (1995). Magnitude of sex differences in spatial abilities: A meta-analysis and consideration of critical variables. Psychological Bulletin, 117, 250–270

Walther-Müller, P. U. (1995). Is there a deficit of early vision in dyslexia? Perception, 24, 8919–8936

Warren. W. H. (1984). Perceiving affordances:Visual guidance of stair climbing. Journal of Experimental Psychology, Human Perception and Performance, 10, 683–703

Warren, R. (1990). Phenomena, problems, and terms. In R. Warren, u. A. H. Wertheim (Eds.). Perception u. control of self-motion (pp. 1–32). Hillsdale, NJ: Erlbaum

Warren, W., u. Whang, S. (1987). Visual guidance of walking through apertures. Journal Experimental Psychology: Human Perception and Performance, 13, 371–383

Warrington, E. K., u. Rabin, P. (1970). Perceptual matching in patients with cerebral lesions. Neuropsychologia, 8, 475–487

Witkin, H. A. (1950). Individual differences in ease of perception of embedded figures. Journal of Personality, 19, 1–15

Ziviani, J. (1995). The development of graphomotor skills. In A. Henderson u. C. Pehoski (Eds.). Hand function in the child: Foundations for remediation (pp. 184–193). St. Louis: Mosby

Ziviani, J., u. Elkins, J. (1984). An evaluation of handwriting performance. Educational Review, 36, 251–261

6 Störungen der zentralen Hörverarbeitung

John M. Burleigh, Kathleen W. McIntosh, Michael W. Thompson

6.1	Definitionen – 162
6.2	Manifestationen im Verhalten – 162
6.3	Auftreten von auditiven Verarbeitungsstörungen und Reifung – 166
6.3.1	Das auditive System – 167
6.4	Tests der zentralen auditiven Verarbeitung – 170
6.4.1	Verhaltensaudiometrie – 170
6.4.2	Screeningverfahren – 171
6.4.3	Elektrophysiologische Untersuchung – 171
6.5	Intervention – 171
6.6	Therapeutische Ansätze – 172
6.6.1	Kompensationsstrategien – 172
6.7	Zusammenfassung und Fazit – 176
6.8	Literatur – 176

» Johannes hört ausgezeichnet, aber er hat augenscheinlich Schwierigkeiten, Sprache zu verstehen, wenn andere Geräusche vorhanden sind. «
(Eltern eines Kindes mit einer bekannten zentralen Hörverarbeitungsschwäche)

> Ziel dieses Kapitels ist es, eine breite Basis an Informationen zur komplexen Funktion des auditiven Systems bei Kindern und Erwachsenen zu liefern. Die Manifestation von Dysfunktionen im Verhalten wird ebenso beschrieben wie die Auftrittshäufigkeit (Inzidenz) von Störungen, die Entwicklung des Hörens, die Funktionsweise des Systems, audiologische Tests und der Umgang mit Dysfunktionen.

Die Untersuchung zentraler Hörverarbeitungsstörungen bei Kindern und Erwachsenen hat in den letzten 30 Jahren ständig an Bedeutung gewonnen. Im Vergleich zur visuellen Verarbeitung wurde der auditiven Verarbeitung stets weniger Beachtung geschenkt. Dennoch hat das zentrale auditive Nervensystem zahlreiche Experten fasziniert, darunter Audiologen, Sprachpathologen, Logopädinnen, Pädagoginnen, Ergotherapeutinnen und Psychologinnen.

Ayres (1972a, 1972b) drückt in ihren frühen Arbeiten zur Sensorischen Integration die Überzeugung aus, dass das auditive System wichtig für das Lernen ist. Mit der Zeit dominierten in der SI-Theorie aufgrund von Studien aber drei Sinnessysteme: das vestibuläre, das taktile und das propriozeptive System (Fisher et al. 1991). 35 Jahre später wird nun allmählich wieder begonnen, das auditive System in die SI-Theorie zu integrieren (Dunn 1999; s. dazu auch ▶ Kap. 14).

Nach Meinung der Autorinnen muss die Funktion des zentralen auditiven Nervensystems in der Theorie und Praxis der SI berücksichtigt werden, da das auditive System ein wichtiges Element der Beschäftigungsperformanz ist.

6.1 Definitionen

Die amerikanische Speech-Language-Hearing Association (ASHA; 1996) beschrieb die zentrale Hörverarbeitung als eine funktionelle Einheit. Demzufolge versteht man unter zentraler Hörverarbeitung alle jene Mechanismen und Prozesse, die für die folgenden Verhaltensphänomene verantwortlich sind:
— Lokalisation von Geräuschen und Lateralisation.
— Auditive Diskrimination.
— Auditives Erkennen von Mustern.
— Zeitliche Aspekte des Hörens wie zeitliche Auflösung, zeitliche Integration, zeitliches Ordnen.
— Auditive Leistung bei mehreren Signalen.
— Auditive Leistung bei leisen Signalen.

Wie bei jedem komplexen Studienfeld existieren unter den Experten verschiedene Definitionen der zentralen Hörverarbeitungsstörung (ASHA 1996, Katz 1992, Keith 1986). Eine **funktionelle Definition** der Störung sollte einen Zustand beschreiben, bei dem der Betroffene Probleme hat, auditive Informationen zu verarbeiten oder zu interpretieren, wenn diese nicht in einem optimalen auditiven Umfeld dargeboten werden.

6.2 Manifestationen im Verhalten

Zentrale Hörverarbeitungsstörungen können anhand mehrerer spezifischer Tests erkannt werden. Bestimmte Verhaltensweisen können bereits Hinweise auf Risikokinder und -erwachsene bieten. Im folgenden Abschnitt werden Verhaltensweisen beschrieben, die häufig bei Kindern mit einer diagnostizierten Hörverarbeitungsstörung auftreten. Die Verhaltensweisen stammen aus der Anamnese von Kindern mit Funktionsstörungen des zentralen auditiven Systems und von Kindern mit normal funktionierendem zentralem Hörsystem. Die Kinder wurden aus dem Klientel der Klinik ausgewählt oder nahmen an einer Studie teil, die von Wissenschaftlerinnen am Center for Central Auditory Research an der Colorado State University in Zusammenarbeit mit Lehrern in einem örtlichen Schulbezirk durchgeführt wurde. Anamnestische Informationen wurden von den Eltern eingeholt.

50 Schüler mit einer atypischen zentralen Hörverarbeitung (60% Knaben, 40% Mädchen; Durchschnittsalter 9;5 Jahre) wurden aus verschiedenen Gründen an das Center for Central Auditory Research überwiesen. Jedes Kind hatte in mindestens einem Subtests einer ZHV-Testbatterie niedrige Werte.

Die Kontrollgruppe bestand aus 41 Schülern des örtlichen Schulbezirks mit normaler zentraler Hörverarbeitung (43% Knaben, 57% Mädchen; Durchschnittsalter 10;5 Jahre), denen von Lehrern bescheinigt wurde, dass sie im Unterricht altersgemäß zuhören können. Diese Schüler erbrachten in derselben Testbatterie normale Ergebnisse. Die Resultate sind in den ◻ Tab. 6.1–6.4 dargestellt.

Die Eltern der meisten Kinder mit atypischen Funktionen des zentralen auditiven Systems berichteten, dass die Kinder Probleme hatten, Anweisungen

6.2 Manifestationen im Verhalten

zu befolgen. Sie sind leicht abgelenkt, werden rasch nervös oder verwirrt, haben eine kurze Aufmerksamkeitsspanne und reagieren empfindlich auf laute Geräusche.

> **Wichtig**
>
> 80% der Kinder mit einer zentralen Hörverarbeitungsstörung hatten Schwierigkeiten, Anweisungen zu befolgen, dagegen war dies nur bei 12% der Kinder mit einem normal funktionierenden zentralen auditiven Nervensystem der Fall.

Darüber hinaus wurden große Unterschiede in folgenden Merkmalen festgestellt:
- Ablenkbarkeit
- Verwirrtheit in lauter Umgebung
- Aufmerksamkeitsspanne

Insgesamt reagierten 36% der Kinder mit atypischen auditiven Funktionen überempfindlich auf laute Geräusche, was nur bei 7% der Kinder mit normaler Funktion beobachtet wurde (Tab. 6.1).

Kinder mit auditiven Wahrnehmungsstörungen reagieren nicht konstant auf auditive Stimuli; neue Reize lösen bei ihnen nicht dieselbe Weckreaktion aus wie bei normalen Kindern (Willeford u. Billger 1978; Willeford u. Burleigh 1985). Sie können als schlechte Zuhörer eingestuft werden, weil sie tendenziell wichtige auditive Informationen ignorieren. Neben der offensichtlich schwankenden Aufmerksamkeit gegenüber auditiven Reizen sind die Kinder durch Geräusche leicht ablenkbar. Auch wenn es anders wirkt, sind diese Kinder als Zuhörer eigentlich konstant. Vielmehr ist es ihr auditives Umfeld, das sich ständig ändert und so zu schwankenden Leistungen führt.

> **Cave**
>
> Es muss auch in Erwägung gezogen werden, dass Kinder mit einer zentralen Hörverarbeitungsstörung deshalb verspätet auf verbale Reize reagieren, damit sie Zeit gewinnen, die unvollständigen Informationen zu verarbeiten.

Der auditive Input kann so lückenhaft sein, dass die Kinder mehr Zeit benötigen, um die erhaltenen Informationen zu einer sinnvollen Botschaft zu ergänzen.

Verhalten im Unterricht

Zusätzlich zu den in Tab. 6.2 aufgelisteten Verhaltensweisen können die Kinder in der Schule auffallen (Übersicht 6.1).

> **Übersicht 6.1. Auffälligkeiten bei Kindern mit zentraler Hörverarbeitungsstörung in der Schule**
> - Zu Tagträumen neigen.
> - Zu Vergesslichkeit neigen.
> - Nicht still sitzen können.
> - Schwierigkeiten mit dem Zeitbegriff haben.
> - Aufgaben nicht zu Ende bringen können.
> - Zu Schulunlust neigen.
> - Während des Unterrichts schwätzen.

Tab. 6.1. Abweichende auditive Verhaltensweisen bei Schulkindern mit einer bekannten Störung der zentralen Hörverarbeitung und Kindern mit normaler zentraler Hörverarbeitung

	Schüler mit auditiver Wahrnehmungsstörung (%)	Schüler mit normaler auditiver Wahrnehmung (%)
Probleme, Anweisungen zu befolgen	80	12
Leicht ablenkbar	72	22
Leicht nervös oder verwirrt	66	10
Wirkt in lauter Umgebung irritiert	42	0
Kurze Aufmerksamkeitsspanne	72	10
Empfindlich auf laute Geräusche	36	7

Tab. 6.2. Prozentsatz auffälliger Verhaltensweisen im Unterricht bei Kindern mit bekannter zentraler Hörverarbeitungsstörung und Kindern mit normaler zentraler Hörverarbeitung

	Schüler mit auditiver Wahrnehmungsstörung (%)	Schüler mit normaler auditiver Wahrnehmung (%)
Neigt zu Tagträumereien	64	22
Ist vergesslich	74	24
Ist unruhig; kann nicht still sitzen	58	10
Schwierigkeiten mit dem Zeitbegriff	46	0
Bringt Aufgaben nicht zu Ende	52	7
Neigt zu Schulunlust	28	10
Schwätzt während des Unterrichts	48	12
Bleibt mit seinen Leistungen hinter seinen Möglichkeiten	46	5

Eltern von Kindern mit einer zentralen Hörverarbeitungsstörung hatten wesentlich häufiger den Eindruck, dass die Leistungen ihres Kindes nicht seinen Möglichkeiten entsprechen als die Eltern der »normalen« Kinder. Oft werden Kinder von Psychologen zur auditiven Abklärung zugewiesen, wenn eine Diskrepanz zwischen dem Potenzial des Kindes (laut Intelligenztest) und seinen tatsächlichen Leistungen aufgefallen ist.

Sozial-emotionales Verhalten

Kinder mit zentraler Hörverarbeitungsstörung können auch Auffälligkeiten im Sozialverhalten zeigen (Übersicht 6.2 und Tab. 6.3).

Übersicht 6.2. Sozial-emotionale Auffälligkeiten bei Kindern mit zentraler Hörverarbeitungsstörung
- Starke Ängstlichkeit und Anspannung.
- Geringes Selbstbewusstsein.
- Neigung zu Frustration.
- Suche nach Aufmerksamkeit.
- Wutanfälle.
- Aufregung in neuen Situationen.
- Spielen lieber mit jüngeren Kindern.

Basierend auf den Unterschieden der Versuchs- und Kontrollgruppe wurde eine Checkliste erstellt, die in Abb. 6.1 dargestellt ist. Diese Checkliste kann hilf-

Tab. 6.3. Prozentsatz auffälliger sozial-emotionaler Verhaltensweisen im Unterricht bei Kindern mit bekannter zentraler Hörverarbeitungsstörung und Kindern mit normaler zentraler Hörverarbeitung. (Aus Burleigh 1991)

	Schüler mit auditiver Wahrnehmungsstörung (%)	Schüler mit normaler auditiver Wahrnehmung (%)
Zeigt Angst oder Anspannung	48	10
Mangel an Selbstvertrauen	54	17
Ist leicht frustriert	70	20
Sucht Aufmerksamkeit	58	27
Neigt zu Wutanfällen	38	7
Spielt lieber mit jüngeren Kindern	54	12
Ist in neuen Situationen aufgeregt	40	5

CHECKLISTE
VERHALTEN BEI ZENTRALEN HÖRVERARBEITUNGSSTÖRUNGEN

Name: _____ Alter: _____ Klasse: _____ Datum: _____ Geschlecht: _____

Schule: _____

Aufgenomen von: _____

Markieren Sie die Ziffer, die das übliche Verhalten des Kindes am besten beschreibt.
5 = immer; 4 = normalerweise; 3 = manchmal; 2 = selten; 1 = nie

1. Kann in der Schule Anweisungen befolgen	5	4	3	2	1
2. Kann 20 Minuten still sitzen und zuhören	5	4	3	2	1
3. Kann sich auf eine Aufgabe konzentrieren	5	4	3	2	1
4. Ist nicht leicht frustriert	5	4	3	2	1
5. Wird nicht leicht nervös oder irritiert	5	4	3	2	1
6. Kann 20 Minuten am Unterricht teilnehmen ohne herumzuzappeln	5	4	3	2	1
7. Kann sich an Aufgaben und neue Pflichten erinnern	5	4	3	2	1
8. Kann sich in einer lauten Umgebung konzentrieren	5	4	3	2	1
9. Wird mit den Aufgaben in der vorgegebenen Zeit fertig	5	4	3	2	1
10. Versteht Zeitbegriffe	5	4	3	2	1
11. Arbeitet bis an seine Leistungsgrenze	5	4	3	2	1
12. Besitzt ein gutes Selbstvertrauen	5	4	3	2	1
13. Nützt die Zeit im Unterricht sinnvoll	5	4	3	2	1
14. Spielt am liebsten mit Gleichaltrigen	5	4	3	2	1
15. Ist ruhig und nicht ängstlich	5	4	3	2	1
16. Ist gewöhnlich guter Dinge	5	4	3	2	1
17. Kann leicht zu neuen Aufgaben motiviert werden	5	4	3	2	1
18. Passt sich leicht an neue Situationen an	5	4	3	2	1
19. Toleriert laute Geräusche	5	4	3	2	1
20. Kann nicht gleichzeitig sprechen und zuhören	5	4	3	2	1

(Burleigh 1991)

Abb. 6.1. Checkliste des Verhaltens bei zentralen Hörverarbeitungsstörungen. (Nach Burleigh 1991)

reich sein, Kinder mit einer möglichen zentralen Hörverarbeitungsstörung zu erkennen.

Unkontrolliertes Verhalten

Verhaltensweisen, die üblicherweise mit Enthemmung verbunden sind, und bei einigen Kindern mit einer bekannten auditiven Verarbeitungsstörung auffallen, sind in ◘ Tab. 6.4 zusammengefasst (s. auch ◘ Übersicht 6.3).

> **◘ Übersicht 6.3. Unkontrollierte Verhaltensweisen bei Kindern mit zentraler Hörverarbeitungsstörung**
> — Reizbarkeit
> — Hyperaktivität
> — Impulsivität
> — Unfolgsamkeit
> — Rauflust
> — Oppositionelles Verhalten

Kinder mit auditiven Verarbeitungsstörungen werden oft auch als Unruhestifter, unkooperativ und destruktiv beschrieben. Interessanterweise werden diese Verhaltensweisen, die Ausdruck mangelnder Inhibition sind, auch häufig bei Kindern mit ADS oder **ADHS** beobachtet. Riccio et al. (1994) fanden heraus, dass Lehrer und Eltern unkontrolliertes Verhalten bei Kindern mit Hörverarbeitungsstörung signifikant häufiger beschrieben als bei normal entwickelten Kindern. Allerdings erfüllen nur 50% von ihnen die Diagnosekriterien für ADHS. Der Unterschied zwischen dem unkontrollierten Verhalten von Kindern mit Hörverarbeitungsstörung und Aufmerksamkeitsdefizit liegt darin, dass bei ADHS-Kindern die mangelnde Inhibition als primäre Störung auftritt und länger als 6 Monate dauert (American Psychiatric Association 1994), bei Hörverarbeitungsstörungen jedoch **als sekundäre Störung infolge einer auditiven Überlastung** und im Laufe der Zeit variiert.

6.3 Auftreten von auditiven Verarbeitungsstörungen und Reifung

Die Auftretenshäufigkeit (Inzidenz) von zentralen auditiven Verarbeitungsstörungen ist nicht bekannt; jedoch sind demographische Informationen verfügbar. In einer Studie von Burleigh et al. (1982) an 307 Kindern mit bekannter auditiver Verarbeitungsstörung zeigten sich in der Willeford Central Auditory Processing Battery ähnlich viele Schwierigkeiten bei Jungen und Mädchen; allerdings wurden dreimal mehr Jungen zur Therapie zugewiesen. Diese Autoren berichten auch, dass linkshändige Kinder und Kinder ohne Handpräferenz tendenziell mehr Schwierigkeiten in dieser Testbatterie hatten, speziell in Subtests, die mit der kortikalen Verarbeitung von Gehörinformation zusammenhängen. Burleigh et al. (1995) beobachteten eine ausgewogene Geschlechtsverteilung von auditiven Verarbeitungsstörungen.

◘ Tab. 6.4. Prozentsatz unkontrollierter Verhaltensweisen bei Kindern mit bekannter zentraler Hörverarbeitungsstörung und Kindern mit normaler zentraler Hörverarbeitung

	Schüler mit auditiver Wahrnehmungsstörung (%)	Schüler mit normaler auditiver Wahrnehmung (%)
Reizbarkeit	34	5
Hyperaktivität	34	7
Impulsivität	32	15
Ungehorsam	28	7
Rauflust	16	10
Macht das Gegenteil des Geforderten	26	7
Unruhestifter	28	7
Unkooperativ	28	7
Destruktiv	20	2

6.3 Auftreten von auditiven Verarbeitungsstörungen und Reifung

Die Inzidenz auditiver Verarbeitungsstörungen ist schwierig zu bestimmen, weil sie als separate Funktionsstörung auftreten können oder gemeinsam mit anderen Störungen wie Aufmerksamkeitsdefizit, Lernbehinderung, Sprachentwicklungsstörungen oder sensorisch-integrativen Funktionsstörungen. Da die Hörverarbeitungsstörung bei so vielen klinischen Populationen beobachtet wurde (Katz 1992; Keller 1992; Riccio et al. 1994), sind Daten zu ihrem Auftreten gegenwärtig nicht verfügbar.

Ein anderes Hindernis für die Bestimmung der Häufigkeit von auditiven Wahrnehmungsstörungen ist die Reifung des auditiven Systems.

> **Wichtig**
>
> Normdaten legen nahe, dass das Hörsystem ungefähr im Alter von 9–12 Jahren die erwachsene Funktion erlangt (Chermak 1996; Willeford 1977; Willeford u. Burleigh 1985).

Wegen diesem Reifungseffekt ist es wichtig, für die Befunderhebung alterssensitive Tests zu verwenden und sich an Altersnormen zu orientieren.

Obwohl es Kritik an der Identifizierung von auditiven Wahrnehmungsstörungen bei Kindern unter 9 Jahren gegeben hat, sollte es mit altersnormierten Tests möglich sein, Leistungsdefizite im Altersvergleich zu erkennen, auch wenn das auditive System noch nicht ausgereift ist. Manche Kinder »wachsen aus ihren Problemen heraus«. Man kann jedoch nicht sagen, welche Kinder wann unter Umständen reife auditive Funktionen entwickeln. Wenn Störungen erst später als mit 9 Jahren identifiziert werden, besteht die Gefahr, dass frühe Lernerfahrungen so verändert sind, dass die betroffenen Kinder ihr Leistungspotenzial nicht ausschöpfen können.

6.3.1 Das auditive System

Die effiziente Verarbeitung der Gehörinformation hängt von komplexen Abfolgen neuronaler Prozesse ab, bei denen periphere (Abb. 6.2) und zentrale Funktionen (Abb. 6.3) zusammenspielen müssen. Nachdem der akustische Reiz vom peripheren Rezeptororgan empfangen wurde, wird der auditive Input durch eine Serie neurologischer Mechanismen und spezialisierter zellulärer Strukturen und Nervenfasern verarbeitet. Fehlerhafte Funktionen an irgendeiner

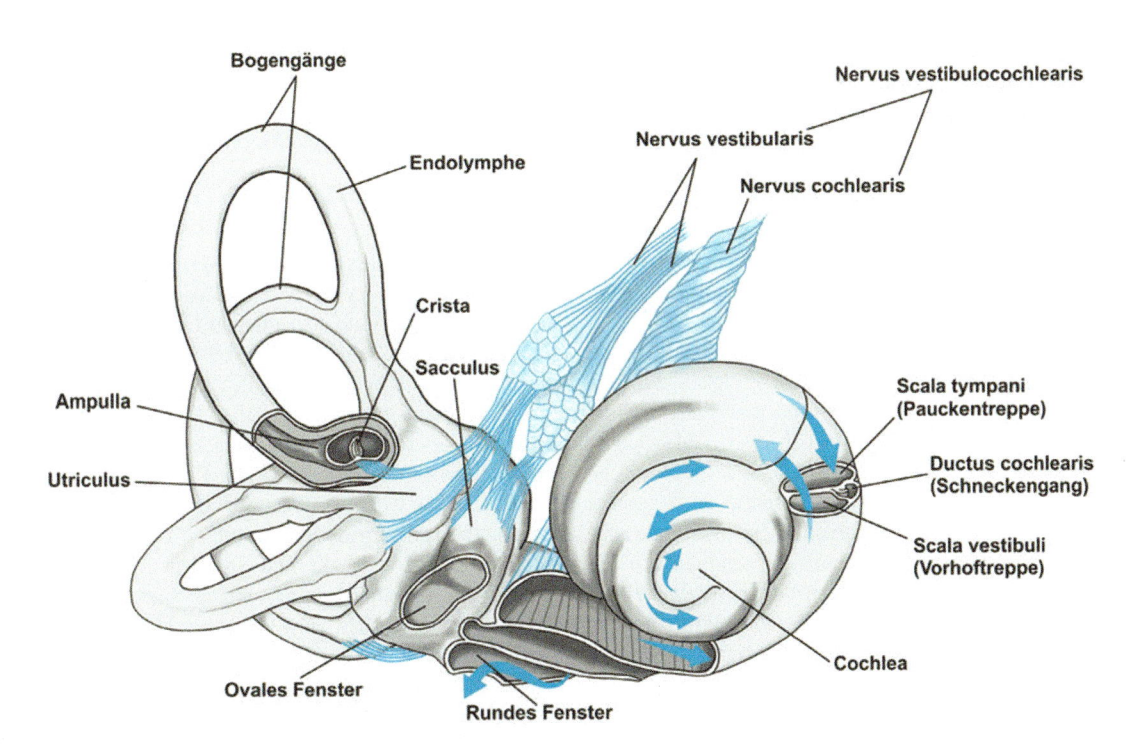

Abb. 6.2. Schematische Darstellung des peripheren auditiven und vestibulären Systems. (Nach Lunday-Ekman 1998)

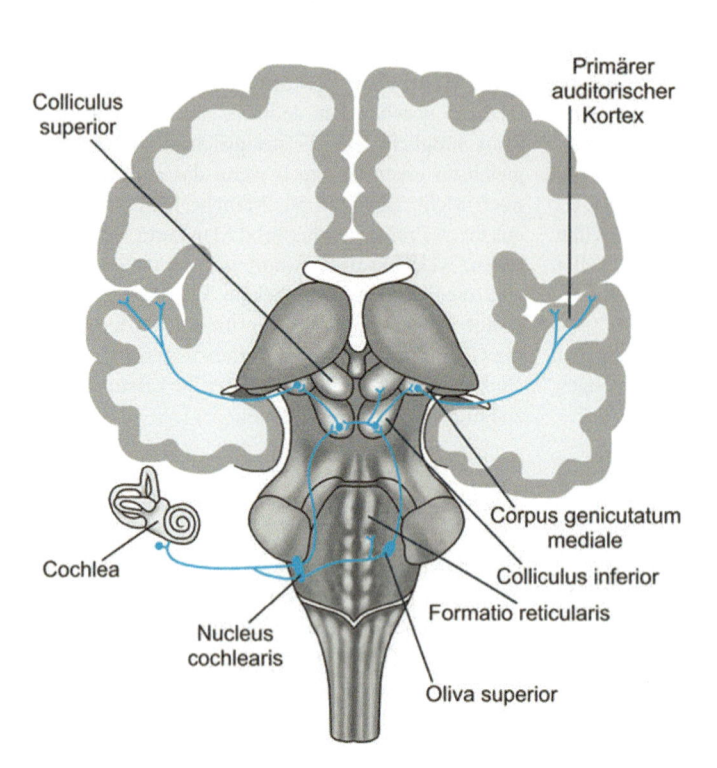

Abb. 6.3. Schematische Darstellung des zentralen auditiven und vestibulären Systems. (Nach Lundy-Ekman 1998)

Stelle dieses Netzwerks können zu Verarbeitungsdefiziten führen.

Der folgende Abschnitt konzentriert sich auf Prozesse, die im zentralen auditiven System stattfinden.

Das zentrale auditive System

Das zentrale auditive System beginnt funktionell an der Synapse des Gehörnervs im Cochlea-Kern und wo alle Fasern des Hörnervs enden.

Cochlea-Kerne

Vieles über die Funktionen der Nuclei cochleares ist noch nicht bekannt, doch besteht Einigkeit darüber, dass sie komplizierte Strukturen sind. Die Gehörnerven sind bei ihrem Eintritt in die Cochlea-Kerne drei Abteilungen zugeordnet, die die tonotopische Organisation der Cochlea repräsentieren (Websters 1971). Die Cochlea-Kerne sind für die ipsilaterale afferente Übertragung von Gehörinformationen von der Cochlea und dem Hörnerv zuständig. Wegen dieses Umstandes kann ein Insult in dieser Struktur zu einer Herabsetzung der Hörschwellen für Ganztöne führen (Dublin 1985).

> **Exkurs**
>
> Ganzton-Hörschwellen sind jene Punkte, an denen ganze Töne gerade eben wahrgenommen werden können. Praktisch heißt das, dass eine Person den Reiz in mindestens 50% der Fälle wahrnimmt.

Es wurde gezeigt, dass die Cochlea-Kerne äußerst vielfältig sind und aus mehreren verschiedenen Zellarten bestehen, die mit unterschiedlichen Entladungsmustern antworten (Kiang 1975; Oertel 1997). Verschiedene Zellen innerhalb der Cochlea-Kerne stellen den ersten Mechanismus der zentralen Hörverarbeitung und die Verschlüsselung von verschiedenen Merkmalen eines Geräusches dar (Musiek u. Lamb 1992). Daher sind die Cochlea-Kerne für die genaue Verarbeitung der Hörinformation wichtig.

Von den Cochlea-Kernen aufwärts nimmt die Komplexität des auditiven Systems noch zu, und die gesprochene Nachricht wird über verschiedene Bahnen an den auditiven Kortex gesendet. Wegen der Komplexität der Übertragung und der Redundanz der gesprochenen Sprache zeigen sich Ineffizienzen des auditiven Systems in herkömmlichen audiometrischen Tests nicht. Dieses Phänomen wird »Subtilitätsprinzip« genannt (Jerger 1960). Laut Bocca u. Calearo (1963) sagt dieses Prinzip aus, dass aufgrund der allgemeinen Redundanzen der Sprache Information im Kortex selbst dann interpretiert werden können, wenn das auditive System nicht richtig funktioniert. Werden die Redundanzen der Sprache allerdings reduziert, ist oft schon in einer leisen Umgebung die Übertragung des auditiven Inputs behindert.

Decussatio

Bevor die Fasern die nächste Struktur erreichen (den superioren Anteil der Oliva), wechseln sie großteils im Corpus trapezoideum zur kontralateralen Seite des Hirnstamms. Nur etwa 25-30% der Fasern gehen ipsilateral weiter. Deshalb erhält die rechte Seite des Gehirns (vom Hirnstamm aufwärts) in erster Linie Input vom linken Ohr. Die kontralateralen Fasern dominieren, die ipsilateralen Bahnen sind untergeordnet. Diese Strukturen befinden sich alle in den niedrigeren Regionen des Pons (Noback 1985).

Oliva

Der superiore olivare Komplex ist ein wichtiges Schaltzentrum im Hirnstamm für die binaurale (zweiohrige) Integration, die für genaue Interpretation von Signalen aus beiden Ohren entscheidend ist.

> **Wichtig**
>
> Das beidohrige Hören versetzt uns in die Lage, uns wichtigen Gehörinformationen zuzuwenden, während wir unwesentliche Information ignorieren.

Damit das beidohrige Hören funktionieren kann, müssen die Signale von beiden Ohren simultan ankommen (Kiang 1975). Bestimmte audiologische Tests (z. B. binaurale Fusion und rasch wechselnde Sprache) überprüfen die beidohrige Integration auf dem Niveau der Oliva (Tobin 1985).

Lemniscus lateralis des Hinterstrangs

Von der Olive werden die Hörinformationen durch die seitlichen Lemnisci weitergeleitet, die Hauptbahnen für afferente und efferente auditive Inputs im Hirnstamm. Goldstein (1967) nahm an, dass der auditorische Kortex durch die »Eilzug«-Leitungen der lateralen Schleifenbahn »vorgewarnt« wird, wenn Reize ankommen.

Colliculus inferior der Vierhügelplatte im Mittelhirn

Die Mehrheit der Fasern steigt vom seitlichen Lemniscus zum Colliculus inferior. Es ist zwar wenig über diese Struktur bekannt, jedoch wird es allgemein als wichtiges Schaltzentrum für die Übertragung von Hörinformationen zum Thalamus angesehen (Carpenter 1972; Noback 1985). Der Colliculus inferior besteht aus einem ausgefeilten Netzwerk von Neuronen und Axonen, Untergruppen und Kombinationen für verschiedenste Aspekte der Gehörverarbeitung (Oliver u. Morest 1984). Rose et al. (1966) zeigten, dass der Colliculus inferior das beidohrige Lokalisieren von hohen und von tiefen Tönen bahnt und zwischen kontralateralen und ipsilateralen Bahnen vermittelt (Whitfield 1967). Das bedeutet, dass er eine Rolle für das Lokalisieren von Geräuschen spielt (Musiek u. Baran 1986).

Mittleres Corpus geniculatum des Thalamus

Das Corpus geniculatum mediale und der Colliculus inferior liegen nur etwa 1 cm voneinander entfernt (Musiek u. Lamb 1992). Das Corpus geniculatum stellt die letzte subkortikale Station des zentralen auditiven Systems dar. Seine Struktur und Organisation sind kompliziert und seine Funktionen noch nicht gut erforscht.

> **Wichtig**
>
> Galaburda (1994a) und Galaburda et al. (1994) haben grundlegende Veränderungen im Corpus geniculatum mediale bei Personen mit Legasthenie (Dyslexie) nachgewiesen. Galaburda (1994b) vermutete, dass diese strukturelle Abnormität im Hirnstamm dafür verantwortlich sein könnte, dass legasthene Personen Schwierigkeiten haben, die rasch wechselnden Klänge der menschlichen Sprache richtig zu interpretieren.

Retikuläres Aktivierungssystem

Das aufsteigende retikuläre Aktivierungssystem (ARAS) ist eine andere facettenreiche Struktur im Zentrum des Hirnstamms, das in verschiedene zentralnervöse Aktivitäten involviert ist (French 1957). Filley (1995) meinte, dass dieses System aufgrund seiner undeutlichen Grenzen eher als Konzept denn als fassbare anatomische Struktur betrachtet werden sollte. Dem (A)RAS wird eine generelle alarmierende Funktion oder Weckfunktion zugeschrieben. Wenn es von eingehenden sensorischen Inputs aktiviert wird, erregt es das Gehirn und versetzt es so in einen Alarmzustand, damit es darauf vorbereitet ist, den Input zu interpretieren (Carpenter u. Sutin 1983). Damit spielt es eine wichtige Rolle, um den Wachzustand zu erhalten (Filley 1995). Magoun (1963) nahm an, dass das RAS dem Kortex hilft zu bestimmen, welche Reize so wichtig sind, dass sie weitergeleitet werden, und welche unterdrückt werden sollten.

Es liegt Evidenz vor, dass das RAS und der Kortex elektrische Impulse synchron empfangen müssen, damit die Information effizient verarbeitet werden kann (Schnitker 1972). Wieder einmal ist das Timing von elektrischer Information ein entscheidender Faktor für die effiziente Verarbeitung.

Auditorischer Kortex

Die Fasern vom Corpus geniculatum mediale steigen zu einer bestimmten Region im Temporallappen auf. Whitfield (1967) und Brugge (1975) zeigten, dass **jede Hemisphäre:**
- Projektionen von beiden Ohren erhält, was auf eine binaurale Repräsentation von auditiven Signalen hinweist,
- analog zur Cochlea und zum Hirnstamm tonotopisch organisiert ist,
- einen Hauptbereich hat, der Nervenfasern von den unteren Teilen der Hörbahn erhält.

Außerdem zeigt die **Hemisphärenspezialisierung**, dass:
- die linke Hemisphäre eher spezialisiert ist auf die Verarbeitung von sprachlichen, sequenziellen und analytischen Informationen,
- die rechte Hemisphäre relativ dominierend ist bei nicht sprachlichen Funktionen (Kolb u. Wishaw 1990; Witelson 1977).

Anatomische Studien an den Gehirnen von Legasthenikern erbrachten folgende Abweichungen:
- Die üblichen Asymmetrien des Planum temporale fehlten (Galaburda et al. 1985; Musiek u. Reeves 1990).
- Kaufman u. Galaburda (1989) fanden in Gehirnen von Legasthenikern mehr zelluläre Abnormitäten und Anhäufungen von ektopischen Neuronen.

Die Hauptverbindung zwischen den beiden Hemisphären ist das **Corpus callosum**, ein massives Faserbündel. Musiek et al. (1984) zeigten, dass die Durchtrennung des Corpus callosum zu bedeutend schwächeren Leistungen in auditiven Aufgaben führte, die den Austausch von Informationen zwischen den Hirnhälften erfordern (dichotisches Hören). Gazzaniga u. LeDoux (1978) zufolge müssen diese intrakortikalen Verbindungen die Informationen synchron zwischen den Hemisphären austauschen.

6.4 Tests der zentralen auditiven Verarbeitung

Die ältesten Tests für die auditive Wahrnehmung wurden entwickelt, um bei Erwachsenen die Lokalisation von Verletzungen des ZNS bestimmen zu können. Sie waren speziell dazu gedacht, lebensbedrohliche Verletzungen in zentralen Hörbahnen zu identifizieren. Studien, bei denen diese speziellen Verfahren zum Einsatz kamen, waren ausschlaggebend dafür, dass man heute die Komplexität des zentralen auditiven Systems versteht (Bocca et al. 1954; Lynn u. Gilroy 1972, 1975, 1977; Matzker 1959; Sinha 1959). Mit dem Aufkommen von elektrophysiologischen Tests und neueren bildgebenden Techniken (»Neuroimaging«) erweitert sich das Anwendungsspektrum dieser Tests. Gegenwärtig werden sie in erster Linie für die Analyse der Hörfunktion verwendet.

Anmerkung der Übersetzerin: Der folgende Abschnitt über audiometrische Verfahren ist im Vergleich zum Originaltext gekürzt, da diese Verfahren weit über das Anwendungsgebiet der sensorisch-integrativen Ergotherapie hinausgehen.

Damit die Beurteilung der zentralen auditiven Verarbeitung reliabel ist, gelten für alle Tests strenge Richtlinien hinsichtlich:
- der einheitlichen Darstellung,
- der Umweltgeräuschkontrolle,
- der Kriterien dafür, was als auffällig und was als normal gilt, und
- der Kontrolle anderer Sinnesreize während der Testung.

Viele Tests sind gegenwärtig im CD-Format erhältlich, was zuverlässiger und einfacher zu handhaben ist als Kassetten.

Die Testung sollte immer in einem schalldichten Raum und mit einem geeichten Audiometer vorgenommen werden. Die Intensität des Reizes ist im Testhandbuch angegeben.

Audiologische Prüfverfahren werden u. a. deshalb kritisiert, weil sie Funktionen »künstlich« überprüfen und nicht Schwierigkeiten, die sich im wirklichen Leben ergeben (Willeford u. Burleigh 1985). Allerdings schließen die beiden Arten der Überprüfung der auditiven Wahrnehmung einander nicht aus.

6.4.1 Verhaltensaudiometrie

Viele handelsübliche Verhaltenstests beurteilen zentrale auditive Funktionen auf unterschiedlichen Niveaus. Die Tests für Kinder und Erwachsene sind sich vom Aufbau her ziemlich ähnlich, aber die Tests für kleinere Kinder wurden an die Sprachentwicklung und die Art der Reaktion angepasst. So müssen etwa die Kinder mit einem Sprachverständnisalter von 3 Jahren nur auf Bilder zeigen, die 6-Jährigen aber verbal antworten (Sätze wiederholen).

Grundsätzlich können drei Arten von verhaltensaudiometrischen Tests unterschieden werden:
1. Simultane Präsentation von verschiedenen Sprachreizen für beide Ohren (dichotische Hörtests).
2. Präsentation von Sprachreizen oder Tönen unterschiedlicher Frequenz jeweils nur für ein Ohr (monotische Hörtests).
3. Präsentation von fusionierten oder sequenzierten komplementären Sprachreizen für beide Ohren zu verschiedenen Zeiten (binaurale Interaktionstests).

6.4.2 Screeningverfahren

Zwar werden Screeningverfahren auch als Indikatoren für zentrale Hörverarbeitungsstörungen eingesetzt, aber ihr eigentlicher Zweck ist es herauszufiltern, bei welchen Kindern weitergehende Untersuchungen notwendig sind.

Das Screening SCAN oder SCAN-C (Keith 1986; Keith 1999; Keith et al. 1989) wurde für Kinder entwickelt. Die Version von 1986 besteht aus drei Subtests:
- gefilterte Wörter,
- auditive Figur-Grund-Differenzierung,
- konkurrierende Wörter.

Die überarbeitete Version im CD-Format ist durch einen Subtest mit konkurrierenden Sätzen ergänzt. Keith (1986) zufolge muss dieser Test nicht in einem schalldichten Raum und mit einem Audiometer durchgeführt werden, sondern es reicht ein Stereo CD-Player. Emerson et al. (1997) fanden allerdings Unterschiede in den Ergebnissen, wenn der SCAN in unterschiedlichen Umgebungen durchgeführt wurde.

Dies legt die Empfehlung nahe, dass audiometrische Untersuchungen immer in einer kontrollierten Testumgebung (z. B. einem schalldichten Raum) durchgeführt werden sollten.

Testbatterien

Da verschiedene Tests der Hörwahrnehmung jeweils nur einzelne Aspekte der zentralen auditiven Verarbeitung überprüfen, ist eine umfassende Testbatterie nötig, um eine auditive Verarbeitungsstörung differenzialdiagnostisch beurteilen zu können. Die Testbatterie sollte sowohl Hirnstamm- als auch kortikale Funktionen überprüfen.

In einer Studie von Singer et al. (1998) stellten die Subtests »Binaurale Fusion« und »gefilterte Sprache« der **Willeford Central Auditory Test Battery** bei 147 Kinder mit Lernbehinderungen das beste Untersuchungsverfahren dar. Für ein anderes Klientel können andere Tests geeigneter sein. Zum Beispiel zeigten Hurley u. Musiek (1997), dass der **Auditory Duration Patterns Test** (Musiek et al. 1990) 85% und der **Dichotic Digits Test** 75% der Personen identifizierten, die nachgewiesene zerebrale Läsionen hatten. Tests, die typischer Weise mit Hirnstammfunktionen assoziiert werden, wurden nicht durchgeführt.

6.4.3 Elektrophysiologische Untersuchung

Elektrophysiologische Verfahren messen normalerweise evozierte Potenziale, die auf Hirnstamm- oder kortikaler Ebene (oder beiden) ausgelöst werden. Diese Verfahren erfordern mehr und teure technische Ausstattung.

Die elektrophysiologische Untersuchung kann für Kinder eingesetzt werden, deren zentrale auditive Verarbeitung auf anderer Weise schwierig zu testen ist.

Verschiedene Studien haben die Trefferquote bzw. Sensitivität von elektrophysiologischen Verfahren an Personen mit nachgewiesenen auditiven Wahrnehmungsstörungen überprüft (Hurley u. Musiek 1997; Musiek et al. 1990, 1992, 1994). Andere Studien haben die Verwendung von elektrophysiologischen Tests bei Kindern und Erwachsenen ohne klares neurologisches Defizit untersucht (Jirsa 1992; Kraus et al. 1993, 1996; Protti 1983). Die Ergebnisse dieser Studien sind nicht eindeutig und unterstreichen den Bedarf nach weiterer Forschung.

6.5 Intervention

Es wurden verschiedene Ansätze zur Behandlung zentraler auditiver Verarbeitungsstörungen entwickelt. Zwei grundsätzliche Ansätze werden am häufigsten beschrieben:
- **übende therapeutische Verfahren** mit dem Ziel der Funktionsverbesserung,
- **Kompensationsstrategien**.

Als eigener dritter Ansatz könnte die **Versorgung mit technischen Hilfsmitteln** angesehen werden. Eine Anwendungsmöglichkeit der Technik ist die Verstärkung von akustischen Signalen in einer lauten Umgebung, wobei frequenzmodulierte Hörapparate verwendet werden. Neue Fortschritte in der digitalen Signalverarbeitung bieten andere Möglichkeiten: akustische Informationen können – teilweise in Echtzeit – technisch so verändert werden, dass sie effizienter verarbeitet werden können.

6.6 Therapeutische Ansätze

Zahlreiche Handbücher, Bücher und Broschüren widmen sich therapeutischen Verfahren und Richtlinien für Kinder mit auditiven Wahrnehmungsproblemen. Sie zielen auf verschiedene Bereiche ab, die verbessert werden sollen, darunter:
- die Sprache und das Lesen (Katz u. Harmon 1981; Lindamood u. Lindamood 1969; Tallal et al. 1996),
- die Phonemerkennung (Sloan 1986),
- die Metakognition und Metalinguistik (Chermak u. Musiek 1997).

Andere Methoden zielen darauf ab, auditive Defizite zu verbessern, die mit einer Testbatterie zur Erkennung zentraler Hörwahrnehmungsprobleme identifiziert wurden (Bellis 1996).

Der Ansatz der **auditiven Integration**, das von Berard (1993) und Tomatis (Gilmore et al. 1989) entwickelte »Horchtraining«, basiert auf der Theorie, dass das Anhören von verändertem auditiven Input die Hörverarbeitung verbessern kann.

> **Cave**
>
> Eine gut kontrollierte Studie von Yencer (1998) ergab, dass das Berard-Programm (1993) nicht zu verbesserten Leistungen der zentralen auditiven Verarbeitung führte.

Obwohl Therapien die Leistung in bestimmten Fertigkeitsbereichen wie Sprache, Phonemerkennung, Lesen und Schreiben verbessern, fehlen Daten, die beweisen, dass dies auf der Verbesserung der zugrunde liegenden zentralen Hörfähigkeit beruht. Diese Methoden sind also durchaus nützlich, solange sie nicht den Anspruch erheben, die auditive Wahrnehmung zu verbessern.

Ausgehend von der Annahme, dass sich die phonologische Verarbeitung und das Sprachverständnis verbessern sollten, wenn wichtige akustische Hinweise in der Sprache hervorgehoben und verstärkt werden, entwickelten Tallal et al. (1996) und Merzenich et al. (1996) ihre Programme. Sie setzten zeitverzögerte Sprache ein, um die Diskrimination und das Sprachverständnis von Kindern mit Sprachentwicklungsverzögerungen zu verbessern. Innerhalb von 20 Tagen trainierten die Kinder zwischen 8 und 16 Stunden anhand von Computerspielen Übungen, die die zeitliche Verarbeitung verbessern sollten. Das Sprachsignal wurde um 50% ausdehnt, wobei aber die Tonqualität »normal« blieb, und die Hauptkonsonanten wurden um 20 dB lauter präsentiert (Tallal et al. 1996). Dies führte zu scharf segmentierten auditiven Signalen in »Staccato«-Qualität.

Sieben Kinder in einem Pilotprogramm und später 22 Kinder (mit einem durchschnittlichen Lebensalter von 7;4 Jahren) zeigten nach diesem Programm signifikante Verbesserungen in der Sprache und im Sprechen. Das Programm wird unter dem Titel »**Fast ForWord**« vermarktet und richtet sich an Personen mit Sprach- und Leseproblemen.

6.6.1 Kompensationsstrategien

Das Ziel von kompensatorischen Strategien ist es, dem Betroffenen zu helfen, mit verschiedenen Anforderungen in der akustischen Umwelt zurechtzukommen (Ayres 1972b). Im Folgenden werden Unterrichtstechniken vorgestellt, Strategien für die Sitzordnung unter Berücksichtigung der Ohrpräferenz, Geräte zur Abschwächung von Hintergrundgeräuschen und Überlegungen zur Akustik des Klassenraumes.

Unterrichtsstrategien

Verschiedene Wissenschaftlerinnen (Barr 1972; Bellis 1996; Lasky u. Cox 1983; Matkin 1988; Willeford u. Billger 1978; Willeford u. Burleigh 1985) haben eine kompensatorische Intervention empfohlen, um die akademischen Leistungen, das Beschäftigungsverhalten und die soziale Interaktion zu verbessern. Viele der folgenden Empfehlungen wurden gemeinsam mit Lehrern und Sonderpädagogen entwickelt.

Die meisten Adaptationen für Kinder mit auditiven Wahrnehmungsstörungen kommen allen Schülern zugute:
- Klare verbale Anweisungen geben.
- Eine Lernumgebung schaffen, die zur Aufgabe passt.
- Den Schülern selbst die Verantwortung für ihre Bedürfnisse in die Hand geben.

Dies sind Strategien, die bei allen Schülern zur Verbesserung der Leistungen führen. Darüber hinaus sind folgende Empfehlungen speziell für Kinder (und Erwachsene) mit auditiven Wahrnehmungsstörungen geeignet (◘ Übersicht 6.4):

> **◘ Übersicht 6.4. Unterrichtsstrategien für Schüler mit zentralen Hörverarbeitungsstörungen**
> - Stellen Sie dem Kind einen **ruhigen Arbeitsplatz** mit minimalen Hintergrundaktivitäten zur Verfügung.
> - Bevor Sie das Kind ansprechen, **berühren** Sie es an der Schulter.
>   Oder: Sprechen Sie das Kind mit seinem Namen an, bevor Sie ihm etwas mitteilen.
> - **Formulieren** Sie verbale Mitteilungen auf verschiedene Arten.
> - Fordern Sie das Kind auf, Konzepte noch einmal durchzugehen und in eigenen Worten wiederzugeben.
> - Erklären Sie Aufgaben und Konzepte **multisensorisch** (d. h. gesprochen und geschrieben): Schreiben Sie kurze Anweisungen auf die Tafel eine Overhead-Folie; machen Sie Handouts für jedes Kind, wenn Sie längere Erklärungen geben müssen. Ein Überblick über die Inhalte der Stunde oder einen längeren Zeitraum kann dem Schüler die Planung und Einteilung seiner Aufgaben erleichtern.
> - Organisieren Sie die **Mitschrift** eines Mitschülers (als Kopie) für das Kind mit auditiver Wahrnehmungsstörung oder führen Sie das Amt des »Schriftführers« ein. Das Mitschreiben fällt betroffenen Kindern oft sehr schwer, da subtile Umgebungsgeräusche den Empfang der Hörinformationen behindern.
> - Geben Sie kurze **Pausen**, in denen sich die Kinder mit ineffizientem Hörsystem erholen und neu gruppieren können.
> - Führen Sie Tests und Prüfungen in einem separaten ruhigen Raum durch.
> - Zeigen Sie betroffenen Schülern **neue Informationen im Vorhinein**, damit sie sich mit dem Thema und mit dem Vokabular vertraut machen können.
> - Planen Sie Unterrichtsinhalte, die aufmerksames Zuhören erfordern, für den **frühen Morgen** und (in Ganztagsschulen) den frühen Nachmittag ein.
> - Sorgen Sie liefern für eine optimale Lernumgebung in einem strukturierten, **übersichtlichen Klassenzimmer**.
> - Fördern Sie die Verwendung des **Computers**. Computer liefern unmittelbare visuelle Rückmeldung und können das Schreiben erleichtern.
> - Führen Sie Gespräche mit Betroffenen in einem ruhigen Bereich.
> - Stellen Sie **zusätzliche Unterstützung für den Fremdsprachenunterricht** bereit. Schüler mit auditiven Verarbeitungsdefiziten finden Fremdsprachen oft besonders herausfordernd. Sie können von audiovisuellen Material (z. B. selbst aufgenommene Kassetten oder gekaufte Hörbücher) und schriftlichen Unterlagen sowie einer ruhigen Umgebung profitieren.
> - Raten Sie davon ab, den Unterricht auf Band aufzunehmen. Dies ist nicht empfehlenswert, weil Hintergrundgeräusche aufgezeichnet werden, die es (oft schon für normal Hörende) schwierig machen, die Informationen zu transkribieren. Die Transkription selbst ist auch sehr zeitintensiv.

Diese allgemeinen Richtlinien sollten mit individuellen Empfehlungen ergänzt werden.

Beispiel
Hat der betroffene Schüler z. B. Schwierigkeiten mit der Rechtschreibung, sollte ihm für Rechtschreibtests eine separate ruhige Umgebung zur Verfügung gestellt werden.

Überlegungen zur Sitzordnung und zur Leistungspräferenz der Ohren

Der bevorzugte Sitzplatz eines Schülers mit bekannter auditiver Wahrnehmungsstörung sollte auf einer audiologischen Untersuchung basieren, die darüber Auskunft gibt, ob das Kind Informationen mit einem Ohr genauer verarbeiten kann. Wird ein leistungsfähigeres Ohr identifiziert, sollte der Schüler in eine vordere Reihe gesetzt werden, wobei **das stärkere Ohr zum Lehrer hin orientiert** und von akustischen Ablenkungen abgewandt sein sollte. Dasselbe Prinzip gilt, wenn die Kinder auf dem Boden oder im Kreis sitzen oder wenn eine Person einzeln mit dem Kind arbeitet.

Werden bei einem Kind weder eine Leistungspräferenz für ein Ohr noch messbare Leistungsunterschiede zwischen beiden Ohren festgestellt, gilt für die Sitzordnung:
- direkt in einer Linie mit dem Sprecher,

– weit vorne in der Klasse (Willeford u. Billger 1978; Willeford u. Burleigh 1985)

Ein Platz in der Nähe der Lehrerin hat mehrere Vorteile:
– Die auditiven Reize werden leichter empfangen.
– Zusätzliche visuelle Hinweise sind zugänglicher.
– Die Lehrerin kann besser überwachen, ob Probleme wie Erschöpfung, Ablenkungen oder Missverstehen einer Anweisung auftreten. Reize, die von anderen Schülern praktisch unbemerkt bleiben (wie Bleistiftspitzen, Heizung, Ventilator, Geräusche vom Gang oder Pausenhof), können für Schüler mit auditiven Verarbeitungsproblemen extrem störend sein.

Geräte zur Abschwächung von Hintergrundgeräuschen

Ohrenschützer oder Ohrenstöpsel, die Hintergrundgeräusche abschwächen, können für Kinder (und Erwachsene) mit zentralen Hörverarbeitungsschwächen nützlich sein, die Schwierigkeiten haben, sich in einer lauteren Umgebung auf das Zuhören zu konzentrieren und die gehörten Informationen zu verarbeiten (Hasbrouck 1980; Willeford 1980; Willeford u. Billger 1978; Willeford u. Burleigh 1985). Je nach Art der auditiven Störung und abhängig von den Anforderungen der schulischen Aufgaben können diese Geräte auf zwei Arten eingesetzt werden:

Eine wichtige Umweltmodifikation kann durch Ohrenschützer oder Ohrenstöpsel erzielt werden, die auf/in beiden Ohren getragen werden und so Außengeräusche absorbieren. Dadurch kann sich die Konzentration beim Lesen, Schreiben und bei jeder ruhigen Tischarbeit verbessern. Damit Hilfsmittel nicht zum Stigma werden, empfiehlt es sich, ein gewisses Kontingent davon für die ganze Klasse zur Verfügung zu stellen.

Eine andere Art, Außengeräusche zu reduzieren, ist es, nur ein Ohr zu verstopfen (Hasbrouck 1980; Willeford 1980; Willeford u. Billger 1978; Willeford u. Burleigh 1985). Willeford u. Burleigh (1985) gingen davon aus, dass das dysfunktionale auditive System ein Geräusch nicht bilateral integrieren kann. Sie schlagen vor, den auditiven Input für das schwächere Ohr zu reduzieren, damit die Information des schwächeren Ohres das starke Ohr weniger irritiert. So wird die Figur-Hintergrund-Differenzierung verbessert. Im realen Leben richten wir beim Zuhören in einer lauten Umgebung den Körper und Kopf strategisch so aus, dass wir die akustischen Informationen des Senders (Sprechers) optimal verarbeiten und Hintergrundlärm ausfiltern können. Deshalb scheint es logisch, dass der von einer auditiven Verarbeitungsstörung Betroffene die Leistungsdifferenzen zwischen den Ohren kompensiert, indem er sein stärkeres Ohr der Geräuschquelle zuwendet. Die selektive Benutzung eines Ohrenstöpsels im schwächeren Ohr kann diese Strategie unterstützen.

Am Center for Central Auditory Research der Colorado State University wird mit unilateralen Ohrenstöpsel mit Filtern experimentiert: Töne in der Sprachfrequenz werden etwas ausgefiltert und hohe Tonfrequenzen werden noch stärker ausgefiltert. Trotzdem ist das Hörvermögen nicht eingeschränkt. Dadurch sind diese Stöpsel in einer lauten Umgebung besonders nützlich.

Diese Filterstöpsel wurden an 22 Personen mit bekannten Störungen der zentralen auditiven Funktionen und einer Kontrollgruppe von 11 Personen überprüft. Drei Hauptergebnisse lassen Schlussfolgerungen bezüglich des Tragens dieser Hilfsmittel bei Personen mit einer offensichtlichen Asymmetrie der zentralen auditiven Funktionen zu:
– Personen mit normaler auditiver Verarbeitung erbringen bei Lärm bedeutend bessere Leistungen als Personen mit zentralen auditiven Verarbeitungsstörungen.
– Personen mit normaler auditiver Verarbeitung bringen die besten diskriminativen Leistungen mit beiden Ohren und ohne irgendeine Filterung.
– Wird ein Filter genau an die Asymmetrie der zentralen Hörverarbeitung angepasst, verbessert sich bei Personen mit definitiven Hörverarbeitungsstörungen die Diskrimination von Sprache bedeutend.

Interessant ist, dass Betroffene mit Filterstöpsel ähnlich gute diskriminative Leistungen erbrachten wie normal Hörende mit beiden Ohren in einer lauten Umgebung.

Mizushima u. Burleigh (1997) legten eine Fallstudie vor, bei der die Spracherkennungsfähigkeit mit einem Filterstöpsel in lauter Umgebung um 14% gesteigert werden konnte. Der Klient berichtete, weniger erschöpft zu sein und besser kommunizieren zu können, wenn er den Filter trug.

Es ist jedoch entscheidend herauszufinden, welches Ohr mit dem angepassten Filter ausgestattet werden soll.

Akustik des Klassenraumes

Seit der Mitte der 1970er Jahre beschäftigt man sich im Zusammenhang mit der Lernumgebung auch mit der Akustik des Klassenzimmers (Crum u. Matkin 1976; Finitzo-Hieber u. Tillman 1978). Doch erst in letzter Zeit wird diesem Thema seitens der Pädagogen ein gesteigertes Interesse entgegen gebracht und Forschung dazu betrieben (Chermak u. Musiek 1997; Crandell 1992; Crandell u. Smaldino 1994). Eine optimale Umgebung für den Empfang von Hörinformationen zu schaffen, bleibt eine Herausforderung.

Mehrere Forscherinnen (Crandell u. Smaldino 1994; Finitzo-Hieber 1981; Sanders 1965) haben Umgebungslärm in leeren und benützten Klassenzimmern gemessen und festgestellt, dass der Geräuschpegel unter beiden Bedingungen ungünstig für das Zuhören ist. Außerdem sind Signal (Lehrerstimme) und Außengeräusch oft ähnlich laut.

> Hinweis

Umweltmodifikationen, die der Geräuschabsorption dienen, nützen Schülern mit zentralen auditiven Verarbeitungsstörungen:
- Vorhänge
- Teppiche
- Schalldämpfende Baustoffe

Allerdings ist es laut Crandell u. Smaldino (1994) nicht üblich, vor dem Bau einer Schule Überlegungen zur Akustik anzustellen. Es wird ihr keine hohe Priorität zugemessen, und akustische Veränderungen werden oft erst nach der Gebäudefertigstellung berücksichtigt. Dann sind sie aber kostspielig und oft schwierig durchzuführen.

Technische Hilfsmittel

Fortschritte in der Technik liefern spannende Möglichkeiten, die Effizienz des Hörsystems zu verbessern und werden wahrscheinlich das Ziel der zukünftigen Forschung und Entwicklung sein.

Frequenzmodulierte assistive Hörsysteme

Um in Klassenräumen das Sendesignal deutlicher vom Umgebungsgeräusch abzuheben, wurden für Kinder mit verschiedenen speziellen Bedürfnissen frequenzmodulierte (FM) Hörsysteme empfohlen (Edward 1994; Flexer 1994; Blake et al. 1991; Crandell et al. 1994; Willeford u. Billger 1978).

FM-Systeme bestehen aus einem kabellosen Mikrophon, das der Sprecher (Lehrer) nahe dem Mund trägt. Die Stimme des Sprechers wird über FM-Radiowellen entweder zu einem vom Zuhörer getragenen Empfänger (persönliches System) oder über Lautsprecher (Klassenzimmersystem) übertragen. Die FM-Einheit bewirkt, dass die Stimme des Sprechers vorherrscht, während Hintergrundlärm reduziert wird.

> **Wichtig**
>
> Rosenberg et al. (1995) setzten FM-Verstärkungssysteme für den Klassenraum bei 2 054 Kindern zwischen Vorschule und zweiter Schulstufe ein und berichteten über verbessertes Zuhör- und Lernverhalten. Das FM-System half den Kindern beim Zuhören und erleichterte es ihnen, die Stimme ihrer Lehrerin zu hören. Bei den jüngeren Kindern verbesserte sich das Zuhörverhalten, bei den älteren Kindern die Lernleistung.

Da Audiologen traditioneller Weise FM-Systeme empfehlen, wurde ihnen viel Aufmerksamkeit geschenkt (Bellis 1996; Chermak u. Musiek 1997; Stach et al. 1991; Willeford u. Billger 1978). Allerdings sollte auch dieses System nicht wahllos eingesetzt werden, sondern den Richtlinien der ASHA (1994) für die Erprobung und Kontrolle folgen:
- Vor dem Erwerb sollte das persönliche FM-System ausprobiert werden.
- Die Spracherkennungsleistung sollte mit und ohne FM-System unter ruhigen und lauten Umgebungsbedingungen getestet werden.
- Die Toleranz lauten Geräuschen gegenüber sollte unter verschiedenen Einstellungen überprüft werden.

Digitale Signalverarbeitung

Mit dieser Technik ergeben sich neue Möglichkeiten, die Sprachdiskrimination in Echtzeit zu verbessern. Wenndt (1991) und Wenndt et al. (1996) zeigten, dass die Dehnung oder Verlangsamung des Sprechtempos Erwachsenen mit normaler Hörkraft hilft, in einer lauten Umgebung Sprache deutlicher zu verstehen. Genau gesagt bewirkte eine Erweiterung bzw. Verlangsamung um 30% die besten Ergebnisse. Burleigh (1996) zeigte, dass dies nicht nur für Personen mit normaler peripherer und zentraler Hörleistung gilt, sondern auch für Personen mit atypischen zentralen Funktionen.

Craig (1997) beschrieb die Entwicklung eines Geräts zur Sprachtempoumwandlung in Echtzeit, bei dem weder die Stimmlage, die Qualität oder andere Charakteristika des Sprachsignals verändert werden.

Burleigh et al. (1999, 2000) zeigten einen neuen Ansatz für die Überprüfung des zentralen auditiven Systems mittels digitaler Sprachumwandlung. In den Studien wurde eine Methode eingesetzt, durch Hintergrundgeräusche die Sprachverständlichkeit zu manipulieren, um zu überprüfen, wie weit sich das auditive System anpassen kann. Die Autorinnen gingen vom Phänomen der binauralen Asynchronizität aus, d. h. dass bei Personen mit zentraler auditiver Funktionsstörung jedes Ohr die Gehörinformationen unterschiedlich mischt. Ihre Hypothese war, dass diese Differenzen gemessen und ausgeglichen werden können.

6.7 Zusammenfassung und Fazit

> **Fazit**
>
> Die **Vielfalt an Ansätzen** für den Umgang mit den verschiedenen Problemen, die durch zentrale auditive Verarbeitungsstörungen verursacht sind, kann für Therapeutinnen unübersichtlich sein. Um beurteilen zu können, ob ein bestimmter Ansatz für ein individuelles Kind geeignet ist, muss er hinsichtlich seiner Fundiertheit und seines Anwendungsgebietes kritisch überprüft werden. Dabei müssen sie sich auch den Zweck der Methode ansehen und die Daten, anhand derer seine Wirksamkeit nachgewiesen wird. **Übende therapeutische Ansätze** sind wichtig, um bestimmte Fertigkeiten wie Phonemerkennung, Lesen oder Rechtschreiben zu verbessern. Wird jedoch eine zentrale Hörwahrnehmungsstörung (wie in diesem Kapitel definiert) identifiziert, ist zu bedenken, dass die ineffiziente Verarbeitung akustischer Informationen Leistungsdefiziten in vielen verschiedenen Bereichen zugrunde liegen. In diesem Fall können **neuere Methoden**, die an der Manipulation von akustischen Reizen ansetzen, eine **effizientere Verarbeitung des Inputs** unabhängig von seinem Inhalt erzielen. Mit diesen Verfahren kann also das Lernen in verschiedenen Fertigkeitsbereichen positiv beeinflusst werden. **Kompensatorische Strategien** sollten unterstützend zu jeder Intervention eingesetzt werden.
> Dem Thema der zentralen Hörverarbeitung bei Kindern und Erwachsenen wurde in den letzten zwei Jahrzehnten zunehmende Aufmerksamkeit gewidmet. Studien, die sich mit den Manifestationen von Hörwahrnehmungsstörungen beschäftigten, haben neue Einblicke in die weit reichenden **Auswirkungen** dieser Dysfunktion geliefert: sie können zu Schwierigkeiten in verschiedenen sensorischen Systemen und Verhaltensbereichen führen. Wegen der komplexen Natur der auditiven Verarbeitungsstörung kann die Befundung nicht nebenbei erfolgen.

Vielmehr sollte eine umfassende Testbatterie eingesetzt werden, die zentrale auditive Funktionen auf verschiedenen Ebenen überprüft. Erst nachdem die zugrunde liegende Funktionsstörung genau abgeklärt ist, kann eine individualisierte Intervention geplant werden. Der **Einsatz neuer Technologien** schafft neue Möglichkeiten, bei denen der akustische Reiz selbst so verändert werden kann, dass Betroffene den Input effizient verarbeiten können.

6.8 Literatur

American National Standards Institute. (1989). American national standards specifications for audiometers. (ANSI S3.6 – 1989). New York

American Psychiatric Association. (1994). Diagnostic and statistical manual of mental disorders (Ed. 4). Washington, DC

American Speech Language Hearing Association. (1994, March). Guidelines for fitting and monitoring FM systems. ASHA 36 (suppl. 12), 1 – 9

American Speech Language Hearing Association. (1996). Central auditory processing: Current status of research and implications for clinical practice. American Journal of Audiology, 5, 41 – 54

Ayres, A. J. (1972a). Improving academic scores through sensory integration. Journal of Learning Disabilities, 5, 338 – 343

Ayres, A. (1972b). Sensory integration and learning disorders. Los Angeles: Western Psychological Services

Barr, D. (1972). Auditory perceptual disorders. Springfield, IL: Charles C. Thomas

Beasley, D., Forman, B., u. Rintelmann, W. (1972a). Perceptions of time-compressed CNC monosyllables by normal listeners. Journal of Auditory Research, 12, 71 – 75

Beasley, D., u. Freeman, B. (1977). Time-altered speech as a measure of central auditory processing. In R. Keith (Ed.). Central auditory dysfunction (pp. 129 – 175). New York: Grune u. Stratton

Beasley, D., Schwimmer, S., u. Rintelmann, W. (1972b). Intelligibility of time-compressed CNC monosyllables. Journal of Speech and Hearing Research, 15, 340 – 350

Bellis, T. (1996). Assessment and management of central auditory processing disorders in the educational setting: from science to practice. San Diego: Singular Publishing Group

Berard, G. (1993). Hearing equals behavior. New Canaan, CT: Keats

Berlin, C., u. McNeil, M. (1976). Dichotic listening. In N. Lass (Ed.). Contemporary issues in experimental phonetics (pp. 327 – 3 88). New York: Academic

Blake, R., Field, B., Foster, C., Platt, F., u. Wertz, P. (1991). Effect of FM auditory trainers on attending behaviors of learning-disabled children. Language, Speech, and Hearing Services in Schools, 22, 111 – 114

Bocca, E., u. Calearo, C. (1963). Central hearing processes. In J. Jerger (Ed.). Modern developments in audiology (pp. 337–370). New York: Academic

Bocca, E., Calearo, C., u. Cassinari, V. (1954). A new method for testing hearing in temporal lobe tumor. Acta Otolaryngologica, 44, 219–221

Bornstein, S., u. Musiek, F. (1992). Recognition of distorted speech in children with and without learning problems. Journal of the American Academy o fAudiology, 3, 22–32

Brugge, J. (1975). Progress in neuroanatomy and neurophysiology of auditory cortex. In E. Eagles (Ed.). The nervous system, Vol. 3. Human communication and its disorders (pp. 97–111). New York: Raven

Burleigh, A. J., Skinner, B. K., u. Norris, T. W. (1982, November). Central auditory processing disorders in children: A 5-year study. Paper presented at the convention of the American Speech Language Hearing Association, Toronto, Ontario

Burleigh, J., Mangle, J., Sanders, J., Olson, L., u. Buccafusca, 0. (1995). Incidence of central auditory processing difficulties in children. Unpublished raw data

Burleigh, J., Thompson, M., James, S., Peterson, M., Boardman, T., u. McIntosh, K. (November 1999). Interaural time differences and central auditory nervous system function. Paper presented at the meeting of the American Speech-Language-Hearing Association, Convention, San Francisco, CA

Burleigh, J., Thompson, M., James, S., Peterson, M., McIntosh, K., u. Boardman, T. (November 2000). Accommodation of interaural timing differences in central auditory processing disorders. Paper presented at the meeting of the American Speech-Language-Hearing Association Convention, Washington, DC

Carpenter, M. (1972). Core text of neuroanatomy. Baltimore: Williams u. Wilkins

Carpenter, M., u. Sutin, J. (1983). Human neuroanatomy. Baltimore: Williams u. Wilkins.

Chermak, G. (1996). Central testing. In S. A. Gerber (Ed.). Handbook of pediatric audiology (pp. 206–253). Washington DC: Galludet University Press

Chermak, G., u. Musiek, F. (1997). Central auditory processing disorders. San Diego: Singular

Craig, C. (1997). Spoken language processing. In G. D. Chermak u. F. E. Musiek (Eds.). Central auditory processing disorders: New perspectives (pp. 71–90). San Diego: Singular

Crandell, C. (1992). Classroom acoustics for hearing-impaired children. Journal of the Acoustical Society of America, 92, 2470

Crandell, C., u. Smaldino, J. (1994). An update on classroom acoustics for children with hearing impairment. The Volta Review, 96, 291–306

Crandell, C., Smaldino, J., u. Flexer, C. (1994). Speech perception in specific populations. In C. Crandell, J. Smaldino, u. C. Flexer (Eds.). Soundfield FM amplification: Theory and practical applications (pp. 49–65). San Diego, CA: Singular

Crum, M., u. Matkin, N. (1976). Room acoustics: The forgotten variable. Language, Speech u. Hearing Services in the Schools, 7, 106–110

Dublin, W. (1985). The cochlear nuclei-pathology. Otolaryngology of Head and Neck Surgery, 93, 448–463

Dunn, W. (1999). Sensory profile user's manual. San Antonio: Therapy Skill Builders

Edwards, C. (1994). Listening strategies for teachers and students. In C. Crandell, J. Smaldino, u. C. Flexer (Eds.). Soundfield FM amplification: Theory and practical implications (pp. 191–200). San Diego, CA: Singular

Emerson, M., Crandall, K., Seikel, A., u. Chennak, G. (1997). Observations on the use of SCAN to identify children at risk for central auditory processing disorder. Language Speech u. Hearing Services in Schools, 28 (1), 43–49

Filley, C. M. (1995). Neurobehavioral anatomy. Niwot, CO: University Press of Colorado.

Finitzo-Hieber, T. (198 1). Classroom acoustics. In R. Roeser u. M. Downs (Eds.). Auditory disorders in school children: The law, identification, remediation (pp. 250–262). New York: Thieme-Stratton

Finitzo-Hieber, T., u. Tillman, T. (1978). Room acoustics effects on monosyllabic word discrimination ability for normal and hearing impaired children. Journal of Speech and Hearing Research, 21,440–458

Fisher, A. G., Murray, E. A., u. Bundy, A. C. (1991). Sensory integration: Theory and practice. Philadelphia: F. A. Davis

Flexer, C. (1994). Rational for the use of sound-field FM amplification systems in classrooms. In C. Crandell, J. Smaldino, u. C. Flexer (Eds.). Soundfield FM amplification: Theory and practical applications (pp. 3–16). San Diego, CA: Singular

French, J. (1957). The reticular formation. Scientific American, 196, 54–60

Gade, P., u. Mills, C. (1989). Listening rate and comprehension as a function of preference for and exposure to time-altered speech. Perceptual and Motor Skills, 68, 531–538

Galaburda, A. (1994a). Developmental dyslexia and animal studies: At the interface between cognition and neurology. Cognition, 50, 133–149

Galaburda, A. (1994b, August 16). The New York Times, section C, p. 1

Galaburda, A., Menard, M., u. Rosen, G. (1994). Evidence for aberrant auditory anatomy in developmental dyslexia. Proceedings of the National Academy of Sciences, 91, 8010–8013

Galaburda, A., Sherman, G., Rosen, G., Aboitiz, F., u. Geschwind, N. (1985). Developmental dyslexia: Four consecutive patients with cortical anomalies. Annuals of Neurology, 18, 222–233

Gazzaniga, M., u. LeDoux, J. (1978). The integrated mind. New York: Plenum

Gilmore, T., Madaule, P., u. Thompson, B. (1989). About the Tomatis method. Toronto: Listening Centre

Goldstein, R. (January 1967). Hearing disorders in children. Paper presented at the University of Oklahoma. Symposium

Hasbrouk, J. (1980). Performance of students with auditory figure-ground disorders under conditions of unilateral and bilateral ear occlusion. Journal of Learning Disabilities, 13, 548–55 1

Hurley, R. M., u. Musiek, F. E. (1997). Effectiveness of three central auditory processing (CAP) tests in identifying cerebral lesions. Journal of American Academy of Audiology, 8, 257–262

Ivey, R. (1969). Tests of CNS function. Unpublished master's thesis, Colorado State University, Fort Collins

Jerger, J. (1960). Audiological manifestations of lesions in the auditory nervous system. Laryngoscope, 70, 417–425

Jerger, J., u. Jerger, S. (1974). Auditory findings in brainstem disorders. Archives of Otolaryngology, 99, 342–350

Jerger, J., u. Jerger, S. (1975). Clinical validity of central auditory tests. Scandinavian audiology, 4, 147–163

Jerger, S., Jerger, J., u. Abrams, S. (1983). Speech audiometry in the young child. Ear and Hearing, 4(1), 56–66

Jirsa, R. (1992). The clinical utility of the P3 AERP in children with auditory processing disorders. Journal Speech u. Hearing Research, 35, 903–912

Katz, J. (1962). The use of staggered spondaic words for assessing the integrity of the central auditory system. Journal of Auditory Research, 2, 327–337

Katz, J. (1968). The SSW test – an interim report. Journal Speech Hearing Disorders, 33, 132–146

Katz, J. (1992). Classification of auditory processing disorders. In J. Katz, N. Stecker, u. D. Henderson (Eds.). Central auditory processing: A transdisciplinary view (pp. 81–91). St. Louis: Mosby Year Book

Katz, J., u. Harman, C. (1981). Phonemic synthesis: testing and training. In R. Keith (Ed.). Central auditory and language disorders in children (pp. 145–159). Houston: College-Hill

Katz, J., Stecker, N., u. Henderson, D. (1992). Central auditory processing: A trans-disciplinary view. St. Louis: Mosby Year Book

Kaufmann, W., u. Galaburda, A. (1989). Cerebrocortical microdysgenesis in neurologically normal subjects: A histopathologic study. Neurology, 39, 238–244

Keith, R. (1986). SCAN. – A screening test for auditory processing disorders. San Antonio: Psychological Corporation

Keith, R. (1999). SCAN-C: Test for auditory processing disorders in children-revised. San Antonio: Psychological Corp

Keith, R., Rudy, J., Donahue, P., u. Katbamna, B. (1989). Comparison of SCAN results with other auditory and language measures in a clinical population. Ear u. Hearing, 10, 382–386

Keller, W. (1992). Auditory processing disorder and attention deficit disorder? In J. Katz, N. A. Stecker u. D. Henderson (Eds.). Central auditory processing: a transdisciplinary view (pp. 107–114). St Louis: Mosby Year Book

Kiang, N. (1975). Stimulus representation in the discharge patterns of auditory neurons. In E. Eagles (Ed.). The nervous system (Vol. 3, pp. 81–96). Human communication and its disorders. New York: Raven

Kolb, B., u. Wishaw, 1. Q. (1990). Fundamentals of human neuropsychology (3rd ed.). New York: W.H. Freeman and Company

Konkel, D., Beasley, D., u. Bess, F. (1977). Intelligibility of time-altered speech in relation to chronological aging. Journal of Speech and Hearing Research, 20, 108–115

Kraus, N., McGee, T., Carrell, T., Zecker, S., Nicol, T., u. Koch, D. (1996). Auditory neurophysiologic responses and discrimination deficits in children with learning problems. Science, 273, 971–973

Kraus, N., McGee, T., Ferre, J., Hoeppner, J., Carrell, T., Sharma, A., u. Nicol, T. (1993). Mismatch negativity in the neurophysiologic/behavioral evaluation of auditory processing deficits: A case study. Ear u. Hearing, 14, 223–234

Lasky, E., u. Cox, L. (1983). Auditory processing and language interaction: Evaluation and intervention strategies. In E. Z. Lasky u. J. Katz (Eds.). Central auditory processing disorders: Problems of speech, language, and learning (pp. 243–268). Baltimore: University Park

Lindamood, C., u. Lindamood, R (1969). Auditory discrimination in depth. Boston: Teaching Resource

Lynn, G., u. Gilroy, J. (1972). Neuro-audiological abnormalities in patients with temporal lobe tumors. Journal of Neurological Science, 17, 167–184

Lynn, G., u. Gilroy, J. (1975). Effects of brain lesions on the perception of monotic and dichotic speech stimuli. In M. Sullivan (Ed.). Proceedings of Symposium on Central Auditory Processing Disorders (pp. 47–83). Omaha: University of Nebraska Medical Center

Lynn, G., u. Gilroy, J. (1976). Central aspects of audition. In J. Northern (Ed.). Hearing disorders (pp. 102–116). Boston: Little, Brown and Company

Lynn, G., u. Gilroy, J. (1977). Evaluation of central auditory dysfunction in patients with neurological disorders. In R. Keith (Ed.). Central auditory dysfunction (pp. 177–221). New York: Grune u. Stratton

Lynn, G., Gilroy, J., Taylor, P., u. Leiser, R. (198 1). Binaural masking level differences in neurological disorders. Archives of Otolaryngology, 107, 357–362

Magoun, H. (1963). The waking brain (2nd ed.). Springfield, IL: Charles C. Thomas

Matkin, N. (Sept 1988). Guidelines for classroom management of children with auditory processing deficits. Paper presented at Central Auditory Processing Workshop, Frisco, CO

Matzker, J. (1959). Two new methods for the assessment of central auditory functions in cases of brain disease. Annals of Otology, Rhinology, u. Laryngology, 68, 1185–1197

Merzenich, M., Jenkins, W., Johnston, P., Schreiner, C., Miller, S., u. Tallal, P. (1996). Temporal processing deficits of language-learning impaired children ameliorated by training. Science, 271, 77–81

Mizushima, M., u. Burleigh, J. (November 1997). Evaluation and management post eosinophiliamyalgia syndrome: A case study. Poster session presented at the annual meeting of the American Speech Language Hearing Association, Boston, MA

Morales-Garcia, C., u. Poole, J. (1972). Masked speech audiometry in central deafness. Acta Otolaryngologica, 74, 307–316

Musiek, F. (1983). Results of three dichotic speech tests on subjects with intracranial lesions. Ear and Hearing, 4, 318–323

Musiek, F., u. Baran, J. (1986). Neuroanatomy, neurophysiology, and central auditory assessment. Part 1. Brain Stem, Ear and Hearing, 7, 207–219

Musiek, F., Baran, J., u. Pinheiro, M. (1990). Duration pattern recognition in normal subjects and patients with cerebral and cochlear lesions. Audiology, 29, 304–313

Musiek, F., Baran, J., u. Pinheiro, M. (1992). P300 results in patients with lesions of the auditory areas of the cerebrum. Journal of American Academy of Audiology, 3, 5–15

Musiek, F., Baran, J., u. Pinheiro, M. (1994). Neuroaudiological case studies. San Diego: Singular

Musiek, F., u. Geurkink, N. (1980). Auditory perceptual problems in children: considerations for the otolaryngologist and audiologist. Laryngoscope, 90, 962–971

Musiek, F., Geurkink, N., u. Keitel, S. (1982). Test battery assessment of auditory perceptual dysfunction in children. Laryngoscope, 92, 251–257

Musiek, F., Kibbe, K., u. Baran, J. (1984). Neuroaudiological results from split-brain patients. Seminars in Hearing, 5, 219–241

Musiek, F., u. Lamb, L. (1992). Neuroanatomy and neurophysiology of central auditory processing. In J. Katz, N. Stecker, u. D. Henderson (Eds.). Central auditory processing: A transdisciplinary view (pp. 11–37). St. Louis: Mosby Year Book

Musiek, F., u. Pinheiro, M. (1985). Dichotic speech tests in the detection of central auditory dysfunction. In M. Pinheiro u. F. Musiek (Eds.). Assessment of central auditory dysfunction: Foundations and clinical correlates (pp. 201–217). Baltimore: Williams u. Wilkins

Musiek, F., u. Pinheiro, M. (1987). Frequency patterns in cochlear, brainstem and zerebral lesions. Audiology, 26, 79–88

Musiek, F., u. Reeves, A. (1990). Asymmetries of the auditory areas of the cerebrum. Journal of American Academy of Audiology, 1, 240–245

Musiek, F., u. Wilson, D. (1979). SSW and dichotic digit results pre- and post-commissurotomy: A case report. Journal of Speech and Hearing Disorders, 44, 528–533

Musiek, F., Wilson, D., u. Pinheiro, M. (1979). Audiological manifestations in split-brain patients. Journal of the American Auditory Society, 5, 25–29

Noback, C. (1985). Neuroanatomical correlates of central auditory function. In M. Pinheiro u. F. Musiek (Eds.). Assessment of central auditory dysfunction: Foundations and clinical correlates (pp. 7–21). Baltimore: Williams u. Wilkins

Noffsinger, D., Olsen, W., Carhart, R., Hart, C., u. Sahgal, V. (1972). Auditory and vestibular aberrations in multiple sclerosis. Acta Otolaryngologica, 303 (Suppl.), 1–63

Oertel, D. (1997). Activation of the ascending pathways of the cochlear nuclei. Proceedings of the Second Biennial Hearing Aid Research and Development Conference, Bethesda, MD

Oliver, D., u. Morest, D. (1984). The central nucleus of the inferior colliculus in the cat. Journal of Comparative Neurology, 222, 237–264

Olsen, W., Noffsinger, D., u. Carhart, R. (1976). Masking level differences encountered in clinical populations. Audiology, 15, 287–301

Olsen, W., Noffsinger, D., u. Kurdziel, S. (1975). Speech discrimination in quiet and in white noise by patients with peripheral and central lesions. Acta Otolaryngologica, 80, 375–382

Pinheiro, M. (1977). Tests of central auditory function in children with learning disabilities. In R. W. Keith (Ed.). Central auditory dysfunction (pp. 223–256). New York: Grune u. Stratton

Pinheiro, M., Jacobson, G., u. Boller, F. (1982). Auditory dysfunction following a gunshot wound of the pons. Journal of Speech and Hearing Disorders, 47, 296–300

Protti, E. (1983). Brainstem auditory pathways and auditory processing disorders. In E. Lasky u. J. Katz (Eds.). Central auditory processing disorders: Problems of speech, language, and learning (pp. 117–139). Baltimore: University Park

Riccio, C., Hynd, G., Cohen, M., Hall, J., u. Molt, L. (1994). Comorbidity of central auditory processing disorders and attention deficit hyperactivity disorder. Journal of American Academy of Child Adolescent Psychiatry, 33, 849–857

Rose, J., Groß, N., Geisler, C., u. Hind, J. (1966). Some neural mechanisms in the inferior colliculus of the cat which may be relevant to the localization of a sound source. Journal of Neurophysiology, 29, 288–314

Rosenberg, G., Blake-Rahter, P., u. Heavner, J. (December 1995). Enhancing listening and learning environments with FM soundfield classroom amplification. Paper presented at the annual meeting of the American Speech-Language-Hearing Association, Orlando, Florida

Sanders, D. (1965). Noise conditions in normal school classrooms. Exceptional Children, 31, 344–353

Schmitt, J., u. McCroskey, R. (1981). Sentence comprehension in elderly listeners: The factor of rate. Journal of Gerontology, 36, 441–445

Schnitker, M. (1972). The teacher's guide to the brain and learning. San Rafael, CA: Academic Therapy

Singer, J., Hurley, R., u. Preece, J. (1998). Effectiveness of central auditory processing tests with children. American Journal of Audiology, 7(2), 73–84

Sinha, S. (1959). The role of the temporal lobe in hearing. Unpublished master's thesis, McGill University, Montreal, Canada

Sloan, C. (1986). Treating auditory processing difficulties in children. San Diego: College-Hill

Speaks, C., u. Jerger. J. (1965). Method for measurement of speech identification. Journal of Speech and Hearing Research, 8, 185–194

Stach, B., Loiselle, L., u. Jerger, J. (1991). Special hearing aid considerations in elderly patients with auditory processing disorders. Ear u. Hearing, 12 (suppl), 131–138

Tallal, P., Miller, S., Bedi, G., Byma, G., Wang, X., Nagarajan, S., Schreiner, C., Jenkins, W., u. Merzenich, M. (1996). Language comprehension in language-learning impaired children improved with acoustically modified speech. Science, 271, 81–84

Tobin, H. (1985). Binaural interaction tasks. In M. Pinheiro u. F. Musiek (Eds.). Assessment of central auditory dysfunction: Foundations and clinical correlates (pp. 155–171). Baltimore: Williams u. Wilkins

Webster, D. (1971). Projection of the cochlea to cochlear nuclei in Merriam's kangaroo rat. Journal of Comparative Neurology, 143, 323–340

Wenndt, S. (1991). Novel signal processingfor the enhancement of speech intelligibility. Unpublished master's thesis, Colorado State University, Fort Collins

Wenndt, S., Burleigh, J., u. Thompson, M. (1996). Pitch adaptive time-rate expansion for enhancing speech intelligibility. Journal of the Acoustical Society of Amerika, 99, 3853–3856

Whitfield, I. (1967). The auditory pathway. Baltimore: Williarns u. Wilkins

Willeford, J. (1977). Assessing central auditory behavior in children: A test battery approach. In R. Keith (Ed.). Central auditory dysfunction (pp. 43–72). New York: Grune u. Stratton

Willeford, J. (1980). Central auditory behaviors in learning-disabled children. Seminars in Speech, Language and Hearing, 1, 127–140

Willeford, J. (1985a). Assessment of central auditory disorders in children. In M. Pinheiro u. F. Musiek (Eds.). Assessment of central auditory dysfunction: Foundations and clinical correlates (pp. 239–255). Baltimore: Williams u. Wilkins

Willeford, J. (1985b). Sentence procedures in central testing. In J. Katz (Ed.). Handbook of clinical audiology (ed. 3, pp. 404–420). Baltimore: Williams u. Wilkins

Willeford, J., u. Billger, J. (1978). Auditory pereeption in children with learning disabilities. In J. Katz (Ed.). Handbook of clinical audiology (2nd ed., pp. 410–425). Baltimore: Williams u. Wilkins

Willeford, J., u. Burleigh, J. (1985). Handbook of central auditory processing disorders in children. New York: Grune u. Stratton

Willeford, J., u. Burleigh, J. (1994). Sentence procedures in central testing. In J. Katz (Ed.). Handbook of clinical audiology (4th ed., pp. 256–268). Baltimore: Williams u. Wilkins

Witelson, S. (1977). Early hemispheric specialization and interhemisphere plasticity: An empirical and theoretical review. In S. Segalowitz u. F. Gruber (Eds.). Language development and neurological theory (pp. 213–287). New York: Academic

Yencer, K. (1998). The effekts of auditory integration training for children with central auditory processing disorders. American Journal of Audiology, 7(2), 32–44

Assessment und Intervention

7 Sensorisch-integrative Befunderhebung – 183

8 Interpretation von Testergebnissen und Beobachtungen – 217

9 Der Prozess der Therapieplanung und -durchführung – 229

10 Spieltheorie und Sensorische Integration – 245

11 »Orchestrieren« der Behandlung – Die Kunst der Therapie – 261

12 Theoriegeleitete Behandlung – 287

13 Sensorische Integration in der Schule: Sensorische Integration und Beratung – 337

14 Alternative und ergänzende Maßnahmen zur Sensorischen Integrationstherapie – 363

15 Kombination der Sensorischen Integrationstherapie mit anderen Ansätzen – 401

Sensorisch-integrative Befunderhebung

Anita C. Bundy

7.1 Die Beziehung von sensorischer Integration und funktionellen Fähigkeiten – 184

7.2 Der SIPT – 185
7.2.1 Validität und Reliabilität des SIPT – 188

7.3 Eine vollständige Befunderhebung: Ergänzungen zum SIPT – 190
7.3.1 Zusatzinformation1: Entwicklung, Kognition und Hauptdiagnose/n des Klienten – 191
7.3.2 Zusatzinformation2: Klinische Beobachtungen zur Haltungskontrolle und Bewegung – 191
7.3.3 Klinische Beobachtungen der Praxie – 196

7.4 Beurteilung der Sensorischen Modulation – 199
7.4.1 Beobachtungen zur sensorischen Modulation – 199
7.4.2 Berichte über sensorische Modulation – 200
7.4.3 Beurteilung sensorisch-integrativer Leistungen ohne SIPT – 200

7.5 Zusammenfassung und Fazit – 206

7.6 Literatur – 206

7.7 Anhang: Klinische Beobachtungen, WN-FBG und TIE – 208

> Eine Befunderhebung sollte immer an ihrem Zweck ausgerichtet sein und nicht daran, welche Befundungsinstrumente gerade neu auf dem Markt oder besonders populär sind. Unter der Prämisse des Zwecks der Befundung sollten die gewohnten Methoden kritisch angesehen werden ..., um Verfahren zu erkennen, die zu simpel sind, um von anderen anerkannt zu werden, ... und um sorgfältig die aktuellen Standards zu analysieren. « (Burton u. Miller 1998, S. 332)

> Eine Theorie bietet im Prozess der Datensammlung ein Gerüst, um Informationen systematisch zu sammeln. «
(Kielhofner u. Mallinson 1995, S. 191)

▶ Kap. 7 ist in vier Abschnitte geteilt. Im **ersten Abschnitt** wird die Beziehung zwischen der sensorisch-integrativen Befunderhebung und der Evaluation der funktionellen Fähigkeiten in der Alltagsbewältigung diskutiert. Im **zweiten Abschnitt** werden die Entwicklung und die psychometrischen Eigenschaften des SIPT (Sensory Integration and Praxis Tests, Ayres 1989) beschrieben. Im **dritten Abschnitt** werden all jene Informationen zusammengefasst, die als ergänzende Information zum SIPT notwendig für eine komplette Befunderhebung sind. Dazu gehören die relevanten Daten aus der Entwicklungsgeschichte des Klienten, klinische Beobachtungen des neuromotorischen Verhaltens und die Beurteilung der sensorischen Modulation. Mit dem SIPT steht uns zwar eine umfassende und statistische abgesicherte Methode der sensorisch-integrativen Befunderhebung zur Verfügung, doch ist er nicht immer verfügbar oder anwendbar. Deshalb werden im **vierten Abschnitt** dieses Kapitels andere Methoden vorgestellt, mit denen sensorisch-integrative Leistungen befundet werden können.

7.1 Die Beziehung von sensorischer Integration und funktionellen Fähigkeiten

Es wird allgemein angenommen, dass sich sensorische Integrationsstörungen auf die funktionellen Leistungen im Alltag und damit auf die Alltagsbewältigung auswirken. Aber genauso, wie **keine** SI-Störung zu haben nicht zwingend bedeutet, dass **keine** funktionellen Defizite bestehen, garantiert das Vorliegen einer SI-Störung nicht, **dass** funktionelle Defizite vorliegen.

Ergotherapeutinnen sind primär am Beschäftigungsverhalten und an den Handlungsrollen ihrer Klienten interessiert. Deshalb ist auch in der ergotherapeutischen Befunderhebung aus sensorisch-integrativer Perspektive die Erhebung der Rollen und Aufgaben im Alltag wichtig. Diese Herangehensweise in der Befundung wird gewöhnlich als **Top-down-Ansatz** bezeichnet (Burton u. Miller 1998; Coster 1998; Fisher u. Short DeGraff 1993; Mathiowetz 1993; Mathiowtz u. Haugen 1995; Trombly 1993). Typischerweise werden die Rollen, die Beschäftigungsperformanz und die Performanzkomponenten als dreistufige Hierarchie dargestellt (z. B. Mathiowetz 1993) (Abb. 1.9).

> **Wichtig**
>
> Im Top-down-Ansatz setzt die Therapeutin mit der Befundung an den funktionellen Fähigkeiten bei Alltagsaktivitäten an, d. h. auf der Ebene der Beschäftigungsperformanz (Coster 1998).

Bei erwachsenen Klienten wird in einer Art »Vor-Assessment« mit der Erhebung der Handlungsrollen des Klienten begonnen (Trombly 1993). Erst wenn spezifische Bereiche festgelegt sind, in denen die Person Schwierigkeiten mit der Bewältigung der Anforderungen hat, geht die Therapeutin weiter auf die Ebene der Performanzkomponenten (z. B. sensorische Integration) und untersucht, auf welche Weise sie sich störend auf die Beschäftigungs- und Rollenperformanz auswirken. Burton u. Miller (1998) argumentieren:

> ...das **Top-down-Vorgehen** in der Befunderhebung und ... Behandlung hat zahlreiche Vorteile. Erstens bietet es einen Anfangsstatus bezüglich des Fernziels der Behandlung, indem im funktionellen Kontext das höchste Niveau der persönlichen Leistungsfähigkeit erhoben wird. Zweitens wird die Befundung sehr valide, weil sie genau zum Fernziel der Intervention passt. Drittens sollte ein derartiger Anfangsstatus die Zeit minimieren, die auf Fertigkeiten aufgewendet wird, die der Klient ohnehin beherrscht. Dem Klienten kann der Anfangsstatus helfen, seine Bedürfnisse hinsichtlich der Alltagsbewältigung zu erkennen. Und viertens sollte dies dazu führen, ... dass die Behandlung im Vergleich zum breit angelegten **Bottom-up** Ansatz nicht nur zeitlich gestrafft, sondern auch motivierender für den Klienten ist. « (S. 307)

Jeder dieser Gründe, die Burton u. Miller (1998) angeführt haben, spricht für den Top-down-Ansatz in der Befundung; gerade in einer Zeit der Budgetkürzungen für Therapien.

Bei der Befundung von Klienten mit Verdacht auf eine sensorische Integrationsstörung wird oft eine Performanzkomponente – die sensorische Integration – in den Mittelpunkt gestellt. Dies entspricht einem **Bottom-up-Vorgehen**, bei dem davon ausgegangen wird, dass Performanzkomponenten intakt sein müssen, damit funktionelle Aktivitäten gemeistert werden können.

Der Bottom-up-Ansatz hat verschiedene Nachteile (Burton u. Miller 1998), u. a. dass keine klare Beziehung der Befunderhebung (und der daraus folgenden Behandlung) zum Leben des Klienten besteht (Burton u. Miller 1998; Trombly 1993).

> **Wichtig**
>
> Im Bottom-up-Ansatz setzt die Therapeutin mit der Befundung an Voraussetzungen (Teilleistungen, Komponenten) der Beschäftigungsperformanz an. Dieser Ansatz hat einige Nachteile, weil er u. a. von der unrichtigen Vorstellung ausgeht, dass alle Performanzkomponenten intakt sein müssen, um den Alltag bewältigen zu können.

Beispiel
Die Beziehung zwischen der Streckung aus der Bauchlage und Behandlungsmaßnahmen, um diese Fähigkeit zu verbessern, ist für die Bezugspersonen und andere Fachleute, die nicht mit der Theorie der Sensorischen Integration vertraut sind, nicht offensichtlich.

In der Praxis wurde beim Bottom-up-Vorgehen ein Übergewicht auf Begutachtungsverfahren gelegt, die Voraussetzungen oder Komponenten der Beschäftigungs- und Rollenperformanz in den Mittelpunkt stellen. Im Vergleich dazu fehlte es lange an Assessments, die dem Top-down-Modell entsprechen. Heute sind solche Testinstrumente zunehmend verfügbar. Eine umfassende Liste solcher Tests würde den Rahmen dieses Kapitels sprengen; interessierte Leserinnen seien auf Law et al. (2000) verwiesen.

Burton u. Miller (1998) argumentierten zwar zugunsten des Top-down-Ansatzes, verwehrten sich aber gegen eine hierarchische Darstellung, da dieses Bild einen zu starren Eindruck davon vermittelt, dass Rollen- und Beschäftigungsperformanz von der Funktion der Performanzkomponenten abhängig sind. Im Zusammenhang mit spezifischen motorischen Fertigkeiten regten Burton u. Miller ein nichthierarchisches Modell zur Darstellung der Beziehung zwischen verschiedenen Performanzaspekten an (Abb. 7.1). Es ist jedoch nicht auf alle Leistungen direkt übertragbar, die für die umfassende Beschäftigungs- und Rollenperformanz erforderlich sind. Trotzdem lohnt es sich den Platz der typischen sensorisch-integrativen Befundung in diesem Modell zu überlegen.

> **Hinweis**
>
> Zur Zeit ist es noch nicht möglich, jede Befundung mit standardisierten Tests nach dem Top-down-Ansatz durchzuführen. Trotzdem sollte die Therapeutin immer das Gesamtbild im Auge haben und sich bewusst sein, welche Bedeutung ihre Befundung für das Leben des Klienten hat.

7.2 Der SIPT

Für die Untersuchung der sensorisch-integrativen Leistungen ist der SIPT (Sensory Integration and Praxis Tests; Ayres 1989) das umfassendste und statistisch am besten abgesicherte Verfahren. Eine noch ausführlichere Beschreibung der SIPT findet sich in ▶ Kap. 19.

> **Wichtig**
>
> Mit dem SIPT können wichtige Aspekte der sensorischen Integration überprüft werden, vor allem die Praxie und die taktile Diskrimination.

Um eine vollständige Erfassung der sensorisch-integrativen Funktionen zu gewährleisten, sollten zusätzlich zum SIPT immer klinische Beobachtungen unter neuromotorischem Gesichtspunkt und ein Assessment der sensorischen Modulation (z. B. Dunn 1999) durchgeführt werden. Die klinischen Beobachtungen liefern zusätzliche Informationen, besonders über die vestibuläre und propriozeptive Verarbeitung. Eine Erhebung der sensorischen Modulation liefert Informationen über sensorische Defensivität, Schwerkraftunsicherheit, abwehrende Reaktionen auf Sinnesreize und darüber, ob Reize registriert werden (s. auch ▶ Kap. 4).

In ▶ Kap. 7.2 werden die Entwicklung, die Standardisierung und die psychometrischen Eigenschaften des SIPT (Ayres 1989) beschrieben. Eine umfassende Diskussion des SIPT findet sich in ▶ Kap. 7.6, Anhang«, und im SIPT-Handbuch (Ayres 1989). Die weiteren Abschnitte sind den klinischen Beobachtungen der

FUNKTIONELLE BEWEGUNGEN

Motorische Leistungen – entweder frühe Meilensteine, elementare Fertigkeiten oder spezialisierte Leistungen – die im natürlichen und sinnvollen Zusammenhang eingesetzt werden

Spezialisierte Leistungen
Kombinationen oder Variationen von einem oder mehreren frühen oder elementaren Bewegungsmustern, die spezifisch für eine bestimmte Aufgabe sind

Elementare Fertigkeiten
Fertigkeiten, die der Lokomotion und der Objektkontrolle dienen, die weltweit von Menschen aller Kulturen im Zweibeinstand ausgeführt werden

Frühe Meilensteine der motorischen Entwicklung
Zu den Fertigkeiten, die der Lokomotion und der Objektkontrolle dienen, die das Kind erlernt, bevor es frei gehen kann, zählen: Rollen, Krabbeln, Sitzen, Stehen, Gehen und Objektmanipulation

Motorische Fähigkeiten
Allgemeine Züge oder Kapazitäten eines Individuums, die der Ausführung von Bewegungen zugrunde liegen. Anmerkung: Viele Autoren bezweifeln, dass etwas Derartiges existiert. Sie halten die Fähigkeiten vielmehr für aufgabenspezifisch

Grundlagen von motorischen Leistungen
Konstitutionelle Voraussetzungen (physisch, mental und emotional), die die motorische Entwicklung fördern oder beeinträchtigen. Anmerkung: sensorische Integration ist ein kleiner Teil dieser Voraussetzungen.

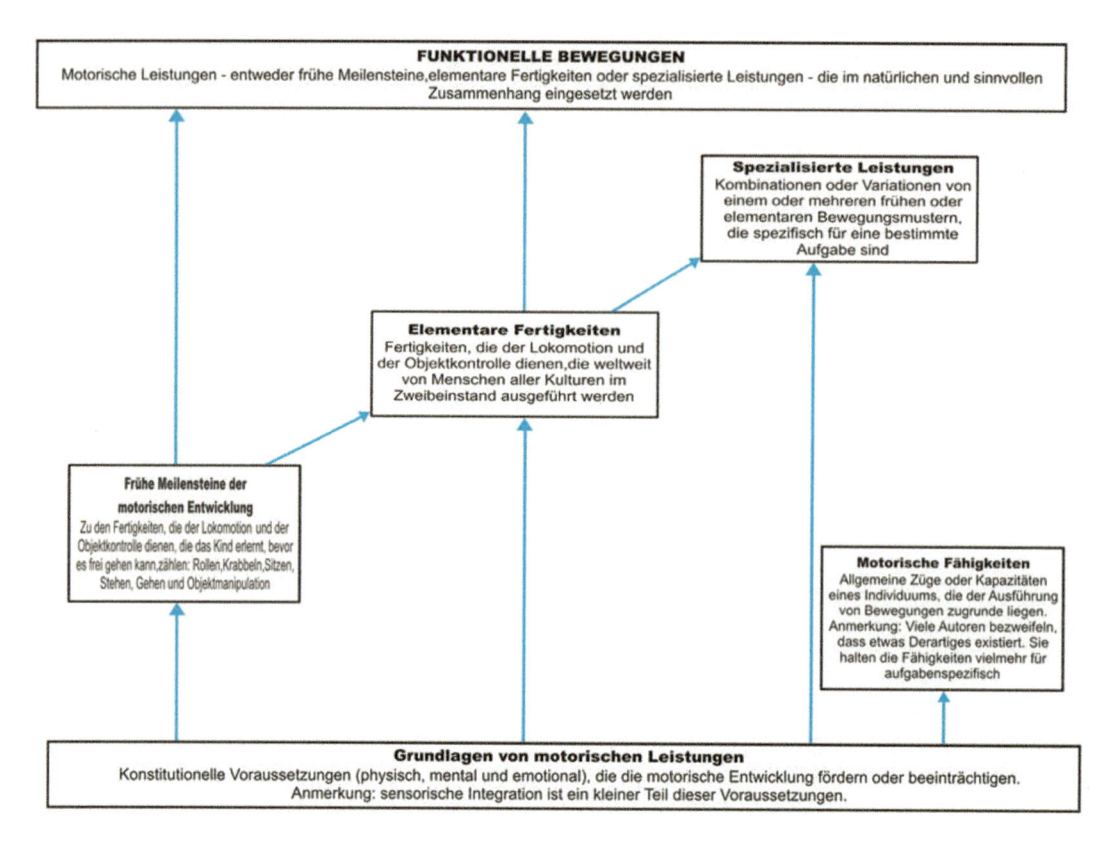

Abb. 7.1. Klassifizierung von motorischen Leistungen. (Adaptiert nach Burton u. Miller 1998)

neuromotorischen Leistung und Assessments der sensorischen Modulation gewidmet.

> **Wichtig**
>
> Der SIPT wurde für Kinder zwischen 4 und 9 Jahren mit leichten bis mäßigen Lernstörungen oder motorischen Schwierigkeiten entwickelt.

Jeder der 17 Subtests des SIPT wird individuell durchgeführt; die vollständige Testbatterie kann in eineinhalb bis zwei Stunden durchgeführt werden. Der Hauptzweck dieses Tests liegt darin, die Schwierigkeiten eines Kindes zu verstehen und die Therapie zu planen.

Der SIPT kann in vier überlappende Gruppen eingeteilt werden:
1. Form und Raumwahrnehmung, visuomotorische Koordination und konstruktive Fertigkeiten.
2. Taktile Diskrimination.
3. Praxie.
4. Vestibuläre und propriozeptive Verarbeitung.

In Tab. 7.1 sind die einzelnen Subtests beschrieben.

Die Rohwerte der Testperson werden computergestützt in Standardwerte umgerechnet. Die PC-Auswertung liefert einen Bericht (SIPT-Report), auf dem die Ergebnisse der Testperson ausgewiesen sind (Abb. 7.2) und mit den Mustern von sechs unterschiedlichen Clustergruppen verglichen werden. Da jedoch zwei wichtige Komponenten der Sensorischen Integration – nämlich posturale Kontrolle und sensorische Modulation – nicht überprüft werden, müssen die SIPT-Ergebnisse von der Therapeutin in Zusammenschau mit den Informationen aus den Klinischen Beobachtungen interpretiert werden.

Der SIPT basiert auf 12 Tests aus dem »Southern California Sensory Integration Test« (SCSIT; Ayres 1980) und dem »Southern California Postrotatory Nystagmus Test« (SCPNT; Ayres 1975). Zusätzlich entwickelte Ayres (1989) vier neue Subtests zur Überprüfung der Praxie.

Der SIPT wurde an einer Stichprobe von ca. 2000 nordamerikanischen Kindern standardisiert. Die Normstichprobe ist bezüglich der Bevölkerungsvertei-

◻ **Tab. 7.1.** Funktionen, die vom SIPT getestet werden. (Nach Ayres 1989)

Kategorie	Subtest	Beschreibung
Form- und Raumwahrnehmung, Visuomotorik, konstruktive Fähigkeiten	Räumliches Vorstellungsvermögen (SV)	Bewegungsunabhängige Form- und Raumperzeption, räumliches Manipulieren von Objekten in der Vorstellung (mental)
	Figur-Grund-Wahrnehmung (FG)	Bewegungsunabhängige visuelle Perzeption von Figuren vor einem komplexen Hintergrund
	Abzeichnen (DC)	Fähigkeit, einfache und schwierigere zweidimensionale Figuren abzuzeichnen. Die Vorgehensweise wird ebenfalls beurteilt.
	Konstruktive Praxie (CPr)	Fähigkeit, Objekte im dreidimensionalen Raum zueinander in Beziehung zu bringen
	Visuomotorische Genauigkeit (Mac)	Auge-Hand-Koordination und Bewegungskontrolle
Taktile Diskrimination	Manuelle Formwahrnehmung (MFP)	Vergleich von Formen in der Hand mit visuellen Abbildern (Teil 1) oder mit Formen in der anderen Hand (Teil 2)
	Fingeridentifikation (FI)	Diskrimination der einzelnen Finger
	Graphästhesie (GRA)	Perzeption und Wiedergabe von Mustern, die auf den Handrücken gezeichnet werden
	Lokalisation von Berührungsreizen (LTS)	Perzeption spezieller Berührungsreize, die auf den Händen und Unterarmen gesetzt werden
Praxie	Posturale Praxie (PPr)	Fähigkeit, Körperpositionen zu planen und einzunehmen, die die Therapeutin vorzeigt
	Orale Praxie (OPr)	Fähigkeit, Lippen-, Zungen- und Kieferbewegungen zu planen und auszuführen, die die Therapeutin vorzeigt
	Bilaterale Bewegungskoordination (BMC)	Fähigkeit, beide Hände und Füße geschmeidig koordiniert zu bewegen, um Bewegungsmuster nachzumachen, die die Therapeutin vorzeigt
	Sequenzielle Praxie (SPr)	Fähigkeit, eine Abfolge von Hand- und Fingerbewegungen nachzumachen, die die Therapeutin vorzeigt
	Praxie auf verbale Anweisung (PrVC)	Fähigkeit, nach den Anweisungen der Therapeutin Körperpositionen zu planen und einzunehmen
Vestibuläre und propriozeptive Verarbeitung	Kinästhesie (KIN)	Perzeption passiver Hand- und Armbewegungen
	Statische und dynamische Balance (SWB)	Statische und dynamische Balance auf einem und beiden Füßen mit offenen und geschlossenen Augen
	Postrotatorischer Nystagmus (PRN)	Dauer des vestibulo-okulären Reflexes (VOR)

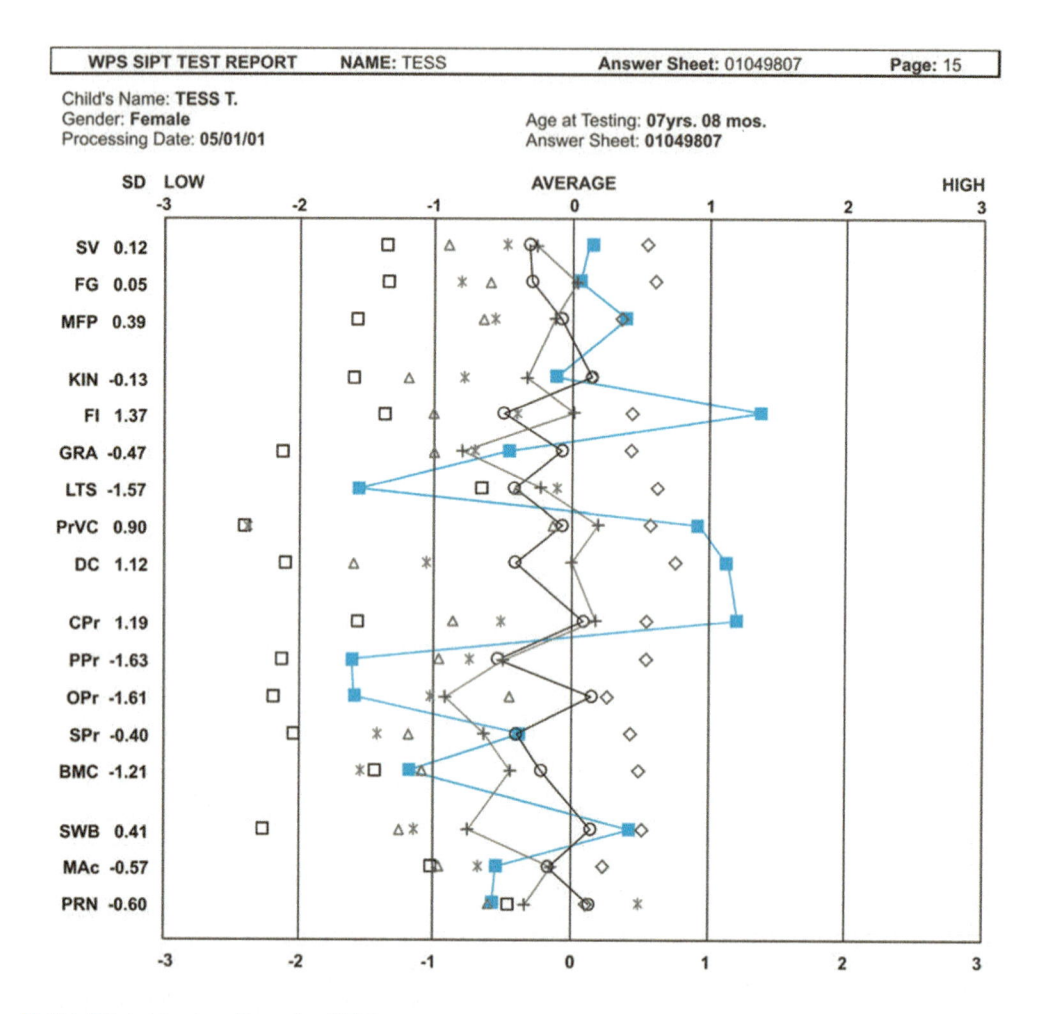

◨ **Abb. 7.2.** Leistungsprofil aus dem SIPT-Report

lung der USA repräsentativ. Eine Gruppe kanadischer Kinder wurde ebenfalls einbezogen.

Da die ersten Analysen der Normdaten auf signifikante Geschlechts- und Altersunterschiede bei sämtlichen Subtests (außer MFP und PRN) hinwiesen, berechnete Ayres (1989) die Mittel- und Standardabweichungen in allen 12 Altersgruppen für Jungen und Mädchen getrennt.

> **Wichtig**
>
> Die in Standardwerten dargestellten Ergebnisse des SIPT zeigen, wie sehr die Leistungen eines Testkindes den durchschnittlichen Leistungen seiner Alters- und Geschlechtsgenossen entsprechen.

7.2.1 Validität und Reliabilität des SIPT

Beweise für die Validität und Reliabilität eines Tests sind dafür ausschlaggebend, ob es ein »guter« Test ist.

> **ⓘ Definition**
>
> Unter dem statistischen Begriff **Validität** versteht man die Kraft des Tests, bedeutsame Schlussfolgerungen aus den Testergebnissen zuzulassen. Die **Reliabilität** ist die Konsistenz oder Stabilität eines Wertes.

Im Folgenden werden die Konstruktvalidität des SIPT für zwei Arten von Reliabilität – nämlich Interrater-Reliabilität oder Objektivität und Test-Retest-Reliabilität – belegt.

Konstruktvalidität des SIPT

Konstruktvalidität liefert die inhaltliche oder theoretische Basis, damit der Test für eine bestimmte

Interpretation herangezogen werden kann (Burton u. Miller 1998). Ein üblicher Weg zur Bestimmung der Konstruktvalidität führt über Faktoren- und Clusteranalysen. Mit diesen statistischen Verfahren wird festgelegt, wie viele Faktoren (d. h. Gruppen von Subtests, die statistisch zusammenhängen) oder Cluster (d. h. Gruppen von Personen mit ähnlichen Testergebnissen) in diesem Konstrukt vorkommen.

Bei einem Test wie dem SIPT kann die Konstruktvalidität auch dadurch berechnet werden, dass Ergebnisse von Kindern mit diagnostizierten Störungen mit jenen »normaler« Kinder verglichen werden. Kinder mit Störungen sollten signifikant niedrigere Werte erreichen als Kinder ohne Störungen (Burton u. Miller 1998). Im Folgenden werden die Faktoren- und die Clusteranalysen der SIPT-Daten und Studien anhand von SIPT-Ergebnissen von Kindern mit und ohne Störungen besprochen.

Ayres (1965, 1966a, 1966b, 1969, 1972b, 1977, 1989) führte bereits mit dem SCSIT eine Reihe von **faktorenanalytischen Studien** durch. Später führte sie an SIPT-Daten von Kindern mit und ohne Dysfunktion **Faktoren- und Clusteranalysen** durch. Sie fand sechs Muster, die verschiedene sensorische Integrations-Störungen beschreiben (◘ Übersicht 7.1):

> **◘ Übersicht 7.1. Sechs Störungsmuster**
> 1. Somatosensorisches Verarbeitungsdefizit.
> 2. Unterdurchschnittliche Bilateralintegration und Sequenzieren.
> 3. Somatodyspraxie.
> 4. Dyspraxie auf verbale Anweisung (keine Störung der Sensorischen Integration).
> 5. Defizit der Form- und Raumwahrnehmung, der visuell-motorischen Koordination und des visuellen Konstruierens.
> 6. Generalisierte sensorisch-integrative Dysfunktion.

Die Ergebnisse dieser Faktoren- und Clusteranalysen sind detaillierter in ▶ Kap. 1 und in ▶ Kap. 19 dargestellt. Ayres leitete die Namen dieser Faktoren allerdings von Analysen ab, die unterschiedliche Tests enthielten. Es war also keine Studie eine exakte Wiederholung einer vorhergegangenen. Dieser Mangel an Replizierbarkeit und andere Gründe gaben Anlass zu Kritik an ihren Studien.

Vor einigen Jahren hat Mulligan (1998) eine **konfirmative Faktorenanalyse** mit SIPT-Daten von mehr als 10 000 Kindern durchgeführt, um Ayres´ Fünf-Faktoren-Modell zu bestätigen (◘ Übersicht 7.2).

> **◘ Übersicht 7.2. Die fünf Faktoren, in denen sich SI-Störungen zeigen**
> 1. Bilaterale Integration und Sequenzieren (BIS).
> 2. Postural-okuläre Bewegungskontrolle.
> 3. Somatosensorische Verarbeitung.
> 4. Somatopraxie.
> 5. Form- und Raumwahrnehmung, visuomotorische und konstruktive Fähigkeiten.

Mulligan ließ die sensorische Modulation unberücksichtigt, da sie mit dem SIPT nicht erfasst wird, und die »Praxie auf verbale Anweisung«, da sie für ein linkshemisphärisches Problem (und keine sensorisch-integrative Funktionsstörung) gehalten wird.

Mulligan fand zwar, dass das Fünf-Faktoren-Modell auch auf ihre Daten anwendbar war, es zeigten sich aber einige Schwächen. Deshalb führte sie eine exploratorische Faktorenanalyse durch, aus der sich als passendstes Modell ein Vier-Faktoren-Modell mit einem Faktor höherer Ordnung ergab.

Sie bezeichnete den Faktor höherer Ordnung als »generalisierte Dysfunktion« und die vier Faktoren erster Ordnung als:
— visuelle Perzeption
— BIS
— Somatosensorik
— Praxie

Mulligans Modell ist in ◘ Abb. 1.8 dargestellt.

Des Weiteren führte Mulligan (1998) eine bestätigende Faktorenanalyse mit den Originaldaten und einer Auswahl von ungefähr 1 000 Kindern mit Lernstörungen durch. Die Ergebnisse waren ihren ursprünglichen Resultaten ähnlich. Daher folgerte sie, dass ihr Modell das beste Modell der Sensorischen Integration sei.

Mulligans (1998) Ergebnisse werfen eine Reihe interessanter Punkte auf:
— Es fand sich **kein Muster bzgl. der Haltungskontrolle**. Dies ist logisch, da der SIPT diese Funktion nicht wirklich misst.

> **Hinweis**
>
> Dieses Ergebnis bestätigt, dass es unabdingbar ist, klinische Beobachtungen zur Haltungskontrolle in die sensorisch-integrative Befunderhebung einzubeziehen (Fisher u. Bundy 1991).

— Mulligan fand **keinen Beweis für den Faktor Somatodyspraxie**. Dieses Ergebnis überraschte, da

Ayres den Zusammenhang zwischen Praxie und Somatosensorik ausdrücklich betont hatte. Mulligan folgerte, dass Kinder mit niedrigen Werten in den taktilen und Praxie-Subtests genau genommen als »generelle SI-Dysfunktion mit Schwächen in der Praxie und der somatosensorischen Verarbeitung« (Mulligan 1998, S. 825) beschrieben werden müssten. (**Anmerkung der Autoren**: Es ist immer am besten, in Berichten nicht nur die Schwäche der Praxie, sondern auch die zugrunde liegende sensorische Basis zu beschreiben!).
- Mulligan überlegte auch die Möglichkeit, die **sensorisch-integrativen Leistungen in einem kürzeren Test zu erfassen**. In ihrer Studie hatten die Subtests PRN, KIN, SWB und Mac zu keinem Störungsbild beigetragen. Außerdem hielt sie einige visuellperzeptive Subtests für entbehrlich, z. B. FG wegen seiner niedrigen Test-Retest-Reliabilität.

> **Wichtig**
>
> Mulligans (1998) Studie ist die größte aktuelle Studie an SIPT-Daten.

Daher müssen ihre Ergebnisse ernst genommen werden. Dass sie die exploratorische und die bestätigende Faktorenanalyse am selben Datensatz durchführte, ist als Schwachpunkt zu werten. Weitere Studien in dieser Richtung sind jedenfalls wünschenswert.

Vergleich der SIPT-Werte von Kindern mit und ohne Störungen

Kinder aus acht Diagnosegruppen (Lernstörung, sensorische Integrationsstörung, Lesestörung, Sprachstörung, kognitive Einschränkung, Spina bifida, Schädel-Hirn-Trauma und Zerebralparese) wurden in die Studien einbezogen, in denen ihre Leistungen im SIPT mit jenen einer Stichprobe von normalen Kindern verglichen wurden. In sämtlichen SIPT-Subtests lag der Mittelwert der Störungs-Stichprobe unter dem Durchschnitt. Bei einigen Störungsgruppen zeigten die Testwerte logische Muster, die sich aus den Schwierigkeiten aufgrund der Diagnose ergaben. Bei einigen Kindern lag eindeutig eine zentralnervöse Schädigung vor (z. B. Kinder mit Zerebralparese).

> **Wichtig**
>
> Ein niedriger SIPT-Wert deutet nicht zwangsläufig auf eine sensorische Integrationsstörung hin. Vielmehr sagt er aus, dass der SIPT empfindlich für Funktionen ist, die bei einer zentralnervösen Dysfunktion oder Schädigung beeinträchtigt sind.

Reliabilität des SIPT

> **Definition**
>
> Die **Interrater-Reliabilität** bzw. **Objektivität** gibt an, wie weit die Ergebnisse einer Person übereinstimmen, wenn unterschiedliche Testleiter den Test durchführen. Die **Test-Retest-Reliabilität** gibt an, wie stabil das Testergebnis einer Person über die Zeit bleibt.

Ayres stellte fest, dass die Test-Retest-Reliabilität bei den meisten SIPT-Subtests akzeptabel ist, bei den Praxietests jedoch am höchsten. Nur die Subtests PRN, KIN, LTS und FG weisen niedrige Reliabilitäten auf. Die Objektivität ist bei allen Subtests sehr hoch, sie liegt zwischen 0,94 und 0,99. Die Reliabilitätsstatistik für den SIPT findet sich in ▶ Kap. 19.

7.3 Eine vollständige Befunderhebung: Ergänzungen zum SIPT

Der SIPT ist sinnvoll, um Probleme in der:
- Praxie,
- taktilen Verarbeitung,
- Form- und Raumwahrnehmung,
- visuomotorischen Koordination und
- konstruktiven Fähigkeit

zu erheben.

Selbst wenn man den Aspekt der Alltagsbewältigung außer Acht lässt, sollten SIPT-Ergebnisse nie die einzige Informationsquelle für ein diagnostisches Urteil sein (Übersicht 7.3).

> **Übersicht 7.3. Informationen, die standardmäßig für die Differenzialdiagnostik zu erheben sind**
> - Informationen über die Entwicklung, die intellektuellen Fähigkeiten und ggf. Hauptdiagnose/n des Kindes.
> - Klinische Beobachtungen, besonders zur Haltungskontrolle (die vestibuläre und propriozeptive Verarbeitung widerspiegeln).
> - Erhebungen zur sensorischen Modulation (z. B. hinsichtlich taktiler Defensivität, Schwerkraftunsicherheit).

> **Wichtig**
>
> Die SIPT-Werte werden immer in Zusammenschau mit ergänzenden Informationen (Anamnese, Alltagsbewältigung, klinische Beobachtungen, andere Tests) interpretiert.

7.3.1 Zusatzinformation 1: Entwicklung, Kognition und Hauptdiagnose/n des Klienten

> **Wichtig**
>
> Sensorische Integrationsstörung ist eine **Ausschlussdiagnose**.

Wenn für Schwierigkeiten in der Bewegungsplanung oder in der sensorischen Modulation keine anderen Gründe bekannt sind, werden sie einer sensorischen Integrationsstörung zugeschrieben.

> **Hinweis**
>
> Das Wissen über eine vorhandene medizinische oder psychologische Diagnose ist wichtig, um beurteilen zu können, wie weit die Schwierigkeiten des Kindes als Ergebnis einer sensorischen Integrationsstörung interpretiert werden können.

Eine genaue Befragung des Klienten und der Bezugspersonen (Eltern, Lehrer) ist hilfreich und kann richtungsweisend für die Befunderhebung sein.

Beispiel
Bei einem Kind, das die motorischen Meilensteine (z. B. Sitzen, Laufen) im entsprechenden Alter erreicht, aber Schwierigkeiten mit komplexen Aufgaben hat (wie Radfahren, Hemd zuknöpfen), wird wahrscheinlich die Bewegungsplanung beurteilt, wozu der SIPT herangezogen werden kann.
Auch bei Kindern ohne motorische Schwierigkeiten, jedoch mit erhöhtem Aktivitätsniveau und geringer Aufmerksamkeit, kann eine sensorische Integrationsstörung vorliegen. Über diese erfährt man jedoch mit dem SIPT relativ wenig, da er die sensorische Modulation nicht erfasst. Hier muss die Therapeutin auf andere, geeignetere Verfahren zurückgreifen (▶ Kap. 7.4. und ▶ Kap. 4).

7.3.2 Zusatzinformation 2: Klinische Beobachtungen zur Haltungskontrolle und Bewegung

Im Allgemeinen wird der SIPT durch klinische Beobachtungen der neuromotorischen Leistungen ergänzt (▶ Kap. 7.6, »Anhang«). Die »Klinischen Beobachtungen zur SI« sind standardmäßige Beobachtungen, zu denen aus verschiedenen Gründen keine Normdaten vorliegen. Die Interpretation dieser Beobachtungen ist also abhängig von der Kompetenz der Therapeutin und ihren Kenntnissen über die Normalentwicklung.

Ein entscheidender Aspekt der klinischen Beobachtungen ist die Haltungskontrolle, die als sichtbarer Ausdruck der vestibulär-propriozeptiven Verarbeitung angesehen wird und eine Grundlage für die Praxie darstellt. (Defizite in der vestibulären und propriozeptiven Verarbeitung können mit Schwierigkeiten in der Praxie oder in der sensorischen Modulation einhergehen. Schwerkraftunsicherheit und Bewegungsintoleranz werden allerdings im Zusammenhang mit der Erhebung sensorischer Modulationsstörungen erörtert).

Obwohl Ayres und andere die Rolle des vestibulären und propriozeptiven Systems sehr betont haben, enthält der SIPT nur drei Messungen der vestibulären und propriozeptiven Funktion: PRN, SWB und KIN.

Allerdings ergaben Mulligans (1998) Studien, dass PRN, SWB und KIN weder gemeinsam auf einem Faktor laden, noch signifikant zu irgendeinem Dyspraxie-Faktor beitragen. Der Grund dafür ist unklar. Ayres selbst vermutete »einen der Gründe, warum der SIPT-Subtest Kinästhesie keine höhere Ladung zeigt, dass es kein wirklich guter Test ist« (A.J. Ayres, persönliche Äußerung, 11. März 1988).

> **Exkurs**
>
> Beim KIN-Test bewegt die Therapeutin die Hand des Kindes. Daher wird keine Efferenzkopie erzeugt und es stellt sich die Frage, ob der Subtest KIN tatsächlich die Kinästhesie misst.

Deshalb ist es wichtig, den SIPT mit klinischen Beobachtungen der vestibulären und propriozeptiven Verarbeitung zu ergänzen. Wie bei jeder Befunderhebung zur sensorischen Integration sucht die Therapeutin auch bei der Beurteilung der Haltungskontrolle nach einer aussagekräftigen Ansammlung von Beobachtungen (◘ Übersicht 7.4).

> **Übersicht 7.4. Häufig beobachtete Schwächen der posturalen Kontrolle**
> - Schwierigkeiten, das Extensionsmuster in Bauchlage einnehmen und halten zu können.
> - Schwierigkeiten, im Flexionsmuster in Rückenlage den Nacken zu beugen.
> - Niedriger Tonus der Extensorenmuskulatur.
> - Geringe proximale Gelenksstabilität.
> - Mangelhafte Haltungsanpassung oder Hintergrundbewegungen.
> - Schwache Balance.

> **Übersicht 7.5. Beurteilungskriterien für das Extensionsmuster**
> Kann das Kind:
> - die komplette Position schnell einnehmen (also nicht Stück für Stück),
> - den Kopf stabil 45° vom Boden halten,
> - Schultern, Brustkorb und Arme vom Boden abgehoben halten,
> - die Oberschenkel zu zwei Drittel vom Boden abgehoben halten,
> - die Knie weniger als 45° gebeugt halten,
> - laut sprechen, während es die Position hält (d. h. nicht die Luft anhält).

Zusätzlich können Beobachtungen und Interviews begleitende Defizite im Körperschema und im Bewusstsein über die Position oder Bewegung im Raum zutage bringen.

Extensionsmuster in Bauchlage

> **Wichtig**
>
> Die Fähigkeit, das Extensionsmuster in Bauchlage einzunehmen und zu halten, ist Zeichen für die Stärke der tonischen (d. h. längerfristig anhaltenden) posturalen Streckung. Ayres nahm an, dass diese Aufgabe ein starker Indikator für vestibuläre und propriozeptive Funktionen ist (Ayres, persönlicher Kontakt, 11. März 1988). Ist der vestibuläre und propriozeptive Input zu den Streckmuskeln (speziell im Nacken und Oberkörper) reduziert, ist die Fähigkeit, die Streckspannung zu halten, beeinträchtigt.

Das Streckmuster in Bauchlage wird überprüft, indem die Therapeutin die Position vorzeigt und dann das Kind auffordert, die Position selbstständig einzunehmen (Abb. 7.3).

> **Hinweis**
>
> Es können verbale und körperliche Hilfestellungen gegeben werden. Wichtig ist, dass das Kind verstanden hat, was verlangt wird.

Die Qualität der Leistung wird nach verschiedenen Kriterien beurteilt (Abb. 7.5).

> **Wichtig**
>
> Kinder mit 6 Jahren können das Streckmuster in Bauchlage durchschnittlich 30 Sekunden halten (Harris 1981; Wilson et al. 2000).

Kinder mit Beugedefiziten in den Hüftgelenken haben Schwierigkeiten, die Oberschenkel abzuheben bzw. die Position einzunehmen, ohne die Knie kompensatorisch ca. 30° zu beugen (Fisher u. Bundy 1989).

Nackenbeugung beim Flexionsmuster in Rückenlage

Beim Einnehmen des Beugemusters aktivieren (fazilitieren) vestibuläre Inputs (speziell aus dem Utrikulus) Richtreaktion von Kopf und Oberkörper. Obwohl Kindern mit Defiziten in der vestibulären Verarbeitung das Flexionsmuster gewöhnlich leichter fällt als das Extensionsmuster, zeigen sie eine Tendenz, statt einer Nackenbeugung das Kinn nach oben zu strecken (d. h. Kopf hängt nach hinten). Das ist Ausdruck des verminderten vestibulären Input auf die Nackenbeuger.

Niedriger Extensorentonus

Die vestibuläre Verarbeitung hat Einfluss auf den Extensorentonus. Ein niedriger Muskeltonus kann nicht direkt gemessen werden. Deshalb wird ein niedriger Extensorentonus abgeleitet aus einem Cluster folgender Beobachtungen:
- Die distalen Gelenke sind überstreckt (hypermobil).
- Die Haltung im Stand ist charakterisiert durch Lendenlordose und überstreckte Knie oder fixierte Kniegelenke.

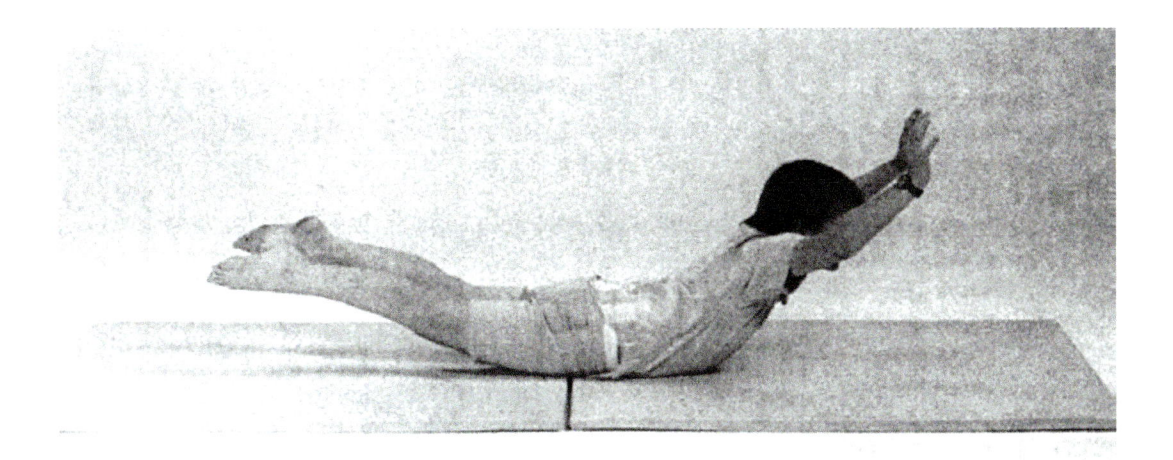

7.3 Eine vollständige Befunderhebung: Ergänzungen zum SIPT

Abb. 7.3. Extensionsmuster – gute Qualität

— Die Muskelbäuche sind bei der Palpation weich (»teigig«).

Bevor der Schluss gezogen wird, dass der Klient einen niedrigen Extensorentonus hat, müssen folgende Umstände ausgeschlossen werden:
— Instabilität der Gelenke.
— Lordose als Kompensation einer Beugehemmung der Hüftgelenke.
— Physiologische Lordose im Kleinkindalter (Fisher u. Bundy 1989).

Proximale Gelenksstabilität

Gelenksstabilität bezieht sich auf die Fähigkeit, Extensormuskeln längerfristig (tonisch) zu kontrahieren, damit die proximalen Gelenke bei Gleichgewichtsverlagerung stabilisiert werden (Übersicht 7.6).

> **Hinweis**
>
> Eine der besten Möglichkeiten, die proximale Stabilität zu überprüfen, ist in Bankstellung (Vierfüßerstand).

> **Übersicht 7.6. Überprüfung der Gelenksstabilität**
> Bei der Überprüfung der Gelenksstabilität wird Folgendes beobachtet:
> — Hohlkreuz (Lordose).
> — Überstreckung der Ellbogen oder Fixieren der Ellbogengelenke.
> — Scapulae alatae, abduzierte Scapulae (Fisher u. Bundy 1989).

Wie bei der Überprüfung des Flexionsmusters sollte die Therapeutin durch verbale und körperliche Hilfestellung sicherstellen, dass der Klient versteht, was er tun soll.

Haltungsanpassung oder Hintergrundbewegungen

Unter Haltungshintergrund versteht man die adäquate Haltungsanpassung, während anpassende Reaktionen ausgeführt werden. Eine schwache Haltungsanpassung ist gegeben, wenn die Bewegungen:
— übertrieben oder ungeschickt sind,
— ungeeignet sind,
— zu wenig (vermindert) sind,
— mit einem niedrigen Haltungstonus, unzureichenden Gleichgewichtsreaktionen oder unzureichender proximaler Stabilität einhergehen.

> **Wichtig**
>
> Es gibt keine standardisierte Methode, um den Haltungshintergrund zu beurteilen.

> **Hinweis**
>
> Am besten wird der Klient dabei beobachtet, wie er eine Position einnimmt, um seine Gliedmaßen effektiv einsetzen zu können (Fisher u. Bundy 1989).

Balance

Eine der besten Methoden, den vestibulären und propriozeptiven Beitrag zur Haltungskontrolle zu überprüfen, ist die Beurteilung der Balance.

> **Hinweis**
>
> Bei einer gründlichen Überprüfung werden mehrere Balancetests durchgeführt, da zwischen verschiedenen Tests nur niedrige Korrelationen bestehen (Fisher et al.1988).

Außer den klinischen Beobachtungen sind einige standardisierte Tests verfügbar:
- Subtest SWB des SIPT testet eine Serie von Balanceaufgaben (Ayres 1989).
- Für ältere Kinder und Erwachsene sind geeignet:
  - Subtests zur Balance des »Brunininks-Oseretsky Test of Motor Proficiency« (Bruininks 1978).
  - Teile der »Movement Assessment Battery« für Kinder (M-ABC von Henderson u. Sudgen 1992).
  - »Floor Ataxia Test Battery« (Fregly u. Graybiel 1968).

Diese Assessments sind zwar standardisiert, liefern aber meist nur begrenzte Informationen über qualitative Aspekte der Balance.

Fisher (1989), Fisher u. Bundy (1989) und Fisher et al. (1988) entwickelten drei objektive Tests zur qualitativen Beurteilung der Balance, die für die Identifikation von Kindern mit vestibulären Defiziten geeignet sind. Diese drei Tests sind in Übersicht 7.7 dargestellt.

> **Übersicht 7.7. Fishers standardisierte Tests zur qualitativen Beurteilung der Balance**
> 1. »Tilt Board Tip-Test«: Position halten auf dem Wackelbrett.
> 2. »Flat Board Reach-Test«: Auslangen auf dem stabilen Brett (Stufe).
> 3. »Tilt Board Reach-Test«: Auslangen auf dem Wackelbrett.

»Tilt Board Tip-Test«. Kinder ab 5 Jahren können auf dem Wackelbrett die aufrechte Position halten, indem sie Kopf und Oberkörper aufrecht halten, das Gewicht auf das untere Bein verlagern und Hüfte und Knie des oberen Beines beugen (Abb. 7.4–7.6).

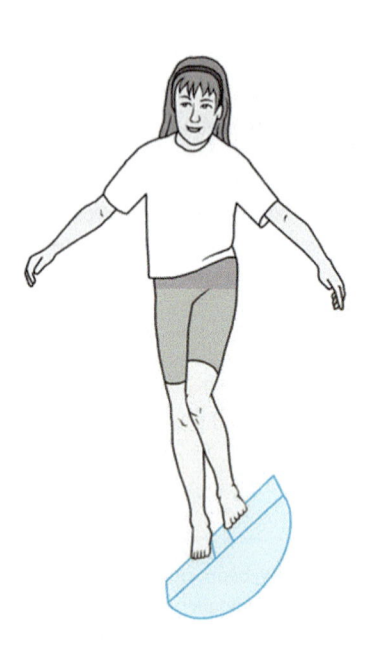

Abb. 7.4. »Tilt Board Tip-Test« – gute Qualität

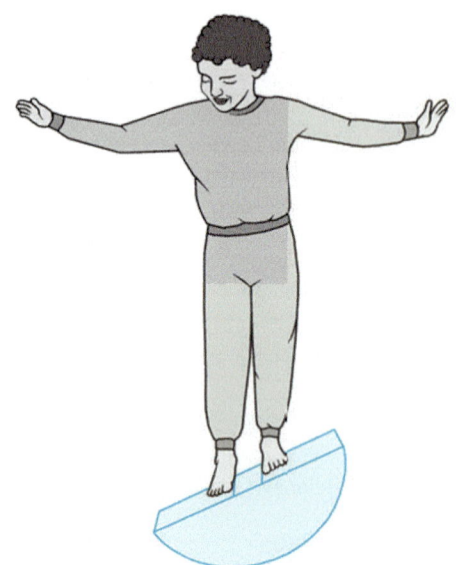

Abb. 7.5. »Tilt Board Tip-Test« – abnormale oder unreife Reaktion: Arme hochgehoben, obere Hüfte und Knie nicht gebeugt, Blick auf den Boden geheftet

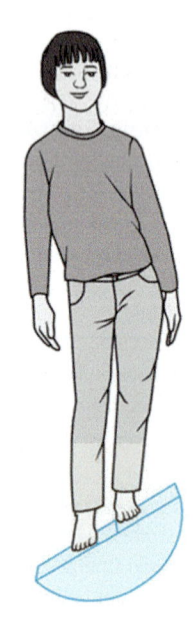

Abb. 7.6. »Tilt Board Tip-Test« – abnormale oder unreife Reaktion: Beugung von oberer Hüfte und Knie bleibt aus

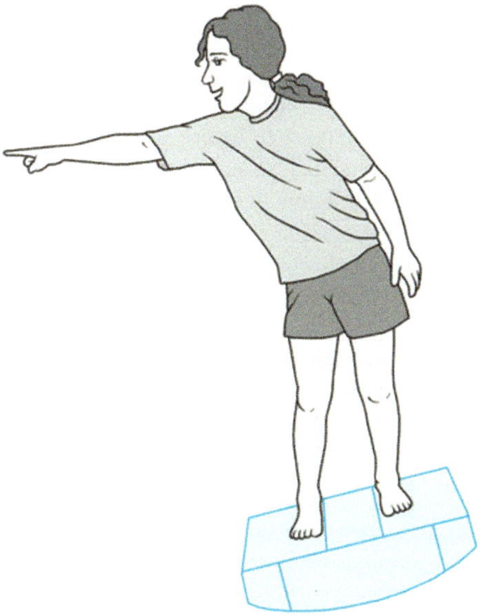

7.3 Eine vollständige Befunderhebung: Ergänzungen zum SIPT

Abb. 7.7. »Tilt Board Reach-Test« – unreife Reaktion: der obere Fuß wird nicht von der Unterlage abgehoben (gilt auch für Flat Board)

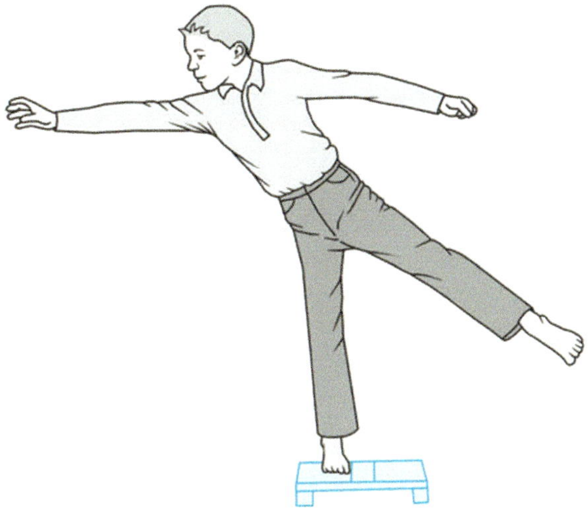

Abb. 7.8. »Flat Board Reach-Test« – gute Qualität (gilt auch für Tilt Board)

»Flat Board Reach-Test«. Bei den Auslang-Tests auf dem stabilen Brett und dem Wackelbrett wird überprüft, wie gut das Kind die Balance auf einer stabilen bzw. instabilen Unterlage halten kann, während es sich seitlich strecken muss. Kinder unter 7 Jahren heben das obere Bein nicht von der Unterlage ab (Abb. 7.7). Mit 7 Jahren strecken und abduzieren Kinder normalerweise den oberen Arm, heben den oberen Fuß von der Unterlage ab und strecken und abduzieren ihn wenigstens 30°(Abb. 7.8).

Hebt ein Kind den oberen Fuß nicht von der Unterlage ab und beugt die oben liegenden Extremitäten, so ist dies laut Fisher (1989) eine pathologische Reaktion (Abb. 7.9).

Die Objektivität aller drei Tests ist hoch (r>0,90); die Test-Retest-Reliabilität der Aufgaben zum Auslangen ist ebenfalls hoch (r>0,90).

Crowe et al. (1990), Deitz et al. (1991) und Richardson et al. (1992) adaptierten den **Pediatric Clinical Test of Sensory Interaction for Balance** (P-CTSIB) von Shumway-Cook u. Horak (1986). Der P-CTSIB ist ein Test, bei dem die Balance unter der Bedingung eines sensorischen Konfliktes erhalten werden soll. Gemessen wird das Ausmaß des Schwankens, um die Haltung zu bewahren, und die Zeitdauer, die eine Position gehalten werden kann (z. B. Fußschlussstand oder Zehen-Fersen-Stand), wobei visuelle Informationen oder Informationen von der Unterstützungsfläche:

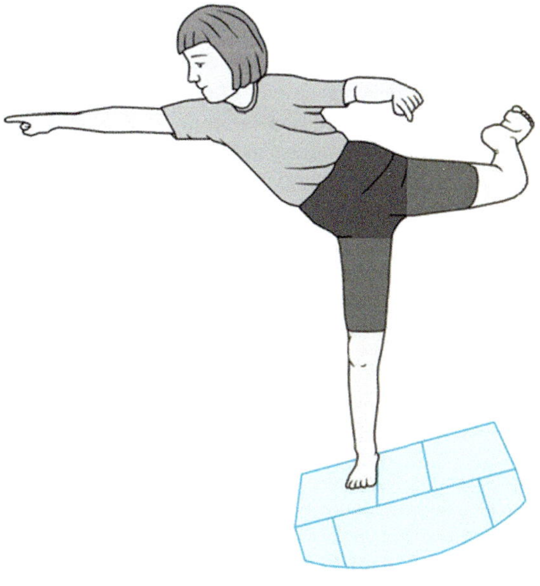

Abb. 7.9. »Tilt Board Reach-Test« – pathologische Reaktion (gilt auch für Flat Board)

- entweder normal sind
- oder fehlen
- oder verändert sind (z. B. verzerrt).

Einige Kommentare zum postrotatorischen Nystagmus

> **Wichtig**
>
> Der Postrotatorische Nystagmus-Test (PRN) ist ein standardisierter Test der vestibulären Verarbeitung und keine klinische Beobachtung.

Da dem PRN-Test übermäßig viel Aufmerksamkeit geschenkt wird, sollen hier bestimmte Aspekte diskutiert werden:
- Im PRN-Test ist ein »verkürzter Nystagmus« als Wert unter -1,0 Standardabweichung unter dem Durchschnitt definiert (Ayres 1989).
- Polatajko (1983) und Cohen (1989) stellten die Validität des PRN-Tests in Frage.
- Ein Kritikpunkt war, dass er im Hellen durchgeführt wird. Dadurch werden der vestibulookuläre Reflex wie auch der optokinetische Nystagmus provoziert. Im Hellen ist die Dauer des postrotatorischen Nystagmus kürzer als im Dunklen.
- Ferner kann der postrotatorische Nystagmus durch visuelles Fixieren unterdrückt werden.
- An weiteren Faktoren, die zu einer verkürzten Dauer des postrotatorischen Nystagmus beitragen könnten (egal ob im Licht oder bei Dunkelheit getestet), werden genannt:
    - Habituation infolge der wiederholten vestibulären Stimulation,
    - Wachsamkeit oder
    - Unterdrückung durch Kopfneigung (d. h. Nackenflexion beim Beenden der perrotatorischen Testphase).
- Polatajko (1983) und Cohen (1989) brachten verschiedene stichhaltige Gründe vor, warum auch normal entwickelte Kinder einen niedrigen Wert im PRN haben können.

> **Wichtig**
>
> Ein niedriger Wert im PRN-Test bei einem Kind ohne Haltungsdefizite sollte nicht als Zeichen einer Dysfunktion interpretiert werden.

Eine konservative Interpretation des PRN ist auch durch seine relativ niedrige Test-Retest-Reliabilität gerechtfertigt (Ayres 1989; Morrison u. Sublett 1983).

7.3.3 Klinische Beobachtungen der Praxie

Obwohl der SIPT ein relativ umfassendes Bild der motorischen Schwierigkeiten liefert, die mit Somatodyspraxie und BIS-Defiziten einhergehen, wird er in der Praxis meist durch eine Auswahl an relevanten klinischen Beobachtungen ergänzt. Im Folgenden werden einige dieser Beobachtungen beschrieben und ihr theoretischer Hintergrund diskutiert.

Bilaterale Integration

Defizite in der Bilateralintegration werden anhand klinischer Beobachtungen erkannt, bei denen sich die in Übersicht 7.8 aufgelisteten Indikatoren zeigen.

> **Übersicht 7.8. Indikatoren für Defizite der bilateralen Integration**
> - Schwache Koordination beider Körperseiten
> - Vermeidung der Mittellinienkreuzung
> - Noch keine Handpräferenz
> - Evtl. Rechts-links-Konfusion

Die bilaterale Koordination kann bei verschiedensten Bewegungsaufgaben beobachtet werden (Übersicht 7.9).

> **Übersicht 7.9. Bewegungsaufgaben zur Beurteilung der bilateralen Koordination**
> - Hüpfen
> - Hopserlauf
> - Zweibeinsprünge
> - Hampelmannhüpfen
> - Schrittsprünge (symmetrisch und reziprok)

Hüpfen und Springen

Magalhaes et al. (1989) veröffentlichten vorläufige Normen und eine Beurteilungsskala für fünf- bis neunjährige Kinder.

> **Hinweis**

Als reliabelster Test erwies sich das »Hampelmannhüpfen«, das mit 7 Jahren beherrscht werden sollte. Reziproke Schrittsprünge sind schwieriger; nur wenige 9-Jährige erreichen perfekte Werte. Symmetrische und reziproke Schrittsprünge sind auch im »Bruininks-Oseretzky-Test of Motor Proficiency« enthalten (BOTMP; Bruininks 1978).

Mittellinienkreuzung

Die Vermeidung der Mittellinienkreuzung wird am besten in freien, unstrukturierten Situationen beobachtet.

Beispiel
Kegel zu beiden Seiten des Kindes aufstellen und das Kind Ringe auf die Kegel aufstecken lassen.

> **Cave**
>
> Unnatürliche Situationen und Aufgaben bieten keine aussagekräftige Beobachtungsmöglichkeit, ob ein Kind spontan die Mittellinie kreuzt!

Handpräferenz

Die Entwicklung der Handpräferenz wird ebenfalls mit der bilateralen Integration in Zusammenhang gebracht. Tan (1985) stellte fest, dass Vierjährige, die noch keine Handpräferenz entwickelt hatten, schwächere Ergebnisse in grob- und feinmotorischen Tests erreichen als Kinder mit eindeutiger Präferenz.

> **Wichtig**
>
> Dieses Ergebnis unterstützt die Beobachtung, dass eine wechselnde Handpräferenz mit Schwächen in der Koordination zusammenhängt.

Rechts-Links-Konfusion

Auch eine Rechts-Links-Labilität wird oft als Ausdruck von Defiziten der Bilateralintegration angesehen. Als theoretische Erklärung dafür wird angegeben, dass ein Aspekt der bilateralen Integration das intuitive Bewusstsein für die rechte und die linke Körperseite ist, die sich in der Mitte treffen. Allerdings beruhen die gebräuchlichsten Verfahren zur Beurteilung des Wissens um rechts und links darauf, Körperteile zu benennen, was wiederum stark von verbalen Fähigkeiten abhängt.

Projizierte Aktionssequenzen

Die besten Methoden zur Überprüfung der Fähigkeit, vorausgeplante Aktion zu planen und durchzuführen, sind in Übersicht 7.10 aufgelistet.

Andere Methoden zur Beurteilung der Fähigkeit, projizierte Aktionssequenzen zu planen und durchzuführen, sind:
- einen rollenden Ball treten (Fußballstoß ohne Abstoppen),
- über einen rollenden Stab gehen ohne ihn zu berühren.

> **Hinweis**
>
> Die Aufgaben werden dadurch erschwert, dass die Therapeutin das Objekt erst rollen lässt, nachdem der Klient begonnen hat, sich zu bewegen.

> **Übersicht 7.10. Bewegungsaufgaben zur Beurteilung der projizierten Aktionssequenzen**
>
> - Einen zugeprellten Ball fangen.
> - In eine Serie aufgelegter oder aufgemalter quadratischer Felder springen (»Tempelhüpfen« oder »Himmel-Hölle«). Bei dieser Aufgabe zeigt sich die bilaterale motorische Koordination an der Fähigkeit, mit beiden Füßen gleichzeitig zu springen. Die Fähigkeit, projizierte Aktionssequenzen zu produzieren, zeigt sich daran, ob das Kind Schwierigkeiten beim Initiieren, Sequenzieren und Beenden der Bewegungsabfolge hat. Antizipation ist ein wichtiger Faktor.
> - Auch Schwierigkeiten beim Erlernen von vorgeführten Hampelmann- und Schrittsprüngen können auf Defizite in der Planung und Durchführung projizierter Aktionssequenzen hinweisen (Magalhaes et al. 1989).

Somatodyspraxie

> **Definition**
>
> Somatodyspraxie ist definiert als Kombination einer Bewegungsstörung (feedbackabhängig) und taktilkinästhetischer Diskriminationsschwäche.

Die klinischen Beobachtungen liefern einen wichtigen Beitrag zur Diagnose dieses Störungsbildes (Übersicht 7.11).

> **Übersicht 7.11. Zeichen für Somatodyspraxie in den klinischen Beobachtungen**
>
> - Schwaches Flexionsmuster in Rückenlage.
> - Schwierigkeiten mit der sequenziellen Daumen-Finger-Opposition.
> - Schwierigkeiten mit langsamen kontrollierten Bewegungen.
> - Schwierigkeiten mit schnellen alternierenden Bewegungen (Diadochokinese).
> - Beeinträchtigte haptische Exploration und Inhand-Manipulation.

Flexionsmuster in Rückenlage

Zwar wird der Aspekt der Nackenbeugung gegen die Schwerkraft beim Flexionsmuster mit posturalen Defiziten und vestibulärer Verarbeitung in Zusammenhang gebracht, doch die Fähigkeit, die gesamte Position schnell und simultan mit allen Körperteilen einzunehmen und die Spannung für 20-30 Sekunden zu halten, wird mit Somatopraxie in Verbindung gebracht. Die meisten Sechsjährigen können das Flexionsmuster in Rückenlage ohne übermäßige Anstrengung einnehmen und halten. Wilson et al. (2000) erarbeiteten spezifische Kriterien zur Beurteilung von Nacken, Rumpf, Hüften und Knie.

Sequenzielle Daumen-Finger-Opposition

Bei der sequenziellen Daumen-Finger-Opposition werden die Finger der Reihe nach schnell und rhythmisch mit dem Daumen berührt. Es gibt verschiedene Varianten dieser Aufgabe:
- mit offen oder geschlossenen Augen,
- unilateral oder bilateral,
- Doppelberührung des kleinen und Zeigefingers oder nicht.

Diese Aufgabe kommt auch im BOTMP (Bruninks 1978) vor.

Langsame Bewegungen

Die Fähigkeit, langsame kontrollierte Bewegungen durchzuführen, wird überprüft, indem der Klient spiegelbildlich die langsame, fließende Armbewegung nachahmen soll. Ausgangsposition sind seitlich weggestreckte Arme und Hände. Die Bewegung erfolgt Richtung Schulter.

> **Wichtig**
>
> Bei Kindern ab fünf Jahren dauert eine Bewegungssequenz normalerweise mindestens 5 Sekunden (Wilson et al. 2000)

Rasche alternierende Bewegungen (Diadochokinese)

Die Fähigkeit, schnelle alternierende Bewegungen durchzuführen, wird typischer Weise anhand der Diadochokinese (Rotation des Unterarmes von Pro- in Supination) überprüft. Dabei können die Oberschenkel mit der Handfläche und dem Handrücken rhythmisch berührt werden. Die Aufgabe wird unilateral und bilateral durchgeführt.

> **Wichtig**
>
> Kinder ab fünf Jahren können normalerweise mindestens 9 Drehungen in 10 Sekunden durchführen (Wilson et al. 2000)

Handgeschick

Die haptische Manipulation wird im Allgemeinen anhand von Stereognosietests (dazu zählt auch der SIPT-Subtest MFP) überprüft. Sie sind Ausdruck der Praxie, vielleicht weil sie taktile wie auch motorische Komponenten enthalten. Beobachtet wird, wie der Klient die aktive exploratorische Manipulation initiiert. Verschiedene Forscher (Abravanel 1972a, 1972b; Hoop 1971a, 1971b; Jennings 1974; Kleinmann 1979; Wolff 1972; Zaporozhets 1965, 1969) zeigten den entwicklungsbedingten Erwerb von Strategien für die haptische Manipulation auf. Wie genau Objekte identifiziert werden können, hängt damit zusammen, wie reif die Manipulationsstrategien des Klienten sind (Übersicht 7.12).

> **Übersicht 7.12. Entwicklung der Strategien für die haptische Manipulation**
> - Um eine Form zu ertasten, ist die optimale Strategie, einer Kontur zu folgen (d. h. den Finger entlang der Kante des Objekts zu bewegen). Diese Strategie entwickelt sich zwischen dem 6. und 7. Lebensjahr (Lederman u. Klatzky 1987).
> - Unter 4 Jahren können Kinder ein Objekt greifen oder berühren, aber die Handfläche bleibt ruhig.
> - Ab 5 Jahren beginnen Kinder mit der Handfläche und den Fingern zu explorieren (Piaget u. Inhelder 1948; Zaporozhets 1965, 1969).

Eng verbunden mit der haptischen Wahrnehmung ist die Inhand-Manipulation, die Fähigkeit Handbewegungen einzusetzen, um ein bereits ergriffenes Objekt für den Gebrauch zu positionieren.

> **Wichtig**
>
> Inhand-Manipulation wird allgemein als klinische Beobachtung für Somatodyspraxie eingesetzt.

Exner (1992, 2001) entwickelte ein standardisiertes Verfahren zur Überprüfung der Inhand-Manipulation. Die Leitlinien in ◘ Übersicht 7.13 sind Auszüge aus ihrem Test.

> **◘ Übersicht 7.13. Bewegungsarten, die für die Inhand-Manipulation erforderlich sind**
> - Translation
> - Verschiebung
> - Rotation

Translationen sind lineare Bewegungen vom Finger zur Handfläche und umgekehrt.

Verschiebungen sind kleine lineare Bewegungen zwischen Daumen und Fingerspitzen.

Rotationen sind Bewegungen des Objekts um eine oder mehrere Achsen. Die Bewegung wird einfache Rotation genannt, wenn sie kleiner als 180° (gewöhnlich weniger als 90°) ist, und komplexe Rotation, wenn sie größer als 180° ist.

Jeder dieser Bewegungstypen kann **mit oder ohne Stabilisierung** erfolgen. Hält die Person gleichzeitig ein Objekt oder mehrere Objekte mit den ulnaren Fingern, so wird die Inhand-Manipulation mit Stabilisation durchgeführt. Hat sie keine anderen Objekte in der Hand, wird die Inhand-Manipulation ohne Stabilsierung durchgeführt. Die Manipulation mit Stabilisierung ist schwieriger als ohne Stabilisierung (◘ Übersicht 7.14) (Exner 1992,2001).

> **◘ Übersicht 7.14. Entwicklung der Inhand-Manipulation**
> - Die Inhand-Manipulation beginnt sich etwa ab eineinhalb Jahren zu entwickeln. Mit 7 Jahren sind alle Bewegungstypen vorhanden, aber noch nicht voll entwickelt.
> - Kinder unter zwei Jahren können keine Manipulationen mit Stabilisierung durchführen.
> - Dreijährige beherrschen alle Manipulationen ohne Stabilisierung.

Generell sind Translation und einfache Rotation die leichtesten Inhand-Manipulationen, Verschiebung und komplexe Rotationen sind am schwierigsten (Exner 1992, 2001).

7.4 Beurteilung der Sensorischen Modulation

Defizite in der sensorischen Modulation können sich auf verschiedene Arten manifestieren:
- Sensorische Defensivität
- Schwerkraftunsicherheit
- Bewegungsunverträglichkeit (aversive Reaktion auf Bewegung)
- Defizite im Registrieren (Hyporesponsivität)

Das Wissen über sensorische Modulationsstörungen ist relativ begrenzt. Die Weiterentwicklung der Befundungsverfahren wird sich auch positiv auf die Kenntnisse auswirken. Miller und Kollegen (Miller et al. 1999; McIntosh et al.1999) arbeiten intensiv zu Fragen der sensorischen Modulation.

Die Befundung der sensorischen Modulation erfolgt großteils anhand von Beobachtungen und von Berichten (z. B. Elterngespräch oder Fragebogen). Obwohl beide Verfahren viel Information liefern, haben sie ihre Probleme.

Neuere Verfahren wie das »Sensory Profile« (Dunn 1999) und die »Evaluation of Sensory Processing« (ESP, Parham u. Ecker; ▶ Kap. 7.6) liefern valide und reliable Information zur sensorischen Modulation eines Kindes.

7.4.1 Beobachtungen zur sensorischen Modulation

Für die Beobachtung ist es sinnvoll, Situationen zu schaffen, die die Modulation des Kindes provozieren, damit eventuelle abwehrende Reaktionen sichtbar werden.

Taktile Abwehr
Bei taktiler Defensivität werden durch unvorhergesehene feine, zarte Berührungen Kampf- oder Fluchtreaktionen ausgelöst. Durch wiederholte Reizsetzung verstärkt sich diese Reaktion. Dadurch bietet die Serie der taktilen Subtests des SIPT eine gute Möglichkeit, Anzeichen von taktiler Abwehr zu beobachten.

Schwerkraftunsicherheit
Schwerkraftunsicherheit (übertriebene Ängstlichkeit bei Bewegung, wenn der Kopf die aufrechte Position verlässt oder wenn die Füße keinen Bodenkontakt haben) kann beobachtet werden, wenn das Kind auf einem instabilen oder schaukelnden Gerät eine Position einnehmen soll. May (1988) stellte ein Inventar vor, bei dem das Verhalten in 15 potenziell bedrohlichen Aktivitäten auf einer dreiteiligen Skala beurteilt wird. Die Punkte werden für Vermeidung, emotionale Reaktion und die posturale Reaktion vergeben. May benutzte diese Skala, um zwischen schwerkraftunsicheren und »normalen« Kindern zu unterscheiden.

Bewegungsunverträglichkeit
Bewegungsintoleranz (aversive Reaktion auf Bewegung) wird als Reaktion des autonomen Nervensystems auf Bewegung definiert. Sie kann beim PRN-Test beobachtet werden oder wenn sich das Kind auf einem schaukelnden Gerät befindet.

> **Hinweis**

Da sich Bewegungsintoleranz durch Übelkeit (Seekrankheit) zeigt, sollte sie nicht auf die Spitze getrieben werden. Besser ist es, die Eltern über Alltagssituationen berichten zu lassen.

Ein Nachteil der Beobachtung in einer formalen Befunderhebung ist, dass die Therapeutin nur erfassen kann, ob ein bestimmtes Verhalten aufgetreten ist oder nicht. Wie sich dieses Verhalten im realen Leben des Klienten auswirkt, wird mit der Beobachtung nicht erhoben.

7.4.2 Berichte über sensorische Modulation

Hinweise auf Modulationsstörungen lassen sich bei der Durchführung des SIPT und bei den klinischen Beobachtungen sammeln. Beobachtungen im natürlichen Alltagsumfeld des Klienten, die sehr informativ sein könnten, unterbleiben im Allgemeinen. Stattdessen wird meist auf Gespräche mit Eltern und Lehrern zurückgegriffen, wenn Therapeutinnen etwas über die Reaktionen des Klienten auf die alltägliche sensorische Reizumwelt erfahren wollen. Da die meisten Werkzeuge, die zu diesem Zweck eingesetzt werden, bis vor kurzem informelle Fragebögen waren, existieren keine Angaben zu ihrer Validität oder Reliabilität.

Die einzige Ausnahme ist der TIE, das »**Touch Inventory for Elemantary School-Aged Children**« von Royeen u. Fortune (1990). Der TIE besteht aus 26 Fragen, die nach typischen taktil abwehrenden Verhaltensweisen fragen. Die in Perzentilen ausgedrückten Normwerte liefern den Vergleich zu Kindern, die keine taktile Defensivität zeigen (▶ Kap. 7.6, »Anhang«).

Obwohl die Perspektive des TIE – nämlich jene des Kindes – wertvoll ist, ist er nur für Kinder innerhalb enger Altersgrenzen geeignet. Außerdem fragt er nur nach taktiler Defensivität und erfasst keine andere sensorische Modulationsstörung. Therapeutinnen vertreten im Allgemeinen die Ansicht, dass die Eltern verlässlichere Auskünfte geben können als die Kinder selbst. Die Eltern erleben das Verhalten ihres Kindes in vielen Situationen, jedoch im Vergleich zum Kind von einer außenstehenden Perspektive. Außerdem verfügen die Eltern gewöhnlich über eine bessere Ausdrucksfähigkeit und eine längere Aufmerksamkeitsspanne, so dass sie auf eine größere Anzahl von komplizierten Fragen antworten können. Natürlich erhält man von den Eltern nur »Informationen aus zweiter Hand«.

Dunn (1999) veröffentlichte einen Elternfragebogen zur sensorischen Verarbeitung, das »**Sensory Profile**«. Er besteht aus ungefähr 100 Aussagen über die Reaktion eines Kindes auf bestimmte sensorische Erfahrungen. Die Antworten (wie häufig jede Aussage auf ihr Kind zutrifft) werden auf einer 5-Punkte Likert-Skala eingetragen. Die Items sind nach den sensorischen Systemen geordnet. Es sind sowohl Items zur sensorischen Modulation als auch zum emotionalen Verhalten und zur Feinmotorik enthalten. Parham u. Ecker (▶ Kap. 7.6, »Anhang«) entwickelten einen anderen Fragebogen, das ESP »Evaluation of Sensory Processing«, der sich spezifischer auf die sensorische Modulation konzentriert.

Ausgehend von den Daten ihrer Faktorenanalyse zum **Sensory Profile** an über 1000 normal entwickelten Kindern stellte Dunn (1997) ein Arbeitsmodell vor: sie erstellte ein Kontinuum, in dem sie die Reaktion auf sensorische Ereignisse im Alltag mit der Reizschwelle des Kindes in Beziehung brachte. Dunns Modell bietet sich an, um die Reaktionen der Klienten neu zu überdenken und Interventionsstrategien zu planen.

Dunn identifizierte zwei relevante Kontinua:
- Ein Kontinuum für die Reizschwelle von hoch (Habituation) bis niedrig (Empfindlichkeit).
- Ein Kontinuum für Verhaltensreaktionen von »Reaktion gemäß der Reizschwelle« bis »Reaktion entgegen der Reizschwelle«.

Dunns Modell besteht aus vier Quadranten. Es ist in ▫ Tab. 7.2 dargestellt.

Die Faktorenanalyse von Dunn u. Brown (1997) ergab neun Faktoren, die laut Dunn (1997) »Verhaltensmustern von behinderten Kindern gleichen« (S. 27). Sie nahm an, dass ein Kind anhand von acht der neun Faktoren einem Quadranten ihres Modells zugeordnet werden kann. Die Faktoren, die mit jedem Quadranten assoziiert werden, finden sich ▫ Tab. 7.3.

7.4.3 Beurteilung sensorisch-integrativer Leistungen ohne SIPT

Der SIPT ist zwar das umfangreichste und psychometrisch solideste Werkzeug zur Beurteilung der Praxie bei Kindern, kann aber aus verschiedenen Gründen

7.4 Beurteilung der Sensorischen Modulation

Tab. 7.2. Dunns Modell von Reizschwelle und Verhalten. (Nach Dunn 1999)

Neurologische Reizschwelle	Sichtbare Verhaltensreaktionen	
	Verhalten in Übereinstimmung mit der Reizschwelle	Verhalten entgegen der Reizschwelle
Hohe Reizschwelle (Habituierung)	Defizite im Registrieren	Reizsuche
Niedrige Reizschwelle (Sensitivität)	Empfindlichkeit gegenüber Reizen	Vermeidungsverhalten

Tab. 7.3. usammenfassung der Interpretation nach Dunns Modell. (Nach Dunn 1999)

Kategorie	Zusammenhängende Faktoren	Verwandte Themen	Indikatoren im Verhalten Das Kind ist ...
Defizite im Registrieren	Geringe (physische) Ausdauer Niedriger Tonus Defizite im Registrieren Bewegungsvermeidung[1]	Sensorische Verarbeitung, die mit Ausdauer und Tonus zusammenhängt Modulation von Bewegung, die die Aktivität beeinflusst[1]	teilnahmslos affektiv flach zurückgezogen ständig müde apathisch in sich selbst versunken
Sensorische Empfindlichkeit	Empfindlichkeit im Mundbereich Aufmerksamkeitsdefizit oder Ablenkbarkeit Empfindlichkeit gegenüber Reizen	Auditive Verarbeitung Orale sensorische Verarbeitung	ablenkbar hyperaktiv
Reizsuche	Reizsuche	Modulation im Zusammenhang mit Körperposition und Bewegung	aktiv ständig in Bewegung unruhig, zappelig
Reizvermeidung	Emotionale Reaktionen Bewegungsvermeidung[1]	Verhalten als Ergebnis von sensorischer Verarbeitung	ablehnend gegenüber veränderungen fixiert auf Strukturen und Rituale

[1]Bereiche und Faktoren, die weiter interpretiert werden müssen, um eine sichere Aussage treffen zu können, in welche Kategorie des Modells sie fallen.

nicht immer eingesetzt werden. Ein Grund dafür ist, dass die Ergebnisse unnötig detailliert sind für die Art von Intervention, die geboten werden kann.

Beispiel
Es ist es nicht erforderlich, über den Stand des Kindes in sämtlichen SIPT-Subtests Bescheid zu wissen, wenn nur eine Lehrerberatung vorgesehen ist. Allerdings muss sich die Therapeutin durchaus ein Bild davon machen, ob bei dem Kind eine sensorische Integrationsstörung vorliegt und wie sich die Störung auf die Schulsituation auswirkt.

International (außerhalb der USA) wird der SIPT ebenfalls nur eingeschränkt angewendet, da Anschaffung, Training und die laufende Auswertung kostspielig sind. Außerdem wurden bislang in keinem Land außerhalb Nordamerikas Normdaten erhoben, sodass die Ergebnisse mit Vorbehalt interpretiert werden müssen.

Anmerkung der Übersetzerin: In Österreich wurde 1997 an einer repräsentativen Stichprobe von 111 normal entwickelten Kindern eine Pilotstudie zur deutschsprachigen SIPT-Standardisierung durchgeführt. Die Ergebnisse der österreichischen Kinder deckten sich weitestgehend mit den amerikanischen Normen. Die Anwendung und Interpretation des SIPT in Österreich – und wahrscheinlich im deutschen Sprachraum – scheint also ohne besondere Einschränkungen gültig zu sein.

Obwohl es zahlreiche Tests gibt, für die ausschließlich Normdaten aus den USA zur Verfügung stehen, ist der SIPT aufgrund seiner hohen Auswertungsgebühren einzigartig.

Anmerkung der Übersetzerin: Mit der Online-Verfügbarkeit der Auswertung ab Herbst 2006 sollen sich laut Information des Herausgebers die Auswertungskosten deutlich reduzieren.

Obwohl also außerhalb der USA kaum formale Begutachtungsverfahren zur Differenzialdiagnose einer sensorischen Integrationsstörung zur Verfügung stehen, wird die Sensorische Integrationstherapie nahezu weltweit eingesetzt. Ohne sehr gute Fähigkeiten in der Datenerhebung (Beobachtungen, Interviews, Tests) und im **klinischen Reasoning** ist es unter diesen Bedingungen kaum möglich, eine Behandlung effektiv und effizient zu gestalten.

Prinzipiell liegt es in der Verantwortung jeder Therapeutin, valide und reliable Begutachtungsverfahren zu entwickeln. Allerdings ist die Testentwicklung langwierig – oft ein Lebenswerk. Der Mangel an guten Testwerkzeugen, vor allem zur Beurteilung der Beschäftigungs- und Rollenperformanz, ist ein weltweites Problem.

Der folgende Abschnitt bezieht sich auf das Modell der Sensorischen Integration, das in ▶ Kap. 1 vorgestellt wurde. Es sollen Möglichkeiten vorgeschlagen werden, **wie sensorische Integrationsstörungen und ihre Merkmale ohne SIPT diagnostiziert werden können.** Bevor auf Komponentenebene untersucht wird, sollte immer eine Erhebung der Beschäftigungs- und Rollenperformanz stattfinden, egal ob in strukturierter oder unstrukturierter Form. Ein Überblick über derartige Verfahren findet sich bei Law et al. (2000).

Die überarbeitete SI-Theorie

Das vorgestellte Modell der Sensorischen Integration (▶ Kap. 1) zeigt zwei Haupttypen von Dysfunktion:
1. Praxiestörungen und
2. Modulationsstörungen.

Zahlreiche Folgeerscheinungen enthalten Praxie- wie auch Modulationsstörungen (▶ Übersicht 7.15).

> **Übersicht 7.15. Erscheinungsformen von Praxie- und Modulationsstörungen**
> - Die Manifestationen einer sensorisch basierten Praxiestörung sind:
>   - BIS-Defizit oder
>   - Somatodyspraxie
> - Die Manifestationen einer sensorischen Modulationsstörung sind:
>   - Sensorische Defensivität
>   - Schwerkraftunsicherheit oder
>   - Aversive Reaktion auf Bewegung (Bewegungsunverträglichkeit)

> **Wichtig**
>
> Das Spezielle der SI-Theorie ist es, dass sie jede Ausprägung einer Praxie- und Modulationsstörung mit spezifischen Defiziten der sensorischen Verarbeitung in Zusammenhang bringt (▶ Abb. 1.3). Der entscheidende Punkt, in dem sich die SI-Theorie von allen anderen Theorien unterscheidet, die Koordinationsprobleme oder Aufmerksamkeitsstörungen beschreiben, ist Ayres' (1972a) Hypothese, dass die Wurzel in einer sensorisch-integrativen Dysfunktion liegen kann, d.h. in einer Schwäche der Verarbeitung von Sinnesinformationen (speziell vestibuläre, propriozeptive und taktile).

Stimmt die Theorie der Sensorischen Integration, so liefert eine valide und reliable Messung der beschriebenen Konstrukte (Haltung, taktile Diskrimination, bilaterale Integration) Informationen über bestimmte Aspekte der SI-Störung.

Selbstverständlich ist ein Begutachtungsverfahren immer nur innerhalb bestimmter Grenzen valide und reliabel. Therapeutinnen, die Assessmentverfahren einsetzen, sollten über ihre psychometrischen Gütekriterien Bescheid wissen. (Diese sind normalerweise im Testhandbuch beschrieben).

Defizite können erst dann als sensorische Integrationsstörung bezeichnet werden, wenn aussagekräftige Anhäufungen (Cluster) von Hinweisen auf eine Schwäche der sensorischen Verarbeitung gefunden werden, die mit dem Koordinations- oder Aufmerksamkeitsproblem in Zusammenhang stehen können.

Beispiel
Es ist nicht ausreichend, Schwächen in der bilateralen Koordination zu identifizieren. Um bestimmen zu können,

7.4 Beurteilung der Sensorischen Modulation

dass diese **Koordinationsschwäche sensorischer Natur** ist, müssen Defizite der vestibulären und propriozeptiven Verarbeitung nachgewiesen werden (z. B. niedriger Muskeltonus, Schwierigkeiten mit dem Streckmuster in Bauchlage).

Ist das Zuweisungsproblem Ablenkbarkeit, müssen Schwierigkeiten in der Verarbeitung taktiler, vestibulärer oder propriozeptiver Reize nachgewiesen werden, um von einer **SI-Störung** sprechen zu können.

Abb. 7.10 zeigt eine Erweiterung des Modells aus ▶ Kap. 1, in das Vorschläge zur Befunderhebung eingearbeitet wurden. In Tab. 7.4 sind die in Abb. 7.10 genannten Assessmentverfahren aufgelistet.

Beurteilung der Praxie

Zwei Verfahren sind für die Beurteilung der Praxie von besonderer Bedeutung:
- der BOTMP (Bruininks 1978) und
- die MABC (Henderson u. Sugden 1992).

Tab. 7.4. Kurzbeschreibung der Tests aus Abb. 7.10

Abkürzung	Voller Name des Tests	Kommentar
BOTMP	Bruininks-Oseretsky-Test of Motor Proficiency	Enthält u. a. Subtests zu Balance, bilateraler Koordination, Geschwindigkeit und Geschicklichkeit der oberen Extremität, visuomotorische Kontrolle, Laufgeschwindigkeit und Agilität (Beweglichkeit). (Anmerkung: Dieser sehr interessante Motoriktest wird zur Zeit neu standardisiert)
MABC	Motor Assessment Battery for Children	Enthält sowohl eine Leistungsbeurteilung als auch eine Checkliste
CTSIB	Clinical Test of Sensory Interaction with Balance	Beurteilung der Fähigkeit, die Balance unter verschiedenen Bedingungen (sensorische Konflikte) zu halten
Cos (KB)	Clinical Observations of Neuromotor Performance (Klinische Beobachtungen zur SI)	Serie nicht standardisierter Beobachtungen neuromotorischer Funktionen, die standardmäßig in der sensorisch-integrativen Diagnostik eingesetzt wird. Enthält spezielle Beobachtungen wie Flexions- und Extensionsmuster, Haltungsstabilität, Muskeltonus
SCSIT	Southern California Sensory Integration Tests	Enthält u. a. folgende somatosensorische Tests: Lokalisation von Berührungsreizen (LTS), Fingeridentifikation (FI), Graphästhesie (GRA), Manuelle Formperzeption (MFP), Kinästhesie (KIN)
SP	Sensory Profile	Elternfragebogen zu den Reaktionen des Kindes auf sensorische Ereignisse; einziges Instrument, das das ganze Spektrum an sensorischen Modulationsstörungen erfasst. Das SP bezieht sich auf ein der Modulation übergeordnetes Konstrukt, die sensorische Verarbeitung (»sensory processing«)
SPM (ehemals: ESP)	Sensory Processing Measure (ehemals: Evaluation of Sensory Processing)	Elternfragebogen zu den Reaktionen des Kindes auf sensorische Ereignisse; bezieht sich auf sensorische Modulation
WN-FBG	Fragebogen zur Wahrnehmungsentwicklung	Deutschsprachiger Elternfragebogen zu den Reaktionen des Kindes auf sensorische Ereignisse, basierend auf dem ESP; bezieht neben Fragen zur sensorischen Modulation auch einige Fragen zur Diskrimination ein
TIE	Touch Inventory for Elementary School-Aged Children	Fragebogen zu den Reaktionen des Kindes auf verschiedene taktile Ereignisse, der sich an das Kind selbst richtet

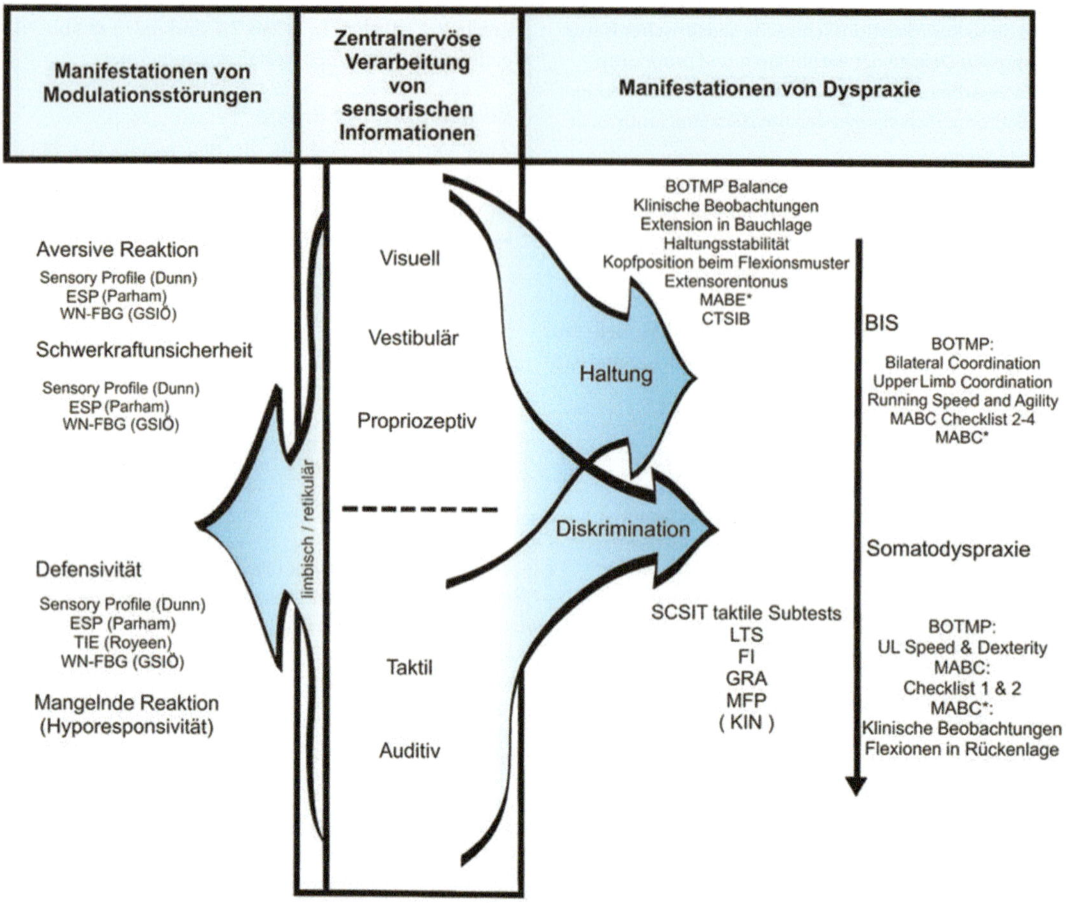

Abb. 7.10. Verfahren zur sensorisch-integrativen Beurteilung

> **Wichtig**
>
> BOTMP und MABC bestehen aus einem Leistungstest und einer Checkliste.

Zwischen dem feinmotorischen, dem grobmotorischen und dem Gesamtergebnis des BOTMP und einzelnen Subtests des SCSIT (Ayres 1972) wurden statistisch signifikante Korrelationen (p<0,01) nachgewiesen (Zivani et al. 1982). Das ist ein Argument dafür, den BOTMP für die Beurteilung der Praxis einzusetzen.

Der MABC enthält Items zur manuellen Geschicklichkeit, zum Ballgeschick und zur Balance.

Die Checkliste des MABC erfragt, wie die Eltern ihr Kind bei verschiedenen Alltagsaktivitäten einschätzen. Bei der Entwicklung dieser Checkliste orientierten sich Henderson u. Sugden (1992) an der Hierarchie des Schwierigkeitsgrades von Bewegungsaufgaben von Gentile et al. (1975) und Koegh u. Sugden (1985). Diese Hierarchie berücksichtigt 2 Faktoren (Bewegungsausmaß des Zielobjekts und Bewegungsausmaß, das von der Person gefordert wird, um mit dem Objekt zu handeln) und stellt das Konstrukt Praxie als Kontinuum dar. (Eine detailliertere Diskussion dieser Hierarchie und ihrer Beziehung zur Praxie findet sich in ▶ Kap. 3).

Beurteilung der sensorischen Diskrimination

Zur Überprüfung der sensorischen Diskrimination, auf der die Diagnose einer sensorisch basierten Praxiestörung aufbaut, können eingesetzt werden:
– einige somatosensorische Subtests des SCSIT (Ayres 1980),
– Subtest zur Balance aus dem BOTMP und Items aus dem MABC,
– CTSIB,

- die üblichen klinischen Beobachtungen zur neuromotorischen Leistung.

Zur taktilen Diskrimination existieren einige wenige standardisierte Tests. Die SCIT-Subtests (Ayres 1980) sind deshalb angeführt, weil sie für Kinder zwischen 4 und 9 Jahren normiert sind.

> **Cave**
>
> - Es ist bekannt, dass die taktilen Subtests des SCSIT in den höheren Altersgruppen (8–9 Jahre) nicht mehr gut differenzieren, und dass einzelne Subtests Fehler und eine relativ niedrige Test-Retest-Reliabilität aufweisen.
> - Es darf nicht vergessen werden, dass der SCSIT vor mehr als 30 Jahren standardisiert wurde und eigentlich nicht mehr auf dem Markt ist.
> - Wegen dieser Einschränkungen sollten die Ergebnisse der taktilen Subtests des SCSIT in Berichten keinesfalls in Zahlen angegeben werden.

Ergebnisse über -1,0 STA sollten als »normal« angesehen werden, und erst Ergebnisse unter -1 STA als Hinweis auf eine Auffälligkeit. Diese Ergebnisse sind nur mit Vorbehalt zu interpretieren.

Wie schon in ▶ Kap. 7.3 erwähnt, werden die Messungen der vestibulären und propriozeptiven Verarbeitung des SIPT durch klinische Beobachtungen zum neuromotorischen Verhalten ergänzt. Diese Beobachtungen können auch unabhängig vom SIPT eingesetzt werden. Ergänzend können der BOTMP Balance Subtest und bestimmte Balance-Items des MABC Daten zur vestibulär-propriozeptiven Verarbeitung liefern. Der CTSIB, ein relativ neues Verfahren zur Beurteilung der Balance, wurde in ▶ Anschnitt. 7.3.2 bereits beschrieben. Diese drei standardisierten Verfahren liefern Messwerte des sichtbaren Ausdrucks der vestibulär-propriozeptiven Verarbeitung.

Beurteilung der Sensorischen Modulation

Zur Differenzialdiagnostik der Modulationsstörung eignen sich v.a. drei Verfahren:
- Sensory Profile (Dunn 1999)
- TIE (Brasic-Royeen)
- ESP (Parham)

Anmerkung der Übersetzerin: Im deutschen Sprachraum steht als Alternative der Wn-FBG (Fragebogen zur Wahrnehmungsentwicklung, GSIÖ 1998) zur Verfügung.

Der Einsatz dieser Verfahren zur Erfassung einer Modulationsstörung ist sehr empfehlenswert. Sie gehören zu den wenigen formalen Testinstrumenten der sensorischen Modulation, von denen mindestens eines bei jeder umfassenden sensorisch-integrativen Befunderhebung zum Einsatz kommen sollte. Der SIPT enthält keine quantitative Beurteilung (Standardwert) der sensorischen Defensivität, sondern liefert lediglich eine Verhaltensbeobachtung zur taktilen Abwehr.

Im Speziellen das »**Sensory Profile**« (Dunn 1999) wurde strengen psychometrischen Tests unterzogen. Es konnte gezeigt werden, dass dieses Instrument gut zwischen:
- normal entwickelten Kindern,
- Kindern mit Aufmerksamkeitsdefizit und Hyperaktivität (ADHD) und
- Kindern mit Autismus

differenziert (Ermer u. Dunn 1998; Kientz u. Dunn 1997).

Die »**Evaluation of Sensory Processing**« (ESP) steckt noch in der Entwicklung. Bisherige Studien ergaben aber ähnliches wie beim »Sensory Profile«. Vorläufige Untersuchungen zur Reliabilität und Validität erbrachten viel versprechende Ergebnisse (Lacroix 1993; Lacroix u. Mailloux 1995). Die ESP unterscheidet auch gut zwischen Kindern mit und ohne SI-Störung (Diane Parham, persönliche Mitteilung, 26. Januar 2001).

Limitationen beim Einsatz der alternativen Begutachtungsverfahren

Die vorgestellten Alternativen zum SIPT können überall dort, wo der SIPT selbst nicht zum Einsatz kommen kann, eine Basis für die Identifikation einer SI-Störung liefern. Jedoch sind einige Einschränkungen zu beachten, besonders in Hinblick auf die Praxie (◘ Übersicht 7.16).

> ◘ **Übersicht 7.16. Probleme beim Einsatz von Alternativen zum SIPT**
>
> 1. Oft werden **einzelne Items oder Subtests aus einer Testbatterie** herausgenommen. Dies wirkt sich auf die Reliabilität und somit auch auf die Validität der Items aus. Dennoch haben Wilson et al. (1995) Subtests des BOTMP für diagnostische Zwecke empfohlen. Als gute Prädiktoren für diskrete motorische Probleme wurden im Speziellen angeführt:
>   - Laufgeschwindigkeit und Behändigkeit (»Running Speed and Agility«),

▼

- Balance,
- visuomotorische Koordination und
- Geschwindigkeit der oberen Extremität und Seitenspezialisierung (»Upper Limb Speed and Dexterity«).

    Da die Objektivität (Interrater-Reliabilität) des BOTMP nur für einen einzigen Subtest vorliegt, empfehlen Wilson et al. (1995), dass alle Subtests von derselben Person durchgeführt werden sollen. Dies gilt besonders, wenn es um den Nachweis der Wirksamkeit der Behandlung geht.

2. Die **Terminologie** kann ein Problem darstellen. Die vorgeschlagenen Alternativen wurden aus einer Mischung aus Kenntnissen über SI-Störungen und der Analyse der Anforderungen, die die Testitems stellen, zusammengestellt. Obwohl die Namen der Subtests (speziell jener aus dem MABC) aus der SI-Theorie stammen könnten, deutet die Itemanalyse darauf hin, dass manche von ihnen andere Konstrukte testen. In manchen Fällen steht ein Item eines Subtests für verschiedene Konstrukte.

3. Sowohl der **BOTMP** als auch der **MABC** wurden als **motorische Leistungstests** entwickelt (Burton u. Miller 1998). Burton u. Miller stellten zur Diskussion, ob motorische Fähigkeiten überhaupt existieren – das heißt, dass die Fähigkeiten, die mit Tests wie dem BOTMP überprüft werden, eher Ausdruck spezifischer Fertigkeiten sein könnten als allgemeine zu Grunde liegende Kapazitäten. Burton u. Miller halten die **Beurteilung von motorischen Leistungen im funktionellen Zusammenhang** (d. h. im Kontext von Alltagsaktivitäten) für die weit bessere Methode zur Beurteilung der Performanz. Von den vorgestellten Verfahren fällt lediglich die **MABC-Checkliste** in diese Kategorie.

4. Für die **exakte Abklärung einer sensorisch-integrativen Dysfunktion** ist eine valide Testung der **sensorischen Verarbeitung** unumgänglich. Tests zur sensorischen Diskrimination stellen aber einen Schwachpunkt dar, weil es nur wenige standardisierte und psychometrisch gut abgesicherte Instrumente dafür gibt. Die Ergebnisse der vorgeschlagenen Verfahren müssen also mit Vorsicht interpretiert werden.

7.5 Zusammenfassung und Fazit

Fazit

In diesem Kapitel wurde die sensorisch-integrative Befunderhebung nach einem **Top-down-Ansatz** vorgestellt. Die Entwicklung des **SIPT**, seine Konstruktvalidität und seine Objektivität wurden besprochen. Im dritten Abschnitt wurden notwendige **Ergänzungen zum SIPT** vorgestellt, und abschließend **Alternativen**, die die Befundung von SI-Störungen auch ohne den SIPT ermöglichen.

7.6 Literatur

Abravanel, E. (1972a). How children combine vision and touch when perceiving the shape of objects. Perception and Psychophysics, 12, 171–175

Abravanel, E. (1972b). Short-term memory for shape information processed intra- and intermodally at three ages. Perceptual and Motor Skills, 35, 419–425

Ayres, A. J. (1965). Patterns of perceptual-motor dysfunction in children: A factor analytic study. Perceptual and Motor Skills, 20, 335–368

Ayres, A. J. (1966a). Interrelation among perceptual-motor functions in children. American Journal of Occupational Therapy, 20, 68–71

Ayres, A. L (1966b). Interrelationships among perceptual-motor functions in children. American Journal of Occupational Therapy, 20, 288–292

Ayres, A. J. (1969). Relation between Gesell developmental quotients and later perceptual-motor performance. American Journal of Occupational Therapy, 23, 11–17

Ayres, A. J. (1972a). Sensory integration and learning disorders. Los Angeles: Western Psychological Services

Ayres, A. J. (1972b). Types of sensory integrative dysfunction among disabled learners. American Journal of Occupational Therapy, 26, 13–18

Ayres, A. J. (1975). Southern California Postrotary Nystagmus Test manual. Los Angeles: Western Psychological Services

Ayres, A. J. (1977). Cluster analyses of measures of SI. American Journal of occupational therapy, 31, 362–366

Ayres, A. J. (1980). Southern California Sensory Integration Tests manual: Revised 1980. Los Angeles: Western Psychological Services

Ayres, A. J. (1989). Sensory Integration and Praxis Tests manual. Los Angeles: Western Psychologieal Services

Bruininks, R. H. (1978). Bruininks-Oseretsky Test of Motor Proficiency manual. Circle Pines, MN: American Guidance Services

Burton, A. W., u. Miller, D. E. (1998). Movement skill assessment. Champaign, IL: Human Kinetics.

Cohen, H. (1989). Testing vestibular function: Problems with the Southern California Postrotary Nystagmus Test. American Journal of Occupational Therapy, 43, 475–477

Coster, W. (1998). Occupation-centered assessment of children. American Journal of Occupational Therapy, 52, 337–344

Crowe, T. K., Deitz, J., Richardson, P., u. Atwater, S. (1990). Interrater reliability of the pediatric clinical test of sensory interaction for balance. Physical and Occupational Therapy in Pediatrics, 10(4), 1–27

Deitz, J., Richardson, P., Atwater, S., Crowe, T., u. Odiorne, M. (1991). Performance of normal children on the pediatric clinical test of sensory interaction for balance. Occupational Therapy Journal of Research, 11, 336–356

Dunn, W. (1997). The impact of sensory processing abilities on the daily lives of young children and their families: A conceptual model. Infants and Young Children, 9, 23–35

Dunn, W. (1999). Sensory Profile User's Manual. San Antonio: Psychological Corporation

Dunn, W., u. Brown, C. (1997). Factor analysis on the sensory profile from a national sample of children without disabilities. American Journal of Occupational Therapy, 51, 490–495

Ermer, J., u. Dunn, W. (1998). The Sensory Profile: A discriminant analysis of children with and without disabilities. American Journal of Occupational Therapy, 52, 283–290

Exner, C. E. (1992). In-hand manipulation skills. In J. Case-Smith u. C. Pehoski (Eds.). Development of hand skills in the child (pp. 35–46). Bethesda, MD: American Occupational Therapy Association

Exner, C. E. (2001). In hand-manipulation skills. In J. Case-Smith (Ed.). Occupational therapy for children (pp. 289328). Philadelphia: Lippincott Williams u. Wilkins

Fisher, A. G. (1989). Objective measurement of the quality of response during two equilibrium tests. Physical and Occupational Therapy in Pediatrics, 9,57–78

Fisher, A. G., u. Bundy, A. C. (1989). Vestibular stimulation in the treatment of postural and related disorders. In O. D. Payton, R. P. Difabio, S. V. Paris, E. J. Protas, u. A. F. Van Sant (Eds.). Manual of physical therapy techniques (pp. 239–258). New York: Churchill Livingstone

Fisher, A. G., u. Bundy, A. C. (1991). SI. In H. Forssberg u. H. Hirschfeld (Eds.). Movement disorders in children (pp. 16–20). New York: Karger

Fisher, A. G., u. Short de Graff, M. (1993). Improving functional assessment in occupational therapy: Recommendations and philosophy for change. American Journal of Occupational Therapy, 47, 199–201

Fisher, A. G., Wietlisbach, S. E., Wilbarger, J. L. (1988). Adult performance on three tests of equilibrium. American Journal of Occupational Therapy, 42,30–35

Fregly, A. R., u. Graybiel, A. (1968). An ataxia battery not requiring rails. Aerospace Medicine, 39, 277–282

Gentile, A. M., Higgins, J. R., Miller, E. A., u. Rosen, B. M. (1975). The structure of motor tasks. Movement, 7,11–28

Harris, N. P. (1981). Duration and quality of prone extension in 4, 6, and 8-year-old normal children. American Journal of occupational therapy, 35, 26–30

Henderson, S. E., u. Sugden, D. A. (1992) Movement Assessment Battery for Children manual. New York: Psychological Corporation

Hoop, N. H. (1971a). Haptic perception in preschool children, part II: Object recognition. American Journal of Occupational Therapy, 25, 340–344

Hoop, N. H. (1971b). Haptic perception in preschool children, part II: Object manipulation. American Journal of Occupational Therapy, 25, 415–419

Jennings, P. A. (1974). Haptic perception and form reproduction in kindergarten children. American Journal of Occupational Therapy, 28, 274–280

Keogh, L F., u. Sugden, D. A. (1985). Movement skill development. New York: MacMillan

Kientz M. A. u. Dunn W. (1997). A comparison of the performance of children with and without autism on the sensory profile. American Journal of Occupational Therapy, 51, 530–537

Kielhofner, G., u. Mallinson, T. (1995). Application of the model in practice: Case illustrations. In G. Kielhofner (Ed.). A model of human occupation: Theory and application (2nd ed. pp. 271–342). Baltimore: Williams u. Wilkins

Kleinman, J. J. (1979). Developmental changes in haptic exploration and matching accuracy. Developmental Psychology, 15, 480–481

Johnson, C. L. (1996). A study of a pilot sensory history questionnaire using contrasting groups. Unpublished master's thesis, University of Southern California, Los Angeles

Lacroix, J. E. (1993). A study of content validity using the sensory history questionnaire. Masters thesis, University of Southern California, Los Angeles

Lacroix, J. E., u. Mailloux, Z. (1995, April). Evaluation of sensory processing. Paper presented at the annual conference of the American Occupational Therapy Association, Denver

Law, M., Baum, C., u. Dunn, W. (2000). Measurement of occupational therapy performance: Supporting best practice in occupational therapy. Thorofare, NJ: Slack

Lederman, S. J., u. Klatzky, R. L. (1987). Hand movements: A window into haptic object recognition. Cognitive Psychology, 19, 342–368

Magalhaes, L. C., Koomar, J., u. Cermak, S. A. (1989). Bilateral motor coordination in 5- to 9-year-old children: A pilot study. American Journal of Occupational Therapy, 43, 437–443

Mathiowetz, V. (1993). Role of physical performance component-evaluation in occupational therapy functional assessment. American Journal of Occupational Therapy, 47, 225–230

Mathiowetz, V., u. Haugen, J. B. (1995). Evaluation of motor behavior: Traditional and contemporary views. In C. A. Trombly (Ed.). Occupational therapy for physical dysfunction (pp. 157–185). Baltimore: Williams u. Wilkiihs

May, T. (1988). Identifying gravitational insecurity in children with sensory integrative dysfunction. Unpublished master's thesis, Boston University

McIntosh, D. N., Miller, L. J., Shyu, V., u. Dunn, W. (1999). Overview of the short sensory profile (SSP). In W. Dunn (Ed.). Sensory profile: User's manual (pp. 59–73). San Antonio, TX: Psychological Corporation

Miller, L. J., McIntosh, D. N., McGrath, J., Shyu, V., Lampe, M., Taylor, A. K., Tassone, F., Neitzel, K., Stackhouse, T., u. Hagerman, R. J. (1999). Electrodermal responses to sensory stimuli in individuals with Fragile X Syndrome. American Journal of Medical Genetics, 83, 268–279

Morrison, D., u. Sublett, J. (1983). Reliability of the Southern California Postrotary Nystagmus Test with learning disabled children. American Journal of Occupational Therapy, 37, 694–698.

Mulligan, S. (1998). Patterns of SI dysfunction: A confirmatory factor analysis. American Journal of Occupational Therapy, 52, 819–828.

Parham, L. D. (April 1997). Sensory questionnaire validity for children with autism. Paper presented at the annual conference of the American Occupational Therapy Association. Orlando, FL

Piaget, J., u. Inhelder, B. (1948). The child's conception of space. New York: Norton

Polatajko, H. (1983). The Southern California Postrotary Nystagmus Test: A validity study. Canadian Journal of Occupational Therapy, 50, 119–123

Richardson, P. K., Atwater, S. W., Crowe, T. K., u. Deitz, J. C. (1992). Performance of preschoolers on the pediatric clinical test of sensory interaction for balance. American Journal of Occupational Therapy, 46, 793–800

Royeen, C. B., u. Fortune, J. C. (1990). TIE: Touch inventory for school aged children. American Journal of Occupational Therapy, 44, 165–170

Shumway-Cook, A., u. Horak, F. (1986). Assessing the influence of sensory interaction on balance. Physical Therapy, 66, 1548–1550

Tan, L. E. (1985). Laterality and motor skills in four-year-olds. Child Development, 56, 119–124

Trombly, C. (1993). Anticipating the future: Assessment of occupational function. American Journal of Occupational Therapy, 47, 253–257

Wilson, B. N., Polatajko, H. J., Kaplan, B. J., u. Faris, P. (1995). Use of the Bruininks-Oseretsky Test of motor profieiency in occupational therapy. American Journal of Occupational Therapy, 49, 8–17

Wilson, B., Pollock, N., Kaplan, B. J., Law, M., u. Faris, P. (2000). Clinical observations of motor and postural skills. Framingham, MA: Therapro

Wolff, P. (1972). The role of stimulus-correlated activity in children's recognition of nonsense forms. Journal of Experimental Child Psychology, 24, 427–441

Zaporozhets, A. V. (1965). The development of perception in the preschool child. Monographs of the Society for Research in Child Development, 30, 82–101

Zaporozhets, A. V. (1969). Some of the psychological problems of sensory training in early childhood and the preschool period. In A. R. Leont'ev u. A. R. Luria (Eds.). A handbook of contemporary Soviet psychology (pp. 86–120). New York: Basic

Ziviani, J., Poulsen, A., u. O'Brien, A. (1982). Correlation of the Bruininks-Oseretsky test of motor proficiency with the Southern California SI tests. American Journal of Occupational Therapy, 36, 519523

7.7 Anhang: Klinische Beobachtungen, WN-FBG und TIE

Klinische Beobachtungen der neuromotorischen Leistung

Ab 2006 ist das Video mit Arbeitsbuch „Beobachtungen zur Sensorischen Integration" mit Erna Imperatore Blanche, produziert und herausgegeben von Pediatric Therapy Network, auch in deutscher Sprache erhältlich. Das Arbeitsbuch enthält Formulare, für die Dokumentation der klinischen Beobachtungen. Zu beziehen über die GSIÖ, www.sensorische-integration.at

Defizite der sensorischen Modulation

1. **Schwerkraftunsicherheit**
   − Normale Reaktion auf Veränderungen der Körperposition
   + Übertriebene Angstreaktion (in keiner Relation zur tatsächlichen Bedrohung)
2. **Aversive Reaktion auf Bewegung**
   − Keine sichtbaren Unverträglichkeitsreaktionen
   + Unwohlsein (Seekrankheit, Erbrechen, Schwindel) bei Bewegung im Raum
3. **Taktile Abwehr**
   − Toleriert verschiedenste taktile Reize
   + Überreaktion oder Vermeidung von taktilen Reizen
4. **Vermeidung von sensorischen Erfahrungen**
   − Sucht neue und herausfordernde Erfahrungen
   + Vermeidet unbekannte Aktivitäten oder sensorische Reize
5. **Geruchsüberempfindlichkeit**
   − keine sichtbaren aversiven Reaktionen
   + Überreaktion oder Vermeidung von Gerüchen
6. **Auditive Überempfindlichkeit**
   − Keine sichtbaren aversiven Reaktionen
   + Überreaktion oder Vermeidung von Geräuschen
7. **Ablenkbarkeit**
   − Keine sichtbare Tendenz, auf irrelevante Reize zu reagieren
   + Reagiert auf irrelevante Reize; Schwierigkeiten, sich auf eine Aufgabe zu konzentrieren
8. **Überaktivität**
   − Motorisches und verbales Aktivitätsniveau ist der Situation angemessen
   + Ungewöhnlich hohes Aktivitätsniveau oder Schwierigkeiten mit dem Übergang von aktiven zu ruhigen Aktivitäten

Haltungsschwächen

1. **Extensionsmuster**
   - hält die Streckspannung gegen die Schwerkraft ohne Anstrengung für 20-30 Sekunden
   + Schwierigkeiten, den Körper gegen die Schwerkraft zu strecken
2. **Proximale Gelenksstabilität in Bankstellung**
   - Scapulae, Wirbelsäule, Schultergürtel und Ellbogen stabil während der Gewichtsübernahme
   + Lordose, überstreckte oder fixierte Ellbogengelenke, Scapulae alatae
3. **Extensorentonus**
   - Keine Zeichen niedriger Muskelspannung
   + Lordose und überstreckte Knie im Stand, weiche Muskelbäuche bei der Palpation
4. **Balance**
   - Gute posturale Ausgleichsreaktionen mit den oben liegenden Extremitäten; kann Kopf und Oberkörper aufrecht halten
   + Keine posturalen Ausgleichsreaktionen mit den oben liegenden Extremitäten; kann Kopf und Oberkörper nicht aufrecht halten
5. **Nackenflexion gegen die Schwerkraft**
   - Hat beim Flexionsmuster den Nacken gut gebeugt (Kinn ist an die Brust angenähert)
   + Hebt beim Flexionsmuster den Kopf mit gesrecktem Nacken hoch (Kinn zeigt nach oben)
6. **Haltungsanpassung**
   - Angemessene Anpassung des Haltungshintergrundes, um Bewegungen der Extremitäten zu unterstützen
   + Übertriebene, unkoordinierte, unangemessene oder ungenügende posturale Anpassung

BIS-Defizite

1. **Gemischte Handpräferenz**
   - Setzt durchgehend dieselbe Hand für eine bestimmte Aufgabe ein
   + Benützt für dieselbe Aufgabe manchmal die rechte und manchmal die linke Hand (oder dies ist aus der Vorgeschichte bekannt)
2. **Überkreuzen der Körpermittellinie**
   - Kreuzt spontan die Körpermittellinie
   + Vermeidet es, die Mittellinie zu kreuzen
3. **Rechts-links-Konfusion**
   - Kann seine beiden Körperseiten identifizieren und evtl. mit rechts und links benennen
   + Bringt rechts und links durcheinander
4. **Projizierte Aktionssequenzen**
   - Zugeprellten Ball fangen
     - Kann Ball fangen, der mit variabler Kraft und Richtung zugeprellt wird
     + Schwierigkeiten, Ball zu fangen, der mit variabler Kraft und Richtung zugeprellt wird
   - **Tempelhüpfen (Himmel-Hölle)**
     - Kann in einem flüssigen Bewegungsablauf mit Beidbeinsprüngen in die Felder hüpfen
     + Kann nicht mit beiden Füßen gleichzeitig hüpfen; abgehackter Bewegungsablauf (setzt nach jedem Sprung ab); Schwierigkeiten, den Bewegungsablauf zu beenden
   - **Hopserlauf**
     - Hopst flüssig und mit reziproken Bewegungen
     + Unfähig; wechselt Schritte und Sprünge ab
   - **Hampelmann**
     - Kann Arme und Beine simultan öffnen und schließen; hüpft mit einem flüssigen Bewegungsablauf
     + Segmentierte Bewegungen der Arme oder Beine; Schwierigkeiten eine Serie von Sprüngen flüssig auszuführen
   - **Symmetrische Wechselsprünge**
     - Kann Arm und Bein einer Körperseite simultan vor- und zurückschwingen im Wechsel mit der anderen Körperseite; hüpft mit einem flüssigen Bewegungsablauf
     + Unfähig, ipsilaterale Extremitäten simultan zu bewegen; segmentierte Bewegungen; Schwierigkeiten eine Serie von Sprüngen flüssig auszuführen
   - **Reziproke Wechselsprünge**
     - Kann Arm und kontralaterales Bein simultan vor- und zurückschwingen im Wechsel mit der anderen Körperseite; hüpft mit einem flüssigen Bewegungsablauf
     + Unfähig, kontralaterale Extremitäten simultan zu bewegen; segmentierte Bewegungen; Schwierigkeiten eine Serie von Sprüngen flüssig auszuführen
   - **Über ein rollendes Objekt steigen**
     - Kann die Bewegung planen und ausführen, ohne das Objekt zu berühren
     + Stößt beim Versuch darüberzusteigen mit dem rollenden Objekt zusammen

Somatodyspraxie

1. **Flexionsmuster**
   - Hält die Beugespannung gegen die Schwerkraft ohne Anstrengung für 20-30 Sekunden
   + Schwierigkeiten, den Körper gegen die Schwerkraft zu beugen
2. **Sequenzielle Daumen-Finger-Opposition**
   - Kann ohne visuelle Kontrolle den Daumen in einer flüssigen Bewegungsabfolge der Reihe nach

mit allen Fingern zusammen bringen
+ Unfähig, den Daumen in einer flüssigen Bewegungsabfolge der Reihe nach mit allen Fingern zusammen bringen; visuelle Kontrolle erforderlich
3. **Inhand-Manipulation**
- Kann Objekte in der Hand manipulieren (ohne die zweite Hand zu Hilfe zu nehmen)
+ Muss beide Hände einsetzen oder das Objekt auf den Tisch legen, um es zu manipulieren
4. **Diadochokinese**
- Kann den Wechsel von Pro- und Supination in einem flüssigen Bewegungsablauf ausführen
+ Segmentierte, abgehackte Bewegungen; schlechte Koordination beider Körperseiten

Andere Beobachtungen, die bei unreifem ZNS oder sensorischen Integrationsstörungen anzutreffen sind

1. **Assoziierte Bewegungen**
- Keine sichtbaren Zeichen von unwillkürlichen Bewegungen oder Mitbewegungen bei altersgemäßen Bewegungsaufgaben; bei schwierigen Aufgaben kann ein Überfließen der Bewegung zu beobachten sein
+ Exzessive unwillkürliche Bewegungen oder Überfließen der Bewegungen bei altersgemäßen Bewegungsanforderungen
2. **Finger-Nase-Versuch**
- Berührt die Nase exakt und alternierend
+ Trifft die Nase ungenau; überschießende oder verkürzte Bewegung
3. **Langsame Bewegungen**
- Kann das Bewegungsmuster (Ellbogenbeugung und -streckung) langsam, symmetrisch und geschmeidig ausführen
+ Bewegt die Arme abgehackt oder kann nicht beide Arme simultan bewegen
4. **Stützreaktion**
- Streckt die dem Boden angenäherten Extremitäten und übernimmt effizient das Gewicht, wenn es die Balance verliert
+ Streckt die dem Boden angenäherten Extremitäten verzögert; kann das Gewicht nicht effizient auf die gewichttragende Extremität verlagern

Visuell kontrollierte Augenbewegungen

1. **visuelles Verfolgen**
- Kann einem Objekt ohne Anstrengung mit den Augen folgen
+ Verliert das Objekt aus den Augen; Augen sind nicht gut koordiniert; ermüdet rasch
2. **Konvergenz/Divergenz**
- Kann einem kleinen Objekt ohne Anstrengung mit den Augen folgen
+ Augen sind nicht gut koordiniert; ermüdet rasch
3. **Rasches Lokalisieren**
- Kann ein Objekt im Raum rasch mit den Augen finden
+ Sucht lange im Raum; Augen sind nicht gut koordiniert

Fragebogen zur Wahrnehmungsentwicklung WN-FBG

Anmerkung d. Übersetzer: Anstelle des ESP von Parham in der Originalausgabe wurde in der deutschsprachigen Ausgabe der WN-FBG, ein weit verbreiteter deutschsprachiger Fragebogen, der auf dem ESP basiert, aufgenommen.

Der Fragebogen zur Wahrnehmungsentwicklung (WN-FBG) wurde 1998 von der GSIÖ zur Informationsgewinnung über die Sinnesverarbeitung von Kindern, basierend auf Parhams »Evaluation of Sensory Processing« (4. Studienversion), entwickelt. Der WN-FBG umfasst, nach Sinnesbereichen geordnet, 77 Fragen. Die kindlichen Verhaltensweisen, nach denen gefragt wird, können im Alltag von den Eltern beobachtet werden. Fragestellungen und Auswertung sind auf die Altersgruppe von ca. 3-10 Jahren abgestimmt. Die Fragen vom Format »Wie häufig kommt es vor, dass Ihr Kind stolpert?« werden von den Eltern auf einer 5-stufigen Skala »nie – selten – manchmal – oft – immer« beurteilt.

Mittels einer Auswertungsschablone können innerhalb von 5 min die auffälligen Antworten herausgefiltert und in einem Diagramm auf dem Auswertungsbogen veranschaulicht werden.

Der WN-FBG ist kein standardisierter Test. Aus einer kleinen Studie an 50 Kindern ohne SI-Störung wurden jedoch Richtlinien für die Interpretation der Ergebnisse erstellt.

Bezugsquelle: www.sensorische-integration.at

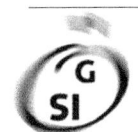

7.7 Anhang: Klinische Beobachtungen, WN-FBG und TIE

WN-FBG
Fragebogen zur Wahrnehmungsentwicklung

Für eine/n Ergotherapeutin/en, die/der nach den Prinzipien der sensorischen Integrationstherapie arbeitet, sind Informationen darüber, wie Ihr Kind mit Sinnesinformationen umgeht, ein wichtiger Baustein, um ein Gesamtbild Ihres Kindes und die Ursachen seiner Probleme zu erhalten. Bitte kreuzen Sie die Häufigkeit des Verhaltens im entsprechenden Feld deutlich sichtbar an! Wenn Ihnen Verhaltensweisen von früher bekannt vorkommen, so markieren Sie das entsprechende Feld bitte mit einem „F"!

❹❼.... Diese Fragen treffen nur für Kinder ab dem angegebenen Alter zu!

Name des Kindes

Alter

Datum

BERÜHRUNGSSINN

Wie oft kommt es vor, dass Ihr Kind ...

#	Frage	nie	selten	manchmal	oft	immer
1	... im Gras oder im Sand barfuß geht?	❏	❏	❏	❏	❏
2	... leichte, feine, zarte Berührungen genießt?	❏	❏	❏	❏	❏
3	... ein schmutziger Mund /Nase/Hände sehr stören?	❏	❏	❏	❏	❏
4	... Schwierigkeiten mit Verschlüssen an der Kleidung (Knöpfe, Zippverschluss) hat? ❹	❏	❏	❏	❏	❏
5	... geschickt mit kleinen Dingen wie Steckspielen, Perlen, Legosteinen (nicht Duplo) hantiert?	❏	❏	❏	❏	❏
6	... Dinge in den Mund nimmt?	❏	❏	❏	❏	❏
7	... registriert, wenn es berührt wird?	❏	❏	❏	❏	❏
8	... ungeachtet der Temperaturen, lieber lange Ärmel und lange Hosen trägt?	❏	❏	❏	❏	❏
9	... sich mit Vergnügen mit matschigen Dingen wie Fingerfarbe, Sand, Matsch, Klebstoff, Knetmasse etc. beschäftigt? (direkt mit den Fingern)	❏	❏	❏	❏	❏
10	... aufgeraute, flauschige oder „fusslige" Leibchen (z.B. aus Fleece oder Frottee) ablehnt?	❏	❏	❏	❏	❏
11	... Buchseiten einzeln umblättern kann?	❏	❏	❏	❏	❏
12	... besonders wehleidig ist?	❏	❏	❏	❏	❏
13	... durch Zähneputzen, Frisieren oder Haarewaschen in außergewöhnliche Aufregung versetzt wird?	❏	❏	❏	❏	❏
14	... statt nur zu schauen alles angreift?	❏	❏	❏	❏	❏
15	... Etiketten in der Kleidung, Rollkrägen oder Hemdkrägen stören?	❏	❏	❏	❏	❏
16	... etwas gegen Berührungen hat? (auch von vertrauten Personen)	❏	❏	❏	❏	❏
17	... eine ungewöhnlich hohe Schmerztoleranz hat?	❏	❏	❏	❏	❏
18	... ungern mit den Fingern isst, wenn dabei die Hände schmutzig werden?	❏	❏	❏	❏	❏
19	... sich an Körperstellen, an denen es vorher leicht berührt wurde, kratzt oder reibt?	❏	❏	❏	❏	❏
20	... bestimmte Speisen aufgrund ihrer Beschaffenheit ablehnt?	❏	❏	❏	❏	❏

GLEICHGEWICHTSSINN

		nie	selten	manchmal	oft	immer
Wie oft kommt es vor, dass Ihr Kind ...						
1	... bewegungsängstlich ist, v.a. beim Stiegensteigen, beim Schaukeln oder Rutschen und auf anderen Spielplatzgeräten?	☐	☐	☐	☐	☐
2	... stolpert?	☐	☐	☐	☐	☐
3	... ängstlich reagiert, wenn seine Füße den Boden verlassen, z.B. wenn es hochgehoben wird oder hinunterspringen soll?	☐	☐	☐	☐	☐
4	... die Orientierung verliert? (z.B. geht in Kaufhäusern verloren, findet den Weg in seine Klasse nicht)	☐	☐	☐	☐	☐
5	... mit Vergnügen auf Gehsteigkanten oder Baumstämmen balanciert?	☐	☐	☐	☐	☐
6	... Höhenangst hat, z.B. auf Rolltreppen, in Glas-Stiegenhäusern o.ä.?	☐	☐	☐	☐	☐
7	... sich beim Fallen gut abfängt?	☐	☐	☐	☐	☐
8	... weniger leicht schwindlig wird als andere Kinder?	☐	☐	☐	☐	☐
9	... beim Autofahren Übelkeit verspürt?	☐	☐	☐	☐	☐
10	... sich mehr dreht und kreiselt als andere Kinder?	☐	☐	☐	☐	☐
11	... sich nach Bewegung, v.a. nach Drehung, unwohl, schwindlig oder seekrank fühlt?	☐	☐	☐	☐	☐
12	... Spielplatzgeräte intensiver, länger und wilder als Gleichaltrige benützt?	☐	☐	☐	☐	☐
13	... schnelle Bewegungen oder Drehung meidet?	☐	☐	☐	☐	☐
14	... nach aktiver Bewegung auffällig unruhig wirkt?	☐	☐	☐	☐	☐
15	... beim aufrechten Sitzen rasch ermüdet? (z.B. den Kopf aufstützt oder auf den Tisch legt oder sich überhaupt lieber liegend beschäftigt)	☐	☐	☐	☐	☐
16	... Unbehagen zeigt, wenn es sich nicht in aufrechter Position befindet (z.B. Kopf zurückgeneigt, kopfüber oder beim Purzelbaum)?	☐	☐	☐	☐	☐

SEHSINN

		nie	selten	manchmal	oft	immer
Wie oft kommt es vor, dass Ihr Kind ...						
1	... ähnliche Zeichen wie b / p oder + / x unterscheiden kann? ❼	☐	☐	☐	☐	☐
2	... Farben, Formen- oder Größen unterscheiden und zuordnen kann?	☐	☐	☐	☐	☐
3	... empfindlich auf Licht ist, wo andere es noch nicht sind? (z.B. blinzelt, schließt Augen)	☐	☐	☐	☐	☐
4	... beim Anschauen von Bildern eher an Details oder grafischen Mustern hängen bleibt als das Wesentliche des Bildes zu erfassen?	☐	☐	☐	☐	☐
5	... Ihr Kind den Blick umherschweifen lässt, statt mit den Augen bei der Aktivität bzw. bei seinen Händen zu bleiben?	☐	☐	☐	☐	☐
6	... Dinge gut finden oder aus einer Gruppe von Dingen heraussuchen kann?	☐	☐	☐	☐	☐
7	... beim Lesen die Zeile behalten und problemlos von der Tafel abschreiben kann? ❼	☐	☐	☐	☐	☐
8	... von visuellen Reizen abgelenkt wird?	☐	☐	☐	☐	☐

GEHÖRSINN

Wie oft kommt es vor, dass Ihr Kind ...

		nie	selten	manchmal	oft	immer
1	... bei unvorhergesehenen Alltagsgeräuschen wie Husten, Niesen oder Schneuzen erschrickt?	☐	☐	☐	☐	☐
2	... Geräusche hört, die andere gar nicht bemerken?	☐	☐	☐	☐	☐
3	... von Hintergrundgeräuschen irritiert wird, die andere nicht stören? (z.B. vom Ticken einer Uhr)	☐	☐	☐	☐	☐
4	... gut an Gesagtes erinnern kann?	☐	☐	☐	☐	☐
5	... übertrieben oder panisch auf laute Geräusche reagiert? (z.B. mit Wegrennen, Ohren zuhalten)	☐	☐	☐	☐	☐
6	... bestimmte Geräusche scheinbar nicht wahrnimmt?	☐	☐	☐	☐	☐
7	... Lärm nur um des Lärmes Willen macht?	☐	☐	☐	☐	☐
8	... sofort erkennt, woher ein Geräusch kommt?	☐	☐	☐	☐	☐
9	... nachfragt, bevor es eine Anweisung befolgt?	☐	☐	☐	☐	☐

GESCHMACKS- & GERUCHSSINN

Wie oft kommt es vor, dass Ihr Kind ...

		nie	selten	manchmal	oft	immer
1	... negativ auf Gerüche reagiert, die andere kaum bemerken?	☐	☐	☐	☐	☐
2	... sagt, dass bestimmte Personen schlecht, komisch oder ekelig riechen?	☐	☐	☐	☐	☐
3	... Gerüche, die andere stören, gar nicht wahrnimmt?	☐	☐	☐	☐	☐
4	... sich beschwert, dass Speisen zu wenig würzig sind bzw. die Speisen stark nachwürzt?	☐	☐	☐	☐	☐
5	... milde Speisen bevorzugt?	☐	☐	☐	☐	☐
6	... einen sehr empfindlichen Geruchssinn hat?	☐	☐	☐	☐	☐
7	... der Geruch von Seife oder Rasierwasser stört?	☐	☐	☐	☐	☐
8	... intensiv seinen Geruchssinn einsetzt, wenn es neue Dinge, Orte oder Personen erkundet?	☐	☐	☐	☐	☐

Touch Inventory for Elementary-School Children (TIE)

Charlotte Brasic Royeen

Die 26 Fragen werden direkt an das Kind gestellt. Die Durchführung dauert etwa 10 min, Material ist praktisch nicht erforderlich. Zur Veranschaulichung, was »sehr«, »ein bisschen« und »gar nicht« bedeutet, kann sich die Therapeutin Antwortkärtchen oder drei unterschiedlich große Bausteine vorbereiten. Zunächst wird das Kind an das Frageformat gewöhnt und es wird geübt, wie es auf den Baustein der richtigen Größe zeigen soll. Diese Übung ist so lange zu wiederholen, bis das Kind das Antwortformat verstanden hat.

Für die Auswertung werden lediglich alle Antworten jeder Kategorie zusammengezählt und mit dem angegebenen Wert multipliziert. Je höher der Gesamtwert, umso stärker ist die taktile Abwehr des Kindes. Der Test gibt Werte in Perzentilen an (bei 50 liegt der Durchschnitt).

Name _____

Testdatum _____ Geb.datum _____ Alter _____

Antwort			Nr	Frage
Nein	Ein bisschen	Sehr		
☐	☐	☐	1	Ist es dir unangenehm, barfuss zu gehen?
☐	☐	☐	2	Findest du Wollpullover unangenehm?
☐	☐	☐	3	Sind dir Wollsocken unangenehm?
☐	☐	☐	4	Findest du Rollkragenpullover oder Hemden mit Kragen unangenehm?
☐	☐	☐	5	Stört es dich, wenn dein Gesicht gewaschen wird?
☐	☐	☐	6	Stört es dich, wenn deine Nägel geschnitten werden?
☐	☐	☐	7	Stört es dich, wenn dich jemand frisiert?
☐	☐	☐	8	Ist es dir unangenehm, auf einem fransigen Teppich zu spielen?
☐	☐	☐	9	Wenn dich jemand berührt hat, musst du dich dann an dieser Stelle kratzen?
☐	☐	☐	10	Ist es dir unangenehm, barfuss zu gehen?
☐	☐	☐	11	Wenn dich jemand berührt hat, musst du dich dann an dieser Stelle rubbeln?
☐	☐	☐	12	Ist es dir unangenehm, wenn du dich schmutzig machst?
☐	☐	☐	13	Fällt es dir schwer, aufmerksam zu sein?
☐	☐	☐	14	Ist es dir unangenehm, wenn du nicht sehen kannst, wer dich berührt?
☐	☐	☐	15	Ist es dir unangenehm, mit Fingerfarben zu malen?
☐	☐	☐	16	Stört dich raue Bettwäsche?
☐	☐	☐	17	Fasst du gern Leute an, aber es ist dir unangenehm, wenn sie dich anfassen?

7.7 Anhang: Klinische Beobachtungen, WN-FBG und TIE

☐	☐	☐	18	Ist es für dich unangenehm, wenn Leute von hinten kommen?
☐	☐	☐	19	Stört es dich, wenn dich jemand (außer deinen Eltern) auf die Wange küsst?
☐	☐	☐	20	Ist es dir unangenehm zu kuscheln?
☐	☐	☐	21	Ist es dir unangenehm, mit deinen Füßen Spiele zu spielen?
☐	☐	☐	22	Ist es dir unangenehm, wenn dein Gesicht berührt wird?
☐	☐	☐	23	Stören dich unerwartete Berührungen?
☐	☐	☐	24	Hast du Schwierigkeiten, Freunde zu finden?
☐	☐	☐	25	Ist es dir unangenehm, in einer Reihe (Zweierreihe) mit anderen zu stehen?
☐	☐	☐	26	Ist es dir unangenehm, wenn jemand ganz nah bei dir ist?

x1   x2   x3   RW

Auswertung**

RW	25	31	35	40	45	51	60
PR	0	10	25	50	75	90	100

** Mittelwert = 41, Standardabweichung = 7,8

Interpretation von Testergebnissen und Beobachtungen

Anita C. Bundy, Anne G. Fisher

8.1 Fallbeispiel »Konny«: Zuweisungsgrund und Entwicklungsgeschichte – 218

8.2 Befunderhebung – 219
8.2.1 Interpretation der Ergebnisse – 221
8.2.2 Signifikante Cluster – 224
8.2.3 Die letzte Stufe der Interpretation – 225
8.2.4 Der Befundbericht – 226

8.3 Zusammenfassung und Fazit – 227
8.4 Literatur – 228

» Der Einsatz von interpretierenden Modellen in der Behandlung von Personen (Klienten) ist ein Grundmerkmal der klinischen Praxis, unabhängig davon, ob es sich um Ergotherapie, innere Medizin, Psychiatrie, Geistheilung etc. handelt. « (Good u. Good 1981)

In ▶ Kap. 7 wurde die sensorisch-integrative Diagnostik beschrieben, einschließlich des SIPT (Ayres 1989), klinischer Beobachtungen und Erhebungsinstrumente für sensorische Modulationsstörungen. In diesem Kapitel soll anhand des Fallberichts »Konny«, eines 6½-jährigen Jungen, dargestellt werden, wie die Befundungsergebnisse interpretiert werden.
Im nachfolgenden Text wird der Prozess nachgezeichnet:
1. vom Erkennen, dass Konny eine sensorisch-integrative Funktionsstörung hat,
2. über die nähere Bestimmung der Art seiner Funktionsstörung,
3. über die Auswirkungen auf sein tägliches Leben
4. bis zur Präsentation der Befundungsergebnisse gegenüber Eltern und Lehrern.

Zur Befundung gehört es, relevante Informationen zu sammeln. Dieser Prozess bringt **quantitative** wie auch **qualitative** Daten. Interpretation heißt »Bedeutung geben«. Wenn es angemessen ist, versucht die Ergotherapeutin die Probleme des Klienten mithilfe der Theorie der Sensorischen Integration zu erklären. Dazu werden Ergebnisse aus dem SIPT, die klinischen Beobachtungen und Erhebungsinstrumente zur sensorischen Modulation herangezogen und durch relevante Informationen vom Klienten selbst und den Betreuungspersonen ergänzt. Außerdem werden die Befunde anderer Fachleute berücksichtigt, soweit sie zur Verfügung stehen.
Interpretation ist eine Kunst, die auf einem gründlichen Verständnis der SI-Theorie mit ihren Stärken und Grenzen und des Auswertungsprozesses basiert. In diesem Kapitel werden Testergebnisse und Beobachtungen auf Muster hin untersucht, die sensorisch-integrative Funktionsstörungen nahe legen; der Ausdruck »aussagekräftige Cluster« wird verwendet, um Probleme zu erklären, und als Grundlage für die Behandlungsplanung.

▼

Können keine aussagekräftigen Cluster identifiziert werden, oder liegen wichtige Probleme vor, die nicht mit der SI-Theorie erklärt werden können, ist die Sensorische Integration offenbar nicht der passende theoretische Bezugsrahmen, um den Klienten zu verstehen.

8.1 Fallbeispiel »Konny«: Zuweisungsgrund und Entwicklungsgeschichte

Beispiel
Konny war 6½ Jahre alt, als seine Mutter eine ergotherapeutische Begutachtung in die Wege leitete (s. auch Fallbeispiel in ▶ Kap. 9). Die Initiative zu diesem Schritt kam von Konnys Tante, die Ergotherapeutin war, jedoch in einem anderen Staat lebte.
Konnys Mutter eröffnete das Gespräch folgendermaßen: »Ich weiß zwar nicht, worauf das alles hinauslaufen soll, aber ich kann Ihnen erzählen, was an Konny anders ist als an meinen anderen drei Kindern!« Als sie Konnys Entwicklungsgeschichte von der Geburt an beschrieb, wurde durch gezielte Fragen auf relevante Aspekte und die Auswirkungen seiner Probleme auf den Alltag fokussiert. Konny war ein reif geborenes Kind mit einem unkomplizierten Geburtsverlauf. Vom ersten Füttern an jedoch fiel der Mutter auf, dass Konny anders war. Er war grantig und reizbar, und er schien Liebkosungen und Pflege abzuwehren. Er hatte eine Saugschwäche. Seine Schlafzyklen waren unregelmäßig; bis er 2 Jahre alt war, schlief er nie mehr als 4 Stunden durch, mit 6 Jahren immer noch selten mehr als 6 Stunden.
Konnys Unausgeglichenheit und seine Schlafschwierigkeiten wurden von chronischen Ohreninfektionen verkompliziert. Konnys Mutter hatte alle Probleme auf diese Erkrankungen zurückgeführt. Aber auch nachdem ihm Röhrchen eingesetzt worden waren und kaum mehr Mittelohrentzündungen auftraten, blieb Konny irgendwie anders als seine Geschwister.
Entwicklungsgeschichte: Motorik
Auch wenn Konnys Verhalten schwierig war, erreichte er die meisten motorischen Meilensteine am oberen Ende der Altersnorm: mit 8 Monaten konnte er frei sitzen und mit 15 Monaten frei gehen. Die Krabbelphase übersprang er.
Bevor er zum freien Gehen kam, wirkte er frustriert, weil er sich nicht fortbewegen konnte, und weinte viel. Seine Mutter war erleichtert, als er endlich gehen konnte, weil

sich damit seine Stimmung verbesserte. Die Entlastung war jedoch von kurzer Dauer: der gehende Konny war ununterbrochen in Bewegung. Er war überall dran, fiel häufig, lief in Gegenstände hinein und warf Dinge um. Trotz seines schwierigen Verhaltens beschrieb ihn die Mutter als liebevolles und liebenswertes Kind. Er wirkte clever, konnte früh sprechen und hatte einen hoch entwickelten Sinn für Humor.

Entwicklungsgeschichte: Aktivitätsniveau
Mit zunehmendem Alter wurde seine Eigenheit offensichtlicher. Obwohl auch seine Geschwister lebendige Kinder waren, erschienen Konnys Aktivitäten oft zweck- und ziellos. Er lief hin und her, von einem zum anderen ohne sich länger als einige Sekunden mit einer Sache zu beschäftigen. Wenn es laut war und unter vielen Menschen wurde Konnys Verhalten merklich schlechter. Dies hielt die Familie davon ab, in Restaurants oder in Einkaufszentren zu gehen.
Der Mutter fiel auf, dass er nach bestimmten Nahrungsmitteln noch aktiver wurde, so dass sie ihn auf Diät hielt.

Entwicklungsgeschichte: Sensorik und Koordination
Am Beginn des Vorschuljahres fiel auf, dass Konny keine Hand bevorzugte: er verwendete die Hand, die gerade am nächsten war. Beim Gehen und Laufen machte er einen tollpatschigen Eindruck. Er lief oft in Möbel und fiel häufig. Mit dem Ball konnte sein 3-jähriger Bruder bereits besser umgehen als Konny. Er konnte nicht auf der Schaukel Schwung holen (obwohl er gerne schaukelte, wenn er angeschubst wurde) und hatte Schwierigkeiten, die Pedale seines Kinderfahrrades mit Stützrädern zu treten. Konny zeigte zwar Interesse am Ausmalen, Basteln und Puzzlen, seine Leistungen waren aber schwächer als die seiner 4-jährigen Schwester. Konny legte sich mit dem Oberkörper oft auf den Tisch, manchmal fiel er vom Stuhl. Wenn seine Hände auch nur leicht schmutzig waren, wusch er sie sofort. Auf leichte Berührung reagierte Konny oft negativ. Die Mutter stellte selbst den Zusammenhang zwischen Konnys Abneigung gegen Klebstoff und Fingerfarben mit seiner Empfindlichkeit gegenüber Berührungen her.
Zu diesem Zeitpunkt drückte die Mutter ihre Sorgen dem Kinderarzt gegenüber aus. Der Arzt empfahl eine niedrige Dosis Ritalin. Das Medikament schien Konny zu helfen, aufmerksamer bei Aufgaben zu sein, und seine Mutter glaubte, dass es nützlich war. Obwohl er sich jetzt besser konzentrieren konnte, blieb Konnys Aktivitätsniveau sehr hoch, er war weiterhin übertrieben empfindlich gegenüber Berührung und Lärm, und seine Koordination hatte sich nicht verbessert.

Schulischer Status
Mit 5½ Jahren begann Konny das Vorschuljahr. Seine Lehrerin genoss seinen Sinn für Humor und mochte ihn gerne. Sie verstand seine Bedürfnisse und bemühte sich, ihnen entgegen zu kommen. Dadurch war Konnys Vorschuljahr ein Erfolg. Seine Mutter freute dies natürlich, aber sie befürchtete, dass er in motorischer und vorschulischer Hinsicht immer weiter hinter seine Altersgenossen zurückfallen würde, weil sein Aktivitätsgrad nicht abgenommen hatte. Er hatte keine Freunde und spielte höchstens mit seinen Geschwistern.
Die Mutter fürchtete, dass die erste Klasse Konny mit der Ganztagsschule und den gesteigerten Anforderungen überfordern würde. Sie erwartete, dass eine neue Lehrerin nicht so gut auf Konnys besondere Bedürfnisse eingehen würde. Das Schulpersonal war optimistischer und versicherte, dass Konny aufgrund seiner Intelligenz die Schule schon schaffen würde.
Die Befürchtungen der Mutter erwiesen sich jedoch als berechtigt. Der Beginn des Schuljahres wurde zur Katastrophe. Konny hasste die Schule; er entwickelte Magenschmerzen und erfand viele Gründe, um zu Hause bleiben zu können. Seine Leistungen waren schwach, und sein Benehmen schlecht. Seine Lehrerin schrieb Mitteilungen an die Mutter, worin sie beklagte, dass Konny seine Arbeiten nicht beendete, unleserlich schrieb und radierte, bis das Papier Löcher hatte. Manchmal zerriss er seine Zettel aus Zorn.
Die Lehrerin überlegte, Konnys sonderpädagogischen Förderbedarf feststellen zu lassen. Dies war der Anlass, dass Konnys Mutter mit ihrer Schwester, der Ergotherapeutin, über seine Schwierigkeiten sprach.

Psychoemotionaler Status
Auf die Frage, was Konny am meisten behinderte, antwortete sie: »sein schwaches Selbstbewusstsein«. Sie konnte nachvollziehen, wie seine Ablenkbarkeit, seine Ungeschicklichkeit, sein Mangel an Freunden und das Gefühl, nichts wirklich gut zu können, zu seiner negativen Selbsteinschätzung beigetragen hatten.

8.2 Befunderhebung

Beispiel
Die Beschreibung, die die Therapeutin bei der Anamneseerhebung erhalten hatte, legte eine sensorisch-integrative Funktionsstörung als Basis von Konnys motorischen Schwierigkeiten, Ablenkbarkeit und gesteigerter Aktivität nahe.

Beobachtung in der Schule
Konny wurde während verschiedener Schulstunden (Lesen, Mathematik), während des Mittagessens und in der Pause beobachtet, wobei die Auswirkungen verschiedener Umgebungen auf Konnys Verhalten genau analysiert wurden.

Der Klassenraum war ein belebter Ort. Konny war einer von 33 Schülern. Aufgrund seiner Aufmerksamkeitsprobleme war Konnys Sitzplatz direkt neben dem Schreibtisch der Lehrerin, sodass ein ständiger Strom von Kindern seinen Platz passierte, um sich von der Lehrerin Hilfe oder Anweisungen zu holen. Mehrmals befolgte Konny Anweisungen, die anderen Kindern gegolten hatten. Da sein Sitz auf der »Hauptverkehrsstrecke« der Klassenkameraden lag, streiften Kinder gelegentlich an ihm an. Bei dieser Gelegenheit schlug Konny einmal ein Kind und wurde von der Lehrerin dafür zurechtgewiesen.

In Mathematik bekam Konny die Aufgabe, Vierecke mit Zahlen auszuschneiden und aufzukleben. Konny konnte mit der Schere umgehen, wenn auch langsam und mühevoll. Nachdem er allerdings das erste Viereck aufgeklebt hatte, waren seine Finger klebrig. Dies beschäftigte ihn so, dass er die Aufgabe nicht mehr beendete. Stattdessen wischte er sich den Klebstoff ab und beobachtete dann die anderen Kinder.

Seine Leistung im Lesen hatte sich merklich verbessert. Konny saß mit der Lehrerin und vier Klassenkameraden in einer Ecke, mit dem Rücken zum Klassenzimmer. Er machte ordentlich mit, fiel allerdings zweimal vom Stuhl und wurde für seine Sitzhaltung getadelt.

Beim Essen wirkte er vom Lärm und der Kinderschar im Speisesaal völlig überwältigt. Er hatte Schwierigkeiten, seine Schulmilch zu öffnen und als er es schließlich mit Gewalt versuchte, verschüttete er die Milch. Obwohl er unter Klassenkameraden saß, kommunizierte er nicht mit ihnen, sondern ließ seinen Blick durch den Raum schweifen. So schaffte er in der Zeit, die für die Mittagspause bemessen war, nicht mehr, als ein halbes Sandwich und ein Bissen Obst zu essen.

Auf dem Pausenhof rannte Konny scheinbar ziellos herum. Er kommunizierte nicht mit den anderen Kindern und spielte bei keinem organisierten Spiel mit. Die Lehrerin bestätigte, dass die beobachteten Verhaltensweisen typisch für Konny waren. Sie meinte, dass Konny sich nur mehr bemühen müsste. Für sie stellten Konnys Ablenkbarkeit und sein Aktivierungsniveau die Hauptprobleme dar.

Befundung in der Klinik

In der folgenden Woche wurde Konny mit dem **SIPT** und den klinischen Beobachtungen getestet. Konnys Ergebnisse sind in ◘ Tab. 8.1 dargestellt.

Konny hatte Schwierigkeiten, längere Zeit still zu sitzen. Er hatte eine Abneigung gegen die taktilen Subtests und rubbelte seine Arme und Hände nach jedem Stimulus. Er suchte verschiedene Vorwände, um den Test beenden zu können.

Konnys Mutter füllte das **Sensory Profile** (SP; Dunn 1999) aus. Das Gesamtergebnis lautete »definite difference«, also definitive sensorische Verarbeitungsschwierigkeiten,

◘ **Tab. 8.1.** Konnys SIPT-Ergebnisse

Subtest	Ergebnis (als Standardwert)
Space Visualization (SV)	−1,47
SV Contralateral Use	−1,05
SV Preferred Hand Use	0,62
Figure-Ground Perception	0,67
Manual Form Perception	−1,25
Kinesthesia	−0,24
Finger Identification	−0,81
Graphesthenia	−2,13
Localization of Tactile Stimuli	1,34
Praxis on Verbal Command	0,92
Design Copying	−1,69
Constructional Praxis	−2,32
Postural Praxis	−1,52
Oral Praxis	−2,72
Sequencing Praxis	−3,00[1]
Bilateral Motor Coordination	−2,21
Standing and Walking Balance	−2,04
Motor Accuracy	−1,42
Postrotary Nystagmus	−1,43

[1] Werte unter −3,00 werden im wps-Testbericht als −3,00 ausgeworfen

besonders in der Modulation taktiler und auditiver Reize. Offenbar wirkte sich diese Modulationsstörung auch auf die Regulierung seines Aktivierungszustandes aus. In der Kategorie »emotionale und soziale Reaktionen« war sein Ergebnis »probable difference«, d. h. dass seine schlechte Modulation wahrscheinlich sein Selbstbewusstsein, seine Frustrationstoleranz, seine soziale Interaktion und seine Empfindlichkeit gegenüber Kritik beeinflusst.

Viele von Konnys Schwierigkeiten in den **klinischen Beobachtungen** lassen sich mit vestibulärer und propriozeptiver Verarbeitung in Verbindung bringen. Das Streckmuster in Bauchlage konnte er etwa 8 Sekunden lang halten, wobei die Beine gebeugt und der Kopf nur wenig abgehoben waren; sein Nacken schmerzte.

Das Flexionsmuster in Rückenlage gelang Konny etwas besser. Er konnte die Position ohne Hilfe einnehmen; allerdings den Kopf nicht oben halten. Er hielt die Position 12 Sekunden lang. Die meisten 6-Jährigen können die Extension wie auch die Flexion 30 Sekunden lang ohne übermäßige Anstrengung halten (Wilson et al 2000). Konnys Tonus in der Extensorenmuskulatur war niedrig. Im Stand zeigte sich eine deutliche Lordose und überstreckte Knie. Seine proximale Gelenksstabilität in Bankstellung war ebenfalls unzureichend: Scapulae alatae, außenrotierte Arme mit überstreckten Ellbogen und um sich zu stabilisieren, leichtes Hohlkreuz. Außerdem hatte Konny bei verschiedenen Aufgaben Schwierigkeiten mit der Kraftdosierung: er setzte tendenziell viel mehr Kraft ein als nötig.

Bei Sitzen auf dem Pezziball zeigte er Ausgleichsbewegungen mit dem ganzen Rumpf und allen Gliedmaßen. Diese Aktivität machte ihm aber Spaß und er wollte sie mehrmals wiederholen. Auf dem Wackelbrett zeigte er beim Auslangen nach einem Objekt in Schulterhöhe, das aber leicht außerhalb seiner Reichweite war, eine unreife Reaktion (Fuß abgehoben, aber gebeugt; ◘ Abb. 7.9). Auf dem kleinen Wackelbrett beugte er sein oberes Bein nicht (◘ Abb. 7.6). Auch das ist ein unreifes Muster, das auf Schwierigkeiten mit der Gleichgewichtsverarbeitung hinweist (Fisher 1989). Insgesamt war Konnys Balanceleistung allerdings etwas besser als seine Fähigkeit, tonische Muskelspannung zu halten.

Konny zeigte keine Anzeichen von Schwerkraftunsicherheit. Er liebte die hängenden Geräte, genoss es zu schaukeln und auch, kopfüber gedreht zu werden. Es traten auch keine aversiven Reaktionen nach der vestibulären Stimulierung auf.

Konnys Leistungen in der bilateralen Koordination und seine Fähigkeit, Bewegungsabläufe vorauszuplanen (projizierte Aktionssequenzen) wurden beim Ballspielen überprüft. Er sollte versuchen, einen Tennisball zu fangen und durch eine Reihe von Reifen zu hüpfen. Konny konnte den Ball nie fangen, sobald er nicht direkt in seine ausgestreckten Hände geworfen wurde. Bei den Sprüngen konnte er nicht beidbeinig landen und die Sprünge ergaben keinen Bewegungsfluss, sondern waren abgehackt. Hampelmannhüpfen und Schrittsprünge gelangen ihm kaum. Auch mied er die Mittellinienkreuzung (vorwiegend mit der linken Hand).

Hinweise auf Konnys Somatopraxie wurden anhand der Inhand-Manipulation und der Diadochokinese gewonnen. Bei beiden Aufgaben lag Konnys Leistung innerhalb der Altersnorm (Exner 1992, 2001; Wilson et al 2000). Konny sollte auch über seine Vorlieben und Abneigungen in der Schule und Zuhause erzählen. Er tat sich schwer, diese zu artikulieren. Er sagte, dass er die Schule wirklich nicht mochte, aber sein Lieblingsfach wäre Lesen. Er konnte keine Lieblingsbeschäftigung nennen außer zu schaukeln. Er erwähnte, dass er immer der Letzte war, der in ein Team gewählt wurde und dass er nicht gerne in Einkaufszentren ging. Auf die Frage nach seinem besten Freund nannte er seine jüngere Schwester.

Andere Informationen

Die Befunde anderer Fachleute können für die Interpretation hilfreich sein. Konny war von der Schulpsychologin mit dem Wechsler-Intelligenztest für Kinder (WISC-R) getestet worden. Er erreichte einen IQ von 130 im Verbalteil und 114 im Handlungsteil. Dieses Ergebnis zeigt, dass Konnys Schwächen im SIPT nicht mit kognitiven Defiziten zusammenhängen.

8.2.1 Interpretation der Ergebnisse

Beispiel

Ziel der Interpretation ist es zu bestimmen, ob Konnys Schwierigkeiten durch die sensorisch-integrative Funktionsstörung erklärt werden können. Aus der Befunderhebung standen umfangreiche Informationen zur Verfügung, die geordnet und interpretiert werden mussten. ◘ Übersicht 8.1 bietet eine Aufstellung von Konnys Alltagsproblemen, seiner sensomotorischen Entwicklungsgeschichte, relevanten Hintergrundinformationen und den Befundungsergebnissen.

Die Testergebnisse (◘ Tab. 8.1 und ◘ Übersicht 8.1) werden auf Anhäufungen (Cluster) von Hinweisen auf ein bestimmtes SI-Störungsbild hin durchsucht. Es war klar, dass einige Ergebnisse zu keinem Störungsbild passen würden.

> ◘ **Übersicht 8.1. Die relevanten Informationen aus Berichten und Beobachtungen im Überblick**
> **Konnys gegenwärtige Probleme**
> **Probleme für Eltern- und Lehrer**
> — Glaubt, dass er nichts richtig macht, entwickelt ein negatives Selbstbild
> — Ablenkbar
> — Verhalten wird in Gruppen und in lauten Situationen schwieriger
> — Befolgt Anweisungen, die anderen Kindern gelten (wenn sie nahe bei seinem Tisch stehen)
> — Leicht abgelenkt und irritiert von anderen Kindern
> — Erhöhtes Aktivitätsniveau
> ▼

- Sobald er gehen konnte, ständig in Bewegung
- Rennt herum ohne sich mit einer Sache zu beschäftigen
- Rennt ziellos auf dem Spielplatz herum
- Schwierigkeiten für längere Zeit still zu sitzen
- Ungeschicklichkeit (s. sensomotorische Entwicklung)
- Bringt seine Schularbeiten nicht zu Ende

Damit zusammenhängende Verhaltensweisen
- Hasst die Schule; bekam Bauchschmerzen und erfand Entschuldigungen um zu Hause zu bleiben
- Wird frustriert und beginnt bei seinen Schularbeiten zu weinen
- Spielt oder interagiert nicht mit anderen

Sensomotorische Entwicklung
- Anfängliche Fütterschwierigkeiten; Saugschwäche, ermüdete rasch
- Freies Sitzen mit 8 Monaten, Gehen mit 15 Monaten, ist nie gekrabbelt
- Fiel häufig, lief in Gegenstände, warf Dinge um
- Schien die rechte Hand zu bevorzugen, setzte aber meist die Hand ein, die dem Objekt am nächsten war
- Auffälliges Gangbild, tollpatschig beim Laufen
- Unfähig, einen Ball zu fangen, ungeschickt beim Werfen, ungenau
- Konnte auf der Schaukel nicht Schwung holen
- Liebte es, angeschubst zu werden und schaukelte stundenlang
- Schwierigkeiten, auf dem Stützfahrrad die Pedal zu treten
- Probleme mit Ausmalen, Werken und Puzzles
- Lehnte sich bei Tischarbeiten mit dem Oberkörper auf den Tisch
- Fiel vom Sessel
- Unleserliche Handschrift
- Radierte so lange, bis Löcher im Papier waren

Hintergrundinformationen Entwicklungsgeschichte
- Reif geboren, keine Geburtskomplikationen
- Reizbares, irritierbares Baby; genoss Kuscheln nicht
- Unregelmäßige Schlafgewohnheiten, bis 2 Jahre maximal 4 Stunden am Stück
- Schläft selten mehr als 6 Stunden
- Chronische Ohreninfektionen

Stärken
- Liebevolles und liebenswertes Kind
- Mutter hält ihn für intelligent
- Sprachlich seinem Alter voraus
- Sinn für Humor

Relevante Testergebnisse
- Verbaler IQ 130
- Handlungs IQ 114 (WISC-R)

Sensorisch-integrative Befunderhebung Verhalten in der Schule
- Umgang mit der Schere langsam und angestrengt
- Fiel vom Stuhl
- Schwierigkeiten, seine Getränkepackung zu öffnen

Klinische Beobachtungen zur Haltungskontrolle
- Schwaches Extensionsmuster
- Schwache Nackenflexion beim Flexionsmuster
- Niedriger Extensorentonus
- Im Stand Lordose und Neigung, die Knie zu überstrecken
- In Bankstellung schwache proximale Gelenksstabilität
- Dynamische Balance besser als statische
- Schwache Reaktionen auf dem Wackelbrett (»Tilt Board-Test«)
- Unökonomischer Krafteinsatz

Klinische Beobachtungen zur BIS
- Schwierigkeiten mit bilateralen Aktivitäten und projizierten Aktionssequenzen (z.B. Ball fangen, Beidbeinsprünge, Hampelmann)
- Schwierigkeiten, die Mittellinie zu kreuzen

Klinische Beobachtungen zur Somatopraxie
- Flexionsmuster nicht möglich

Indikatoren für Defizite der sensorischen Modulation
- Reagiert negativ auf leichte Berührung
- Lehnte Klebstoff oder Fingerfarbe auf den Fingern ab
- Geräuschempfindlich
- Rieb Arme und Hände nach einem taktilen Reiz

- Erfand Entschuldigungen, um den taktilen Tests zu entkommen
- Auffälliges Ergebnis im »Sensory Profile«
- Keine Schwerkraftunsicherheit
- Keine Zeichen für Unverträglichkeit von vestibulären Reizen

Zur Erleichterung der Suche nach Clustern wurde ein SIPT-Interpretationsblatt entwickelt, auf dem Hinweise auf eine Störung mit einem Plus (+) und normale Funktion mit einem Minus (-) eingetragen werden (◨ Tab. 8.2). Als Hinweis auf eine Störung wird ein SIPT-Wert unter –1,0 oder eine klinische Beobachtung definiert, die untypisch für ein 6½-jähriges Kind ist (s. auch ▶ Kap. 7).

Die Verteilung von Plus und Minus auf dem Interpretationsbogen kann nun analysiert werden.

Beispiel
Bei Konny überwiegt Plus in allen Kästen (d. h. bei allen Störungsbildern; ◨ Tab. 8.2), was bei einer gründlichen Interpretation jedoch nicht bedeutet, dass bei Konny in allen Bereichen Störungen vorliegen.

8.2.2 Signifikante Cluster

In Bezug auf signifikante Cluster, d. h. aussagekräftige Anhäufungen von Hinweisen auf eine Störung, existiert nur eine Regel:

❯ Hinweis

Ein einzelnes »Plus« ist nie aussagekräftig, es sind immer mehrere Hinweise auf eine Störung nötig.
Dazu gibt es allerdings eine Ausnahme: von den Items zur sensorischen Modulation ist jedes für sich aussagekräftig.

Jedes Plus bei sensorischer Modulation steht für mehrere Beobachtungen und stellt damit schon eine Anhäufung von Hinweisen dar. In allen anderen Kategorien hängt es von der klinischen Beurteilung ab, wie viele Plus-Zeichen nötig sind, um auf eine Störung schließen zu lassen. Entscheidend ist natürlich, dass die Kernsymptome eines Störungsbildes vorhanden sein müssen.

Anhand eines Beispiels sollen die Überlegungen aufgezeigt werden, die zur Bestimmung eines signifikanten Clusters führen.

Verwendung des Interpretationsbogens

Beispiel
Um sicher zu sein, ob eine SI-Störung zu Konnys Schwierigkeiten beiträgt, müssen Beweise vorgelegt werden, dass Konny Defizite in der sensorischen Verarbeitung hat.

Zahlreiche Testergebnisse von Konny lassen auf eine zentrale vestibuläre und propriozeptive Verarbeitungsstörung schließen. Sie sind in der Kategorie »posturale Defizite« zu sehen. Wie immer im Falle von vestibulär-propriozeptiven Verarbeitungsstörungen baut die Interpretation stark auf klinischen Beobachtungen auf. Im Subtest zur Kinästhesie (KIN) erreichte Konny zwar einen alterstypischen Wert, doch ist dieser Test nicht die zuverlässigste Beurteilung der Propriozeption, weil **passive** Gelenksbewegung gemessen wird (▶ Kap. 7).

Bezüglich der taktilen Verarbeitung sind Konnys Ergebnisse weniger klar (s. nächstes Beispiel). Zwei Werte, Graphästhesie (GRA) und manuelle Formwahrnehmung (MFP) lagen unter –1,0. Ayres fand Zusammenhänge zwischen GRA und der Bilateralintegration, und MFP ist auch ein Test der Form- und Raumwahrnehmung. (Obwohl auch GRA einen Form- und Raumanteil hat, fanden sich in Ayres' Studien nie starke Ladungen auf diesem Faktor). Da Konny in beiden Subtests, die die »reine« taktile Diskrimination testen (FI und LTS), eine altersentsprechende Leistung zeigt, muss zuerst geschaut werden, wie weit die schwachen Leistungen in GRA und MFP nicht durch andere Faktoren als ein taktiles Defizit verursacht sind. Also müssen vor der Entscheidung über Konnys taktile Verarbeitung die Kategorien BIS und Form- und Raumwahrnehmung überprüft werden. Angesichts der Zahl von Störungszeichen in BIS ist leicht vorstellbar, dass Konnys GRA-Wert mit seiner BIS-Störung zusammenhängt. Ebenso kann sein niedriger MFP-Wert als Ausdruck einer Schwäche der Form- und Raumwahrnehmung interpretiert werden, weil mehrere Hinweise auf diese Schwäche vorliegen. Die Schlussfolgerung ist, dass kein signifikanter Cluster von Defiziten in der taktilen Diskrimination vorliegt.

Konny hat keine Probleme mit der Modulation von vestibulären und propriozeptiven Reizen, es liegen keine Anzeichen für Schwerkraftunsicherheit oder Bewegungsunverträglichkeit (aversive Reaktionen) vor. Jedoch bestätigte das »Sensory Profile« die Vermutung aufgrund der Verhaltensbeobachtung, dass Konny eine Modulationsstörung im taktilen und auditiven System hat. Im »Sensory Profile« werden diese Modulationsschwierigkeiten mit geringem Selbstbewusstsein und niedriger Frustrationstoleranz in Verbindung gebracht. Konnys Modulationsstörung scheint auch seinen Aktivierungszustand zu beeinflussen.

Tab. 8.2. SIPT-Interpretationsbogen für Konny

Posturale Dysfunktion	+/−	Defizite der taktilen Diskrimination	+/−	Sensorische Modulationsstörung*	+/−
SWB	+	LTS	−	Sensory Profile	+
Andere Balance Tests		FI	−	Evaluation of Sensory Processing (ESP)	
KB:		MFP	+		
Extensionsmuster	+	gra	+	Touch Inventory (TIE)	+
Proximale	+			KB:	
Gelenksstabilität	+			Schwerkraftunsicherheit	−
Extensorentonus	+			Bewegungsunverträglichkeit	−
Balance	+			Sensorische Defensivität (taktil, auditiv, visuell, olfaktorisch)	+
Nackenflexion	+				
Haltungsanpassung	+				
Schlechte Kraftdosierung	+				
Bewusstsein über die eigene Position	+			Vermeidung sensorischer Reize	+
PRN	+			Ablenkbarkeit, erhöhtes Aktivitätsniveau	+
(KIN)	−				−
				Zurückgezogen Reizsuche	+

Bilateralintegration und Sequenzieren (BIS)**	+/−	Somatodyspraxie**	+/−	Dyspraxie auf verbale Anweisung	+/−
Posturaler Cluster	+	Taktiler Diskriminations-Cluster	−	PrVC	−
BMC	+			PRN (verlängert)	−
SPr	+	(Haltungs-Cluster)	+	(BMC)	+
(OPr)	+	BIS-Cluster	+	(SPr)	+
(GRA)	+	PPr	+	(SWB)	+
SV kontralateraler Handgebrauch	+	OPr	+	(OPr)	+
		GRA	+		
SV Handpräferenz	−	DC	+		
KB:		KB:			
Gemischte Handpräferenz	+	Flexionsmuster Sequenzielle Daumen-Opposition	+		
Mittellinienkreuzung	+				
Rechts-links-Konfusion	−	Inhand-Manipulation	−		
Projizierte Aktionssequenzen	+	Diadochokinese			
Bilaterale Leistungen	+				

Form- und Raumwahrnehmung	+/−	Konstruktion	+/−	Visuomotorische Koordination	+/−
SV	+	DC	+	Mac	+
FG	−	CPr	+	DC	+
CPr	+	Andere Konstruktionstests		Andere visuomotorische Tests	
DC	+				
MFP	+				
Andere visuelle Wahrnehmungstests					

+ Hinweis auf eine Störung
− Unauffällig

Nachdem nun Beweise für Defizite in der sensorischen Verarbeitung vorliegen, ist zu analysieren, ob sich diese Störungen auf andere Leistungsbereiche auswirken, die im SIPT überprüft werden (◘ Tab. 8.2). Die schwachen BIS-Leistungen von Konny in den Subtests BMC und SPr zusammen mit den klinischen Beobachtungen brachten Klarheit über das Vorliegen einer Dysfunktion.

Ob sogar eine Somatodyspraxie vorliegt, lässt sich an zwei charakteristischen Hauptmerkmalen erkennen (▸ Kap. 3):
1. Defizite sowohl in bilateralen projizierten Aktionssequenzen als auch in mehr feedback-abhängigen Bewegungsaufgaben und
2. Defizite in der somatosensorischen (taktilen und propriozeptiven) Verarbeitung

Der Subtest Posturale Praxie (PPr) ist der beste Indikator für Somatodyspraxie.

Beispiel
Konnys Wert in PPr lag bei –1,52. Sowohl Ayres als auch Mulligan hatten aber nur schwache Ladungen von PPr auf dem BIS-Faktor gefunden (▸ Kap. 1, ▸ Kap. 7 und ▸ Kap. 19). Da bei Konny auch Defizite in der taktilen Diskrimination ausgeschlossen wurden (s. oben), findet sich nicht genügend Evidenz, die für das Störungsbild Somatodyspraxie spricht.
Eine Dyspraxie auf verbale Anweisung kann einfacher ausgeschlossen werden: **Konny** erfüllte keine der beiden Bedingungen für diese Störung: Konnys Nystagmus war verkürzt und im Subtest PrVC erzielte er normales Ergebnis. Das Umsetzen von Anweisungen in Bewegung scheint also sogar eine relative Stärke von Konny zu sein.

> **Wichtig**
>
> **Schlussfolgerung**
> – Konny hat Defizite in Interpretation der Rückmeldung von aktiver Bewegung (d. h. vestibulären und propriozeptiven Informationen). Diese Defizite führen wiederum zu Schwierigkeiten bei der Planung und Ausführung von bilateralen vorausgeplanten Bewegungsabläufen (s. ◘ Tab. 8.2). Konny hat keine Schwierigkeiten bei feedback-abhängigen Praxie-Aufgaben, was ein Zeichen für Somatodyspraxie gewesen wäre. Konny reagiert auf taktile und auditive Reize überempfindlich. Gleichzeitig wird aber festgestellt, dass Konny Reize anderer Modalitäten adäquat moduliert. Die Modulationsschwierigkeiten bewirken einen gesteigerten Aktivierungszustand, Reizsuchverhalten, herabgesetztes Selbstbewusstsein und soziale Schwierigkeiten.
> – Konny hat eine relative Stärke im Umsetzen von verbalen Anweisungen in Bewegung.

Nun ist zu überprüfen, wie sich die sensorischen Schwierigkeiten auf bestimmte Endprodukte der sensorisch-integrativen Entwicklung auswirken:
– Form- und Raumwahrnehmung,
– visuomotorische Koordination und
– konstruktive Fertigkeiten.

Außer in der Figur-Grund-Differenzierung (FG) zeigten Konnys Ergebnisse in all diesen Bereichen Schwierigkeiten. Im Gegensatz zu den anderen Tests in dieser Kategorie ist FG ein reiner Test der Formwahrnehmung; daher überrascht es nicht sehr, dass gerade FG der Subtest ist, der aus dem Gesamtbild herausfällt (▸ Kap. 5).

8.2.3 Die letzte Stufe der Interpretation

Für die letzte Stufe der Interpretation ist das Modell in ◘ Abb. 8.1 geeignet. Für jedes Kästchen (Störungsbild) wird abgewogen, ob ein aussagekräftiger Cluster von Hinweisen vorliegt, der ein Vorliegen dieses Störungsbild beweist.

Beispiel
Bei Konny werden folgende Kästchen mit Plus bewertet:
– Vestibuläre Verarbeitung
– Propriozeptive Verarbeitung
– Taktile Verarbeitung
– Auditive Verarbeitung
– Posturale Kontrolle
– BIS
– Defensivität
– Ungeschicklichkeit
– Vermeidung motorischer Leistungen
– Erhöhter Krafteinsatz
– Ablenkbarkeit und Überaktivität
– Reizsuche

In die Überlegung, ob signifikante Cluster vorliegen, fließen drei größere Fragen ein:
1. Gibt es Beweise für das Vorliegen einer sensorisch-integrativen Funktionsstörung? Wenn ja:

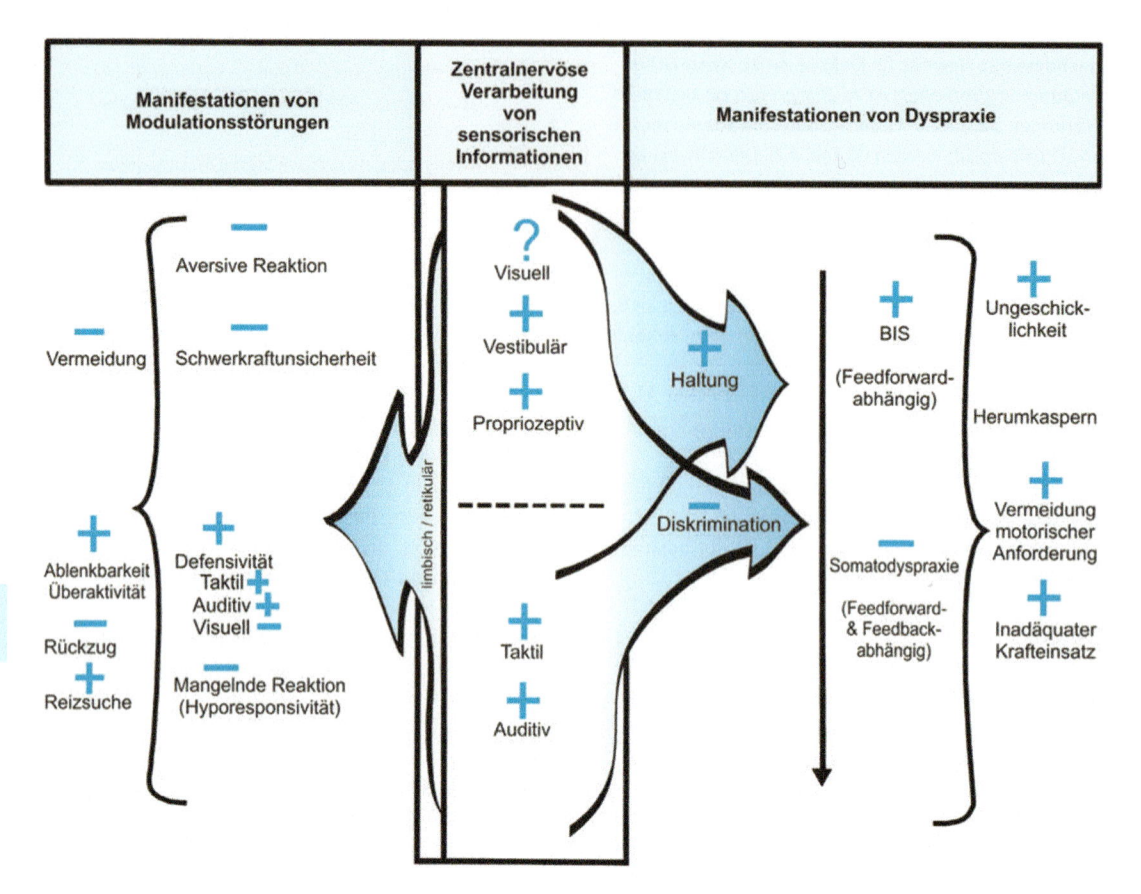

Abb. 8.1. Konnys SIPT-Profil

2. Welcher Art ist diese Funktionsstörung? Die letztere Frage führt zu einer dritten Frage:
3. Wie sieht die Behandlung aus? Konkret: auf welchen Arten von verstärktem Input liegt der Schwerpunkt? Auf welche anpassenden Interaktionen wird hingearbeitet?

8.2.4 Der Befundbericht

Bei Berichten über die Befundungsergebnisse ist es immer wichtig, dass sie auf eine Art kommuniziert werden, die **verständlich und bedeutungsvoll für die Adressaten** (Eltern und Lehrerin) ist. Nur so kann die Befundung bzw. der Bericht darüber seinen Zweck erfüllen, die Schwierigkeiten des Kindes unter dem Aspekt der sensorischen Integrationsstörung zu verstehen und neu zu sehen. Im Allgemeinen wird ein schriftlicher Bericht ausgearbeitet und/oder ein Elterngespräch vereinbart.

Beispiel

In Konnys Fall waren die Aufmerksamkeitsstörung und Hyperaktivität für die Eltern und die Lehrerin das Hauptproblem. Deshalb wird der Bericht mit einer Erörterung der sensorischen Modulationsschwächen eingeleitet. Menschen mit sensorisch-integrativen Funktionsstörungen haben Schwierigkeiten, Sinnesinformationen richtig zu interpretieren. Oft können sie irrelevante Details nicht ausblenden, sodass sie sich jedem Umweltreiz zuwenden. Zum Beispiel liefert unsere Kleidung einen ununterbrochenen Fluss von taktilen Reizen. Normalerweise blenden wir diese Reize jedoch aus, es sei denn, wir denken bewusst an unsere Kleidung. Ebenso können wir (irrelevanten) Lärm im Flur ausblenden, um uns auf ein Gespräch zu konzentrieren.

Konnys Testergebnisse zeigen, dass er Schwierigkeiten hat, irrelevante Reize auszublenden und seine Aufmerksamkeit nur bedeutsamen Informationen zuzuwenden (z. B. Anweisungen, Schularbeiten, einen bestimmten Spiel). Daher wirkt er sehr ablenkbar. Da seine Ablenkbarkeit zumindest teilweise durch eine Schwäche bedingt ist, irrelevante Reize auszufiltern, nimmt sie bei einem höheren Reizpegel zu. So ist es verständlich, dass sich sein Verhalten an belebten Orten wie im Einkaufszentrum oder einem Restaurant verschlechterte. Ähnliche Schwierigkeiten entstehen, wenn Konnys Klassenkameraden um seinen Tisch (neben dem Lehrertisch) herum stehen. Konnys negative Reaktionen auf Berührung haben wahrscheinlich ähnliche Ursachen. Unter Stress interpretiert er leichte Berührung negativ. Je mehr Leute ihn berühren, egal ob zufällig oder um sein Verhalten zu beeinflussen, umso weniger kann er es tolerieren. Auf diese Art werden seine Überaktivität und seine Ablenkbarkeit, die durch eine Reizfilterschwäche verursacht ist, zum Teufelskreis. Konnys Mutter befürchtete, dass Konny mit dem Gefühl aufwuchs, dass er nie etwas richtig machte. Sie glaubte, dass sein negatives Selbstbild zum Teil von all den Ermahnungen herrührte, die er an einem normalen Tag einstecken musste. Auch die Eltern mussten sein Verhalten beeinflussen, wenngleich sie bemüht waren, Konnys Leistungen hervorzuheben. Sie mussten ihn viel öfter zurechtweisen als ihnen lieb war. In der Schule war diese Situation noch gravierender.

Konnys Mutter meinte, dass er sich auch wegen seiner Ungeschicklichkeit schlecht fühlte. Die Befundung legt nahe, dass dies auch auf seine sensorischen Verarbeitungsschwierigkeiten zutreffen könnte. Konny war sich bewusst, dass er keine Freunde hatte, und wurde nie in Spiele einbezogen, weil ihn niemand in seinem Team haben wollte. Seine Mutter wusste keine Lösung für dieses Problem; Konnys Einschätzung seiner motorischen Fertigkeiten war ziemlich genau. Sie hoffte, dass sie Konny dabei unterstützen könnte, seine Motorik zu verbessern, wenn sie erst die Störungen seiner Koordination besser verstehen könnte.

Ohne eingehendere Beschreibung des vestibulär-propriozeptiven Systems oder der Faktoranalyse wird im Bericht festgestellt, dass viele Kinder mit Schwächen in der Bewegungsplanung Koordinationsprobleme zeigen, die jenen von Konny ähnlich sind. Konnys Schwierigkeiten beim Ballspielen, beim Springen, bei der Kraftdosierung und in der Handpräferenz hängen mit Schwächen beim Interpretieren von Informationen über Position und Bewegung des Körpers (Propriozeption) zusammen.

Weil das Hauptinteresse der Mutter darin lag, mit der Behandlung Konnys Schwierigkeiten zu reduzieren, werden im Bericht verschiedene Arten beschrieben, wie eine Ergotherapeutin arbeitet, und welche allgemeinen Effekte die Therapie bewirken kann. Wird mit Konny eine direkte sensorisch-integrative Ergotherapie durchgeführt, wird er in Aktivitäten einbezogen, die verstärkte Sinnesinformationen liefern und von Konny erfordern, dass er neue Fertigkeiten ausprobiert und Herausforderungen meistert. Die Aktivitäten werden genau auf Konnys Bedürfnisse abgestimmt.

Obwohl sich Konnys Geschicklichkeit durch diese Behandlung merklich verbessern sollte, wird viel Arbeit aller Beteiligten (d. h. Konny, Ergotherapeutin, Eltern und Lehrerin) nötig sein, um Konnys Selbstbild zu verbessern. Es ist nicht zu erwarten, dass eine Verbesserung der Motorik automatisch zu einem besseren Selbstkonzept führt. Die Mutter wollte sich Möglichkeiten ausdenken, Konny mit den Kindern aus der Nachbarschaft zusammenzubringen. Die Ergotherapeutin an Konnys Schule sollte seine Lehrerin, ähnlich wie die Mutter, über Konnys sensorisch-integrative Funktionsstörung aufklären und mit ihr gemeinsam neue Strategien für seinen Unterricht entwickeln.

So könnte sie die Lehrerin dabei unterstützen, den Klassenraum neu anzuordnen und Schulübungen für Konny zu adaptieren, z. B. indem sie ihn an einen ruhigeren Platz setzt oder indem er die Lösungen seiner Rechenarbeit nicht einkleben, sondern bloß eintragen musst. Die Ergebnisse der Befunderhebung sollten zwischen der Therapeutin in der freien Praxis und der Schultherapeutin ausgetauscht werden.

Die Mutter war erleichtert, dass die sensorisch-integrative Erklärung so gut »passte«. Sie wollte mit ihrem Mann das weitere Vorgehen besprechen.

Auch wenn die Therapeutin im Befundbericht viele Vorschläge macht, bleibt die Entscheidung über die Therapie und andere Maßnahmen bei den Eltern. Am Schluss des Berichts sollte den Adressaten immer die Möglichkeit angeboten werden, sich bei Fragen telefonisch mit der Therapeutin in Verbindung zu setzen.

8.3 Zusammenfassung und Fazit

Fazit

In diesem Kapitel wurde der Prozess aufgezeigt, wie die Ergebnisse einer ergotherapeutischen Befunderhebung unter sensorisch-integrativer Perspektive interpretiert und weitergegeben werden. Ein wichtiger Teil dieses Prozesses ist es, die Probleme aus der einzigartigen Perspektive der sensorisch-integrativen Ergotherapie und in verständlichen Worten zu beschreiben. Die Interpretation der erhobenen Daten (Beobachtungen, Testergebnisse) beruht auf der Suche nach gehäuftem Auftreten von Hinweisen auf ein bestimmtes Störungsbild (signifikante Cluster). Die identifizierten Störungsbilder (Cluster) bilden den Ausgangspunkt für das Verständnis der funktionellen Alltagsprobleme des Kindes und für die Planungsbehandlung. In den folgenden Kapiteln werden die Formulierung von Therapiezielen (▶ Kap. 9), und die Intervention in Form von direkter Behandlung (▶ Kap. 9, 11 und 12) und Beratung (▶ Kap. 13) besprochen.

8.4 Literatur

Ayres, A. J. (1989). Sensory Integration and Praxis Tests Manual. Los Angeles: Western Psychological Services

C. u. G. Merriam. (1981). Webster's new collegiate dictionary. Springfield, MA: Merriam

Dunn, W. (1999). Sensory Profile. San Antonio: Psychological Corporation

Exner, C. E. (1992). In-hand manipulation skills. In J. Case-Smith u. C. Pehoski (Eds.). Development of hand skills in the child (pp. 35–46). Bethesda, MD: American Occupational Therapy Association

Exner, C. E. (2001). Development of hand skills. In J. Case-Smith (Ed.). Occupational therapyf or children (ed. 4, pp. 289–328). Philadelphia: Lippincott, Williams u. Wilkins

Fisher, A. G. (1989). Objective measurement of the quality of response during two,equilibrium tests. Physical and Occupational Therapy in Pediatries, 9,57–78

Good, B., u. Good, M. D. (1981). The meaning of symptoms: A cultural hermeneutic model for clinical practice. In I. Eisenberg u. A. Kleinman (Eds.). The relevance of social science for medicine (pp. 165–196). Boston: Reidel

Wilson, B., Pollock, N., Kaplan, B. J., u. Law, M. (2000). Clinical observations of motor and postural skills. Framingham, MA: Therapro

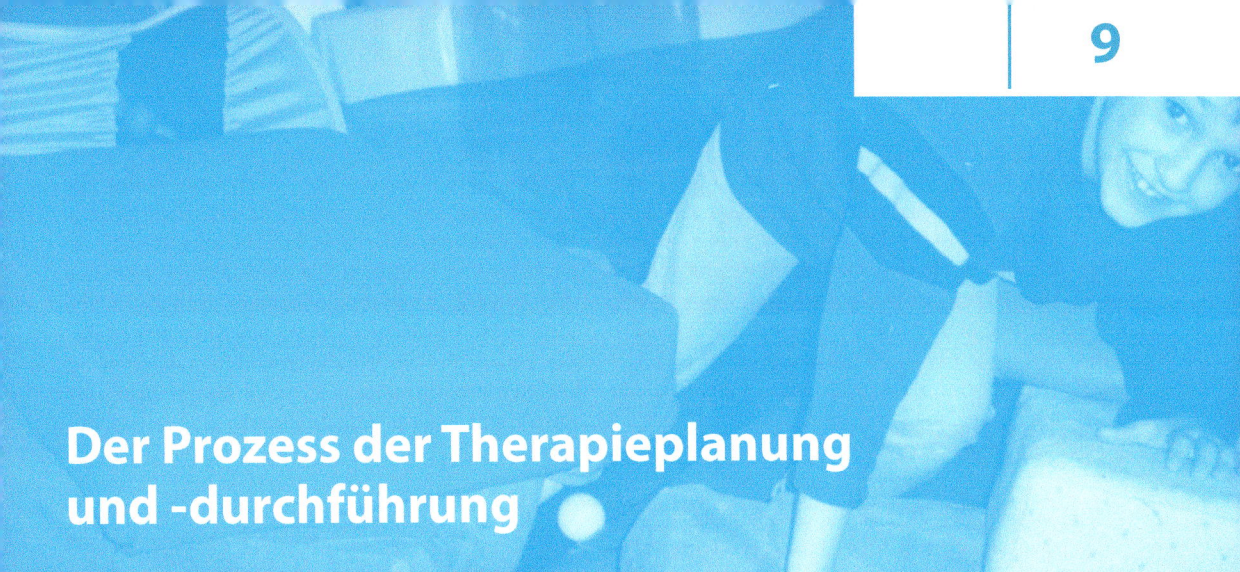

Der Prozess der Therapieplanung und -durchführung

Anita C. Bundy

9.1 **Fallbeispiel Konny** – 231
9.1.1 Zielsetzung: Nah- und Fernziele – 231
9.1.2 Versorgungsmodelle – die Entscheidung über die Art der Intervention – 235
9.1.3 Entwicklung erster Behandlungsideen – 235
9.1.4 Die Therapie – 238

9.2 **Zusammenfassung und Fazit** – 243
9.3 **Literatur** – 244

» Können Sie mir bitte sagen, welchen Weg ich von hier gehen soll?« frage Alice. »Das hängt ein gutes Stück davon ab, wohin Sie kommen wollen, « sagte die Katze. »Ich interessiere mich nicht so sehr wohin.« sagte Alice. »Dann ist es nicht wichtig, welchen Weg Sie gehen.« sagte die Katze. »So lange ich irgendwo hin komme« fügte Alice als Erklärung hinzu. »Oh, das werden Sie sicher tun!« sagte die Katze, »Wenn Sie nur lang genug gehen. «
Carroll 1923, S. 69

> In diesem Kapitel wird anhand von Konny, über dessen Befundung in ▶ Kap. 8 berichtet wurde, dargestellt, wie die Ergotherapeutin einen Behandlungsplan entwickelt und umsetzt. Es wird dabei nicht nur auf die Aspekte der Therapie eingegangen, die »nach Plan« verlaufen sind, sondern auch auf die Schwierigkeiten, die auftraten. Es wird sowohl die **Reflexion-in-Aktion** (unmittelbar während des Geschehens) als auch die **Reflexion-über-die-Aktion** (im Nachhinein) beschrieben (Schön 1983, 1987).

Eine Behandlung besteht aus zwei Phasen:
— aus der Planung und
— der Durchführung

Bezüglich der Wirksamkeit hängen sie voneinander ab. Das heißt, wenn die Durchführung nicht einem ausgeklügelten Plan folgt, ist die Behandlung im besten Fall zufällig und im schlimmsten Fall chaotisch und schädlich. Folgt andererseits dem Plan nicht die fachgerechte Durchführung, so geht der Plan unter.

Der wesentlichste Teil des Interventionsprozesses ist die Entwicklung eines Therapieplans, der den individuellen Bedürfnissen des Klienten mit einer SI-Störung entspricht.

Die Behandlung folgt dem Therapieplan. Das mag simpel erscheinen, jedoch erfordert der Umsetzungsprozess eine andere Art des **klinischen Reasoning** (d. h. des therapeutischen Schlussfolgerns) als der Planungsprozess:

Die für den Planungsprozess erforderliche Logik ist ziemlich linear, die Logik in der Behandlung ist mehr dialogisch, eine Art fortlaufendes »Zwiegespräch« zwischen Therapeutin und Klient (Mattingly u. Fleming 1994). Dieser Austausch erfolgt in hohem Maße nonverbal.

Die **Umgebung** wird so gestaltet, dass sie zu kooperativen therapeutischen Interaktionen anregt. In der **direkten Behandlung** werden die Aktivitäten vom Kind aus gestaltet und die die Therapeutin folgt der Führung des Kindes. Diese Aktivitäten sollen die Entwicklung und die Selbstaktualisierung fördern. In der **Beratung** unterstützt die Therapeutin die Entwicklung von Strategien. Sie reflektiert die Aktionen aller Beteiligten und modifiziert entsprechend (Schön 1983, 1987). Unter der Führung des Klienten gestaltet die Therapeutin die Aktivitäten und Interaktionen. Sie evaluiert den Therapieerfolg, indem sie hinterfragt, ob die Veränderungen dem angestrebten Ergebnis entsprechen.

> **Hinweis**
>
> **Der Therapieplan besteht aus drei Teilen:**
> — Nah- und Fernziele.
> — Auf welche Art/en die Intervention durchgeführt werden soll (z. B. direkte Therapie oder Beratung).
> — Erste Ideen zur Behandlung.

Ist ein Interventionsplan vorhanden, so ist sichergestellt, dass die Behandlung derart ausgeführt wird, dass sie den Bedürfnissen des Klienten, seiner Eltern (oder anderer Bezugspersonen) und der Therapeutin entgegen kommt. Der Interventionsplan stellt auch sicher, dass die Behandlung ordnungsgemäß, effizient und wirksam abgewickelt wird.

> **Wichtig**
>
> Die Therapieplanung erfordert von der Therapeutin die Fähigkeit, logisch und deduktiv denken zu können (Rogers u. Masagatani 1982).

Von einer Synthese aller während der Befundung erhobenen Informationen und dem ergotherapeutischen Fachwissen ausgehend, setzt die Therapeutin gemeinsam mit dem Klienten und seiner Familie Ziele fest, die die Zuweisungsprobleme vermindern oder aufheben sollen. Nachdem die **Fernziele** festgesetzt wurden, werden für jedes dieser Ziele einige **Nahziele** bestimmt (d. h. operationalisierte Teilschritte, wie das Fernziel zu erreichen ist). Das heißt, die Therapeutin versucht zu verstehen, wie sich der Klient im Unterschied zum gegenwärtigen Zeitpunkt **verhalten** würde, oder was er erwartet, nach der Behandlung **tun** zu können, das er gegenwärtig nicht kann. Auf der Grundlage dieser Fern- und Nahziele und unter Berücksichtigung der Bedingungen, die durch das System oder die Institution auferlegt sind, empfiehlt die Therapeutin einen Interventionsplan, mit dem die Ziele erreicht werden können.

Manche Ziele kann man am besten durch Beratung erreichen, andere durch direkte Behandlung (Bundy 1995). Des Weiteren entwickelt die Therapeutin generelle Ideen zu Behandlungsaktivitäten, die zu den Zielen und zur Behandlungsumgebung passen.

Beispiel
Für einen Klienten mit niedrigem Haltungstonus und Defiziten in der Haltungsstabilität, die durch vestibuläre und propriozeptive Verarbeitungsdefizite verursacht sind, kann die Therapeutin Aktivitäten für die direkte Behandlung entwickeln, die eine Verbesserung der Verarbeitung von vestibulären Informationen bewirken. Ist dieses Kind in der Schule leicht ablenkbar, wird die Therapeutin mit der Lehrerin zusammenarbeiten, um das Klassenzimmer zu verändern (Umweltmodifikation). Der Klient und seine Eltern, die in die Entscheidungen einbezogen waren, reagieren auf die Empfehlungen der Therapeutin, indem sie ihre persönlichen Grenzen mitteilen (z. B. finanzielle Aspekte oder zeitliche Einschränkungen). Die Therapeutin muss dann versuchen, ihre Empfehlungen anzupassen, bis ein durchführbarer Plan erstellt ist.

9.1 Fallbeispiel Konny

Beispiel
Konny war ein 6½-jähriger Junge, der mit seinen Eltern, seinem Bruder und seinen zwei Schwestern zusammen lebte. (Siehe auch Fallbeispiel in ▶ Kap. 8) Er war das zweite Kind. Konnys Eltern erkannten die subtilen Unterschiede zwischen dem Verhalten von Konny und seinen Geschwistern genau. Die Mutter konnte Konny und auch ihre Sorgen gut beschreiben. Sie sah zwei Hauptprobleme bei Konny:
1. seine Ablenkbarkeit und Überaktivität und
2. seine Defizite in der motorischen Koordination.

Sie machte diese zwei Problembereiche dafür verantwortlich, dass Konny sich schlecht fühlte und kaum Freunde hatte. Ihre größte Sorge war Konnys negatives Selbstbild. Konny wurde mit dem SIPT (Ayres 1989), dem »Sensory Profile« (Dunn 1999) und klinischen Beobachtungen zur sensorischen Integration befundet. Die Therapeutin beobachtete Konny auch in der Schule. Sie kam zu dem Schluss, dass Konnys Schwierigkeiten zumindest zum Teil aus einer sensorisch-integrativen Funktionsstörung resultierten. Spezifischer gesehen schien bei Konny eine vestibuläre und propriozeptive Verarbeitungsstörung vorzuliegen, die sich in posturalen Schwierigkeiten zeigte. Seine Schwächen in der vestibulären und propriozeptiven Verarbeitung führte zu Defiziten in der bilateralen Integration und dem Sequenzieren (BIS) und trug wahrscheinlich auch zu Konnys eingeschränkten visuomotorischen, konstruktiven und perzeptiven (Form und Raum betreffend) Leistungen bei. Zusätzlich zeigte Konny eine sensorische Modulationsstörung in Form einer taktilen und teilweise auditiven Defensivität. Im »Sensory Profile« zeigten sich auch Verhaltens- und emotionale Fragestellungen (z. B. geringes Selbstbewusstsein und niedrige Frustrationstoleranz). Im »Sensory Profile« wie auch in den klinischen Beobachtungen fielen Konnys Ablenkbarkeit und Überaktivität auf. Die Therapeutin erklärte der Mutter die Ergebnisse der Befundung und interpretierte Konnys Probleme im Zusammenhang mit dem Testergebnis (nähere Information dazu in ▶ Kap. 8).

Als Abschluss der Befunderhebung gab die Therapeutin Empfehlungen für die Intervention ab, wobei sie verschiedene Optionen aufzeigte: sie empfahl, dass Konny zu einer direkten Behandlung in einem klinischen Setting gehen sollte, und ermutigte die Mutter, sich von der Ergotherapeutin an Konnys Schule beraten zu lassen. Die Eltern überdachten die Vorschläge einige Tage und vereinbarten dann einen Termin, bei dem die Therapieziele festgesetzt und ein genauer Therapieplan entwickelt wurden.

9.1.1 Zielsetzung: Nah- und Fernziele

Beispiel
Am Beginn des Elterngesprächs fragte die Therapeutin die Eltern nach ihren Erwartungen an Konnys Behandlung. Als Richtlinie wurde ein Zeitrahmen von 6 Monaten festgesetzt. Die Therapeutin fasste die größten Sorgen der Eltern zusammen und versuchte, sie zu erklären und Zusammenhänge herzustellen. Sie suchte Bestätigung bei den Eltern und bat sie um Klärung ihrer Wahrnehmungen. Die Therapeutin hielt die Sorge, dass Konny sich aufgrund seiner Schwächen nicht wohl fühlte, für das Hauptthema der Eltern. Sie fürchteten die Konsequenzen, die sein geringes Selbstwertgefühl später einmal haben könnten. Die Therapeutin vermutete, dass zwei Dinge zu Konnys negativer Sichtweise von sich selbst beitrugen:
1. Seine motorischen Koordinationsschwächen, durch die er bei Bewegungsaktivitäten nicht mit seinen Altersgenossen mithalten konnte.
2. Seine Ablenkbarkeit und Überaktivität, die ihm mehr Ermahnungen einbrachten als anderen Kindern.

Die Eltern stimmten dieser Einschätzung zu. Man einigte sich, dass die Therapieziele auf dieses Thema abgestimmt sein sollten.

— **Fernziel 1: Veränderung von Konnys Selbstbild (von Misserfolgsorientierung zu mehr Selbstwertgefühl)**

Konnys Misserfolgserwartung war die Ursache wie auch die Folge bestimmter Schwierigkeiten, die er hatte. Da er um seine Schwächen wusste, vermied er bestimmte Aktivitäten und nahm sich damit die Gelegenheit, sie zu üben. Dadurch fiel er immer weiter hinter seine Altersgenossen zurück, und wurde in seiner Überzeugung bestärkt, dass er »zu nichts gut« war. Wenn er gezwungen wurde, Dinge zu tun, die er nicht gut beherrschte (z. B. Schreiben), regte er sich sehr auf und seine Leistung verschlechterte sich noch mehr. Wenn seine innere Anspannung und Ängstlichkeit stieg, nahm auch seine motorische Unruhe zu und er verlor die Kontrolle. Dies führte dazu, dass er für sein Verhalten getadelt wurde. Damit hatte er einen Grund mehr zu glauben, dass er »schlimm« war, und dass andere ihn auch so sahen.

Die Eltern konnten dieser Argumentation folgen. Durch Beispiele untermauerten sie die »Theorie«, die die Therapeutin über Überzeugungen und sein Verhalten entwickelte.

Als allgemeines Behandlungsziel wurde aufgrund dieser Übereinstimmung festgesetzt, dass Konny die Überzeugung gewinnen sollte, dass er altersgemäße Aktivitäten, die ihm wichtig waren, meistern würde. Konnys Eltern hielten dies für ein wichtiges Ziel. Da es der Therapeutin eine Anliegen war, Konnys Fortschritte beurteilen zu können, musste sie spezifische Teilziele formulieren.
Sie fragte die Eltern:

— An welchen Verhaltensweisen erkennen sie, dass sich Selbstwahrnehmung geändert haben würde?
— Wie würde Konny anders handeln, wenn er nicht mehr misserfolgsorientiert wäre?
— Welche altersgemäßen Aktivitäten wären wichtig für ihn?

Die Therapeutin konnte die Antworten, die das Ziel bedeutungsvoll und messbar machen würden, nicht ohne Hilfe der Eltern finden. Die Mutter meinte, den Therapieerfolg daran erkennen zu können, ob Konny von sich aus mit den Nachbarskindern spielen wollte.

— **Nahziel 1: Konny sollte mindestens einmal in der Woche von sich aus mit Gleichaltrigen spielen.**

Der Therapeutin und den Eltern war bewusst, dass dies ein hoch gestecktes Ziel war. Aber es bot eine Vorstellung davon, wie Konny sich verhalten würde, sobald er sich besser fühlte. Auch der Therapeutin war es ein Anliegen, dass Konny mit den Nachbarkindern spielte. Außerdem bieten Nahziele eine Richtschnur für die therapeutischen Maßnahmen; sie sind Vorhersagen und keine Verträge.

Sollte Konny dieses Ziel nicht erreichen, müsste die Therapeutin überprüfen, ob ihre Vorhersage nicht gepasst hatte oder ob die Therapie nicht wirksam war. Ob Konny das Nahziel erreicht hatte oder nicht, konnte am besten von seinen Eltern beurteilt werden. Sie mussten nur sorgfältig beobachten, ob er mehr mit anderen Kindern spielte.

Eine Nebenbemerkung zur Festsetzung von Nahzielen

Der Leser könnte nun argumentieren, dass die Bereitschaft, mit anderen Kindern zu spielen, nicht unbedingt das Ziel widerspiegelt, dass Konny ein erfolgsorientiertes Selbstbild entwickelt. Nahziele, die ein von einem Team festgesetztes Fernziel operationalisieren (d. h. konkretisieren und praktisch überprüfbar machen) sollen bzw. müssen nicht unbedingt für Außenstehende nachvollziebar sein. Wichtig ist, dass alle Mitglieder des Teams damit einverstanden sind, dass die Nahziele das Fernziel repräsentieren (Mager 1972).

> **Wichtig**
>
> Alle Teammitglieder sollten in der Lage sein, die Nahziele zu messen (Mager 1975).

Es muss nicht jedes denkbare Verhalten als Nahziel beschrieben werden, das Ausdruck des Selbstbildes (oder irgendeiner anderen Funktion) ist. Besser ist es, wenige wirklich bedeutungsvolle Ziele festzusetzen und gemeinsam daran zu arbeiten. Die Verbesserungen in diesen Bereichen werden dann als repräsentativ für das übergeordnete Ziel gesehen, Konnys Selbstbild zu verbessern. Es kann leicht sein, dass Konny auch andere Fortschritte in diesem Bereich macht, die ebenso wichtig sind, aber nicht durch Nahziele erfasst sind.

Die Verbesserung von Konnys motorischen Fertigkeiten

Beispiel

Konnys Eltern äußerten den Wunsch, dass Konny motorische Fertigkeiten entwickeln sollte, mit denen er sich leichter bei seinen Schularbeiten tun würde, und durch die er mehr Spaß an den Spielen und Aktivitäten seiner Altersgenossen haben würde. Die Therapeutin stimmte zu, dass die Verbesserung von Konnys motorischen Fertigkeiten ein wichtiges Fernziel war.

— **Fernziel 2: Verbesserung motorischer Leistungen.**

Die Nahziele konnte sie wiederum nur mit Hilfe der Informationen von Konny und seinen Eltern entwickeln:
- Welche speziellen Fertigkeiten musste Konny am dringendsten entwickeln?
- Woran würde Konnys Fortschritt in einem halben Jahr erkennbar sein?
- Und wie würde es aussehen, wenn er eine spezielle Fertigkeit besser ausführen konnte?

Die Therapeutin diskutierte diese Fragen ausführlich mit den Eltern. Sie legten den Schwerpunkt auf:
- Fahrradfahren
- Schwungholen auf der Schaukel
- Fangen eines Balles
- Schreiben und
- Knöpfen

Die Therapeutin erörterte, was Konny wohl bei all diesen Leistungen beeinträchtigte. Sie betonte, dass sie sich besser auf eine oder zwei Fertigkeiten konzentrieren sollen, die vor allem für Konny wichtig waren. Sie war überzeugt, dass Konny (wenn er sich erwartungsgemäß veränderte) gleichzeitig auch andere Fertigkeiten entwickeln würde. Diese wären ebenfalls wichtig, wären aber sozusagen ein »Bonus«.

Die Eltern wiesen darauf hin, dass Konny immer wieder den Wunsch äußerte, selbst auf der Schaukel Schwung zu holen. Denn dann wäre er nicht mehr von einem Erwachsenen abhängig und könnte schaukeln, so lange er wollte. Konny liebte Schaukeln, aber er wusste genau, dass seine 5-jährige Schwester Laura bereits Schwung holen konnte und sogar sein 4-jähriger Bruder es beinahe schon konnte. So wurde folgendes Nahziel festgesetzt:

- **Nahziel 2a: Konny sollte ohne Hilfe auf der Schaukel Schwung holen können.**

Festsetzen der Beurteilungskriterien für Nahziele

Lesern, die damit vertraut sind, aus welchen Bestandteilen ein Nahziel formuliert werden muss, wird auffallen, dass im Beispiel kein Beurteilungskriterium definiert wurde, an dem gemessen werden könnte, ob das Ziel erreicht wurde.

> **Hinweis**

Bestandteile der Formulierung von Nahzielen sind:
- der Lernende,
- das Verhalten,
- die Bedingungen,
- das Beurteilungs- oder Erfolgskriterium

Das heißt, es wurde nicht angegeben, wie gut Konny auf der Schaukel Schwung holen muss, damit das Nahziel als erreicht gilt (z. B. bei 4 von 5 Versuchen). Die klinische Erfahrung zeigt, dass das Schwungholen auf der Schaukel einfach zu erlernen ist. Daher hielt es die Therapeutin nicht für notwendig, ein spezifisches Messkriterium festzusetzen. Vielmehr ging sie davon aus, dass Konny immer Schwung holen konnte, wann er wollte, sobald ihm erst »der Knopf aufgegangen« wäre. Da dies ihr Ziel war, war es kein Problem, dass sie keine spezifischen Erfolgskriterien definiert hatte.

Beispiel
Ein besonderes Anliegen der Mutter war Konnys Handschrift. Sie hielt seine großen Schwierigkeiten beim Schreiben für die Ursache, dass er in der Schule langsam und unordentlich war. Dies wiederum führte dazu, dass er seine Arbeiten oft wiederholen musste oder von der Lehrerin kritisiert wurde. Nicht selten stand unter seinen Arbeiten »unordentlich«.

Die Therapeutin war damit einverstanden, die Verbesserung der Handschrift als weiteres motorisches Nahziel festzusetzen. Wiederum musste sie ausfindig machen, was genau sich die Mutter unter diesem Ziel vorstellte. Sollte Konny schneller schreiben? Wenn ja, wie schnell? Sollte er die Buchstaben leserlicher schreiben? Wenn ja, was würde die Lesbarkeit ausmachen? Es stellte sich heraus, dass die Mutter Verbesserungen in beiden Bereichen erhoffte. Sie erkannte jedoch, dass dies innerhalb von 6 Monaten nicht realistisch wäre. Die Therapeutin berichtete, dass aufgrund ihrer Erfahrung Kinder, die bereits schnell schreiben konnten, lernen konnten lesbarer zu schreiben. Allerdings hatten es Kinder, die sich sehr mit dem leserlichen Schreiben plagten, schwer, schneller schreiben zu lernen. Man einigte sich auf folgendes Nahziel:

- **Nahziel 2b: Konny sollte mindestens drei von vier schriftlichen Aufgaben in der vorgegebenen Zeit zu Ende zu bringen.**

Verbesserung von Konnys Verhalten

Beispiel
Konnys Verhalten (d. h. seine Ablenkbarkeit, seine Überaktivität und seine Tendenz, wild um sich zu schlagen, wenn Kinder ihn anrempelten) war für seine Eltern und seine Lehrerin ein vordringliches Problem. Konnys Verhalten stellte sein größtes Hindernis dar; wahrscheinlich war es die Hauptursache für das negative Feedback, das er von seiner Umwelt bekam. Daher waren alle einverstanden, die Verbesserung von Konnys Verhalten als Fernziel festzusetzen.

— **Fernziel 3: Verhaltensänderung**

Die Therapeutin besprach die Schwierigkeiten im Verhalten ausführlicher mit den Eltern, damit sie relevante Ziele formulieren konnte. Sie ließ sich die Umstände beschreiben, unter denen Konnys Verhalten am problematischsten war (d. h. Bedingungen, unter denen negatives Verhalten besonders häufig auftrat, oder unvermeidlich oder besonders unerträglich war). Wieder fragte sie, welche Veränderungen in Konnys Verhalten die Eltern in den nächsten 6 Monaten erwarten würden, an denen Fortschritte gemessen werden könnten. Die Eltern berichteten ausführlich über Konnys Verhalten. Sie erwähnten die Schwierigkeiten, die es gab, wenn sie Konny in ein Restaurant, ein Einkaufszentren oder zu Bekannten mitnehmen wollten. Allerdings hätten sie aus den Schwierigkeiten gelernt und kämen nun damit zurecht: wenn sie eine laute oder bevölkerte Situation erwarteten (z. B. in einem Einkaufszentrum nach Büroschluss), blieb oft einer von ihnen oder ein Babysitter mit Konny zu Hause. Wenn sie mit der ganzen Familie Ausflüge unternahmen, suchten sie dafür Orte aus, von denen sie wussten, dass sie für Konny nicht überstimulierend oder überwältigend sein würden.

Die größten Sorgen bereitete den Eltern Konnys Verhalten in der Schule. Beinahe jede Woche rief die Lehrerin zu Hause an oder schickte eine Mitteilung, dass Konny wieder in eine Rauferei verwickelt gewesen war sich nicht auf seine Arbeit konzentriert hätte. Daher wurde folgendes Nahziel definiert:

— **Nahziel 3a: Konny sollte seine Mitschüler nicht mehr schlagen oder unabsichtlich rempeln.**

Entwickeln von Beurteilungskriterien

Der aufmerksame Leser wird bemerken, dass auch bei diesem Ziel keine Beurteilungskriterien für den Therapiefortschritt festgesetzt wurden. Die Therapeutin ging wiederum davon aus, dass Konny das unerwünschte Verhalten (einen Mitschüler zu schlagen, der ihn unabsichtlich rempelt) nie mehr zeigen wird, wenn er das Ziel erreicht hat. Obwohl Mager (1975) darauf hinwies, dass perfekte Leistungen selten erreicht werden, scheint es wenig sinnvoll zu definieren, dass Konny nur einmal im Monat einen Mitschüler schlagen würde. Andere Kinder zu schlagen, weil sie einen unabsichtlich stoßen, ist nie akzeptabel. Zudem hatte Konny kein ernsthaftes Problem mit Gewalt; seine Mutter wies darauf hin, dass er nur ungefähr zweimal im Monat in einen Kampf verwickelt war, und diese immer von sehr vorhersagbaren Ereignissen ausgelöst wurden. Aus diesen Gründen hielt die Therapeutin das Nahziel für erreichbar. Sie erwartete zwar, dass Konny (wie die meisten Kinder) gelegentlich raufen würde, doch nicht – wie es das Nahziel definierte – als Reaktion auf unabsichtliche Berührung.

Beispiel
Neben den Kämpfen war Konnys Unaufmerksamkeit ein weiteres Problem in der Schule. Auf die Frage, was dies genau bedeute, meinten die Eltern, dass Konny seine Arbeit selten pünktlich fertig machte. Die Therapeutin fand, dass das Nahziel für den motorischen Bereich (Nahziel 2b) auch repräsentativ für die Verhaltensänderung war.

— **Nahziel 3b: s. Nahziel 2a.**

Zusammenfassung des Behandlungsplans

Die Therapeutin hatte gemeinsam mit den Eltern vier wichtige Ziele formuliert, die über die nächsten 6 Monate die Behandlung lenken würden. Obwohl dieser Prozess schwierig war und Zeit in Anspruch nahm, war er die Mühe wert gewesen. Die Therapeutin hatte ihre Denkweise erklären und die wünschenswertesten Ergebnisse der Behandlung herausarbeiten können. Die Eltern hielten den Prozess für hilfreich bei der Entscheidung, worauf man sich in den nächsten Monaten konzentrieren sollte. Vor dem Elterngespräch hatten sie sich jedes Mal schuldig gefühlt, wenn sie eine Interaktion nicht zu pädagogischen Zwecken nützten. Gleichzeitig empfanden sie aber, dass Konny auch Zeiten brauchte, wo er »eben Kind sein« konnte. Sie waren erleichtert, mit jemandem reden zu können, der Konny verstand und ihnen helfen konnte zu planen.

Die Zahl vier hat im Zusammenhang mit Therapiezielen keine magische Bedeutung, ist aber die Obergrenze für die Zahl von Nahzielen, die für einen überschaubaren Zeitraum (z. B. 6 Monate) angegeben werden sollten. Wenige, aber bedeutungsvolle Nahziele sind eine bessere Grundlage für einen zusammenhängenden Therapieplan als viele, die einem Entwicklungsverlauf im Detail folgen.

Zwei Punkte, die die Nahziele betreffen, können nicht deutlich genug hervorgehoben werden:

> **Wichtig**
> - Nahziele sind ganz individuell für jeden Klienten!
> - Wenn sie für ihn keine Bedeutung haben, sind sie sinnlos.

Der Behandlungsverlauf orientiert sich an den Nahzielen. Die Katze aus »Alice im Wunderland« (Carroll

1923) illustrierte es deutlich: wenn man nicht weiß, wohin man geht, ist es nicht wichtig, wie man dorthin kommt. Wenn man nur lange genug geht, wird man sicher irgendwo hinkommen. Aber der Ort könnte nicht der erwünschte sein, und viel Zeit könnte vergeudet worden sein. Als Therapeutinnen interessieren wir uns für beides: **wohin** wir gehen und auch **wie** wir dorthin kommen. Wir sind daran interessiert, die Fähigkeiten des Klienten zu verbessern, damit er seine Rollen und Aufgaben im Alltag möglichst effektiv und effizient ausführen kann. Dazu ist es nötig, Pläne zu entwickeln, die Bedeutung haben, und ihnen zu folgen.

9.1.2 Versorgungsmodelle – die Entscheidung über die Art der Intervention

Beispiel
Nachdem die Nahziele formuliert waren, schlug die Therapeutin verschiedene Arten vor, auf die die Intervention durchgeführt werden konnte (z. B. Beratung, direkte Behandlung oder nur Kontrolltermine).

- »**Direkte Behandlung**« bedeutet, dass eine Therapeutin direkt mit dem Kind arbeitet, um seine Leistungen zu verbessern.
- »**Beratung**« oder »**Konsultation**« bedeutet, dass eine Therapeutin die Eltern oder die Lehrerin berät (▶ Kap. 13).
- Das Modell der »**Kontrolltermine**« kann man so erklären, dass eine Therapeutin den Eltern oder der Lehrerin einfache Therapiemaßnahmen beibringt, die diese eigenständig mit dem Kind durchführen.

Beispiel
In Konnys Fall waren die Ziele der Beratung, dass die Eltern und die Lehrerin Konnys Verhalten und Bedürfnisse besser verstehen und wirksamere Strategien für die Arbeit mit ihm entwickeln konnten.
Konny war in der glücklichen Lage, dass eine Ergotherapeutin in der Schule war. Die Therapeutin empfahl, dass die Schultherapeutin die Hauptrolle für die Beratung der Lehrerin und eine unterstützende Rolle für die Behandlung (d. h. für die Übertragung von neuen Fertigkeiten in den Schulalltag) übernehmen sollte. Die Kliniktherapeutin sollte in erster Linie die direkte Behandlung und in zweiter Linie die Beratung der Eltern und die Entwicklung und Kontrolle des Heimprogramms übernehmen. Zunächst musste sie mit der Schultherapeutin in Kontakt treten, um sicherzustellen, dass sich die Therapie in der Klinik und in der Schule ergänzen. Die Schultherapeutin setzte zusammen mit der Lehrerin zusätzlich noch spezielle pädagogische Therapieziele. In der Arbeit an den gemeinsamen Nahzielen übernehmen **die Schul- und die Kliniktherapeutin** jedoch **komplementäre Rollen**.
Die Besprechung über die speziellen pädagogischen Fördermaßnahmen für Konny war für die folgende Woche angesetzt, und die Eltern waren froh, dass sie vor dieser Besprechung Gelegenheit gehabt hatten, an der Zielsetzung mitzuarbeiten.

Die Vorschläge, die den Eltern gegeben wurden, sind in ◘ Tab. 9.1 zusammengefasst.

9.1.3 Entwicklung erster Behandlungsideen

Beispiel
Bei der Vorbereitung auf Konnys erste Therapiesitzung berücksichtigte die Ergotherapeutin drei Dinge:
1. Auswahl der Aktivitäten, d. h. die Art von Aktivitäten, die seinen Bedürfnissen am besten entsprechen,
2. die Klinikumgebung,
3. die Interaktionen, die sie mit Konny anstrebte.

In jedem Fall wollte die Therapeutin Konnys **Partizipation** (aktive Beteiligung) verbessern. In der realen Behandlungssituation sind diese drei Aspekte natürlich untrennbar miteinander verwoben. Doch in der Theorie ist jeder für sich wichtig genug, um gesondert betrachtet zu werden. Außerdem dient jeder einem etwas anderen Zweck. Im nachfolgenden Text wird kurz beschrieben, wie jeder dieser Aspekte in der Behandlung integriert wurde.

Auswahl der Aktivitäten

> **Wichtig**
>
> Um erste Ideen zu Therapieaktivitäten zu entwickeln, muss der **verstärkte sensorische Input** wie auch die erwünschte **anpassende Interaktion** berücksichtigt werden.

Beispiel
Konnys Therapeutin beabsichtigte, vier Hauptbereiche anzusprechen (◘ Tab. 9.1, Spalte »Methoden«). Es sind:
- Haltungsstabilität,
- BIS,
- visuomotorische Leistungen und
- sensorische Modulation.

Tab. 9.1. Die unterschiedlichen Beiträge der Ergotherapeutin in der Klinik und in der Schule zu Konnys Nahzielen

Ziele		Methoden	
Fernziel	Nahziel	Kliniktherapeutin[1]	Schultherapeutin[2]
K. wird stärker erfolgsorientiert, glaubt an die eigenen Fähigkeiten	K. spielt wenigstens einmal pro Woche von sich aus mit den Nachbarskindern.	Erarbeiten von Strategien mit Ks. Mutter, wie K. lernen kann, sich in einer Gruppe von Kindern zu integrieren; Arbeit mit Ks. Mutter, um Aktivitäten zu finden, die K. gemeinsam mit einem anderen Kind durchführen kann (Plan: einen Freund in die Therapie mitzubringen)	Arbeit mit Ks. Lehrerin um, Strategien zu entwickeln wie K., in eine Gruppe von Kindern hinein kommt; Arbeit mit der Lehrerin um Aktivitäten zu entwickeln, bei denen K. einen Partner hat; Arbeit mit K., um einzelne Fertigkeiten zu entwickeln, die er braucht, um mit anderen Kindern zu spielen
Ks. Grobmotorik wird sich verbessern	K. kann auf der Schaukel selbstständig Schwung holen.	Verbesserung der bilateralen Integration und der Fähigkeit, flüssige Bewegungsabfolgen mit den Armen und Beinen auszuführen; Arbeit am Schwungholen auf verschiedenen Schaukeln in der Klinik; Herausfinden von Ähnlichkeiten mit Spielplatzschaukeln	Ks. Lehrerin ermutigen, K. bei diesen Aktivitäten zu unterstützen
Ks. Handschrift wird sich verbessern	K. wird mindestens drei von vier Malen mit einer schriftlichen Schulübung in der vorgesehenen Zeit fertig.	Verbesserung der posturalen Stabilität, damit sich Ks. Sitzhaltung am Tisch verbessert; Verbesserung der bilateralen Integration und der Fähigkeit, flüssige Bewegungsabläufe auszuführen; Verbesserung der visuomotorischen Fähigkeiten, Verbesserung der sensorischen Modulation; Heimprogramm zur Erhöhung des Schreibtempos	Arbeit mit Ks. Lehrerin, um den Klassenraum so umzustrukturieren, dass Ks. Platz in einem ruhigeren Bereich liegt; Arbeit mit Ks. Lehrerin, um Aufgaben für K. zu adaptieren; Hilfsmittel und Adaptierungen bereithalten
Ks. Verhalten in der Schule wird sich verbessern	K. schlägt nicht auf Kinder, die ihn versehentlich anrempeln.	Verbesserung der sensorischen Modulation; K. und seinen Eltern in verständlichen Worten taktile Defensivität und sensorische Modulationsstörung erklären; mit K. über Strategien sprechen, die er anwenden kann, wenn er sich überwältigt fühlt; Arbeit mit Ks. Eltern, so dass sie ihn bei der Entwicklung effektiver Strategien unterstützen können	Aufklärung der Lehrerin über die Beziehung zwischen Ks. Verhalten, taktiler Defensivität und sensorischer Modulation; Arbeit mit Ks. Lehrerin, um den Klassenraum so umzustrukturieren, dass Ks. Platz in einem weniger frequentierten Bereich liegt; Arbeit mit Ks. Lehrerin, um Auswege zu finden, wenn Raufen ein Problem wird (z.B. beim Anstellen)

[1] Hauptaufgabe: direkte Behandlung; weitere Aufgabe: Familienberatung
[2] Hauptaufgabe: Lehrerberatung; weitere Aufgabe: direkte Behandlung

Je mehr die Therapieaktivitäten den formulierten Therapiezielen entsprechen, desto wirksamer und effizienter wird die Behandlung sein.

Der SI-Theorie zufolge wird **Defiziten in der posturalen Stabilität, der bilateralen Integration und des Sequenzierens** mit einem verstärkten vestibulären und propriozeptiven Reizangebot begegnet. Genauer gesagt, sollen Aktivitäten, die eine längerfristige Haltungskontrolle und den koordinierten Gebrauch beider Körperseiten erfordern, Gelegenheiten für linearen vestibulären und propriozeptiven Input bieten (▶ Kap. 12).

Zu **visuomotorischen Schwierigkeiten** können neben anderen Ursachen auch vestibulär-propriozeptive Verarbeitungsstörungen beitragen. (Dies lässt sich aus den detaillierten Befundergebnissen ableiten). In diesem Fall sollten auch visuomotorische Anforderungen als erwünschte Anpassungsreaktionen in die Behandlung eingebaut werden.

Es kann schwierig sein, **Modulationsstörungen** zu behandeln. Entsprechend der SI-Theorie wird taktile Defensivität durch verstärkten taktilen Tiefdruck vermindert. Der Tiefdruckreiz wird im Rahmen sinnvoller Aktivitäten geboten, die eine adaptive Interaktion erfordern. Dies kann mit Therapiegeräten erfolgen, die tiefen Druck liefern (wie die Hängematte), aber auch indem die Therapeutin den Körper des Kindes mit einem Massagehandschuh oder einer Bürste fest abreibt. Da Modulationsstörungen zu besonderen Schwierigkeiten im Alltag führen, bauen manche Therapeutinnen zusätzlich das Wilbarger-Protokoll (Wilbarger u. Wilbarger 1991, ▶ Kap. 14) ein, zu dem eine »sensorische Diät« und ein therapeutisches Stimulationsprogramm gehören.

Beispiel

Konnys Therapeutin plante ihre Intervention aufgrund ihrer Kenntnisse über Konny und ihrer Erfahrung mit anderen Klienten mit ähnlichen Problemen. Sie entwickelte eine Arbeitshypothese und plante Aktivitäten, die ihrer Hypothese entsprachen, und die sie durchführen wollte. Anhand der Beobachtungen, die sie von Konnys Verhalten machen konnte und anhand von Informationen seiner Eltern wollte sie beurteilen, ob ihre Strategie erfolgreich war. Sollten sich keine sichtbaren Veränderungen in Konnys Defensivität zeigen, müsste sie ihre Hypothese modifizieren. Aufgrund von Gesprächen mit den Eltern und Beobachtungen von Konnys generell abgelenktem Verhalten vermutete die Therapeutin, dass Konnys taktile und auditive Defensivität mit seiner allgemeinen Übererregbarkeit in Verbindung stand. Stimmte diese Annahme, so würde sich Konnys Erregungsniveau durch intensive vestibuläre, propriozeptive und Tiefdruckreize beeinflussen lassen. Sie wollte also Aktivitäten ausprobieren, die linearen vestibulären Input mit Propriozeption kombinieren, und beobachten, wie Konny reagieren würde. Da Konny leicht überstimuliert wurde, wollte sie die Aktivitäten so gestalten, dass sie ihn beruhigen und seine Aufmerksamkeit auf die sinnvollen und zielgerichteten Beschäftigungen lenken sollten. Sie zog also Aktivitäten in Erwägung, die:
- Widerstand gegen aktive Bewegung,
- verstärkten linearen vestibulären Input,
- Propriozeption und
- taktilen Tiefdruck

enthalten.

Die Klinikumgebung

Beispiel

Nachdem sich die Therapeutin über die Grundzüge der Therapieaktivitäten klar geworden war, wandte sie sich der Klinikumgebung zu. Sie wusste, dass Konny leicht überstimuliert wurde, und dass er nur schwer seine Aufmerksamkeit aufrecht halten konnte. Sie wusste auch, dass Konny äußerst neugierig war. Wenn viele Geräte sichtbar wären, könnte es passieren, dass er von einem Gerät zum anderen laufen würde. Deshalb beschloss sie, möglichst viele Geräte wegzuräumen. Als Nahziel wurde formuliert, dass Konnys Familie und seine Lehrerin eine weniger ablenkende Umgebung schaffen sollten. Für die lineare Beschleunigung wollte sie einige Schaukeln an Zweipunktaufhängungen verfügbar haben. In Konnys erster Therapiestunde hielt sie den Glider, die Rollenschaukel, die Hängematte und das Trapez bereit
Da die Therapeutin erwartete, dass sie beruhigende Aktivitäten einsetzen musste, stellte sie sicher, dass der Therapieraum Möglichkeiten bot, reizarme abgeschlossene Räume. Beispielsweise vergewisserte sie sich, dass die Tonne zur Verfügung stand. Sie überlegte Aktivitäten für die »kleinen Räume«, bei denen an der Feinmotorik gearbeitet werden könnte (z. B. Seifenblasen blasen, mit der Magnetangel Fische fangen oder mit einer großen Pinzette »Wanzen« einsammeln).

Überlegungen zu den angestrebten Interaktionen

Beispiel

Da die Therapeutin über die Bedeutung von Interaktionen wusste, überlegte sie sich ein Repertoire an Strategien, auf die sie in der Therapie rasch zurückgreifen konnte. Zunächst überlegte sie, dass es Konny ein Gefühl der Kontrolle vermitteln würde, wenn er selbst zwischen mehreren Wahlmöglichkeiten entscheiden könnte. Sie wollte ihm die Gelegenheit geben, zwischen Aktivitäten zu wählen, die gerade die richtige Herausforderung boten, aber nicht überstimulierend wären. Ihre Entscheidung, welche Schaukeln im Raum bleiben sollten, war bereits ein erster Schritt dazu. Nun überlegte sie, wie Konny eine Wahl treffen konnte und zugleich das Niveau der Anforderung kontrollierbar bliebe. So konnte sie die Wahl der Schaukel Konny überlassen, aber selbst die Aktivität bestimmen. Ebenso konnte sie Konny die Auswahl eines Balles überlassen und selbst einen Schläger aussuchen, mit dem er eine Chance haben würde, den Ball zu treffen (z. B. einen Schläger mit größerer Schlägerfläche).

Die Therapeutin überlegte auch Möglichkeiten, wie sie mit Konny das Gespräch über seine sensorisch-integrative Funktionsstörung beginnen könnte, damit er seine Schwierigkeiten verstehen und Strategien entwickeln könnte, um die Konsequenzen im Alltag zu reduzieren. Sie plante, das Thema zu einem Zeitpunkt anzusprechen, wo es zur Situation passte und nicht aus dem Zusammenhang gerissen wäre. Es müsste in einer Situation geschehen, die beruhigend für Konny war. Wenn er organisiert war, konnten sie Pläne entwickeln, die er dann bei Bedarf einsetzen konnte, wenn er sich überwältigt fühlte. So wollte sie ihm raten, sich an einen ruhigen Ort zurückzuziehen, wenn zu viel auf einmal los war. Der Therapeutin war bewusst, dass einige Gespräche nötig sein würden, bevor Konny diese Informationen tatsächlich umsetzen konnte. Außerdem würde es nötig sein, die Strategien von seinen Eltern (und vielleicht der Lehrerin) überprüfen zu lassen. Bei Gelegenheit wollte sie mit Konny auch über seine motorischen Koordinationsschwierigkeiten sprechen.

Der Therapeutin war bewusst, dass es schwierig sein könnte, einen 6-jährigen Jungen in ernsthafte Gespräche über sensorisch-integrative Funktionsstörungen zu verwickeln. Aber sie war davon überzeugt, dass es ein wichtiger Teil der Behandlung war, dem Kind verstehen zu helfen, warum es manche Dinge nicht tun konnte, und dass es deshalb weder »böse« noch »dumm« war (Wörter, die Konny häufig für sich selbst verwendete). Außerdem hielt sie es für wichtig, dass Konny Strategien für den Umgang mit seinen Schwierigkeiten entwickelte. Sie wusste, dass auch die Eltern planten, mit Konny derartige Gespräche zu führen. Sie beabsichtigte, sich regelmäßig mit ihnen auszutauschen, damit ihre Bemühungen aufeinander abgestimmt waren.

9.1.4 Die Therapie

Mit diesen Überlegungen waren alle Vorbereitungen der Therapeutin getroffen. Im Folgenden werden einige »Schnappschüsse« aus den ersten 3 Monaten der Behandlung beschrieben. Damit soll illustriert werden, wie der Therapieplan umgesetzt wurde, und wie die Therapeutin mit Schwierigkeiten umging, die auftauchten. Des Weiteren soll gezeigt werden, wie die Therapeutin ihr Tun unmittelbar während der Therapie als auch im Nachhinein reflektierte (»Reflexion in Aktion« und »Reflexion nach der Aktion«).

Die erste Behandlungssitzung

Beispiel
In der ersten Stunde machte die Therapeutin mit Konny einen Rundgang durch die Klinik, wobei sie auf verschiedene Dinge hinwies, von denen sie dachte, dass sie ihn interessieren könnten. Sie hatte die Hängematte an einem Punkt aufgehängt. Nach dem Rundgang regte sie Konny an, in der Hängematte zu »fliegen« (Abb. 9.1). Dabei hatte sie Verschiedenes im Sinn:
Da sie annahm, dass Konny wie viele Jungen in seinem Alter ganz versessen auf Superhelden war, wollte sie ihm die Möglichkeit geben, als »Superman« zu »fliegen«.
Mit der Hängematte konnte sie Konny vestibulären und propriozeptiven Input bieten, wobei ihm zugleich die Streckung gegen die Schwerkraft abverlangt wurde. Außerdem bot die Hängematte viele Möglichkeiten, um Anforderungen an die Visuomotorik, die bilaterale Koordination und die Vorausplanung von Bewegungsabläufen (projizierte Aktionssequenzen) einzubauen.
Konny war aufgeregt, als er die Hängematte ausprobieren durfte. Die Therapeutin sah bereits vorher, dass Konny Schwierigkeiten mit dem Einsteigen in die Hängematte haben würde. Ab dem ersten Zeichen von Misserfolg leitete sie ihn daher an, wie er in die Hängematte einsteigen sollte. Tatsächlich endete Konnys erster Versuch damit, dass die ganze Hängematte unter seinem Bauch eingerollt war. Die Therapeutin griff sofort ein und sagte: »Ich habe vergessen, dir zu sagen, wie schwierig es ist einzusteigen, aber ich kenne einen Trick. Willst Du ihn lernen?« Konny nickte und die Therapeutin half ihm in eine aufrechte Position. Sie hieß ihn die Vorderkante der Hängematte festzuhalten und den Stoff »auszudehnen«. Dann forderte sie ihn auf, sich zunächst mit einem Knie in die aufgespannte Hängematte zu knien und sich dann nach vorne zu legen.
Beim zweiten Versuch hatte Konny Erfolg. Er begann sofort, sich mit den Händen anzutauchen. Die Therapeutin ermutigte ihn, möglichst hoch zu schaukeln. Konny rief: »Ich fliege wie Superman!« Er schien sich sehr über seine Leistung zu freuen und rief seine Mutter (die ihn hinter einem Einwegspiegel beobachtete) in den Raum, damit sie ihm zuschauen konnte.
Der Therapeutin fiel jedoch auf, dass Konny beim Abstoßen mit den Händen immer den ganzen Körper beugte. Da sie die Streckung fazilitieren wollte, musste sie die

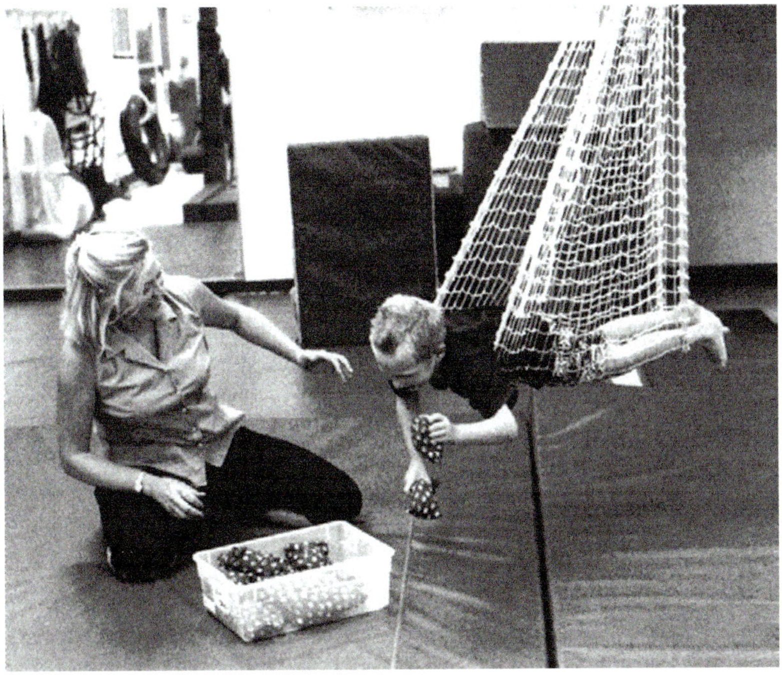

9.1 Fallbeispiel Konny

Abb. 9.1. Viele Kinder lieben es, in Bauchlage in der Hängematte zu schaukeln (Foto von Shay McAtee)

Aktivität adaptieren: Sie nahm einen Holzstab, hielt ihn mit gestreckten Armen hoch und nahm Konnys Spielidee auf. »Hey, Superman!« rief sie, »schnapp dir diesen Ast und schau in dieses Fenster! Ich glaube, da ist jemand, der deine Hilfe braucht!« Konny langte nach oben und ergriff den Stab. »Halt dich fest« rief die Therapeutin. »Zieh dich näher her!« Als Konny begann, seine Arme zu beugen, beobachtete sie ihn genau, um sich zu vergewissern, dass sein Körper und sein Kopf in Extension blieben. Beim ersten Zeichen von Nacken-, Hüft- oder Knieflexion senkte sie den Stab etwas ab, um den Bewegungswiderstand zu reduzieren. »Was siehst du?« fragte sie Konny. Es antwortete: »Es gibt eine ganze Gruppe böser Typen dort!« Die Therapeutin schlug vor, dass er vielleicht besser losfliegen sollte, um Hilfe zu holen. Konny ließ den Stab los und schwang mehrmals vor und zurück. Dabei rief er laut nach Batman und Superwoman. Inzwischen hatte die Therapeutin ein großes Kissen unter Konny gezogen und einige Bohnensäckchen darauf verteilt. Sie hoffte, dass Konny sie im Vorbeifliegen erreichen konnte, ohne in ein Flexionsmuster auszuweichen. Nach einigen weiteren kurzen »Blicken durch das Fenster« lenkte die Therapeutin Konnys Aufmerksamkeit auf die speziellen »Bomben«, die die Superhelden nach den bösen Typen werfen wollten. »Tun wir als ob dieser Clown dort einer der bösen Typen ist! Ich treffe ihn mit meiner Spezialbombe!« rief Konny. Im Verlauf des Spiels beobachtete die Therapeutin ständig Konnys Reaktionen und veränderte die Anforderungen kontinuierlich. Die Aktivität war zu Ende, nachdem Konny sich mit beiden Händen abgestoßen, ein oder zwei Bohnensäckchen geschnappt, und auf den aufblasbaren Clown geworfen hatte. Die Therapeutin war von der Genauigkeit seines Wurfs und von seiner Streckung beeindruckt. Sie jubelte, als er den Clown umgeschossen hatte. Sie erklärte Konny, dass dieses Spiel ihm helfen würde, stärkere Muskeln zu bekommen, und dass das Werfen mit Bohnensäckchen eine gute Übung für das Ballspielen ist.

Als Konny müde wurde, wurden seine Würfe ungenau und er verfiel wieder in das Beugemuster. Er klagte darüber, dass sein Nacken schmerzte und er lieber sitzen wollte. Die Therapeutin half ihm aus der Hängematte. Es war sowieso Zeit für das Ende der Therapiestunde. Während Konny seine Schuhe und Socken anzog, wechselte die Therapeutin ein paar Worte mit seiner Mutter. Konny war sehr aufgeregt, als er seiner Mutter alles beschreiben wollte, was er getan hatte.

Eine Woche später

Beispiel
Nachdem die erste Sitzung mit Konny so erfolgreich verlaufen war, freute sich die Therapeutin schon darauf, dieselbe Aktivität in der zweiten Sitzung zu wiederholen. Als Konny allerdings den Therapieraum betrat, kündigte er sofort an, dass er sich diesmal nicht hinlegen wollte. Er werde nur im Sitzen schaukeln, weil ihm letztes Mal der Nacken wehgetan hatte. Seine Mutter bestätigte, dass

Konny 2 Tage über schmerzende Nackenmuskeln geklagt hatte. Jedoch erzählte sie auch, dass sie Konny erklärt hätte, dass seine Muskeln nur deshalb schmerzten, weil sie stärker würden.

Nun war Flexibilität von der Therapeutin gefordert. Wahrscheinlich hatte sie in der ersten Sitzung zu viel von Konny gefordert. Sie hätte ihn nicht so lange in der Streckstellung arbeiten lassen sollen. Andererseits war sie überzeugt, dass er an der Streckstellung arbeiten musste, da in dieser Position die Aufrichtung gegen die Schwerkraft am besten gefördert wird. Sie beabsichtigte zwar, diesmal mit Aktivitäten zu beginnen, die er im Sitzen ausführen konnte, befürchtete aber, dass es schwierig würde, ihn wieder zur Streckstellung zu bringen.

Da die Therapeutin wusste, dass die Kinder oft selbst bemerken, dass die Bauchlage die günstigere Position für das Werfen ist, beschloss sie, Konnys Vorschlag zuzustimmen. Gemeinsam bereiteten sie alles fast genau so vor wie in der Vorwoche. Konny saß in der Hängematte und tauchte mit den Füßen an. Er stellte bald fest, dass es schwierig war, die Bohnensäckchen zu erreichen, und dass er nur ungenau werfen konnte. Nach einigen Minuten stellte Konny fest, dass es besser funktionieren würde, wenn er sich hinlegte. Die Therapeutin stimmte zu. Konny stieg aus dem Netz aus und konnte sich mit Hilfe des »Tricks«, den er das letzte Mal gelernt hatte, fast allein ausgestreckt hinlegen. Er wirkte mit seiner Leistung zufrieden und beschäftigte sich sogleich damit, die »bösen Typen zu bombardieren«.

Die Therapeutin hätte darauf bestehen können, dass Konny die Aktivität in Bauchlage ausführen musste. Sie hätte ihm erklären können, dass es im Sitzen nicht so gut funktionieren würde. Sie hätte ihm auch helfen können, eine Aktivität zu finden, die sich im Sitzen machen lässt. Allerdings war es ihr wichtiger gewesen, Konny seine aktive Rolle zu bewusst zu machen. Sie wollte ihm die Gelegenheit geben zu erfahren, dass er eine Situation verbessern konnte. Aufgrund ihrer Erfahrung rechnete sie damit, dass Konny von selbst bemerken würde, dass die Bauchlage besser für sein Vorhaben geeignet war.

Während sich Konny eifrig beschäftigte, beobachtete die Therapeutin sein Timing und seine Reaktionen direkt. Nach etwa 10 Minuten und noch lange bevor Konny erschöpft wirkte, schlug sie vor, dass er die Aktion von einer anderen Schaukel aus fortführen solle. Diesmal half sie ihm, eine Aktivität zu entwickeln, die er gut bewältigen konnte: auf dem Glider zu sitzen und zu werfen.

Bei der Reflexion der Stunden mit Konny war die Therapeutin über einige Dinge überrascht und erfreut: Konny hatte sich bemerkenswert gut konzentriert. Sie wusste nun, dass Konny durchaus in der Lage war, mit Unterstützung durch einen Erwachsenen bei Aktivitäten zu bleiben, die er motivierend fand. Durch die Gestaltung des Therapieraumes hatte sie die Ablenkungen auf ein Minimum reduziert. Obwohl sie erfreut war, war der Therapeutin bewusst, dass Konny in Situationen, die er schwieriger fand, in denen er weniger Aufmerksamkeit von einem Erwachsenen bekam oder die mehr Ablenkung boten, immer noch nicht aufmerksam war. Jedenfalls hatte dies Auswirkungen darauf, wie sie die Umgebung für Konny strukturieren wollte. Sie hoffte, brauchbare Aktivitäten entwickeln zu können, die für die Bauchlage geeignet und zugleich sehr motivierend für Konny waren. Nach einigen Stunden sollte es Konny leichter fallen, die Extension zu halten, sodass er diese Position weniger ablehnen würde. Wenn sie ihn noch einmal verschreckte, würde er wahrscheinlich für lange Zeit Aktivitäten in Bauchlage verweigern.

Sechs Wochen später

Beispiel

Nach 6 Wochen war Konny erwartungsgemäß vertrauter mit den Aktivitäten geworden, und er versuchte, Aktivitäten in Bauchlage zu vermeiden. Die Therapeutin hatte etwas mit ihm verhandelt, aber Konny bevorzugte Aktivitäten, bei denen er auf der Schaukel sitzen konnte. Die Therapeutin hatte die Aktivität so gestaltet, dass sie am Timing der Bewegung und an der Flexion im Nacken und Rumpf arbeitete. Sie hoffte auch, dass Konny diese Aktivität so übertragen konnte, dass er zukünftig auf der Schaukel selbst Schwung holen konnte.

Konny stand auf einem Mattenberg, die Hängematte um seinen Körper gewickelt. Er hielt sich mit beiden Händen fest. Die Therapeutin stand in einiger Entfernung von ihm (sodass sie nicht getroffen würde, wenn er schaukelte). Sie hielt einen großen Hula-Reifen in den ausgestreckten Händen. Auf ihre Anweisung sprang Konny vom Mattenberg und streckte die Beine nach vorn. Das Ziel war, sich mit den Knien in den Reifen einzuhängen. Einen Bruchteil einer Sekunde bevor Konny die Knie beugen sollte rief die Therapeutin: »Jetzt!« Nachdem sich Konny erfolgreich eingehakt hatte, zog die Therapeutin ihn in die Höhe und beobachtete, wie weit sie gehen konnte, ohne dass er die Kontrolle über Kopf und Nacken verlor. Nachdem sie die bestmögliche Position erreicht hatte, rückelte die Therapeutin den Reifen hin und her und vor und zurück und begleitete dies mit »brüllendem« Lärm.

»Hau ab! Hau ab!« rief sie immer wieder. »Du wirst mich nie gefangen nehmen, du altes Monster!« Konny, der voll bei der Sache war, antwortete nach einigen Sekunden: »Ok, eine Chance hast du noch. Aber wenn du irgendetwas Böses tust, komme ich zurück und fange dich!« Sobald Konny zurück auf seinem Mattenberg war, tat die

Therapeutin etwas, damit Konny sie wieder »angriff« und das Spiel weiter ging.
Nach einiger Zeit stellte die Therapeutin die Anweisungen (wann Konny die Beine beugen sollte) ein, weil er die Hilfe nicht mehr brauchte. Er setzte die Aktivität erfolgreich fort. Die Therapeutin fand sogar, dass er es so gut machte, dass er ohne Probleme auf der Schaukel Schwung holen könnte. Also täuschte sie vor, müde zu sein und sagte: »Ich brauche eine Pause! Hol doch kurz selbst Schwung!« Er fuhr fort, sich von den Matten abzustoßen und stoppte nach jedem Schwung ab. Die Therapeutin beobachtete ihn eine Weile und forderte ihn dann auf, nicht so häufig abzubremsen. »Stell dir vor, ich würde noch immer mit dem Reifen dort vorne stehen! Wenn deine Schwester Schwung holt, sieht es so aus, als würde sie sich zurücklehnen und ihre Beine ausstrecken, um einen Reifen einzufangen. Nachdem sie ihn »erwischt« hat, tut sie, als ob sie ihn mit sich zurück zieht. Dann streckt sie sich gleich nach einem neuen Reifen aus und immer so fort.« Konny dachte eine Weile nach. Dann versuchte er es einmal: Er lehnte den Oberkörper zurück, aber er beugte die Knie zu schnell. Weil es nicht funktioniert hatte, stoppte er sich wieder auf dem Mattenberg ab. »Versuch es noch einmal!« drängte die Therapeutin »Aber warte auf mein Kommando, bevor du die Beine beugst!«
Konny sprang von den Matten und die Therapeutin gab das Kommando unmittelbar vor dem Wendepunkt des Schwunges. Zuerst hatte Konny Schwierigkeiten, seine Bein- und Körperbewegungen zu koordinieren, aber allmählich konnte er die Flexion und Extension seines Körpers auf die Flexion und Extension seiner Beine abstimmen. Es wirkte noch sehr angestrengt und die Schwünge waren abgehackt, aber sein Timing wurde besser. »Ich möchte es ohne Kommando probieren!« sagte Konny. Und tatsächlich war er in der Lage, selbst Schwung zu holen, allerdings ein wenig ungeschickt. Er übte einige Minuten, bis es Zeit war, die Sitzung zu beenden.
Die Mutter strahlte, als Konny den Beobachtungsraum betrat. »Wir müssen uns beeilen nach Hause zu kommen, damit du weiter üben kannst, bevor es dunkel wird! Dein Vater wird sich sehr freuen, wenn er sieht, was Du gelernt hast!« sagte sie zu Konny.
Zwei Tage später rief die Mutter die Therapeutin an um ihr mitzuteilen, dass Konny sein erstes Nahziel erreicht hatte. »Er ist so begeistert!« sagte sie. »Er verbringt jede Minute auf der Schaukel und übt. Seine Lehrerin hat in das Mitteilungsheft geschrieben, dass er zum ersten Mal die Schaukel in der Schule benützt hat. Das ist die erste positive Nachricht seit einem Jahr!«
Auch die Therapeutin war hoch erfreut. Sie sprach kurz mit der Mutter und entschied, dass sie Konnys Therapiestunden in der nächsten Woche auf die Arbeit mit ihm und ein Gespräch mit der Mutter aufteilen würde, in dem sie ein Heimprogramm entwickeln würden, um Konnys Schreibproblem anzugehen.

Anmerkungen zur Behandlung

Je ähnlicher Therapieaktivitäten den Anforderungen eines bestimmten Zielverhaltens sind, desto wirksamer sind sie. Da es ein Nahziel von Konny war, auf der Schaukel Schwung zu holen, wären Aktivitäten, die ganz allgemein die Flexion und die bilaterale Koordination fördern, zu unspezifisch. Es waren Aktivitäten nötig, die den tatsächlichen Prozess des Schwungholens auf einer Spielplatzschaukel nachahmen.

Beispiel

Für ein Kind, dessen Nahziel es ist, Stufen schnell und wechselseitig hinauf und hinunter zu gehen, könnten wie bei Konny Therapieaktivitäten angeboten werden, die die BIS-Fähigkeiten verbessern. Jedoch sollten die Aktivitäten für diesen Klienten bilaterale Bewegung und projizierte Bewegungsabläufe speziell für die Füße beinhalten (z. B. in der Hängematte sitzen und sich mit den Füßen von einer Wand abdrücken). Schließlich sollte ein Teil der Aktivitäten in einer vertikalen Position erfolgen und das Treppensteigen nachahmen. (In ▶ Kap. 1 ist ein Beispiel für ein Kind mit ähnlichen Nahzielen beschrieben).

Entwickeln eines Heimprogramms

Beispiel

Als sich die Therapeutin mit der Mutter zusammensetzte, erwähnte diese, dass sie bereits Fortschritte in Konnys Handschrift zu sehen glaubte: Im letzten Monat hatte Konny nur eine einzige Eintragung bekommen, weil er seine Arbeit nicht rechtzeitig fertig gebracht hatte. Trotzdem wünschte sich die Mutter ein Heimprogramm, das speziell auf das Schreiben ausgerichtet war.
Die Therapeutin erklärte, dass die Schultherapeutin mit der Lehrerin daran arbeitete, Konnys Aufgaben so anzupassen, dass er weniger schriftliche Arbeiten hatte. Sie hatte Konny eine Griffverdickung gegeben und seine Tischplatte schräg gestellt, um damit seine Haltung zu verbessern. Die Lehrerin hatte infolge der Beratung auch beschlossen, Konny in eine hintere Reihe zu setzen, wo kaum Kinder vorbei gingen. Die Änderungen brachten sichtbare Erfolge, doch hielten alle Beteiligten ein Heimprogramm für wünschenswert.
Die Therapeutin erinnerte die Mutter daran, dass Konnys Ziel war, seine Schularbeiten schneller zu schreiben und pünktlich abzugeben. Deshalb würde sich das Heimprogramm auch eher auf die Geschwindigkeit als auf das Formen der Buchstaben konzentrieren. Sie sagte der Mutter auch, dass ein Heimprogramm nicht nur »Übung« sein sollte, die sie im ohnehin schon vollen Terminkalen-

der unterbringen musste. Die Mutter war einverstanden. Mit drei weiteren aktiven Kindern hatte sie keine Zeit nachzuprüfen, ob Konny sein Heimprogramm tatsächlich machte. Die Therapeutin erklärte weiters, dass alles daran gesetzt werden sollte, positive Interaktionen (Erlebnisse) für Konny zu schaffen, anstatt Situationen herbeizuführen, in denen er für seine Leistung getadelt werden könnte.

Die Therapeutin wollte, dass Konny schrieb, ohne sich darum zu kümmern, ob die Buchstaben perfekt sind. Ihre Idee war, dass Konny einfache Phrasen rasch auf Tragetaschen aus Packpapier schreiben sollte, während er fernsah (Benbow 1982). Die Mutter war sicher, dass dieser Vorschlag Konny gefallen würde. Die Kinder der Familie durften nur wenig fernsehen und protestierten oft gegen diese Regel. Wenn Konnys Heimprogramm bedeutete, jeden Abend eine halbe Stunde fernsehen zu dürfen, wären die Kinder sicherlich hoch erfreut.

Die Therapeutin hatte von der Schultherapeutin eine Liste der Buchstaben erhalten, die Konny schon kennen sollte, und eine Liste mit jenen Buchstaben, an denen gerade gearbeitet wurde. Die Mutter und die Therapeutin erfanden zusammen alberne Phrasen wie »die Ente, die bellt« oder »die Katze, die fliegt«. Konny sollte jeden Abend eine dieser Phrasen auswählen und sie während der Fernsehzeit so oft wie möglich aufschreiben. Die Therapeutin bat die Mutter, Konny daran zu erinnern, dass er »nur schreiben« sollte, und nicht darauf zu achten, ob jeder Buchstabe schon geschrieben war. Er sollte nur am Beginn einer neuen Zeile auf sein Papier sehen. Es war egal, ob er Fehler machte; er sollte einfach fortfahren.

Konny fand die Idee großartig. Er wollte am liebsten noch am selben Abend beginnen. Er versprach, seine »Taschen« jede Woche in die Therapie mitzubringen, um sie herzuzeigen.

Die Therapeutin hatte bemerkt, dass Konny das Problem hatte, pojizierte Aktionssequenzen zu planen und auszuführen. Da er die Sätzchen auf die Papiertüte auswendig schreiben und nicht abschreiben sollte, erforderte diese Aktivität auch die Fähigkeit, im Voraus zu planen und ohne Rückmeldung zu schreiben. Die Therapeutin rechnete damit, dass Konny durch die Übung die Schreibbewegungen für die einzelnen Buchstaben automatisieren würde und sich sein Schreibtempo dadurch verbessern würde. Außerdem glaubte sie, dass durch den Spaß, den das Heimprogramm Konny machen würde, die Leichtigkeit gesteigert würde, mit der er schrieb. Dass alle Kinder der Familie über die »Erfordernisse« von Konnys Behandlung erfreut waren, war ein zusätzlicher Pluspunkt.

Die Mutter und die Therapeutin hielten das Heimprogramm für einen wichtigen Teil der ergotherapeutischen Intervention. So war es keine Frage, dass sie Zeit von Konnys Behandlungsstunden dafür nützen wollten, weitere Ideen zu entwickeln. Etwa einen Monat später begannen sie Strategien zu entwickeln, um Konny zu helfen, sich in die Gruppe zu integrieren. Konny sollte auch einen Freund in eine Therapiestunde mitbringen.

Obwohl das Heimprogramm, das die Therapeutin für Konny erarbeitet hatte, von ihren Kenntnissen über die SI-Theorie beeinflusst war, kann es nicht als sensorisch-integratives Verfahren bezeichnet werden. Die Therapeutin setzte hier eher auf einen Ansatz des **Fertigkeitstrainings**. Insofern profitierte sie davon, mehrere theoretische Bezugsrahmen zu kennen, wodurch sie die wirksamste Behandlung für Konny zusammenstellen konnte. (Dieser »**integrierte Behandlungsansatz**« ist ausführlich in ▶ Kap. 15 dargestellt).

4 Monate später

Beispiel

Der letzte »Schnappschuss« von Konny entstand etwa 4 Monate nach Behandlungsbeginn. Konny hatte tatsächlich einen neuen Freund gefunden. Es war ein Klassenkamerad, der ihn in letzter Zeit oft besucht hatte. Konny hatte seinen Freund gefragt, ob er nicht einmal mitkommen wolle in seine »**spezielle Turnstunde**«. Beim ersten gemeinsamen Besuch in der Therapie waren beide Jungen sehr aufgeregt. Konny machte eine Führung für seinen Freund, wobei er ihm alle Schaukeln vorstellt. Die Therapeutin fragte Konny, was sie als Erstes tun wollten. Konny antwortete, dass sie in Hängematten »fliegen« wollten. »Es ist wirklich cool! Es wird dir gefallen!« sagte er zu seinem Freund. »Es ist so, wie wenn du Superman wärst!«

Die Therapeutin hängte zwei Hängematten an Einpunktaufhängungen in ca. 1,5 Meter Abstand voneinander auf. Sie fragte Konny, ob er »Hockey« spielen wollte und Konny stimmte zu.

Das Spiel bestand darin, dass beide Jungen in Bauchlage in ihren Hängematten schwangen und jeder mit einem langen Stab, den er an beiden Enden festhielt, versuchte, einen großen Ball zu treffen und damit den Stapel aus Kartonbausteinen umzustoßen, der ein Stück hinter dem Gegner aufgebaut war.

Konny hatte dieses Spiel schon früher mit seiner Therapeutin gespielt. Es sollte ihm im Rahmen einer anspruchsvollen bilateralen Aktion verstärkten vestibulären und propriozeptiven Input bieten. Konny war ziemlich gut bei diesem Spiel. Er übernahm eine führende Rolle, indem er seinen Freund die Regeln erklärte und ihm zeigte, wie er den Ball am besten treffen konnte. Die Jungen waren eine Weile lang sehr engagiert bei der Sache. Doch Konny wurde durch die Wettkampfsituation zunehmend aufgeregter. Dadurch passierte es, dass er seinen Freund mit dem Stab traf, als er ihn in der Luft herumschwenkte. Der Junge war sehr erschrocken und brüllte: »Hey, das ist zu heftig! Wir spielen doch nur!«

Da griff die Therapeutin ein. Sie bedeutete den Jungen, aus den Hängematten zu steigen. Dann sollten sie in eine Kiste mit getrockneten Linsen klettern. Währenddessen schaltete sie die Zimmerbeleuchtung aus und bereitete für jeden Jungen eine Taschenlampe vor. Konny war immer noch übererregt und begann sofort, die Linsen zu werfen. Bevor sich ein ausgewachsener Linsenkampf entwickeln konnte, griff die Therapeutin wieder ein. »Konny, leg dich hin und wir werden dich bis zum Kopf eingraben!« schlug sie vor. Sie wusste aus den vorhergehenden Stunden, dass diese Aktivität beruhigend auf Konny wirkte. Sie begannen Becher voller Linsen über Konny zu kippen. Wenn Konny sich zu viel bewegte, sodass Körperteile wieder auftauchten, ermahnte ihn sein Freund stillzuhalten. Nachdem Konny eingegraben war, schlug die Therapeutin vor, dass sich Konnys Freund neben ihn legen sollte. Dann begrub sie auch ihn unter den Linsen. Sie sprach in gedämpften Ton mit den Jungen und Konny beruhigte sich sichtlich. Dann gab sie den Jungen die Taschenlampen und sie spielten für eine Weile »Spion«. Der Therapeutin fiel auf, dass Konny die Nähe zu seinem Freund in der Linsenkiste ertrug. Seine taktile Defensivität war ein wenig reduziert. Konnys Mutter hatte dies auch beobachtet. Sie hatte der Therapeutin erzählt, dass Konny in der Schule kaum mehr raufte.

Nun nützte die Therapeutin die Gelegenheit, um mit Konny die Entwicklung von Strategien zu besprechen, die er verwendenden konnte, wenn er außer Kontrolle geriet. Sie leitete das Gespräch damit ein, dass sie die Jungen fragte, wie es sich anfühlte, unter all den Linsen vergraben zu sein. Konnys Freund meinte, dass er sich entspannt fühle, ähnlich wie in einem Vollbad. Die Therapeutin leitete das Gespräch so geschickt, dass beide Jungen etwas beitragen konnten. So konnte Konny sehen, dass sich auch sein Freund manchmal überwältigt fühlte, wenn »zu viel um ihn herum los war«. Da ihr auffiel, wie sehr Konny diese Tatsache faszinierte, fragte sie genauer nach: »Was tust du, wenn du dich so fühlst?« Der Junge antwortete, dass er manchmal in sein Zimmer ging, um alleine zu sein, und manchmal einfach den Kopf auf den Tisch legte. Konny leistete in diesem Teil des Gesprächs keinen aktiven Beitrag, hörte aber aufmerksam zu.

Nach einer Weile schaltete die Therapeutin das Licht wieder ein und versteckte einige »Plastikwanzen« in den Linsen. Als Abschluss der Stunde suchten die Jungen eifrig nach ihnen und pickten sie mit einer großen Plastikpinzette aus den Linsen. Die Therapeutin hatte die Wanzen bewusst so verteilt, dass sie näher bei Konny waren. Am Ende der Stunde hatten beide Jungen etwa gleich viele Wanzen gefunden. Sie stiegen aus der Kiste und waren bereit, nach Hause zu gehen. Sie unterhielten sich darüber, was sie das nächste Mal zusammen tun würden, wenn Konny seinen Freund wieder mitbringen durfte, was für 3 Wochen später geplant war.

9.2 Zusammenfassung und Fazit

Fazit

- Dieses Kapitel zeigt, wie eine erfahrene Therapeutin die Informationen, die sie in der Befunderhebung gesammelt hat, mit ihrem Wissen über die SI-Theorie verbindet, um einen wirksamen Therapieplan zu entwickeln und umzusetzen. Es wurde betont, wie wichtig es dabei ist, mit dem Klienten selbst und mit seiner Familie **zusammen zu arbeiten**, wenn es um die Formulierung von Therapiezielen geht. Die »**Reflexion in Aktion**« (Schon 1983, 1987) wurde beschrieben und aufgezeigt, wie die Therapeutin ihre Strategien entsprechend dem Therapieverlauf veränderte.
- Der Schwerpunkt des Kapitels lag auf den Überlegungen der Therapeutin in der Sensorischen Integrationstherapie und auf ihren unterschiedlichen Rollen. Die Rolle der Schultherapeutin und die beratende und beobachtende Rolle der Kliniktherapeutin wurden kurz beschrieben. Das beratende Modell und die Rolle der Ergotherapeutin in der Schule sind in ▶ Kap. 13 ausführlicher beschrieben.
- Die direkte Behandlung durch eine fachkundige Therapeutin ist ein kraftvolles Werkzeug für die Therapie von Personen mit sensorisch-integrativen Funktionsstörungen. Es ist einer unter vielen Zugängen, mit dem die Schwierigkeiten dieser Personen im Alltag angesprochen werden. Eine SI-Therapie allein reicht oft nicht aus, um diese Schwierigkeiten zu beseitigen. Am wirkungsvollsten ist sicherlich die Zusammenarbeit eines Teams, in die jedes Mitglied Fähigkeiten und Kenntnisse einbringt, um wichtige und realistische Ziele zu definieren und einen **integrierten Behandlungsansatz** durchzuführen.

9.3 Literatur

Ayres, A. J. (1989). Sensory Integration and Praxis Tests. Los Angeles: Western Psychological Services

Benbow, M. (March 1982). Problems with handwriting. Paper presented at Eunice Kennedy Shriver Center, Waltham, MA

Bundy, A. C. (1995). Assessment and intervention in school-based practice: Answering questions and minimizing discrepancies. Physical and Occupational Therapy in Pediatrics, 15, 69–88

Carroll, L. (1923). Alice in Wonderland and Through the Looking Glass. London: John C. Winston

Dunn, W. (1999). Sensory profile. San Antonio: Psychological Corporation

Mager, R. (1972). Goal analysis. Belmont, CA: Fearon

Mager. R. (1975). Preparing instructional objectives. Belmont, CA: Fearon

Mattingly, C. F., u. Fleming, M. H. (1994). Clinical reasoning: Forms of inquiry in a therapeutic practice. Philadelphia: F.A. Davis

Rogers, J. C., u. Masagatani, G. (1982). Clinical reasoning of occupational therapists during the initial assessment of physically disabled patients. Occupational Therapy Journal of Research, 2, 195–219

Schön, D. A. (1983). The reflective practitioner: How professionals think in action. New York: Basic

Schön, D. A. (1987). Educating the reflective practitioner. San Francisco: Jossey-Bass

Wilbarger, P., u. Wilbarger, J. (199 1). Sensory defensiveness in children aged 2–12: An intervention guide for parents and other caretakers. Denver, CO: Avanti Educational Programs

Spieltheorie und Sensorische Integration

Anita C. Bundy

10.1 Dem Spiel zu Ehren – 247

10.2 Zweck und Umfang des Kapitels – 247

10.3 Definition des Spiels für eine spielerische Behandlung – 247
10.3.1 Innere Motivation – 248
10.3.2 Interne Kontrolle – 250
10.3.3 Freiheit von Einschränkungen durch die Realität – 251

10.4 Umgebungsgestaltung, um Spiel anzuregen – 252

10.5 Das Potenzial des Spiels in der Therapie – 253

10.6 Der Beitrag sensorisch-integrativer Leistungen zum Spielverhalten – 254
10.6.1 Die Auswirkungen der Sensorischen Integrationstheorie – 255
10.6.2 Forschung zu Spiel und SI – 255
10.6.3 Offene Fragen aus der SI- und Spielforschung – 256

10.7 Prinzipien für die Beurteilung des Spielverhaltens und die Behandlung von Defiziten in der Spielentwicklung bei Kindern mit SI-Störungen – 257
10.7.1 Beobachtung des Spielverhaltens – 257
10.7.2 Zufriedenheit mit dem eigenen Spielverhalten – 258
10.7.3 Übertragen und Generalisieren von Fertigkeiten – 258
10.7.4 Spiel und sensorisch-integrative Leistung – 258
10.7.5 Aufklärung – 259

10.8 Zusammenfassung und Fazit – 259

10.9 Literatur – 259

> Dinge aus Spaß zu machen ist Spiel. Welchen Zweck hat es aber, Dinge »nur« zum Spaß zu tun? Was ist der Sinn und Zweck des Spiels? Hat es überhaupt einen Zweck? Aber wäre der Wunsch danach so fest in unserer Natur und in die Natur jedes Lebewesens verankert, wenn es keinen Nutzen hätte? Die ersten Jahre im Leben eines Kindes sind fast ausschließlich dem Spiel gewidmet. Es bereitet uns Unbehagen, ein Kind zu sehen, das nicht spielt, weil es als sicheres Zeichen für körperliche oder geistige Krankheit gilt. An seinem Spiel wächst das Kind. Wachstum ist der Hauptzweck des Spiels. «
(Westen 1888, S. 469)

> Der spielerische Rahmen ist ein wesentliches Merkmal der SI-Therapie. Das Spiel dient dabei mehreren Zwecken: das Kind zu motivieren mitzuarbeiten und sich anzustrengen, den inneren Antrieb des Kindes zu wecken, durch lustvolle Erfahrungen effektivere neurologische Speichermechanismen zu nutzen. Dieses Kapitel beschäftigt sich damit, was die Merkmale von Spiel eigentlich sind und wie Spiel aussehen kann.

Beispiel

»Ach, wärst doch **du** meine Turnlehrerin!« rief Kim, ein 10-jähriges Mädchen, ihrer Ergotherapeutin zu, während sie von einem Mattenberg sprang, im Sprung ein Bohnensäckchen schnappte, sich mit den Füßen von der Matte an der Wand abstieß und das Säckchen in eine Kiste hinter ihr warf (Abb. 10.1) . Da die Therapeutin nicht antwortete, fügte sie hinzu: » Wenn ich hierher komme, kann ich spielen. Turnen ist viel zu mühsam. Außerdem habe ich öfter Turnen als ich hierher kommen kann.«

Als Therapeutinnen und Wissenschafterinnen, die sich der Erforschung des Spiels widmen, wissen wir, dass Kim ihrer Therapeutin ein großes Kompliment gemacht hat. Obwohl Kim daran beteiligt war, ihre Therapieziele festzusetzen – Ziele, die ihr unheimlich und schwierig erschienen waren (z. B. ohne Angst eine freie Treppe hinunter zu gehen) – erschien ihr »Arbeit« in der Ergotherapie immer noch wie Spiel. (Erst kürzlich hatte Kim bei einem Klassenausflug laut verkündet, dass sie die Erste unten an der Treppe sein würde!).

Dass Kim die Zeit in der Ergotherapie sowohl für Spiel als auch für Therapie hält, ist durchaus nicht selbstverständlich. Kim hat eine ausgeprägte Schwerkraftunsicherheit und ungeheure Schwierigkeit mit der Bewegungsplanung. Im Alltag findet sie die meisten Aktivitäten, die Bewegung erfordern, grauenvoll. Die Versuche mit dem Schilehrer im letzten Winter waren reine Folter. Aber in der Therapie springt Kim aus einer Höhe von mehr als einem Meter. Sie jauchzt vor Begeisterung, wenn sie mit der Netzhängematte durch die Luft fliegt. Sie schlägt Purzelbäume. Das ist die Kraft von bewusst gestaltetem Spiel!

Zurzeit wirkt Kim wie zwei verschiedene Personen: Im wirklichen Leben ist die Schwerkraft ihr Feind, und ihre Reaktion ist es, sich nur sitzend zu beschäftigen, am liebsten mit ihrer Mutter. Bei grobmotorischen Aktivitäten (oft mit ihrem Vater) ist sie unruhig und ängstlich. In Therapie kann sie ihrer Angst ins Gesicht schauen und probiert Dinge aus, die sie sich nirgendwo sonst trauen würde – und sie erlebt diese Dinge als Spiel!

Natürlich ist das Fernziel für Kim, dass sie alltägliche Bewegungsaktivitäten wie Radfahren, Inline-Skaten und Fußballspielen als Spiel erlebt. Das wäre der Endpunkt ihrer Arbeit in der Ergotherapie. Vielleicht würde Kim dann noch gelegentlich vorbeikommen, einfach um zu spielen!

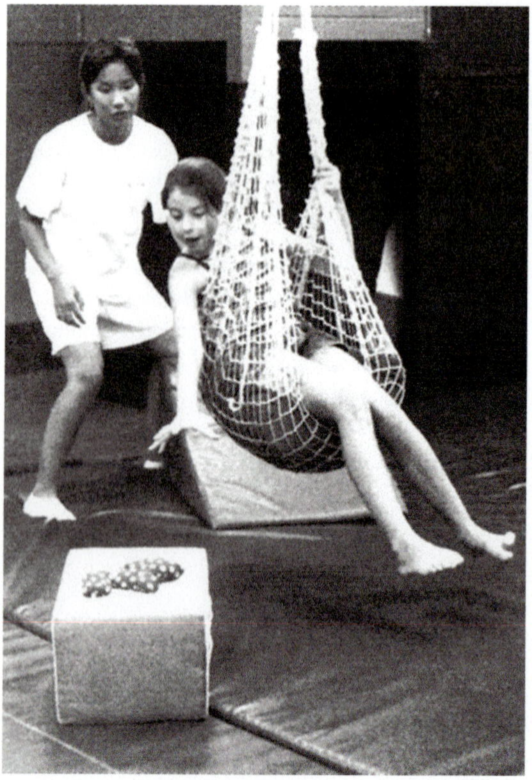

Abb. 10.1. Kim in der Therapie (Foto von Shay McAtee)

10.1 Dem Spiel zu Ehren

Nach vielen Jahren des Schattendaseins hat das Spiel in den letzten Jahren die gebührende Anerkennung in der Ergotherapie bekommen:
- Ergotherapeutinnen erforschen das Spiel.
- Sie schreiben darüber.
- Sie diskutieren auf Konferenzen darüber.
- Sie bestätigen, dass sie in der Therapie mit Kindern spielen.

Kurz gesagt, die Ergotherapie beginnt, sich dafür verantwortlich zu fühlen, Spiel zu verstehen, es zu beurteilen, es zu fördern und seine Wirksamkeit für die Behandlung zu evaluieren.

> **Wichtig**
>
> Spiel hat viele Gesichter; es ist eines der komplexesten Phänomene in der Ergotherapie. Spiel ist eine wichtige lebenslange Beschäftigung; es ist auch ein kraftvolles Werkzeug in der Behandlung.

Verspieltheit (»playfulness«) schließlich ist ein Stil, eine Art, an Ereignisse des Alltags heranzugehen. Keine der anderen Hauptbeschäftigungen hat so viele Gesichter. Keine vergleichbare ADL-Herangehensweise repräsentiert einen Lebensstil. Und auch wenn Arbeitsfertigkeiten ein Hauptziel der Behandlung sein können, so hofft doch niemand, dass die Behandlung selbst als Arbeit wahrgenommen wird. Viel eher hoffen wir, aus der Arbeit ein Spiel zu machen (Csikszentmihayli 1975a, 1990, 1993, 1996), und dass unsere Klienten Anpassungsfähigkeit als Nebenprodukt von Verspieltheit entwickeln können (Sutton Smith 1997).

10.2 Zweck und Umfang des Kapitels

Auch wenn Spiel eine Beschäftigung, ein Therapiemittel und Lebensstil ist, geht es in diesem Kapitel um den spielerischen Ansatz der Behandlung, um die Gestaltung von spielerischen Aktivitäten in einem spielerischen Rahmen. Die Behandlung ist dabei die sensorisch-integrative Ergotherapie. Am Ende des Kapitels werden die Themen »Spiel als Beschäftigung« und »die Beziehung zwischen sensorisch-integrativer Funktionsstörung« und Spiel kurz erörtert.

10.3 Definition des Spiels für eine spielerische Behandlung

Spiel ist nie ein einfaches Thema (Sutton Smith 1997). Möglicherweise wird nie eine Definition gelingen, die breit genug, aber auch konkret genug ist, um den Ansprüchen aller Theoretiker und Wissenschafter aus den unterschiedlichsten Berufsgruppen zu genügen, die sich mit der Erforschung des Spiels beschäftigen. Um die Behandlung spielerisch gestalten zu können, müssen wir einige allgemeine Prämissen zum Spiel akzeptieren (Übersicht 10.1). Die folgende Darstellung, die dazu beitragen soll, eine Arbeitsdefinition des Spiels für die Ergotherapie zu entwickeln, beruht im Wesentlichen auf den Arbeiten der Pädagogin Neumann (1971).

> **Übersicht 10.1. Drei Kriterien, die das Spiel kennzeichnen (Neumann 1971)**
> - (Relative) interne Kontrolle.
> - Freiheit von Einschränkungen durch die Realität.
> - (Relative) innere Motivation.

Neumann (1971) meinte, dass jede Aktivität, auf die diese drei Elemente zutreffen, als Spiel bezeichnet werden kann. Allerdings bestätigte sie, dass:

» ... man selten im Zustand totaler interner Kontrolle, totaler innerer Motivation und totaler interner Realität ist. Folglich müssen Spiel und Nichtspiel als Endpunkte eines Kontinuums betrachtet werden ... In welchem Ausmaß die Kriterien für Spiel erfüllt sind, bestimmt, wo auf dem Spielkontinuum die Aktivität liegt (S. 163). «

Die Vorstellung von **Spiel als Kontinuum** ist vielleicht der bedeutsamste Beitrag, den Neumann (1971) für das Feld der Ergotherapie gemacht hat, besonders wenn das Spiel als Mittel eingesetzt werden soll, um andere Fertigkeiten und Fähigkeiten zu entwickeln. Neumann warnte, dass der therapeutische Einsatz des Spiels dazu führt, dass eine andere Person Kontrolle über das Spiel (und den Spieler) ausübt. Dies birgt das Risiko, dass sich der Spieler extern kontrolliert fühlt. Können hohe innere Motivation oder Freiheit von Einschränkungen der Realität diese Kontrolle der Erwachsenen nicht ausgleichen, dann ist die Aktivität nicht wirklich Spiel, und der Nutzen des Spiels geht verloren. In Abb. 10.2 sind die Elemente des Spiels (interne Kontrolle, innere Motivation und Freiheit

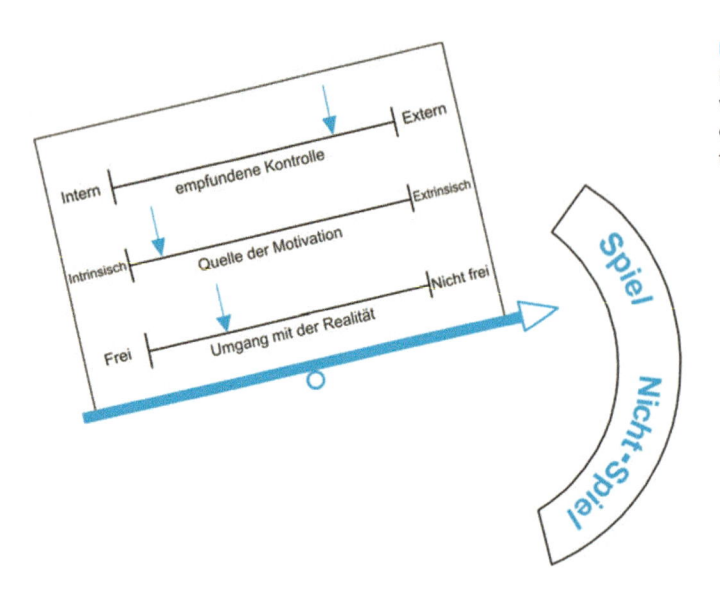

Abb. 10.2. Kontinuum von Spiel zu Nicht-Spiel. Ein hypothetisches Gleichgewicht zwischen dem Gefühl von Kontrolle, der Quelle der Motivation und der Ausschaltung der Realität

von Einschränkungen durch die Realität) auf einem Kontinuum von Verspieltheit zu Nichtverspieltheit dargestellt.

Auf der Grundlage von Neumanns (1971) Konzept wird folgende Arbeitsdefinition des Spiels für die Ergotherapie vorgeschlagen:

> **Wichtig**
>
> Spiel ist eine Interaktion zwischen einer Person und der Umgebung, die weitgehend:
> — intern motiviert ist,
> — intern kontrolliert ist und
> — frei von Einschränkungen durch die objektive Realität ist.

Spiel ist demnach ein Kontinuum von mehr oder weniger spielerischem Verhalten, je nachdem, wie stark die o.g. Kriterien zutreffen (◘ Abb. 10.2).

Da es schwierig ist, die Behandlung spielerisch zu gestalten, bewerten wir laufend jede Aktivität unter dem Aspekt, wo sie auf dem Spielkontinuum wohl liegen würde. **Bei Bedarf können Spielelemente hinzugefügt werden**, um das Gewicht mehr in Richtung des Spiels zu verlagern. Da jedes Spielkriterium wichtige Richtlinien für die Einschätzung bietet, wie spielerisch eine Aktivität ist, und da die Kriterien oft schwer auseinander zu halten sind, sollen sie einzeln diskutiert werden.

10.3.1 Innere Motivation

Rubin et al. (1983) stellte fest, dass die **innere Motivation** allgemein als **wesentliches Element des Spiels** anerkannt wird. Definitionsgemäß bezieht sich diese innere Motivation auf die Person, die sich mit einer Aktivität beschäftigt, weil die Aktivität selbst attraktiv ist und nicht, weil jemand anderes die Person dazu aufgefordert hat, oder sich die Person irgendeinen Gewinn erhofft, der außerhalb des Spielprozesses selbst liegt (z. B. Sieg, Bewunderung).

Andere Autoren (z. B. Berlyne 1966; Neumann 1971; Piaget 1962; White 1959) betonten den **Zusammenhang zwischen Motivation und dem inneren Antrieb**. Dieser Zuammenhang ist in der Ergotherapie wichtig, da wir auch etwas über die Quelle der Motivation wissen wollen.

Wenn wir uns mit einer Aktivität beschäftigen, so tun wir dies aus Vergnügen an der Aktivität oder wegen irgendeines anderen inneren Nutzens. Es wurden vielerlei Nutzen und Quellen von Vergnügen beschrieben. Zum Beispiel hängt für White (1959) innere Motivation mit der **Beherrschung** einer Aktivität zusammen, für Berlyne (1966) mit der Erhaltung eines optimalen Erregungsniveaus. Soziale Interaktion wurde als allgemeiner Motivator vorgeschlagen (z. B. Csikszentmihayli 1975a), ebenso Wettbewerb (Caillois 1979; Csikszentmihayli 1975a) und reine Reizsuche (Caillois 1979).

> **Cave**
>
> Die Motivation variiert von Person zu Person, selbst bei derselben Aktivität (Csikszentmihayli 1975a).

> **Cave**
>
> Ständige Kommentare der Therapeutin zur Leistung des Kindes können, auch wenn sie als Unterstützung beabsichtigt sind, das Kind aus seinem Flow reißen, weil sie Aufmerksamkeit auf sich ziehen (Ayres 1972).

❯ Hinweis

Da die Therapeutin Aktivitäten schaffen will, die für das Kind motivierend sind, ist es wichtig herauszufinden, was für das einzelne Kind attraktiv ist, und dies dann in die Aktivität einzubauen. So **bildet die Quelle der internen Motivation den Rahmen für die Behandlungsaktivitäten**.

Woran erkennt man innere Motivation? Und wie kann man sie fördern? Damit man eine Aktivität hinsichtlich der inneren Motivation der agierenden Person beurteilen kann, muss man sie an bestimmten Zeichen identifizieren. Um innere Motivation zu fördern, schaffen wir Gelegenheiten und bemühen uns, die Motivation einer Person nicht zu unterbinden.

> **Wichtig**
>
> Ist eine Person intrinsisch motiviert, geht sie völlig in der Aktivität auf. Csikszentmihayli (1975a, 1975b, 1979, 1990) nannte diesen Zustand »**Flow**«. Wir kommen dann in Fluss, wenn eine Aktivität weder zu schwierig (was Unsicherheit oder Ängstlichkeit hervorruft) noch zu leicht ist (was zu Langeweile führt), sondern wenn eine Aktivität »genau die richtige Anforderung« stellt (Ayres 1972; Berlyne 1969; Csikszentmihayli 1975b, 1979). Die Beziehung zwischen Anforderung, Fertigkeiten und Flow zeigt, wie die intrinsische Motivation von der internen Kontrolle abhängt.

Andere wichtige Eigenschaften des Flow-Zustandes sind:
- die Gelegenheit, sich auf eine begrenzte Anzahl von Stimuli zu konzentrieren,
- klare, eindeutige Rückmeldungen, die Teil der Aktivität sind.

Es ist ein gemeinsamer Nenner aller SI-Aktivitäten, dass sie **klares Feedback** liefern. Das Kind weiß sofort, ob es beim Werfen oder Springen das Ziel getroffen hat.

Ausdauer und Wiederholung sind weitere Zeichen, dass eine Person mit Motivation bei einer Aktivität ist. Selbst Hindernisse oder Herausforderungen können diese Person nicht von ihrer Beschäftigung abbringen – die sie aus reinem Vergnügen am Tun selbst ausführt. Solche Aktivitäten werden auch wiederholt. Die Therapeutin sollte für den Wunsch des Kindes, Aktivitäten zu wiederholen, offen sein. Natürlich sind wir verpflichtet, das Kind weiter zu bringen, und meinen oft, dass wir deshalb mehrere Aktivitäten in einer Therapiestunde unterbringen müssen. Aber eine Aktivität zu unterbrechen, in der das Kind völlig aufgegangen ist, kann den Flow der Stunde empfindlich stören. Die bessere Herangehensweise ist es, die Anforderungen innerhalb derselben Aktivität leicht zu modifizieren. Es gibt keine »Regel«, wie viele Aktivitäten in einer Therapiestunde Platz finden sollten oder wie lange jede Aktivität dauern sollte. Eine Aktivität sollte so lange beibehalten werden, bis
- sie nicht mehr motivierend ist,
- das Kind die Anforderung beherrscht oder
- die Stunde zu Ende ist.

❯ Hinweis

Ein Kennzeichen einer meisterhaft gestalteten Therapiestunde sind nahtlose Übergänge zwischen einer kleinen Anzahl von Aktivitäten.

Bestimmte Aktivitäten, die besonders für Kinder intrinsisch motivierend sind (oft grobmotorische Spiele) rufen auch Enthusiasmus, Begeisterung und Spaß bei den Beteiligten hervor. Obwohl sichtbarer Spaß ein Zeichen von innerer Motivation sein kann, ist ein sichereres Kriterium, wie sehr das Kind in der Aktivität aufgeht: oft ist das Kind so gefesselt, dass ihm nicht bewusst wird, dass die Aktivität lustig ist. Manchmal sagen Kinder im Nachhinein, dass die Aktivität lustig war, auch wenn sie während der Beschäftigung keine sichtbaren Äußerungen von Spaß (wie Lachen oder Lächeln) gezeigt haben. Außerdem lösen nicht alle Aktivitäten sichtbare Zeichen von Spaß aus. Zum Beispiel wirkt es eher seltsam, wenn ein Kind unter

Kichern und Jauchzen ein Puzzle zusammensetzt. Es ist sehr lehrreich, Aktivitäten, in denen die Kinder völlig aufgehen und solche, die ihnen viel Spaß machen, genau zu beobachten. Eine gute Analyse dieser Aktivitäten liefert wichtige Informationen über die Quellen von intrinsischer Motivation für das einzelne Kind.

Obwohl innere Motivation wichtig beim Spiel und bei der Behandlung ist, werden nicht nur Aktivitäten eingesetzt, die Vergnügen bereiten. Für viele Kinder wirken freundschaftliche Wettkämpfe mit der Therapeutin oder das Sammeln von Punkten sehr motivierend, obwohl es sich dabei um Formen von extrinsischer Motivation handelt.

> **Hinweis**
>
> Nutzen wir in der Therapie extrinsische Motivatoren, sollten wir sie immer innerhalb einer Aktivität setzen, die das Kind um ihrer selbst Willen genießt. Extrinsische Motivatoren sollten lediglich eine Draufgabe sein.

10.3.2 Interne Kontrolle

Interne Kontrolle ist wohl das wichtigste Element einer spielerischen Interaktion (Neumann 1971), obwohl nicht alle Spieltheoretiker dieser Meinung sind.

> **Wichtig**
>
> Hat der Spieler die Kontrolle, so kann er seine Motivation beeinflussen, indem er bestimmt:
> - wer,
> - was,
> - wie und
> - wo gespielt wird.
>
> Auch steht es dem Spieler, der die Kontrolle hat, frei, Einschränkungen durch die Realität zu umgehen, indem er Objekte, sich selbst oder andere Personen verwandelt oder indem er übliche Regeln abwandelt. Es ist offensichtlich, dass all diese Elemente des Spiels irgendwie von interner Kontrolle abhängen.

Sich physisch und emotional sicher zu fühlen ist der grundlegendste Aspekt von interner Kontrolle. Ganz anders als im wirklichen Leben, findet es Kim in der Therapie lustig, von oben herunter zu springen und im Netz durch die Luft zu fliegen. Polster und Matten geben ihr körperliche Sicherheit und sie vertraut ihrer Therapeutin, die sie vor Schaden bewahrt.

Sicherheit entsteht teilweise durch eine gute Übereinstimmung zwischen den Anforderungen der Aktivität und den Fähigkeiten des Kindes. Diese Übereinstimmung ermöglicht es dem Kind, sich für sein Tun verantwortlich zu fühlen. Csikszentmihayli (1975a, 1975b, 1990, 1993, 1996, 1997) stellte fest, dass Personen am ehesten mit Aktivitäten Eins werden (als Ausdruck der internen Motivation), bei denen sie ihr Bestes geben können.

Solche Anforderungen werden nicht jedes Mal erfolgreich bewältigt – das Kind trifft nicht jedes Mal, wenn es ein Bohnensäckchen wirft! Die optimale Erfolgsrate ist individuell verschieden. Kinder mit sensorisch-integrativen Funktionsstörungen brauchen anfangs eine relativ hohe Erfolgsrate, wenn sie schon viele Misserfolge in ihrem Leben erfahren haben.

> **Hinweis**
>
> Die Therapeutin muss sich bewusst sein, dass ständiger Erfolg langweilig wird!

> **Cave**
>
> Solange das Kind **nicht eigenaktiv** ist, ist eine Aktivität weder Therapie noch Spiel. Solange eine Aktivität nicht zu einer anpassenden Interaktion führt, ist sie nicht therapeutisch.

> **Wichtig**
>
> Eine **anpassende Interaktion** ist eine Handlung oder Interaktion, die besser gelingt als je zuvor. Das kann auch heißen, dass sie etwas leichter fällt oder etwas spontaner erfolgt.

Wenn Kinder interne Kontrolle fühlen, gestalten sie die Aktivitäten aktiv mit. Sie denken sich ein Thema aus oder wählen Geräte oder Spielzeuge aus.

Allerdings bedeutet »interne Kontrolle fühlen« nicht, dass sie in der Therapie den Ton angeben. Eine gute Behandlung ist trotz aller Verspieltheit nicht chaotisch. In der Sensorischen Integrationstherapie arbeitet die Therapeutin immer an Zielen aus dem wirklichen Leben des Klienten. Je mehr das Ziel in der Behandlung nachgeahmt wird, umso schneller wird es erreicht. Es kann daher nicht erwartet werden, dass das Kind, dem Kenntnisse der Aktivitätsanalyse fehlen, eine Aktivität schaffen kann, die mit all ihren Facetten auf diese Ziele ausgerichtet ist.

Ein echtes Gefühl von interner Kontrolle zeigt sich dadurch, dass das Kind die **Kontrolle teilt** – mit einem Spielkameraden oder der Therapeutin. Beispielsweise indem es die Idee des anderen für eine Aktivität aufgreift und darüber verhandelt, wie seine eigenen Vorstellungen dabei umgesetzt werden können.

10.3.3 Freiheit von Einschränkungen durch die Realität

Es gibt mindestens zwei wichtige Aspekte der relativen Freiheit von Einschränkungen durch die Realität:
1. Die Fähigkeit für **symbolische** – (»tun als ob«) **und Fantasiespiele** (Neumann 1971; Rubin et al. 1983; Sawyer 1997).
2. Das **Ausbleiben der Konsequenzen**, die eine Handlung im »wirklichen Leben« haben könnte (Vandenberg u. Kielhofner 1982)

Wie im Spiel sollte sich das Kind in der Behandlung frei fühlen, sich selbst und die Aktivität in irgendetwas zu verwandeln, das es sich wünscht (Neumann 1971). Ein »Paradoxon des Spiels« (Batesons 1972) zeigt sich in der **Verwandlung**. Das Kind beschließt z. B., ein Cowboy zu sein, und die Rollenschaukel ist ein wilder Bulle. Durch diese Transformation in etwas, das beide nicht sind, verleiht das Kind der therapeutischen Tätigkeit eine »wirkliche« Bedeutung. Diese gesteigerte Bedeutsamkeit wäre wahrscheinlich verloren gegangen, wenn das Spiel darauf reduziert gewesen wäre, dass sich das Kind möglichst lang auf der Schaukel halten hätte sollen, die von der Therapeutin herum geschubst wurde.

Freiheit von Einschränkungen durch die Realität bedeutet aber mehr als »Als ob«-Spiele.

> **Wichtig**
>
> Im Spiel von Kindern mit SI-Störungen ergeben sich aus der objektiven Realität immer wieder Einschränkungen. Eine der größten Einschränkungen ist die Furcht vor Bewegung oder die Furcht vor Berührungen.

> **Hinweis**
>
> Die Schwerkraft stellt für Kinder eine Einschränkung dar, die Probleme mit dem Muskeltonus und den posturalen Reaktionen haben, und sich nicht gut aufrecht halten können oder fürchten zu fallen. Komplexe Spielsachen können auf Kinder mit Schwächen der Bewegungsplanung hemmend wirken.

Die Therapeutin versucht, die Therapiestunde und die Umgebung so zu gestalten (»**orchestrieren**«), dass die Einschränkungen möglichst gering gehalten werden. Sie schafft eine sichere Umgebung, in der Konsequenzen ausbleiben, die das Kind bislang daran gehindert haben, im »wirklichen Leben« erfolgreich zu sein. Die Realität wird vorübergehend ausgesetzt, und Spiel und therapeutische Fortschritte werden fazilitiert.

Die meisten pädiatrischen Ergotherapeutinnen sind es gewöhnt, bei Fantasiespielen mitzuspielen und die physikalische Umgebung so anzupassen, dass die Folgen der Behinderung des Kindes reduziert werden. Andere Aspekte können für die Therapeutin schwieriger zu handhaben sein.

> **Hinweis**
>
> Zum Beispiel sind Streiche und Herummalbern zulässig, wenn die Realität ausgesetzt wird! Das ist aber vielen Erwachsenen unangenehm. Auch in der Therapie sind sie nicht erlaubt, wenn sie mit böser Absicht geschehen.

Bei einem Streich werden die üblichen Regeln gebrochen. Jemanden absichtlich anzuspritzen oder mit einem Kissen zu schlagen oder vom Tisch zu springen ist im Allgemeinen nicht erlaubt. Zwischen Boshaftigkeit und einem lustigen Streich muss man unterscheiden. Einen Streich zu spielen erfordert ein gewisses Geschick und einen schelmischen Blick (Bundy 2000). Streiche wirken sehr motivierend für Kinder, möglicherweise, weil sie sie als »schlimm« erleben. Außerdem bieten sie die perfekte Gelegenheit, Kinder erfahren zu lassen, dass bestimmtes Verhalten unter bestimmten Umständen in Ordnung ist, aber in anderen Situationen nicht.

Auch wenn es therapeutisch sinnvoll sein kann, die Realität für eine Weile auszusetzen, ist Spiel nicht eine notwendige Bedingung der Ergotherapie. Nicht alle Klienten können die Fertigkeiten, die sie in der Behandlung erworben haben, in ihren Alltag übertragen. Spiel ist zwar ein kraftvolles therapeutisches Mittel, aber manchmal muss auch direkt an Aufgaben des »wirklichen Lebens« gearbeitet werden, damit gewährleistet ist, dass das Kind diese Fertigkeiten auch im realen Leben einsetzen kann. Zumindest müssen die Behandlungsergebnisse überprüft werden, indem das Kind selbst oder die Eltern befragt werden oder das Kind direkt im Alltag beobachtet wird.

Beispiel
Als die Therapeutin den 8-jährigen **Max**, mit dem sie aufgrund seiner sensorisch-integrativen Funktionsstörung seit kurzem arbeitete, fragte, wie es ihm mit der Therapie ginge, antwortete er: »Die Therapie gefällt mir gut; es ist lustig hier, aber ich kann noch immer nicht Völkerball spielen. Wenn der Ball auf mich zukommt, halte ich mir die Augen zu, und dann bin ich getroffen. Und ich kann nie jemanden abschießen. Ich versuche zu zielen, aber der Ball fliegt irgendwo hin und alle lachen.«
Da Ballspielen ein wichtiges reales Ziel für Max war, hatte die Therapeutin daran gearbeitet. Sie hatte Aktivitäten mit einem Softball in die Therapie eingebaut, bei denen er werfen und fangen musste, und sein Ballgeschick schien sich auch deutlich verbessert zu haben. Deshalb war sein Kommentar für die Therapeutin enttäuschend. Sie beschloss, das Ballspielen mit Max unter realistischeren Bedingungen zu üben. Ab nun spielten sie mit einem normalen Ball, wie er auch im Turnunterricht verwendet wird. Sie ließ ihn immer wieder werfen, übte mit ihm das Ausweichen, wenn der Ball auf ihn zukam. Kontinuierlich wiederholte sie zwei Ratschläge:
— »Schau den Ball an!«
und
— »Schau, wo du hinschießt!«.

Nach einer Woche erzählte Max, dass es etwas besser mit dem Ballspielen gegangen war und dass ihm die Ratschläge geholfen hatten.

> **Wichtig**
>
> Obwohl die Behandlung von Max hauptsächlich auf Sensorischer Integrationstherapie beruhte, hatte die Therapeutin auf die Bedürfnisse des Klienten reagiert um sein Ballgeschick zu verbessern, hatte sie andere ergotherapeutische Methoden angewandt. Sie arbeitete an den, was im Moment für das Kind am wichtigsten war.

Für Max war Völkerball nicht Spiel; es war wirkliche Arbeit (und nicht gerade vergnügliche!). Völkerball zu »spielen« war für Max trotz all seiner Motivation beängstigend und aufregend – jedenfalls nicht mit den typischen Gefühlen für Spiel verbunden. Die Therapiestunden waren also nicht spielerisch im eigentlichen Sinn. Max selbst bestand darauf, mit einem »echten« Ball zu spielen, damit das Match möglichst realitätsnahe war.

Max hatte durch die Behandlung bereits viele Fortschritte gemacht, und verfügte eigentlich über viele Fertigkeiten, die er für das Völkerballspielen brauchte. Er konnte sie jedoch nicht in die reale Situation übertragen. Er warf zu hoch und schloss weiterhin die Augen, wenn der Ball auf ihn zuflog, obwohl er in der Therapie gelernt hatte, den Softball zu beobachten.

Max' Behandlung war **vorbildlich für die Ergotherapie**: als es die Situation erforderte, stieg die Therapeutin von Spiel und SI-Therapie um auf ein anderes, für dieses Ziel effizienteres Vorgehen. Sie hielt nicht an der Überzeugung fest, dass Max die Fertigkeiten aus der Therapie automatisch in das wirkliche Leben übernehmen würde. Sie fragten ihn selbst, wie er die Ergebnisse der Behandlung beurteilte. Sie führte eine Stunde durch, in der die Realität nicht ausgeschaltet war. Und sie bewirkte damit etwas, das das Leben ihres jungen Klienten verbesserte.

Die Grenzen der Realität außer Kraft zu setzen, kann ein wirksames Therapiemittel sein (◘ Übersicht 10.2); die Therapeutin muss sich jedoch bewusst sein, dass es Zeiten gibt, zu denen die Anforderungen des wirklichen Lebens Vorrang haben.

> **◘ Übersicht 10.2. Die Grenzen des »wirklichen Lebens« außer Kraft setzen**
> — »Als-ob«-Spiele.
> — Handlungen haben nicht die gleichen (gravierenden) Folgen wie in der Realität.
> — Streiche und Unfug sind erlaubt.

10.4 Umgebungsgestaltung, um Spiel anzuregen

Die Umgebung ist ein wichtiger Aspekt des Spiels in der Therapie.

> **Hinweis**

Bestimmte **Umweltelemente** können Spiel anregen (Rubin et al. 1983):
— Ein Aufgebot an vertrauten Spielkameraden, Spielsachen oder anderen Materialien mit Aufforderungscharakter.
— Eine (verbal oder gestisch ausgedrückte oder gewohnheitsmäßige) Vereinbarung zwischen dem Erwachsenen und dem Kind, dass es aus dem Angebot frei wählen kann, wenn es bestimmte Grenzen (die das Setting oder die Situation vorgeben) einhält.

- Ein möglichst zurückhaltendes und non-direktives Verhalten seitens des Erwachsenen.
- Eine freundliche Atmosphäre, in der sich das Kind vertraut und sicher fühlt.
- Eine Zeitplanung, die die Gefahr reduziert, dass das Kind müde, hungrig, krank oder sonst wie gestresst sind (S. 701).

Unter diesen Bedingungen wird die Chance, dass Spiel auftritt, erhöht. Allerdings reicht es nicht, lediglich eine theoretisch spielerische Umgebung zu gestalten. Die Therapeutin muss eine aufmerksame Beobachterin sein, um sicher zu stellen, dass Spiel auftritt, wenn sie das beabsichtigt.

10.5 Das Potenzial des Spiels in der Therapie

Als **Ayres** (1972) über die »Kunst der Therapie« schrieb, beschrieb sie die **Therapeutin** als eine **Person, die das Kind dabei unterstützt, seine Umwelt zu beherrschen**. Ihre Terminologie ähnelt jener von White (1959), die die Meinung vertrat, dass Menschen eine lange und spielerische »Lehrzeit« benötigen, um ihre Umwelt zu meistern.

Wenn Spiel so ein wichtiger Weg zur Beherrschung der Umwelt ist, dann ist es eines der kraftvollsten Therapiemittel! Mit Kindern zu spielen ist eine Kunst, die wenige Erwachsene beherrschen. Sagt ein Kind von seiner Therapeutin, dass es lustig ist, mit ihr zu spielen, so ist das eine große Anerkennung.

Spiel und Behandlung nach den Prinzipien der Sensorischen Integration haben viele Gemeinsamkeiten:

> Hinweis

- SI-Therapie besteht aus Aktivitäten, die Gelegenheit für verstärkten sensorischen Input und die »gerade richtige Herausforderung« bieten und anpassende Reaktionen herausfordern.
- Die Behandlung ist am erfolgreichsten, wenn Aktivitäten intrinsisch motivierend sind, und das Kind aktiv beteiligt ist und über Teile der Stunde die Kontrolle hat.
- Sicherheit vor physischen wie auch psychischen Gefahren ist zwingend. Das heißt, dass zumindest ein Teil der Einschränkungen durch die objektive Realität ausgeschaltet werden müssen. Zum Beispiel muss die Therapeutin sicherstellen, dass das Kind keine negativen Folgen erleidet, wenn es sich an eine schwierige Herausforderung wagt (▶ Kap. 12).

Trotz dieser Gemeinsamkeiten zwischen Spiel und Behandlung sind sie **nicht synonym**:

> Hinweis

- Wenn Kinder im Rahmen der sensorisch-integrativen Ergotherapie spielen, so spielen sie auf bestimmte, vorhersagbare Weise.
- Nicht jede Art von Spiel ist für die Therapie geeignet.
- In der SI-Therapie setzen die Kinder ihre sensomotorischen Fertigkeiten ein, um sich mit einer Umgebung auseinanderzusetzen, die speziell dafür gestaltet wurde, intensiven sensorischen Input zu liefern.
- Die Kinder können bestimmte Aktionen wiederholen, um sie zu üben, bis sie die Herausforderung beherrschen.
- Sie gehen in ihrem Spiel völlig auf und zeigen anpassendes Verhalten. Oft verwandeln sich, die Therapeutin und die Elemente der Umgebung.

Die SI-Therapie repräsentiert also, wenn sie authentisch umgesetzt wird, eine **spezielle Untergruppe von Spielaktivitäten**, die durch verstärkten sensorischen Input charakterisiert ist.

Es ist nicht leicht, für Kinder mit Einschränkungen eine spielerische Umgebung zu schaffen und sie zum Spielen anzuregen (Anderson et al. 1987; Rast 1986). Spiel ist jedoch das Ziel jeder Therapeutin, die nach den Prinzipien der Sensorischen Integration arbeitet. Spiel und Nichtspiel stellen ein Kontinuum dar, keine Entweder-oder-Situation (Neumann 1971). Erfordert die Situation einen mehr direktiven Stil der Therapeutin, kann sie dies kompensieren, indem sie Aktivitäten wählt, die für das Kind besonders motivierend sind, oder indem sie Fantasiespiele und Unfug unterstützt. In der Sensorischen Integrationstherapie wird jedenfalls so **spielerisch wie möglich an den Therapiezielen gearbeitet**.

Obwohl die Kinder in der Therapie spielen, sollte Therapie nicht als Spiel gesehen werden (Rast 1986). Die Therapie ist auf Ziele im realen Leben ausgerichtet. Die meisten Kinder können in die Formulierung der Therapieziele einbezogen werden. Es gehört zu den Aufgaben der Therapeutin, dem Kind und seinen Eltern zu erklären, **wie die therapeutischen Aktivitäten mit den Alltagszielen zusammen hängen**.

Beispiel
Ein Therapieziel von **Kim** war es, offene Treppen ohne Angst hinunterzugehen. Die Therapeutin erklärte ihr, dass sie durch das Abdrücken von der Wand ein besseres Gefühl dafür entwickeln würde, wo ihre Füße sind,

wodurch es ihr leichter fallen würde, Stufen hinunter zu gehen.

Die Therapeutin war bestrebt, Kim das Gefühl zu spielen zu vermitteln, indem sie ihr Aktivitäten anbot, die für Kim intrinsisch motivierend waren und deren Anforderungen Kims Fähigkeiten entsprachen. Allerdings orchestrierte (s. ▶ Kap. 11) die Therapeutin die Stunden auch, sodass sie zur Therapie wurden. Das heißt, sie hatte einen Plan. Sie baute bestimmte Arten von verstärkten sensorischen Reizen ein, je nachdem, welche anpassende Reaktion sie erzielen wollte. Sie war ständig darauf vorbereitet, die Aktivitäten leicht zu variieren, damit sie spielerisch wie auch therapeutisch wertvoll waren. Die SI-Theorie, Kims Therapieziele und Kims Verhaltensreaktionen dienten ihr dabei als Richtschnur. Kim hatte also einen doppelten Nutzen: jenen des Spielens und jenen einer fachlichen therapeutischen Intervention.

Spiel und Verspieltheit sind wirksame therapeutische Werkzeuge. Spiel fördert Kompetenz. Die Spielfreude der Therapeutin (und idealerweise des Klienten) schafft eine Atmosphäre, in der spielerische Interaktionen entstehen können (Tickle et al. 1995). Die fachkundige **Kombination von Spiel und Verspieltheit mit einer zielorientierten therapeutischen Behandlung** kann deutliche Verbesserungen der Lebensqualität des Klienten bewirken. Therapeutinnen, die Ayres' Sensorische Integrationstherapie gekonnt umsetzen, gestalten die Behandlung der Kinder mit zentralnervösen Funktionsstörungen möglichst spielerisch.

> **Wichtig**
>
> So wirkungsvoll Spiel in der Therapie sein kann, ist doch nicht jedes Spiel Therapie, und nicht jede gute Therapie muss Spiel sein.

Die Sensorische Integrationstherapie lässt weit mehr Spielraum als andere Therapieansätze, damit echtes Spiel entstehen kann. Obwohl Ayres (1972) den Ausdruck »Spiel« selten verwendete, hat sie einen Therapieansatz entwickelt, der sich hervorragend dazu eignet, Spielverhalten auszulösen. Bei den meisten Klienten mit sensorisch-integrativen Funktionsstörungen werden in der Therapie mehrere Ansätze kombiniert, damit die Alltagsziele erreicht werden können. Oft brauchen sie bestimmte Anweisung zu den Aufgaben, die sie beherrschen wollen. Das Beispiel von Max illustriert diese Aussage.

Früher oder später muss die Behandlung auch ohne Spiel auskommen, selbst wenn das therapeutische Ziel die Förderung des Spielverhaltens ist. Spiel ist ein komplexes Phänomen. Spielverhalten ist nicht nur von sensorisch-integrativen Leistungen abhängig, und so wie das Ballspielen mehr als Spiel erfordert, ist es mit beinahe jeder Alltagsfertigkeit.

> **Cave**
>
> Entscheidend ist, dass die Therapie nicht rund um »Spiel« oder »SI-Therapie« aufgebaut ist, sondern um die **Therapieziele des Klienten** und dass Herangehensweisen ausgewählt werden, die diese Ziele im Moment am effizientesten ansprechen.

10.6 Der Beitrag sensorisch-integrativer Leistungen zum Spielverhalten

Spielen ist nicht nur ein wirkungsvolles Mittel in der Therapie, sondern auch eine Hauptbeschäftigung von Kindern.

> **Wichtig**
>
> Die Fähigkeit, Sinnesinformationen effizient zu verarbeiten und für die Planung und Ausführung von zweckmäßigen Handlungen zu nützen, gibt dem Kind das Gefühl von Kontrolle und Selbstbestimmung.

Wirkliches Spiel hängt von der Fähigkeit der Beteiligten ab, Kontrolle wahrzunehmen (Kooij u. Vrijhof 1981; Neumann 1971; Rubin et al. 1983).

> **Wichtig**
>
> Menschen, die sich mehr intern als extern kontrolliert erleben, sind bessere Spieler (Kooij u. Vrijhof 1981, Morrison et al. 1991).

In diesem Abschnitt wird erörtert, wie Sensorische Integration und Spieltheorie zusammenhängen. Zunächst wird auf die Auswirkungen sensorisch-integrativer Leistungen auf das Spiel eingegangen, danach folgt ein Forschungsüberblick zur Überschneidung von Spiel und SI. Zum Abschluss werden offene Fragen aus beiden Bereichen aufgezeigt.

10.6.1 Die Auswirkungen der Sensorischen Integrationstheorie

Es ist eine logische Schlussfolgerung, dass sich bei Menschen mit sensorischen Integrationsstörungen auch eine Tendenz zu Schwierigkeiten im Spielverhalten zeigt.

Beispiel
Es ist naheliegend, dass Menschen, die sich der Schwerkraft oder ihren Ängsten ausgeliefert fühlen, nicht das Gefühl haben, die Situation unter Kontrolle zu haben. Dies trifft besonders auf typische Spielaktivitäten zu.

Lindquist et al. (1982) beschreiben die theoretische Beziehung zwischen sensorisch-integrativen Funktionsstörungen und Spiel folgendermaßen:
   Es ist offensichtlich, dass die sensorisch-integrativen Fähigkeiten einen Einfluss darauf haben, wie ein Kind spielt. Auf der **sensomotorischen Ebene** ist die Fähigkeit des Kindes, Empfindung zu integrieren und zu organisieren, von höchster Bedeutung, damit es seinen Körper im Spiel effizient einsetzen kann. Auf der **konstruktiven Ebene** wirken sich Endprodukte der sensorischen Integration wie Praxie, Auge-Hand-Koordination und visuelle Wahrnehmung darauf aus, wie sich das Kind mit Objekten auseinandersetzt. Und auf der **sozialen Ebene** haben andere Endprodukte der sensorischen Integration – Selbstbewusstsein und Selbstvertrauen – Einfluss auf die Bereitschaft und Fähigkeit des Kindes zu kommunizieren, zusammenzuarbeiten und mit anderen Kindern in sozialen Spielen in Wettstreit zu treten (S. 434).
   Um zu spielen, muss man das Gefühl haben, frei wählen zu können, was und wie man spielt. Man muss in der Lage sein, Einschränkungen durch die Realität auszuschalten, und mit Menschen und Objekten zu interagieren, die man motivierend findet.
   Da sensorische Integration eine der Grundlagen des Spielverhaltens ist, bietet die SI-Theorie indirekt ein Mittel, um verhaltensneurologische Voraussetzungen des Spielverhaltens zu überprüfen und zu beeinflussen. Am eindeutigsten sind die Auswirkungen von sensorisch-integrativen Defiziten auf:
- die Fähigkeit, sich mit anderen Menschen und Objekten auseinanderzusetzen, und
- das Gefühl, sein Leben unter Kontrolle zu haben.

Sensorische Integrationsstörungen haben auch Einfluss darauf, welche Art von Aktivitäten für den Betroffenen intrinsisch motivierend sind (Clifford u. Bundy 1989).

Exkurs

Sichtbare Kennzeichen von vestibulär-propriozeptiven Verarbeitungsstörungen
- Schlechte Haltungsreaktionen
- Schwache bilaterale Integration
- Schwächen im Sequenzieren von Bewegungsabfolgen
- Schwerkraftunsicherheit
- Unverträglichkeitsreaktionen

Sichtbare Kennzeichen von Störungen der taktilen Verarbeitung:
- Schwäche der Bewegungsplanung
- Taktile Abwehr (Defensivität).

Zwar können die unterschiedlichen Ausprägungen von SI-Störungen das Spielverhalten beeinträchtigen, es ist aber ein »Quantensprung« von einer taktilen Diskriminationsschwäche zu einem Defizit in der Spielentwicklung. Kausale Zusammenhänge müssen hier mit Vorsicht hergestellt werden.

10.6.2 Forschung zu Spiel und SI

Die Annahme, dass sensorisch-integrative Funktionsstörungen zu einer Beeinträchtigung des Spielverhaltens bei kleinen Kindern führen, wurde in einer Serie von Studien unter der Leitung von Bundy (1987, 1989) und Clifford u. Bundy (1989) überprüft. Es wurden 61 Jungen (30 normal entwickelte und 31 mit diagnostizierter SI-Störung) für 30 Minuten beim Freispiel im Raum und im Freien beobachtet. Das Spielverhalten der Kinder wurde anhand der »Preschool Play Scale« (Bledsoe u. Shepherd 1982) kodiert.
   In drei von vier Bereichen lagen die Durchschnittswerte der SI-Kinder signifikant unter den der normal entwickelten Jungen:
1. organisierter Umgang mit dem Raum,
2. organisierter Umgang mit Material und
3. soziale Partizipation.

Bei der weiteren Analyse dieser Daten zeigte sich allerdings, dass das Spielverhalten von etwa einem Drittel der SI-Kinder um weniger als 6 Monate retardiert (verzögert) war. Das zeigt, dass eine SI-Störung nicht immer relevante Defizite in der Spielentwicklung zur Folge hat.
   Bundy (1987) fand zwar statistisch signifikante Korrelationen zwischen den Ergebnissen in der »Preschool Play Scale« und im »Bruininks-Oseretsky Test of Motor Proficiency« (BOTMP 1978), jedoch war

keine höher als 0,40. Das heißt, dass die Jungen mit den massivsten motorischen Schwächen (und theoretisch der schwerwiegendsten sensorischen Integrationsstörung) nicht unbedingt auch die schwächsten Spielleistungen zeigten.

Die Checkliste »Preschool Play Materials Preference Inventory« (Wolfgang u. Phelps 1983) und die »Preschool Play Scale« (Bledsoe u. Shepherd 1982) zeigten auch, dass Jungen im Vorschulalter – egal ob sie eine SI-Störung hatten oder nicht – sensomotorische Spiele (z. B. Schaukeln, Rutschen) gegenüber konstruktiven oder symbolischen Spielen bevorzugten (Clifford u. Bundy 1989). Der Vergleich der Vorlieben der Jungen mit ihren Ergebnissen in der »Preschool Play Scale« legte den Schluss nahe, dass viele Jungen offenbar ihre Spielvorlieben an ihre Fähigkeiten angepasst hatten. Weniger als ein Drittel der Jungen mit SI-Problemen bevorzugte Spielarten, bei denen ihre Leistungen nicht altersgemäß waren.

10.6.3 Offene Fragen aus der SI- und Spielforschung

> **Wichtig**
>
> Die vorliegenden Studien haben gezeigt, dass sensorisch-integrative Funktionsstörungen nicht immer zu Defiziten in der Spielentwicklung und im Spielverhalten führen müssen.

Die Forschung zu dieser Frage ist jedoch auf eine bezüglich der SI-Störung heterogene Gruppe von Jungen im Vorschulalter beschränkt. Die in diesen Studien eingesetzten Testverfahren haben lediglich die **Spielentwicklung** und die **Spielvorlieben** erfasst, nicht aber die **Verspieltheit** der Kinder. Daher bleiben noch viele Fragen offen:
- Welche Auswirkungen haben SI-Störungen auf das Spielverhalten Jugendlicher und Erwachsener?
- Sind Menschen mit SI-Störungen weniger spielerisch als die »Normalbevölkerung«?
- Haben SI-Störungen unterschiedliche Auswirkungen auf das Spielverhalten von Jungen und von Mädchen?
- Welche Folgen hat es, wenn Menschen (speziell Kinder) ihre Spielvorlieben auf ihre Fähigkeiten abstimmen?
- Es ist naheliegend, dass Kindern, die das Zusammenspiel mit anderen Kindern meiden, um Berührungen aus dem Weg zu gehen, ein wichtiges Übungsfeld für soziale Fertigkeiten fehlt. Gilt dasselbe für motorische Leistungen?
- Wie viel sensomotorisches Spiel ist erforderlich, um die Motorik ausreichend für die täglichen Aktivitäten zu trainieren (Clifford u. Bundy 1989)?
- Vandenberg (1981) meinte, dass soziale Interaktionen eher im Rahmen von grobmotorischen Aktivitäten auftreten. Ist dies tatsächlich so, dann nehmen sich Kinder, die grobmotorische Betätigung vermeiden, die Gelegenheit, soziale Fertigkeiten zu entwickeln und zu üben.

Dies sind nur einige der vielen Fragen, die erst durch zukünftige Forschung beantwortet werden können.

Zwar haben nur Bundy und Clifford (Bundy 1987, 1989; Clifford u. Bundy 1989) die Spielfertigkeiten von Kindern mit sensorisch-integrativen Funktionsstörungen systematisch untersucht, einige andere Studien befassten sich aber mit dem Spielverhalten (oder der Freizeit) von Kindern und Jugendlichen mit Lernbehinderungen (Bryan 1976, 1978; Levy u. Gottlieb 1984; Margalit 1984). Diese Studien geben zwar auch keine erschöpfenden Antworten auf die offenen Fragen, bestätigen aber immerhin, dass diese Fragen zu Recht gestellt werden, und haben wichtige Auswirkungen auf Behandlung.

Margalit (1984) stellte fest, dass lernbehinderte Jugendliche ihre Freizeit vorwiegend mit passiven Aktivitäten wie Fernsehen verbringen. Andere Wissenschaftler (Bryan 1976, 1978; Levy u. Gottlieb 1984) haben sich auf den sozialen Status von Kindern mit Lernbehinderungen konzentriert und untersucht, wie sie sich in soziale Situationen begeben. Es überrascht nicht besonders, dass die Studien ergaben, dass die Kinder relativ isoliert waren und geringe Kompetenzen im Initiieren und Reagieren in sozialen Situationen aufwiesen.

Auf die Population der Kinder mit SI-Störungen umgelegt bedeutet dies, dass es ein vorrangiges Ziel der Therapie ist, das Spielverhalten zu fördern. Dies wird oft bedeuten, die sensorische Integration zu verbessern. In anderen Fällen kann es direkte Arbeit am Spielverhalten bedeuten. Meist wird es wahrscheinlich beides bedeuten.

Auf jeden Fall beeinflusst die sensorische Verarbeitung auf irgendeine Weise die Fähigkeit zu spielen. Dadurch kann die SI-Theorie manche Probleme im Spielverhalten erklären. Umgekehrt können Beobachtungen des Spielverhaltens wertvolle Information über die sensorisch-integrativen Kapazitäten eines Kindes liefern.

> **Wichtig**
>
> Spiel ist ein wesentliches Element der Sensorischen Integrationstherapie. Die SI-Theorie ist aber keine Theorie des Spiels, sondern befasst sich mit bestimmten verhaltensneurologischen Grundlagen des Spiels.

Spiel ist eine komplexe Funktion (Sutton-Smith 1997); es ist das Endprodukt der Interaktion zwischen verschiedenen angeborenen Merkmalen und erworbenen Fertigkeiten. Sensorische Integration ist eine von zahlreichen Grundlagen des Spiels.

10.7 Prinzipien für die Beurteilung des Spielverhaltens und die Behandlung von Defiziten in der Spielentwicklung bei Kindern mit SI-Störungen

Die Beziehung zwischen Sensorischer Integration und Spiel ist nicht einfach, und sie ist weder theoretisch noch empirisch vollständig geklärt. **Fünf wichtige Punkte** bei der Beurteilung des Spiels von Kindern mit SI-Störungen (Übersicht 10.3) werden im Folgenden erläutert.

> **Übersicht 10.3: Prinzipien für die Beurteilung von Spielverhalten**
> 1. Beobachtung des Spielverhaltens
> 2. Zufriedenheit mit dem eigenen Spielverhalten
> 3. Übertragen und Generalisieren von Fertigkeiten
> 4. Spiel und sensorisch-integrative Leistung
> 5. Aufklärung

10.7.1 Beobachtung des Spielverhaltens

Als erstes wird das Kind beim Spielen beobachtet, um herauszufinden, **welche Qualität** sein Spielverhalten hat. Das Verhalten des Kindes wird auf Zeichen sensorisch-integrativer Funktionsstörungen beobachtet.

Darüber hinaus ist zu beobachten **wie gut** das Kind spielt, d. h. wie das Kind **unter verschiedenen Umgebungsbedingungen** spielt. Eine Studie von Vandenberg (1981) legt nahe, dass das verfügbare Spielzeug eine merkliche Auswirkung auf die Art des Spiels von Kindern hat. Vandenberg stellte fest, dass soziale Interaktionen eher unter Bedingungen auftraten, die zu grobmotorischem Spiel anregten. Er glaubte, dass Kinder bei feinmotorischen Beschäftigungen weniger Bedarf an Interaktion mit den Spielkameraden hätte, weil diese Aktivitäten eher paralleles Spiel fördern. Diese Studie gibt Therapeutinnen wertvolle Informationen, die Kinder in begrenzter Zeit sowohl hinsichtlich seines sozialen Spiels als auch seiner Verspieltheit beurteilen wollen.

Standardisierte Instrumente wie der »Test of Playfulness« (Bundy 2000), die »Revised Knox Preschool Playscale« (Knox 1997) und der »Test of Environmental Supportiveness« (Bundy 1999) sind systematische Verfahren, anhand derer folgende Parameter beurteilt werden können:
- Wie spielerisch ist das Verhalten des Kindes?
- Welche Fertigkeiten setzen sie im Spiel ein?
- Wie sehr unterstützt die Umwelt das Spiel?

Andere Beurteilungsverfahren wie das »Client Behaviors Inventory of Playfulness« (Rogers et al. 1998) liefern eine deskriptive Beurteilung des spielerischen Verhaltens von Kindern. Die Beurteilung stammt von den Eltern oder einer anderen Bezugsperson.

> **Wichtig**
>
> Seit standardisierte Instrumente zur Verfügung stehen, ist eine wesentlich aussagekräftigere Beurteilung des Spielverhaltens von Kindern möglich.

Ergotherapeutische Befundungen, besonders die Beurteilung der sensorisch-integrativen Funktionen, sind zeitaufwändig und kostspielig. Viele Therapeutinnen meinen, den zusätzlichen Zeitaufwand für das Beobachten des Spielverhaltens nicht rechtfertigen zu können. Die Bedeutung des Spiels für das Leben von Kindern kann aber gar nicht genug betont werden.

> **Cave**
>
> Sensorisch-integrative Funktionsstörungen per se sind kein Problem, das der Therapie bedürfte. Erst wenn sie die Alltagsbewältigung beeinträchtigen (zu der in der Kindheit auch das Spiel gehört), werden sie therapiebedürftig.

10.7.2 Zufriedenheit mit dem eigenen Spielverhalten

Um herauszufinden, ob der Klient mit seinen Spielfertigkeiten zufrieden ist, wird er am besten direkt befragt. Auch Eltern und Lehrer des Kindes können um ihre Einschätzung gebeten werden.

> **Hinweis**
>
> Von besonderem Interesse – selbst bei kleineren Kindern – ist:
> - Wer sind die besten Freunde des Kindes? Warum mag das Kind speziell diese Freunde besonders gern?
> - Mit wem würde das Kind am liebsten spielen, wenn es frei wählen könnte? Warum?
> - Was tut das Kind am liebsten und am wenigsten gern? Warum?

Auf diese Weise können viele Informationen über das Kind, seine sensorisch-integrativen Funktionen und seine Defizite gesammelt werden. Es gibt wohl wichtige Unterschiede zwischen Kindern, die mit ihrem Spiel zufrieden sind (selbst wenn sie die Zeit mit ganz anderen Dingen als ihre Spielkameraden verbringen), und Kindern, die eigentlich mit den anderen spielen würden, aber nicht dazu in der Lage sind. Die letztere Gruppe ist sicherlich mehr gefährdet, an geringem Selbstbewusstsein zu leiden (Clifford u. Bundy 1989).

Neben der direkten Befragung gibt es auch Testinstrumente, mit denen **Spielvorlieben** erhoben werden können. Die meisten dieser Verfahren sind ziemlich einfach und schnell durchzuführen. Bei den »Pediatric Interest Profiles« (Henry 2000) muss das Kind nur auf Bilder von bevorzugten Aktivitäten zeigen. Da diese Verfahren den Kindern eine Reihe von Wahlmöglichkeiten geben, bieten sie der Therapeutin ein umfassenderes Bild von Spielvorlieben des Kindes.

10.7.3 Übertragen und Generalisieren von Fertigkeiten

> **Cave**
>
> Die Verbesserung der sensorisch-integrativen Fähigkeiten führt nicht automatisch zur Verbesserung des Spielverhaltens.

Wie viele der eher anerkannten Outcomes der SI-Therapie (z. B. Verbesserung der motorischen Geschicklichkeit oder Steigerung des Selbstbewusstseins) ist auch das Spielverhalten ein komplexes Phänomen. Im Laufe der Zeit sammelt das Kind Erfahrungen, was es im Spiel tun kann und was nicht. Auch wenn seine Fertigkeiten oder die sensorisch-integrativen Leistungen besser werden, bleibt seine Meinung über die eigenen Fähigkeiten oft unverändert. Therapeutinnen machen oft die Erfahrung, dass Kinder auf einen Vorschlag für eine Aktivität antworten: »Das kann ich nicht!«, obwohl die Therapeutin sicher ist, dass das Kind sehr wohl die nötigen Fertigkeiten besitzt. Lässt sich das Kind überreden, ist es über seine neu entdeckten Fähigkeiten möglicherweise überrascht. Jedoch legt die Tatsache, dass viele Kinder vor schwierigen Aktivitäten zurückschrecken, nahe, dass ihre **Selbstwahrnehmung** nicht automatisch mit den veränderten Fähigkeiten mitzieht.

> **Cave**
>
> Neu erworbene Fertigkeiten, die in der Therapie unter dem wachsamen Auge und mit der unterstützenden Hand einer Therapeutin gelingen, lassen sich nicht automatisch auf den Spielplatz oder zu Hause übertragen.

Levitt (1975) beobachtete Kinder auf einem Abenteuerspielplatz und in der Therapie und stellte fest, dass das Leistungsniveau der Kinder in der strukturierten Therapiesitzung höher war als auf dem Spielplatz. Bevor eine Fertigkeit in der Spontanaktivität eingesetzt werden kann, muss sie in einer geschützten Umgebung, die einen vor den Konsequenzen des »wirklichen Lebens« bewahrt, geübt werden. Das Fallbeispiel von Max in diesem Kapitel ist nur eines von unzähligen solchen Beispielen.

10.7.4 Spiel und sensorisch-integrative Leistung

Bei dem Ziel, die Spiel- und die sensorisch-integrativen Leistungen zu verbessern, ist es notwendig, mit dem Klienten zu spielen. Das Kind, das im Spielverhalten wie auch in der sensorischen Integration Defizite hat, braucht ein Vorbild für gutes Spiel und Hilfe beim Spielen (Dunkerley et al. 1997; Lyons 1984; Tickle-Degnen u. Coster 1995). Sutton-Smith (1980) meinte sogar, dass für die Entwicklung von Spielaktivitäten die Rolle der Therapeutin und des Zuschauers noch

wichtiger sind als jene des Spielers. Therapeutinnen, die mit Kindern an der Spielentwicklung arbeiten, müssen sicherstellen, dass die Therapiesituation alle Elemente des Spiels aufweist:
- intrinsische Motivation,
- interne Kontrolle und
- die Freiheit, die Grenzen des »wirklichen Lebens« zu überschreiten.

10.7.5 Aufklärung

Das Kind, seine Eltern und andere Bezugspersonen müssen darüber aufgeklärt werden, dass das Kind die Welt auf eine andere Art wahrnimmt.

> Hinweis

Therapiekinder sollten angeregt werden, Freunde zur Therapie mitzubringen! Die Behandlung lässt sich gut so gestalten, dass die Bedürfnisse des Klienten abgedeckt werden und ein Freund integriert werden kann. Die Eltern können das Kind beraten, welcher Freund bereitwillig bei der Therapie mitmachen würde. Üblicherweise kommen Freunde gerne mit zu den Therapiestunden, und auch bei älteren Kindern trägt dies dazu bei, Therapie nicht als ein Stigma zu erleben.

Dies soll nicht als Aufforderung missverstanden werden, eine SI-Therapie mit zwei Klienten gleichzeitig durchzuführen! (Dieses Thema wird in ▶ Kap. 12 ausführlicher behandelt). Es ist etwas anderes, ein Therapiekind gemeinsam mit einem »normalen« Kind zu behandeln. Die Vorteile dieses Settings liegen darin, dass es:
- die Entwicklung von sozialen Fertigkeiten unterstützt und
- durch die gemeinsamen Erfahrungen die Basis der Freundschaft festigt.

10.8 Zusammenfassung und Fazit

__ Fazit __

- Spiel ist ein wirkungsvolles Therapiemittel.
- Eine verbesserte Fähigkeit zu spielen ist bei vielen Klienten der wichtigste Nebeneffekt der Ergotherapie. Eine fachkundig geplante und durchgeführte sensorisch-integrative Ergotherapie ist bestens geeignet, Spiel anzubahnen. Umgekehrt verbessern spielerische Therapieaktivitäten, wenn sie im Rahmen einer gut orchestrierten Behandlung stattfinden, sensorisch-integrative Funktionen.
- Obwohl SI-Störungen die Spielentwicklung beeinträchtigen können, kann man nicht davon ausgehen, dass alle Personen mit SI-Störungen auch Defizite im Spielverhalten aufweisen.
- Weitere Forschung zu diesem Bereich ist erforderlich.

10.9 Literatur

Anderson, J., Hinojosa, J., u. Strauch, C. (1987). Integrating play in neurodevelopmental treatment. American Journal of Occupational Therapy, 41, 421–426

Ayres, A. J. (1972). Sensory integration and learning disorders. Los Angeles: Western Psychological Services

Bateson, G. (1972). Toward a theory of play and fantasy. In G. Bateson (Ed.), Steps to an ecology of the mind (pp. 177–193). New York: Bantam

Berlyne, D. E. (1966). Curiosity and exploration. Science, 153, 25–33

Berlyne, D. E. (1969). Laughter, humor and play. In G. Lindzert u. E. Aronson (Eds.). The handbook of social psychology (Vol 3). Reading, MA: AddisonWesley

Bledsoe, N. P., u. Shepherd, J. T. (1982). A study of reliability and validity of a preschool play scale. American Journal of Occupational Therapy, 36, 783–788

Bryan, T. (1976). Peer popularity of learning disabled children: A replication. Journal of Learning Diabilities, 7, 34–43

Bryan, T. (1978). Social relationships and verbal interactions of learning disabled children. Journal of Learning Diabilities, 11, 107–115

Bruininks, R. H. (1978). BruininksOseretsky Test of Motor Proficiency examiner's manual. Circle Pines, MN: American Guidance Service

Bundy, A. C. (1987). The play of preschoolers: Its relationship to balance and motor proficiency and the effect of sensory integrative dysfunction. Doctoral dissertation, Boston University

Bundy, A. C. (1989). A comparison of the play skills of normal boys and boys with sensory integrative dysfunetion. Occupational Therapy Journal of Research, 9, 84–100

Bundy, A. C. (1999). Test of environmental supportiveness (TOES) manual. Ft. Collins, CO: Colorado State University

Bundy, A. C. (2000). Test of playfulness manual (Version 3). Ft. Collins, CO: Colorado State University

Caillois, R. (1979). Man, play, and games. New York: Schocken

Clifford, J. M., u. Bundy, A. C. (1989). Play preference and play performance in normal boys and boys with sensory integrative dysfunction. Occupational Therapy Journal of Research, 9, 202–217

Csikszentmihayli, M. (1975a). Beyond boredom and anxiety, San Francisco: Jossey-Bass

Csikszentmihayli, M. (1975b). Play and intrinsic rewards. Humanistic Psychology, 15, 41–63

Csikszentmihayli, M. (1979). The concept of flow. In B. Sutton-Smith (Ed.). Play and learning (pp. 257–274). New York: Gardner

Csikszentmihayli, M. (1990). Flow: The psychology of optimal experience. New York: Harper-Collins

Csikszentmihayli, M. (1993). The evolving self. A psychology for the third millennium. New York: Harper-Collins

Csikszentmihayli, M. (1996). Creativity: Flow and the psychology of discovery and invention. New York: Harper-Collins

Csikszentmihayli, M. (1997). Finding flow: The psychology of engagement with everyday life. New York: Basic

Dunkerley, E., Tickle-Degnen, L., u. Coster, W. (1997). Therapist-child interaction in the middle minutes of sensory integration treatment. American Journal of Occupational Therapy, 51, 799–805

Henry, A. (2000). The pediatric interest profiles: Surveys of play for children and adolescents. San Antonio: Therapy Skill Builders

Knox, S. (1997). Development and current use of the Knox Preschool Play Scale. In L. D. Parham u. L. S. Fazio (Eds.). Play in occupational therapy for children, (pp. 35–51). St. Louis: Mosby

Kooij, R. V., u. Vrijhof, H. J. (1981). Play and development. Topics in Learning and Learning Diabilities, 1, 57–67

Levitt, S. (1975). A study of the gross motor skills of cerebral palsied children in an adventure playground for handicapped children. Client Care, Health and Development, 1, 29–43

Levy, L., u. Gottlieb, J. (1984). Learning and nonlearning disabled children at play. Remedial and Special Education, 5, 43–50

Lindquist, J. E., Mack, W., u. Parham, L. D. (1982). A synthesis of Occupational behavior and sensory integration concepts in theory and practice, Part 2: Clinical applications. American Journal of Occupational Therapy, 36, 433–437

Lyons, M. (1984). A taxonomy of playfulness for use in Occupational Therapy. Australian Occupational Therapy Journal, 4, 152–156

Margalit, M. (1984). Leisure activities of learning disabled children as a reflection of their passive life style and prolonged dependency. Client Psychiatry and Human Development, 15, 133–141

Morrison, C. D., Bundy, A. C., u. Fisher, A. G. (199 1). The contribution of motor skills and playfulness to play. American Journal of Occupational Therapy, 45, 687–694

Neumann, E. A. (1971). The elements of play. New York: MSS Information

Piaget, J. (1962). Play, dreams and imitation in childhood. New York: Norton

Rast, M. (1986). Play and Therapy, play or Therapy? In C. Pehoski (Ed.). Play: A skill for life (pp. 29–42). Rockville, MD: American Occupational Therapy Association

Rogers, C. S., Impara, J. C., Frary, R. B., Harris, T., Meeks, A., Semanic-Lauth, S., u. Reynolds, M. R. (1998). Measuring playfulness: Development of the client behaviors inventory of playfulness. In S. Reifel (Ed.). Play u. culture studies (Vol. 1, pp. 121–136). Greenwich, CT: Ablex

Rubin, K., Fein, G. G., u. Vandenberg, B. (1983). Play. In P. H. Mussen (Ed.). Handbook of child psychology: Socialization, personality and social development (4th ed, vol. 4, pp. 693–774). New York: Wiley

Sawyer, R. K. (1997). Pretend play as improvisation: Conversation in the preschool classroom. Mahwah, NJ: Lawrence Erlbaum Associates

Sutton-Smith, B. (1980). A »sportive« theory of play. In H. Schwartzman (Ed.), Play and culture (pp. 10–19). West Point, NY: Leisure

Sutton-Smith, B. (1997). The ambiguity of play. Cambridge, MA: Harvard University

Tickle-Degnen, L., u. Coster, W. (1995). Therapeutic interaction and the rnanagement of challenge during the beginning minutes of sensory integration treatment. Occupational Therapy Journal of Research, 15, 122–141

Vandenberg, B. (1981). Environmental and cognitive factors in social play. Journal of Experimental Psychology, 31, 169–175

Vandenberg, B., Kielhofner, G. (1982). Play in evolution, culture and individual adaptation: Implications for Therapy. American Journal of Occupational Therapy, 36, 20–28

West, M. A. (1888). Childhood: Its care and culture. New York: Law, King u. Law

White, R. W. (1959). Motivation reconsidered: The concept of competence. Psychological Review, 66, 297–323

Wolfgang, C., u. Phelps, P. (1983). Preschool play materials preference inventory. Early Child Development and Care, 12, 127–141

»Orchestrieren« der Behandlung – Die Kunst der Therapie

Anita C. Bundy, Jane A. Koomar

11.1 Entscheidung über den Ansatzpunkt der Behandlung – 262

11.2 Beziehung zwischen Therapeutin und Klient – 265

11.3 Eine sichere Umgebung schaffen – 267

11.4 Wettspiele – 268

11.5 Rollenspiel – 269

11.6 Lob, Feedback und Anweisungen – 270

11.7 Die »genau richtige« Herausforderung – 271

11.8 Gleichgewicht zwischen Freiraum und Struktur – 272

11.9 Den inneren Antrieb wecken – 273

11.10 Veränderung und Abbruch von Aktivitäten – 275

11.11 Aufklärung über die SI-Störung – 278

11.12 Den Alltag erleichtern – 280

11.13 Beenden einer Behandlung – 281

11.14 Die Kunst der Therapie beherrschen – 283

11.15 Zusammenfassung und Fazit – 284

11.16 Literatur – 284

> Die innerliche Beteiligung, die notwendig ist, damit ein Kind innerhalb der von der Therapeutin vorgegebenen Strukturen selbstbestimmt zu handeln beginnt, kann nicht **befohlen** werden; sie muss **hervorgelockt** werden. Darin liegt die Kunst der Therapie. «
(Ayres 1972, S. 259)

> In diesem Kapitel werden folgende wichtige Aspekte der Intervention behandelt, die von der Kunst der Therapeutin abhängen:
> — Entscheidung über den Ansatzpunkt der Behandlung
> — Beziehung zwischen Therapeutin und Klient
> — Eine sichere Umgebung schaffen
> — Wettspiele
> — Rollenspiele
> — Lob, Feedback und Anweisungen
> — Die »genau richtige« Herausforderung
> — Gleichgewicht zwischen Freiraum und Struktur
> — Den inneren Antrieb wecken
> — Veränderung und Abbruch von Aktivitäten
>
> Zuletzt werden Vorschläge gemacht, wie die Therapeutin:
> — Klienten über die sensorisch-integrative Dysfunktion aufklären,
> — eine Therapie beenden und
> — ihre Behandlungsmethoden kunstvoller gestalten kann.

Schon seit langem wird Ergotherapie als **Kunst und Wissenschaft** definiert (American Occupational Therapy Council on Standards 1972; Neistadt u. Crepeau 1998). Während **Wissenschaft** ausdrücklich mit Wissen und Theorie assoziiert wird (Mosey 1981), konzentriert sich **Kunst** auf die therapeutische Beziehung (Peloquin 1989, 1990, 1998) und auf den kreativen und sinnvollen Einsatz verschiedener Aktivitäten (Creighton et al. 1995; Peloquin 1989, 1998). Wissenschaft ist logisch, aber unser Verständnis von Kunst scheint beinahe ätherisch. Der Künstler Alex Grey erklärte 1998: »Kunst ist die Kommunikation einer Seele mit einer anderen« (S. 19). »Die Berufung eines Künstlers mag nicht immer auf Worte reduzierbar oder rational verständlich sein, aber ihre unsichtbare fesselnde Präsenz wird die Arbeit eines Künstlers vollkommen bestimmen.« (S. 10).

Auch wenn Kunst in hohem Maße unerklärbar ist, wies Peloquin (1989) darauf hin, dass **Kunst das Herzstück der ergotherapeutischen Arbeit** ist. Die Vorteile sind offensichtlich: Ihre Kunst und ihr können befähigen die Therapeutin, Vertrauen zu schaffen, Motivation zu wecken und zu nutzen, Signale zu erkennen, entsprechend darauf zu reagieren und die Herausforderung und den Fluss der therapeutischen Aktivität kunstvoll bzw. auf kreative Weise anzupassen.

»Im besten Fall inspiriert und verändert uns Kunst« (Grey 1998, S. 9).

Mosey (1981) meinte: »Ohne Kunst würde die Ergotherapie auf die Anwendung von Fachwissen in einem sterilen Vakuum reduziert werden« (Peloquin 1989, S. 220).

Die **Kunst der Behandlung** ist für die Ergotherapie speziell wichtig, gilt aber als Grundidee beinahe aller anderen im weitesten Sinne therapeutischen Berufe. Wahrscheinlich hat jeder schon Geschichten über einen Arzt gelesen oder gehört, der die seltene Krankheit eines Patienten diagnostizierte, über einen Psychotherapeuten, dessen Arbeit mit einem Klienten an ein Wunder grenzte oder über einen Architekten, der auf brillante Weise sein Werk in die bestehende Landschaft einfügte, wobei er die natürliche Schönheit des Ortes bewahrte und noch erhöhte. All diese Menschen waren durch ihre Kunst und ihr Können erfolgreich.

Bei der Ergotherapie im Allgemeinen und der Sensorischen Integrationstherapie im Speziellen geht es um »Selbstaktualisierung« und um die Befähigung des Klienten, Aktivitäten auszuführen, die er im täglichen Leben tun muss oder möchte (Fisher u. Murray 1991; Neistadt u. Crepeau 1998).

Die Intervention (therapeutischer Eingriff) wird von einer Reihe von wichtigen Ereignissen, Entscheidungen und Prozessen bestimmt. Dabei ist der Erfolg wesentlich von Kunst abhängig.

Zwar können gerade zur Kunst der Behandlung keine »Regeln« aufgestellt werden, doch können Fallbeispiele und praktische Informationen aus der Erfahrung der Autorinnen geboten werden.

Da die Kunst der Behandlung in engem Zusammenhang mit dem Spiel steht, sei in diesem Zusammenhang auch auf ▶ Kap. 10 verwiesen.

11.1 Entscheidung über den Ansatzpunkt der Behandlung

Die Therapeutin ist zu dem Schluss gelangt, dass die Schwierigkeiten eines Kindes durch die SI-Theorie schlüssig erklärt werden können, und hat mit dem Kind, seinen Eltern und anderen Betreuern Therapieziele formuliert. Nun muss sie zu Beginn der Behandlung die Entscheidung treffen, in welcher Reihenfolge welche Aspekte in der Therapie bearbeitet werden sol-

11.1 Entscheidung über den Ansatzpunkt der Behandlung

len, damit eine stabile Grundlage geschaffen wird, um die gesteckten Ziele zu erreichen.

Bei sensorischen Integrationsstörungen bezieht sich der Begriff **Grundlage** sowohl auf die Verarbeitung sensorischer Informationen als auch auf die darauf aufbauenden Leistungen wie:
- posturale Kontrolle,
- Praxie und
- Modulation (Abb. 1.3).

Dies sind einige der Grundlagen, auf denen die Ergotherapie aufbauen kann.

Wie auf allen Stufen der Intervention müssen auch in die **Entscheidung über die Zielsetzung** kreative Überlegungen einfließen.

Ist eine Entscheidung gefällt, wird die Behandlung auf der Grundlage dieser Entscheidung geplant. Dabei muss die Therapeutin im Hinterkopf behalten, dass ihre Anfangsentscheidung möglicherweise nicht vollkommen richtig war, und permanent nach Hinweisen suchen, die sie bestätigen oder widerlegen.

> **Cave**
>
> Deuten Anzeichen darauf hin, dass der Behandlungsschwerpunkt in eine andere Richtung gelenkt werden muss, sollte die Therapeutin umgehend entsprechende Schritte unternehmen.

Der Prozess der Zielformulierung soll im Folgenden anhand von zwei Fallbeispielen veranschaulicht werden.

Das erste Beispiel handelt von einem Fall, bei dem alle Anzeichen darauf hinwiesen, dass die Entscheidung der Therapeutin richtig war. Im zweiten Beispiel musste das ursprüngliche Ziel verändert werden.

Beispiel

Die 5-jährige **Melanie** fiel im Kindergarten durch verschiedene problematische Verhaltensweisen auf:
Melanie erzählte wiederholt, dass andere Kinder sie geschlagen hätten, obwohl diese sagten, sie nur angestupst zu haben (z. B. um ihre Aufmerksamkeit zu erlangen). Auch die Kindergärtnerin hatte nie beobachtet, dass sie geschlagen worden wäre.
Melanie lief ständig im Klassenzimmer umher und konnte kaum länger als ein paar Sekunden sitzen bleiben. Ständig hatte sie etwas in der Hand; entweder Dinge, die ihr selbst gehörten oder die anderen Kindern gehörten. Wenn die Pausenglocke oder der Feueralarm losging, regte sie sich so auf, dass sie kaum zu beruhigen war.
Sie liebte es, auf das Regal über der Garderobe zu klettern und herunter zu springen. Die Kindergärtnerin war umso erstaunter über dieses Verhalten, als sie nicht den Eindruck hatte, dass Melanie damit Aufmerksamkeit auf sich ziehen wollte. Im Gegenteil, sie schien die Reaktionen der Anderen gar nicht zu beachten. Wenn man sie direkt ansprach, warum sie das machte, antwortete sie: »Weil mir das Springen solchen Spaß macht.«
Melanie hatte große Schwierigkeiten in den Turnstunden und auf dem Spielplatz. Sie war trotz intensiver Bemühungen der Pädagogin nicht in der Lage, Seil zu springen. Melanies Eltern erzählten, dass sie auf der Schaukel nicht selbst Schwung holen könnte, was die Nachbarskinder schon vor ihrem 4. Geburtstag gelernt hatten.
Auf dem Spielplatz rannte Melanie ziellos herum und war ständig in Gefahr, von einer Schaukel getroffen zu werden. Sie schien ihre eigene Position in Bezug zur Schaukel nicht einschätzen zu können.
Neben diesen Schwierigkeiten in der Grobmotorik und in der Modulation war Melanie überhaupt nicht an Malbüchern oder Buchstaben interessiert (z. B. ihren Namen schreiben). Wenn sie zum Schreiben überredet wurde, war das Ergebnis mäßig.
Melanies Mangel an Interesse und ihre Schwächen bereiteten ihren Eltern und Pädagoginnen Sorgen.
Die ergotherapeutische Befundung ergab, dass bei Melanie eine Somatodyspraxie und eine sensorische Defensivität vorlagen. Anhand der der Begutachtungsergebnisse konnte die Therapeutin Melanies Schwierigkeiten im Alltag erklären.
Folgende Ziele waren Teil ihres individuellen Förderplans (Individual Educational Program IEP):
Melanie sollte:
- nicht auf leichte Berührungen und laute Geräusche im Klassenzimmer überreagieren,
- unangemessene Verhaltensweisen unterlassen (z. B. vom Regal springen, mit den Sachen anderer Kinder hantieren),
- auf dem Spielplatz spielen, ohne sich in gefährliche Situationen zu begeben,
- in der Lage sein, Seil zu springen und zu schaukeln,
- Buchstaben und Zahlen leserlich schreiben können.

Um diese Ziele zu erreichen, sollte **zunächst** einmal Melanies **sensorische Modulation** verbessert werden.
Die Effektivität der Behandlung sollte an Melanies Reaktion auf unerwartete Berührungen und Lärm, und an ihrer unangemessenen sensorischen Reizsuche gemessen werden.
Die Therapeutin erwartete, dass eine verbesserte Reizverarbeitung (wozu Modulation gehört) auch zu einer Verbesserung des Körperschemas, der posturalen Kontrolle (Haltungskontrolle) und der Praxie führen würde.

Das sollte ihr in Folge ermöglichen, die notwendigen grob- und feinmotorischen Fertigkeiten zu erwerben, die sie benötigte, um Seil zu springen, zu schaukeln und zu schreiben. Bessere Leistungen wären also das Zeichen, dass die Zielsetzung der Therapeutin richtig gewesen war.
Um die **Modulation** zu verbessern, wurden Melanie Aktivitäten mit Bewegung und Widerstand gegen aktive Bewegung angeboten. Melanie liebte Aktivitäten besonders, bei denen sie in Bauchlage auf der Froschschaukel schaukeln konnte (Abb. 11.1). Auch mit verstärktem taktilem Input wurde sie versorgt (z. B. indem sie in das Bällchenbad eintauchen konnte oder große Objekte aus einer Bohnenwanne ausgraben musste; Abb. 11.2).
Die Therapeutin legte den Schwerpunkt auf die Verbesserung von Melanies sensorischer Modulation, damit sie den Anforderungen des Alltags besser gewachsen wäre. Durch die Verbesserung der sensorischen Verarbeitung mittels vieler Aktivitäten, die Widerstand gegen Bewegung enthielten, erhoffte sie sich, dass sich Melanies Körperschema, ihr Extensorentonus und ihre posturale Stabilität verbessern würden. Die daraus resultierende verbesserte Propriozeption sollte zu diesen Funktionen beitragen.
Obwohl Melanie von Anfang an große Schwierigkeiten mit Seil springen, Schaukeln und Ausmalen hatte, wurde die Therapie nicht mit einem Training dieser Einzelfertigkeiten begonnen. Denn aufgrund Melanies mangelhafter Fähigkeit, die sensorischen Informationen richtig zu verarbeiten und ihre Bewegungen abzustimmen, wären derartige Übungen nicht zielführend gewesen.
Gleichzeitig durften die motorischen Fertigkeiten aber nicht völlig außer Acht gelassen werden: Nachdem sich an angepassterem Verhalten im Alltag erste Anzeichen einer verbesserten sensorischen Modulation zeigten, begann die Therapeutin, gezielter an der **posturalen Stabilität**, der **Praxie** und **Einzelfertigkeiten** zu arbeiten. Jedoch verlor sie die ursprüngliche Zielsetzung, die verbesserte Modulation, nicht aus den Augen.
Nach mehreren Monaten reagierte Melanie neutral bis positiv auf leichte Berührungen und unterschiedliche laute Geräusche.
Kurze Zeit später war sie in der Lage, kleine Objekte (z. B. Münzen, kleine Wäscheklammern) aus der Bohnenkiste herauszusuchen, was darauf schließen ließ, dass sich ihre taktile Diskrimination und die feinmotorischen Fertigkeiten verbessert hatten.
Die Kindergärtnerin berichtete zur gleichen Zeit, dass Melanie das unangemessene Hantieren mit Gegenständen zunehmend unterließ. Melanie begann auf einer Staffelei und während der Pausen in Malbüchern zu malen. Nach einer Weile konnte Melanie auch ihre intensive propriozeptive Reizsuche unterlassen. Sie hörte auch auf, vom Garderoberegal zu springen.
Da sich Melanies Haltungskontrolle und ihr Körperschema verbessert hatten, konnte sie nun mehrere Geräte verwenden, die Anforderungen an den Extensorentonus und an die Haltungsanpassung stellten (z. B. Seilbahn und Rollbrett).
Als sich schließlich die notwendige **bilaterale Koordination und das Sequenzieren** entwickelt hatten, war es ihr möglich, gleichzeitig zu schaukeln und Bohnensäckchen oder Bälle auf ein bewegliches Ziel zu werfen. Zur selben Zeit begann sie sich für Schaukeln und Seil springen zu interessieren. Nachdem sie eine Woche geübt hatte, konnte sie beides gut, worüber sie sich sehr freute.

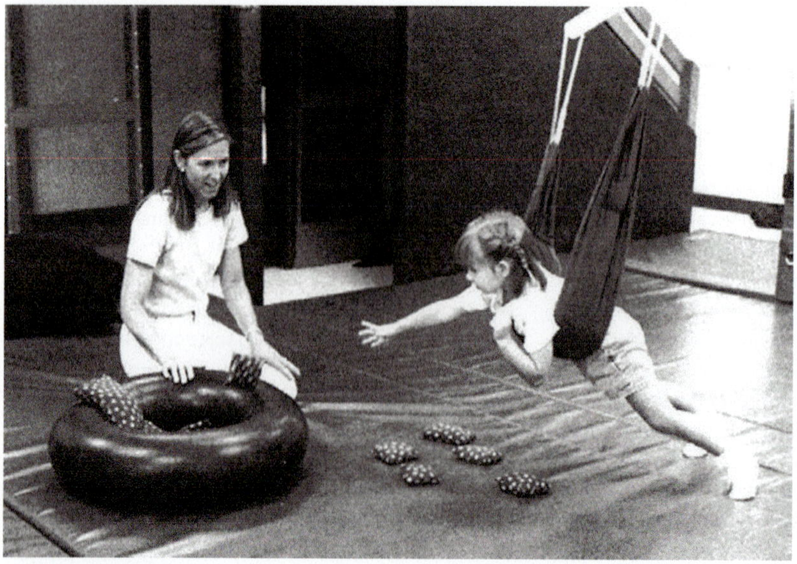

 Abb. 11.1. In Bauchlage in der Froschschaukel schaukeln (Foto von Shay McAtee)

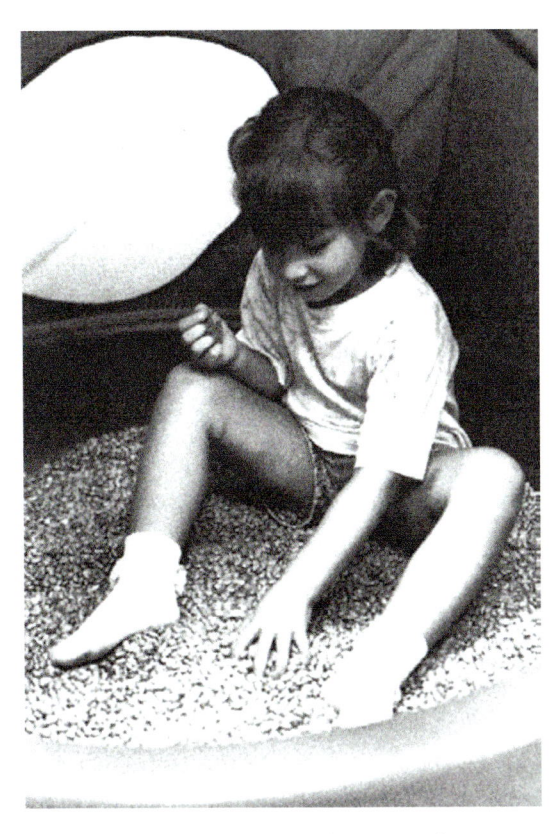

Abb. 11.2. In der Bohnenkiste nach Dingen suchen (Foto von Shay McAtee)

Melanies Sicherheit auf dem Spielplatz war kein Problem mehr. Außerdem konnte Melanie nun ihren Namen und alle Buchstaben schreiben.

Die Entscheidung über den Ansatzpunkt bei einer Behandlung stellt eine große Herausforderung dar.

> **Wichtig**
>
> Ein Problem in der Modulation hat im Allgemeinen höchste Priorität und wird als erstes behandelt.

Es gibt allerdings keine genauen Regeln, was als erstes Ziel gesetzt werden soll. Viele Klienten haben mehr als eine Art von Modulationsstörung. Wie kann die Therapeutin also entscheiden, welches Ziel als Erstes verfolgt werden soll?

Beispiel
Die 26-jährige **Jodie** litt unter sensorischer Defensivität und Schwerkraftunsicherheit. Sie klagte, dass sich vor allem ihre taktile Überempfindlichkeit negativ auf ihre Arbeit und ihre zwischenmenschlichen Beziehungen auswirkte. Es erschien logisch, die Behandlung zunächst auf verstärkte taktile Reize zu konzentrieren, und dadurch die Auswirkungen dieser Reize abzuschwächen. Jodie konnte jedoch keine taktilen Reize ertragen; auch dann nicht, wenn sie sie selbst setzte. Ihre extreme Schwerkraftunsicherheit stellte eine weitere Herausforderung dar, den SI-Ansatz zu verwenden.

Da die Fortschritte in Bezug auf die sensorische Defensivität gering waren (d. h. der gewählte Ansatz schien falsch zu sein), verlagerte die Therapeutin den Behandlungsschwerpunkt auf Jodies Schwerkraftunsicherheit. Jodie sollte verschiedene Aktivitäten ausführen, die Widerstand gegen Bewegungen (d. h. Propriozeption) und linearen vestibulären Input beinhalteten. Nach einigen Wochen reagierte sie auf Bewegung mit weniger Furcht. Sie empfand diese Entwicklung zwar als sehr positiv, was sie aber noch mehr freute war, dass auch ihre taktile Defensivität abgenommen hatte.

In diesem Fallbeispiel war die Linderung der taktilen Abwehr ein erfreulicher Nebeneffekt. Theoretisch lässt sie sich so erklären, dass eine sensorische Modulationsstörung auf eine zumindest teilweise schlechte sensorische Verarbeitung im **retikulären und limbischen System** zurückzuführen ist. Offenbar war die taktile Verarbeitung durch Aktivitäten mit verstärkten vestibulären und propriozeptive Reizen verbessert worden. Verstärkter Input einer Modalität dürfte durch die Tatsache, dass sowohl limbische als auch retikuläre Strukturen die Reizverarbeitung beeinflussen, auch Auswirkungen auf die Verarbeitung von Reizen anderer Modalitäten haben.

Im Fall von Jodie veränderte die Therapeutin ihre Vorgehensweise und konnte so bessere Resultate erzielen als erwartet. Die Erklärung für diese Behandlungsergebnisse scheint plausibel. Da die Therapeutin offen für unerwartete Resultate war, konnte sie neue Wege in der Behandlung gehen. Ihre ursprüngliche **Annahme, dass taktile Defensivität am besten mit taktilen Reizen behandelt werden sollte, wurde widerlegt.**

11.2 Beziehung zwischen Therapeutin und Klient

In der Ergotherapie geht es immer um zwischenmenschliche Beziehungen. Verschiedene Autorinnen schrieben in der ergotherapeutischen Fachliteratur implizit oder explizit über die Kunst der Therapie (Ayres 1972; Creighton et al. 1995; Dunkerley et al.

1997; Mattingly u. Fleming 1994; Mosey 1981; Peloquin 1998; Tickle-Degnen u. Coster, 1995). Tickle-Degnen u. Coster (1995) und Dunkerley et al. (1997) beschäftigten sich besonders mit der Interaktion zwischen Therapeutin und Klient in der Sensorischen Integrationstherapie.

Dabei fanden sie grundsätzlich heraus, dass Therapeutin und Kind während der Behandlungsstunde sowohl spielerisch miteinander umgehen als auch hart arbeiten.

Wie auch in der Psychotherapie spielt die Beziehung zwischen Klient und Therapeutin in der Ergotherapie eine wichtige Rolle für das Behandlungsergebnis (Eltz u. Shirk 1995; Hopkins u. Tiffany 1983; Luborsky et al. 1988; Orlinsky u. Howard 1986; Peloquin 1990; Shirk u. Russell 1996; Shirk u. Saiz 1992). Kaplan et al. (1993) vertraten die Ansicht, dass die intensive Bindung, die zwischen Therapeutin und Klient entsteht, verantwortlich für die Veränderungen sein könnte, die aus der SI-Therapie resultieren.

Die **therapeutische Allianz** (Bündnis zwischen Therapeutin und Kind) ist ein bestimmender Faktor im Interventionsprozess. Die Kunst liegt darin, eine Beziehung aufzubauen und aufrechtzuerhalten. Dieser Prozess verläuft in jeder einzelnen Therapieeinheit und über den gesamten Behandlungsverlauf gesehen wie »Ebbe und Flut«.

Startpunkt des Interventionsprozesses ist der **Erstkontakt**, wenn sich die Eltern des Kindes nach einer Befunderhebung erkundigen. Der Prozess setzt sich in verschiedenen Stufen fort: Befundung, gegebenenfalls Behandlungsplanung, Durchführung der Behandlung und Beendigung der Therapie.

Viele Aspekte dieses Prozesses werden im vorliegenden Kapitel, in ▶ Kap. 9 und an anderen Stellen (Bundy 1995) beschrieben. Die Beziehung zwischen Klient und Therapeutin ist entscheidend. Ist der Klient ein Kind, kann es aus Gründen, die Shirk u. Russell (1996) darlegten, besonders schwierig sein, ein therapeutisches Bündnis zu schließen.

> **Wichtig**
>
> Die Kunst, eine therapeutische Beziehung aufzubauen, liegt in der Fähigkeit der Therapeutin, eine Helferin zu werden.

Die therapeutische Allianz

Shirk u. Russell (1996) verwendeten den Begriff **therapeutische Allianz**, um eine Art von Beziehung oder Bündnis zu beschreiben, die die Klienten befähigt, zielbewusst an der Lösung ihrer Schwierigkeiten zu arbeiten.

Gemeinsame Ziele und das Gefühl, dass die Therapeutin den Klienten helfen wird, diese Ziele zu erreichen, sind wichtige Aspekte dieses therapeutischen Bündnisses.

Es kann sehr schwierig sein, **jüngere Kinder** dazu zu bringen, sich auf ein Ziel festzulegen. Um sich Ziele setzen zu können, muss man den Willen und die Fähigkeit aufbringen, die eigenen Einschränkungen zu erkennen. Die Fähigkeit, die eigenen Schwierigkeiten zu erkennen und zu einem Plan beizutragen, der explizit darauf ausgerichtet ist, diese zu minimieren, erfordert ein bestimmtes Maß an Vertrauen und kognitiver Entwicklung. Es ist auch nötig, dass die Therapeutin den Prozess unterstützt.

Die Probleme, denen sich Ergotherapeutinnen beim Aufbau eines derartigen Bündnisses, wie es von Shirk u. Russel (1996) beschrieben wurde, gegenübersehen, sind denen von Psychotherapeuten ähnlich, die Kinder behandeln.

Shirk u. Russell beschrieben, worin einige Schwierigkeiten begründet sein können:

> Allzu oft dürfte die vorbereitende Phase des »Beziehungsaufbaus« ausschließlich auf den Aufbau von positiven Gefühlen zwischen Kind und Therapeutin ausgerichtet sein. In der Praxis wird »Vorbereitung« so umgesetzt, dass die Therapeutin dem Kind als freundliche Spielkameradin erscheinen soll, die die entstehende Beziehung keinesfalls stören wird, z. B. indem sie unangenehme Aufgaben stellt. Als Folge scheint die Behandlung oft in endlosen Sitzungen … mit Aktivitäten stecken zu bleiben, die nur am Rande mit den Schwierigkeiten des Kindes zu tun haben.

In Wahrheit ist die Therapie nicht »stecken geblieben«, sondern Resultat einer Definition von Behandlung, die jeden Bezug zu therapeutischer Arbeit ausspart. Man kann nicht annehmen, dass ein Kind die Therapeutin sofort als Helferin sieht, und ebenso wenig ist zu erwarten, dass sich ein Kind spontan mit seinen Problemen und Schwierigkeiten auseinandersetzen wird, solange die Therapeutin keine Versuche macht, die **Beziehung als eine helfende Beziehung zu definieren**.

Mit anderen Worten, die vorbereitende Phase in der Kindertherapie beinhaltet mehr als die Entwicklung einer normalen positiven Partnerschaft; Sie beinhaltet die Entwicklung einer **positiven helfenden Partnerschaft**.

Das Ziel der Therapeutin ist es nicht einfach, emotional positiv besetzt zu werden, auch wenn dieses Ziel bei manchen Kindern eine Herausforderung sein kann und durchaus essentiell für die Therapie ist. Das Ziel ist vielmehr, als Person angesehen zu werden, die hilfreich beim Abbau der Schwierigkeiten sein kann«. « (S. 174)

Da die Aktivitäten in der SI-Therapie so viel Spaß machen, ist es leicht für die Therapeutin, als »freundliche Spielgefährtin« angesehen zu werden, und darüber ihre Rolle zu vernachlässigen, dem Kind zu helfen, seine Schwierigkeiten zu erkennen und zur Zielformulierung und zur Behandlungsplanung beizutragen. Scheitert der Aufbau der therapeutischen Allianz im Sinne von Shirk u. Russel (1996), werden sowohl die Kapazitäten des Kindes als auch die Wirksamkeit der Therapie unterhöhlt.

Shirk u. Russell, die in ihrer Praxis als Psychotherapeuten mit ähnlichen Schwierigkeiten konfrontiert sind wie Ergotherapeutinnen, schlagen Folgendes vor:

» Diese Aufgabe (Behandlungsziele zu setzen) mag eines der schwierigsten und dennoch am wenigsten erforschten Probleme in der Kinderpsychotherapie sein … Die Ziele des Kindes können völlig verschieden von denen ihrer Eltern sein. Wo sich die Eltern wünschen, dass das Kind folgsamer ist und ihre Autorität weniger in Frage stellt, kann das Kind vor allem daran interessiert sein, sich von den elterlichen Forderungen zu befreien.
Als Ausgangspunkt für die Entwicklung des Arbeitsbündnisses kann es sinnvoll sein, dass sich die Therapeutin darauf konzentriert, dem Kind zu helfen, seine eigenen Ziele von denen der Erwachsenen zu unterscheiden. Bietet sie dem Kind an, sich zu bemühen, dass es diese Ziele erreichen kann, bringt sie sich in die Position einer Verbündeten des Kindes.
Das bedeutet aber nicht, dass die Therapeutin die Ziele des Kindes bedingungslos annehmen muss, vor allem dann nicht, wenn sie damit das Kind bei der Verleugnung offensichtlicher Probleme unterstützte. Die zentrale Aufgabe dieser Phase der Therapie ist vielmehr, eine gemeinsame Definition des Problems auszuhandeln.
Diese anfänglich mit beidseitigem Einverständnis gesetzten Ziele, die dazu dienen, das Arbeitsbündnis aufzubauen, müssen nicht die wichtigsten für die Behandlung sein. An diesem Punkt der Behandlung steht die Definition der therapeutischen Beziehung als Arbeitsbeziehung im Vordergrund. Und es ist zulässig, dies zu fördern, indem zu Beginn an Zielen gearbeitet wird, die nur am Rande mit dem zentralen Problem des Kindes zu tun haben.

Auch bei einem Bündnis für solche Ziele wird die Rolle der Therapeutin als Helferin … jedenfalls klar definiert. « (S. 175)

Das folgende Beispiel zeigt, wie eine therapeutische Allianz entstehen kann.

Beispiel
Christian, 12 Jahre, hatte eine sensorisch-integrativ verursachte Dyspraxie und nahm an einem 5-tägigen Behandlungskurs teil.
Christian und seine Eltern trafen sich mit der Ergotherapeutin, um Ziele für seine Behandlung festzulegen. Sie planten, nur ein Ziel zu formulieren, das mit dieser spezifischen Behandlungsform gut zu erreichen wäre.
Wie zu erwarten war, unterschieden sich Christians Ziele von denen seiner Eltern. Seine Mutter wollte, dass Christians Ziel »eine Verbesserung beim Laufen« sei, da sich seine Spielkameraden über die Art lustig machten, wie er lief.
Christian, der sowohl fein- als auch grobmotorische Schwierigkeiten hatte, wünschte sich, dass er seine Fahrzeugmodelle besser zusammenbauen könnte.
Da die Therapeutin eine therapeutische Allianz mit Christian erreichen wollten, stimmte sie beiden Zielen zu, obwohl sie wusste, dass das von ihm definierte Ziel weder von höchster Wichtigkeit war (d. h. dass seine feinmotorischen Schwierigkeiten bei weitem nicht so viele Probleme bewirkten wie seine grobmotorischen) noch das beste Ziel für eine Sensorische Integrationstherapie war. Ihre Entscheidung war ein Ausdruck der **Kunst** der Therapie. Sie war selbstsicher genug, um auf ihre Intuition zu hören und von ihrem ursprünglichen Plan abzugehen, nur ein Ziel zu formulieren.
Dass Christian sich in die Therapie einbrachte und die Therapeutin als eine Person sah, die ihm helfen wollte, hängt zum Teil vielleicht damit zusammen, dass sie auf ihn gehört hatte. Eine echte therapeutische Allianz war geschlossen worden.

11.3 Eine sichere Umgebung schaffen

In der sensorisch-integrativen Ergotherapie muss sich das Kind an Aktivitäten beteiligen, die möglicherweise seine Schwächen offen legen; dies kann für manche Kinder sehr bedrohlich sein. Damit sich die Klienten auf den therapeutischen Prozess einlassen können, muss die Therapeutin ihr volles Vertrauen gewinnen. Sie muss ihnen das Gefühl geben, dass sie sich physisch wie auch psychisch in Sicherheit befinden (◘ Übersicht 11.1). Die Therapeutin muss in der

Nähe bleiben, um in den Prozess involviert zu sein und Unfälle verhindern zu können. Gleichzeitig muss sie aber auch so weit entfernt sein, dass das Kind das Gefühl hat, selbstständig zu agieren und herausgefordert zu sein.

> **Hinweis**

Es trägt wesentlich zur emotionalen Sicherheit des Kindes bei, wenn die Therapeutin die Kunst beherrscht, dem Kind zu vermitteln, dass sie nie mehr von ihm verlangen wird, als es leisten kann.

Im geschützten Rahmen der Therapie wird das Kind die negativen Gefühle (wie Scham, Entmutigung) nicht erleben, die ihm aus dem Alltag vielleicht wohl bekannt sind. Das bedeutet natürlich nicht, dass Kinder in der Therapie niemals stürzen oder ein Ziel verfehlen! Sie würden schnell gelangweilt werden, wenn jeder ihrer Versuche von Erfolg gekrönt wäre (Csikszentmihayli 1975a, 1990, 1993, 1996).

> **Übersicht 11.1. Wie lässt sich ein sicheres Umfeld erreichen?**
> — Die Therapeutin stimmt die Anforderungen sorgfältig auf die Fähigkeiten und emotionalen Bedürfnisse des Klienten ab.
> — Die Therapeutin gibt, wenn nötig, Unterstützung.
> — Die Therapeutin geht mit Erfolg und Misserfolg des Klienten auf eine Art und Weise um, dass Entwicklung und Sicherheit gefördert werden. Dazu gehört auch, dass sie ehrliches Feedback gibt.

Beispiel
Der 6-jährige **Lukas** hatte im Rahmen einer Dyspraxie deutliche motorische Schwierigkeiten. Im Alltag erlebte er kaum jemals Erfolg bei motorischen Aktivitäten. Als er in der Therapie die Sprossenwand hinaufkletterte, unterstützte ihn die Therapeutin heimlich, indem sie ihm half, bei jeder Sprosse sein Gewicht auf den richtigen Fuß zu verlagern. So war es ihm möglich, fließend nach oben zu klettern. Die Therapeutin gab ihm keine verbalen Anweisungen.
Als Lukas oben ankam, war die Freude bei beiden groß. »Du hast es geschafft!« rief die Therapeutin und Lukas wiederholte: »Ja, ich hab' es geschafft!«

Auch andere Strategien vermitteln, dass die Therapie ein sicherer Ort ist.

Beispiel
Besonders bei kleinen Kindern kann es nötig sein, dass sie eine Aktivität zunächst einmal beobachten können, bevor sie sie selbst ausführen. Eine Therapeutin begann eine Behandlungsstunde mit einem sehr schüchternen Kind, indem sie ein Stofftier auf eine Schaukel setzte und zu dem Kind sagte: »Mein Hase möchte so gerne schaukeln! Möchtest du ihn anschubsen?«. Einige Zeit später fragte sie das Kind: »Möchtest du jetzt auch einmal schaukeln?«

Die Therapeutin wird häufig direkt in das Geschehen involviert. Die aktive Beteiligung zeigt nicht nur, dass die Aktivitäten sicher sind, sondern betont gleichzeitig ihre Wichtigkeit.

Beispiel
Kind und Therapeutin können gemeinsam in einer gemütlichen Ecke sitzen und taktile Materialien erforschen, auf der Pferdeschaukel sitzen und sich in große Kissen fallen lassen oder mit Schaumstoffschlägern »kämpfen«, während sie sich bemühen, im Reifen die Balance zu halten (◘ Abb. 11.3).

> **Hinweis**

Viele Kinder reagieren sehr positiv, wenn sie von der Therapeutin um Hilfe gebeten werden.

Beispiel
»Kannst du mir helfen, die Fleischbällchen (Medizinbälle) in meine große Spaghettischüssel (Reifen) zu geben? Sie sind so schwer.«

Kann ein Kind einem Erwachsenen helfen, fühlt es sich normalerweise wichtig. Außerdem scheinen Kinder, die sich selbst sehr verletzlich fühlen, besonders empfindsam für das Bedürfnis anderer nach Hilfe zu sein.

11.4 Wettspiele

Viele Kinder mögen Wettspiele gerne. Manche Kinder reagieren aber sehr empfindlich auf Niederlagen und können mit richtigen Wettbewerbssituationen nicht umgehen.

Beispiel
Eine Aktivität für Kinder, die nicht verlieren können: Das Kind soll den »kleinen Fischen im Teich« (Reifenschlauch) Futter (Bohnensäckchen) zuwerfen. Fällt das Futter neben den Teich, freuen sich die dicken Fische im Ozean darüber.

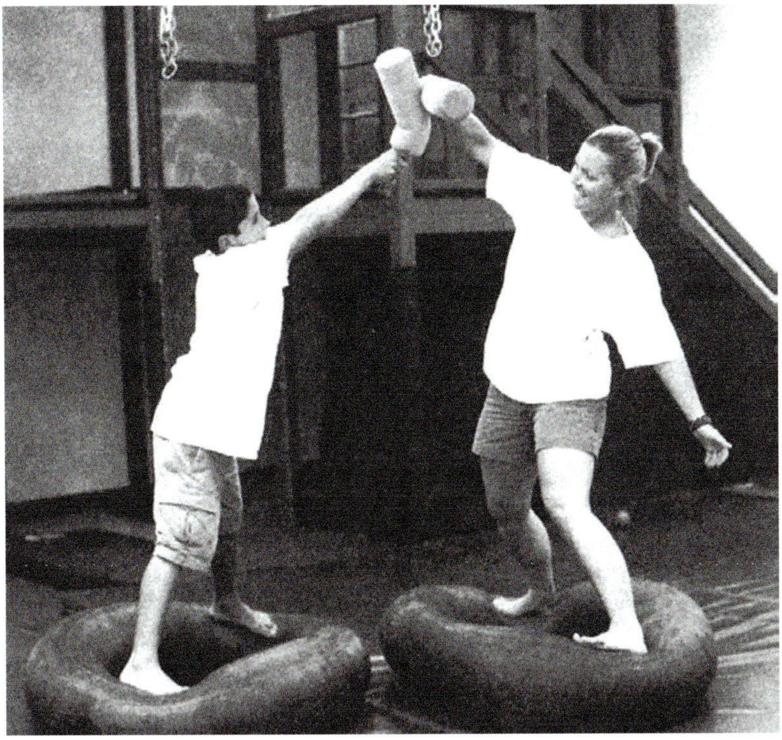

Abb. 11.3. Beim Kampf mit Schaumstoffschlägern auf einem großen Reifenschlauch (Foto von Shay McAtee)

Bei Wettspielen geht es häufig darum, ein Ziel zu treffen. Bei diesem Spiel geht es aber nicht darum, wie viele Punkte das Kind erreicht, sondern darum, ob die Fische Futter bekommen oder nicht. Bei derartigen Aktivitäten gibt es keinen Wettkampf, und Versagen ist so gut wie ausgeschlossen.

Bei einer anderen Aktivität mit geringem Wettbewerbscharakter sollen Bohnensäckchen oder Bälle in eine Kiste geworfen werden. Bei jedem Treffer erhält das Kind einen Punkt, wenn es das Ziel verfehlt, bekommt die Therapeutin den Punkt.

Die Therapeutin muss diese Aktivitäten sehr sorgfältig entwickeln und adaptieren, um sicher zu stellen, dass das Kind das Ziel oft genug trifft, um sich erfolgreich zu fühlen, aber nicht so oft, dass es sich langweilt.
Manche Aktivitäten sind freundschaftliche Wettkämpfe.

Beispiel
Kind und Therapeutin versuchen, eine Reihe von Bausteinen des Gegners umzuwerfen, die dieser »verteidigt«.

Cave
Kinder spüren, wenn sich Erwachsene nicht ernsthaft bemühen oder sie gewinnen lassen!

Deshalb sollte die Therapeutin absichtliche Fehler (z. B. Fehlwürfe) auf ein Minimum reduzieren. Stattdessen kann sie Regeln einführen, die die Aktivität für sie selbst erschweren (z. B. die Distanz zum Ziel vergrößern oder mehr Ziele aufstellen).

Hinweis
Eine andere Strategie, um die Diskrepanz zwischen den Fähigkeiten der Therapeutin und des Kindes auszugleichen, besteht darin, nach der Hälfte des Spiels die Plätze und auch die Punkte zu tauschen (Schaefer u. Reid 1986). Auf diese Weise spielen die Kinder mit einem relativ großen Vorteil, wenn sie die Führung übernehmen. Normalerweise akzeptieren Kinder diese Strategien – vor allem, wenn die Therapeutin zu bedenken gibt, dass sie ja viel mehr Möglichkeit zum Üben hat!

11.5 Rollenspiel

Manche Kinder lieben das Gefühl von Macht, das mit dem Sieg über einen »Bösewicht« verbunden ist, oder den Nervenkitzel, erschreckt zu werden (Cohen 1987). Folglich kann die Therapeutin im Zuge einer Aktivität auch einmal in eine gegnerische oder Furcht einflößende Rolle schlüpfen.

> **Cave**
>
> Es ist jedoch Vorsicht angebracht, automatisch in solche Rollen zu schlüpfen, ohne vom Kind dazu aufgefordert worden zu sein!

Viele Kinder mit sensorischen Integrationsstörungen sind besonders empfindlich und werden übermäßig ängstlich.

Bei empfindlichen Kindern sollte die Therapeutin eher die Rolle der Assistentin des Kindes übernehmen. Statt den Bösewicht zu spielen, sollte sie sich auf die Seite der Guten schlagen und gemeinsam mit dem Kind die Bösen jagen. Gegnerische oder Furcht einflößende Rollen werden besser auf einen Sandsack oder einen anderen leblosen Gegenstand übertragen.

> **Hinweis**
>
> Durch ein lustiges Rollenspiel lassen sich Kinder oft in Aktivitäten verwickeln, ohne dass sie es bemerken.

> **Beispiel**
>
> Der 4-jährige **Willi**, der an einer Schwerkraftunsicherheit und einer Dyspraxie litt, verweigerte grundsätzlich jede neue Aktivität. Seine Therapeutin gab Therapiebälle in eine niedrig aufgehängte Hängematte. Einmal erzählte sie, dass die Bälle freundliche Außerirdische seien, die auf der Erde festsaßen, ein anderes Mal, dass es Winnie-the-Pooh und Tigger seien, die in Poohs verschüttetem Honig festklebten. So verwickelte sie ihn in ein Rollenspiel. »Du liebe Güte, was ist denn hier passiert?« fragte sie mit verstellter Stimme. Als die Figuren immer wieder über ihr Unglück klagten, musste Willi lachen und wurde als Retter aktiv. In dieser Rolle konnte er seine Bewegungen und seine praktischen Fertigkeiten verbessern.

Schlüpft die Therapeutin in die Rolle des Clowns, werden die Kinder oft spontan zu Lehrern, Regisseuren oder Anführern (Wipfler 1990).

> **Wichtig**
>
> Verantwortung zu tragen steigert das Gefühl von Kompetenz und Kontrolle. Übernimmt das Kind die Rolle des Anführers, so ist es auch eher bereit, neue Risiken einzugehen und neue Fertigkeiten auszuprobieren.

11.6 Lob, Feedback und Anweisungen

Eine weitere Überlegung zur »Kunst der Therapie« ist der optimale Einsatz von verbalem Feedback.

Ayres (1972) war der Ansicht, dass verbales Lob nicht immer nötig sei. Oft reiche der Gesichtsausdruck der Therapeutin aus.

> **Wichtig**
>
> Der wichtigste Ansporn für das Kind besteht darin, dass es seinen eigenen Erfolg erkennt.

Trotzdem kann verbales Feedback wichtig sein, vor allem für Kinder, die Schwierigkeiten haben, Körpersprache oder andere Hinweise zu deuten.

Die Geschichte von Lukas ist dafür ein Beispiel; die Kunst lag in der Entscheidung, was und wie viel gesagt wurde.

> **Wichtig**
>
> Klienten verwerten das verbale Feedback der Therapeutin auf unterschiedliche Weise. Es ist deshalb wichtig, dass eindeutiges Feedback gegeben wird.

So zu tun, als ob das Kind etwas gut gemacht hätte, wenn dies gar nicht der Fall war, ist nicht nur unehrlich. Kinder wissen ziemlich genau, wenn Erwachsene nicht ehrlich sind, und können unsicher werden, ob sie den Worten der Therapeutin wirklich trauen können.

Oder schlimmer, sie vertrauen der Therapeutin anfangs und fühlen sich später getäuscht. Statt zu sagen »Du hast es geschafft!« hätte Lukas' Ergotherapeutin auch sagen können: »Du bist wirklich gut beim Klettern auf der Sprossenwand«. Wenn Lukas ihre Worte ernst genommen hätte, hätte er vielleicht auch in der Schule probiert, ohne Hilfe die Sprossenwand hinauf zu klettern, und wäre vermutlich enttäuscht und frustriert gewesen.

Viele Klienten nützen das verbale Feedback der Therapeutin zur Kompensation für ungenaue Wahrnehmungen von Bewegungen und Körperstellungen.

> **Beispiel**
>
> Ein Mädchen glaubte jedes Mal zu fallen, wenn sich ihre Muskeln als Reaktion auf Bewegung kontrahierten. Durch das verbale Feedback ihrer Therapeutin lernte sie

zu verstehen, dass diese Kontraktionen in Wirklichkeit Gleichgewichtsreaktionen waren, die sie vor dem Fallen **bewahrten**.

Manche Kinder können das Feedback ihres eigenen Körpers nicht als Information nutzen, wie gut sie sich bewegt haben. Sie verlassen sich vor allem in frühen Behandlungsphasen auf das verbale Feedback ihrer Therapeutin, um zu erfahren, wie sie sich bewegt haben.

Beispiel
Als die 12-jährige **Karin** das erste Mal einen Vorwärtsumschwung auf dem Trapez schaffte, klatschte ihre Ergotherapeutin Beifall. Karin schien sich zwar zu freuen, fragte aber anschließend: »Was habe ich denn gemacht?« Nachdem die Therapeutin es ihr gezeigt hatte, konnte Karin die Aktivität erfolgreich wiederholen.

Manchmal dienen verbale Anweisungen auch dazu, das Verhalten eines Klienten zu modifizieren.

Beispiel
Findet das Kind eine Handlung nicht besonders lustig oder motivierend, so kann ihm die Therapeutin durch verbalen Zuspruch, Anregung und verschiedene Arten von verbaler Motivation helfen, die Handlung fortzusetzen und zu einem erfolgreichen Abschluss zu bringen.

Man erreicht dabei mit positiv formulierten Anweisungen mehr als mit negativ formulierten (Ayres 1985).

Beispiel
Mit der Anweisung: »Stell deinen Fuß hierher« erreicht man oft mehr als mit der Anweisung: »Hör auf zu treten!«

Luria (1961) stellte fest, dass Kinder unter 5 Jahren generell Schwierigkeiten haben, eine Handlung auf eine verbale Anweisung hin abzubrechen. Kinder mit Sprachverzögerungen können eine Handlung auf eine verbale Anweisung hin wahrscheinlich erst unterbrechen, wenn sie wesentlich älter sind als 5 Jahre.

Ähnlich ist es auch bei Kindern mit schlechtem Selbstwertgefühl. Sie reagieren positiver, wenn Aussagen auf Dinge konzentriert sind, die sie tun **können**, statt auf jene, die sie **nicht tun sollen**.

Manchmal wird verbales Feedback auch eingesetzt, um sanft zu tadeln und gleichzeitig zu ermutigen.

Beispiel
Wenn das Kind eine Aktivität, die ihm beim ersten Versuch misslungen ist, nicht mehr fortsetzen will, wirkt die Therapeutin ermutigend, wenn sie sagt: »Ich werde dir helfen, damit du es besser schaffst.«

11.7 Die »genau richtige« Herausforderung

Schon seit langem wissen Ergotherapeutinnen, dass der richtigen Herausforderung eine Schlüsselrolle in der Behandlung zukommt (Ayres 1972).

Spricht man von der »genau richtigen« Herausforderung, so sind damit Aktivitäten gemeint, die das Kind anspornen, ein klein wenig mehr zu leisten als sie eigentlich können, die aber nicht so schwierig sind, dass sie Frustration hervorrufen.

Csikszentmihayli (1975a, 1990, 1993, 1996) verwendete den Begriff »Flow«, um die Erfahrung zu beschreiben, die mit der »genau richtigen« Herausforderung einhergeht. Wenn man »im Fluss« mit einer Handlung ist, geht man so in einer Aktivität auf, dass man die Ereignisse rundherum gar nicht wahrnimmt.

Eine genau richtige Herausforderung führt zum Erfolg, weil das Kind plötzlich beginnt, **mit dem Material** zu arbeiten und **nicht gegen das Material**, und weil es die Herausforderung unbedingt meistern will. Der Ausdruck von Freude auf dem Gesicht eines müden, aber erfolgreichen Kindes kann einen ganzen Raum aufhellen!

Wie kann die Therapeutin eine genau richtige Herausforderung gestalten? Laut Tickle-Degnen u. Coster (1995) und Dunkerley et al. (1997) ist »Scaffolding« ein wichtiges Werkzeug (Rogoff 1990; Rogoff u. Gardner 1984; Wood et al. 1976).

Beim »**Scaffolding**« kann die Therapeutin Teile der Aufgabe, die das Kind gerade beherrscht, anpassen und kontrollieren. So kann sich das Kind auf jene Dinge konzentrieren, die im Rahmen seiner Möglichkeiten liegen, und Aufgaben erfolgreich beenden, die es ohne Hilfe nicht geschafft hätte. Beim »Scaffolding« kann die Therapeutin die Aktivität auch vorzeigen, wobei sie versucht, das Interesse und die aktive Teilnahme des Kindes zu wecken (Dunkerley et al. 1997, S. 799). Interessanterweise bezeichnen Dunkerley et al. (1997) Kinder, die genau mit der richtigen Herausforderung beschäftigt sind, eher als »arbeitend« und weniger als »spielend«. Sie beobachteten auch, dass die Kinder irgendwie gestresst erschienen. Zur Erläuterung stützte sich Koomar (1997) auf die Arbeit von Neiss (1988), die ein gewisses Maß an Stress für nötig hält, um Höchstleistung zu erbringen.

> **Wichtig**
>
> Für jeden Klienten genau die richtige Herausforderung zu finden, ist für die Therapeutin keine einfache Aufgabe! Auch etwas zu leichte oder etwas zu schwierige Anforderungen können von therapeutischem Nutzen sein (◘ Übersicht 11.2).

Ohne die Bedeutung der genau richtigen Herausforderung zu schmälern, empfehlen Dunkerley et al. (1997), dass die Therapeutin eine Pause machen sollte, wenn sie sich von der Theorie und den Vorgaben der Kostenträger unter Druck gesetzt fühlt, permanent an der genau richtigen Herausforderung arbeiten zu müssen (Koomar 1997).

Der Moment, in dem optimales Wachstum stattfindet (Ayres, 1972), ist ein Höhepunkt, der eingebettet sein muss zwischen Spaß und Misserfolg.

> **◘ Übersicht 11.2. Therapeutischer Wert verschiedener Anforderungen**
> - Bei einer Überforderung macht das Kind die Erfahrung, dass ein Misserfolg keine schlimmen Konsequenzen haben muss.
> - Eine Unterforderung bietet dem Kind Spielzeit und eine Erholungsphase.
> - Die genau richtige Herausforderung gibt dem Kind die Möglichkeit zu erfahren, was Kompetenz, Beherrschung und Können ist (Dunkerley et al. S. 805).

Die Kunst liegt darin, die richtige Anforderung zum richtigen Zeitpunkt zu stellen.

11.8 Gleichgewicht zwischen Freiraum und Struktur

Ayres schrieb (1972):

> » Es ist das Kind, das sich selbst (so) verändern muss. Die Therapeutin kann ihm nur helfen und den Weg weisen. « (S. 265).

Eine weitere große Herausforderung an das Können der Therapeutin besteht darin, ein **Gleichgewicht zu halten** zwischen:
- der Struktur, die sie vorgibt, und
- dem Freiraum, den sie dem Kind zugesteht, um Aktivitäten zu erforschen, in Angriff zu nehmen und auszuwählen.

Ayres gestand zu, dass:

> » … es nicht einfach ist, jenes Gleichgewicht zwischen Freiraum und Struktur zu erreichen, das ein Höchstmaß an konstruktivem Entdecken ermöglicht. Freies Spiel alleine unterstützt nicht unbedingt die sensorische Integration, aber zu starre Strukturen verhindern, dass sich das volle Potenzial entfalten kann. Struktur kann das Kind näher an das therapeutische Ziel bringen, als es das alleine vermag, aber zu viel Struktur ist nicht zielführend. « (S. 259)

Auch wenn Kinder mit einem starken inneren Antrieb in der Lage sind, geeignete Aktivitäten selbstständig auszusuchen, muss die Therapeutin in den meisten Fällen dennoch gewisse Strukturen vorgeben, um sicherzustellen, dass die Aktivitäten sicher sind und das Kind zunehmend komplexere Verhaltensweisen entwickeln kann. Die Therapeutin kann mit körperlichen oder verbalen Signalen intervenieren, oder leichte Änderungen an der vom Kind ausgewählten Aktivität vornehmen. Bei Kindern mit schwereren Störungen kann es nötig sein, dass die Therapeutin geeignete Aktivitäten findet und ihre Ideen dem Kind präsentiert. Auch hier ist es wichtig, einen Mittelweg zu finden.

Beispiel

Der 9-jährige hochbegabte **Jonas** hatte eine sensorisch-integrativ verursachte Dyspraxie. Wenn er zur Türe hereinkam, begrüßte er die Therapeutin immer mit den gleichen Worten: »Ich habe eine großartige Idee, was wir heute machen könnten!« Seine Therapeutin freute sich zwar über seinen Enthusiasmus, wusste aber aus Erfahrung, dass seine Ideen nicht immer so gut waren: einmal bestand Jonas' »großartige« Idee darin, Gegenstände in einer Reihe auf den Boden zu legen. Er wollte scheinbar einen Hindernisparcours aufbauen. Zunächst stellte er eine Tonne auf, die an den Rändern gepolstert war. Jonas setzte sich vor die Tonne, schlug sich mit einem Schaumstoffschläger auf den Kopf und warf sich rückwärts in die Tonne. Trotz der Polsterung zog er sich eine Beule am Kopf zu. Offensichtlich war sein Körperschema so schlecht entwickelt, dass er den Abstand zur Tonne nicht einschätzen hatte können.

Die Ergotherapeutin musste in diesem Fall nicht nur genau und wachsam beobachten, sondern auch auf Jonas' Wunsch eingehen, seine Behandlungsstunden aktiv mitzuplanen.

> **Wichtig**
>
> Um aus eigener Motivation handeln zu können, brauchen manche Kinder Struktur, andere mehr Freiraum.

Beispiel

Die 7-jährige **Emily** zeigte Anzeichen einer taktilen Überempfindlichkeit, besonders in Bezug auf ihre Kleidung. Trotzdem war ihr Erregungsniveau relativ niedrig. Die Therapeutin glaubte, die Behandlungsstunden so effektiv als möglich zu gestalten, indem sie Emily starke taktile Reize anbot: Emily grub im Bällchenbad, krabbelte durch einen langen Stofftunnel und rieb ihre Hände und Füße mit Rasierschaum ein.

Emily war sehr folgsam. Sie machte alles, wozu sie die Therapeutin aufforderte. Die Mutter berichtete, dass Emily immer gerne zur Therapie komme, trotzdem zeigte sie niemals Anzeichen, dass sie dabei Spaß hatte. Sie lachte oder kicherte nicht, nicht einmal bei Aktivitäten, die Kindern normalerweise außerordentlich viel Spaß bereiten. Sie antwortete auf Fragen, begann aber selbst nur selten ein Gespräch oder äußerte Wünsche.

Dies bewog die Therapeutin dazu, etwas anderes zu versuchen: sie ließ Emily die Richtung der Therapiestunden vorgeben. Dadurch änderte sich die Situation schlagartig. Emily wollte auf der Glider-Schaukel stehen. Die Therapeutin erzeugte einen »Sturm« sodass Emily eine »wilde Fahrt« hatte. Von Zeit zu Zeit schwammen »Wale« (Therapiebälle) unter der Schaukel durch, was unerwartete Bewegungen der Schaukel auslöste. Emilys Erregungsniveau stieg. Sie wurde lebhafter, gab der Therapeutin Anweisungen und veränderte selbst die Aktivität. Mit weniger Struktur und einer Spielkameradin, die auf ihre Bedürfnisse einging, blühte Emily auf.

11.9 Den inneren Antrieb wecken

> Das ultimative Ziel einer sensorisch-integrativen Behandlung ist, dass der Klient absichtsvoll und zufriedenstellend auf die Anforderungen der Umwelt reagieren **will** und **kann**. «
> (Ayres 1972, S. 257).

Da typische SI-Aktivitäten Spaß machen und eine Motivationsquelle sind, lassen sich die Kinder im Allgemeinen schnell darauf ein. Es kommt aber vor, dass ein Kind entweder eine spezielle Aktivität verweigert, oder generell Aktivitäten, die Bewegung und verstärkte Reize beinhalten. Das Ziel der Therapeutin ist in solchen Fällen, den inneren Antrieb dieses Kindes zu wecken (Übersicht 11.3).

> **Übersicht 11.3. Wie sich Motivationsmangel zeigen kann**
> – Das Kind verweigert die Aktivität, und bezeichnet sie als »langweilig« oder »babyleicht«.
> – Das Kind lenkt die Therapeutin ab durch Gespräche oder eine andere Aktivität.
> – Das Kind zieht sich an einen sicheren Ort (z. B. in einen Stapel dicker Reifenschläuche oder in ein Fass) zurück.
> – Das Kind wird zunehmend ängstlich oder überaktiv und im Verhalten unorganisiert.

Bringt ein Kind verbal oder nonverbal zum Ausdruck, dass es eine bestimmte Aktivität nicht ausführen möchte, muss die Therapeutin versuchen, die Ursache herauszufinden. Häufig führt sie zur Lösung (s. unten).

> **Wichtig**
>
> Die Kunst der Therapeutin liegt darin, die Ursache herauszufinden.

Die Erfahrung hat gezeigt, dass der »Motivationsmangel« eines Kindes meist auf eine der in Übersicht 11.4 genannten Ursachen zurückgeführt werden kann.

> **Übersicht 11.4. Ursachen für Motivationsmangel**
> 1. Die Aktivität ist zu schwierig.
> 2. Das Kind hält die Aktivität für zu schwierig.
> 3. Das Erregungsniveau des Kindes ist nicht optimal.
> 4. Das Thema der Aktivität ist zu kindisch.
> 5. Die Aktivität hat keine Bedeutung für das Kind.

Die Aktivität ist zu schwierig

In diesem Fall müssen die Anforderungen so verändert werden, dass sie den Fähigkeiten des Kindes entsprechen, oder dem Kind muss Hilfestellung angeboten werden.

Ist es notwendig, eine Aktivität zu beenden, weil sie sich nicht an die Bedürfnisse des Kindes anpassen lässt, muss die Therapeutin die Verantwortung für den »Fehler« übernehmen. Es gilt zu verhindern, dass das Kind den Eindruck hat, es hätte wieder einmal Schuld am Scheitern einer Aktivität. Für die Therapeutin ist es einfach zu sagen: »Das ist wirklich zu schwer! Lass uns etwas anderes machen. Es war mein Fehler.«

Erwachsene und ältere Kinder signalisieren meist, wenn sie eine Aktivität beenden wollen. Jüngere Kinder oder Klienten mit kognitiven Beeinträchtigungen können dies oft nicht.

> **Wichtig**
>
> Für alle Altersgruppen gilt: ist die Aktivität zu schwierig und reagiert die Therapeutin nicht schnell genug, kann dies zu Frustrationserlebnissen für den Klienten führen. Dann kann es sehr schwierig sein, seine aktive Mitarbeit wieder zu gewinnen.

Das Kind hält die Aktivität für zu schwierig

Glaubt das Kind lediglich, dass die Aktivität zu schwierig sei, stehen der Therapeutin zwei Optionen zur Auswahl:
— entweder sie modifiziert die Aktivität oder
— sie überredet das Kind, die Aktivität einmal auszuprobieren. In diesem Fall kann sie dem Kind zeigen, dass es über Fähigkeiten verfügt, die ihm gar nicht bewusst waren.

Die Entscheidung, ob die Therapeutin eine Aktivität abändert, Unterstützung anbietet oder das Kind zu überreden versucht, hängt vom Stil der Therapeutin und den Bedürfnissen des Kindes ab, und wie hartnäckig sich das Kind gegen die Aktivität sträubt.

> **Hinweis**
>
> Entschließt sich die Therapeutin, das Kind zu überreden, sollte sie darauf achten, nicht in einen Machtkampf zu geraten.

> **Wichtig**
>
> Die Therapeutin muss immer das Hauptziel der Therapie vor Augen haben: **den Klienten zu unterstützen, neue Fähigkeiten zu entwickeln.** Das Ziel der Ergotherapie besteht sicherlich nicht darin, Klienten zu zwingen, etwas Bestimmtes zu ▼

tun. Lässt sich ein Kind nicht leicht überzeugen, eine Aufgabe zu probieren, muss die Therapeutin ihre Pläne ändern und zu einer anderen Aktivität übergehen.

Das Erregungsniveau des Kindes ist nicht optimal

Ist ein Kind unmotiviert, weil sein Erregungsniveau nicht optimal ist, muss die Therapeutin versuchen, die Bedürfnisse des Kindes zu respektieren und ihm dabei helfen, einen besseren Aktivierungszustand zu erreichen.

> **Hinweis**
>
> Die Therapeutin sollte ihr Verständnis für die Bedürfnisse des Kindes verbal oder nonverbal zum Ausdruck bringen.

Zieht sich ein Kind an einen geschützten Ort zurück, so rückt die Therapeutin allmählich näher und bietet beruhigende Reize an (► Übersicht 11.5).

> **Übersicht 11.5. Beispiele für beruhigende Reize**
> — Taktiler Tiefdruck
> — Mundmotorische Aktivitäten
> — Musik

Die Therapeutin gestattet dem Kind, an dem geschützten Ort zu bleiben, solange es das Bedürfnis danach hat (vgl. »Matrix-Modell« in ► Kap. 12).

Manchmal sagt ein Kind auch, es möchte jetzt »nach Hause gehen«. Der Wunsch, eine Stunde zu beenden, kann Ausdruck eines adaptiven Verhaltens sein: vor allem als Reaktion auf Übererregung.

Die Therapeutin muss wiederum versuchen, die Ursache des Problems herauszufinden. Häufig ist dies Frustration, die es vor oder während der Behandlung erlebt hat. Normalerweise kann die Therapeutin dem Kind helfen, einen besseren Erregungszustand zu erreichen und mit der Aktivität fortzufahren. Sollte sie jedoch tatsächlich die Stunde beenden, darf dies beim Kind nicht den Eindruck erwecken, dass es bestraft würde.

Manche Kinder brauchen intensiven sensorischen Input, um ein optimales Erregungsniveau zu erreichen. Emily aus einem früheren Fallbeispiel war ein solches Kind: erst bei einer Beschäftigung, die ihr intensive vestibuläre und propriozeptive Reize bot, wurde sie »lebendig«.

Das Thema der Aktivität ist zu kindisch

Manchmal sträuben sich Kinder gegen Aktivitäten, die sie als zu kindisch empfinden.

Beispiel

Der 12-jährige **Jens** fand das »Harry Potter Quidditch Spiel« zu »babyhaft«, das sich seine Therapeutin ausgedacht hatte. Auch wenn viele Kinder seines Alters dieses Thema interessant finden, war es für Jens motivierender, seine Muskeln zu stärken. Mit diesem Ziel vor Augen strengte er sich viel mehr an, von der Hängematte aus mit den Bohnensäckchen das Ziel zu treffen.

Die Aktivität hat keine Bedeutung für das Kind

Manche Aktivitäten, die sich die Therapeutin ausdenkt, um ein bestimmtes Ziel zu erreichen, wirken unnatürlich und ergeben für das Kind keinen Sinn.

Beispiel

Die 8-jährige **Aimee** hatte Schwierigkeiten, die Körpermitte zu kreuzen. Ihre Ergotherapeutin dachte sich eine spezielle Aktivität aus, um diese Bewegung zu fördern: Aimee sollte im Grätschsitz auf einem Fass sitzen und Bohnensäckchen von einer Seite in eine Kiste auf der anderen Seite transportieren.
Für Aimee gab es keine Veranlassung, dabei die Mittellinie zu überkreuzen. Die Aktivität war unnatürlich und gestellt. Aimee musste die Mitte überkreuzen, weil sie von der Therapeutin dazu aufgefordert worden war, und nicht weil es die Aktivität selbst erforderte.
Auf der Mondschaukel (Abb. 12.15) jedoch musste sie sich mit einem Arm festhalten und automatisch die Mittellinie überkreuzen, um mit der Spritzpistole den Clown zu treffen.

> **Wichtig**
>
> Der innere Antrieb, sensorisch-integrative Leistungen zu entwickeln, existiert bei den meisten, wenn nicht sogar bei allen Kindern, die zur Therapie kommen. Oft liegt er unter vielen anderen störenden Bedürfnissen begraben. Es ist keine leichte Aufgabe für die Therapeutin, das Kind mit seinem inneren Antrieb in Kontakt zu bringen. Doch dies ist eine notwendige Bedingung, um mit der Behandlung bestmögliche Resultate zu erzielen (Ayres 1972, S. 257).

11.10 Veränderung und Abbruch von Aktivitäten

Manche therapeutischen Aktivitäten kommen zu einem logischen Ende, das für den Klienten und die Therapeutin offensichtlich ist. Dann gehen beide einfach zur nächsten Aktivität über, oder die Behandlungsstunde ist beendet.

Manchmal geht ein Kind stärker in einer Aktivität auf als der Therapeutin lieb ist. In diesem Fall »harmonieren« die beiden nicht mehr. Soll die Aktivität dann fortgesetzt werden oder nicht (Übersicht 11.6)?

> **Übersicht 11.6. Wann sollte eine Aktivität beibehalten oder abgebrochen werden**
>
> Eine Aktivität sollte beibehalten werden, solange der Klient:
> - aktiv daran beteiligt ist und
> - verbessertes adaptives Verhalten zeigt.

> **Wichtig**
>
> Solange der Klient in einer therapeutischen Aktivität völlig aufgeht, kann man davon ausgehen, dass er davon profitiert.

Sicherlich sollte eine Aktivität nie allein deshalb abgebrochen werden, weil die Therapeutin sich langweilt oder befürchtet, dass die Stunde nicht abwechslungsreich genug ist. Manchmal braucht ein Kind mehrere Wiederholungen, um eine Aktivität zu beherrschen oder eine neue Fertigkeit zu entwickeln.

Beispiel

Der 11-jährige **Doron** lag in Bauchlage in der Hängematte und versuchte, Schwung zu holen. Er hatte große Schwierigkeiten, die erforderliche Bewegungsabfolge zu sequenzieren: sich von der Matte abzudrücken und die Hände dann in die richtige Position zu bringen, um den Sandsack zum optimalen Zeitpunkt zu treffen. Der Versuch der Therapeutin, die Aktivität minimal zu verändern, wirkte sich auf Dorons Bemühungen eher störend aus. Als sie ihn jedoch für 5 Minuten alleine arbeiten ließ, fand Doron selbst heraus, wie er sich nach vorne schwingen musste, um den Sandsack zu treffen (Abb. 11.4).
Verschiedene Faktoren können Dorons Erfolg verursacht haben: u. a. verstärkte propriozeptive und vestibuläre Reize, Wiederholung und Feedback von seinem Körper. Auch wenn dies unklar blieb, beschäftigte sich Doron intensiv für eine weitere Viertelstunde mit der Aktivität,

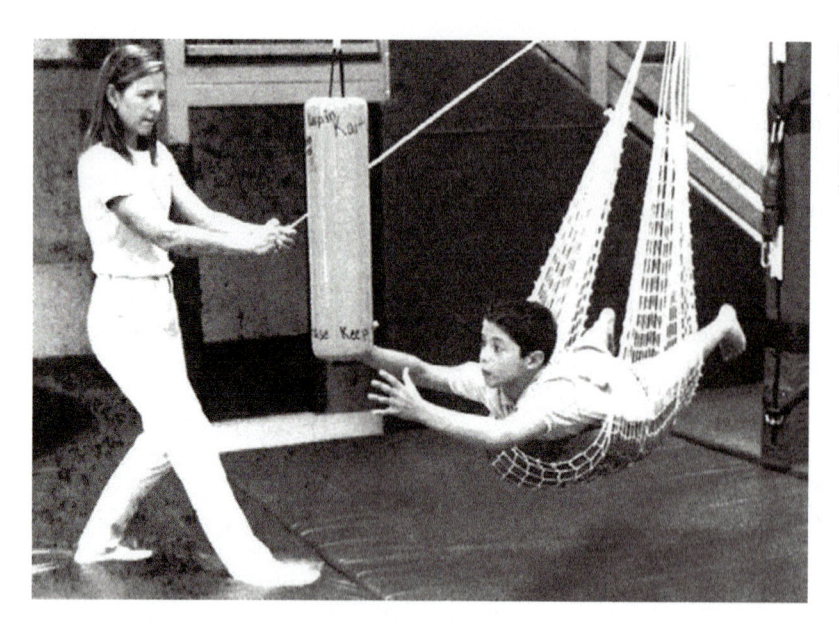

Abb. 11.4. Während des Schaukelns den Sandsack zu treffen erfordert exaktes Sequenzieren vieler Bewegungen (Foto von Shay McAtee)

nachdem er die Abfolge einhalten und den Sandsack treffen konnte.

Hätte die Therapeutin die Aktivität zu früh beendet, hätte sie Doron die Möglichkeit genommen, diese Herausforderung zu meistern.

> **Wichtig**
>
> Manchmal ist es die höchste Kunst der Therapie, zu beobachten und nicht einzugreifen.

In bestimmten Situationen muss die Therapeutin nur geduldig sein und dem Klienten die Möglichkeit geben, die Herausforderung zu meistern. In anderen Situationen ist es aber richtig und wichtig, dass die Therapeutin aktiv wird und eine Aktivität verändert oder beendet.

Ist es ohne Unterbrechung des Ablaufs möglich, eine Aktivität zu modifizieren oder durch »Scaffolding« zu erleichtern, so ist dies im Normalfall immer besser als sie abzubrechen.

> **Hinweis**
>
> In periodischen Abständen werden bestimmte Elemente einer Aktivität verändert, damit sich die Herausforderung wandelt. Die Therapeutin muss aber jederzeit bereit sein, die Adaptation aufzugeben, wenn sie vom Kind abgelehnt wird.

> **Wichtig**
>
> In einer guten Behandlungsstunde erlebt das Kind Herausforderung **und** Erfolg.

Beherrscht eine Therapeutin die Kunst der Therapie, bewegen sich Therapeutin und Klient wie ein eingespieltes Tanzpaar, das sich mühelos den wechselnden Rhythmen der Stücke anpasst, und fließend von einer Aktivität zur nächsten überwechselt. In bestimmten Situationen übernimmt die Therapeutin die Führung, verändert eine Aktivität, stuft sie ab (»Scaffolding«) oder bringt eine neue Aktivität ins Spiel. In anderen Situationen folgt die Therapeutin den Anweisungen des Klienten und baut stillschweigend Herausforderungen ein, wo sie nötig sind.

Beispiel

Der 10-jährige **Jeremy** hatte große Schwierigkeiten mit der Bewegungsplanung. Er verlangte häufig nach Aktivitäten, die es ihm erlaubten, seine relativ gut entwickelte posturale Extension einzusetzen, und vermied im Gegenzug alle Aufgaben, bei denen seine schwach entwickelten Flexoren beansprucht werden könnten.

Einmal wollte er mit dem Rollbrett die Rampe hinunterfahren, um »die Juwelen aus dem Schloss zu stehlen, während die Königin schlief« (Abb. 11.5). Doch die Therapeutin hatte für Jeremy eine Aktivität vor Augen, die seine Beugemuskulatur stärker forderte.

Wie bei vielen Klienten mit Versagensängsten bestand die Aufgabe der Therapeutin bei Jeremy darin, seine

11.10 Veränderung und Abbruch von Aktivitäten

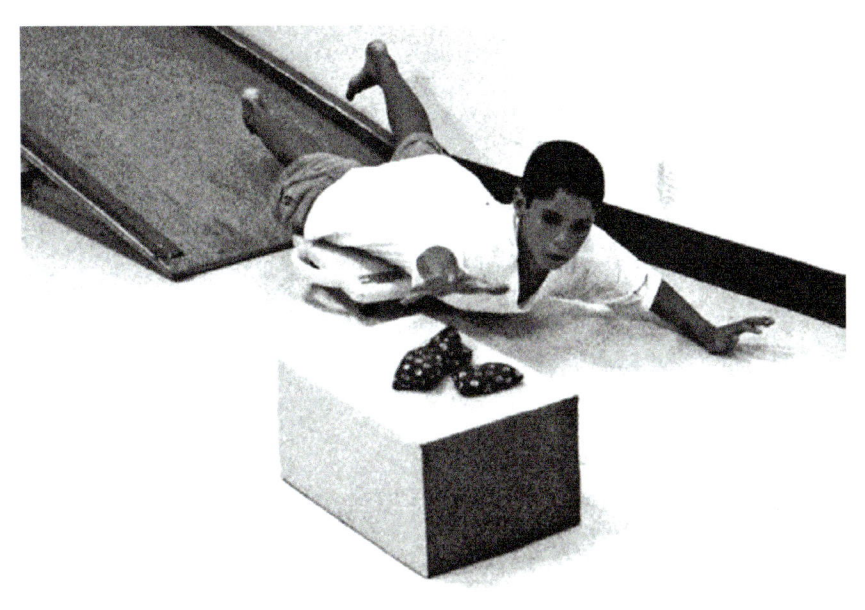

Abb. 11.5. In Bauchlage auf dem Rollbrett eine Rampe hinunterfahren, um »die Juwelen aus dem Schloss der Königin zu stehlen« (Foto von Shay McAtee)

Motivation zu wecken und auf etwas größere Herausforderungen zu lenken.

Nachdem er eine Zeit lang immer wieder die Rampe hinuntergefahren war, sagte die Therapeutin, dass die Königin nun beschlossen habe, ihre Juwelen künftig besser zu schützen. Jeremy sei einfach ein zu geschickter Dieb. Die Juwelen lägen jetzt in einem von Alligatoren bewachten Wassergraben, der nur mit einem »Hubschrauber« (= T-Schaukel) erreichbar wäre (Abb. 11.6). Indem die Therapeutin Jeremys Geschichte mit einer neuen Aktivität verknüpfte, konnte sie sein Interesse und seine Begeisterung aufrechterhalten und gleichzeitig ihr Therapieziel (stärkere Forderung der Bauchmuskulatur) verfolgen.

Natürlich ist es manchmal auch notwendig, Aktivitäten zu beenden, wenn sie nicht gut laufen. Das ist oft der Fall, wenn es der Aktivität an Flexibilität fehlt, d. h. wenn sie weder durch Veränderung der Position des Klienten noch des gewünschten Zieles eine Modifikation zulässt.

Beispiel
Das Sit'n'Spin (Drehsitz) ist ein Beispiel für ein Gerät mit wenig Variationsmöglichkeit (Abb. 11.7). Die Anzahl an Aktivitäten, die es zulässt, ist begrenzt. Aktive Beschäftigung mit diesem Gerät kann kurz und intensiv Spaß bereiten, dann muss die Therapeutin aber einen Übergang zu einer anderen Aktivität schaffen.

Aktivitäten, die zu einfach sind, fordern Klienten nicht heraus. Ihr hauptsächlicher Wert liegt darin, dass sie

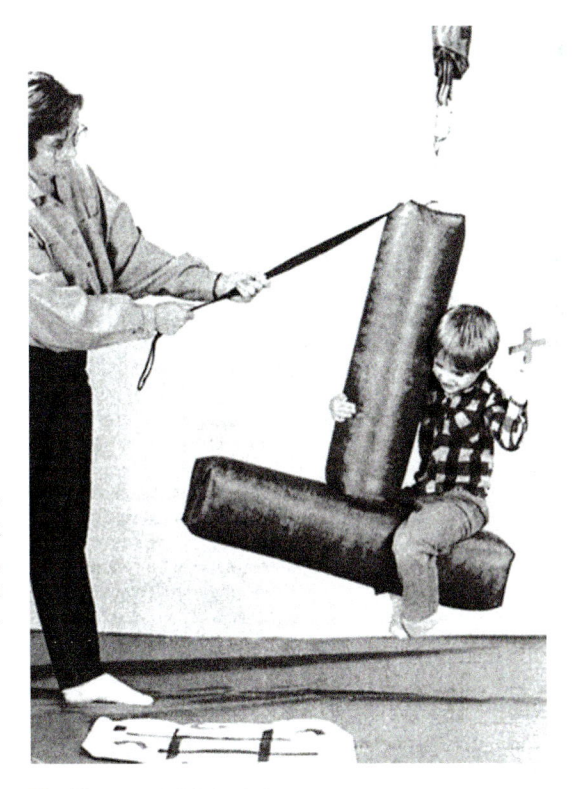

Abb. 11.6. Die T-Schaukel

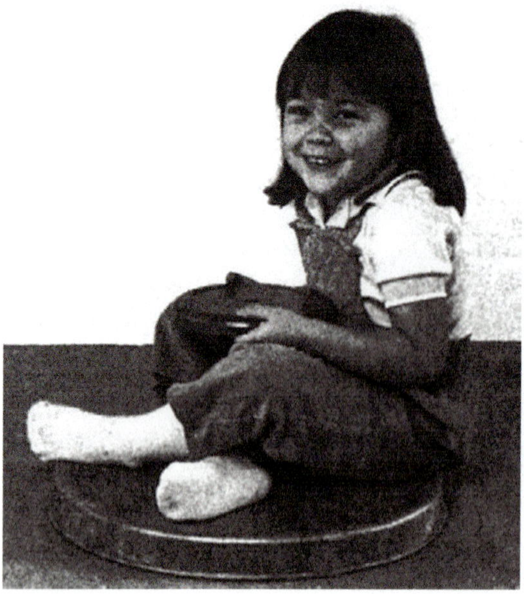

Abb. 11.7. Das Sit 'n' Spin (Drehsitz oder Ringelspiel)

spielerische Ruhephasen und Erholung ermöglichen (Dunkerley et al. 1997).

> **Wichtig**
>
> Das Kind kann emotional davon profitieren, Aktivitäten auszuüben, die es schon beherrscht, besonders dann, wenn diese Fertigkeit von seinen Spielkameraden oder den Familienmitgliedern hoch bewertet wird.

> **Hinweis**
>
> Eine Behandlungsstunde mit einer Aktivität einzuleiten, die das Kind leicht bewältigen kann, kann nützlich sein, um den Rapport (d. h. eine gute Beziehung) herzustellen.

Obwohl die emotionale Verstärkung und ein gewisses Maß an Ruhephasen wichtige Aspekte der Behandlung sind, langweilen die meisten leichten Aktivitäten schnell (Csikszentmihayli 1975, 1990, 1993, 1996).

Beherrscht eine Therapeutin die Kunst der Therapie und gelingt es ihr, fließend von einer Aktivität zur nächsten überzugehen, wirkt die Therapieeinheit wie ein Spiel. Für einen außenstehenden Beobachter mag die Behandlung unstrukturiert wirken. Eltern und Lehrer interpretieren die spielerische Natur der Behandlung oft falsch und stellen den Wert der Behandlung in Frage (z. B. »Kann etwas, das so viel Spaß macht, einen Nutzen bringen?« oder: »Warum tut er nicht, was Sie ihm sagen?«).

> **Wichtig**
>
> Die Therapeutin sollte Beobachtern die Ziele der Aktivitäten und den Nutzen einer spielerischen und reibungslos verlaufenden Behandlung verständlich und kompetent erläutern (▶ Kap. 10).

11.11 Aufklärung über die SI-Störung

Ein wichtiger Teil der Intervention besteht darin, den Betroffenen selbst, seine Eltern und seine Betreuer über die sensorische Integrationsstörung und die Ziele der Behandlung aufzuklären. So können **im Umfeld des Kindes Strategien entwickelt** werden, mit denen sich die Umwelt an die Störung anpassen und sie kompensieren können.

> **Wichtig**
>
> Im Alter von 6 oder 7 Jahren (manchmal auch schon früher) sind sich die meisten Kinder mit einer sensorischen Integrationsstörung bewusst, dass sie **irgendwie anders** sind als die anderen.

Meistens fällt ihnen auf, dass sie bestimmte Dinge nicht können, die anderen Kindern leicht fallen, oder dass sie häufiger in Schwierigkeiten geraten als andere. Auch wenn sie versuchen, ihr Bestes zu geben, bekommen sie häufig die Rückmeldung, dass sie es besser könnten, wenn sie sich mehr anstrengen würden. In der Folge erfinden sie »Erklärungen« für ihr Versagen: da sie die SI-Theorie nicht kennen, ziehen sie den Schluss, dass sie eben »schlecht«, »faul« oder »dumm« sind.

Für viele Klienten ist es daher sehr **erleichternd**, wenn sie die sensorisch-integrative Sichtweise kennen lernen.

Beispiel

Die Mutter eines 7-jährigen Klienten berichtete, sie habe den Eindruck, als ob jemand eine riesige Last von den Schultern Sohnes genommen habe. »Er ist wie ausgewechselt. Es war mir nicht bewusst, wie sehr es ihn belas-

11.11 Aufklärung über die SI-Störung

tet hat, manches nicht so gut wie die anderen Kinder zu können.«

Im Rahmen der **Befunderhebung** sollte man versuchen, die Erklärungen des Kindes für seine Schwächen herauszufinden. Damit kann ein Ansatzpunkt geschaffen werden, um über die Sensorische Integrationstheorie zu sprechen.

> Hinweis

Die Therapeutin fragt das Kind, ob es schon einmal mit seinen Eltern oder Lehrern darüber gesprochen hat, warum ihm manche Dinge schwer fallen, und wenn ja, wie es sich seine Schwierigkeiten erklärt. Wenn nötig, verändert die Therapeutin die Erklärung, wobei sie sorgfältig darauf achtet, Worte zu verwenden, die das Kind versteht.

Auch im **Verlauf der Behandlung** nutzt die Therapeutin jede Gelegenheit, um Verhalten anhand der SI-Theorie zu erklären. Dies sollte dem Klienten und seiner Familie helfen, seine sensorische Integrationsstörung und ihre Auswirkungen auf den Alltag zu verstehen.

Beispiel
Die 11-jährige **Anna** hatte eine Schwerkraftunsicherheit und eine sensorisch integrativ verursachte Dyspraxie. Dadurch hatte sie große Schwierigkeiten im Turnunterricht und konnte viele Freizeitaktivitäten, z. B. Inline-Skaten oder Roller fahren, nicht ausüben. Trotz den Bemühungen ihrer Eltern hatte Anna ein geringes Selbstwertgefühl. Sie hielt sich selbst für dumm.
Die Ergotherapeutin wollte Anna helfen, ihre Schwierigkeiten aus einer neuen Perspektive zu sehen. Während Anna in einer Therapiestunde leicht auf der Rollen-

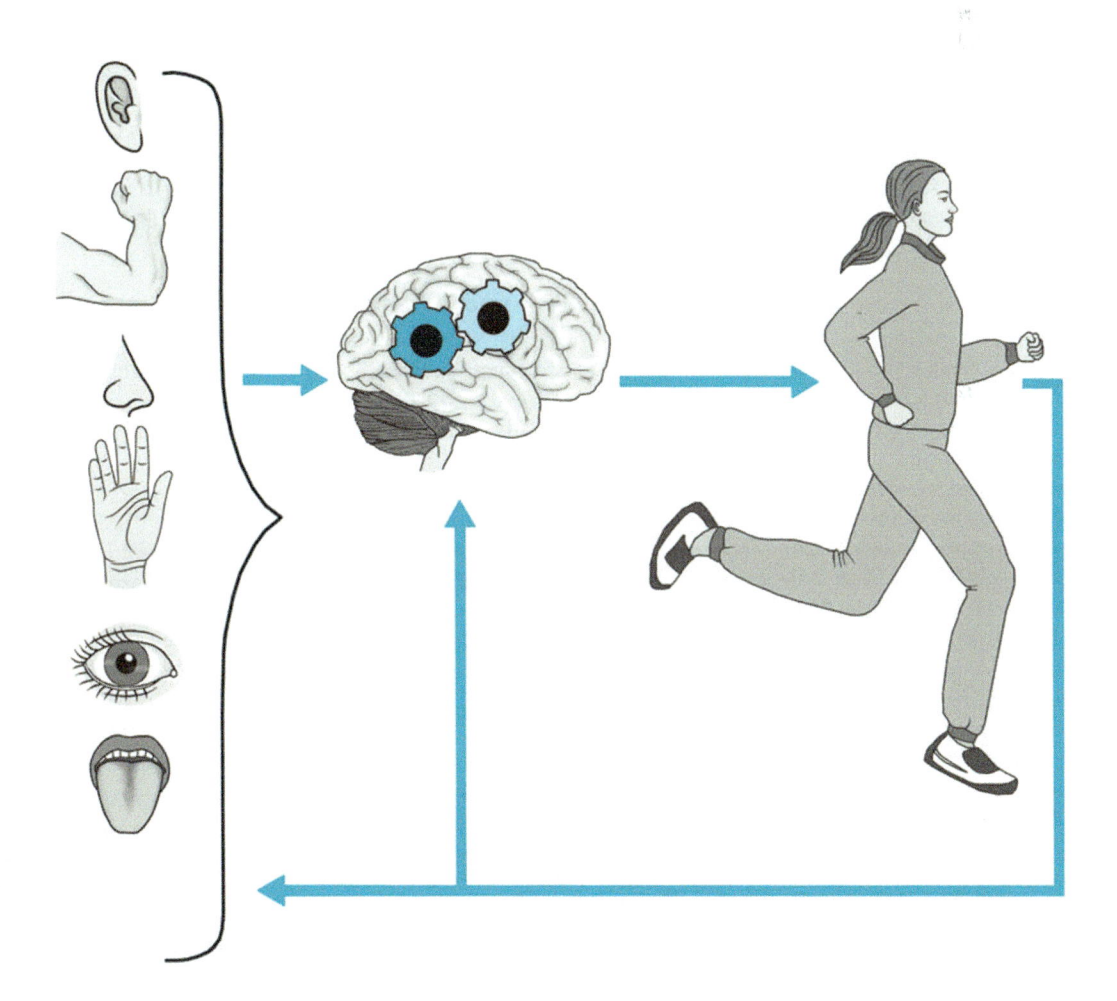

Abb. 11.8. Vereinfachte Darstellung der sensorischen Integration

schaukel schwang, zeichnete sie ihr auf der Tafel ein **Schema von den Auswirkungen einer SI-Störung** auf (◘ Abb. 11.8): Sie ging von einer schematischen Darstellung des **Gehirns** aus und überprüfte, was Anna über dessen Funktionen wusste. Sie stellte sicher, dass Anna die verschiedenen Leistungen verstand, die ihr Gehirn vollbrachte: dass es hilft zu lernen und dass es Informationen an die Muskeln gibt, wie sie sich bewegen sollen. Die Therapeutin erklärte Anna, dass es möglich ist, dass jemand Schwierigkeiten in einem dieser Teilbereiche hat, während die anderen in Ordnung seien.

Dann fragte die Therapeutin Anna, was sie über die **Sinne** wusste. Anna konnte mehrere Sinnesleistungen aufzählen: Sehen, Hören, Riechen, Schmecken und Berührung. Während Anna sprach, zeichnete die Therapeutin die Sinne schematisch auf. Dann erklärte sie das vestibuläre System (»Es ist in deinem Innenohr und gibt dir Informationen über jede Bewegung«) und die Propriozeption (»Sie kommt aus deinen Muskeln und sagt dir, wie fest du ziehst oder drückst«). Gleichzeitig malte sie Symbole für die beiden Sinne auf. Dann **verband** sie die **Sinne mit** Pfeilen mit **dem Gehirn** und erklärte, dass die Sinne dem Gehirn Informationen liefern, die dieses dann verarbeiten muss, um zu bestimmen, wie sich die Person als nächstes bewegen soll. Zum Schluss zeichnete die Therapeutin **eine gehende Person** und verband sie durch eine Linie mit dem Gehirn. Sie erklärte, dass diese Person Probleme mit der Koordination hat, wenn das Gehirn nicht sämtliche Informationen gut miteinander verbinden kann, die es von den Sinnen geliefert bekommt. Die gleiche Person könne aber sehr klug sein. Sie könne genau wissen, was sie tun möchte, aber Schwierigkeiten haben, es auch wirklich auszuführen (◘ Abb. 11.8).

Die Therapeutin fuhr fort: »Wenn du zur Therapie kommst, machen wir Dinge, die deinem Gehirn viele Sinnesinformationen bieten. Wir glauben, dass ihm das dabei hilft, sie besser verarbeiten zu können. Wenn es sie besser verarbeiten kann, werden Inline-Skaten und Rollerfahren einfacher für dich, weil dein Gehirn deinen Muskeln genauere Informationen sendet, was sie tun sollen.« Anna sagte zwar zunächst nicht viel dazu, ihrer Mutter fiel aber auf, dass sie weniger frustriert schien und sich seltener als dumm bezeichnete.

11.12 Den Alltag erleichtern

Ein weiterer wichtiger Teil der Intervention besteht darin, Strategien zu entwickeln, um die **Auswirkungen der SI-Störung zu minimieren** und das tägliche Leben zu erleichtern. Diese Strategien werden immer gemeinsam mit dem Klienten und seiner Familie entwickelt, und die Therapeutin fördert die aktive Beteiligung des Klienten.

Ist der Klient ein Kind, muss die Therapeutin sicherstellen, dass Eltern und Lehrer die Strategie verstehen und annehmen, bevor sie diese umsetzen sollen.

Die Kunst liegt darin, den Klienten und seine Bezugspersonen dabei zu unterstützen, ihre Probleme möglichst selbstständig zu lösen, ohne ihnen das Gefühl zu vermitteln, sie müssten alle Antworten allein finden.

Das überstimulierte Kind

Eine Situation, mit der SI-Therapeutinnen häufig konfrontiert sind, ist der Umgang mit überstimulierten Kindern. In der Arbeit mit diesem Klientel hat sich folgende Strategie als erfolgreich erwiesen: Die Therapeutin schlägt dem Kind vor, sich bei Bedarf ein ruhiges Plätzchen zu suchen. Sie schafft einen sicheren, abgegrenzten Raum, z. B. unter einem großen Kissen oder in einem ausgepolsterten Fass. So lernt das Kind, sich bei Reizüberflutung an einen reizarmen Ort zurückzuziehen.

Hat das Kind einen besseren Erregungszustand erreicht, spricht die Therapeutin seine Probleme an: wie schwierig es ist, sich an einem belebten Ort zu konzentrieren. Sie erklärt ihm, dass es leichter ist, sich an einem abgeschlossenen Ort zu konzentrieren, weil dort nicht so viel zur selben Zeit passiert. (Siehe auch Beschreibung des »womb space« in ▶ Kap. 12.)

Das unterstimulierte Kind

Manche Kinder sind überaktiv und ablenkbar, weil ihr Erregungsniveau zu niedrig ist. Sie bewegen sich, um sich wach zu halten. Diese Kinder brauchen Strategien, die verstärkten sensorischen Input bieten.

> **Hinweis**
>
> Hat die Therapeutin den Verdacht, Verhaltensweisen eines Klienten sind Ausdruck von **Reizsuche** (z. B. Überaktivität, Haare um den Finger wickeln oder am Hemdkragen kauen), so kann sie vorschlagen, stattdessen Kaugummi zu kauen oder sich mit einer anderen Aktivität zu beschäftigen, die propriozeptive Reize bietet (z. B. Trampolinspringen).
> Manchen Kindern hilft es auch, an einem Gummischlauch oder Theraband in ihrer Jackentasche zu ziehen, um ihren Bewegungsdrang abzubauen.

Wilbarger u. Wilbarger (1991) bezeichnen sensorische Strategien, die den Aktivierungszustand verändern sollen, als »sensorische Diät«. (Gebräuchliche Strategien finden sich in ▶ Kap. 13.7, »Anhang«, und Näheres zur sensorischen Diät in ▶ Kap. 14.2)

Williams u. Shellenberger (1994) entwickelten ein umfassendes Programm (»Wie läuft eigentlich dein Motor?«), in dem in einfacher Sprache vermittelt wird, wie man sich zu jedem beliebigen Zeitpunkt den eigenen Aktivierungszustand bewusst machen kann, und was man braucht, um sich konzentrieren zu können (d. h. welche Strategien der Klient einsetzen kann, um die Geschwindigkeit seines Motors anzupassen). (Dieses Programm ist in ▶ Kap. 14.3 beschrieben).

> **Wichtig**
>
> Die Betroffenen müssen lernen, anderen Menschen ihre Schwierigkeiten zu erklären und ihre Umwelt so zu gestalten, dass die Auswirkungen ihrer Störung auf ein Minimum reduziert werden.

Beispiel
Der 4-jährige **Benedikt** litt unter einer taktilen Defensivität. Er zeigte ein außergewöhnliches Verständnis für seine Schwierigkeiten und für das Behandlungsziel. Taktiler Tiefdruck (z. B. durch Bürsten) gefolgt von Gelenkskompression wirkte auf Benedikt beruhigend.
Eines Tages fiel Benedikt auf, dass sein Vater seinen Ehering nicht trug und fragte ihn, warum. Als ihm sein Vater antwortete, dass er nicht gerne etwas an den Händen habe, holte Benedikt prompt seine Bürste und sagte seinem Vater: »Du wirst den Ring wieder tragen können, wenn du deine Hände bürstest!«

11.13 Beenden einer Behandlung

Die Entscheidung über das Therapieende ist oft eher eine Angelegenheit von Kunst als von Wissenschaft (◘ Übersicht 11.7).

> **◘ Übersicht 11.7. Behandlungsende**
> Grundsätzlich ist das Ende der Behandlung indiziert, wenn:
> – ein Klient die Behandlungsziele erreicht hat und
> – die Beeinträchtigungen des Alltags, die mit der SI-Störung einhergehen, auf ein Minimum reduziert oder beseitigt sind.

Es geht dabei vor allem um die Fähigkeit des Klienten, seinen **Beschäftigungsrollen** und seinen **Aufgaben im Alltag adäquat und ohne Anstrengung nachzukommen**. Der entscheidende Faktor für die Therapiedauer ist also, wie sehr die sensorische Integrationsstörung die funktionellen Fähigkeiten des Kindes zur Alltagsbewältigung behindert.

Obwohl die Entscheidung der Therapeutin gerechtfertigt und begründet sein muss, wird sie oft aus dem Bauch heraus getroffen.

Voraussichtliche Behandlungsdauer

Aussagen über die voraussichtliche Behandlungsdauer sind sehr schwierig zu machen.

> **Hinweis**
>
> Kommen Kinder einmal wöchentlich zur Therapie, beträgt die Dauer der Behandlung im Allgemeinen mindestens 6 Monate oder ungefähr 25 Behandlungen.

Der praktischen Erfahrung nach erstreckt sich die Behandlung aber meist über ein bis zwei Jahre, bei manchen Klienten auch über drei Jahre und länger.

> **Hinweis**
>
> Kurze Intensivtherapien können vor allem effektiv sein, wenn bei einem Kind mit einer Modulations- oder Praxiestörung ein spezielles Ziel erreicht werden soll.

Im Idealfall werden Klienten so lange behandelt, wie sie von der Behandlung tatsächlich profitieren.

> **Hinweis**
>
> Wenn es für das Kind Zeit wird, die Behandlung zu beenden, berichten Eltern häufig davon, dass es zum ersten Mal lieber zu Hause geblieben wäre, um mit Freunden oder seinen Geschwistern zu spielen statt zur Therapie zu kommen.

Solche Berichte sollten die Therapeutin freuen, denn sie bedeuten, dass ihre Arbeit erfolgreich war und das Kind ohne ihre Hilfe zurechtkommt.

Die Aussage über die voraussichtliche Dauer einer Behandlung wird erleichtert, wenn **alle 3–6 Monate** ein **Zwischenbefund** erhoben wird, anhand dessen die Fortschritte ersichtlich werden und sich neue Behandlungsziele ergeben. In regelmäßigen Abständen sollte auch eine Beurteilung der Behandlungsfortschritte mit standarisierten Methoden durchgeführt werden.

Stagnation des Therapiefortschrittes

Während einer Behandlung können mehrwöchige Stagnationsphasen auftreten, auf die wiederum Phasen mit erkennbaren Fortschritten folgen. Während dieser Phasen des scheinbaren Stillstandes kann das Kind die **erzielten Fortschritte verinnerlichen und festigen**.

Auch wenn es noch keine Forschung dazu gibt, ob es sinnvoll wäre, die **Behandlung während dieser Stagnationsphasen auszusetzen**, ist das eine interessante Hypothese. Im Praxisalltag hat sich diese Strategie jedenfalls bewährt.

Wenn die Therapeutin die Beendigung der Behandlung in Erwägung zieht, muss sie beachten, dass Leistungen, die in der Klinik erbracht werden, noch nicht automatisch in einem anderen Umfeld eingesetzt werden können. Das Kind braucht vielleicht noch Unterstützung, um seine neuen Fähigkeiten anzuwenden, oder es hat noch gar nicht erkannt, welche neuen Fähigkeiten es jetzt beherrscht.

> **Wichtig**
>
> Jede (neue) Leistung ist für den Klienten erst dann von Bedeutung, wenn er sie zu Hause, in der Schule oder in der Arbeit einsetzen kann.

Manchmal brauchen Klienten Hilfe, um die in der Therapie erlernten Fertigkeiten auf Situationen ihres täglichen Lebens übertragen zu können.

Bei Beendigung der Therapie muss die Familie darauf vorbereitet werden, dass es in Stresssituationen erneut zu Anzeichen der sensorischen Integrationsstörung kommen kann.

Beispiel

Wenn das Kind eine neue komplexe Fähigkeit erlernen soll oder wenn es eine Aufgabe erledigen soll, bei der es mit vielen sensorischen Reizen konfrontiert wird.
Der 8-jährige **Otto** hatte aufgrund einer gravierenden Schwerkraftunsicherheit eine intensive Therapie hinter sich. Vor allem in Bezug auf das Spielverhalten hatte er große Fortschritte erzielt: Er konnte nun ohne Angst eine Sprossenwand hinaufklettern, mit einem Fahrrad ohne Stützen fahren, eine Rutsche hinunterrutschen, mit seinen Eltern balgen und mit anderen Kindern herumtoben.
Als seine Eltern jedoch das erste Mal mit ihm Schlitten fahren gingen, bekam er auf einem Hügel Angst, den seine Geschwister völlig harmlos fanden. Ansonsten war sein Verhalten in den meisten Alltagssituationen angemessen. Nur in nicht vertrauten Situationen, die er nicht kontrollieren konnte, trat seine Schwerkraftunsicherheit wieder zutage.

Da die Eltern weiterhin zur Beratung kamen, konnten ihnen Ottos Reaktionen verständlich gemacht werden. Die Therapeutin besprach die Gründe, warum Otto vor bestimmten Aktivitäten Angst zeigte, und half den Eltern, im Voraus Strategien zu entwickeln, um Stress so weit als möglich zu vermeiden.

Da Otto wirklich gerne Schlitten fahren wollte, ging sein Vater mit ihm zum »Aufwärmtraining« auf einen kleineren Hügel. Später kehrten sie zum steileren Hügel zurück, und die Eltern fuhren abwechselnd solange mit Otto den Hügel herunter, bis er das Gefühl hatte, die Bewegung unter Kontrolle zu haben.

Otto benötigte keine weitere Behandlung. Ängstigte ihn eine Aktivität besonders, überlegte er gemeinsam mit seinen Eltern, wie wichtig diese Aktivität für ihn war. Hatte sie große Bedeutung für ihn, arbeiteten sie gemeinsam daran, die Aufgabe in mehrere Stufen zu unterteilen, sodass er sie letztlich meistern konnte.

Wird eine Behandlung beendet, sollen die Klienten wissen, dass sie sich immer wieder an die Ergotherapeutin wenden können, wenn neue Probleme auftreten. Häufig ist eine **begleitende Beratung** die beste Lösung. Immer wieder entscheiden sich Klienten auch dafür, wieder in eine direkte Behandlung zu kommen.

Manchmal ist es für die Eltern, Betreuer oder erwachsenen Klienten schwierig, die Gewohnheit der regelmäßigen Therapiestunden aufzugeben, weil sie Unterstützung und Zuwendung erfahren haben. In diesem Fall ist es die Aufgabe der Therapeutin, die Erwachsenen dabei zu unterstützen, zu einem **Psychotherapeuten** oder in eine **Selbsthilfegruppe** zu wechseln oder andere Angebote zu nutzen, durch die sie weiterhin Hilfe bei familiären Problemen und Schwierigkeiten im Zusammenhang mit den Resten der SI-Störung erhalten.

Die **Vermittlung von anderen Ressourcen** beugt auch möglichen Einwänden der Eltern gegen die (gerechtfertigte) Beendigung der Therapie vor. Es kann auch hilfreich sein, wenn bereits vom Beginn der Behandlung an über die Möglichkeiten für die Zeit nach der Behandlung gesprochen wird.

11.14 Die Kunst der Therapie beherrschen

> **Wichtig**
>
> Die Kunst der Therapie drückt sich im Gleichgewicht von Kompetenz und Einfühlungsvermögen aus (Peloquin 1990, 1993, 1998).

Ohne fachliches Können kann die Therapeutin die zugrunde liegenden Schwierigkeiten des Klienten nicht beeinflussen und seine Beschäftigungsperformanz nicht verbessern. Folglich ist fachliche Kompetenz entscheidend für eine gute Behandlung. Der einzige Weg, sie zu entwickeln ist »zu arbeiten und zu arbeiten, das Handwerk zu studieren und zu perfektionieren. ... Gute Arbeit ... erfordert Disziplin.« (Grey 1998, S. 19).

Im momentanen Klima des Gesundheitswesens wird die Kompetenz gegenüber dem Einfühlungsvermögen häufig überbewertet. Dies birgt die Gefahr, dass der potenzielle Heiler einfach zu einem »Facharbeiter« wird (Peloquin 1990, 1993, 1998). Möglicherweise ist dies der Therapeutin im Fallbeispiel von Emily passiert (▶ Kap. 11.8). Sie machte die Erfahrung, dass die Behandlung effektiver wurde, nachdem sie die Führung überlassen hatte.

Kunst muss auf fachlichem Können aufgebaut sein, aber Fachwissen ist nur **ein** Element (Grey 1998). »Die Kunst der Therapie ... ist ein Prozess, Verbindungen herzustellen und Sinn zu finden«. (Peloquin 1998, S. 105).

Erst die Therapeutin, die die Kunst der Therapie beherrscht, kann Möglichkeiten erkennen. Grey (1998, S. 205) schrieb in Anlehnung an Rodin: »Der Künstler enthüllt spirituelle Reichtümer, die bis dahin unbekannt waren, und gibt den Menschen neue Gründe, das Leben zu lieben, und neues inneres Licht, um sie zu leiten.« Kunst ist eindeutig von Mysterien umgeben.

Die Kunst der Therapie kommt in der Arbeit von Spitzentherapeutinnen zum Ausdruck. Sie ist, wonach jede praktizierende Therapeutin strebt. **Wie wird eine Therapeutin nun zur Künstlerin?**

»Eine ... künstlerische Vision wird durch die umgebende Kultur vermittelt, aber auch durch eine Fülle persönlicher Erfahrungen und Selbstbeobachtung erlangt« (Grey 1998, S. 8).

Von verschiedenen Autorinnen liegen praxisnahe Vorschläge vor, um die Kunst der Therapie zu entwickeln. Peloquin (1990) schlug angesichts des Mangels an Wertschätzung für den Kunstaspekt der Therapie im momentanen Gesundheitswesen vor, dass jede Therapeutin über phänomenologische Beschreibungen von Krankheit und Behinderung nachdenken sollte, um den Wert des Einfühlungsvermögens zu verstehen. Schon früher hatte Peloquin (1989) gemeint, dass **Erfahrungsberichte von Ergotherapeutinnen** einem ähnlichen Zweck dienen könnten.

> **Exkurs**
>
> An Literatur kann man unter einem ästhetischen wie auch unter einem moralischen Gesichtspunkt herangehen. Bei der ästhetischen Herangehensweise hat der Leser die Möglichkeit, Beziehungen zu hinterfragen. Bei der moralischen Herangehensweise erörtert eine Therapeutin »das Leben, wie es gelebt wird oder wie jemand hofft, es zu leben« (Peloquin 1990, S. 221).

Ein anderer Weg, Therapeutinnen die Kunst der Therapie näher zu bringen, ist die **praktische Ausbildung.** In einem Text über die Kunst, therapeutische Aktivitäten einzusetzen, zitierten Creighton et al. (1995) eine Therapeutin:

» Ich glaube nicht, dass man jemandem mit Worten beibringen kann, warum und wie man etwas weiß, und worauf man achten muss ... Die Praktikantin muss einfach genau zusehen, eine Aktivität beobachten und herausfinden, warum sie nicht funktioniert, und wie man sie verändern könnte und auf eine andere Art angehen könnte. « (S. 316).

Auch **Mentorinnen (Fachsupervisorinnen)** können weniger erfahrenen Therapeutinnen dabei helfen, die Kunst der Therapie zu entwickeln. Eine Mentorin zu beobachten und das Gesehene mit ihr zu reflektieren, ist oft mehr wert als jahrelanges Lesen und didaktischer Unterricht.

Von einigen Autorinnen mit besonders großer Erfahrung (Grey 1998; Mosey 1981; Palmer 1998) stammt der schwierige, aber überzeugende Ratschlag, dass man die Kunst nur erlerne, indem man sich selbst kennt. Die Therapeutin muss sich auf den oft unangenehmen Prozess einlassen:

- mehr über sich selbst zu erfahren,
- sich zu verändern und
- zu erkennen, wie sich die eigenen Werte und Erwartungen von denen der anderen unterscheiden (Mosey 1981, S. 25).

Wie kommt eine Therapeutin dahin, **sich selbst zu kennen?** Palmer (1998, S. 31-32) beantwortet diese Frage wie folgt: »Ich habe keine spezielle Methode anzubieten außer den allgemein bekannten: Einsamkeit und Stille, meditatives Lesen und Spaziergänge im Wald, das Führen eines Tagebuchs oder eine Freundin, die zuhört.«

Grey (1998, S. 24) meinte dazu einfach, »indem man die Werkstatt des Herzens betritt«.

11.15 Zusammenfassung und Fazit

Fazit

- Die **Kunst der Therapie** ist ein vielschichtiges Phänomen. Ein Großteil des Behandlungserfolges hängt von der **Kreativität der Therapeutin** ab. Auch wenn die Therapie in ihrer Gesamtheit schwer zu erfassen ist, werden in diesem Kapitel doch viele Aspekte erörtert.
- Eine **wirksame Intervention** ist charakterisiert durch das Miteinander von Kunst und Wissenschaft. Wie alle guten Partnerschaften ist auch die Beziehung zwischen Kunst und Wissenschaft fließend. Zeitweilig dominiert einer der Partner, dennoch tragen beide gleich viel zur Wirksamkeit der Behandlung und zu den langfristigen Ergebnissen der Intervention bei. Eine effektive Intervention beruht nicht nur auf der Planung einer Abfolge von Aktivitäten. Die Kunst schafft den Rahmen dafür.
- **Wie erlernt eine Therapeutin die Kunst der Therapie?** Die Ergotherapeutin Margaret Short (persönliche Kommunikation, 26. März 2001) sagt:
»Mir wird immer mehr bewusst, dass wir zwei Gehirne haben – das eine in unserem Kopf, das ausgezeichnet für assoziative Arbeit geeignet ist, und dann das andere, das viszerale »Gehirn« im Bauch. Schon einige Autoren haben über dieses »Gehirn im Bauch« geschrieben, mit dem wir »Entscheidungen aus dem Bauch heraus« treffen. Das ist es, was Computer noch nicht können, was aber das Kennzeichen einer exzellenten Therapeutin ist.
Vielleicht ist das die »Kunst« der Therapie – das logische Gehirn auszuschalten, sobald es genug Vorbeit geleistet hat.«

- Short spricht auch an, mit welchen Mitteln eine Therapeutin die Kunst der Therapie erlernen kann:
»Man lernt die Grundlagen von Kunst und Wissenschaft. Man übt (d. h. man entwickelt Fertigkeiten). Man wird selbstsicher und beginnt, dem eigenen Urteil zu trauen. Dann beginnt man mehr und mehr zu verstehen, dass es etwas gibt, das man loslassen kann. An diesem Punkt beginnt großartige Therapie. Die Kunst der Therapie wird sichtbar.«

11.16 Literatur

American Occupational Therapy Council on Standards. (1972). Occupational Therapy: Its definitions and functions. American Journal of Occupational Therapy, 26, 204–205

Ayres, A. J. (1972). Sensory integration and learning disorders. Los Angeles: Western Psychological Services

Ayres, A. J. (1985). Developmental dyspraxia and adult onset apraxia. Torrance, CA: Sensory Integration International

Bundy, A. C. (1995). Assessment and intervention in school–based practice: Answering questions and minimizing discrepancies. In 1. R. McEwen (Ed.), Occupational and physical therapy in educational environments. New York: Haworth

Cohen, D. (1987). The development of play. New York: New York University Press

Creighton, C., Dijkers, M., Bennett, N., u. Brown, K. (1995). Reasoning and the art of therapy for spinal cord injury. American Journal of Occupational Therapy, 49, 311–317

Csikszentmihayli, M. (1975a). Beyond boredom and anxiety. San Francisco: Jossey-Bass

Csikszentmihayli, M. (1990). Flow: The psychology of optimal experience. New York: Harper-Collins

Csikszentmihayli, M. (1993). The evolving self.- A psychology for the third millennium. New York: Harper-Collins

Csikszentmihayli, M. (1996). Creativity: Flow and the psychology of discovery and invention. New York: Harper-Collins

Dunkerley, E., Tickle-Degnen, L., u. Coster, W. (1997). Therapist-child interaction in the middle minutes of sensory integration treatment. American Journal of Occupational Therapy, 51, 799–805

Eltz, M. J., u. Shirk, S. R. (1995). Alliance formation and treatment outcome among maltreated adolescents. Child Abuse and Neglect, 19, 419–431

Fisher, A. G., u. Murray, E. A. (1991). Introduction to sensory integration theory. In A. G. Fisher, E. A. Murray, A. C. Bundy (Eds.), Sensory integration: Theory and practice (pp. 3–29). Philadelphia: F. A. Davis

Grey, A. (1998). The mission of art. Boston: Shambhala

Hopkins, H. L., u. Tiffany, E. G. (1983). Occupational therapy - A problem-solving process. In H. L. Hopkins u. H. D. Smith (Eds.), Willard u. Spackman's Occupational Therapy (Ed. 6, pp. 89–100). Philadelphia: J. B. Lippincott.

11.16 Literatur

Kaplan, B. J., Polatajko, H. J., Wilson, B. N., u. Faris, P. D. (1993). Reexamination of sensory integration treatment: A combination of two efficacy studies . Journal of Learning Disabilities, 26, 342–347

Koomar, J. (1997). Clinical interpretation of »therapist-child interaction in the middle minutes of sensory integration treatment.« American Journal of Occupational Therapy, 51, 806–807

Luborsky, L., Crits-Cristoph, J., Mintz, J., u. Auerbach, A. (1988). Who will benefit from psychotherapy: Predicting therapeutic outcomes. New York: Basic

Luria, A. (1961). The role of speech in the regulation of normal and abnormal behavior. New York: Liveright

Mattingly, C. F., u. Fleming, M. H. (1994). Clinical reasoning: Forms of inquiry in a therapeutic practice. Philadelphia: F. A. Davis

Mosey, A. C. (1981). Occupational Therapy: Configuration of a profession. New York: Raven

Neiss, R. (1988). Reconceptualizing arousal: Psychobiological stress in motor performance. Psychological Bulletin, 103, 345–366

Neistadt, M. E., u. Crepeau, E. B. (1998). Willard u. Spackman's Occupational Therapy (9th ed.). Philadelphia: Lippincott, Williams, u. Williams.

Orlinsky, D. E., u. Howard, K. 1. (1986). Process and outcome in psychotherapy. In S. L. Garfield u. A. E. Bergin (Eds.), Handbook of psychotherapy and behavior change (3rd ed., pp. 311–381). New York: Wiley.

Palmer, P. J. (1998). The courage to teach: Exploring the inner landscape of a teacher's life. San Francisco: Jossey-Bass

Peloquin, S. M. (1989). Sustaining the art of practice in Occupational Therapy. American Journal of Occupational Therapy, 43, 219–226

Peloquin, S. M. (1990). The patient-therapist relationship in Occupational Therapy: Understanding visions and images. American Journal of Occupational Therapy, 44, 13–21

Peloquin, S. M. (1993). The patient-therapist relationship: Beliefs that shape care. American Journal of Occupational Therapy, 47, 935–942

Peloquin, S. M. (1998). The therapeutic relationship. In M. E. Neistadt u. E. B. Crepeau (Eds.), Willard u. Spackman's Occupational Therapy (9th ed., pp. 105–119). Philadelphia: Lippincott, Williams u. Wilkins.

Rogoff, B. (1990). Apprenticeship in thinking. New York: Oxford University Press

Rogoff, B., u. Gardner, W. (1984). Adult guidance of cognitive development. In B. Rogoff u. J. Lare (Eds.), everyday cognition: Its development in social context (pp. 95–116). Cambridge, MA: Harvard University Press

Schaefer, C.E., u. Reid, S.E. (1986). Game play: Therapeutic use of childhood games. New York: John Wiley u. Sons

Shirk, S. R., u. Russell, R. L. (1996). Change processes in child psychotherapy, New York: Guilford

Shirk, S. R., u. Saiz, C. (1992). Clinical, empirical, and developmental perspectives on the therapeutic relationship in child psychotherapy. Development and Psychopathology, 4, 713–728

Tjckle-Degnen, L., u. Coster, W. (1995). Therapeutic interaction and the management of challenge during the beginning minutes of sensory integration treatment. Occupational Therapy Journal of Research, 15, 122–141.

Wilbarger, P., u. Wilbarger, J. (1991). Sensory defensiveness in children aged 2–12: An intervention guide for parents and other caregivers. Denver, CO: Avanti Educational Programs

Williams, M. S., u. Shellenberger, S. (1994). How does your engine run?: A leader's guide to the alert program for self-regulation. Albuquerque, NM: TherapyWorks

Wipfler, P. (1990). Listening to children: Play listening. Palo Alto, CA: Parents Leadership Institute

Wood, D., Bruner, J. S., u. Ross, G. (1976). The role of tutoring in problem solving. Journal of Child Psychology and Psychiatry, 17, 89–100

Theoriegeleitete Behandlung

Jane A. Koomar, Anita C. Bundy

12.1	**Aktivitäten mit verstärktem sensorischen Input** – 288	12.4	**Intervention bei Störungen der Praxie** – 315
12.1.1	Verstärkter vestibulärer und propriozeptiver Input – 289	12.4.1	Strategien zur Förderung der Ideation – 315
12.1.2	Verstärkter taktiler Input – 289	12.4.2	Strategien zur Förderung der bilateralen Koordination – 316
12.2	**Intervention bei sensorischen Modulationsstörungen** – 290	12.4.3	Strategien zur Förderung projizierter Aktionssequenzen – 319
12.2.1	Allgemeine Grundsätze der Behandlung – 291	12.4.4	Behandlung der Somatodyspraxie – 322
12.2.2	Sensorische Behandlungsansätze – 291	12.4.5	Behandlung von autistischen Kindern – 324
12.2.3	Nichtsensorische Therapieansätze – 296	12.5	**Praktische Überlegungen für eine sichere und effektive Therapie** – 326
12.2.4	Intervention bei Schwerkraftunsicherheit – 299	12.5.1	Alter des Klienten – 326
12.2.5	Intervention bei Bewegungsintoleranz – 302	12.5.2	Direkte Therapie: Wie lang und wie oft – 327
12.3	**Intervention bei sensorischen Diskriminationsstörungen** – 303	12.5.3	Effektivität von Gruppentherapie – 328
12.3.1	Defizite der vestibulär-propriozeptiven Diskrimination – 304	12.5.4	Adäquate Räumlichkeiten und Hängevorrichtungen – 328
12.3.2	Defizite der taktilen Diskrimination – 307	12.6	**Planung der Intervention** – 329
12.3.3	Multiple sensorische Verarbeitungsstörungen – 308	12.6.1	Kostenrückerstattung – 330
12.3.4	Behandlungsplanung bei Modulations- und Diskriminationsstörungen – 308	12.7	**Weiterbildung in Sensorischer Integration** – 330
12.3.5	Intervention bei Schwächen der Haltungskontrolle – 308	12.8	**Zusammenfassung und Fazit** – 330
		12.9	**Literatur** – 332
		12.10	**Anhang: Bezugsquellen und Formularbeispiele** – 333

> Das Kind entwickelt ein Gefühl der Erfüllung, wenn es sich in der Interaktion mit der Welt der Objekte erlebt, wenn es die Schwerkraft beherrscht und wenn es die Erfahrung macht, dass es der Welt nicht mehr hilflos ausgeliefert ist wie kurz zuvor, oder wenn es erlebt, dass ihm sein Körper zufrieden stellende Empfindungen liefert. Es ist nicht länger ein unfähiger Organismus, der von der Umwelt hin- und her geworfen wird, sondern kann die Umwelt effektiv beeinflussen. So wird das Kind mehr und mehr zu einer integrierten Persönlichkeit. «
(Ayres 1972, S. 262)

> Intervenieren: dazwischen kommen als eine Wirkkraft « (Webster´s New World Dictionary)

In ▶ Kap. 11 wurde die **Kunst der Behandlung** vorgestellt: wie die Therapeutin ihre Person in der Therapiegestaltung einbringen kann. Im vorliegenden Kapitel werden therapeutische Aktivitäten und Programme beschrieben, die von der SI-Theorie abgeleitet sind und sich in der Praxis bewährt haben. Es ist unmöglich, sämtliche Aktivitäten zu beschreiben, die eine Therapeutin in der Behandlung entwickeln kann. Das Ziel dieses Beitrags ist vielmehr, der Leserin Ideen für Aktivitäten zu liefern und Richtlinien zur Beurteilung, wie diese Aktivitäten wirken.

Eine ergotherapeutische Aktivität ist selten nur auf ein einziges Ziel ausgerichtet. Die Schwierigkeit besteht darin, auszuwählen, welcher therapeutische Schwerpunkt für den Klienten derzeit im Vordergrund steht. Da während der Therapie die Aktivitäten permanent variiert werden, muss die Therapeutin ein klares Bild von den Therapiezielen haben, um mit den Variationen möglichst effizient an diesen zu arbeiten.

Am Beginn des Kapitels werden Aktivitäten besprochen, die verstärkten sensorischen Input liefern. Danach wird die spezifische Behandlung bestimmter Manifestationen von sensorisch-integrativen Dysfunktionen beschrieben, und zwar Störungen der:

— Sensorischen Modulation
— Sensorischen Diskrimination
— Haltungskontrolle
— Praxie

Es soll noch erwähnt werden, dass die **direkte Behandlung** nur einen Bereich der Ergotherapie darstellt. **Beratungsgespräche** mit dem Klienten und seinen Bezugspersonen (v.a. Eltern und Lehrerin) und anderen Fachpersonen sind ebenfalls wichtige Maßnahmen. Bei der Beratung wird das Verhalten des Klienten unter dem Blickwinkel der SI-Theorie erklärt. Auf diesem neuen Verständnis der Situation (»Reframing«) kann die Therapeutin mit dem Klienten bzw. den Bezugspersonen neue Strategien zur Problemlösung erarbeiten. Die Beratung wird in ▶ Kap. 13 ausführlich dargestellt.

12.1 Aktivitäten mit verstärktem sensorischen Input

Um eine wirksame Intervention nach den Prinzipien der SI-Theorie entwickeln zu können, ist eine profunde Kenntnis der sensorischen Systeme unerlässlich (▶ Kap. 2). Das vestibuläre, propriozeptive und taktile System bilden die Eckpfeiler der Sensorischen Integrationstheorie. Die kombinierte Wirkung von auditiven und visuellen mit vestibulären, propriozeptiven und taktilen Reizen wird derzeit untersucht (▶ Kap. 14).

In diesem Abschnitt wird erläutert, wie Aktivitäten gestaltet werden, die die Wahrnehmung im vestibulären, propriozeptiven und taktilen System verbessern. Dieses Wissen kann angewendet werden, um die Verarbeitung von Sinnesinformationen im Zentralnervensystem zu verbessern.

> **Hinweis**

Sobald verstärkter Input gesetzt wird, müssen die Reaktionen des Klienten besonders genau beobachtet werden.

Die SI-Theorie bietet viel Information darüber, auf welche Arten die Wahrnehmung gestört sein kann. Für die Therapie werden zielgerichtete Aktivitäten aufgrund logischer Überlegungen aus den anerkannten Prinzipien der Sensorischen Integrationstheorie abgeleitet. Viele Aspekte des therapeutischen Einsatzes von verstärktem sensorischem Input sind aber noch ungeklärt, außerdem ist die Reaktion auf sensorische Stimuli individuell unterschiedlich. Das heißt, dass die »anerkannten Prinzipien« lediglich Richtlinien sein können, aber nicht die permanente unmittelbare Beobachtung des Klienten ersetzen.

12.1.1 Verstärkter vestibulärer und propriozeptiver Input

Das vestibuläre System ist ein spezialisiertes System der Eigenwahrnehmung (Propriozeption); es versorgt uns mit wichtigen Informationen über:
- die Position und Bewegung des Kopfes im Verhältnis zum Körper,
- die Schwerkraft und
- die direkte Umgebung.

Daher bietet jede Aktivität, die Bewegung beinhaltet, eine bestimmte Art von propriozeptiver Information. Um keine Verwirrung zu stiften, werden die Begriffe im Folgenden aber klar getrennt (◘ Übersicht 12.1):
- Sinnesinformationen, die über Stellung und Bewegungen des Kopfes und Körpers im Raum Auskunft geben, werden als **vestibulär** bezeichnet.
- Der Begriff **Propriozeption** wird auf den Sinnesbereich angewandt, der die Rezeptoren der Muskeln und, in geringerer Ausprägung, der Gelenke betrifft. Die Muskelspindeln sind die primären Rezeptoren der Propriozeption. Sie sprechen besonders auf die Aktivierung durch Bewegungswiderstand an (► Kap. 2).

> **◘ Übersicht 12.1. Woraus ergibt sich vestibulär-propriozeptiver Input?**
> Drei Aspekte aktiver Bewegung liefern in therapeutischen Aktivitäten vestibulär-propriozeptiven Input:
> - Art der Bewegung (z. B. linear vs. Richtungsänderung).
> - Geschwindigkeit der Bewegung (z. B. langsam vs. schnell).
> - Widerstand gegen aktive Bewegung.

Verstärkter vestibulärer und propriozeptiver Input ist fast immer an aktive Bewegung gekoppelt.

> **Exkurs**
>
> Das **Otolithenorgan** des vestibulären Systems nimmt langsame oder lineare Bewegungen jeder Richtung und Position auf. Das knöcherne Labyrinth (**Bogengänge**) gibt Auskunft über Geschwindigkeit und Richtungsänderung der Bewegung.
> Die **Muskelspindeln** nehmen Widerstand gegen Bewegung wahr. Eine zusätzliche Quelle von Propriozeption sind Informationen, die **vor** einer Bewegung im ZNS weitergeleitet werden (► Kap. 3).

Da die einzelnen Rezeptoren auf unterschiedliche Bewegungen ansprechen, können mit den therapeutischen Aktivitäten bestimmte Rezeptoren aktiviert werden. So werden spezifische erwünschte Verhaltensreaktionen fazilitiert.

Beispiel
- Langsames Schaukeln in Bauchlage in einer Netzhängematte stimuliert das Otolithenorgan, dadurch werden tonische Haltungsreaktionen ausgelöst.
- Rasches Drehen im Netz stimuliert primär die Bogengänge und fazilitiert phasische Haltungs- und Gleichgewichtsreaktionen.

> **Wichtig**
>
> Der sensorische Input der meisten Aktivitäten spricht nicht isoliert eine einzelne Modalität an.

Beispiel
Holt ein Kind auf einer Schaukel Schwung, indem es an einem Gummiseil zieht, werden seine Bogengänge, sein Otolithenorgan und seine Muskelspindeln stimuliert. Wenngleich viele Aktivitäten mehr als nur eine Rezeptorart ansprechen, macht das Kind völlig andere Sinneserfahrungen, wenn es an einem Seil zieht als wenn es sich mit der Schaukel dreht. Die Verhaltensreaktionen sind bei beiden Aktivitäten sehr unterschiedlich.

12.1.2 Verstärkter taktiler Input

Bei der Vorbereitung von Aktivitäten, die verstärkte taktile Reize anbieten, müssen mindestens drei Faktoren berücksichtigt werden:
- die Eigenschaften des taktilen Reizes,
- die Reaktion des Klienten und
- die Gründe, warum taktile Reize gesetzt werden: soll eine Veränderung der sensorischen Modulation, der sensorischen Diskrimination oder beides erzielt werden?

> **Hinweis**
>
> Zur Behandlung von **sensorischen Modulationsstörungen** wird taktiler Tiefdruck eingesetzt, der typischerweise beruhigend wirkt. Sanfte und unerwartete Berührungen werden vermieden, weil sie oft als schmerzhaft interpretiert werden (► Kap. 4).
> Um die **taktile Diskrimination** zu verbessern, werden taktile Reize unterschiedlichster Qualität angeboten.

12.2 Intervention bei sensorischen Modulationsstörungen

Modulationsstörungen führen zu Reaktionen, die in keinem Verhältnis zur Stärke des Reizes stehen. Defizite der Modulation können in jedem sensorischen System vorkommen. Dieser Abschnitt befasst sich zunächst mit der Behandlung von sensorischen Modulationsstörungen im Allgemeinen, danach mit vier unterschiedlichen Ausprägungen der sensorischen Modulationsstörung:
— Sensorische Defensivität
— Hyporesponsivität
— Schwerkraftunsicherheit
— Bewegungsintoleranz

Sensorische Defensivität. Es handelt sich um die häufigste Art der sensorischen Modulationsstörung. Klienten mit diesem Störungsbild reagieren tendenziell negativ auf Berührungen, die von den meisten Menschen als harmlos oder nicht irritierend empfunden werden (Wilbarger u. Wilbarger 1991). Oft gehen mit dieser Überempfindlichkeit gegenüber sanften oder unerwarteten Berührungen auch Überempfindlichkeiten gegenüber Geräusche mit hoher Frequenz, bestimmten visuellen Reizen oder bestimmten Geschmacks- und Geruchsrichtungen einher.

Es gibt zahlreiche emotionale und Verhaltensreaktionen, die mit sensorischer Defensivität in Verbindung gebracht werden. Diese äußern sich im Allgemeinen als Angst-, Flucht- oder Kampfreaktion, wie sie in Gefahrensituationen auftreten (Oetter et al. 1993). Die Betroffenen zeigen eventuell Schwierigkeiten bei Übergängen oder Stimmungsschwankungen. Angst-, Flucht- und Kampfreaktionen treten verstärkt in Stresssituationen auf, die bei motorischen, kognitiven oder sozialen Anforderungen entstehen.

Beispiel
Beispiele für Fluchtreaktionen. Aktivitätssteigerung; Abwenden des Blicks; Wegbewegen oder einen Körperteil wegziehen; Ablenkbarkeit; Kasper; Aufmerksamkeit der anderen ablenken; Verbalisierungen wie »Das ist babyhaft, langweilig oder blöd!« oder »Ich bin müde, ich möchte weggehen.«
Beispiele für Angstreaktionen. Trennungsängste; Abneigung, Neues auszuprobieren; Weinen; Jammern; Klammern; Verbalisierungen er wie »Kann ich nicht.« oder »Das mag ich nicht!«
Beispiele für Kampfreaktionen. Ausdruck von Ärger; Aggression gegen sich selbst oder andere; Jähzorn; Verbalisierungen wie »Das mach' ich nicht!«, »Nein!«, »Dazu kannst du mich nicht zwingen!«).

Obwohl diese Verhaltensweisen für jede Therapeutin eine Herausforderung darstellen, liefern sie auch Feedback, um die Aktivität zu modifizieren.

Hyporesponsivität. Manche Menschen scheinen gegenüber sensorischen Eindrücken und Schmerz unterempfindlich zu sein. Während vom Großteil dieser Gruppe Sinnesreize tatsächlich zu wenig intensiv wahrgenommen werden, dürfte es eine Subgruppe geben, die **eigentlich überempfindlich** ist. Diese Menschen zeigen eine paradoxe Reaktion, die als »**Shutdown**« bezeichnet wird, und als Schutzreaktion interpretiert werden kann. Manche Klienten, die zum Schutz Reize abblocken, zeigen nach einigen Behandlungsstunden Zeichen von sensorischer Abwehr. Für die Bezugspersonen mag dies so erscheinen, als ob durch die Behandlung ein neues Problem ausgelöst worden wäre. Aus therapeutischer Sicht ist das Auftreten dieses Abwehrverhaltens jedoch ein Zeichen der **Besserung**. Obwohl die Reaktion des Klienten weiterhin nicht im richtigen Verhältnis zur Reizintensität steht, äußert sie sich jetzt in der erwarteten Art und Weise – d. h. jemand, der überempfindlich ist, überreagiert (statt gar nicht zu reagieren). Der Mechanismus, der diesen Beobachtungen zugrunde liegt, ist allerdings noch nicht beschrieben worden.

Nach der Erfahrung der Autorinnen liegt die Ursache für das Ausbleiben einer Reaktion auf einen Sinnesreiz häufiger darin, dass sich Klienten wegen sensorischer Überempfindlichkeit vor der Erfahrung schützen wollen, als dass sie den Reiz aufgrund sensorischer Unterempfindlichkeit tatsächlich nicht registrieren. Die Autorinnen interpretieren lethargisches Verhalten eines Klienten bei der Befundung und Behandlung daher im Allgemeinen als Zeichen extremer Abwehr und gehen dementsprechend vor.

Tatsächlich unterempfindliche Kinder wirken lethargisch oder apathisch, und können oft trotz intensiver Reizsetzung ihren Aktivitätszustand nicht erhöhen. Sie brauchen oft sehr lange, um einfache Aufgaben durchzuführen (z. B. Anziehen oder Essen), was für die Umwelt sehr belastend sein kann. Die Lethargie dieser Kinder wird oft als Faulheit oder fehlende Motivation missverstanden. Häufige Gelegenheiten für intensiven sensorischen Input helfen unterempfindlichen Kindern, ihr Erregungsniveau anzuheben, die Aufmerksamkeit zu steigern und sich an alltäglichen Aktivitäten zu beteiligen.

Bei manchen Menschen wechseln Unterempfindlichkeit und Abwehr rasch. Die Fähigkeit, ihren

Wachzustand und ihre Empfindlichkeit auf einem optimalen Niveau zu halten, ist bei den Betroffenen sehr begrenzt. Diese Problematik kommt häufig vor bei Patienten mit Fragilem X-Syndrom (Miller et al. 1999).

12.2.1 Allgemeine Grundsätze der Behandlung

Da die Therapie der taktilen **Unterempfindlichkeit** der Behandlung von sensorischen Diskriminationsstörungen sehr ähnlich ist, wird sie hier nicht gesondert beschrieben. An dieser Stelle sollen die Behandlungsansätze bei **Überempfindlichkeit** näher erläutert werden, wobei zwei Kategorien unterschieden werden:
– jene **mit** verstärktem Input und
– jene **ohne** verstärktem Input.

Obwohl sich dieses Kapitel mit der direkten Behandlung befasst, stellt die **Beratung** gerade bei sensorischen Modulationsstörungen einen wesentlichen Aspekt der Intervention dar. Zweck der Beratung ist es, beim Klienten selbst und bei seinen Bezugspersonen ein Verständnis für die Schwierigkeiten zu wecken (»**Reframing**«). Mit diesem Wissen können sie die Umwelt so gestalten, dass Effekte minimiert werden, und damit dem Kind helfen, einen optimalen Erregungszustand zu halten. (Siehe auch ▶ Kap. 13 und die Ausführungen zur Sensorischen Diät in ▶ Kap. 14.2)

12.2.2 Sensorische Behandlungsansätze

Es gibt verschiedene Behandlungsansätze, um sensorische Defensivität zu vermindern bzw. um die Responsivität auf Sinnesreize zu erhöhen.

> **Wichtig**
>
> Ayres (1972) hatte als erste die Idee, Klienten verstärkten sensorischen Input anzubieten, um einen beruhigenden und organisierenden Effekt zu erzielen. Sie konzentrierte sich auf taktile Abwehr und die Anwendung von Tiefdruck in der Therapie.

In jüngerer Zeit wurde die taktile Abwehr von anderen Autoren als Teil einer umfassenderen Modulationsstörung interpretiert, der **sensorischen Defensivität**, (z. B. Frick 2000; Oetter, Laurel u. Cool 1991; Richter u. Oetter 1990; Wilbarger u. Wilbarger 1991). Es wurden Strategien entwickelt, die mehrere sensorische Systeme und die Folgen im Verhalten ansprechen (s. auch ▶ Kap. 14.)

> **Wichtig**
>
> Obwohl sich das Verständnis der Defensivität gewandelt hat, treffen viele der ursprünglichen Behandlungsstrategien von Ayres immer noch zu.

Daher wird im Folgenden Ayres' Ansatz dargestellt und einige andere sensorische und nichtsensorische Ansätze, die in ▶ Kap. 14 nicht behandelt werden.

Merkmale der verstärkten Reize: Intensität, Häufigkeit, Dauer und Rhythmus

Der sensorische Ansatz nach Oetter et al. (1991) stellt die Beurteilung der Reizmodalität, die das Erregungsniveau beeinflussen soll, und der Reizqualitäten in den Mittelpunkt (Oetter et al. 1991). Da sich Bedürfnisse des Klienten mit unterschiedlichen Umweltanforderungen ändern, bedarf es bei diesem Ansatz ständiger Beobachtungen der Anforderungen und Bedürfnisse.

Der Ansatz konzentriert sich auf die Beobachtung der Art und der Qualität des therapeutisch gesetzten, verstärkten Reizangebots:
– Zunächst wird die **sensorische Modalität** bestimmt, die für den Klienten am wirkungsvollsten ist. Typischer Weise sind dies **Tiefdruck, Propriozeption, vestibuläre oder auditive Reize**.
– Dann wird die **Qualität des Reizes** bestimmt. Oetter et al. empfahlen, die Auswirkungen des Reizes zu beurteilen, indem man systematisch die Intensität, die Dauer, die Häufigkeit und den Rhythmus des Reizes variiert. Häufigkeit und Dauer des Reizes hängen im Allgemeinen mit der Intensität zusammen. Die Effekte von intensivem sensorischen Input können rasch auftreten und lange anhalten. Daher kann es günstig sein, intensive Reize nur selten und kurz anzubieten.

> ▶ **Hinweis**
>
> Oetter et al. (1991) warnen davor, die eigene Empfindung als Maßstab für die Reizintensität heranzuziehen. Reize, die von den meisten Erwachsenen als angenehm empfunden werden (wie Schaukeln im Schaukelstuhl) können sich für manche Klienten als viel zu intensiv herausstellen. Andererseits können manche Reize für Erwachsene überwältigend sein (z. B. die schnelle Drehung von Jahrmarktgeräten), von denen die Kinder nicht genug bekommen können.

Im folgenden Fallbeispiel soll die Wechselwirkung zwischen Intensität, Häufigkeit, Dauer und Rhythmus aufgezeigt werden.

Beispiel

Als **Adam**, ein sechsjähriger Junge mit Asperger-Syndrom und Aufmerksamkeitsdefizit (ADS), mit der Therapie begann, rannte er nur im Therapieraum herum und konnte sich auf keine zielgerichtete Tätigkeit konzentrieren. Die Therapeutin bot ihm ein Minitrampolin und eine Pferdeschaukel an, jedoch waren ihm die posturalen und bilateralen Anforderungen zu hoch. Daher versuchte sie, sich mit ihm zusammen auf einen Pezziball zu setzen und zu hopsen. Nach 5 Minuten dieser Tätigkeit konnte er sich 1 oder 2 Minuten konzentrieren. Nach 40 Minuten Hopsen auf dem Pezziball konnte sich Adam 30 Minuten lang konzentrieren, allerdings blieb dann kaum noch Zeit für andere Aktivitäten. Andererseits war auch die elastische Hängematte für Adam sehr geeignet, da er in ihr in einer maximal unterstützen Position schaukeln konnte und so intensive Reize erhielt (◘ Abb. 12.1). Adam konnte die ersten 15–20 Minuten jeder Therapieeinheit schaukeln, um sich dann anspruchsvolleren Aktivitäten zuzuwenden. Nach sechs Monaten berichtete Adams Lehrerin, dass er nach einer 15- bis 20-minütigen Gruppenaktivität eine Bewegungspause von 3–4 Minuten brauchte, in der er hinten im Klassenzimmer auf und ab ging. Aufgrund der bisherigen Erfahrungen mit Intensität und Dauer und der Beobachtung, dass Adams Haltungstonus sich stark verbessert hatte, empfahl die Therapeutin ein Minitrampolin für die Bewegungspausen (◘ Abb. 12.2). Der Lehrerin zufolge hüpfte Adam alle 30–40 Minuten ca. 2 Minuten lang. Anfangs hatte sie Sorge, dass das Trampolinhüpfen die anderen Kinder ablenken würde, aber es stellte sich heraus, dass das Trampolin weniger störend war als Adams bisheriges Herumgehen.

Obwohl sich aus den neurowissenschaftlichen Erkenntnissen gewisse Richtlinien ableiten lassen, wie lange die Wirkung bestimmter Reize auf das Nervensystem anhält, hängen die meisten Effekte von den individuellen Reaktionen ab. Daher ist es notwendig, die Reaktionen jedes Klienten genau zu beobachten, um eine optimale Behandlung bieten zu können.

Aktivitäten mit verstärktem taktilem Tiefdruck und Propriozeption

Als Ayres (1972) die Intervention bei taktiler Abwehr entwickelte, stellte sie fest, dass die Klienten im Allgemeinen am positivsten auf Tiefdruck und Proprio-

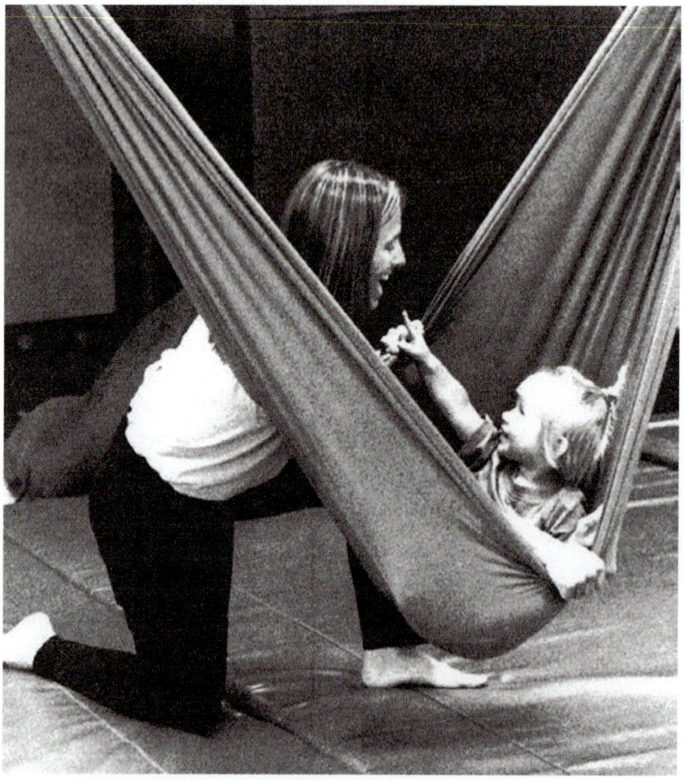

◘ **Abb. 12.1.** Die elastische Hängematte (»Lycra Swing«). (Foto von Shay McAtee)

12.2 Intervention bei sensorischen Modulationsstörungen

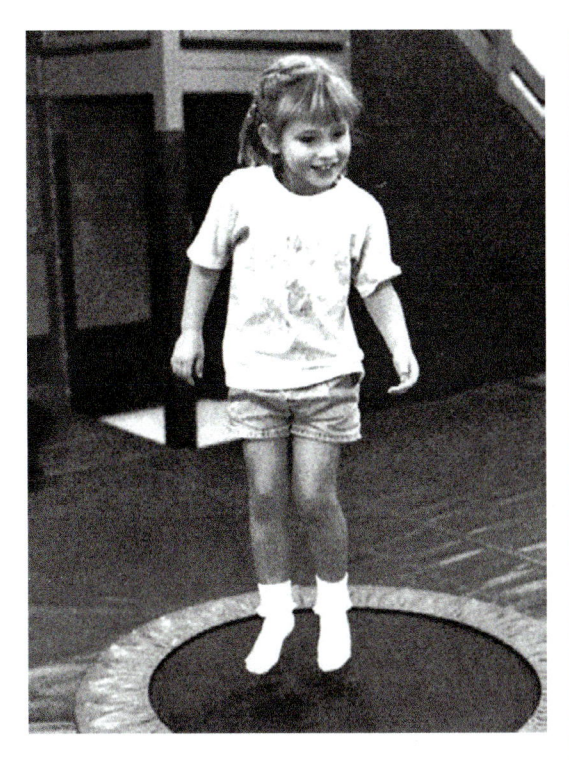

Abb. 12.2. Das Minitrampolin. (Foto von Shay McAtee)

zeption reagierten. **Tiefdruck und Propriozeption** sind bis heute die **wichtigsten Werkzeuge** im Umgang mit taktiler Abwehr und anderen Formen von sensorischer Defensivität. Es gibt einige Mittel, mit denen diese Reize gesetzt werden können. In Übersicht 12.2 finden sich zuerst Aktivitäten mit taktilem Tiefdruck, dann Aktivitäten, die eine Kombination von Tiefdruck und Propriozeption bieten, und zum Schluss propriozeptive Aktivitäten.

> **Hinweis**

Das Einreiben der Haut mit Rasierschaum, Puder oder Körperlotion liefert Tiefdruck. Es muss aber ebenfalls die Komponente der leichten taktilen Berührung berücksichtigt werden. Daher wird diese Methode erst empfohlen, wenn die Abwehr schon etwas nachgelassen hat.

Allgemeine Richtlinien für die taktile und propriozeptive Reizsetzung

In diesem Abschnitt werden sechs Richtlinien für die Arbeit mit verstärkten taktilen und propriozeptiven

Übersicht 12.2. Aktivitäten von taktil bis propriozeptiv
- Textile Überzüge auf Geräten (z. B. Teppich, Kordsamt, Schafsfell).
- Große Pinsel oder Massagehandschuhe, mit denen größere Hautpartien bestrichen oder gebürstet werden (Abb. 12.3).
- Bandagen, die um Gliedmaßen gewickelt werden.
- Großes Bällchenbad, in dem man untertauchen und sich bewegen kann (Abb. 12.4).
- Kisten mit Bohnen, Linsen oder Reis, in denen man sitzen oder die Arme und Hände eintauchen kann, um nach Objekten zu suchen (s. Abb. 11.2).
- Große Kissen und Matten, unter denen man sich vergraben kann (Abb. 12.5).
- Große Therapiebälle, die über den Rücken oder die Gliedmaßen gerollt werden oder gegen den sich Kind und Therapeutin gleichzeitig stemmen.
- Wilbarger-Programm (▶ Kap. 14).
- Tragen von Gewichtsweste, Rucksack und Hut.
- Schieben und Ziehen von schweren Gegenständen (wie großen Bohnensäcken an einer Schnur; eine Tonne; die Therapeutin auf dem Rollbrett).
- Dickflüssige Getränke durch einen Strohhalm saugen (Saures scheint besonders organisierend zu wirken).
- Spielsachen und Objekte, die zum Kauen geeignet sind (z. B. Kaugummi).
- Geräte, die während des Schaukelns Springen, Abprallen oder Ziehen ermöglichen (z. B. Springschnur oder Gummiseil).
- Vibrationsgeräte zur Stimulierung an Armen und Beinen.

Reizen vorgestellt. Die Wirkung des Inputs kann beurteilt werden anhand:
- der Konzentrationsfähigkeit des Kindes,
- seiner Verhaltensorganisation und
- seiner Freude an sozialer Interaktion.

Dies alles sind Indikatoren dafür, dass die sensorische Abwehr nachgelassen hat.

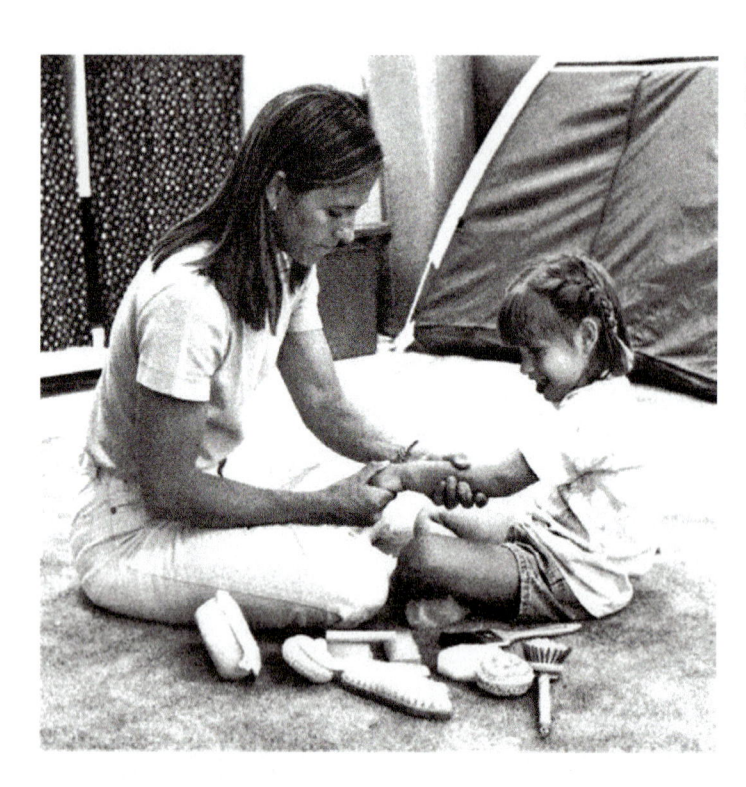

Abb. 12.3. Bürsten, verschiedene taktile Materialien und Gelenkskompression. (Foto von Shay McAtee)

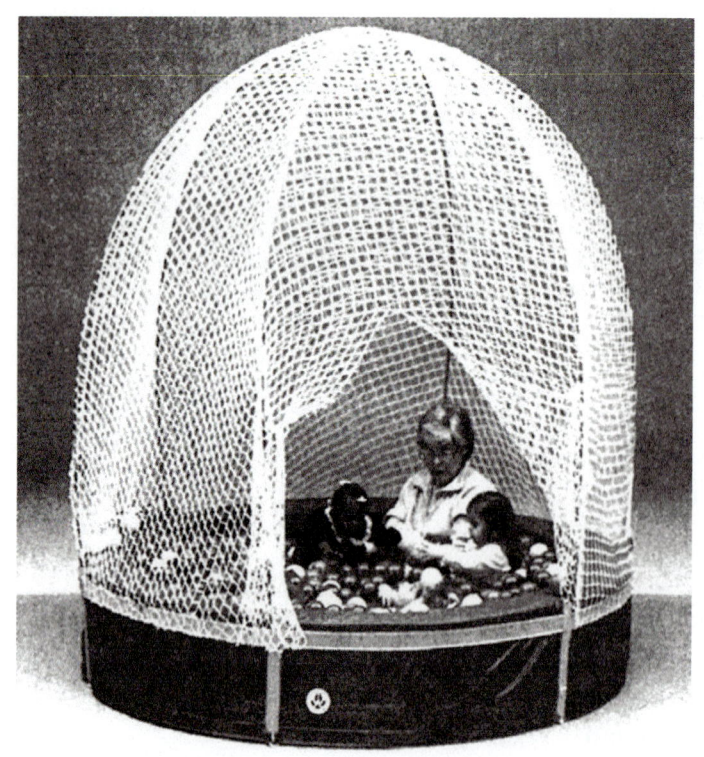

Abb. 12.4. Bällchenbad. (Foto von Southpaw Enterprises)

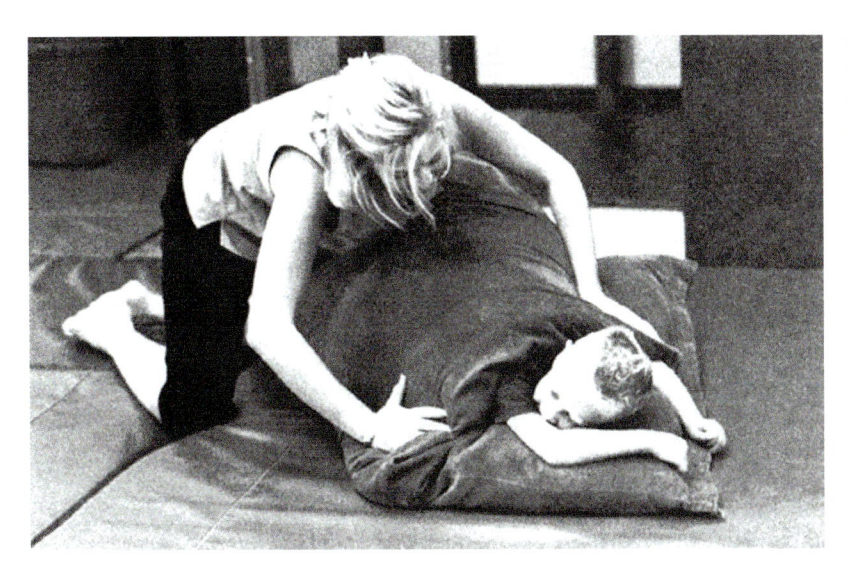

Abb. 12.5. Großes Polster zum Hineingraben oder -kuscheln. (Foto von Shay McAtee)

Hinweis

1. Empfehlung
Das Kind soll **sich selbst mit taktilen und propriozeptiven Reizen versorgen**. So entscheidet es selbst,
- wo,
- wie stark und
- wie lange

der Reiz erfolgt.
Jedoch befinden sich viele Kinder in Ergotherapie, die sich aufgrund ihrer Behinderung die Sinnesreize nicht selbst verschaffen können, und viele von ihnen können nicht sprechen. Bei diesen Kindern ist es äußerst wichtig, ihre Reaktion auf sensorischen Input genau zu überwachen um zu erkennen, ob Zeichen von Übererregung, Überaktivität oder Stressreaktionen des autonomen Nervensystems (wie Schwitzen oder Blässe) auftreten. Es kann auch vorkommen, dass ein Kind in einem Augenblick noch organisiert und konzentriert erscheint, im nächsten aber plötzlich desorganisiert wird.

2. Empfehlung
Tiefdruck ist grundsätzlich jene Modalität, die für die meisten Klienten am besten geeignet ist, **um taktile Abwehr zu vermindern**. Allerdings ist für manche Kinder sanfte Berührung oder rasch bewegter Input wirkungsvoller. Ayres (1972) stellte die Hypothese auf, dass manche Klienten leichte Berührung als tiefen Druck wahrnehmen. Es ist daher wichtig, mit verschiedenen Arten von taktilen Reizen zu experimentieren um festzustellen, welche die effektivste ist.

3. Empfehlung
In den meisten Fällen ist es nicht notwendig, intensive taktile oder propriozeptive Reize auf dem ganzen Körper anzuwenden. **Normalerweise reicht Input an Armen und Beinen aus**, um die taktile Abwehr zu minimieren. Ayres (1972) ging davon aus, dass Tiefdruck und Propriozeption eine inhibitorische Wirkung auf das ZNS haben. Folglich dürfte der Input eine allgemeine Wirkung haben, auch wenn er nur an einzelnen Körperteilen gesetzt wird. Taktil abwehrende Kinder empfinden verstärkten taktilen und propriozeptiven Input an Armen, Beinen und am Rücken am angenehmsten. Besonders empfindlich sind hingegen das Gesicht und der übrige Körper.
Auch wenn nicht der gesamte Körper dem Reiz ausgesetzt werden muss, so ist es für »verstärkten Input« doch nicht ausreichend, wenn die Reizsetzung lediglich auf Finger und Hände beschränkt ist. **Eine verstärkte Sinneserfahrung** muss **intensiver sein als alltägliche Erfahrungen!**

4. Empfehlung
Taktile Reize werden besser vertragen, wenn die **Reizsetzung in Haarwuchsrichtung** erfolgt. Stimuli, die entgegen der Haarwuchsrichtung gesetzt werden, können zu Übererregung und Überaktivität führen. Auch ist darauf zu achten, dass die Stimulation **nicht immer wieder unterbrochen** wird, da dies von manchen Klienten als irritierend empfunden wird.

5. Empfehlung
Für viele Kinder ist es am angenehmsten, sich in einem **ruhigen, begrenzten Raum** (z. B. in einer Kiste, die mit Polstern ausgekleidet ist oder in einem Zelt) selbst mit Massagehandschuhe und Pinsel zu beschäftigen. Möglicherweise fühlen sich taktil abwehrende Kinder in dieser Umgebung so wohl, weil sie die Gefahr von unerwarteten, feinen Berührungen ausschließen.

6. Empfehlung
Propriozeptive Reize haben im Allgemeinen die **stärkste organisierende Wirkung**. Überempfindlichkeitsreaktionen gegen diese Modalität treten nur in den seltensten

Fällen auf. Als wirksame Kombination bei taktiler Abwehr hat sich die Anwendung von Propriozeption mit taktilem Tiefdruck erwiesen.

Sollte die sensorische Abwehr durch die Therapie nicht vermindert werden, ist der Behandlungsansatz zu modifizieren.

> **Cave**
>
> Es ist zu beachten, dass **negative Auswirkungen** von intensiven Sinnesreizen **nicht unmittelbar** nach der entsprechenden Aktivität auftreten müssen. Die Effekte können sich erst Stunden später zeigen (Fisher u. Bundy 1989). Um sicher zu gehen, dass die Therapie die gewünschten Ziele erfüllt, ist es wichtig, die Eltern zu befragen, wie sich das Kind in den Stunden nach der Therapiestunde verhalten hat.

Auditive Defensivität spricht oft nicht auf traditionelle sensorisch-integrative Maßnahmen an. Das auditive System muss daher gesondert behandelt werden, bevor die auditive Abwehr abnimmt. Burleigh et al. bieten in ▶ Kap. 6 einen tiefen Einblick in das Thema der zentralen auditiven Verarbeitungsstörung. In ▶ Kap. 14.7 beschreibt Frick das »Therapeutic Listening«-Programm, eine Methode, mit der Probleme der sensorischen Integration einschließlich sensorische Defensivität über das auditive System behandelt werden.

Spezielle Anmerkungen zur Vibration

Vibration ist eine Form des Tiefdrucks, die Propriorezeptoren aktiviert. Grundsätzlich betreffen alle in diesem Kapitel angeführten Richtlinien auch die Vibration, jedoch bedarf das Thema Vibration einiger zusätzlicher Erklärungen.

Klienten mit taktiler Abwehr bevorzugen häufig Vibration von elektrischen Massagegeräten, mit denen sie sich teilweise an Mund oder Ohren stimulieren. Da gerade diese Körperregionen extrem empfindlich sind, kann dies als Suche nach ungewöhnlich starken oder intensiven Reizen interpretiert werden. Die meisten Kinder suchen die Vibration nur für kurze Zeit, und gehen dann zu einer anderen Aktivität über, was zeigt, dass sie nun genug davon haben.

> **Hinweis**
>
> Man sollte nie darauf drängen, dass das Kind die vibratorische Stimulation fortsetzt.

Es gibt aber auch Klienten, die offenbar nicht spüren oder nicht zeigen können, wann sie genug haben. Bei diesen Klienten sollte Vibration auf kurze Zeit beschränkt sein, und währenddessen sollte unbedingt beobachtet werden, ob und wie sich das Verhalten des Kindes verändert.

Spezielle Anmerkungen zu Aktivitäten im Mund- und Gesichtsbereich

Bei Überempfindlichkeit im Mund- oder Gesichtsbereich hat es sich als erfolgreich erwiesen, **Tiefdruck genau an diesen Stellen** anzuwenden. Es gibt verschiedene Arten, wie man den Mundbereich stimulieren kann:

Bei Säuglingen und Kleinkindern kann die Therapeutin mit den Fingern oder einem weichen, runden Objekt (wie einer Nuk-Zahnbürste) Tiefdruck am Gaumen und am Zahnfleisch setzen. Älteren Kindern und Erwachsenen kann man beibringen, sich selbst in diesem Bereich mit Tiefdruck zu versorgen.

Vielen Kindern macht es Spaß, mit unterschiedlichen Pfeifen Tiefdruck im Mundbereich zu erzeugen. Wird die Pfeife im Mund bewegt, so entsteht ein Tiefdruckreiz. Manche Kinder kauen gerne auf Gummischläuchen, um den oralen Bereich mit Tiefdruck und Propriozeption zu versorgen. Eine weitere beliebte Aktivität ist es, gegen ein Gummiband zu blasen, das über den Mund gespannt ist. Diese Aktivität liefert Vibration für die Lippen und das Gesicht.

12.2.3 Nichtsensorische Therapieansätze

Oetter (Oetter et al. 1993; Richter u. Oetter 1990) hat zwei Programme zum Einsatz bei sensorischen Modulationsstörungen entwickelt. Beide Programme beinhalten verstärkte Reize, jedoch liegt hier nicht der Schwerpunkt.

Das M.O.R.E.-Programm

Die erste nichtsensorische Behandlungstechnik, die Oetter et al. (1993) entwickelten, beschreibt die Befundung von Atmungsproblemen, wie flache, unrythmische Atmung und Schwierigkeiten bei der **Koordination von Atmung, Saugen und Schlucken**. Obwohl die Koordination von Atmen, Saugen und Schlucken zu den ersten Fähigkeiten eines Neugeborenen zählt, haben viele unserer Klienten in diesem Bereich Schwierigkeiten. Oetter et al. waren der Meinung, dass die Koordination von Atmung, Saugen und Schlucken die Basis bildet für:

- die Regulation des Erregungszustandes und
- die Entwicklung von postural-okulären Fähigkeiten und Praxie.

Ihrer Meinung zufolge sollten diese Leistungen bei allen Klienten mit SI-Störung überprüft werden, auch bei jenen, die keine Probleme im oralen Bereich (wie undeutliche Artikulation und Saugschwierigkeiten) aufweisen.

Die Behandlung zur Verbesserung der Saug-Schluck-Atem-Koordination **beginnt** günstiger Weise mit dem **Saugen** von zähen Flüssigkeiten durch einen Strohhalm oder einem Schlauch.

Schafft das Kind dies nicht, wird das Saugen etwas leichter gemacht (z. B. indem das Kind Essen von einem Finger abschleckt).

Der nächste Schritt in der Behandlung ist das **Blasen**. Dieses kann ebenfalls abgestuft werden (z. B. durch einen Strohhalm in Seifenwasser blasen; mit einer Pfeife pfeifen; Luftballons aufblasen) (◘ Abb. 12.6).

Danach folgen **Beißen**, **Knabbern** und **Kauen** (z. B. Beißen und Ziehen an einem Schlauch, an einem Waschlappen, an einem Stück Lakritze, an getrocknetem Fleisch oder Obst; Kauen von knusprigem Essen wie Chips und Keksen, Karotten oder Äpfeln).

Zum Schluss wird am **Schlecken** gearbeitet (z. B. Lolli, Eis, Erdnussbutter von einem Löffel schlecken), da dies die genaueste Feinabstimmung im Mundbereich erfordert.

Dieses Programm wird hier zwar unter der Überschrift »nichtsensorische Ansätze« vorgestellt, jedoch spielen Geschmack und Geruch eine Rolle. Darüber hinaus liefern viele Aktivitäten des M.O.R.E.-Programms verstärkten propriozeptiven und taktilen Input im Mundbereich. Im M.O.R.E.-Pogramm – »Integrating the Mouth with Sensory and Postural Functions« – beschreiben Oetter et al. (1993) ein System, nach dem mundmotorische Aktivitäten eingestuft werden können.

Das Matrix-Modell

Für ihre zweite nichtsensorische Behandlungstechnik, das **Matrix-Modell**, haben Richter u. Oetter (1990) die Ideen von Pearce (1963) überarbeitet und erweitert, um Probleme in der sensorischen Modulation anzusprechen. Mit dem Matrix-Modell kann die Therapeutin Interaktionen einordnen, wobei die Achsen der Matrix **Aufgabe** und **Umwelt** repräsentieren. Dabei werden vier Typen von Interaktionen mit Aufgaben und Umwelt unterschieden:
- Womb
- Mother
- Kid power
- Brain power

Womb-Interaktionen. Sie finden in einem kleinen, **abgeschlossenen Bereich** statt, der von der Umwelt abgegrenzt ist und Sicherheit und Geborgenheit vermittelt. Das Kind befindet sich in Kontakt mit einer Person oder erhält Tiefdruckreize von eine Decke oder einen großen Polster. Es werden kaum Anforderungen an das Kind gestellt.

Mother-Interaktionen. Sie finden in nächster Nähe (ca. 25 cm) eines Erwachsenen statt, mit dem das Kind immer wieder in physischen Kontakt tritt oder Augenkontakt aufnimmt. Der Erwachsene beugt sich vor oder befindet sich auf gleicher Höhe wie das Kind. Verbaler Input wird üblicherweise in kurzen, rhythmischen Äußerungen gegeben. Mother-Interaktionen bieten eine sichere, geborgene Umgebung, die als Unterstützung für gewagtere Unternehmungen dient.

Kid power-Interaktionen. Bei ihnen geht es darum, dass das Kind die Welt und die Schwerkraft meistert. Durch Anforderungen an die Praxie entwickeln Kinder einen Sinn für ihre körperliche und persönliche

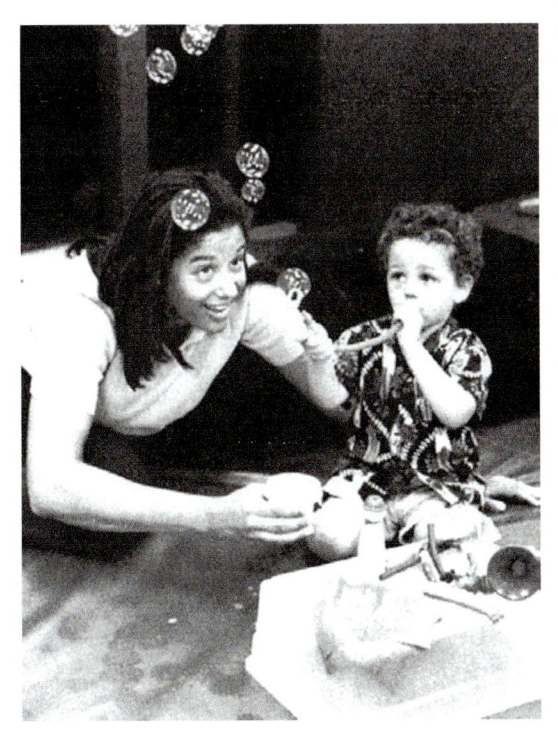

◘ **Abb. 12.6.** In einen langen Strohhalm blasen. (Foto von Shay McAtee)

Kompetenz. In der SI-Therapie steht typischerweise der »Kid power«-Bereich im Mittelpunkt.

Brain power-Interaktionen. Sie stehen an letzter Stelle im Matrix-Modell. Die Interaktionen enthalten Problemlösen, kognitive Herausforderungen und komplexe praktische und verbale Anforderungen.

Die vier Interaktionstypen, die Oetters Matrix beschreibt, entsprechen dem Entwicklungsprozess. Es ist jedoch normal, dass Kinder manchmal für kurze Zeit in den »Womb«- oder »Mother«-Raum zurückkehren, bevor sie sich an »Kid power«- oder »Brain power«-Aktivitäten heranwagen. Manche »Kid power«- oder »Brain power«-Aktivitäten können in einer »Womb«- oder »Mother«-Umgebung erfolgreicher durchgeführt werden.

Wird das Matrix-Modell umgesetzt, bietet die therapeutische Umgebung einerseits sichere Orte und angenehme Anforderungen und andererseits auch Herausforderungen in Form von »Kid power«- und »Brain power«-Interaktionen.

Beispielsweise befindet sich in allen Ergotherapieräumen mindestens ein leicht verfügbarer »Womb«-Bereich (z. B. Tunnel).

> **Hinweis**
>
> Mit einer Decke und einigen Wäscheklammern können verschiedene Schaukeln leicht in einen »Womb«-Bereich verwandelt werden. Dazu kann das Licht ausgeschaltet und beruhigende Instrumentalmusik gespielt werden.

Klienten mit sensorischen Modulationsstörungen ziehen sich oft in »Womb«-Bereiche zurück.

> **Hinweis**
>
> Ist ein Kind reizüberflutet und so überaktiv, dass es sich nicht selbst in einen »Womb«-Bereich zurückziehen kann, kann die Therapeutin diesen Bereich um das Kind herum schaffen.

> **Cave**
>
> Auch wenn die Zeit in einem »Womb«-Bereich nicht nach effizienter Therapiezeit aussieht, besteht oft der einzige Weg, um erfolgreich in der Therapie fortzufahren darin, das Bedürfnis des Kindes nach einer Auszeit zu respektieren!

Will die Therapeutin das Kind aus einer »Womb«-Situation herausholen und in andere Bereiche der Matrix wechseln, muss sie langsam vorgehen und die Reaktionen des Kindes genau beobachten und entsprechend reagieren.

Auch Interaktionen im »Mother«-Bereich finden in der Therapie routinemäßig statt. Eine derartige Situation wird allein dadurch geschaffen, dass sich die Therapeutin in unmittelbarer Nähe des Kindes aufhält.

> **Hinweis**
>
> Ein Kinderzelt oder jeder Raum, der zwei Personen gerade Platz bietet, fazilitiert »Mother«-Interaktionen.

(Der Begriff »mother« schließt nicht aus, dass diese Art der Interaktion auch mit Vätern, männlichen Therapeuten und anderen männlichen oder weiblichen Bezugspersonen möglich sind.) Die Zeit, die ein Kind im »Mother«-Bereich zubringt, hilft ihm, das nötige Vertrauen aufzubauen, um letztlich »Kid«- und »Brain power«-Aktivitäten zu meistern.

Das folgende Beispiel soll zeigen, wie diese beiden nichtsensorischen Therapieansätze umgesetzt werden können. Es wird eine Therapiestunde beschrieben, in der die drei Programme von Oetter et al. (1991, 1993) und Richter u. Oetter (1990) für Kinder mit sensorischen Modulationsstörungen kombiniert wurden.

Beispiel

Amalia, ein 4½-jähriges Mädchen mit Störungen im Bereich der sensorischen Modulation und der Praxie, hatte die erste Stunde mit einem neuen Therapeuten. Amalia war ein Kind, das wegen Abwehrverhaltens gegenüber taktilen, auditiven und visuellen Reizen zur Ergotherapie zugewiesen worden war. Ihre bisherige Therapeutin hatte befunden, dass Amalia schon weit genug war, um an der Handgeschicklichkeit und an Schreibvorbereitungen zu arbeiten, jedoch konnte sie sie nur schwer für solche Aktivitäten motivieren.

Amalia wirkte wegen der neuen Situation ängstlich und wollte nicht in den Therapieraum kommen. Als sie schließlich eintrat, lief sie herum und vermied Blickkontakt mit dem Therapeuten. Es schien, als ob sie keine zielgerichtete Aktivität durchführen konnte. Obwohl sie normalerweise gut arbeiten konnte, wenn andere Kinder und Therapeuten im Raum waren, tolerierte sie an diesem Tag die Aktivitäten und Gespräche der anderen nicht. So zog sich der Therapeut mit Amalia in ein anderes Zimmer zurück, wo sie alleine waren. Er drehte das Licht ab, sodass nur Tageslicht durch das Fenster drang. Amalia stieg in eine Hängematte mit einem weichen Polster. Sie machte es sich in Rückenlage bequem und verlangte eine Decke, um sich zuzudecken. Auf diese Weise hatte sie sich einen klassischen Womb-Bereich geschaffen. Der Therapeut schaukelte Amalia sanft und sang dazu ein Wiegenlied. Damit lieferte er ihr rhythmische Bewegung, Tiefdruck und neutrale Wärme durch die Decke. Amalia beruhigte sich merkbar.

Nach einigen Minuten begann der Therapeut, Amalia an den Füßen anzuschubsen, um mehr Tiefdruck zu erzeugen und in den Mother-Bereich überzuwechseln. Amalia zog die Füße nicht weg, sondern stieß sich aktiv von den Händen des Therapeuten ab, wenn er aufhörte zu schubsen. Amalia zeigte auch, dass sie das Lied mochte. Der Therapeut sang einige Kinderlieder und gab Amalia auch eine Pfeife, damit sie mitmachen könnte, wenn sie wollte. Er fragte Amalia, ob sie ein Lieblingslied hätte. Amalia schlug einige Lieder vor und sang schließlich dem Therapeuten eines vor (»Kid power«-Aktivität). Um mitpfeifen und -singen zu können, musste Amalia langsamer und tiefer atmen, was weiter zu ihrer Beruhigung beitrug. Amalia begann, dem Therapeuten ein Lied beizubringen. Besonderen Spaß machte es ihr, ihm zu helfen, wenn er (absichtlich) Fehler machte.

Amalia konnte sich beruhigen, weil sie die Möglichkeit hatte, die Stunde im »Womb«-Bereich zu beginnen mit einer Aktivität, die Stimme und Atmung erforderte. So war es ihr möglich, sich auf andere Aktivitäten vorzubereiten. Nachdem sie 20 Minuten in der Hängematte zugebracht hatte, erklärte sie, dass sie aussteigen und etwas anderes tun wolle. Sie wählte die Helicopter-Schaukel aus, auf der sie starken vestibulären und propriozeptiven Input erhielt und die Ansprüche an ihre Stabilität stellte, sodass Amalia sowohl die Flexoren als auch die Extensoren einsetzen musste. Diese Aktivität erforderte auch Timing, damit Amalia nicht in den Therapeuten stieß. Nach dieser Aktivität schaffte Amalia den Übergang zu einer feinmotorischen Aufgabe, wobei sie mit Erfolg die Drehknöpfe an kleinen Aufziehspielsachen betätigte.

Ayres (1972) hatte den Schwerpunkt der Behandlung von taktiler Abwehr auf taktilen Tiefdruck gelegt. In den vergangenen 30 Jahren wurden jedoch einige sensorische und nichtsensorische Therapieansätze für generelle sensorische Defensivität entwickelt. In ▶ Kap. 14 sind solche Programme beschrieben.

12.2.4 Intervention bei Schwerkraftunsicherheit

Schwerkraftunsicherheit wird als »Urangst« bei Veränderungen der Lage des Kopfes oder der Unterstützungsfläche beschrieben (May 1988); es ist eine der gravierendsten Störungen der Sensorischen Integration. Die Schwerkraft ist ein allgegenwärtiges Phänomen. Allerdings ist man sich meist nicht bewusst, dass jeder Augenblick unseres Lebens von der Schwerkraft beeinflusst wird, sofern man keine Schwierigkeiten hat, die Informationen der Gleichgewichtsrezeptoren zu verarbeiten. Klienten, die jede Lageänderung in Panik versetzt, werden durch die Ansprüche des täglichen Lebens wie gelähmt.

Als Ursprung der Schwerkraftunsicherheit wird eine Störung der Reizverarbeitung im **Otolitenorgan** des Vestibularsystems angenommen (Fisher u. Bundy 1989; s. auch ▶ Kap. 4). Fisher (1991) ging davon aus, dass die Schwerkraftunsicherheit mit einem schwach ausgeprägten Körperschema und Schwierigkeiten beim Lösen sensorischer Konflikte einherging. Der Erfahrung zufolge hängt Schwerkraftunsicherheit sicherlich mit einer Wahrnehmungsstörung zusammen. Klienten, die sich vor Bewegung fürchten oder davor, den Kopf nicht in einer aufrechten Position zu halten, empfinden häufig sehr kleine Bewegungen als groß. Außerdem empfinden die Betroffenen beim normalen Schaukeln den nicht wahrnehmbaren Bogen als »sich im Kreis drehen«. Daher kann die Schwerkraftunsicherheit sowohl eine Diskriminationsstörung sein als auch eine Modulationsstörung.

Ungeachtet der Ursache wird der Schwerpunkt in der Behandlung auf Aktivitäten gelegt, die verstärkte propriozeptive und lineare vestibuläre Reize liefern. Die aktive Mitarbeit des Klienten ist wichtig, um ein Körperschema aufzubauen und um Reize zu diskriminieren, die mit Bewegung und Position zu tun haben. Die therapeutischen Aktivitäten müssen so adaptiert werden, dass sie nicht jene Angstreaktion hervorrufen, die eigentlich eliminiert werden sollen.

Allgemeine Richtlinien für die Behandlung von Schwerkraftunsicherheit

Kinder mit Schwerkraftunsicherheit brauchen viel Unterstützung und Ermutigung. Die Therapeutin muss ihr bedingungsloses Vertrauen gewinnen. Zwei Strategien sind besonders hilfreich, um das Vertrauen von Klienten mit Schwerkraftunsicherheit zu wecken:

1. Zunächst sollten die Füße des Kindes immer in Bodenkontakt bleiben. So kann das Kind die Aktivität jederzeit abbrechen. Meist ist dazu eine sitzende Position am besten geeignet.

Nachdem die Angst davor, den Kopf aus der Senkrechten zu bewegen, etwas abgebaut ist, kann die Therapeutin Aktivitäten in Bauchlage einführen (z. B. Schaukeln in Bauchlage im Reifen oder in der Froschschaukel). In diesen Geräten befindet sich das Kind in

Bodennähe, was ihm Sicherheit gibt. Manche Kinder fühlen sich am sichersten, wenn sie an den Händen der Therapeutin Schwung zu holen. Eine Alternative dazu sind Griffe oder Seile.

2. Bewegungen nach rückwärts sind für Personen mit Schwerkraftunsicherheit besonders bedrohlich. Dies kann damit zusammenhängen, dass sie nicht sehen können, wohin sie sich bewegen. Natürlich schwingen Schaukeln nicht nur nach vorn, sondern auch nach hinten. Ein Turm aus Kartonbausteinen (oder anderen leichten Objekten, die sich leicht umwerfen lassen) hinter der Schaukel kann eine gute Hilfe sein, um die anfängliche Angst abzubauen. Vielleicht hilft das Wissen, dass es einen Endpunkt bei der Rückwärtsbewegung gibt, den sensorischen Konflikt zu lösen. Dieses Zielobjekt ist sowohl für das Kind als auch für die Therapeutin ein Maßstab für Fortschritte und kann zu ihrer Beschleunigung beitragen.

Bei vielen Kindern mit Schwerkraftunsicherheit finden sich auch:
— ein schwaches Flexionsmuster und
— okulomotorische Schwierigkeiten die Konvergenz betreffend.

Nun könnte man argumentieren, dass die Angst zu fallen damit zusammenhängen kann, dass das Kind Schwierigkeiten hat, eine stabile Position zu halten; und dass die Schwierigkeiten im Umgang mit herannahenden Objekten (z. B. Bällen) mit den Schwächen der Augenkonvergenz zusammenhängen könnten.

Allerdings liegt eine Schwerkraftunsicherheit definitionsgemäß nur dann vor, wenn die Angst vor Bewegung (bzw. vestibulärem Input) in keinem Verhältnis zur realen Bedrohung steht, und nicht durch eine schwache Haltungskontrolle oder okulomotorische Defizite logisch erklärt werden kann.

Vorschläge für Aktivitäten

> Hinweis

Kleine Kinder mit starker Schwerkraftunsicherheit tolerieren Schaukeln und mobile Unterlagen möglicherweise gar nicht. Für sie kann es genau die richtige Herausforderung sein, auf einer Rampe auf und ab zu gehen (Abb. 12.7).

Hüpfen auf einem Mini-Trampolin, einem Kissen, einem Pezziball oder dem Wal (Abb. 12.8) liefert verstärkt vestibuläre und propriozeptive Reize, ohne dass sich das Kind rückwärts im Raum bewegen muss. Traut sich das Kind nicht, alleine zu hüpfen, so kann die Therapeutin mit ihm gemeinsam auf dem Wal oder einem Pezziball hüpfen. Toleriert das Kind Schaukeln und bewegliche Geräte, sollten verschiedenartige Angebote an verstärkten vestibulären und propriozeptiven Reizen gesetzt werden. Folgende Geräte können in Bauchlage wie auch im Sitzen verwendet werden:
— Froschschaukel
— Plattform-Schaukel (mit einem Reifen, in dem das Kind sitzen kann) (Abb. 12.9)
— Glider
— Rollenschaukel (»Pferd«)
— Helikopter
— Rollbrett

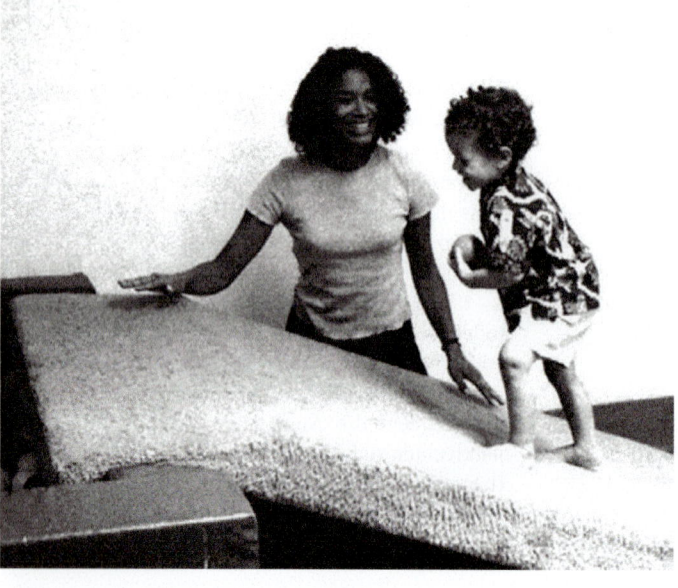

Abb. 12.7. Eine Rampe hinauf gehen. (Foto von Shay McAtee)

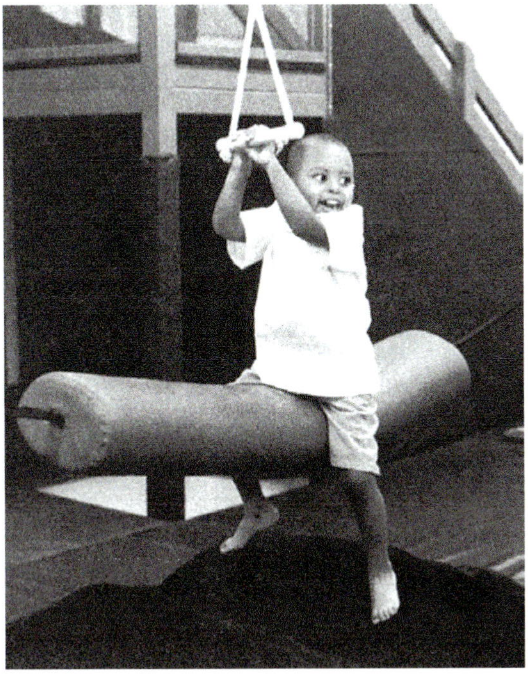

12.2 Intervention bei sensorischen Modulationsstörungen

Der Helikopter und die Rollenschaukel sollten an zwei Punkten aufgehängt werden, um lineare Bewegung zu erreichen und die Angst auslösende rotatorische Bewegungskomponente zu minimieren. Falls das Kind mit den Füßen den Boden nicht berühren kann (z. B. auf einer Plattformschaukel mit Reifen), sollte die Bewegung z. B. durch einen Knautschsack unter der Schaukel verlangsamt werden.

Die meisten Kinder mit Schwerkraftunsicherheit ziehen Geräte vor, die maximale Stabilität bieten. Es kann aber vorkommen, dass ein Kind Geräte wie den Helikopter bevorzugt, die zwar wenig Unterstützung am Rumpf bietet, dafür aber in Bauchlage Druck auf die großen Gelenke ausüben. Der Helikopter findet den größten Anklang, wenn die Schlaufen aus Streifen von Reifenschläuchen hergestellt sind.

Beispiel
Wurde **Beth**, eine 7-jährige Schulanfängerin, bewegt, verspannte sie sich völlig und jammerte vor Angst. Sie vermied Schaukeln, Rutschen und Klettergeräte und weigerte sich, beim Turnen mitzumachen. Aus der systematischen Beobachtung zog die Therapeutin den Schluss, dass die Ursache von Beths Verhalten eine Schwerkraft-

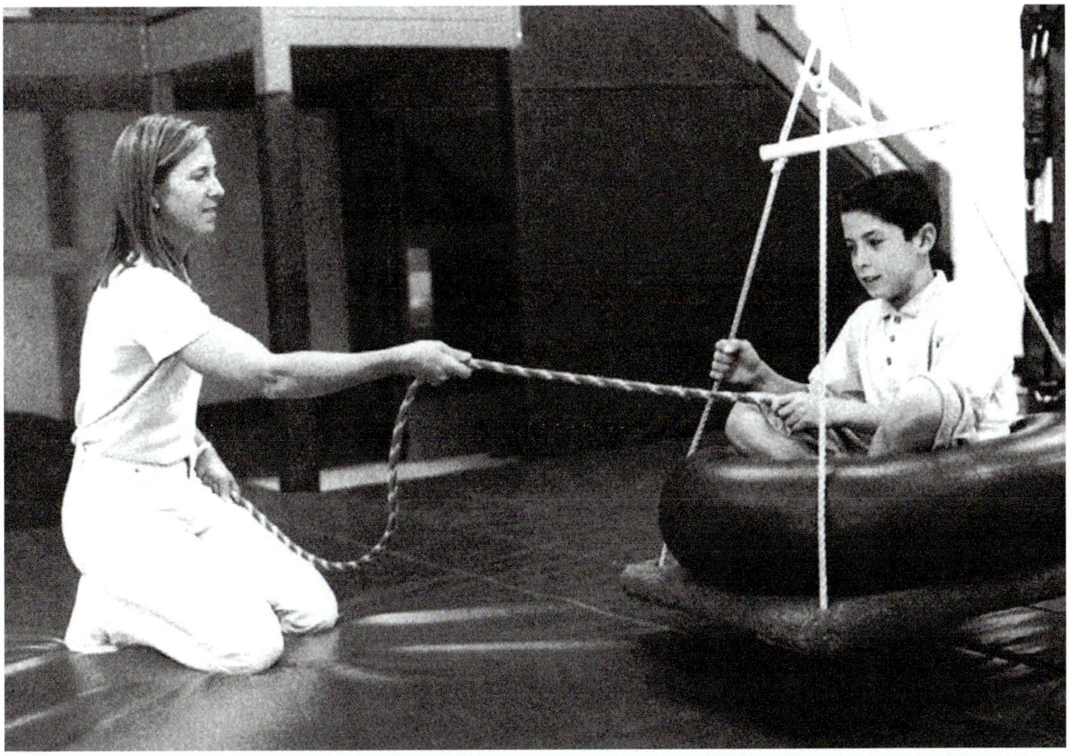

Abb. 12.8. Auf dem »Wal« auf- und ab hopsen. (Foto von Shay McAtee)

Abb. 12.9. Plattformschaukel mit einem Reifenschlauch zur Stabilisierung. (Foto von Shay McAtee)

unsicherheit sei. Sie führte langsam Aktivitäten in die Behandlung ein, die lineare Bewegung und Widerstand gegen Bewegung enthielten. Die Herausforderung an Beth wurde allmählich gesteigert.

Anfangs war Beth lediglich bereit, auf der Plattformschaukel zu sitzen und in der Froschschaukel vor und zurück zu schaukeln. Die Plattformschaukel bot ihr eine große Unterstützungsfläche, und in der Froschschaukel konnte Beth mit den Füßen Bodenkontakt halten. Die Behandlung verlief in kleinen Schritten; das allerwichtigste war, dass Beth sich sicher fühlte. Sie musste ein Vertrauensverhältnis zur Therapeutin herstellen, bevor sie sich Aktivitäten stellen konnte, die mehr Bewegung erforderten.

Als sie soweit war, rutschte Beth gemeinsam mit der Therapeutin auf einer Plastikmatte die Rampe hinunter. Nach einigen Therapieeinheiten konnte Beth alleine rutschen. Nach einiger Zeit führte die Therapeutin ein Rollbrett ein, um die Rampe hinunterzufahren. Beth war zunächst sehr vorsichtig. Mit der Zeit fand sie es aber lustig, die Rampe ohne Sicherung hinunterzufahren.

Beths Fortschritte zeigten sich darin, dass sie auf Geräten zu spielen begann, deren Bewegungen weniger vorhersehbar waren. Sie genoss es, in Bauchlage auf der Rollenschaukel zu liegen, sich anzuklammern und schließlich fallen zu lassen (Abb. 12.10). Diese Aktivität wurde variiert, indem sich die Rollenschaukel seitlich bewegte. Mit der Verbesserung der Flexion stieg auch Beths Verlangen, mit dem Fallen zu experimentieren. Sie fand Gefallen daran, sich rückwärts ins Bällchenbad fallen zu lassen. Sie suchte Gelegenheiten, aus ca. 1 m Höhe hinunter zu springen. Mit der kontinuierlichen Abnahme ihrer Schwerkraftunsicherheit suchte Beth immer öfter Bewegungserfahrungen am Spielplatz und im Turnunterricht. Sie fand Gefallen an grobmotorischen Aktivitäten. Ihre Eltern berichteten, dass sie erst jetzt die »wahre Persönlichkeit« ihres Kindes kennen lernten, weil Beth jetzt sicherer bei Bewegungen war. Beth war viel aufgeschlossener und hatte mehr Selbstvertrauen.

Mit dem »Therapeutic Listening Program« (s. Fricks Beitrag in ▶ Kap. 14.7), das auf die Förderung der auditiv-räumlichen Reizverarbeitung ausgerichtet ist, steht ein weiteres Werkzeug für die Behandlung von Kindern mit Schwerkraftunsicherheit zur Verfügung. Bei diesem Programm wird spezielle Musik eingesetzt, die Naturklänge enthält, und die Berichten zufolge manchen Klienten mit Schwerkraftunsicherheit hilft. Da die Musik in freier Natur aufgenommen wird, hört man Geräusche in unterschiedlichen Abständen zum Aufnahmegerät. Die Musik soll Menschen mit Schwerkraftunsicherheit helfen, ein besseres Gefühl für ihre Position im Raum zu entwickeln.

12.2.5 Intervention bei Bewegungsintoleranz

Intoleranz oder Unverträglichkeit von vestibulären Reizen ist eine Modulationsstörung, deren Ursache in einer vestibulären Verarbeitungsstörung liegt. Es wird vermutet, dass Unverträglichkeitsreaktionen bei Bewegung mit einer Verarbeitungsstörung in den

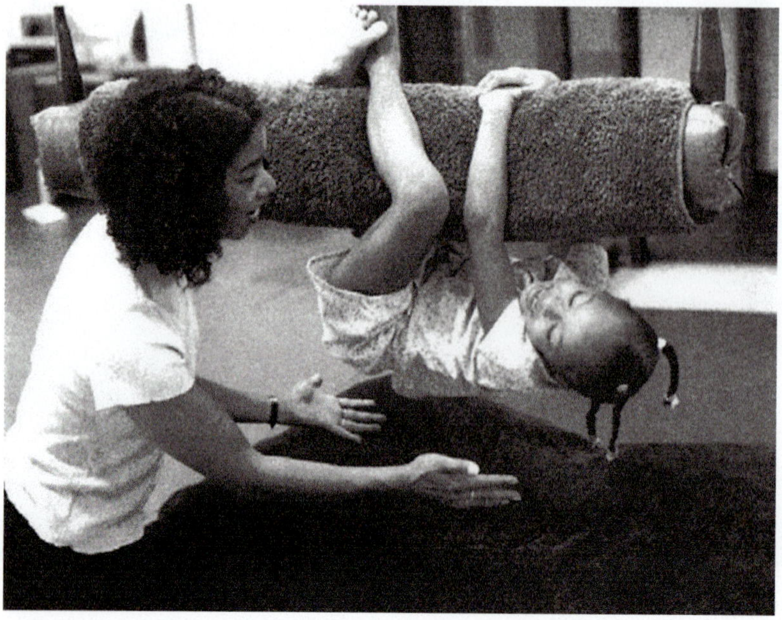

Abb. 12.10. Festklammern an der Rollenschaukel und bereit machen zum Fallen. (Foto von Shay McAtee)

knöchernen Bogengängen zusammenhängen (Fisher u. Bundy 1989). Fisher (1991) nahm an, dass aversive Reaktionen mit einer Verarbeitungsstörung von vestibulären und propriozeptiven Reizen zu tun haben, die für die Lösung von sensorischen Konflikten gebraucht werden. Previc (1993) stellte die Hypothese auf, dass die beiden Anteile des Vestibularsystems unterschiedliche Auswirkungen auf das autonome Nervensystem haben. Seiner Meinung nach könnten aversive Reaktionen mit den Rezeptoren im Otolithenorgan, einer Unterfunktion des sympathischen Nervensystems und einer Aktivierung des parasympathischen Nervensystems zusammenhängen. Unverträglichkeit zeigt sich in:

– Schwindel (Gefühl, dass der eigene Körper in Bewegung ist)
– Schwitzen
– Blässe
– Übelkeit oder Erbrechen
  bei Bewegungen, die für die Mehrheit der Menschen gut tolerierbar sind.

Die Vermeidung von Drehbewegungen und desorganisiertes Verhalten und Unruhe nach Bewegung können als leicht aversive Reaktionen interpretiert werden.

> **Hinweis**

Aktivitäten mit **linearer Bewegung** (vestibulär) und **Widerstand gegen aktive Bewegung** (propriozeptiv) helfen, Abwehrreaktionen zu vermindern. Falls die Abwehrreaktionen durch eine Verarbeitungsstörung im Otolithenorgan verursacht sind, wie Previc (1993) vermutet, müsste lineare Bewegung der effektivste Input sein, um diese Störung zu beseitigen. Daher können viele der oben beschriebenen Aktivitäten auch in der Behandlung der Bewegungsintoleranz eingesetzt werden.
Zunächst werden Schaukeln empfohlen, die an zwei Punkten aufgehängt sind, um Rotation zu vermeiden. Später können Einpunkt-Schaukeln (z. B. Glider oder Rollenschaukel) eingeführt werden. Das Kind muss aber weiterhin die Möglichkeit haben, die Bewegung zu kontrollieren. Dies wird ihm erleichtert, wenn die Schaukel möglichst niedrig aufhängt wird. Die Bauchlage steigert propriozeptiven Input, weil Kopf und Beine gegen den Widerstand der Schwerkraft hochgehalten werden müssen.

Ein Ziel der Behandlung ist es, dass das Kind alltägliche Bewegungserfahrungen tolerieren kann, ohne dass ihm übel oder schwindlig wird (z. B. sich nach vorne zu beugen, um die Schnürsenkel zu binden; in einem Auto zu fahren; auf einer Schaukel zu schaukeln).

> **Cave**
>
> Es ist kein ergotherapeutisches Ziel, dass das Kind schnelles Drehen oder andere rotatorische Bewegungen tolerieren kann.

Klienten, die durch Bewegungsintoleranz bei Aktivitäten des täglichen Lebens behindert werden, und die keine zufrieden stellenden Therapiefortschritte zeigen, sprechen manchmal gut auf zwei Verfahren an, die nicht den sensorisch-integrativen Grundsätzen entsprechen:

– »Vestibular Habituation Training« (Fisher u. Bundy 1989) und
– »Vestibular Rehabilitation« (Cohen 1992, 2000; Cohen et al. 1995).

Beide Programme sind Desensibilisierungstechniken in Bezug auf Bewegung.

12.3 Intervention bei sensorischen Diskriminationsstörungen

> **Definition**
>
> Eine sensorische Diskriminationsstörung bezeichnet eine Schwäche, die räumlichen oder zeitlichen Qualitäten von Berührung, Bewegung oder Körperposition zu interpretieren.

Es wird angenommen, dass sich das **Körperschema**, das eine Grundlage der Praxie ist, aus diskriminativen Sinnesinformationen entwickelt (▶ Kap. 3).

> **Cave**
>
> Anders als bei der Modulationsstörung, bei der die Symptome von Tag zu Tag oder sogar von Stunde zu Stunde fluktuieren, sind die Symptome der Diskriminationsstörung ohne Intervention relativ konstant.

> **Wichtig**
>
> Mit einer Diskriminationsstörung geht meist eine **Störung der Praxie** einher.

Bei Klienten mit sensorischer Diskriminationsstörung findet sich ein aussagekräftiger Cluster von Indikatoren, die auf Defizite in der vestibulär-propriozeptiven Reizverarbeitung hindeuten (zu sehen an Defiziten in der Haltungskontrolle) oder schlechte Testergebnisse bei Aufgaben zur taktilen Diskrimination. Bei älteren Kindern können Aussagen wie: »Ich kann Münzen nur unterscheiden, wenn ich sie sehen kann« Hinweise auf eine taktile Diskriminationsstörung sein. Hier sind auch schwache Leistungen in der Praxie zu erwarten.

Bei Defiziten der sensorischen Diskriminationsfähigkeit ist oft eine Suche nach intensiven Reizen zu beobachten. Doch nicht alle Klienten mit sensorischer Diskriminationsstörung suchen nach Reizen, die sie nicht gut verarbeiten können.

> **Hinweis**

Die Suche nach sensorischen Reizen ist nicht unbedingt ein Garant dafür, dass ein intensives Reizangebot therapeutisch sinnvoll ist, auch wenn das Kind dieses Bedürfnis zeigt!

> **Übersicht 12.3. Störungen der Verarbeitung von Informationen aus verschiedenen Rezeptoren**
> - **Personen, die die Eigenschaften von Reizen aus dem Otolithenorgan nicht genau erkennen,** können die räumliche Orientierung ihres Kopfes nur schwer bestimmen (ob der Kopf oben oder unten ist).
> - **Personen, die Reize von den Muskelrezeptoren nicht genau erkennen,** können die Position und die Bewegungen ihrer Gliedmaßen schwer bestimmen und die Kraft nicht richtig dosieren. Sie weisen oft ein schwaches Körperschema auf.
> - **Personen, die Reize aus dem knöchernen Labyrinth nicht genau erkennen,** können nur schwer kleine, schnelle Bewegungen differenzieren. Deshalb ist ihre Balance schlecht, denn Gleichgewichtsreaktionen werden durch kleine, schnelle Bewegungen ausgelöst. Diese Klienten können auch einen verkürzten postrotatorischen Nystagmus aufweisen.

12.3.1 Defizite der vestibulär-propriozeptiven Diskrimination

Die Behandlung von vestibulär-propriozeptiven Diskriminationsstörungen erfolgt mittels Bewegungsaktivitäten, die erhöhten Bewegungswiderstand bieten. Wie grundsätzlich in der SI-Therapie ist die aktive Mitarbeit des Kindes bei sinnvollen Aktivitäten ausschlaggebend. Im nächsten Abschnitt wird der Behandlungsansatz für jede Manifestation einer vestibulär-propriozeptiven Diskriminationsstörung (Übersicht 12.3) beschrieben.

Behandlung bei Defiziten der Verarbeitung von Reizen aus dem Otolithenorgan

Hat ein Kind Schwierigkeiten, seine Kopfposition zu bestimmen, werden in der Therapie Aktivitäten betont, die **linearen vestibulären Input** bieten. Viele dieser Aktivitäten wurden bereits bei Schwerkraftunsicherheit und Bewegungsintoleranz beschrieben. Jedoch können bei der Behandlung der Diskriminationsstörung viel stärkere Bewegungen und intensiverer Input gesetzt werden, außer der Klient weist zusätzlich eine Modulationsstörung auf.

Obwohl diese Extremfall selten vorkommt, gibt es Kinder, die nicht erkennen können, ob sie sich in aufrechter Position befinden oder kopfüber. Normalerweise sind die Diskriminationsschwierigkeiten in Bezug auf die Kopf- und Körperposition jedoch wesentlich subtiler.

Die Orientierung von Kopf und Körper ist eine wichtige Grundlage der Bewegung; hat ein Kind also Schwierigkeiten in diesem Bereich, werden diese als erstes behandelt.

> **Hinweis**

Für die Aktivitäten werden verschiedene **SI-Geräte (Schaukeln)** verwendet, die in unterschiedlichen Positionen benützt werden (z. B. in Bauchlage, im Sitzen). Da lineare Beschleunigung angestrebt wird, werden Schaukeln im Allgemeinen an zwei Punkten aufgehängt. Es sollten auch Gelegenheiten für **Bewegung in der Vertikalen und in der Kopfüber-Position** geboten werden, da diese Möglichkeiten im Alltag begrenzt sind. Dazu bieten sich Geräte wie das Trampolin oder der Wal an. Das Rollbrett ist bestens für lineare Beschleunigung in der Horizontalen geeignet. Wird die horizontale Beschleunigung in Bauchlage oder im Sitzen auf einer Schaukel gesetzt, können Fang- und Wurfspiele eingebaut werden.

12.3 Intervention bei sensorischen Diskriminationsstörungen

Behandlung bei Defiziten der Verarbeitung von Reizen aus den Muskelrezeptoren

Hat ein Kind Schwierigkeiten, Körperpositionen und Bewegungen seiner Gliedmaßen zu differenzieren und die Kraft exakt zu dosieren, werden in der Therapie Aktivitäten betont, die **Widerstand gegen die aktive Bewegung** liefern.

Dies wird am besten dadurch erzielt, dass das Kind eine Körperposition gegen die Schwerkraft halten muss. Bewegungswiderstand kann bei vielen Aktivitäten mit Schaukeln, Rollbrett oder Trampolin gesetzt werden. Entscheidend beim propriozeptiven Input durch Trampolinspringen ist nicht so sehr die Komponente der Gelenkskompression, sondern vielmehr der Widerstand gegen die aktive Bewegung (▶ Kap. 2).

> **Wichtig**
>
> Aktive Bewegung gegen Widerstand sorgt für verstärkten propriozeptiven Input, der notwendig ist, um die Kraft zu dosieren und das Ausmaß der Bewegung einzuschätzen. Dies geschieht, wenn ein Kind eine Spritzpistole abdrückt oder auf einem Trampolin hüpft.

Behandlung bei Defiziten der Verarbeitung von Reizen aus dem knöchernen Labyrinth

Hat ein Kind Schwierigkeiten, schnelle und kleine Bewegungen zu erkennen oder weist es einen verkürzten postrotatorischen Nystagmus (PRN) auf, werden in der Therapie Aktivitäten betont, die **schnelle und bogenförmige Beschleunigung** bieten. Hier ist besondere Vorsicht geboten, da rotatorische Beschleunigung sehr intensiv ist. (Siehe Vorsichtsmaßnahmen unten!)

Ein verkürzter PRN kann beim Vorliegen einer vestibulären Dysfunktion zwar Ergebnis der Befundung sein, doch es ist niemals das Ziel der Behandlung, den PRN zu verlängern. Eine Verbesserung in diesem Bereich wird nicht durch eine Wiederholung des PRN-Tests erfasst, sondern indem die funktionellen Leistungen überprüft werden, die vom vestibulären System beeinflusst sind.

Unregelmäßige und bogenförmige Bewegungen werden am besten durch Geräte an einer **Einpunktaufhängung** erzeugt. Verschiedene Schaukeln wie Hängematte, Helikopter (◘ Abb. 12.11), T-Schaukel, Rollenschaukel, Plattformschaukel, Frosch und andere im Handel erhältliche SI-Geräte können auf diese Weise eingesetzt werden.

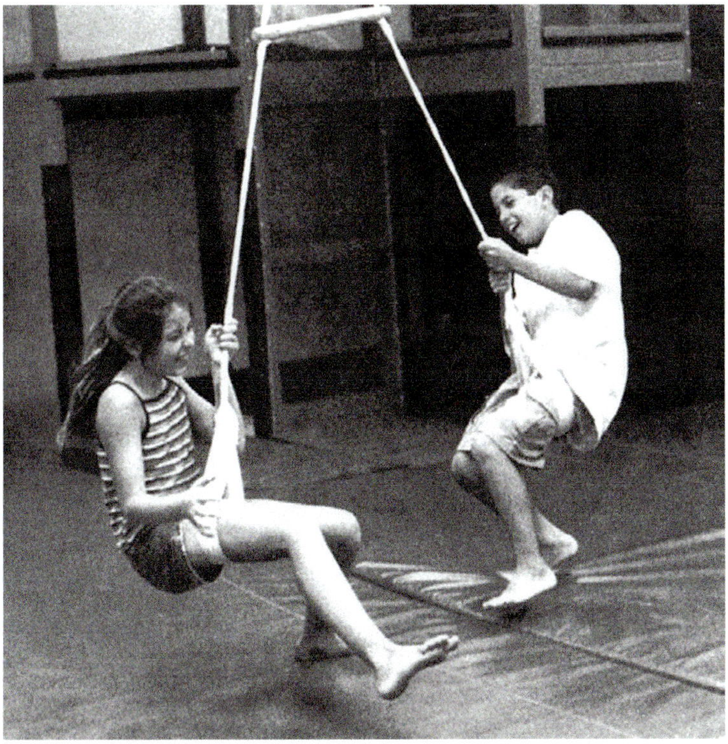

◘ **Abb. 12.11.** Helikopter (hier als Doppel-Schaukel). (Foto von Shay McAtee)

Bei der Zweipunktaufhängung werden die Bogengänge nur dann stimuliert, wenn **nicht** linear nach vor und rückwärts geschaukelt wird.

Da die Haarzellen des Labyrinths auf Geschwindigkeitsänderungen (Beschleunigung und Verlangsamung) ansprechen, sollten die Aktivitäten möglichst viele **Starts und Stopps** sowie Richtungs- und Geschwindigkeitswechsel enthalten.

Aktivitäten, bei denen das Kind:
- Bohnensäckchen oder Bälle vom Boden aufheben muss,
- ein hängendes Objekt während des Schaukelns berühren muss,
- ein Objekt von der Schaukel aus abschießen muss,

erfordern automatisch unterschiedlichste Kopfpositionen.

Auch variieren die Informationen an das Vestibularsystem beim abrupten Stoppen oder Richtungswechsel. Diese Aktivitäten stellen zusätzlich Anforderungen an die bilateralen und okulomotorischen Fähigkeiten des Kindes und an die Vorausplanung von Bewegungsabläufen (projizierte Aktionssequenzen).

Die weniger oft stimulierten vorderen und hinteren Bogengänge werden durch Drehung um die anteriore-posteriore Körperachse aktiviert. Dazu liegt das Kind in Seitlage auf einer Plattform- oder Scheibenschaukel. Der Kopf ist in 45°-Neigung auf einem Kissen abgelegt, damit er in einer Linie mit der Wirbelsäule bleibt. Roatorischer Input in dieser Lage ist sehr intensiv; es ist daher wichtig, das Kind durchgehend zu beobachten, um auf Zeichen von Überstimulation des vestibulären Systems sofort reagieren zu können. Normalerweise nimmt die Notwendigkeit derartig intensiver Reizung mit der Zeit ab.

Kinder experimentieren auch gerne mit verschiedenen Kopfpositionen auf unterschiedlichen Geräten. Vermutlich »spielen« sie dabei mit ihrer vestibulären Wahrnehmung (◘ Abb. 12.12).

Therapeutische Maßnahmen bei Hyporeaktion und Reizsuche

Klienten, die wenig oder keine Reaktion auf Drehung zeigen (z. B. verkürzten PRN, kein Schwindelgefühl), suchen oft schnellen rotatorischen Input. Mütter erzählen dann z. B.: »Er bekommt nie genug vom Schaukeln. Abends ist er immer der Letzte auf dem Spielplatz und er würde noch stundenlang weiter schaukeln.« In der Therapie äußern solche Kinder oft den Wunsch nach schnellem Drehen oder nach Schaukeln, die »wild und schnell« sind. Diese Reizsuche kann ein Ausdruck dafür sein, dass der Mechanismus fehlt, der normalerweise die Toleranz gegenüber solchen Reizen begrenzt.

Sobald das Kind empfindlicher für die Reize wird, sucht es sie nicht mehr so stark. Manchen Kindern fällt es anfangs jedoch schwer, die körperlichen Signale, dass sie genug haben, richtig zu deuten und aufzuhören. Manchen Kindern ist es gar nicht recht, wenn sie durch die Therapie nach dem Drehen schwindlig werden, weil sie ihre »erhöhte Toleranz« als Leistung angesehen haben. Sie brauchen nun die Bestätigung, dass es normal ist, schwindlig zu sein.

Vorsichtsmaßnahmen

Negative Reaktionen nach vestibulärer Stimulierung (wie Reizüberflutung oder sensorische Desorientierung) können erst Stunden nach dem Reiz auftreten (Fisher u. Bundy 1989). Sie können auch dann auftreten, wenn das Kind die Stunde genossen hat und während oder kurz nach der Therapie keinerlei negative Reaktionen gezeigt hat. Kinder, die Schwierigkeiten

◘ **Abb. 12.12.** Rückenlage mit hängendem Kopf liefert besonders deutlichen Input für die Bogengänge. (Foto von Shay McAtee)

haben, Beschleunigung wahrzunehmen, haben oft auch Schwierigkeiten zu erkennen, wann es für sie genug ist. Es soll hier nochmals betont werden, wie wichtig es ist, mit den Kindern und ihren Betreuungspersonen zu kommunizieren.

> **Hinweis**

Treten **Reizüberflutung** (»sensory overload«), die sich durch Pupillenerweiterung, Schwitzen in den Händen, Veränderung der Atemfrequenz, Erröten oder Blasswerden zeigt, oder eine **sensorische Desorientierung** auf, die sich in einem verzerrten Körperschema zeigt, müssen die Intensität und Art des Reizes verändert werden: es werden Aktivitäten gesetzt, die **langsame** – in erster Linie **lineare** – Bewegung beinhalten und starken Bewegungswiderstand liefern.
Tiefdruck ist effizient zur Milderung der Symptome bei sensorischer Desorientierung.

Verstärkte Reize stellen ein entscheidendes Element der Sensorischen Integrationstherapie dar. Dennoch ist ein vorsichtiger Umgang damit geboten. Viele Kinder beschäftigen sich einen Großteil der Therapiestunde mit einer Aktivität, die starke propriozeptive und vestibuläre Reize bietet, ohne dass ihnen schlecht wird. Verbessern sich funktionelle Leistungen des Vestibularsystems (z. B. erhöhter Extensorentonus, verbesserte Balance), dann profitieren diese Kinder vom verstärkten Reizangebot in der SI-Therapie.

12.3.2 Defizite der taktilen Diskrimination

Manchen Kindern mit sensorischen Integrationsstörungen fällt es schwer, die räumlichen und zeitlichen Aspekte von taktilen Informationen zu erkennen. Diese Kinder zeigen Schwierigkeiten beim exakten **Lokalisieren von Berührungen** und beim **Erkennen der Eigenschaften** eines berührten Objektes. Oft hantieren sie ständig – und scheinbar unbewusst – mit Gegenständen herum, die in ihrer Nähe sind.

Taktile Diskrimination ist laut der SI-Theorie die entscheidende **Grundlage der Praxie** (Ayres 1972). Eine schwache taktile Diskrimination wird meist im Rahmen der Befundung der Praxie entdeckt. Zusätzlich zur taktilen Diskriminationsstörung zeigen viele Kinder auch Defizite in der propriozeptiven und der vestibulären Verarbeitung.

Die Behandlung der taktilen Diskriminationsstörung ist meist mit der Behandlung der Dyspraxie kombiniert.

Im Allgemeinen werden zur Behandlung der taktilen Diskriminationsstörung taktile Aktivitäten, die unterschiedlichste zeitliche und räumliche Qualitäten aufweisen, und taktiler Tiefdruck eingesetzt.

Zwar ist die taktile Diskrimination eine Grundlage für das **Körperschema** und wirkt sich daher auf Leistungen des ganzen Körpers aus, doch hat sie einen besonderen Einfluss auf die **feinmotorische Entwicklung** (d. h. manuelle und orale Fertigkeiten). In der Therapie werden daher Aktivitäten gestaltet, die taktilen Tiefdruck auf großen Körperflächen erzeugen, wobei besonderes Augenmerk auf die Hände und den Mund gelegt wird.

Dazu können ähnliche Aktivitäten wie zur Behandlung der taktilen Abwehr eingesetzt werden:
– Bürsten oder Abreiben der Haut mit verschiedenen Materialien,
– Anwendung von Vibrationsgeräten,
– Verstecken von Körperteilen im Bällchenbad, unter schweren Kissen, oder in einer Mischung aus Reis und Bohnen.

Hat sich die Verarbeitung taktiler Informationen bereits verbessert, können diskriminative Leistungen herausgefordert werden, indem das Kind Objekte aus einer Kiste mit Nudeln, Bohnen, Mais, Linsen oder Reis heraussuchen muss, ohne hinzusehen. Eine weitere Steigerung ist es, wenn das Kind Objekte mit bestimmten vorgegebenen Merkmalen (Form, Größe oder Oberfläche) heraussuchen muss.

Beispiel
Nathan, ein 6-jähriger Junge mit starken Defiziten der taktilen Diskrimination, hantierte ununterbrochen mit Objekten. Wenn er einen Gang entlang ging, fuhr er mit den Händen die Wand entlang. Nathans Handmotorik war schlecht entwickelt und er zeigte weitere Probleme, die typisch für Somatodyspraxie sind. Am Beginn der Therapie spielte er am liebsten im Bohnenbad. Er buddelte mit den Händen tief hinunter und ließ die Bohnen über seine Arme rieseln. Die Therapeutin versteckte ca. 7 cm große Tiere in den Bohnen, die er heraussuchen sollte. Obwohl er auch hinsehen durfte, hatte er oft Probleme, die Tiere zu finden. Wenn er ein Tier gefunden hatte, war es ihm trotz seiner außergewöhnlich guten verbalen Fähigkeiten nicht möglich, das Tier in seiner Hand zu beschreiben. Nach einigen Monaten Therapie konnte Nathan die Tiere und andere Objekte identifizieren. Mit der Zeit konnte er in Kisten mit getrocknetem Reis, Erbsen und Mais kleine Objekte finden (z. B. Münzen oder Spielfiguren). Dies

erforderte eine genauere taktile Diskrimination und ein verbessertes Handgeschick. Seine Leistungen bei den Spielen in der Therapie spiegeln also eine Verbesserung in beiden Bereichen wider.

Nathans Lehrerin berichtete, dass Nathan nicht mehr alles angreifen musste und permanent etwas in der Hand hatte. Von größter Bedeutung war, dass er immer mehr Interesse für das Schreiben und Basteln entwickelte und dass er Verschlüsse wie Knöpfe, Druckknöpfe und Reißverschlüsse nun selbstständig öffnen und schließen konnte.

12.3.3 Multiple sensorische Verarbeitungsstörungen

Bei vielen Kindern liegen sensorische Verarbeitungsstörungen in mehreren Systemen vor.

Beispiel
Emilio zeigte eine erhebliche Schwerkraftunsicherheit, als er mit 4 Jahren die Therapie begann. In der Eingangsbefundung verweigerte er auch den PRN-Test. Nach 6 Monaten Behandlung, deren Schwerpunkt auf verstärkter Propriozeption und linearer Beschleunigung lag, schien seine Schwerkraftunsicherheit größtenteils beseitigt: Emilio kletterte bereitwillig auf Geräte, die bis zu 1,5 m hoch waren, und hüpfte auf die darunter liegenden Matten. Er fand Purzelbäume und andere Aktivitäten, bei denen sich seine Kopfposition veränderte, lustig. Er entwickelte ein Verlangen nach rotatorischer Beschleunigung: zu Hause drehte er sich auf dem Sit'n'Spin und in der Therapie auf den Schaukeln.
Der PRN-Test, bei dem er nun mitmachte, ergab er einen verkürzten Nystagmus (ein Indikator für eine verminderte vestibuläre Verarbeitung). Anfangs war es durch seine Schwerkraftunsicherheit unmöglich gewesen, diese Störung festzustellen.

Im vestibulären wie auch im taktilen System können unterschiedliche Störungen zugleich vorliegen. Umgekehrt kann ein Verarbeitungsdefizit mehrere Sinnessysteme betreffen. Zum Beispiel können Klienten sowohl taktile Abwehr als auch Schwerkraftunsicherheit zeigen.

12.3.4 Behandlungsplanung bei Modulations- und Diskriminationsstörungen

Die Unterscheidung, ob Probleme in der Diskrimination oder in der Modulation vorliegen, ist nicht immer einfach, besonders bei Kindern mit einem scheinbar niedrigen Erregungsniveau oder einer scheinbaren Diskriminationsschwäche. Auch sind die Bedürfnisse von Kindern, die bestimmte Reize suchen, nicht immer leicht zu interpretieren: Manche suchen bestimmte Reize, um stärkere Informationen für die Diskrimination und für ihr Körperschema zu erhalten. Andere suchen Reize, um ihre Modulation zu verbessern und ihren Erregungszustand zu verändern. Für manche Klienten trifft beides zu.

Manche Kinder **suchen** und brauchen anscheinend verstärkte vestibuläre Reize, um ihre diskriminativen Leistungen zu verbessern. Doch dann verfallen sie in ungestüme **Verhaltensausbrüche**, die eine schlechte sensorische Modulation und eine Übererregung des ZNS widerspiegeln.

> **Hinweis**
>
> Diese Kinder brauchen im Verlauf einer Therapieeinheit Aktivitäten mit verstärkten Reizen, auf die dann beruhigende Aktivitäten folgen. Sonst nimmt ihre Hyperaktivität überhand, und adäquates anpassendes Verhalten wird behindert.

Manche Kinder zeigen während **ruhiger Aktivitäten** intensive Reizsuche und Verhaltensausbrüche. Sie laufen herum, um aufmerksam zu bleiben. Wenn bei ruhigen Aktivitäten ihre Aufmerksamkeit absinkt, **kompensieren** sie, indem sie immer aktiver werden.

> **Hinweis**
>
> Diesen Kindern helfen verstärkte Reize, die ihr Aktivierungsniveau im Normalbereich halten und so das Bedürfnis nach gesteigerter Aktivität vermindern.

12.3.5 Intervention bei Schwächen der Haltungskontrolle

Um in der Umwelt sinnvoll handeln zu können, müssen wir:
- stabile Positionen einnehmen und halten können,
- Positionen verändern können, ohne die Balance zu verlieren und
- den Haltungshintergrund entsprechend der Bewegungen der Gliedmaßen anpassen können.

Bei Kindern mit vestibulär-propriozeptiven Verarbeitungsstörungen liegen oft Haltungsmängel vor (Übersicht 12.4).

12.3 Intervention bei sensorischen Diskriminationsstörungen

> **Übersicht 11.4. Zeichen für Haltungsmangel**
> - Niedrige Extensorenspannung
> - Schwache Haltungsstabilität
> - Schlechte Gleichgewichtsreaktionen
> - Schwierigkeiten beim Einnehmen und Halten des Extensionsmusters
> - Schwache tonische Flexion der Nackenmuskulatur

Beispiel
Eine erwachsene Patientin beschrieb, dass sie jedes Mal, wenn ihr der Stift auf den Boden fiel, vom Stuhl aufstehen, sich umdrehen und hinunterbeugen musste, um den Stift aufzuheben. Dann musste sie denselben Vorgang in umgekehrter Reihenfolge durchführen, um sich wieder auf den Stuhl zu setzen. Ihr fehlte die Haltungskontrolle, um den Bleistift im Sitzen aufzuheben.

Weist ein Kind mehrere Zeichen von Haltungsmangel auf, kann man davon ausgehen, dass es Schwächen in der Verarbeitung vestibulärer und propriozeptiver Reize hat.

In der Behandlung werden Aktivitäten betont, die verstärkte vestibuläre und propriozeptive Reize bieten und gleichzeitig Anforderungen an die Haltungskontrolle stellen.

In Übersicht 12.5 werden Behandlungsstrategien zur Arbeit an sechs Aspekten der Haltungskontrolle beschrieben.

> **Übersicht 12.5. Sechs Ansatzpunkte für die Behandlung der Haltungskontrolle**
> 1. Tonische posturale Extension
> 2. Tonische Flexion
> 3. Haltungsstabilität (Balance zwischen Flexion und Extension)
> 4. Gewichtsverlagerung, Lateralflexion und Rotation
> 5. Richtreaktionen und Gleichgewichtsreaktionen
> 6. Okulomotorische Kontrolle.

Strategien zur Förderung der tonischen posturalen Extension

Zur Förderung der Extension gegen die Schwerkraft werden Aktivitäten gesetzt, die lineare Beschleunigung in der Horizontalen (z. B. Schaukeln auf der Plattformschaukel) oder in der Vertikalen (z. B. Hüpfen auf einem Trampolin) enthalten. Diese Aktivitäten können in jeder Position ausgeführt werden, allerdings erfordert die Bauchlage die meiste Extension.

Zur Verstärkung des propriozeptiven Input wird Bewegung gegen Widerstand eingebaut, dazu zählt auch Bewegung gegen die Schwerkraft. Der Bewegungswiderstand wird so abgestuft, dass das Kind die Aktivität erfolgreich bewältigen kann.

Für den Anfang ist z. B. Hüpfen in der Froschschaukel gut geeignet, da der propriozeptive Input im Nacken sehr stark ist, weil der Kopf gegen die Schwerkraft hochgehalten werden muss und eine gute Haltung gefördert wird (d. h. Kinn nach unten und Rücken gerade), die den Einsatz der Flexoren und der Extensoren erfordert.

Bei Klienten mit niedrigem Muskeltonus sollten Aktivitäten am Anfang stehen, die in erster Linie Nacken- und Rumpfstabilität fordern (z. B. in Bauchlage in der Froschschaukel schaukeln oder Aktivitäten auf dem Boden in Bauchlage mit Ellbogenstütz), ohne dass die Streckung des gesamten Körpers notwendig ist.

Beispiel
Das Kind liegt in Bauchlage auf die Ellbogen gestützt auf dem Glider und soll Wattebäusche wegblasen, die vor der Schaukel auf dem Boden liegen. Die Therapeutin achtet darauf, dass das Kind eine gute Haltung bewahrt. Dazu gehört:
- der Nacken ist nicht überstreckt (d. h. das Kinn zeigt nach unten),
- der Brustkorb ist von der Unterlage abgehoben,
- die Oberarme stehen senkrecht auf der Unterlage.

Die nächste Steigerungsstufe sind Aktivitäten, die in Bauchlage mit Ellbogenstütz eine Gewichtsverlagerung erfordern (z. B. auf ein Ziel werfen).

Eine weitere Steigerung sind Aktivitäten in einer gewichttragenden Position, die gestreckte Arme erfordern (z. B. in Bauchlage über einer Tonne auf den Händen nach vorne »gehen«, um Objekte auf eine Magnettafel zu platzieren; Abb. 12.13), oder die eine Streckung in der Bauchlage erfordern (z. B. in Bauchlage in der Hängematte schaukeln und dabei einen Wasserball fangen).

Die größten Anforderungen stellen Aktivitäten, die gleichzeitig Streckung und Gewichtsübernahme auf die Hände verlangen (z. B. im Helikopter liegend mit den Händen ein Seil entlang hanteln).

Beispiel
Ein weiteres Beispiel für eine Aktivität, die beachtliche Extension gegen die Schwerkraft abverlangt, ist »Hän-

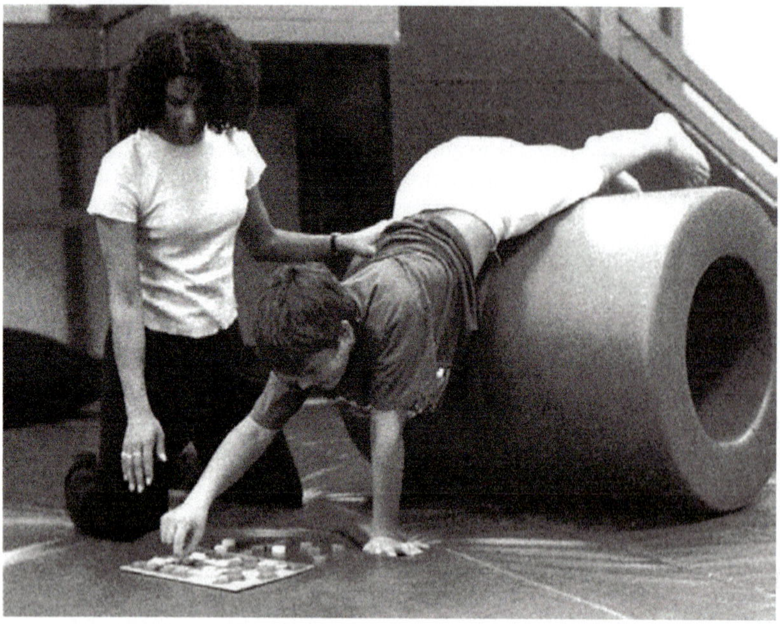

Abb. 12.13. In Schubkarrenstellung über der Tonne nach vorne wandern, um Teile auf der Magnetplatte anzubringen. (Foto von Shay McAtee)

gematten-Basketball«. Bei diesem Spiel befinden sich das Kind und ein Gegner (Therapeutin oder ein anderes Kind) in Bauchlage in Hängematten, die mindestens 1,5 m voneinander entfernt sind. Jeder Spieler versucht, möglichst viele Bohnensäckchen auf den Rücken des Gegners zu werfen. Diese Aktivität liefert auch Tiefdruck durch das Gewicht der Bohnensäckchen.

Strategien zur Förderung der tonischen Flexion

Zur Förderung der tonischen Flexion werden Aktivitäten gesetzt, die Widerstand beim Einnehmen der Beugehaltung bieten oder die das Halten des Flexionsmusters erfordert. Wie bei der Extension muss der Grad der Flexion und des Widerstandes abgestuft werden.

Bei Klienten mit niedrigem Flexorentonus (besonders in der Nacken- und Bauchmuskulatur) sollten Aktivitäten am Anfang stehen, die nur eine Flexion des Oberkörpers und des Nackens erfordern, ohne dass die Beugung des gesamten Körpers notwendig ist.

Beispiel
Das Kind liegt in Rückenlage auf einem Keil und muss den Kopf anheben, um Seifenblasen durch einen Pustering zu blasen, den die Therapeutin hält. Die Therapeutin kann die Bewegung fazilitieren, indem sie eine Hand auf die Brust des Kindes legt und leichten Druck nach kaudal ausübt.

Viele Aktivitäten, bei denen der Nacken gegen die Schwerkraft gebeugt werden muss, bieten zugleich verstärkten vestibulären und propriozeptiven Input. Im Verlauf dieser Aktivitäten unterstützen »Kettenreaktionen« (Peiper 1963) das Kind dabei, den übrigen Körper in eine Beugehaltung gegen die Schwerkraft zu bringen. Auf ähnliche Weise fazilitieren Aktivitäten, die eine Flexion der Beine und des Unterkörpers erfordern, auch die Nackenflexion.

Beispiel
Das Kind liegt auf dem Rücken auf dem Glider oder auf dem Boden mit einem Keil unter dem Kopf. Die Therapeutin wirft ihm einen großen, leichten Ball zu, den das Kind mit den Füßen zurückstoßen soll, wobei es Hüften und Knie beugen muss. Anfangs lassen die Kinder den Kopf noch auf dem Keil liegen, aber im Zuge des Spiels heben sie ihn meistens ab, um den Ball zu sehen.

Schaukeln, die an **Gummiseilen** hängen, sind besonders gut geeignet, um die Flexion zu fazilitieren. Mit dem Gummiseil kann die Therapeutin die Schaukel auf und ab federn lassen, sodass sich das Kind anklammern muss, um nicht herunterzufallen.

Die **Scheibenschaukel** (Abb. 12.14) bietet eine große Unterstützungsfläche. Das Kind klammert sich mit Armen und Beinen an der Mittelsäule fest. Für Kinder mit einem niedrigen Flexorentonus ist dies oft schon eine ausreichende Anforderung.

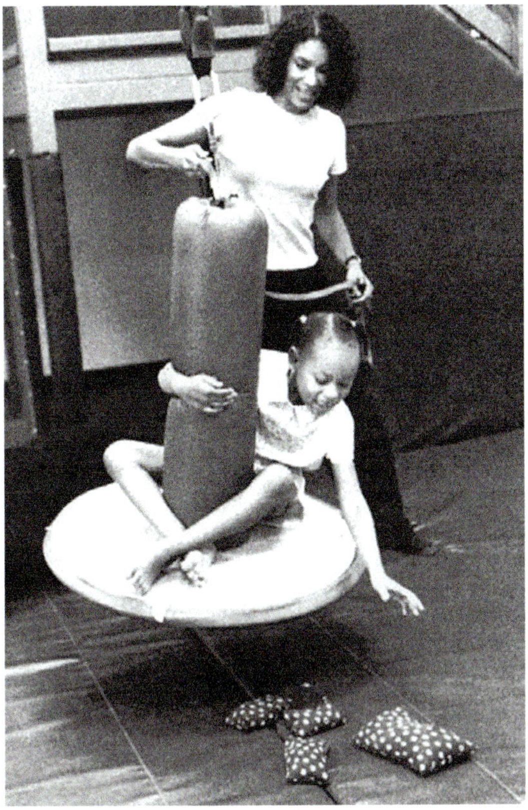

12.3 Intervention bei sensorischen Diskriminationsstörungen

Abb. 12.14. Scheibenschaukel (»Flexion Disc«). (Foto von Shay McAtee)

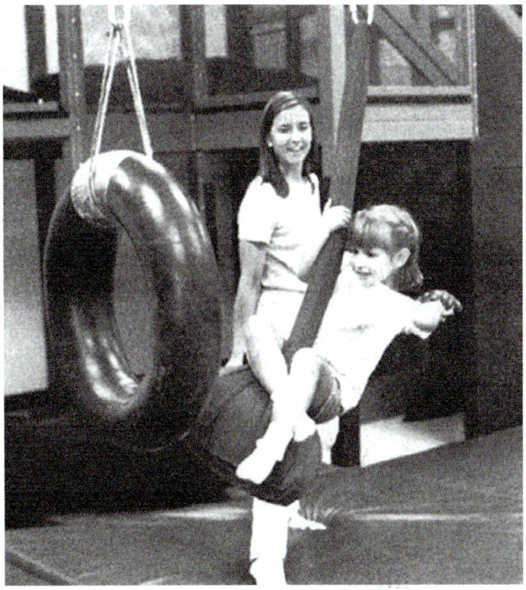

Abb. 12.15. Mondschaukel (auch: »Ballon« oder »Traubenschaukel«). (Foto von Shay McAtee)

Verbessert sich die Flexion allmählich, kann als nächste Steigerungsstufe die **T-Schaukel** eingesetzt werden. Sie hat eine kleinere Unterstützungsfläche als die Scheibenschaukel und stellt daher eine größere Anforderung an die Flexion.

Höhere Anforderungen stellen der **Helikopter** im Sitzen, wobei das Kind mit beiden Füßen nach einem hängenden Ball treten soll, und die **Ballonschaukel** (»Moon Swing«, Abb. 12.15), wobei Objekte auf ein Ziel geworfen werden sollen.

Eine weitere Steigerungsstufe stellen folgende Aktivitäten dar:
- in Bauchlage auf der Rollenschaukel anklammern, während die Therapeutin diese vor und zurück schaukelt,
- ein wilder Ritt auf der Reifenschaukel.

Obwohl diese beiden Aktivitäten einen konstanten Krafteinsatz der Flexoren erfordern, können sie mit subtilen Veränderungen angepasst werden.

Die beliebtesten Aktivitäten auf diesen beiden Geräten sind »Rodeo« und »Boot auf stürmischer See«.

Sie erfordern vom Kind eine ständige Haltungsanpassung, bis es schließlich seitlich abrutscht und an der Unterseite des Gerätes hängt, während die Therapeutin das Gerät schaukelt oder schüttelt (Abb. 12.16).

Die höchste Anforderung an die Flexion stellen Aktivitäten, bei denen das Kind die Beugespannung gegen die Schwerkraft und gegen zusätzlichen Widerstand halten muss.

Beispiel
Beispiele für solche Aktivitäten sind:
- Das Kind liegt in Rückenlage im Flexionsmuster auf dem Rollbrett und zieht sich an einem ca. 60 cm über dem Boden gespannten Seil entlang.
- Das Kind schwingt auf einem Trapez über Hindernisse.

Ayres (1977) stellte fest, dass Kinder, die eine ausreichende Flexion entwickelt hatten, Aktivitäten sehr genossen, bei denen sie sich fallen lassen konnten (z. B. von der Rollenschaukel in die darunter liegenden Matten stürzen). Bei solchen Aktivitäten braucht das Kind das Flexionsmuster, um beim Fallen eine sichere Position einzunehmen. **Ayres** war der Meinung, dass die **Entwicklung der Flexion mit viel Affekt und Begeisterung** einhergeht.

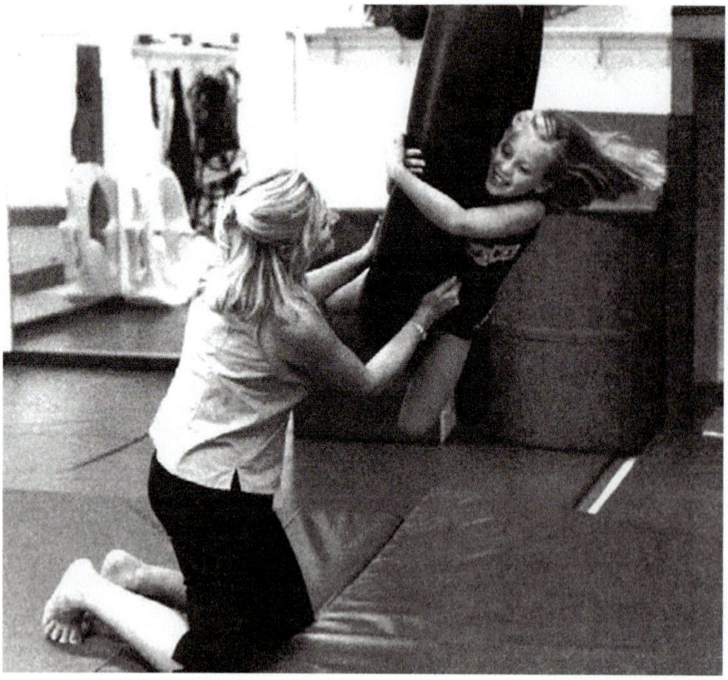

◘ **Abb. 12.16.** Wilder Ritt auf dem »Reifenpferd«. (Foto von Shay McAtee)

Beispiel
Jeanne, ein 11-jähriges Mädchen, konnte kein Flexionsmuster einnehmen, bis sie es schaffte, sich an der Unterseite der Rollenschaukel anzuhalten. Obwohl sie während ihrer zweijährigen Therapie schon viele Herausforderungen gemeistert hatte, begeisterte sie keine so sehr wie die Flexion. Mit dem Beugemuster gegen die Schwerkraft hatte sie eine sichere Haltung für das Fallen gewonnen, die ihr als Fundament für die weitere Entwicklung der Haltungskontrolle, Okulomotorik und Praxie diente.

Kombination von Flexion und Extension: Strategien zur Förderung der Lateralflexion und Rotation

Mit der Entwicklung der Flexion und Extension gegen die Schwerkraft ist die Grundlage für die Lateralflexion, die Rotation und die Gewichtsverlagerung geschaffen. Rotation und Gewichtsverlagerung sind für effiziente, geschmeidige Bewegungen notwendig.

> **Wichtig**
>
> Die Bewegung von Kindern mit posturalen Defiziten enthält oft wenig Rotation, die wiederum Gewichtsverlagerung voraussetzt. Daher dienen Aktivitäten, die Gewichtsverlagerung und Rotation fördern, der Unterstützung von effizienten Bewegungsmustern.

Im Gegensatz zur Förderung der Flexion und Extension durch symmetrische Aktivitäten, werden Lateralflexion, Gewichtsverlagerung und Rotation **durch asymmetrische Bewegungsmuster** fazilitiert.

Die vielleicht einfachste Art, die Rotation anzuregen, sind Aktivität, bei denen das Kind in einer Tonne rollen soll (◘ Abb. 12.17). Viele Kinder finden Spaß daran, Buchstaben oder Figuren aus Knetmasse platt zu walzen.

Lateralflexion, Gewichtsverlagerung und Rotation können auch angeregt werden, wenn das Kind vom Helikopter aus Bohnensäckchen vom Boden aufheben und auf ein Ziel schießen soll (◘ Abb. 9.1).

Eine weitere Aktivität, die Gewichtsverlagerung und Rotation fördert, ist das Schwingen mit dem Trapez von einer Landefläche zur anderen. Dort soll das Kind umdrehen und zurück schwingen, ohne das Trapez dabei loszulassen.

Eine Variation davon sieht folgendermaßen aus: im Abstand von knapp 2 m hängen zwei Seile von der Decke. Das Kind sitzt auf einem Rollbrett und zieht an einem Seil, um zum nächsten zu gelangen. Es muss das erste Seil loslassen, um das zweite zu ergreifen und dieses zum Umdrehen zu benützen. Dann zieht es wieder am zweiten Seil, um zum ersten zurück zu gelangen. Falls sich das Kind mit beiden Händen am Seil festhält, rotiert es während des Umdrehens im Rumpf.

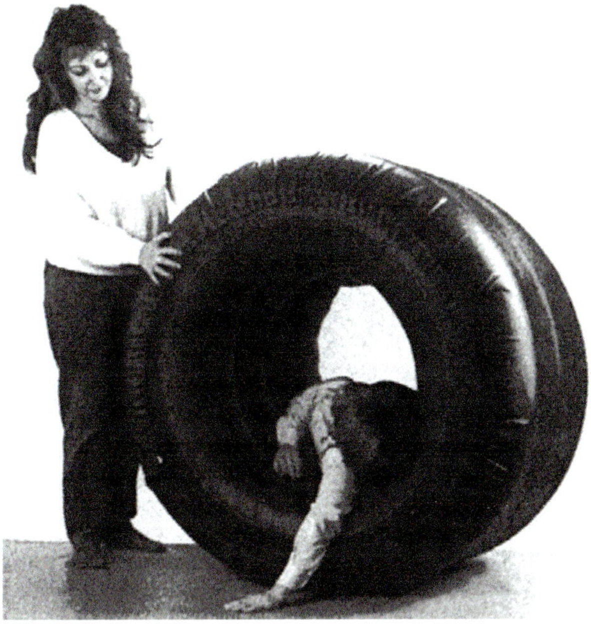

Abb. 12.17. Rollen in der »aufblasbaren Tonne« zur Förderung der Rotation. (Foto von Southpaw Enterprises)

Balance zwischen Flexion und Extension: Strategien zur Förderung von alternierenden Bewegungen

Nachdem Flexion und Extension entwickelt wurden, können Aktivitäten gesetzt werden, bei denen Flexion und Extension abwechseln.

Beispiel
Beim Schwungholen auf einer Schaukel ist die erwünschte Reaktion eine Flexion von Nacken, Armen, Rumpf und Beinen, die abwechselt mit einer relativen Extension all dieser Körperteile. Es ist darauf zu achten, dass manche Kinder diese erwünschten motorischen Reaktionen zu umgehen versuchen! In diesem Fall muss die Aktivität so adaptiert werden, dass die erwünschte Reaktion ausgelöst wird.

Strategien zur Verbesserung von Richtreaktionen und Gleichgewichtsreaktionen

Gleichgewichtsreaktionen ermöglichen es uns, durch kompensatorische Bewegungen des Kopfes, des Rumpfes und der Extremitäten eine Position zu halten, auch wenn sie durch eine Störung der Unterstützungsfläche bedroht wird (Weisz 1938). Die meisten Gleichgewichtsreaktionen sind sehr subtil und finden als Antwort auf relativ kleine Veränderungen der Position statt.

Die Sensorische Integrationstheorie setzt sich nicht detailliert mit der Balance auseinander. Daher wird in diesem Abschnitt auf ausführliche Beschreibungen von Gleichgewichtsreaktionen aus anderen Quellen zurückgegriffen (Bly 1994; Bobath 1985; Boehme 1988; Fisher 1989; Howison 1988; Weisz 1938).

Die **Balance** ist die **komplexeste Haltungsreaktion**, die in diesem Kapitel beschrieben wird, und eine der ersten, die durch Dysfunktionen des ZNS beeinträchtigt wird. Daher finden sich bei Kindern mit posturalen Defiziten fast immer Störungen der Balance.

Zur Förderung der Balance werden Aktivitäten gesetzt, die subtile Reaktionen in verschiedenen Lagen oder Positionen (Bauchlage, Sitz, Vierfüßlerstand, Knien und Stehen) auslösen. Das kann mit jedem bewegten Gerät und mit jeder Aktivität, bei der das Kind nach etwas auslangen muss, erreicht werden. Ziel ist es, Aktivitäten zu gestalten, die die Balance herausfordern, aber mit automatischen, fließenden Bewegungen bewältigt werden können.

Beispiel
Die 7-jährige **Ari** hatte auffallende posturale Schwierigkeiten. Eine Aktivität, bei sie zum ersten Mal die Balance halten konnte, war eine »Bootsfahrt auf dem Meer«. Ari lag in Bauchlage auf dem Glider, wobei »Wale« (Pezzibälle) unter ihr durch schwammen (Abb. 12.18). Die Wale bewirkten, dass die Schaukel kippte. Ari schrie freudig, dass sie nicht ins Wasser fallen würde. Sie holte Schwung

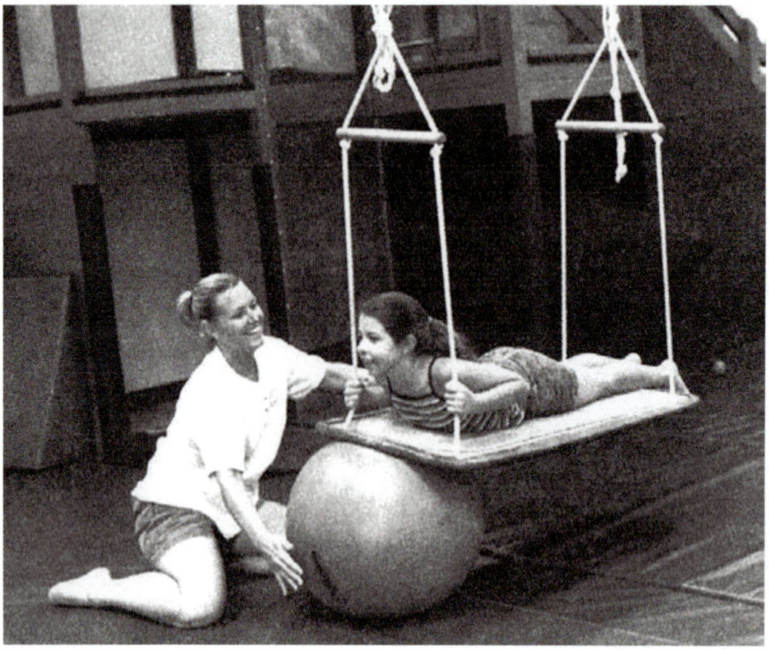

Abb. 12.18. Die Glider-Schaukel ist das Boot und der Ball ein Wal. (Foto von Shay McAtee)

und konnte ihre Position halten. Hin und wieder schwammen größere Wale unter das Boot. Dadurch musste sie gegen einen größeren Widerstand arbeiten, und eine ausgeprägte Gleichgewichtsreaktion wurde ausgelöst. Hin und wieder verlor Ari das Gleichgewicht und fiel ins »Wasser«. Die Therapeutin gönnte ihr einen spielerischen und ruhigen Moment mit den Walen, indem sie die Pezzibälle über ihre Beine und ihren Rücken rollte. Diese Aktivität lieferte Ari verstärkte vestibuläre und propriozeptive Reize und fazilitierte eine Balance zwischen Extension und Flexion, Lateralflexion und Gleichgewichtsreaktionen. Zusätzlich wurde sie mit Tiefdruckreizen versorgt, was einerseits auf ihre sensorische Abwehr abzielte, und ihr andererseits die Möglichkeit gab, sich auszuruhen, und einem »Aufschaukeln« durch das aufregende Spiel vorbeugte.

Strategien zur Verbesserung der okulomotorischen Kontrolle

Es gibt sehr unterschiedliche okuläre Prozesse:
- Kompensatorische Augenbewegungen, die vom **vestibulären System** gesteuert werden, und
- Augenfolgebewegung (einen bewegten Gegenstand mit dem Blick festhalten) oder Sakkaden (schnelle Blicksprünge beim Umherschauen im Zimmer), die vom **visuellen System** gesteuert werden.

Kinder mit sensorischer Integrationsstörung haben oft Schwierigkeiten beim Dissoziieren von Augen- und Kopfbewegungen. Als Reaktion auf visuelle Reize bewegen sie nicht nur die Augen, sondern den ganzen Kopf.

> **Exkurs**
>
> Die Sensorische Integrationstheorie bietet bezüglich der Befundung und Behandlung von **visuell** gesteuerten Augenbewegungen nicht viel. In ▶ Kap. 14 werden Techniken zur Verbesserung der okulomotorischen Kontrolle beschrieben. Die Spezialisierung auf diesen Bereich erfordert zusätzliche Weiterbildung.

> **Wichtig**
>
> In der Sensorischen Integrationstherapie wird mit vielen Aktivitäten gearbeitet, die Anforderungen an visuell gesteuerte Augenbewegungen (z. B. Augenfolgebewegungen und schnelles Lokalisieren) und an die Dissoziation von Augen- und Kopfbewegungen stellen.

Beispiel
Bohnensäckchen auf ein bewegtes Ziel werfen: Im Spiel könnte eine Plastikflasche ein getarntes UFO sein.

Bei manchen Kindern mit Defiziten der okulomotorischen Kontrolle ist sicherlich ein systematischer

Ansatz effizienter, wie sie von spezialisierten Optometristen oder Orthoptisten entwickelt werden.

12.4 Intervention bei Störungen der Praxie

In ihrer interessanten Monographie »Developmental Dyspraxia and Adult Onset Apraxia« definierte Ayres (1985) drei Komponenten der Praxie (◘ Übersicht 12.6).

> ◘ **Übersicht 12.6. Komponenten der Praxie nach Ayres (1985)**
> — Konzeption (d. h. Ideation)
> — Planung und Programmieren
> — Ausführung der Handlung

> **Wichtig**
>
> Das Hauptproblem bei der sensorisch basierten Dyspraxie sah Ayres in der **Bewegungsplanung**. Die Bewegungen des dyspraktischen Kindes wirken wegen der schlechten Planung ungeschickt, nicht wegen eines Problems bei der Ausführung.

In diesem Buch werden zwei Manifestationen von Dyspraxie beschrieben:
— Defizite der bilateralen Integration und des Sequenzierens (BIS) und
— Somatodyspraxie.

Kinder mit **BIS-Defiziten** haben Schwierigkeiten bei der bilateralen Koordination und bei antizipatorischen oder feedforward-abhängigen Handlungen.

Kinder mit **Somatodyspraxie** haben bei feedforward-abhängigen Aufgaben **und** bei feedback-abhängigen Aufgaben Schwierigkeiten.

BIS-Defizite werden im Allgemeinen mit vestibulär-propriozeptiven Verarbeitungsstörungen in Zusammenhang gebracht, während Somatodyspraxie mit polymodaler (d. h. taktil, vestibulär, propriozeptiv) sensorischer Verarbeitung in Beziehung gebracht wird.

In ▶ Kap. 1 und 3 wird ein Modell vorgestellt, in dem BIS-Defizite und Somatodyspraxie unterschiedliche Schweregrade von Dyspraxie darstellen.

Ayres (1985) hielt die **Ideation** nur bei stark beeinträchtigten Klienten für das Hauptproblem. May-Benson (2001) stellte vor kurzem fest, dass eine Schwäche der Ideation ein größeres Problem darstellt, als Ayres ursprünglich annahm. Laut May-Benson kann eine schlechte Ideation bei allen Ausprägungen der Dyspraxie vorhanden sein. Selbst Kinder, die sonst keinerlei praktische Defizite aufweisen, können manchmal Hinweise auf eine schlechte Ideation zeigen (s. auch ▶ Kap. 3).

Der Abschnitt zur Verbesserung der Praxie beginnt mit der Behandlung von Problemen der **Ideation**. Danach werden Aktivitäten zur Behandlung von Schwächen in der **Bewegungsplanung** beschrieben. Die Aktivitäten sind in drei Kategorien eingeteilt:
— Handlungen, die bilaterale Koordination erfordern,
— Feedforward-abhängige projizierte Aktionssequenzen,
— Feedback-abhängige Bewegungen.

12.4.1 Strategien zur Förderung der Ideation

Klienten mit schlechter Ideation können Handlungen nicht selbst steuern oder selbst initiieren, weil sie nicht wissen, was man mit einem Gegenstand machen kann (Ayres 1985). Es wirkt, als ob sie die **Möglichkeiten** nicht erkennen. Kinder mit schwacher Ideation explorieren ein Objekt eher (d. h. herausfinden, was man damit machen kann) anstatt mit ihm zu spielen (May-Benson 2001). Sie wenden bei allen Gegenständen dasselbe **begrenzte Handlungsrepertoire** an, z. B. werfen.

Manche SI-Geräte sind so neuartig, dass diese Kinder nicht herausfinden können, wie man sie verwendet. Am Beginn der Therapie werden daher zunächst Gegenstände angeboten, die dem Kind bekannt sind oder die bekannte Eigenschaften haben (z. B. Rollen), und die auf die kleinsten Aktionen des Kindes ansprechen.

Beispiel

Für den 4-jährigen **Peter** war die richtige Herausforderung zu Therapiebeginn, herauszufinden, dass er auf einer Rampe mit Teppichboden auf- und abgehen konnte.

Um neue Ideen zu entwickeln, brauchen die Kinder oft Therapiegeräte, die Spielplatzgeräten sehr ähnlich sind. Wie Ayres (1985) andeutete: »Wenn das Kind eine Aufgabe mit dem Gefühl beendet, versagt zu haben, dann wird es wahrscheinlich nicht mehr zu ihr zurückkehren wollen« (S. 67-68).

Ein **kognitiver Ansatz** kann dem Kind helfen, die Möglichkeiten eines Gegenstands zu erkennen

(◨ Übersicht 12.7). Die Aktivitäten folgen der Idee, die das Kind entwickelt hat. Oft können die Kinder sagen, was sie schon gemacht **haben**, bevor sie beschreiben können, was sie **tun wollen**. Die Therapeutin liefert genügend Hinweise, damit das Kind seine eigenen Ideen entwickeln kann. Gewisse Fragen (z. B.: »Wie kannst du mit dieser Schaukel schaukeln?«) regen das Kind an, sich neue Ideen auszudenken. Je mehr neue Ideen es entwickelt, desto besser kann es vorausplanen.

Wehmann (1977) erstellte eine stufenweise Anleitung, wie Klienten mit schwacher Ideation und kognitiven Beeinträchtigungen bestimmte Handlungen beigebracht werden können:

> ◨ **Übersicht 12.7. Vorgehen nach Wehmann (1977) zur Vermittlung von Handlungen bei kognitiver Beeinträchtigung**
> – Zu Beginn wird das Kind **körperlich geführt**.
> – Das Führen wird so bald wie möglich vom **Vorzeigen** der Aktivität abgelöst.
> – Ist das Vorzeigen nicht mehr notwendig, werden spezifische **Anweisungen** gegeben (abhängig vom Sprachverständnis des Kindes).
> – Dann wird die Anleitung auf Stichwörter oder **Hinweise** verkürzt.

Je besser das Kind neue Ideen formulieren kann, was es mit einem Objekt tun kann, desto **spontaner** wird es in einer bekannten Umgebung agieren und desto öfter wird es bekannte Handlungen in einer neuen Umgebung ausführen. Erst später handelt das Kind spontan mit neuen Objekten in einer neuen Umgebung. Manche Klienten mit einer ausgeprägten Ideationsstörung werden vielleicht nie ganz spontan handeln. Ihnen muss geholfen werden, wenigstens neue Fähigkeiten in einer bekannten Umgebung wie zu Hause und in der Schule anzuwenden.

12.4.2 Strategien zur Förderung der bilateralen Koordination

Zur Entwicklung der Koordination der Körperteile existiert nur wenig Forschung. Die Koordination von Aktivität und Haltefunktion der Hände im Umgang mit Objekten wird als höchste Stufe der bilateralen Bewegungskontrolle angesehen (Keogh u. Sugden 1985; Williams 1983).

Von der Geburt, wo das Kind nicht einmal beide Hände vor der Körpermittellinie zusammenbringen kann, bis zum koordinierten Einsatz beider Körperseiten beim Zeichnen, Schneiden oder Schrauben muss das Kind eine beachtliche Geschicklichkeit und Kraft entwickeln.

Die Ausführungen an dieser Stelle sind auf den bilateralen Gebrauch der Gliedmaßen beschränkt. »Bilaterale Koordination« bezieht sich grundsätzlich aber auf den Gebrauch beider **Körperhälften**, also auch des Rumpfes. Viele bilateral koordinierte Aktivitäten erfordern auch die Planung von projizierten Aktionssequenzen (z. B. einen Ball mit beiden Händen fangen). Die Aktion muss vorausschauend geplant werden.

Feedforward-abhängige Aktivitäten werden im ▶ Kap. 12.4.3 besprochen.

Keogh u. Sugden (1985) und Williams (1983) lieferten wichtige Beiträge zum Verständnis der Entwicklung der bilateralen Koordination. Im Folgenden werden ihre Ergebnisse zusammengefasst. Es gibt aber weiterhin beachtliche Lücken im Wissen um die Entwicklung der bilateralen Bewegungskoordination. Zum Beispiel ist wenig darüber bekannt, in welchem Alter bestimmte Aspekte der bilateralen Funktion normalerweise beherrscht werden.

Im Subtest »Bilateral Motor Coordination BMC« des SIPT (»Sensory Integration and Praxis Tests«, Ayres 1989) wird nur die Fähigkeit überprüft, alternierende Arm- und Fußbewegungen zu imitieren. Obwohl dieser Test Aussagen darüber liefert, ob das Kind Schwierigkeiten in der bilateralen Bewegungskontrolle hat, sagt er nichts darüber aus, auf welcher Stufe der Entwicklung die Schwierigkeiten erstmals aufgetreten sind.

Am Anfang der Behandlung werden oft sehr einfache bilaterale Aufgaben gestellt. Die Therapeutin beobachtet das Kind und passt dann die bilateralen Anforderungen an seine Fähigkeiten an.

Einzelbewegungen versus bilaterale Bewegungssequenzen

In der Entwicklung können zuerst bilaterale Einzelbewegungen kontrolliert werden, bevor das Kind bilaterale Bewegungsabfolgen erlernt. Kurze Bewegungssequenzen sind wiederum leichter durchzuführen als lange.

Symmetrische versus alternierende bilaterale Bewegungen

Symmetrische Bewegungssequenzen sind leichter durchzuführen als alternierende Bewegungen. Während aber das Kind noch die symmetrischen Bewegungen entwickelt, beginnt es bereits, alternierende Bewegungen auszuführen.

Auf diesen Prinzipien bauen die Hierarchien der symmetrischen und der alternierenden Bewegungssequenzen in Tab. 12.1 auf.

Bilaterale Koordination von Armen und Beinen

Der koordinierte Gebrauch der Arme entwickelt sich vor dem koordinierten Gebrauch der Beine (Williams 1983).

Beispiel
Aus einer rein bilateralen Sichtweise ist es schwieriger, von einer Schaukel aus einen hängenden Ball mit den Füßen zu treffen als mit den Händen.

Obwohl koordinierte bilaterale Bewegungen der oberen Extremität also grundsätzlich leichter sind als bilaterale Bewegungen der unteren Extremität, sind spezielle Bewegungen der oberen Extremität relativ schwierig. Eine solche spezielle Bewegung ist das gleichzeitige symmetrische Loslassen mit den Händen (Keogh u. Sugden 1985).

Beispiel
Das Trapez oder die Seilbahn mit beiden Händen gleichzeitig loszulassen, ist besonders anspruchsvoll (Abb. 12.19). Ähnlich schwierig ist es, sich von der Rollenschaukel auf die Matten fallen zu lassen, weil man dazu die Umklammerung mit Armen und Beinen gleichzeitig loslassen muss.

Tab. 12.1. Schwierigkeitsstufen von bilateralen Aktivitäten

Anforderungen der Aufgabe	Beispiele für Aktivitäten
Bilateral symmetrisch	
Sich anhalten, passiv vor und zurück schaukeln	Kind liegt bäuchlings auf der Glider-Schaukel und hält sich an den Seilen fest; Therapeutin schubst an (vor und zurück), während das Kind im Spiel nach Dingen vorne oben Ausschau hält; seine Arme werden durch die Bewegungen der Seile passiv in Flexion und Extension bewegt
Sich anhalten, Gerät mithilfe der Seile, an denen es aufgehängt ist, aktiv vor- und zurückbewegen	Kind liegt bäuchlings auf dem Glider und holt aktiv Schwung, indem es die Arme abwechselnd beugt und streckt
Sich anhalten, aktiv Schwung holen mithilfe eines stabilen Objekts	Kind liegt bäuchlings in der Hängematte; Therapeutin hält einen Stab oder einen Hula-Reifen, an dem sich Kind festhält. Kind beugt aktiv seine Arme, um sich zum Stab/Reifen hinzuziehen. Dann lässt es los und schaukelt
Sich anhalten, aktiv Schwung holen mithilfe eines instabilen Objekts	Kind liegt bäuchlings in der Hängematte; Therapeutin befestigt ca. 2m vom Kind zwei Seile mit Haltegriffen; Kind hält sich an den Griffen fest und zieht rhythmisch, um sich vor- und zurück zu schaukeln
Bilateral alternierend	
Sich anhalten, passiv auf einem Gerät seitlich hin- und herschaukeln	Kind sitzt auf der Plattformschaukel; Therapeutin taucht die Schaukel seitlich an, während Kind im Spiel Dinge zu beiden Seiten sucht; seine Arme werden durch die Bewegungen der Seile passiv in Flexion und Extension bewegt
Sich anhalten, aktiv Schwung holen mithilfe der Seile, an denen das Gerät aufgehängt ist	Kind sitzt der Länge nach auf der Glider-Schaukel und hält sich an den Seilen fest; Kind holt aktiv Schwung, indem es die Arme abwechselnd beugt und streckt
Sich anhalten, aktiv seitlich Schwung holen mithilfe eines instabilen Objekts	Kind sitzt in einem großen Reifenschlauch, der von der Decke herunterhängt; auf jeder Seite des Reifens hängt ein Seil mit einem Griff; Kind hält sich an den Griffen fest und zieht rhythmisch, um sich seitlich hin- und her zu schaukeln

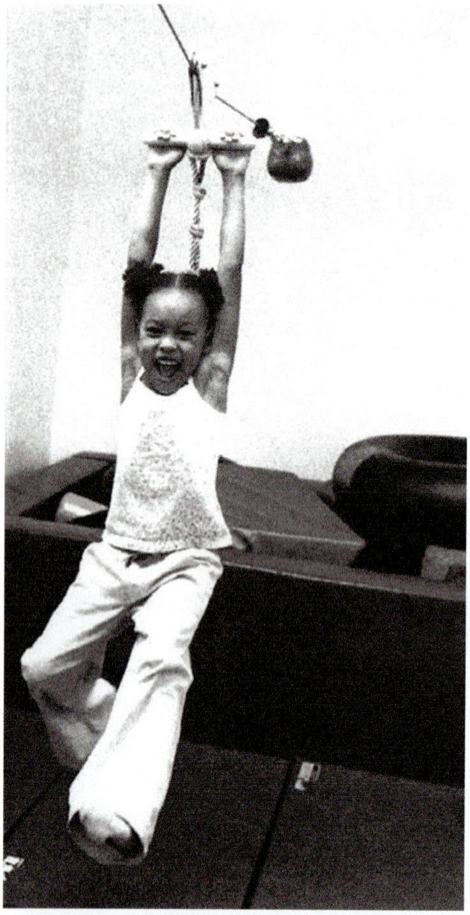

Offensichtlich ist der koordinierte, simultane Gebrauch aller vier Extremitäten schwieriger als der getrennte Gebrauch von entweder nur Armen oder nur Beinen (Williams 1983).

Die Arme zu beugen, während man gleichzeitig die Beine streckt (bzw. umgekehrt) ist ebenfalls ein besonders schwieriger Aspekt der bilateralen Koordination. Für Aktivitäten auf dem Trapez ist diese Fähigkeit oft erforderlich.

Beispiel
Das Kind schwingt am Trapez und soll dann durch einen hängenden Reifen springen (◘ Abb. 12.20).
Das Kind soll sich mit gebeugten Armen am Trapez festhalten, schwingt nach vorne und muss die Beine ausstrecken, um einen Ball zu treffen.

Das »Interactive Metronome«
Der Ansatz dieses **computergesteuerten Trainingsprogramms** ist zwar von der Sensorischen Integration weit entfernt, aber erste Erfahrungen haben gezeigt, dass das »Interactive Metronome« sehr wirksam zur Förderung der bilateralen Koordination eingesetzt werden kann. Das Kind erhält dabei über Kopfhörer Anweisungen für bilaterale Bewegungen, die es rhythmisch ausführen muss (Shaffer et al. 2001). Das Programm verbessert auch:
- Timing,
- Rhythmus,
- Bewegungsplanung

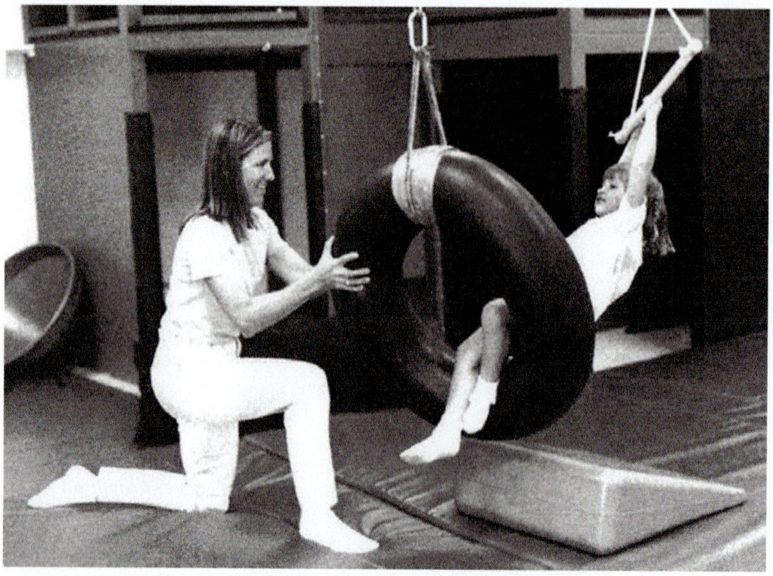

◘ **Abb. 12.19.** Seilbahn. (Foto von Shay McAtee)

◘ **Abb. 12.20.** Am Trapez schwingen und durch einen Reifen springen. (Foto von Shay McAtee)

- Sequenzieren von Bewegungen
und spricht somit viele Aspekte der Praxie an (Koomar et al. 2001). Die größte Wirkung könnte das »Interactive Metronome« erzielen, wenn es im Anschluss an eine sensorisch-integrative Behandlung eingesetzt wird.

Inhibition von Bewegung

Die Inhibition von Bewegung in einer oder mehreren Extremitäten scheint sich später zu entwickeln als viele andere Aspekte der koordinierten Bewegungen. Tatsächlich treten Mitbewegungen anderer Körperteile wie der Zunge oder der kontralateralen Hand bei anstrengenden Tätigkeiten auch noch bei normal entwickelten Jugendlichen auf (Keogh u. Sugden 1985).

Kreuzen der Mittellinie

Die Überkreuzung der Mittellinie, ein wichtiges Element der bilateralen Koordination, kommt häufig in Zusammenhang mit Gewichtsverlagerung und Rumpfrotation vor. Diese Kombination macht es uns möglich, verschiedene Aktionen effizient auszuführen wie Gegenstände aufzuheben, die seitlich von uns liegen; einen Ball mit einem reifen Bewegungsmuster zu werfen oder zu treffen (Keogh u. Sugden 1985; Williams 1983).

Es folgen Beispiele für Aktivitäten, die entworfen wurden, um an Schwierigkeiten bei der Gewichtsverlagerung, der Rumpfrotation und der Kreuzung der Mittellinie zu arbeiten: Kind sitzt in Hängematte oder Helikopter an Einpunktaufhängung und
- wirft Bohnensäckchen auf ein Ziel,
- schießt mit dem Fuß Bälle in ein Ziel oder
- schießt mit der Spritzpistole auf ein Ziel.

Da sich die Schaukel dreht, ist Gewichtsverlagerung, Rumpfrotation und das Kreuzen der Mittellinie erforderlich, wenn sich das Kind auf das Ziel hin orientiert.

> **Hinweis**

Spritzpistolen sind sehr motivierend, auch wenn sie Aufräumarbeiten mit sich bringen. Legt man die Matte des »Twister«-Spiels unter oder zeichnet man eine Zielscheibe auf eine Tafel, kann dadurch das Saubermachen erleichtert werden.

Cave

Aktivitäten, die Gewichtsverlagerung, Rumpfrotation und das Kreuzen der Mittellinie fördern sollen, sollten nicht unnatürlich sein!

Die Aktivität soll die erwünschten Bewegungen automatisch auslösen. Die Therapeutin gibt dem Kind nicht die Anweisung, die Aktivität auf eine bestimmte Art und Weise auszuführen.

> **Hinweis**

Bewegungen, die nicht spontan und natürlich sind, werden höchstwahrscheinlich nicht in den Alltag transferiert.

Jüngere Kinder können natürlich daran erinnert werden, die bevorzugte Hand zu benützen, um zu werfen oder die Spritzpistole zu bedienen. Das sollte auch dazu führen, dass die Aktivität mit mehr Erfolg ausgeführt wird.

12.4.3 Strategien zur Förderung projizierter Aktionssequenzen

Fast alle Klienten mit sensorisch basierten Praxiedefiziten haben Schwierigkeiten beim Planen und Ausführen von projizierten Aktionssequenzen (▶ Kap. 3). Sie können Bewegungen nicht gut planen und initiieren, mit denen sie auf Veränderungen in der Umwelt oder auf zukünftige Ereignisse reagieren sollten.

Beispiel

Diese Schwierigkeiten werden z. B. bei einem Fußballstoß, beim Radfahren um ein Hindernis, beim Seilspringen oder beim Durchqueren eines vollen Raumes sichtbar.

Die Tatsache, dass diese Probleme so häufig auftreten, überrascht nicht, da »Kinder zuerst ihre eigenen Bewegungen kontrollieren und beherrschen müssen, bevor sie sich in Bezug auf externe Umweltbedingungen bewegen können.« (Keogh u. Sugden 1985, S. 101).

Bei vielen Aktivitäten ist es nötig, projizierte Aktionssequenzen zu planen.

Beispiel

Beim Fußballspielen muss der Spieler vorhersehen können, wo der Fuß den Ball treffen wird, und den Fuß genau an diese Stelle bewegen, bevor der Ball dort ankommt.

Um projizierte Aktionssequenzen ausführen zu können, müssen wir **antizipieren**. Daher sind diese Aktivitäten mehr von Feedforward abhängig als von Feedback. Dies ist allerdings relativ, da Feedforward und Feedback unterschiedliche Punkte auf dem Spektrum der sensorischen Bewegungskontrolle repräsentieren.

Abb. 12.21

Gebräuchliche Therapieaktivitäten, eingeteilt nach ihren räumlich-zeitlichen Anforderungen. (Nach Keogh u. Sugden 1985)

	KLIENT Stabil	**KLIENT** Bewegt	
ZIEL/UMGEBUNG Stabil	☐ In einen Hula-Reifen springen ☐ Aus der Bauchlage über der Tonne ein Bohnensäckchen auf ein stabiles Ziel werfen ☐ Einen ruhige hängenden Ball schlagen ☐ Auf dem Trampolin auf- und ab springen	☐ Während des Schaukelns in der Hängematte einen großen ruhig hängenden Ball wegstoßen oder treten ☐ Während des Schaukelns ein Bohnensäckchen schnappen ☐ Auf dem Rollbrett durch einen Hindernisparcours manövrieren ☐ Mit dem Trapez gegen einen Stapel von Reifenschläuchen schwingen	Räumlich
ZIEL/UMGEBUNG Bewegt	☐ Im Stand einen zugeworfenen Ball fangen oder einen zugerollten Ball mit dem Fuß treten ☐ Aus einer stabilen Position einen zugeworfenen Ball schlagen ☐ Im Stand mit einer Spritzpistole auf ein bewegtes Objekt zielen ☐ Aus der Bauchlage über der Tonne Bohnensäckchen auf ein bewegtes Ziel werfen	☐ Von der schaukelnden Hängematte aus Bohnensäckchen auf ein bewegtes Ziel werfen ☐ Von der Schaukel aus mit einer Spritzpistole auf ein bewegtes Objekt zielen ☐ Von der T-Schaukel aus ein schwingendes Ziel schlagen/treffen ☐ In Bauchlage auf einer Schaukel einen zugeworfenen Ball fangen	Räumlich-zeitlich

RÄUMLICH-ZEITLICHE ANFORDERUNGEN

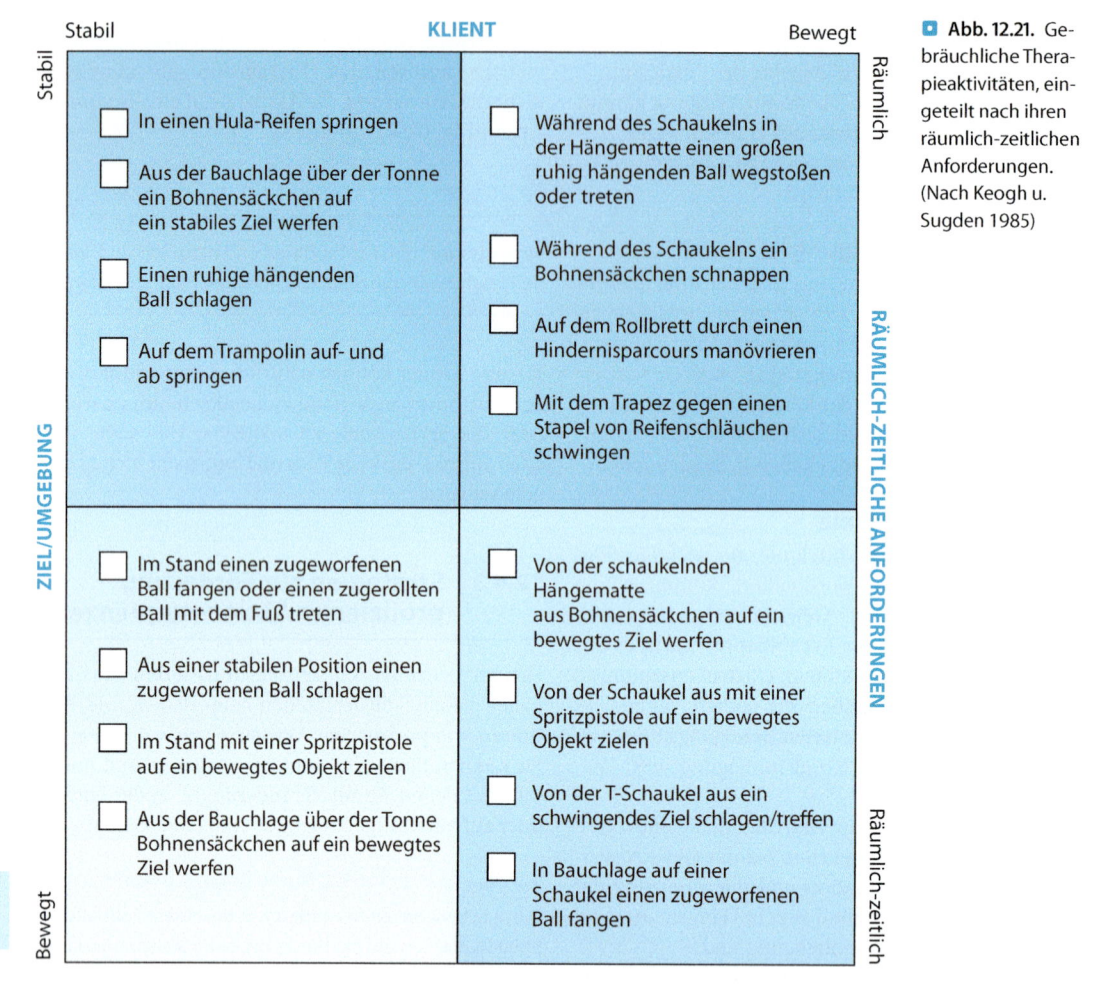

Wie in Abb. 12.21 dargestellt, sind Bewegungsausmaß und -geschwindigkeit sowohl des Kindes als auch des Zieles dafür ausschlaggebend, ob die Kontrolle mehr von Feedback oder mehr von Feedforward abhängt. Dies ist wichtig, da feedforward- und feedback-abhängige Bewegungen mit unterschiedlichen sensorisch-integrativen Störungsbildern zusammenhängen:

- Kinder mit **BIS-Defiziten** haben hauptsächlich mit **feedforward**-abhängigen Bewegungen Schwierigkeiten.
- Kinder mit **Somatodyspraxie** haben im Allgemeinen sowohl mit **feedback**- als auch mit **feedforward**-abhängigen Bewegungen Schwierigkeiten.

Kinder mit BIS-Störungen haben keine Probleme mit Aktivitäten, bei denen sie selbst wie auch das Ziel stationär sind (z. B. beim Werfen eines Balles auf ein Ziel). Üblicherweise bereiten ihnen aber Aktivitäten Schwierigkeiten, bei denen entweder sie selbst sich bewegen (z. B. beim Schaukeln auf einem Trapez loslassen, um auf einem Kissenberg zu landen) oder wenn sich das Ziel bewegt (z. B. einen Ball fangen). Die höchste Anforderung ist es, wenn sich das Ziel und das Kind bewegen (z. B. im Laufen einen rollenden Ball treten), da räumliche und zeitliche Anforderungen bewältigt werden müssen.

Anhand von Michis Fallbeispiel sollen die Maßnahmen illustriert werden, mit denen räumlich-zeitliche Anforderungen von Aktivitäten variiert werden, um den Schwierigkeitsgrad an das Kind anzupassen.

Beispiel

Der 5-jährige **Michi** hatte außerordentliche Schwierigkeiten, projizierte Aktionssequenzen zu planen. (Seine Probleme waren denen von Melanie ähnlich, die in ▶ Kap. 11 beschrieben wurde). Eine Aktivität vom Therapiebeginn war »Fische füttern«: während er sich in

12.4 Intervention bei Störungen der Praxie

Bauchlage in der Froschschaukel befand, musste er Bohnensäckchen (»Fischfutter«) in einen Reifen (»Fischteich«) werfen. Dieses Spiel erforderte eine relativ einfache Reaktion. Da sich der Reifen nicht bewegte (stabiles Ziel), war die einzige Anforderung das Timing des Loslassens. Der große Reifen verlangte wenig räumliche Fähigkeiten. Dennoch verweigerte Michi.

Die Aktivität, d. h. die geforderte Anpassungsreaktion, wurde folgendermaßen vereinfacht: Michi sollte mit beiden Händen einen stationären »Felsen« (großer Pezziball) während des Schaukelns aus seinem Weg schieben. Da der Fels groß war und direkt vor der Schaukel lag, waren die räumlichen Anforderungen noch geringer und die zeitlichen Anforderungen praktisch Null. Jedoch verweigerte Michi auch diese Aktivität und sagte: »Ich möchte einfach nur schaukeln!«.

Die Therapeutin ging auf seinen Wunsch ein und interpretierte seine Verweigerung als Bestätigung, dass sogar die einfachsten projizierten Aktionssequenzen für ihn zu schwierig waren. Die restliche Therapieeinheit und auch in einigen folgenden Therapieeinheiten legte sie den Schwerpunkt einerseits auf Aktivitäten, die verstärkten vestibulären und propriozeptiven Input lieferten (d. h. einfaches Schaukeln in der Froschschaukel), andererseits auf Aktivitäten, die Bewegung erforderten, während Michi selbst stabil war (z. B.: schwere Bälle auf eine großes Ziel werfen).

Ein paar Therapiestunden später probierte die Therapeutin wieder das »Felsenspiel« aus. Diesmal machte Michi eifrig mit. Anscheinend bot die Aktivität nun genau die richtige Anforderung. Entweder hatten sich seine Fähigkeiten verbessert oder er nahm seine Fähigkeiten nun anders wahr. Einige Therapiestunden später war Michi auch mit Spaß dabei, Bohnensäckchen in einen Reifen zu werfen – also »Fische zu füttern«.

Zahllose Aktivitäten können entworfen werden, die das Kind dabei fördern, projizierte Aktionssequenzen zu planen und zu entwickeln.

Der Schwierigkeitsgrad kann durch einfache Veränderungen variiert werden:
- durch Änderung der Geschwindigkeit und des Ausmaßes der Bewegung des Kindes,
- durch Änderung der Geschwindigkeit und des Ausmaßes der Bewegung des Zieles,
- durch Änderung der Größe der verwendeten Objekte,
- durch Änderung der Größe des Zieles.

> Hinweis

- Eine beliebte Aktivität ist »**Autodrom**« (◨ Abb. 12.22): zwei große Reifenschläuche werden in ungefähr 2 m Abstand aufgehängt. Kind und Therapeutin sitzen in

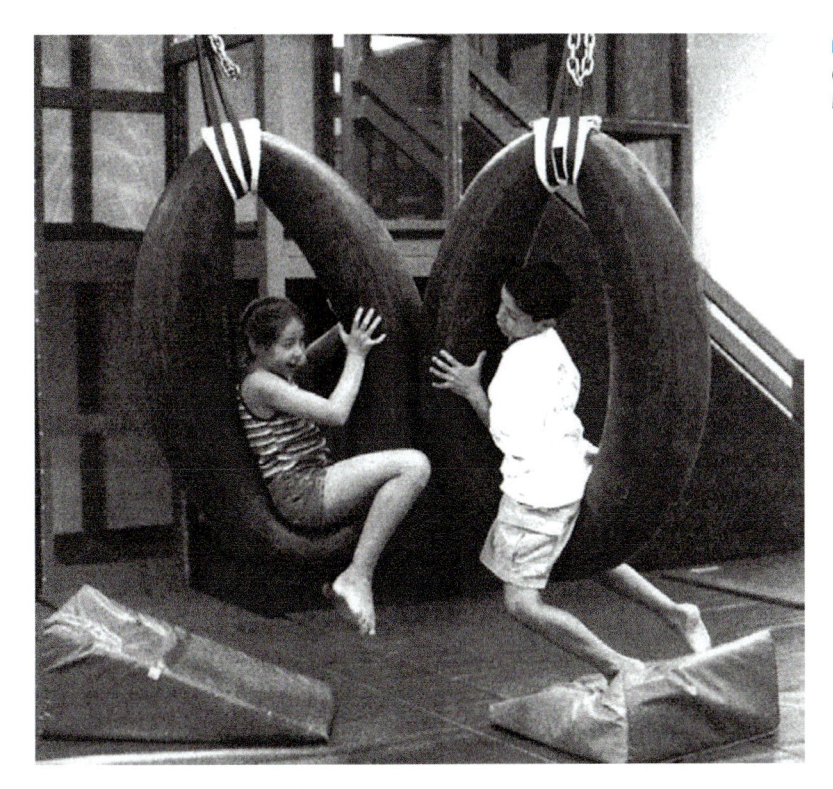

◨ **Abb. 12.22.** »Autodrom«. (»Bumper Cars«) (Foto von Shay McAtee)

je einem Reifen. Als Vorbereitung auf den Start gehen sie möglichst weit zurück, dann schwingen sie aufeinander zu. Das Ziel des Spiels ist, dass der Gegner beim Zusammenstoß aus seinem Reifen heraus fällt. Da sich beide (Kind und Therapeutin) in Bewegung befinden, enthält dieses Spiel sowohl zeitliche als auch räumliche Anforderungen. Damit der Zusammenstoß stark genug ist, um die Therapeutin aus dem Reifen zu werfen, muss das Kind seine Bewegungen zeitlich genau abstimmen, sequenzieren und kontrollieren. Der Schwierigkeitsgrad kann erhöht werden, indem man die Reifen so hoch aufhängt, dass die Füße den Boden nicht mehr berühren. Bei dieser Variante müssen die Spieler an hängenden Seilen Schwung holen. Die Anforderungen an die Haltungskontrolle werden dabei auch gesteigert.
- Auch eine schwierigere Version von »**Fangen spielen**«, die ähnlich aufgebaut ist wie das Autodrom-Spiel, enthält projizierte Aktionssequenzen: Wie beim normalen »Fangen spielen«, ist das Ziel, nicht erwischt zu werden. Kind und Therapeutin sitzen in Netzhängematten, die 2–3 m voneinander entfernt aufgehängt sind. Dazwischen liegt ein Reifen mit einem großen Pezziball. Beide Spieler stemmen sich mit den Beinen gegen den Pezziball. Sie stoßen sich ab und der Fänger versucht den anderen zu fangen. Die beiden Gegner müssen ihre Bewegungen zeitlich abstimmen, sequenzieren und kontrollieren, um den anderen zu fangen. Der Reifen gilt als »Leo«, aber man darf höchstens 10 Sekunden dort bleiben. Dieses Fangen-Spiel ist besonders für ältere Kinder motivierend. Es ist nicht empfehlenswert, zwei Kinder miteinander spielen zu lassen, da zumindest einer der Spieler sehr geschickt sein muss, damit niemand verletzt wird.
- Eine gebräuchliche Aktivität, die ebenfalls gute räumliche und zeitliche Anforderungen stellt, findet im **Helikopter** statt: in jedem Schlaufenpaar sitzt ein Kind und die beiden umkreisen einander. Dazu müssen sie gleichzeitig und mit derselben Geschwindigkeit starten: sie laufen ein paar Schritte und heben dann auf Kommando gleichzeitig die Füße vom Boden ab und kreisen.

Aktivitäten zur Förderung des Sequenzierens

Sequenzieren in Zusammenhang mit der SI-Theorie bezieht sich immer auf projizierte Aktionssequenzen. Allerdings wird dieser Begriff von vielen Therapeutinnen fehlinterpretiert, die meinen, Hindernisparcours wären das Mittel der Wahl bei Problemen im Sequenzieren. Ein Hindernisparcours ist eine Abfolge mehrerer Aktivitäten und enthält daher Sequenzen von Sequenzen. Dadurch können Hindernisparcours sehr schwierig sein. Der beste Hindernisparcours bei Defiziten im Sequenzieren erfordert geschmeidige Übergänge zwischen verschiedenen Arten von projizierten Aktionssequenzen.

Beispiel
Zum Beispiel kann ein Hindernisparcours folgendes beinhalten:
- Von einem Matratzenberg mit einem Trapez schwingen.
- Durch einen Reifen vom Trapez auf eine Matte abspringen.
- Hinunterbeugen und Bohnensäckchen einsammeln.
- Umdrehen und die Bohnensäckchen durch einen schwingenden Reifen werfen.
- Durch ein Labyrinth von Plastikkegeln zurück zum Matratzenberg laufen.
- Das Trapez fangen.
- Von vorne beginnen.

12.4.4 Behandlung der Somatodyspraxie

Neben Problemen in der Bilateralintegration und im Sequenzieren weisen Klienten mit Somatodyspraxie auch Schwierigkeiten beim Planen und Entwickeln feedback-abhängiger Bewegungen auf. Daher stellen die bisher vorgestellten Aktivitäten anfangs eine zu große Herausforderung dar.

Die Behandlung von Kindern mit Somatodyspraxie konzentriert sich zunächst auf Ganzkörperaktivitäten.

Beispiel
- Auf einem Rollbrett die Rampe hinunter fahren und einen Turm aus Schaumstoffziegeln umwerfen.
- Sich mit beiden Armen und Beinen an die Pferdeschaukel klammern.
- In das Bällchenbad springen und wieder heraus klettern.
- »Zugfahren« auf dem Glider und an verschiedenen Stationen einsteigen oder aussteigen, um ein Paket zu »liefern« oder »abzuholen« (große, schwere Bohnensäcke oder Schachteln).

Manche Kinder sprechen auf einfache Ursache-Wirkungs-Aufgaben gut an.

Beispiel
- Eine Trillerpfeife blasen.
- Von einem Berg aus auf eine Matte springen.

12.4 Intervention bei Störungen der Praxie

Die Komplexität der Aktivitäten wird schrittweise erhöht (◘ Übersicht 12.8).

Beispiel
Das Kind muss das Pfeifen als Signal einsetzen, um stehen zu bleiben, los zu laufen oder die Geschwindigkeit einer Schaukel zu verändern.

> **◘ Übersicht 12.8. Abstufung der Schwierigkeit von Aktivitäten**
> Die Aktivitäten werden folgendermaßen abgestuft:
> - Von einfachen Einzelbewegungen zu komplexen Bewegungsabläufen (Sequenzen).
> - Von Ganzkörperbewegungen zu Bewegungen einzelner Körperteile und Inhibition von anderen Körperteilen.
> - Von feedback-abhängigen Bewegungen zu feedforward-abhängigen Bewegungen.

Da Somatodyspraxie mit einer Schwäche in der propriozeptiven Reizverarbeitung einhergeht, liegt ein Schwerpunkt der Behandlung auf **Bewegung gegen Widerstand**. Damit soll das Körperschema verbessert werden, das ein Fundament der Bewegungsplanung ist.

Viele Kinder singen oder zählen, um sich selbst zu organisieren. Diese natürliche Fähigkeit, Bewegung verbal kontrollieren, fehlt Kindern mit Somatodyspraxie oft.

❯ Hinweis
Daher wird das Kind beim Initiieren einer Aktion in der Therapie durch **Startkommandos** wie: »Eins, zwei, drei, los!« unterstützt und Bewegungen durch **Lieder** oder **Reime** begleitet, um dem Kind zu helfen, den Rhythmus beizubehalten.

Die Therapeutin kann auch die Bewegungen und Handlungen des Kindes **kommentieren** (d. h. sie benennt die Bewegungen, während sie ablaufen).

Neue Fähigkeiten werden großteils kortikal erlernt. Erst wenn sie beherrscht werden, können sie automatisiert werden. Manchmal kann man beobachten, wie ein Kind innehält, bevor es eine Bewegung initiiert, als ob es sie planen würde. Die Therapeutin sollte das Kind dabei nicht ablenken, sondern knappe Instruktionen und Feedback geben, ohne viel zu reden.

Einen Plan zu verbalisieren kann sich auch positiv darauf auswirken, diesen Plan zu organisieren und zu verstehen. Manchmal können Klienten einen Plan verbalisieren, aber sie schaffen es nicht, ihn in die Tat umzusetzen.

Beispiel
Pascal, ein 7-jähriger Junge mit Somatodyspraxie, beschrieb eine komplizierte Bewegungssequenz für einen Hindernisparcours mit vier hängenden Geräten. Als er aufgefordert wurde, den Plan vorzuzeigen, ging er zu jedem Gerät, stieß es an und erklärte währenddessen verbal, was er damit tun wollte. Er wusste einfach nicht, wie er seinen Körper dazu bringen sollte, seine Vorstellungen auszuführen.

❯ Hinweis
Klienten mit Somatodyspraxie, die sich die Bewegungen zwar vorstellen, sie aber nicht umsetzen können, profitieren zumindest anfangs eher von detaillierten Bewegungsanweisungen und von körperlichem Führen als davon, den Plan zu verbalisieren.

Da das Hauptmerkmal der Somatodyspraxie die Unfähigkeit ist, **neue motorische Fähigkeiten** zu erlernen (Ayres 1972, 1979, 1985; Cermak 1985), muss in der Therapie mit **neuartigen Anforderungen und Aufgaben** gearbeitet werden, die das Kind noch nicht gemeistert hat. Es muss ihm genügend Zeit zur Verfügung gestellt werden, um zu üben.

> **Wichtig**
> Eine Aktivität gilt erst dann als »beherrscht«, wenn das Kind sie automatisch und ohne bewusste Anstrengung ausführen kann.

Bei Klienten mit Somatodyspraxie kann es unheimlich viel Übung erfordern, bis sie eine Aktivität beherrschen (s. auch ▶ Kap. 3).

❯ Hinweis
Aktivitäten, bei denen das Kind ein Objekt fangen, stoßen oder treten muss, bleiben lange »neuartig«, weil sie ständig neue motorische Reaktionen erfordern.
Des Weiteren kann Neuartigkeit erreicht werden, indem man die Art ändert, wie ein bekanntes Gerät oder Objekt benutzt wird.

Beispiel
Den Glider einmal an einem Punkt aufzuhängen statt wie gewohnt an zwei Punkten, erfordert neue posturale Anpassungsreaktionen.

Klienten mit Somatodyspraxie haben Schwierigkeiten, einen Bewegungsplan zu generalisieren.

Das Kind kann auf zweierlei Weise unterstützt werden, Fertigkeiten zu generalisieren:
1. Die Therapeutin gestaltet Aktivitäten, die Bewegungen erfordern, die den Bewegungen in einer bekannten Aktivität ähnlich sind.

Beispiel
In einer Therapiestunde springt das Kind von einem Matratzenturm in einen Reifen, in der nächsten Stunde auf einen Kissenberg, in der darauf folgenden Stunde springt es von der Kletterwand in den Reifen usw.

2. Die Therapeutin weist auf die Ähnlichkeit zwischen der momentanen Aktivität und einer bekannten Aktivität hin, die das Kind bereits beherrscht.

Beispiel
Wenn das Kind in der Netzhängematte sitzt und Schwung holt, verwendet es die gleichen Bein- und Rumpfbewegungen wie auf einer Spielplatzschaukel.

12.4.5 Behandlung von autistischen Kindern

In diesem Abschnitt wird auf die speziellen Bedürfnisse von Klienten mit Autismus eingegangen, da die Sensorische Integrationstherapie in der Behandlung autistischer Patienten weit verbreitet ist (◘ Übersicht 12.9). Die LeserInnen seien jedoch auf weitere Quellen verwiesen, die die Therapie bei Autismus (Mailloux 2001; Miller-Kuhanek 2001) und von Kindern mit anderen Diagnosen (Spitzer u. Smith Roley 2001) wesentlich detaillierter beschreiben.

> **◘ Übersicht 12.9. Problembereiche bei autistischen Kindern**
> Viele autistische Kinder haben:
> — Begrenzte soziale und sprachliche Fähigkeiten
> — Schwerwiegende sensorische Modulationsstörungen
> — Defizite in der sensorischen Diskrimination
> — Probleme in der Praxie

> **Wichtig**
> Bereits 1979 postulierte Ayres, dass Klienten mit Autismus häufig Defizite in jenen neuronalen Substraten aufweisen, die mit der **sensorischen Perzeption** und dem **Zuschreiben von Bedeutung** zu tun haben.

Manche Kinder können keine sinnvollen Aktivitäten initiieren, haben eine begrenzte Ideation und sind bei der Planung von neuen Aktionen eingeschränkt. Haben sie eine neue Bewegungsaufgabe erst erlernt, führen sie sie oft mit großem Geschick aus (Mailloux 2001).

Zunächst muss die Umgebung so gestaltet werden, dass sie zur Auseinandersetzung einlädt. Mit sensorisch defensiven Kindern sollte nach Möglichkeit in Räumen gearbeitet werden, die Tageslicht oder gedämpfte Beleuchtung haben, und eventuell sogar dunkel ausgemalt sind, um Lichtreflexe von den Wänden zu minimieren. (Diese können für Klienten, die visuelle Abwehr zeigen, sehr störend sein).

> **Hinweis**
> Nicht benötigte Geräte wegräumen. Damit gestaltet man die Umwelt reizärmer!

Als nächstes werden Gelegenheiten für sinnvolle sensorische Erfahrungen geschaffen, die anpassende Interaktionen hervorlocken können. Sensorische Aktivitäten werden anhand der Bedürfnisse des Klienten ausgewählt.

> **Hinweis**
> Autistische Kinder müssen oft mit Intensität, Dauer, Frequenz und Rhythmus von Reizen experimentieren.

> **Wichtig**
> Da viele autistische Kinder nicht verbal kommunizieren können, stellt die Beobachtung den Schlüssel zur erfolgreichen Therapie dar (Ayres u. Tickle 1980).

Beispiel
Ein autistisches Kind mit Defiziten in der vestibulären und propriozeptiven Verarbeitung konnte sanftes Schaukeln

überhaupt nicht genießen. Somit stellte die Therapeutin das Schaukeln als geeignete therapeutische Aktivität in Frage. Bei genauerer Beobachtung zeigte sich jedoch, dass das Kind zu lächeln begann und freudige Geräusche von sich gab, wenn es höher geschaukelt wurde! So wurde klar, dass intensiverer Input nötig war, um für dieses Kind eine sinnvolle Erfahrung zu schaffen.

Stufen der Anpassungsreaktion

Ayres beschrieb einige Stufen der Anpassungsreaktion (in: Spitzer u. Smith Roley 2001). Es ist hilfreich, die Stufe zu bestimmen, auf der das Kind beständige Leistungen erbringt – die höchste Stufe, die es erreichen kann und zugleich die Stufe, bevor es überstimuliert wird bzw. die Anforderung zu hoch ist.

Die Stufen der Anpassungsreaktion sind für alle Klienten nützlich (◘ Übersicht 12.10). Besonders hilfreich sind jedoch bei der Befundung von Klienten, bei denen keine standardisierten Verfahren eingesetzt werden können, wie bei den meisten autistischen Kindern.

> ◘ **Übersicht 12.10. Hierarchie der Anpassungsreaktionen nach Ayres (1972)**
> Ayres beschrieb folgende Stufen der Anpassungsreaktion:
> 1. Reagiert auf passiven Reiz.
> 2. Hält sich fest und bleibt an Ort und Stelle.
> 3. Beugt und streckt Muskelgruppen alternierend (z. B.: anschubsen, Schwung holen).
> 4. Initiiert eine Aktivität, die bekannte, einfache Bewegungen erfordert; bleibt aber nicht dabei.
> 5. Initiiert eine Aktivität, die bekannte, oft einfache Bewegungen erfordert (z. B.: selbstständiges Auf- und Absteigen von einer Schaukel) und bleibt dabei.
> 6. Initiiert eine Aktivität mit 2 oder 3 Schritten, die unbekannte, oft komplexe Bewegungen erfordert (z. B.: mit dem Trapez in einen Reifen schwingen) und bleibt dabei.
> 7. Initiiert eine komplexe Aktivität, die unbekannte, komplexe Bewegungen, Timing, kombinierte Anpassungsreaktionen erfordert (z. B. Parcours mit mehreren Stationen) und führt sie durch.

Beispiel

Am Beginn der Therapie konnte **Justin**, ein 4-jähriger Junge mit einer tiefgreifenden Entwicklungsstörung, nicht konstant auf passive Reize reagieren und seine Konzentration bei verschiedenen Aktivitäten war sehr schwankend. Manchmal genoss er die taktilen Reize, wenn er sich im Bohnenbad die Bohnen über die Hände und die Beine rieseln ließ. Wenn daneben andere Kinder laut spielten, reagierte er aber abwehrend und wurde überaktiv. Nach 6-monatiger Behandlung (eine Stunde wöchentlich) entsprach seine Performanz beständig der zweiten Stufe von Ayres' Hierarchie: festhalten und an Ort und Stelle bleiben. Justin konnte sich auf hängenden Geräten halten, die wenig Haltungskontrolle erforderten (z. B. Froschschaukel). Er konnte einfache Schaukeln in Bewegung versetzen, wurde aber leicht frustriert, da er den Rhythmus der Schaukel nicht beibehalten konnte. Hin und wieder konnte er eine Aktivität initiieren (z. B. sich auf den Bauch auf die Froschschaukel legen oder die Froschschaukel hin- und herschaukeln), aber meist brauchte er Hilfe, um die Aktivität zu Ende zu führen. Im Allgemeinen verlor er bald das Interesse an Aktivitäten, wenn sie nicht intensive vestibuläre und propriozeptive oder taktile Reize boten.

Mit der Zeit produzierte Justin aber höhere Anpassungsreaktionen in verschiedenen Settings: auf der Froschschaukel genoss er Aktivitäten, die projizierte Aktionssequenzen erforderten (z. B. einen Pezziball wegstoßen). Diese Aktivität entspricht bereits der fünften Stufe der Anpassungsreaktionen.

Nach und nach entwickelte sich Justins bilaterale Koordination und Sequenzieren, was eine Voraussetzung ist, um beim Schaukeln Bohnensäckchen oder Bälle auf ein bewegtes Ziel zu werfen. Damit hatte er das sechste Stadium der Anpassungsreaktionen erreicht: eine Aktivität mit 2 oder 3 Schritten zu initiieren und beizubehalten, die komplexe Bewegungen erfordert. Zur gleichen Zeit begann er, sich für das Fahrrad fahren mit Stützrädern zu interessieren. Nachdem er eine Woche lang immer wieder geübt hatte, beherrschte er es.

Dieses Fallbeispiel zeigt, wie Anpassungsreaktionen, die in der Therapie erarbeitet werden, generalisiert und in den Alltag übertragen werden. Es illustriert

> ◘ **Übersicht 12.11. Entwicklungsstufen nach Greenspan (1992)**
> 1. Regulation und Interesse an der Umwelt.
> 2. Beziehungen aufbauen.
> 3. Bewusste wechselseitige Kommunikation.
> 4. Entwicklung einer komplexen Selbstwahrnehmung, die Verhaltensorganisation und -ausführung beinhaltet.
> 5. Entwicklung emotionaler Ideen und emotionalen Denkens.

damit die Entwicklung, die Ayres beschrieben hatte (Spitzer u. Smith Roley 2001).

Auch in einer idealen Umgebung fällt es vielen autistischen Klienten schwer, sich mit Personen oder Geräten auseinanderzusetzen. In solchen Fällen kann sich die Therapeutin neben den Stufen der Anpassungsreaktion nach Ayres auch an den Entwicklungsstufen nach Greenspan (1992) orientieren (Übersicht 12.11):

Greenspan (1992) entwickelte einen Ansatz, den er »**Floor time**« nannte. Dieser soll Familien helfen, über die Symptome von Autismus hinaus zu sehen. Er regt die Bezugspersonen dazu an, jede Aktivität mit ihrem Kind affektiv ansprechend und bedeutungsvoll zu gestalten, um Kommunikation zu entwickeln.

> **Exkurs**
>
> Orientiert man sich am »Floor Time«-Modell, so versucht man, in die Aktivitäten des Kindes auf eine Art und Weise einzusteigen, dass es reagieren muss. Der Fokus liegt darauf, immer mehr »Kommunikationskreise« zu öffnen und zu schließen.

Beispiel
Der 6-jährige **Alex** schien an den Therapiegeräten völlig uninteressiert und rannte im Therapieraum nur ziellos hin und her. Die Therapeutin stieg auf diese Aktivität ein, indem sie so tat, als ob sein Laufen beabsichtigt war. Sie erklärte, dass es nun Zeit wäre, zum nächsten Teil des Rennens überzugehen, wo er über Hindernisse (z. B. Kissen und Rollen) springen oder um sie herumlaufen müsse. Da die Therapeutin wusste, dass Alex Winnie Pooh sehr gern hatte, fing sie an, wie Tigger zu reden (»Ich liebe Hüpfen. Hoo hoo, ein hüpfeliges Hüpfspiel!«), während sie vormachte, was Alex tun sollte. Das bewirkte, dass Alex seine Aufmerksamkeit auf die Kissen und Rollen lenkte. Aber er rannte weiter hin und her. Die Therapeutin blieb bei ihrer Rolle und tat so, als ob Alex Pooh wäre: »Oh Pooh, das macht so viel Spaß! Du kannst ja so gut laufen! Was kannst Du denn noch?« Als Alex unabsichtlich gegen eine Rolle stieß, sagte sie übertrieben: »Oh Pooh, du kannst Dinge ja so toll umstoßen!« Auf diese Weise machte die Therapeutin weiter, bis Alex versuchte, auf ein Kissen zu springen. Als nächstes vergrub sich Alex unter einem großen Kissen. Die Therapeutin fragte ihn: »Bist du jetzt Rabbit? Du gräbst jetzt genau wie Rabbit!«

In diesem Fallbeispiel hatte die Therapeutin einen Kanal für eine neue Kommunikation geschaffen. Die Kombination von »Floor Time« mit dem SI-Ansatz verstärkt oft die Beteiligung des Klienten.

Klienten aus dem autistischen Spektrum reagieren oft am besten auf schauspielerische Interaktionen mit dem Therapeuten. Aktionen der Therapeutin scheinen ihnen bedeutungslos zu sein, wenn sie nicht sehr enthusiastisch oder sogar übertrieben sind.

Möglicherweise ist dies in der angenommenen Beteiligung des limbischen Systems am Störungsbild Autismus begründet (Baumann u. Kemper 1994).

> **Hinweis**
>
> Da diese Kinder solche Schwierigkeiten im sozialen und kommunikativen Bereich haben, nimmt die Therapeutin bei der Auswahl der sensorischen Erfahrungen oft eine aktivere Rolle ein als bei Kindern mit anderen Diagnosen (Mailloux 2001). Natürlich werden Aktivitäten angeboten, die das Kind voraussichtlich genießen wird, sobald es das automatische »Nein« als Reaktion auf Veränderungen überwunden hat. Falls es keinen Erfolg bringt, eine neue Aktivität vorzuzeigen und verbal anzuleiten, kann körperliche Führung sinnvoll sein.

12.5 Praktische Überlegungen für eine sichere und effektive Therapie

Bei der Planung der Intervention und bei der Beratung von Familien muss sich eine Therapeutin ständig mit folgenden Themen auseinandersetzen:
— Alter des Klienten,
— Frequenz und Dauer der Therapie,
— Effektivität von Gruppentherapie.

Wenn sich eine Therapeutin entscheidet, nach dem Konzept der Sensorischen Integration zu arbeiten, hat dies Konsequenzen für die Planung und den Umgang mit Mitteln und Ressourcen. Dazu gehören:
— Raum und Platz,
— Geräte,
— Kostenrückerstattung.

12.5.1 Alter des Klienten

Da Ayres (1972) davon ausging, dass die Plastizität des ZNS nach dem neunten Lebensjahr abnimmt, schrieb sie, dass jüngere Kinder besser auf die Therapie ansprächen als ältere Kinder oder Erwachsene. Diese Aussage wurde fehlinterpretiert und so ausgelegt, dass SI-Therapie bei Kindern über 9 Jahren nicht wirksam sei. Allerdings deuten immer mehr Beweise darauf hin, dass die Plastizität des Gehirns auch bei voll entwickelten Organismen vorhanden ist (Elman et al. 1998).

Auch Erwachsene berichten, dass eine Sensorische Integrationstherapie bei ihnen höchst erfolgreich war. Sie konnten mehr motorische Geschicklichkeit entwickeln und ihr Selbstwertgefühl steigerte sich. Dadurch sind sie besser in der Lage, mit sozialen Situationen umzugehen. Ältere Kinder und Erwachsene, die aufgrund von sensorischen Integrationsstörungen viel gelitten haben, sind meist höchst motiviert, eine Therapie zu beginnen. Ein Schlüssel zum Erfolg dürfte die Überzeugung sein, dass die Therapie ihr Leben einfacher machen wird.

Beispiel
Der 12-jährige **Paul** äußerte wehmütig, dass er von einem Ort wie der SI-Klinik seit seinem fünften Lebensjahr geträumt hatte. Sein starker Antrieb, bei der Therapie mitzumachen, motivierte ihn auch, wirklich hart zu arbeiten.

12.5.2 Direkte Therapie: Wie lang und wie oft

Eine interessante Frage bei der direkten Behandlung betrifft die Länge der Therapieeinheiten. Der klinischen Erfahrung nach ist der Therapieerfolg bei Einheiten von 45-60 Minuten größer als bei kürzeren Einheiten, selbst wenn diese mehrmals wöchentlich stattfinden. Dies trifft vor allem auf ältere Klienten zu und auf Kinder, die periodische Pausen brauchen, um ruhiger und organisierter zu werden. In längeren Einheiten können sich die Aktivitäten auf natürliche Weise entwickeln und kommen zu einem abgerundeten Abschluss.

> **Wichtig**
>
> Ayres (persönliches Gespräch, 14. April 1984) empfahl 3 oder 4 Therapieeinheiten pro Woche.

Eine derart intensive Therapie ist aber nur selten möglich. Bei einer Therapieeinheit wöchentlich dauert die Therapie nicht selten 2-3 Jahre. In dieser Zeit entwickeln die Kinder eventuell sekundäre Probleme. Es wäre daher wirksamer, die Therapie ein Jahr lang intensiv durchzuführen, als die gleiche Anzahl an Therapieeinheiten über einen Zeitraum von 2-3 Jahren auszudehnen.

Obwohl diese Überlegungen logisch klingen, sind sie wissenschaftlich nicht abgesichert. Die begrenzte, nicht SI-spezifische Forschung zu dieser Frage hat bisher weder im ergotherapeutischen noch im physiotherapeutischen Bereich Beweise für eine größere Effektivität von höheren Therapiefrequenzen erbracht (Harris 1988).

Im Rahmen von Kursen haben die Autorinnen mit kurzen Blöcken Intensivtherapie (d. h. vier einstündige Einzeltherapien) experimentiert: am Beginn wurden die Kinder begutachtet, und die Kursteilnehmerinnen erarbeiteten zusammen mit den Eltern funktionelle Ziele; ältere Kinder wurden bei diesen Überlegungen miteinbezogen. Meistens konzentrierten sich die Therapieziele auf die Praxie, seltener auf Modulation.

Beispiel
Therapieziele waren z. B. Fahrrad fahren und reziprokes Treppensteigen.

Nachdem die Therapieziele festgelegt worden waren, wurden sie von den Kursteilnehmerinnen analysiert und die Leistung des Kindes beobachtet. Außerdem mussten sie Hypothesen über die zugrunde liegende sensorisch-integrative Störung aufstellen und einen Therapieplan entwickeln.

Entsprechend der SI-Theorie wurden sinnvolle Aktivitäten eingesetzt, die verstärkte Sinnesreize boten und aus mehreren Wiederholungen bestimmter Bewegungsmuster bestanden, die für das Ziel wichtig waren. Manchmal wurde auch Geschicklichkeitstraining eingebaut.

Beispiel
Erik war ein 7-jähriges Kurskind, dessen Ziel das Fahrradfahren war. Er konnte noch nicht selbstständig auf das Fahrrad aufsteigen. Er konnte die Balance nicht halten, wenn er ein Bein über das Rad schwingen sollte. In der sensorisch-integrativen Begutachtung gab es Hinweise auf BIS-Defizite, die sich aus einer schlechten Verarbeitung von vestibulären und propriozeptiven Reizen ergaben. Die Therapeutin setzte die Pferdeschaukel ein und gestaltete Aktivitäten, bei denen es nicht nur um das Schaukeln, sondern auch um das Auf- und Absteigen ging (z. B. Pakete liefern). Die Therapeutin wies auf die Ähnlichkeit zum Auf- und Absteigen auf das Fahrrad hin. Nach vier Therapieeinheiten konnte sich Erik selbstständig und ohne Angst auf sein Fahrrad setzen. In der Klinik konnte er mit minimaler Hilfestellung seiner Mutter (Rad an Stange stabilisieren) den Gang entlang fahren.

Vier Einheiten in der Woche ist keine »magische Zahl«. Im Kurs wird dadurch eine optimale Interaktion zwischen dem Kind und der Therapeutin ermöglicht. Wie Eriks Beispiel zeigt, werden auch bei dieser Art der Intervention Therapieziele erreicht.

12.5.3 Effektivität von Gruppentherapie

Die Gestaltung von Gruppentherapien nach dem SI-Ansatz ist schwierig, da alle Aktivitäten für jeden einzelnen Teilnehmer geeignet sein müssen. Dadurch werden Anzahl und Umfang der Aktivitäten sehr begrenzt. Außerdem verdoppeln sich die Anforderungen an die Beobachtungsfähigkeit und das permanente Adaptieren bei zwei Klienten. Manchmal sind die Anpassungen, die für einen Klienten wichtig sind, für den zweiten ungeeignet. Kinder, die Frustrationen und Ablehnung erfahren haben, beginnen möglicherweise einen ungesunden Wettkampf um die Aufmerksamkeit der Therapeutin.

Obwohl es also nicht günstig ist, wenn eine Therapeutin mit mehreren Kindern arbeitet, bringt die Situation, dass **mehrere Therapeuten jeweils mit einem Kind im selben Therapieraum** arbeiten, große Vorteile:
- Die Interaktionen zwischen den Kindern verbessern ihre sozialen Fähigkeiten und können sogar zu Freundschaften führen.
- Die Kinder und die Therapeutinnen werden mit neuen Aktivitäten konfrontiert, die jede Therapeutin an ihr Kind anpassen und abändern kann.

Für bestimmte Zwecke haben **Gruppen** ihre Berechtigung in der Intervention: Kinder mit sensorisch-integrativen Störungen haben oft Bedürfnisse, die am besten in Gruppen aufgehoben sind, in denen das Spielen, soziale Fähigkeiten, oder bestimmte funktionelle Fähigkeiten wie das Schreiben gezielt behandelt werden. Gruppen stellen auch oft das ideale Setting dar, um älteren Kindern und Jugendlichen Ideen zur sensorischen Diät zu liefern. Die Therapeutin muss den Umfang des möglichen Therapieangebots bedenken und sich über Hauptziele ihrer Therapie bewusst sein.

Beispiel
Eine Therapie, die die Entwicklung des Spielverhaltens zum Ziel hat, wird anders aussehen als eine Therapie, die auf eine Verbesserung der sensorischen Integration abzielt.

12.5.4 Adäquate Räumlichkeiten und Hängevorrichtungen

Die sensorisch-integrative Ergotherapie erfordert abgehängte Schaukelgeräte und ausreichend Platz, um therapeutische Aktivitäten durchzuführen, die verstärkten sensorischen Input bieten und vielfältige Anforderungen an die posturale Kontrolle und die Praxie stellen. Dabei ist ein geeignetes Aufhängesystem wesentlich (Bonder u. Fisher 1989; Parham u. Mailloux 2001). Um die Sicherheit der Klienten zu gewährleisten:
- müssen Aufhängevorrichtungen fachgemäß eingebaut werden,
- muss ausreichend Platz vorhanden sein, um die Geräte verwenden zu können,
- muss der Boden unterhalb der Geräte vollständig mit Matten abgedeckt sein.

Um die Therapieschaukeln sicher verwenden zu können, muss der Raum mindestens 30 m² groß sein. Zu bevorzugen ist eine Raumgröße ab 50 m², wobei ein Längenverhältnis von 5:7 ideal ist. In einem großen Raum können die Schaukeln in ihrem vollen Bewegungsradius benützt werden, ohne dass die Gefahr besteht, an eine Wand zu stoßen. Außerdem besteht dann noch genügend Platz für die Geräte, die gerade nicht in Verwendung sind.

Viele Geräte (z. B. Pferdeschaukel, Gliderschaukel) werden im Allgemeinen an zwei Punkten aufgehängt. Also sollten zumindest 3 Aufhängungsmöglichkeiten in der Mitte des Raumes und in einem Abstand von ca. 1–1,5 m vorhanden sein. So kann die Therapeutin Geräte kombinieren, um eine Steigerung der Anforderungen zu erreichen (z. B. auf einem Trapez schwingen und durch zwei hängende Reifen springen).

Die Aufhängevorrichtungen müssen eine Mindestbelastung von 450 kg tragen können. Obwohl viele der Klienten Kinder mit einen Gewicht von höchstens 45 kg sind, ist die Belastung beim Springen und Schaukeln um ein Vielfaches größer.

Alle Aufhängevorrichtungen müssen fachmännisch montiert sein.

> **Hinweis**
>
> Von Southpaw Enterprises ist ein »Ceiling Support Manual« erhältlich, in dem Vorschläge zum sicheren Einbau von Aufhängungen illustriert sind.

Für die Montage der Aufhängungen sollten Fachleute zu Rate gezogen werden. Trotzdem muss die Therapeutin betonen, welchen Belastungen das System ausgesetzt sein wird. Oft wird fälschlicherweise angenommen, dass einfache Konstruktionen wie für Gartenschaukeln ausreichen.

Schrauben sollten niemals direkt an der Decke angebracht werden, auch nicht, wenn Dübel verwendet werden. Den Scherkräften der Schaukeln können nur Schrauben standhalten, die ganz durch die Decke geschraubt werden und auf der anderen Seite mit einer Gegenmutter fixiert sind.

Für **rotierende Geräte** sollten spezielle Drehgelenke eingesetzt werden, um das Drehmoment am Aufhängepunkt auf ein Minimum zu reduzieren.

Wo keine Hängevorrichtung an der Decke installiert werden kann, kann man handelsübliche freistehende Systeme verwenden. Dabei sind große, schwere, immobile Systeme mit einer möglichen Gebrauchslast von 450 kg anderen Systemen vorzuziehen (Koomar 1990). Viele der leichtgewichtigen, transportablen Systeme sind nicht ausreichend belastbar. Mit diesen Systemen sind die möglichen Aktivitäten begrenzt.

12.6 Planung der Intervention

Ergotherapeutinnen arbeiten in vielen verschiedenen Settings, darunter Spitäler, Kliniken, Schulen, private Praxen und Eigenheime. Jedes Setting bringt spezielle Herausforderungen mit sich, wenn neue Angebote eingeführt werden sollen. In der Privatpraxis können sensorisch-integrative Angebote am leichtesten umgesetzt werden. Jede Therapeutin kann Räumlichkeiten mieten, kaufen oder bauen, die groß genug sind und die baulichen Voraussetzungen für die Aufhängungen erfüllen. Therapeutinnen mit Erfahrung im Aufbau einer eigenen Einrichtung sind meist die besten Ratgeber für jene, die das Unterfangen zum ersten Mal wagen (Koomar, et al. 1996).

Im Allgemeinen wird die Sensorische Integrationstherapie eher in einem medizinischen Rahmen als in einem schulischen Rahmen angeboten:
- In der **Schule** muss die Therapie ausdrücklich Bildungszielen dienen.
- In **medizinischen Einrichtungen** ist eine Ausstattung mit (technischen) Geräten Standard. Jedoch müssen die zu erwartenden Kosten im Vorhinein verhandelt werden, vor allem unter den heutigen Bedingungen im Gesundheitssystem.

Durch innerbetriebliche Weiterbildung kann die Therapeutin die Administration mit Informationen über die voraussichtliche Klientenzahl versorgen und zusätzlich ein grundlegendes Verständnis für die Theorie der Sensorischen Integration und die möglichen Therapieerfolge schaffen.

> **Hinweis**
>
> - Die voraussichtliche Klientenanzahl sollte anhand einer Bedarfsanalyse ermittelt werden (Witkin u. Altschuld 1995).
> - Stößt die Therapeutin auf Vorbehalte gegen die Sensorische Integrationstherapie, sollte sie vorbereitet sein, über aktuelle wissenschaftliche Publikationen pro und auch kontra SI zu diskutieren.
> - Manchmal sind mehrere interne Weiterbildungen im Laufe von Monaten oder Jahren erforderlich, bevor eine generelle Zustimmung zu diesem Angebot erreicht wird.

Gelegentlich wird die Zustimmung erst gegeben, wenn die Therapeutin vor Ort einen Effektivitätsnachweis erbringt. In diesem Fall ist eine Studie im »Single Case Design« oder an einer kleinen Stichprobe am ehesten machbar. Wenn die Therapeutin die Untersuchungsergebnisse präsentiert und mit Berichten von Eltern, Lehrern und anderen Fachkräften untermauert, setzt sie ein starkes Argument zugunsten der sensorisch-integrativen Ergotherapie, das die Weiterführung dieses Konzeptes bewirken sollte. Jedoch sollte man bei aller Begeisterung für ein neues Therapiekonzept nicht zu große Versprechungen machen! Wissenschaftliche Studien erfordern Zeit und Ressourcen.

Bringt eine Studie negative Ergebnisse, bedeutet das nicht unbedingt, dass die Methode nicht wirksam ist! Es kann auch sein, dass das eigentliche Konstrukt nicht oder falsch gemessen wurde (Bundy 1990). Die Ergebnisse einer Studie reichen als Beweis für oder gegen die Effektivität einer Methode nicht aus. Kurz gesagt, sollte sich keine Therapeutin darauf einlassen, die Anwendung eines Therapiekonzeptes von Studien abhängig zu machen, die erst geplant und durchgeführt werden müssen.

Abgesehen von der nötigen Unterstützung bei der Einführung des Konzeptes ist die Therapeutin auch bei der Planung und Montage der Hängevorrichtung und der Geräte auf Geldgeber angewiesen. Im amerikanischen Krankenhaussystem hängt die Bewilligung des Budgets oft davon ab, dass die Therapeutin den voraussichtlichen Profit des Projektes beziffern kann. Weiter unten wird die Kostenrückerstattung diskutiert. Wieder empfiehlt es sich, eine Bedarfsanalyse durchzuführen. Therapeutinnen, die ähnliche Projekte gestartet haben, können bei der Schätzung der Startkosten und bei der Berechnung der voraussichtlichen Einnahmen behilflich sein.

12.6.1 Kostenrückerstattung

Besonders in Krankenhäusern und privaten Praxen ist die Kostenrückerstattung ist immer ein Thema.

Anmerkung der Übersetzerin: Aufgrund der lokalen Unterschiede zwischen USA, Deutschland, Schweiz und Österreich wurden nur hier einige allgemeine Ratschläge zu diesem Thema übersetzt.

Entscheidend bei Anträgen auf Kostenrückerstattung ist die richtige Begriffswahl. Die ICD-Klassifikation (»International Classification of Disease Code«, US Department of Health and Human Services 1998) ist sehr nützlich bei der Erstellung der Diagnosen. Zwei Codes, die für Klienten mit sensorischer Integrationsstörung ohne zusätzliche Diagnosen geeignet sind, sind:
— dyspraktisches Syndrom (F82) und
— Koordinationsstörung (781.3). Letztere beinhaltet als Kategorie die Apraxie.

> **Cave**
>
> Die Therapeutin sollte bedenken, dass Nachschlagewerke wie der ICD-Katalog periodisch überarbeitet werden und sicherstellen, dass sie sich immer auf die aktuellste Version bezieht.

Bei manchen Krankenkassen kann es vorteilhaft sein anzugeben, dass sensorisch-integrative Maßnahmen durchgeführt werden. Dies gilt vor allem für jene Kassen, die nur für spezialisierte Interventionen aufkommen.

> **Wichtig**
>
> Die Ziele der Therapie sollten immer funktionell beschrieben werden (d. h. spezifische Verbesserungen im Bereich der Alltagsbewältigung).

Zur Belegung der Wirksamkeit der Behandlung ist es nützlich, in der **Dokumentation** messbare Daten auf allgemein verständliche Weise festzuhalten.

> **Hinweis**

In ▶ Kap. 12.10, »Anhang«, findet sich ein Formular, das eine quantitative Bewertung und kurze Kommentare vorsieht, um Therapiefortschritte zu messen. Ein derartiges System ist für die interne Qualitätssicherung und für wissenschaftliche Studien geeignet. Zusätzlich wird ein Messsystem vorgestellt, mit dem der Status am Therapiebeginn und -ende quantitativ erfasst wird.

12.7 Weiterbildung in Sensorischer Integration

Die Theorie der Sensorischen Integration ist sehr komplex und entwickelt sich ständig weiter. Für ein umfassendes Verständnis der Theorie ist es daher wichtig, durch kontinuierliche Fortbildung auf dem neuesten Stand zu bleiben, um eine effektive, zeitgemäße Therapie anbieten zu können.

Fachzeitschriften sind eine ausgezeichnete Quelle, um aktuelle Studien nachlesen zu können, die die Theorie weiter entwickeln.

Es gibt auch einige Websites zur Sensorischen Integration. Dabei sollte man sich über die Qualität der Informationen auf den Websites bewusst sein. Die Seite des »Sensory Integration Resource Center« (www.sinetwork.org) ist eine ausgezeichnete Homepage für Eltern, Lehrer, Therapeuten und Kinder und enthält auch Links zu mehreren ähnliches Sites.

Anmerkung der Übersetzerin: Auf der Homepage der GSIÖ www.sensorische-integration.at finden sich Informationen zur SI für Therapeutinnen, Eltern und andere Fachkräfte in deutscher Sprache.

»Western Psychological Services« (wps), der Herausgeber des SIPT (Ayres 1989), hat sich vor einigen Jahren mit der Abteilung für Ergotherapie an der »University of Southern California in Los Angeles« (»Department for Occupational Science and Occupational Therapy«, USC) zusammengeschlossen, um eine Weiterbildungsserie in Sensorischer Integrationstherapie anzubieten. Die Kurse sind den ehemaligen Kursen von »Sensory Integration International« (SII) ähnlich. Die neuen USC/wps Kurse stellen aber die Beziehung zwischen Beschäftigung und sensorischer Integration in den Mittelpunkt.

12.8 Zusammenfassung und Fazit

> **Fazit**
>
> — Sensorische Integrationstherapie ist **komplex** und spannend. Für den Erfolg bedarf es ausreichender Kenntnisse der Therapeutin in der Theorie der Sensorischen Integration in Verbindung mit einer intuitiven Fähigkeit, ▼

12.9 Literatur

ein **Vertrauensverhältnis** zum Klienten aufzubauen und die **optimale Herausforderung** zu schaffen.

- Die **Fernziele** der Therapie sind:
    - Entwicklung und Wachstum,
    - Selbstaktualisierung und
    - Verbesserung der Handlungsperformanz.
- Mehrere Elemente sind für eine optimale Therapie entscheidend:
    - Die Therapie solle immer mit Blick auf die **spezifischen Therapieziele** durchgeführt werden. Wie sehen Entwicklungsfortschritte, Verbesserungen der Selbstverwirklichung und der Handlungsperformanz bei diesem individuellen Klienten aus?
    - Auf der Grundlage ihrer Beobachtungen, Interaktionen und der Befunderhebung sollte die Therapeutin eine **Umgebung schaffen**, die das Kind zu Interaktionen mit realistischen Herausforderungen motiviert. Die Umwelt beinhaltet sowohl die Raumgestaltung mit den verschiedenen Geräten als auch die Gestaltung der Interaktionen zwischen Klient und Therapeutin.
- Die Basis für die Therapie sind:
    - **Kenntnisse** der SI-Theorie
    - **Verständnis** für die Bedürfnisse und Interessen des Klienten
    - **Ziele**, die von Klient und Therapeutin gemeinsam formuliert wurden
    - von Klient und Therapeutin entwickelte Aktivitäten, die:
        - für die Klienten motivierend sind,
        - verstärkten sensorischen Input liefern,
        - aktives Mitmachen fördern,
        - die richtige Herausforderung darstellen und
        - eine Anpassungsreaktion erfordern.
- Die Therapeutin:
    - **sieht** die Ergebnisse einer Aktivität **voraus**,
    - **beobachtet** genau die Reaktionen des Klienten,
    - **verändert** die Aktivität, ohne den Fluss des Spieles zu stören,
    - befindet sich in **konstanter Interaktion** mit dem Klienten und deren Bezugspersonen, um über unerwünschte oder überraschende Reaktionen Bescheid zu wissen.
- Die Therapeutin unterstützt das Kind und seine Bezugspersonen dabei, die **Auswirkungen der SI-Störung auf den Alltag zu verstehen** und Strategien entwickeln, die die negativen Effekte zu minimieren.
- Die Therapeutin beobachtet gemeinsam mit der Familie die **Fortschritte** und ob die Therapieziele erreicht wurden. Sie stellen fest, wie weit die Therapie dem Klienten geholfen hat, die **täglichen Anforderungen zu meistern**. Ein wichtiger Teil dieser Beobachtungen besteht darin festzustellen, ob das Kind Fähigkeiten und Fertigkeiten aus der Therapiestunde in den Alltag übertragen kann. Anhand der Ergebnisse dieser Beobachtungen modifiziert die Therapeutin gegebenenfalls die Therapie und gibt eine Empfehlung über den Zeitpunkt der Beendigung der Therapie ab.
- In diesem Kapitel wurde auf die **direkte Behandlung** im Rahmen der sensorisch-integrativen Ergotherapie eingegangen. Es wurden Aktivitäten zur Behandlung von Klienten mit verschiedensten SI-Störungen vorgestellt. Außerdem wurden praktische Überlegungen zum Umgang mit individuellen Klienten und zur Einführung dieses Therapiekonzeptes in unterschiedlichen ergotherapeutischen Settings behandelt.
- Die **direkte SI-Behandlung** ist ein kraftvolles Werkzeug, um Änderung im Leben der Klienten herbeizuführen. Da die Therapie sehr komplex und schwierig ist, wurde ihr ein ganzes Kapitel gewidmet.
- Zwei Punkte sollen besonders betont werden:
    - Eine direkte Behandlung ist nur **eine** Möglichkeit der Behandlung von Kindern mit SI-Störungen. Parallel zur direkten Therapie sollte eine **Beratung** der Bezugspersonen erfolgen.
    - Eine SI-Therapie wird **nicht isoliert** angeboten. Da die Klienten unterschiedliche Bedürfnisse haben, ist ein **kombinierter Therapieansatz** im Allgemeinen am effektivsten und am effizientesten.

12.9 Literatur

American Medical Association (1998). Physician's current procedural terminology (4th ed.). Chicago:Author

Ayres, A. J. (1972). Sensory integration and learning disorders. Los Angeles: Western Psychological Services

Ayres, A. J. (March 1977). Developmental dyspraxia. Symposium conducted in Dayton, Ohio

Ayres, A. J. (1979). Sensory integration and the child. Los Angeles: Western Psychological Services

Ayres, A. J. (1985). Developmental dyspraxia and adult-onset apraxia. Torrance, CA: Sensory Integration International

Ayres, A. J. (1989). Sensory Integration and Praxis Tests. Los Angeles: Western Psychological Services

Ayres, A. J., u. Tickle, L. S. (1980). Hyper-responsivity to touch and vestibular stimuli as a predictor of positive response to sensory integration procedures by autistic children. American Journal of Occupational Therapy, 34, 375–38 1

Bauman, M. L., u. Kemper, T. L. (1994). Neuroanatomic observations of the brain in autism. In M. L. Bauman u. T. L. Kemper (Eds.), The neurobiology of autism (pp. 119145). Baltimore: Johns Hopkins University Press

Bly, L. (1994). Motor skills acquisition in the first year. San Antonio: Therapy Skill Builders

Bobath, B. (1985). Abnormal postural reflex activity caused by brain lesions (Ed. 3). Rockville, MD: Aspen Systems

Boehme, R. (1988). Improving upper body control. Tucson, AZ: Therapy Skill Builders

Bonder, B. R., u. Fisher, A. G (1989). Sensory integration and treatment of the elderly. Gerontology special interest section news, 12, 2–4

Bundy, A. C. (1990). The challenge of functional outcomes: Framing the problem, Neuro-Developmental Treatment Association Newsletter

Cerrnak, S. A. (1985). Developmental dyspraxia. In E. A. Roy (Ed.), Neuropsychological studies of apraxia and related disorders (pp. 225–250). New York: Elsevier

Cohen, H. (1992). Vestibular rehabilitation reduces functional disability. Otolaryngology - Head and Neck Surgery, 107, 638–643

Cohen, H. S. (February 14, 2000). Vertigo and balance disorders: Vestibular rehabilitation. OT Practice, 5, 14–18

Cohen, H., Kane-Wineland, M., Miller, L. V., u. Hatfield, C. L. (1995). Occupation and vestibular/vestibular interaction in vestibular rehabilitation. Otolaryngology – Head and Neck Surgery, 112, 526–532

Elman, J. L., Bates, E. A., Johnson, M. H., Karmiloff-Smith, A., Parisi, D., u. Plunkett, K. (1998). Rethinking innateness. Cambridge, MA: MIT

Fisher, A. G. (1989). Objective assessment of the quality of response during two equilibrium tests. Physical and Occupational Therapy in Pediatrics, 9, 57–78

Fisher, A. G. (1991). Vestibular-proprioceptive processing and bilateral integration and sequencing deficits. In A. G. Fisher, E. A. Murray, u. A. C. Bundy, (Eds.), Sensory integration: Theory and practice (pp. 69–107). Philadelphia: F. A. Davis

Fisher, A. G., u. Bundy, A. C. (1989). Vestibular stimulation in the treatment of postural and related disorders. In 0. D. Payton, R. P. DiFabio, S.V. Paris, E. J. Protas. u. A. G. Van Sant (Eds.), Manual of physical therapy techniques (pp. 239–258). New York: Churchill Livingstone

Frick, S. (2000). An overview of auditory interventions. Sensory Integration Quarterly, Spring/Summer

Greenspan, S. (1992). Infancy and early childhood. Madison, CT: International Universities Press

Harris, S. R. (1988). Early Intervention: Does developmental therapy make a difference? Topics in Early Childhood Special Education, 7, 20–32

Henderson, S. E., u. Sugden, D. A. (1992). Movement Assessment Battery for Children manual. New York: Psychological Corporation

Howison, M. V. (1988). Cerebral palsy. In H. L. Hopkins, u. H. D. Smith (Eds.), Willard and Spackman's occupational therapy (Ed. 7, pp. 675–706). Philadelphia: J. B. Lippincott

Keogh, J., u. Sugden, D. (1985). Movement skill development. New York: Macmillan

Koomar, J. (1990). Providing sensory integration therapy as an itinerant therapist. Environment: Implications for occupational therapy practice. Rockville, MD: American Occupational Therapy Association

Koomar, J., Burpee, J., DeJean, V., Frick, S., Kawar, M., u. Fischer, D. M. (2001). Theoretical and clinical perspectives on the Interactive Metronome™: A view from Occupational Therapy Practice. The American Journal of Occupational Therapy, 55, 163–166

Koomar, J., Palmstrom, L., Szklut, S., Carley, K., Raredon, M., Dobbin, M. Rossettie, J., u. Capanna, P. (1996). Plan for success: A business workbook for OTs in private practice. San Antonio, Texas: Therapy Skill Builders

Mailloux, Z. (2001). Sensory integrative principles in intervention with children with autistic disorder. In S. Sinith Roley, E. I. Blanche, u. R. Schaaf (Eds.), Understanding the nature of sensory integration with diverse populations (pp. 365–384). San Antonio: Therapy Skill Builders

May, T. (1988). Identifying gravitational insecurity in children with sensory integrative dysfunction. Unpublished master's thesis, Boston University, Boston

May-Benson, T. (2001). A theoretical model of ideation in praxis. In S. Smith Roley, E. 1. Blanche, u. R. Schaaf (Eds.), Understanding the nature of sensory integration with diverse populations (pp. 163–182). San Antonio: Therapy Skill Builders

Miller-Kuhanek, H. (2001). Autism: A comprehensive occupational therapy approach. Bethesda, MD: American Occupational Therapy Association

Miller, L. J., McIntosh, D. N., McGrath, J., Shyu, V., Lampe, M., Taylor, A. S., Tassone, F., Neitzel, K., Stackhouse, T., u. Hagerman, R. (1999). Electrodermal responses to sensory stimuli in individuals with fragile X syndrome: A preliminary report. American Journal of Medical Genetics, 83, 268–279

Oetter, P., Laurel, M., u. Cool, S. (1991). Sensorimotor foundations of communication. In C. B. Royeen (Ed.), Neuroscience foundations of human performance. Rockville, MD: American Occupational Therapy Association

Oetter, P., Richter, E., u. Frick, S. (1993). M.O.R.E - Integrating the Mouth with Sensory and Postural Functions (2nd ed.), Hugo, MN: PDP.

Parham, L. D., u. Mailloux, Z. (2001). Sensory integration. In J. Case-Smith (Ed.), Occupational therapy for children (4th ed., pp. 329–381). St. Louis: C. V. Mosby

Pearce, A. (1963). The magical child. New York: Bantam Books

Peiper, A. (1963) Cerebral function in infancy and childhood. New York: Consultant's Bureau

Previc, F. (1993). Do organs of the labyrinth differentially influence the sympathetic and parasympathetic systems? Neuroscience and Biobehavioral Reviews, 17, 397–404

Richter, E., u. Oetter, P. (1990). Environmental matrices for sensory integrative treatment. Environment – Implications for occupational therapy practice, a sensory integrative perspective. Rockville, MD: American Occupational Therapy Association

Shaffer, R., Jacokes, L., Cassily, J., Greenspan, S., Tuchman, R., u. Stemmer, P. (2001). Effect of Interactive Metronome TM training on children with ADHD. The American Journal of Occupational Therapy, 55, 155–162

Spitzer, S., u. Smith Roley, S. (2001). Sensory integration revisited: A philosophy of practice. In S. Smith Roley, E. Blanche, u. R. Schaaf (Eds.), Understanding the nature of sensory integration with diverse populations (pp. 3–28). San Antonio: Therapy Skill Builders

US Department of Health and Human Services (1998). The international classification of diseases (Rev. 9). Clinical Modification. DHS No. (PHS) 89–1260. Washington, DC: U.S. Government Printing Office

Wehman, P. (1977). Helping the mentally retarded acquire play skills: A behavioral approach. Springfield, IL: Charles C. Thomas

Weisz, S. (1938). Studies in equilibrium reactions. Journal of Nervous and Mental Disease. 88, 150–162

Wilbarger, P., u. Wilbarger, J. (1991). Sensory Defensiveness in Children Aged 2–12, Santa Barbara, CA: Avanti Educational Programs

Williams, H. G. (1983). Perceptual and motor development. Englewood Cliffs, NJ Prentice Hall

Witkin, B. R., u. Altschuld, J. W. (1995). Planning and conducting the needs assessments: A practical guide. Thousand Oaks, CA: Sage

12.10 Anhang: Bezugsquellen und Formularbeispiele

Bezugsquellen

Im deutschsprachigen Raum bieten vor allem folgende Firmen SI-Ausstattung an:
- Wehrfritz
- Erfi
- Eybl Sport
- Land of Toys
- Schwaiger

Per Internet können Original-SI-Geräte direkt von Southpaw bestellt werden.

Der SIPT kann über das Internet direkt von Western Psychological Services (wps) bestellt werden.

Weitere Firmen in den USA, die spezielle Materialien zur SI vertreiben:
- Achievement Products: achievepro@aol.com
- Childcraft: www.Childcrafteducation.com
- Constructive Playthings: www.cptoys.com
- Flaghouse: sales@flaghouse.com
- Jump-In: www.jump-in-products.com
- PDP Products: www.pdppro.com
- Pocket Full of Therapy: www.pfot.com
- Therapro
- Western Psychological Services

Anmerkung der Übersetzerin: Diese Liste erhebt keinen Anspruch auf Vollständigkeit und wurde aufgrund der praktischen Erfahrungen der Übersetzerin erstellt.

Formular 1: Erstbefund – Wiederholungsbefund (Formular von OTA Watertown, P.C.)

Befunderhebung/Therapieverlauf/Therapieende

Name _____ Geb _____ Alter _____ Eltern _____

Therapeutin _____ Datum _____ Dg _____ Tel pr _____

Instrumente: SIPT ☐   SIM ☐   MAP ☐   andere ☐   Händigkeit ☐

Elterngespräch

Wünschen Therapie ☐   Wünschen evtl. Therapie ☐   Keine Therapie empfohlen ☐

_____ Stunden pro Woche   Versicherung zu kontaktieren ☐   Schreibprogramm ☐

Mögliche Tage/Zeiten _____   Therapie anderswo ☐   Mundmotorik-Gruppe ☐

Kommentare der Therapeutin:

Bewertung: ☐ 1 deutliche Schwierigkeiten   ☐ 2 mäßige Schwierigkeiten   ☐ 3 keine Probleme

Erstbeurteilung   Zweitbeurteilung

Datum _____ Therapeutin _____   Datum _____ Therapeutin _____

Sensorische Modulation		Okuläre Kontrolle		Anpassende Reaktionen	
1 2 3 Genereller Aktivierungszustand	1 2 3	1 2 3 Dissoziation Kopf – Augen	1 2 3	1 2 3 Reagiert auf passive Reize	1 2 3
1 2 3 Taktil	1 2 3	1 2 3 Rasches Lokalisieren	1 2 3	1 2 3 Hält sich fest und bleibt dabei	1 2 3
1 2 3 Vestibulär	1 2 3	1 2 3 Folgebewegungen	1 2 3		
1 2 3 Auditiv	1 2 3	1 2 3 Konvergenz	1 2 3	1 2 3 Versetzt Gerät aktiv in Bewegung (schiebt, schubst an oder holt Schwung)	1 2 3
1 2 3 Visuell	1 2 3	1 2 3 Mittellinienkreuzung	1 2 3		
1 2 3 multimodal	1 2 3			1 2 3 Initiiert Aktivitäten aktiv, aber nicht ganz selbstständig	1 2 3
				1 2 3 Bewegt sich unabhängig, setzt bekannte Muster ein	1 2 3
				1 2 3 Bewegt sich unabhängig, setzt neue Muster ein	1 2 3
				1 2 3 Führt komplexe Aktivitäten aus, setzt neue Bewegungsarten ein	1 2 3

12.10 Anhang: Bezugsquellen und Formularbeispiele

Sensorische Diskrimination			Bilaterale Koordination			Handfunktion/Visuomotorik		
1 2 3	Taktil	1 2 3	1 2 3	Klare Handdominanz	1 2 3	1 2 3	Stifthaltung	1 2 3
1 2 3	Vestibulär	1 2 3				1 2 3	Griffstärke	1 2 3
1 2 3	Propriozeptiv	1 2 3	1 2 3	Mittellinienkreuzung	1 2 3	1 2 3	Kontrolle distaler Fingerbeweegungen	1 2 3
1 2 3	Vestibulär-propriozeptiv-visuelle Interaktion	1 2 3	1 2 3	BI OE	1 2 3			
			1 2 3	BI UE	1 2 3	1 2 3	Visuomotorische Koordination	1 2 3
						1 2 3	Handschrift	1 2 3

Posturale Kontrolle			Praxie/Bewegungsplanung			Alltagsbewältigung		
1 2 3	Muskeltonus	1 2 3	1 2 3	Orale Praxie	1 2 3	1 2 3	Essen	1 2 3
1 2 3	Schulterstabilität	1 2 3	1 2 3	Feinmotorische Praxie	1 2 3	1 2 3	Waschen, Anziehen	1 2 3
1 2 3	Rumpfstabilität	1 2 3				1 2 3	Schlafen	1 2 3
1 2 3	Kraft	1 2 3	1 2 3	Grobmotorische Praxie	1 2 3	1 2 3	Sauberkeit/Toilette	1 2 3
1 2 3	Extension	1 2 3				1 2 3	Spielverhalten	1 2 3
1 2 3	Flexion	1 2 3	1 2 3	Feedforward	1 2 3	1 2 3	Soziale Interaktion	1 2 3
1 2 3	Gewichtsverlagerung/Rotation	1 2 3	1 2 3	Ideation/Initiieren	1 2 3	1 2 3	Stressbewältigung (Coping)	1 2 3
			1 2 3	Imitation	1 2 3			
1 2 3	Balance	1 2 3	1 2 3	Plan/Abfolge	1 2 3	1 2 3	Sprache	1 2 3
1 2 3	Haltungsunsicherheit	1 2 3	1 2 3	Variation/Anpassung	1 2 3			
			1 2 3	Problemlösen	1 2 3			
			1 2 3	Organisation	1 2 3			

Projizierte Aktionssequenzen		
1 2 3	K stabil/Z stabil	1 2 3
1 2 3	K bewegt/ Z stabil	1 2 3
1 2 3	K stabil/ Z bewegt	1 2 3
1 2 3	K bewegt/Z bewegt	1 2 3
1 2 3	*K=Kind*	1 2 3
1 2 3	*Z=Ziel*	1 2 3

Formular 2: Therapiedokumentation (Formular von OTA Watertown, P.C.)

Therapie Aufzeichnungen

Name _____ Geb _____ Alter _____ Therapiefrequenz _____

Bewertung der Fortschritte:

| 1 | leicht | 2 | mäßig | 3 | deutlich | 4 | unverändert | −1 | Rückschritt | nb | nicht beurteilbar |

Bewertung der anpassenden Reaktionen (#14):

| A | reagiert auf passive Reize | B | hält sich fest, bleibt dabei | C | beugt/streckt im Wechsel | D | initiiert m Hilfe |
| E | unabhängig/bekannt | F | unabhängig/unbekannt | G | komplex/unbekannt |

Erstbeurteilung   Zweitbeurteilung

Datum _____ Therapeutin _____   Datum _____ Therapeutin _____

Zielbereiche	Datum _____	Datum _____
1. Sensorische Modulation/Erregungsniveau 2. Kraft/Körperschema/Körperbewusstsein 3. Zeitlich-räumliches Bewusstsein 4. Bewegungssicherheit 5. Oral/respiratorisch 6. Haltungskontrolle/Kraft 7. Balance		
8. Bilaterale Koordination 9. Ideation/Initiieren 10. Plan/Abfolge 11. Variation/Anpassung 12. Problemlösen/Orgainsation 13. Projizierte Aktionssequenzen 14. Niveau der anpassenden Reaktionen 15. Feine Manipulation 16. Visuelle Perzeption		
17. Visuomotorik/Handschrift 18. Essen 19. Waschen, Anziehen 20. Sauberkeit/Toilette 21. Schlafen 22. Gefahrenbewusstsein 23. Spielverhalten 24. soziale Interaktion 25. Stressbewältigung (Coping Strategien)		
Anmerkungen der Therapeutin:		

Sensorische Integration in der Schule: Sensorische Integration und Beratung

Anita C. Bundy

13.1 Der Nutzen der Ergotherapie für die Schule – 338

13.2 Das geeignete Setting für die Intervention – 338
13.2.1 Direkte ergotherapeutische Behandlung – 338
13.2.2 Ergotherapeutische Beratung – 339
13.2.3 Ergotherapeutische Begleitung – 340

13.3 Ergotherapeutische Beratung im Schulsystem – 340
13.3.1 »Reframing«: Fallbeispiel »Rebecca« – 340
13.3.2 Neue Strategien für die Interaktion mit dem Schüler: Fallbeispiele »Rebecca« und »Roland« – 341
13.3.3 Lehrerberatung: Fallbeispiel »Dominik« – 342

13.4 Stufen des Beratungsprozesses – 344
13.4.1 Stufe I: Erwartungen der Beratungspartner – 346
13.4.2 Stufe II: Aufbau einer Partnerschaft – 346
13.4.3 Stufe III: Planung von Strategien – 350
13.4.4 Stufe IV: Die Umsetzung durch die Lehrerin – 351

13.5 Erforderliche Ressourcen für den Beratungsprozess – 351

13.6 Zusammenfassung und Fazit – 352

13.7 Literatur – 353

13.8 Anhang: Strategien- und Aktivitätenkatalog – 353
13.8.1 Strategien und Aktivitäten für Schwierigkeiten in der Schule – 354
13.8.2 Ausgewählte Aktivitäten zur ursächlichen Behandlung der sensorischen Integrationsstörung – 362

» Gemeinsames Problemlösen braucht Zeit. Ratschläge sind schnell erteilt – nur meistens falsch. «
(DeBoer 1995, S. 63)

> In diesem Kapitel wird die Bedeutung der Ergotherapie für die Pädagogik behandelt. Darüber hinaus werden drei Arten der ergotherapeutischen Leistung im schulischen Setting und ihre jeweiligen Vorteile beschrieben (Übersicht 13.1):
> – direkte Behandlung
> – ergotherapeutische Beratung
> – ergotherapeutische Begleitung
>
> Schließlich wird die Beratung, ihre Phasen und die für die erfolgreiche Umsetzung benötigten Mittel besprochen. In ▶ Kap. 13.8, »Anhang«, werden der Beratung ähnliche Strategien zur Behandlung von Kindern mit sensorischen Integrationsstörungen vorgestellt.

Seit ungefähr 25 Jahren sieht das US-Bundesgesetz vor, dass Ergotherapeutinnen dann zum Einsatz kommen, wenn ihre Intervention (d. h. direkte Behandlung, Beratung oder Begleitung) zum Erfolg sonderpädagogischer Maßnahmen bei Kindern beiträgt. Je nach Anforderungen des Kindes erfolgt die Intervention in einer – laut der American Occupational Therapy Association (1989) – möglichst normalen Umgebung (IDEA; »Individuals with Disabilities Education Act«, Amendments 1997) auf unterschiedliche Art (z. B. Einzeltherapie, Beobachtung, Beratung usw.).

Die sensorische Integrationstheorie wird von Ergotherapeutinnen häufig im Schulsystem eingesetzt (Case-Smith 1997). Bis vor kurzem wurde dabei der Weg der direkten Intervention gewählt, d. h. die Therapeutin arbeitete direkt mit dem Kind in einer Umgebung, die mit Geräten zum Schaukeln, Klettern und ähnlichem ausgestattetet ist und in der das Kind lernen kann, Reize besser zu verarbeiten und anpassend zu reagieren.

Diese Umgebung befand sich bisher außerhalb des Klassenzimmers. In den letzten Jahren kamen aber Forscher zu dem Schluss, dass auch Beratung erfolgreich ist (Bundy 1995; Dunn 1990, 1992; Hanft u. Place 1996). An Schulen erfolgt die Beratung fallspezifisch und kollaborativ (Hanft u. Place 1996; Jaffe u. Epstein 1992). Es kommen aber auch andere Arten der Beratung zum Einsatz, die auf Erziehung, Behandlungsplanung, Durchführung, Verfahren usw. ausgerichtet sind (Rourk 1992; Schein 1999; Spencer 1992; Weiss 1992).

13.1 Der Nutzen der Ergotherapie für die Schule

Eine ergotherapeutische Behandlung innerhalb des Schulsystems muss einen **Nutzen für die Schule** bringen, d. h. sie muss dem Kind zum Erreichen der im IEP (»Individualized Educational Program«) festgelegten Lernziele verhelfen. Laut Bundy (1995) lassen sich die schulischen Probleme eines Kindes in vier Dimensionen einteilen:
– Lernen (Aneignen von Informationen)
– Wiedergeben von gelernten Informationen
– Rolle des Schülers
– Hygiene und Mobilität

In jedem dieser Bereiche kann die Performanz (Leistung) eines Kindes beurteilt werden (schwach bis ausgezeichnet; Abb. 13.1). Ergotherapeutinnen verfügen vor allem in den letzten drei Bereichen über spezielle Fachkenntnisse und können auch im ersten Bereich als effektive Beraterinnen fungieren, um Lehrern neue Strategien zur Wissensvermittlung zu eröffnen. Keiner der oben genannten Bereiche stellt jedoch einen exklusiven Fachbereich der Ergotherapie dar. Andere Berufsgruppen haben andere Zugangsweisen und Kompetenzen bezüglich aller vier Bereiche.

Wann kann also von einem Nutzen der Ergotherapie für die Schule gesprochen werden? Wenn die Ziele eines Schülers in den ergotherapeutischen Fachbereich fallen, und die Ergotherapeutin die am besten qualifizierte und geeignetste Expertin für die Intervention ist.

13.2 Das geeignete Setting für die Intervention

Das »Setting«, das von der Ergotherapeutin gewählt wird, hängt von den Zielen des Schülers ab (d. h. vom gewünschten Endresultat). Im Idealfall wird die Entscheidung über das Setting im Team gefällt. Die Ergotherapeutin kann dem Team natürlich Empfehlungen abgeben. Häufig muss die Intervention in verschiedenen Settings erfolgen, um den sich ändernden Bedürfnissen eines Schülers gerecht zu werden.

13.2.1 Direkte ergotherapeutische Behandlung

Bei der **direkten Behandlung** arbeitet die Ergotherapeutin direkt mit dem Schüler, um bestimmte Aspekte seiner Leistung zu verbessern (Dunn 1992).

13.2 Das geeignete Setting für die Intervention

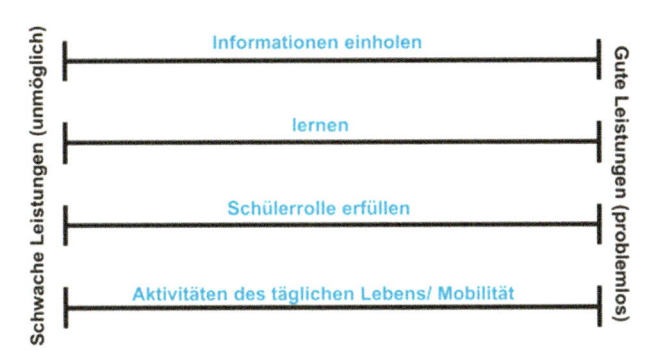

Abb. 13.1. Vier Dimensionen zur Beurteilung der schulischen Performanz und der Erwartungen

Dazu gehört auch, dass sie ihn bei der Entwicklung bestimmter Fähigkeiten unterstützt (Bundy 1995). Die direkte Behandlung kann im Klassenzimmer wie auch außerhalb erfolgen. Laut IDEA-97 soll eine möglichst normale Umgebung gewählt werden, was für einige Fachleute das Klassenzimmer ist. Es ist jedoch im Allgemeinen schwierig, eine direkte sensorisch-integrative Ergotherapie in der Klasse durchzuführen. Es fehlt nicht nur am Platz und an den geeigneten therapeutischen Mitteln, sondern die Behandlung würde auf die anderen Schüler im Klassenzimmer wohl sehr störend wirken.

13.2.2 Ergotherapeutische Beratung

Bei der direkten Behandlung entscheidet die Therapeutin, wie ein Problem gelöst werden soll. Im Gegensatz dazu arbeitet sie bei der **Beratung** mit Lehrern, anderen Berufsgruppen, Eltern oder älteren Schülern zusammen, um sie zu befähigen, Probleme zu lösen, die sie davon abhalten, ihre Rolle in der bestmöglichsten Weise auszuüben. Bei der Beratung hat der Klient das Problem und die Lösung dafür.

> **Wichtig**
>
> Die Hauptaufgabe der Therapeutin ist es, dem Klienten zu helfen, das Problem zu erkennen und durchführbare Lösungen dafür auszuarbeiten (Schein 1999).

> **Exkurs**
>
> Beratung wird unterschiedlich definiert. Jaffe u. Epstein (1992) betonten, dass allen Definitionen von Beratung das Konzept eines interaktiven Prozesses und einer gleichwertigen Partnerschaft gemeinsam ist, in der Geben und Nehmen in einer Atmosphäre gegenseitigen Respekts geschieht. Der Unterschied zwischen anderen interdisziplinären Aktivitäten und Beratung liegt darin, dass der Berater aus der Perspektive anderer operiert, wobei er viel mehr **mit** den Beratenden als **an** dem Problem selbst arbeitet. Der Berater übernimmt nicht die Verantwortung für die Entscheidungen, sondern befähigt die Klienten, durch verbesserte Fähigkeiten, erweiterte Perspektiven und veränderte Einstellungen effektiver zu arbeiten, ohne dass der Berater ihre Arbeit übernimmt. Beratung kann äußerst wirksam sein.

> **Wichtig**
>
> Für die Ergotherapie im Schulsystem sollte Beratung das Mittel der Wahl sein. Die wenigen Forschungsarbeiten, die es in diesem Bereich gibt (Dunn 1990; Giangreco 1986; Miller u. Sabatino 1978; Schulte et al. 1990), unterstützen diese Ansicht und vertreten die Meinung, dass Beratung mindestens ebenso erfolgreich, wenn nicht noch effektiver als direkte Behandlung ist, um die Ziele der Schüler zu erreichen. Die Autorinnen haben keine Veröffentlichungen gefunden, die das Gegenteil belegen.

Verschiedene Mythen umranken den Einsatz von Beratung in Schulen. Sie werden häufig zu Hindernissen für einen effektiven Einsatz von Beratung.

Hanft (1996) beschrieb drei solcher Mythen:
- Beratung nimmt weniger Zeit in Anspruch. Daher können die Ergotherapeutinnen ihre Patientenzahl drastisch erhöhen.

- Durch Beratung schulen Therapeutinnen die Lehrer, damit diese die Therapie selbst durchführen.
- Eine Beratung kann eine direkte Behandlung ersetzen.

Die Beratung nimmt viel Zeit in Anspruch (Dunn 1992; Hanft 1996). Um effektiv zu sein, müssen sich Berater und Klienten regelmäßig treffen, manchmal ein ganzes Schuljahr lang.

Durch die aufklärende Wirkung der Beratung verstehen die Eltern und Lehrer die Bedürfnisse eines Kindes besser. Wenn sie die Grundsätze verallgemeinern, können sie sie in neuen Situationen auf andere Schüler anwenden. Dazu brauchen sie nur noch wenig Hilfe durch eine Therapeutin. Folglich können auch andere Schüler, ob mit oder ohne Behinderung, von einer Beratung profitieren, die ursprünglich auf die Probleme eines einzelnen Schülers ausgerichtet war.

Ist der Klient bereits ein älterer Schüler, so kann er lernen, die Probleme, die mit seinen Störungen verbunden sind, zu erkennen und zu lösen. So fördert die Beratung die Unabhängigkeit und die Übernahme von Verantwortung.

> **Wichtig**
>
> **Beratung** ist nicht das gleiche wie **Begleitung** oder **direkte Behandlung**. Von jedem Setting ist ein anderes Ergebnis zu erwarten.

Bei der **Begleitung** übernehmen Eltern und Lehrer Maßnahmen, die normalerweise von der Therapeutin durchgeführt werden. Trotzdem ändert sich dabei ihre eigentliche Rolle nicht. Wenn sie das Gefühl haben, dass eine Maßnahme wirksam ist, können sie sie setzen, aber sie werden dadurch nicht zur Therapeutin des Schülers.

Bei Schülern, die eine direkte Behandlung brauchen, um neue Verhaltensmuster zu entwickeln oder neue Fertigkeiten zu erlernen, führt eine Beratung nicht zum gleichen Ergebnis. Mit der Beratung wird versucht, Eltern, Lehrer oder ältere Schüler zu befähigen, ihre Rollen effektiver erfüllen zu können.

Trotz ihrer Wirksamkeit – oder vielleicht gerade deshalb – kann die Beratung sehr kompliziert sein. Viele Therapeutinnen sind nicht mit dem notwendigen Wissen und Handwerkszeug ausgestattet, um eine Beratung effektiv durchführen zu können.

Das Modell der Beratung ist eine genaueren Auseinandersetzung wert. Daher ist der Großteil dieses Kapitels Beispielen und theoretischen Überlegungen gewidmet, die sich auf die Beratung beziehen.

13.2.3 Ergotherapeutische Begleitung

Im Gegensatz dazu ist die **Begleitung** eine Dienstleitung, bei der die Ergotherapeutin den Betreuungspersonen eines Schülers (also Eltern, Lehrern und Assistenten) Fertigkeiten beibringt, um die täglichen Bedürfnisse des Schülers erfüllen zu können. Dabei handelt es sich meistens um Techniken zur Lagerung, zum Handling, zum Füttern, zum Toilettengang oder um den Gebrauch von Hilfsmitteln.

Das Konzept der Begleitung wird weniger bei Schülern mit sensorischen Integrationsstörungen eingesetzt als bei Schülern mit schwereren Behinderungen. Allerdings ist das Modell der Begleitung dann indiziert, wenn Programme wie das Wilbarger-Programm (Wilbarger u. Wilbarger 1991) in der Schule eingesetzt werden, oder wenn ein Schüler für ein spezielles Programm täglich üben muss (z. B. ein von der Ergotherapeutin verordnetes Schreibtraining).

13.3 Ergotherapeutische Beratung im Schulsystem

Die Beraterin hilft dem Klienten, das Verhalten oder die Schwierigkeiten eines Schülers neu einzuschätzen und unter einem neuen Blickwinkel zu sehen (Bundy 1995; Niehues et al. 1991). Sie fungiert als Katalysator, der den Klienten dazu bringt, seine Probleme selbst zu lösen (Schein 1999). Die Beraterin schlägt bestimmte Aktivitäten oder Materialien vor oder stellt diese zur Verfügung; auf jeden Fall ist es ihre vorrangige Aufgabe, den Klienten zu Lösung seiner Probleme zu führen.

13.3.1 »Reframing«: Fallbeispiel »Rebecca«

Der Begriff »Reframing« bezeichnet den Prozess, bei dem es den Eltern oder Lehrern möglich wird, das Verhalten eines Kindes **aus einer neuen Perspektive** zu sehen und zu verstehen. Dabei geht es eher darum, das »Bild« vom Verhalten des Kindes »zurechtzurücken«, als darum, einen »Rahmen zu setzen« (Schön 1983, 1987). Eltern, Lehrer und Schüler haben sich meist schon Erklärungen und Deutungen für das Verhalten zurechtgelegt. Ein Schüler mit einer sensorischen

Integrationsstörung wird durch Lehrer und Eltern meist negativ eingeschätzt (Case-Smith 1997).

Sie erleben ihn als undiszipliniert, unreif, destruktiv, unvorsichtig, unfolgsam oder überreagierend. Von der Erklärung, die Lehrer und Eltern für das Verhalten des Kindes haben, hängt es ab, wie sie auf dieses Verhalten reagieren bzw. welche Strategien sie im Unterricht oder in der Erziehung anwenden.

Mit Hilfe der SI-Theorie wird versucht, diese Urteile der Lehrer oder Eltern zu verändern. Die Therapeutin vermittelt ihnen eine Wissensbasis, auf der sie neue Strategien für die Interaktion mit dem Kind aufbauen können.

In vielen Fällen bewirken diese Strategien, dass das problematische Verhalten weniger wird, weil Situationen oder Aktivitäten, die für das Kind schwierig sind, vermieden oder erleichtert werden können.

Beispiel
Zuweisungsgrund
Die 5-jährige **Rebecca** hatte eine sensorische Integrationsstörung. Sie reagierte überempfindlich auf Berührungen und leichte Schmerzen. Ihre Reaktion auf Schmerzen war allerdings verzögert, oft vergingen bis zu 5 Minuten nach einer Verletzung (z. B. wenn sie sich den Ellbogen angestoßen hatte), bevor sie in Tränen ausbrach und schrie »Das wird für immer weh tun!«

Gespräch mit den Eltern und der Lehrerin
Rebeccas Eltern und ihre Kindergärtnerin empfanden ihre Reaktionen als übertrieben. »Wenn sie sich wirklich verletzt hätte, würde sie dann nicht sofort anfangen zu schreien?« fragten sie sich. Sie waren der Meinung, dass sich Rebecca nur so verhielt, um Aufmerksamkeit zu erlangen. Deshalb ignorierten sie ihr Geschrei und sagten ihr, dass sie sich dumm verhalte. Das führte allerdings nur dazu, dass Rebecca noch lauter schrie.

Nach der Befundung erklärte die Ergotherapeutin den Eltern und Lehrern in einem Gespräch, dass Rebecca Schwierigkeiten in der Verarbeitung sensorischer Informationen hatte. Sie diskutierten über Rebeccas Reaktionen auf Schmerz, und die Therapeutin half ihnen zu verstehen, wie dieses Verhalten mit der sensorischen Integrationsstörung erklärt werden konnte: »Vielleicht führt Rebeccas sensorische Integrationsstörung dazu, dass sie länger braucht, um sensorische Reize zu verarbeiten. Wenn sie diese Informationen dann registriert, interpretiert Rebecca Sinneseindrücke als schmerzhaft, die andere als harmlos empfinden würden.

Gründe für den Erfolg der Intervention
Das Ergebnis des Gespräches war, dass Rebeccas Eltern und die Kindergärtnerin das problematische Verhalten auf eine andere Weise sahen: sie dachten nicht mehr, dass sich das Mädchen in Szene setzen wollte, sondern verstanden, dass Rebeccas intensive, aber verspätete Schmerzreaktion das Resultat einer untypischen Verarbeitung sensorischer Reize war. Ihre Sichtweise des Problems war verändert worden.

13.3.2 Neue Strategien für die Interaktion mit dem Schüler: Fallbeispiele »Rebecca« und »Roland«

Das »Reframing« ist eines der wichtigsten Instrumente einer beratenden Therapeutin (Case-Smith 1997; Niehues et al. 1991). Die Aufgabe der Beraterin endet aber üblicherweise nicht an diesem Punkt. Vielmehr schafft das neue Verständnis die Grundlage, auf der eine weitere Beratung aufbauen kann. Ist die Neuinterpretation erst erfolgt, hilft die Beraterin den Eltern, Lehrern oder älteren Schülern, neue Strategien zur Lösung ihrer Probleme zu entwickeln.

Beispiel
Rebeccas Fall ist ein gutes Beispiel, wie nach dem »Reframing« erfolgreiche Strategien entwickelt werden können: Mit Hilfe der Therapeutin konnten Rebeccas Eltern und ihre Lehrer ihr neu gewonnenes Wissen dazu nutzen, verschiedene Strategien für Rebeccas Ausbrüche zu entwickeln. Sie begannen zu verstehen, dass Rebecca wirklich Schmerz empfand und erkannten ihre Angst, dass »es für immer wehtun« würde. Sie fragten nach der schmerzenden Stelle, übten festen Druck darauf aus und rieben sie kräftig. Sie fanden heraus, dass Rebecca leichter zu trösten war, wenn sie diese Strategien anwendeten. Obwohl ihre Reaktionen auf leichte Schmerzreize nach wie vor heftig und verspätet blieben, schrie sie weniger und konnte leichter von den Schmerzen abgelenkt werden.

Rebeccas Eltern und Lehrer fühlten sich ebenfalls besser. Als sie im Umgang mit den neuen Strategien geübter waren, vermieden sie es nicht mehr, Rebecca auf Besuch mitzunehmen. Sie hatten nicht mehr das Gefühl, sich für ihre »Überreaktionen« entschuldigen zu müssen. Wenn es ihnen notwendig erschien, erklärten sie die Ursache für Rebeccas Unbehagen. Ansonsten verwendeten sie ihre neuen Strategien, um ein »Desaster« zu verhindern und verhielten sich, als ob nichts Ungewöhnliches passiert wäre.

Andere Erwachsene übernahmen die Strategien ebenfalls. Das Ergebnis war, dass sich jeder im Umgang mit Rebecca wohler fühlte – und sie sich selbst natürlich auch.

In diesem Fall konnte eine erfolgreiche **Elternberatung** durchgeführt werden.

Die primären Ansprechpartner und die Klienten ergotherapeutischer Beratung im Schulsystem sind im Allgemeinen jedoch die **Lehrer** eines Kindes.

Beispiel
Eine Lehrerin, die einen Schüler, der beim Anstellen in der Reihe häufig in Raufereien verwickelt wird, einfach für unerzogen hält, wird sich diesem Schüler gegenüber anders verhalten als eine Lehrerin, die versteht, dass der Schüler unter einer taktilen Überempfindlichkeit leidet und darauf reagiert, dass er unabsichtlich vom Hintermann geschubst wurde.
Die zweite Lehrerin wird dem Schüler erlauben, am Ende der Reihe zu stehen, womit er unerwartete Berührungen vermeiden kann. Erstere hingegen wird den Schüler eher an den Anfang der Reihe stellen, um ihn im Auge zu behalten. Der Schüler wird aber weiterhin Berührungen durch unbeabsichtigtes Stoßen ausgesetzt sein. Folglich wird es unweigerlich zu weiteren Raufereien kommen, und das Kind wird wiederholt für Umstände bestraft, die es nicht kontrollieren kann. Da die Lehrerin die eigentliche Ursache des Problems nicht kennt, verschlimmert sie mit ihrem Lösungsversuch das Problem noch.

Beratung kann auch direkt mit **älteren Kindern** stattfinden.

Beispiel
Der 12-jährige **Roland** hat augenscheinliche Schwierigkeiten damit, Ordnung zu halten. Die Ergotherapeutin bot ihm verschiedene Lösungsvorschläge an, die auf seine organisatorischen Schwierigkeiten abgestimmt waren. So brachte sie z. B. Trennfächer in seinem Spind an und organisierte einen zweiten Satz Schulbücher für zu Hause, damit er seine Hausaufgaben problemlos machen konnte. Als die Therapeutin jedoch die Rolle der Beraterin einnahm, trat sie nicht mehr länger als Expertin für Rolands Probleme auf, sondern ließ ihn selbst zum Experten werden.
Sie half ihm herauszufinden, was er gerne ändern wollte. Sie war erstaunt, dass es ihn am meisten störte, dass er seinen Stundenplan nicht einhalten konnte. Nachdem sie dies herausgearbeitet hatten, konnte Roland eine Strategie zur Lösung des Problems entwickeln: Er schrieb einen Stundenplan und brachte ihn an seinem Rucksack an. Die Strategie funktionierte viel besser, weil es seine eigene Idee war und nicht die der Therapeutin. Darüber hinaus fühlte sich Roland in der Lage, seine Idee an seine Bedürfnisse anzupassen, auch ohne die Hilfe der Therapeutin.

Das Konzept der Beratung ist täuschend einfach. Der Prozess kann sich jedoch als viel schwieriger erweisen.

13.3.3 Lehrerberatung: Fallbeispiel »Dominik«

Das folgende Fallbeispiel zeigt den Prozess der Beratung, die eine Ergotherapeutin im Verlauf eines Schuljahres mit einer Lehrerin durchführte. Bei der Diskussion der Phasen einer Beratung wird auf dieses Fallbeispiel zurückgegriffen.

Beispiel
Zuweisungsgrund
Der 8-jährige **Dominik** war ein durchschnittlich intelligenter Junge mit Lernschwierigkeiten. Er war Schüler der zweiten Klasse, die gemeinsam mit der ersten Klasse in einem Raum unterrichtet wurde.
Dominiks Lehrerin hatte im letzten Jahr erfolglos versucht, ihm die Schreibschrift beizubringen. Nun wusste sie nicht mehr weiter und überwies Dominik zur Befunderhebung und möglichen Behandlung an eine Ergotherapeutin.
Ergotherapeutische Befunderhebung
Gespräch mit der Lehrerin. Auf die Frage nach den Unterrichtsmethoden, die sie bei Dominik ausprobiert hatte, erzählte die Lehrerin, dass sie zahlreiche Strategien versucht hatte, und dass sie gerade einen »multisensorischen Ansatz« verwendete, um den Kindern das Schreiben beizubringen. Als sie gebeten wurde, diesen multisensorischen Ansatz zu beschreiben, erklärte sie: sie zeigt Dominik, wie man einen Buchstaben schreibt, und fordert ihn dann auf, diesen Buchstaben mit verschiedenen Materialien wie Sand, Reis, Fingerfarben, Kreide oder Filzstiften zu üben. Als sich die Therapeutin nach den Problemen erkundigte, die Dominik beim Nachziehen der Buchstaben mit dem Stift hatte, zeigte ihr die Lehrerin einige von Dominiks Arbeitsblättern. Die Buchstaben waren schlecht geformt und mit so wenig Druck geschrieben, dass sie kaum zu erkennen waren.
Beobachtung im Unterricht. Die Therapeutin verbrachte einige Zeit in der Klasse und beobachtete Dominik, wie er mit den verschiedenen Materialien schreiben übte. Sie bemerkte, dass Dominiks Buchstaben mit jedem Material anders aussahen. Er hatte keinen Plan verinnerlicht, um die Buchstaben zu formen. Statt ein und denselben Buchstaben immer wieder üben zu können, musste er mit jedem neuen Material immer wieder ein neues Bewegungsmuster ausführen. Schrieb er den Buchstaben z. B. mit Fingerfarbe, verwendete er Fingerbewegungen. Wenn er aber auf der Tafel schrieb, führte er die Bewegungen aus dem ganzen Arm aus. Diese beiden Bewegungsmuster unterschieden sich wiederum von jenem, das er verwendete, wenn er den Buchstaben mit Bleistift auf ein Blatt Papier schrieb. Die meisten Menschen schreiben einen Buchstaben im Wesentlichen immer gleich,

unabhängig davon, ob die Bewegung dabei aus dem Arm oder aus den Fingern kommt. Bei Dominik war das nicht der Fall.

Klinische Beobachtungen und Tests. Neben den Beobachtungen im Unterricht und Gesprächen mit der Lehrerin umfasste die ergotherapeutische Befunderhebung zusätzlich klinische Beobachtungen von Dominiks neuromotorischem Verhalten, die taktilen Tests des SCSIT (Southern California Sensory Integration Test von Ayres 1972) und den Bruininks-Oseretsky Test of Motor Proficiency (Bruininks 1978). Dominik zeigte Defizite in all diesen Tests. Nachdem sie die Daten gesammelt hatte, zog die Therapeutin die Schlussfolgerung, dass bei Dominik eine Dyspraxie vorlag, die offensichtlich auf eine eingeschränkte Verarbeitung taktiler, vestibulärer und propriozeptiver Reize zurückzuführen war. Die Dyspraxie behinderte ihn offenbar dabei, die Schreibschrift zu erlernen.

Therapieplanung

Nun musste die Therapeutin entscheiden, welches Interventionssetting sie dem pädagogischen Team empfehlen sollte. Sie war überzeugt, dass Dominik von einer Ergotherapie profitieren konnte. Statt jedoch eine direkte Behandlung zu empfehlen, schlug die Therapeutin dem Team vor, die Intervention in Form einer Beratung für Dominiks Lehrerin durchzuführen. Für diese Empfehlung sprachen verschiedene Gründe:

- Dominiks Unfähigkeit, die Schreibschrift zu erlernen, war offensichtlich von seiner Dyspraxie verursacht. Es könnte Monate, vielleicht sogar Jahre direkter Behandlung dauern, bevor seine Schwierigkeiten so weit behoben wären, dass er das Schreiben mit den Methoden der Lehrerin erlernen könnte. Wenn die Lehrerin Erfolg haben sollte, brauchte sie die Hilfe der Therapeutin.
- Dominiks Hauptproblem im Unterricht war das Schreiben. Die Lehrerin übte es täglich mit ihm. Die Therapeutin hätte zwar ein Schreibprogramm entwickeln können, eine direkte Behandlung hätte sie aber nur ein bis zwei Mal pro Woche anbieten können. Ferner verfügte sie nicht über genügend didaktische Kenntnis zu diesem Thema. Die Lehrerin hingegen war auf diesem Gebiet Expertin.
- Dominik hatte trotz seiner Intelligenz und seiner guten auditiven Lernfähigkeiten Schwierigkeiten, in der Schule mitzuhalten. Gehörte Informationen und Anweisungen konnte er sich zwar merken, aber nicht gelesene. Daher war es wichtig, dass er beim Unterricht anwesend war und zuhören konnte. Hätte er dem Unterricht stundenweise für die Ergotherapie fernbleiben müssen, wäre er womöglich noch weiter zurückgeblieben. Selbst wenn die direkte Behandlung in der Klasse durchgeführt worden wäre, wären Dominik in dieser Zeit wahrscheinlich wichtige Informationen entgangen.
- Die Bereitschaft zur Zusammenarbeit seitens der Lehrerin spielte eine wichtige Rolle bei der Empfehlung, eine beratende Intervention durchzuführen. Dominiks Lehrerin war eine kompetente Fachkraft, die viel Zeit und Bemühungen investiert hatte, um ihm das Schreiben beizubringen. Trotzdem waren alle Versuche fehlgeschlagen. Sie wusste, dass sie für die Lösung des Problems den Rat einer Expertin benötigte, und sie war bereit, Hilfe von jemandem anzunehmen, der ihr Dominiks Probleme erklären konnte. Obwohl sie schon lange ihren Beruf ausübte und seit vielen Jahren Kindern das Schreiben beibrachte, waren ihre Kenntnisse über Dyspraxie begrenzt. Daher hatte sie unabsichtlich eine Lehrmethode für Dominik gewählt, die seine Schwäche noch verstärkte. Diese Methode war zwar sehr kreativ und motivierend für Dominik, erforderte von ihm aber mehrere verschiedene Bewegungsmuster für jeden neuen Buchstaben. Da seine größten Schwierigkeiten genau in diesem Bereich lagen, konnte Dominik das Schreiben auf diese Weise nicht lernen.

Dominiks Eltern und die Lehrerin waren mit der Beratung einverstanden, weil sie die Argumente der Therapeutin verstanden. Die Argumentation der Therapeutin war so überzeugend, dass auch der Turnlehrer um eine Beratung bat.

Beratung der Klassenlehrerin

Kurz darauf begann die Beratung der Lehrerin. Die Therapeutin hörte sich die Überlegungen der Lehrerin genau an und begann mit dem »Reframing« von Dominiks Problemen. Sie erklärte noch einmal Dominiks große Schwierigkeiten mit der Planung von neuen Bewegungen. Sie erklärte, dass seine Probleme aus dem schlechten Feedback resultierten, das er von seinem Körper bei Bewegungen bekam, und veranschaulichte, dass jedes Material, das Dominik zum Erlernen der Buchstaben verwendete, von ihm einen neuen Bewegungsplan erforderte. Diese Erklärung reichte aus, um der Lehrerin zu einer neuen Sichtweise von Dominiks Schwierigkeiten zu verhelfen. Sie hatte bereits bemerkt, dass seine Koordination beeinträchtigt war, und dass er nicht zu wissen schien, wie sich sein Körper bewegte. Daher hatte sie auch angenommen, dass ihm ein Angebot von vielen unterschiedlichen sensorischen Reizen beim Schreiben helfen würde. Sie hatte dabei jedoch nicht erkannt, dass Dominik für jedes neue Material einen neuen Bewegungsplan entwickeln musste. »Ich sollte wohl ein Material auswählen und dann dabei bleiben«, folgerte sie. Die Therapeutin stimmte zu. Sie beschlossen übereinstimmend, dass sich Dominik darauf konzentrieren sollte, mit Bleistift oder Füllfeder schreiben zu lernen. Sie sprachen über seine Schwierigkeiten, Buchstaben zu formen und genügend Duck auf das Papier auszuüben. Die Therapeutin wusste, dass Dominik zu wenig Feedback bekam, wenn er mit einem Bleistift schrieb. Sie nahm an, dass dieses Defizit dazu beitrug, dass er die Buchstaben nicht gut formen konnte. Daher schlug sie vor, dass Dominik mit Ölkreide schreiben sollte. Durch den größeren Widerstand würde er stärkeres Feedback bekommen. Die Lehrerin war einverstanden und sie vereinbarten einen Termin für die nächste Woche, um über Dominiks Fortschritte zu sprechen.

Beim nächsten Treffen berichtete die Lehrerin, dass der Versuch mit der Ölkreide nicht funktioniert hatte, da Dominik einfach nicht fest genug aufdrückte. Seine Handschrift war daher immer noch nicht leserlich. Daraufhin entwickelten sie die Idee, dass Dominik Durchschlagpapier zwischen die Heftseiten legen sollte. Die Lehrerin sollte ihn anhalten, zwischendurch nachzusehen, ob er so fest aufgedrückt hatte, dass sich die Schrift durchdrückte. Dominik reagierte sehr gut auf das Schreiben mit Durchschlagpapier. Innerhalb weniger Wochen schrieb er viel leserlicher und übte mehr Druck auf das Papier aus. Nach ungefähr sechs Wochen entschieden die Therapeutin und die Lehrerin, dass das Durchschlagpapier nicht mehr notwendig war. Die Lehrerin bereitete Dominik auf die Veränderung vor, indem sie ihm bewusst machte, wie fest er aufdrückte, damit der Durchschlag zu lesen war. Sie gab ihm schrittweise weniger Seiten mit Durchschlagpapier. Ein wichtiger Teil der Beratung waren die regelmäßigen Treffen. Die Therapeutin und die Lehrerin arbeiteten zusammen, um verschiedene Probleme zu lösen, die Dominik im Unterricht hatte. Als die Lehrerin Dominiks Probleme mit der Entwicklung neuer Bewegungsprogramme verstanden hatte, begann sie eigene Strategien zu entwickeln. Anfangs besprach sie ihre Pläne gerne mit der Therapeutin, bevor sie diese in die Tat umsetzte. Als sie bemerkte, dass sie mit ihren Strategien Erfolg hatte, benötigte sie immer weniger Rücksprache.

Ungefähr drei Monate nach Beginn des Beratungsprozesses sagte die Lehrerin: »Wissen Sie, das alles war so neu für mich. Jetzt erscheint es mir so logisch. Ich weiß, dass ich auch die Probleme anderer Schüler von jetzt an mit anderen Augen sehen werde.«

Beratung des Turnlehrers

Eine ähnlich erfolgreiche Beratung konnte die Ergotherapeutin mit Dominiks Turnlehrer durchführen. Der Schwerpunkt des Turnunterrichts lag auf der körperlichen Fitness. Die Schüler verbrachten die meiste Zeit mit Gymnastik und Konditionstraining wie z. B. Liegestütz, Sit-ups, Hampelmann und Laufen. Die Übungen blieben immer gleich, der Lehrer veränderte aber die Reihenfolge. Dominiks Koordination war nicht besonders gut, aber wenn er sich konzentrierte, konnte er einige Übungen ganz passabel ausführen. Dies kostete ihn aber große Mühe, und so stand er oft lieber herum und schaute den anderen zu, statt selbst mitzumachen. Den Turnlehrer störte dieses »Herumstehen« am meisten. Die Therapeutin empfahl ihm, den Unterricht etwas anders zu gestalten, um Dominik die Teilnahme zu erleichtern. Sie erklärte, dass für Dominik eine feste Reihenfolge hilfreich wäre, die er sich auswendig merken könnte. Dann müsste er sich nicht mehr so sehr darauf konzentrieren, was als nächstes käme. Darüber hinaus informierte sie den Lehrer, dass Dominik am leichtesten über den auditiven Kanal lernte. Deshalb wäre es günstig, wenn der Lehrer den Wechsel zu einer anderen Übung immer kurz vorher ankündigte. Der Lehrer sollte sich in Dominiks Nähe stellen und die Übungen gemeinsam mit der Klasse durchführen. Auf diese Weise könnte Dominik die Anweisungen gut hören und hätte zudem für jede Übung ein visuelles Modell.

Gründe für den Erfolg dieser Intervention

Durch ihre Kenntnisse der SI-Theorie konnte die Ergotherapeutin Dominiks Lehrern zu einem besseren Verständnis für seine Schwierigkeiten bei der Bewegungsplanung verhelfen. Sie veranschaulichte ihnen, warum ihre Unterrichtsmethoden nicht funktioniert hatten, und half ihnen, neue und geeignetere Strategien zu entwickeln. Die Kompetenz der Lehrerin, Kindern das Schreiben beizubringen, und das Wissen der Therapeutin über Dominiks Bewegungsplanungsstörung ermöglichte es ihnen, gemeinsam Strategien zu entwickeln, durch die Dominik die Schreibschrift erlernen konnte. Anfänglich hatte sich Dominik am Turnunterricht kaum beteiligt. Nach einigen wenigen und einfachen Anpassungen wurde er zu einem aktiven Mitglied der Klasse.

Keiner der Fachleute hätte seine Ziele alleine in so kurzer Zeit erreichen können, gemeinsam jedoch waren sie erfolgreich.

13.4 Stufen des Beratungsprozesses

Das allgemeine Ziel, das die Beratung verfolgt, besteht im »Reframing« der Interpretation des Schülerverhaltens aus der Perspektive einer praxisbezogenen Theorie. Aufgrund ihrer veränderten Sichtweise können die Klienten neue und effektivere Strategien zur Interaktion und zur Arbeit mit den Schülern entwickeln. Der Beratungsprozess ist jedoch komplex. Die Beraterin kann nicht einfach ein Problem erkennen, Strategien entwickeln und fertige Lösungen präsentieren. Die effektive Beratung erfolgt stufenweise.

13.4 Stufen des Beratungsprozesses

STADIEN DER BERATUNG

STUFE I: Erwartungen formulieren	STUFE II: Aufbau einer Partnerschaft	STUFE III: Strategien planen	STUFE IV: Plan durchführen und bewerten

Eltern/Lehrer:
- Lehrer formuliert Erwartungen
- Lehrer und Therapeut konkretisieren das Problem
- Therapeut zeigt Lehrer anhand der SI-Theorie eine neue Perspektive auf ("Refraiming")
- Therapeut und Lehrer "testen" und passen die Erwartungen an
- Therapeut und Lehrer identifizieren und untersuchen Hindernisse
- Therapeut und Lehrer identifizieren und wählen abwechselnd Strategien für die Intervention
- Lehrer setzt neue Strategien ein, beobachtet ihre Wirkung
- Lehrer und Therapeut verändern die Strategien und Auswirkungen entsprechend der Erfordernisse
- Lehrer und Therapeut evaluieren die Wirksamkeit der neuen Strategien

Therapeut:
- Therapeut formuliert Erwartungen
- Therapeut bietet Umweltadaptionen an (Strategien, Hilfsmittel, Lernmaterial)
- (Therapeut zieht sich zurück, wenn Probleme behoben wurden)

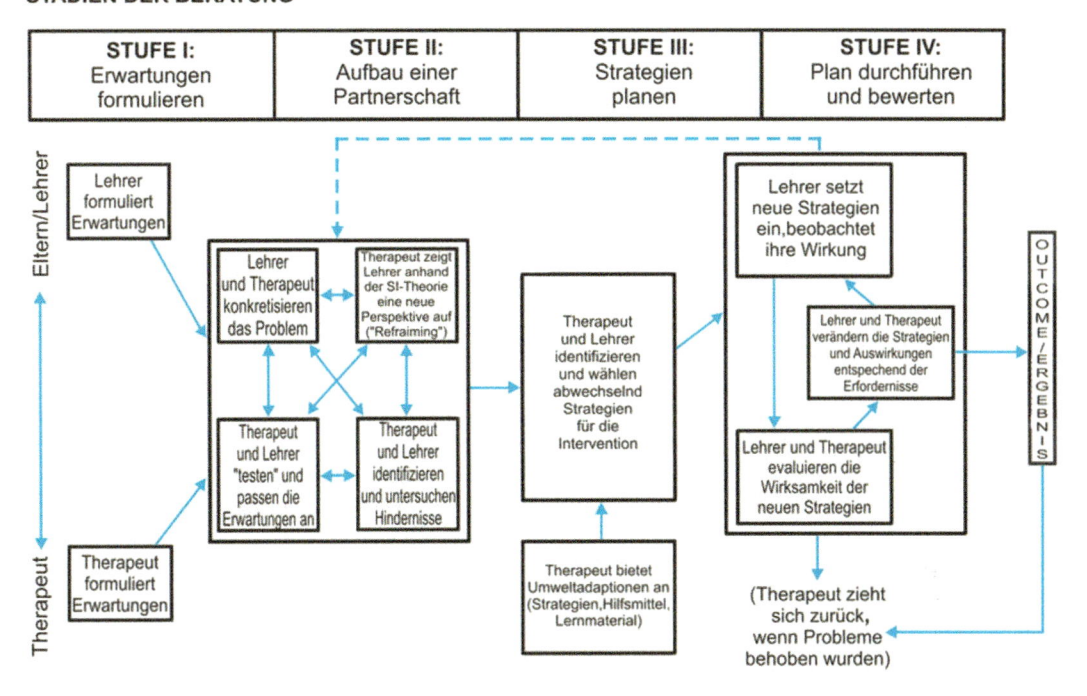

→ OUTCOME/ERGEBNIS

Abb. 13.2. Stufen der Beratung

Verschiedene Autoren (z. B. Hanft u. Place 1996; Jaffe u. Epstein 1992) haben verschiedene Stufen der Beratung beschrieben. Alle haben gemeinsame Elemente, z. B. die Notwendigkeit, eine gleichberechtigte Beziehung aufzubauen.

Man stellt sich **4 Stufen der Beratung** vor:
- Formulieren von Erwartungen
- Aufbau der Partnerschaft
- Planung von Strategien
- Umsetzung und Bewertung des Planes

Die Beziehungen unter diesen Phasen sind schematisch in ◘ Abb. 13.2 dargestellt.

Jede dieser 4 Phasen ist für den Beratungsprozess gleich wichtig. In bestimmten Fällen (und in allen von uns angeführten Beispielen) scheinen einige der Phasen besonders einfach, beinahe automatisch abzulaufen, und sowohl die beratende Therapeutin als auch der Klient machen rasche Fortschritte. Als Beobachter des Prozesses kann man das Gefühl bekommen, dass einige der Phasen nicht durchlaufen wurden. In Fällen, in denen der Prozess nicht reibungslos abläuft, versuchen wir die verschiedenen Phasen zurückzuverfolgen, um herauszufinden, zu welchem Zeitpunkt die Schwierigkeiten aufgetreten sind. Dadurch können wir festlegen, wo erneut angesetzt werden kann, um den Beratungsprozess zu vereinfachen.

In allen 4 Stufen des Prozesses sind die beratende Therapeutin und der Klient gleichberechtigt. Es ist jedoch die Aufgabe der Therapeutin, den Prozess zu beobachten und einzugreifen, wenn Probleme auftauchen.

Am Fallbeispiel von Dominik soll gezeigt werden, wie die Beteiligten die verschiedenen Phasen erleben.

Anschließend wird der Versuch einer Therapeutin beschrieben, eine anfänglich schwierige Beziehung zwischen Beraterin und Klient wieder auf den richtigen Kurs zu lenken. Es werden einige Strategien der Therapeutin erörtert, mit denen sie die Entwicklung der Beziehung erleichtern wollte.

Obwohl im Beratungsprozess auch Eltern und ältere Kinder Klienten sind, beschränkt sich der nächste Abschnitt der Einfachheit halber auf die Lehrerin als Klient.

13.4.1 Stufe I: Erwartungen der Beratungspartner

Diese erste Phase beginnt bereits vor der konkreten Zusammenarbeit der Therapeutin und der Lehrerin. Im Vorfeld formulieren beide bewusst oder unbewusst ihre Erwartungen bezüglich des Verlaufs und der Ergebnisse.

Mattingly u. Fleming (1994) zufolge nehmen diese Erwartungen die Form realer oder fiktiver Geschichten an, die aus Informationen unterschiedlicher Herkunft zusammengesetzt sind:
- aus Kenntnissen, die die Lehrerin und die Therapeutin aus einer früheren Zusammenarbeit gewonnen haben,
- aus Informationen, die von Kollegen oder den Eltern des Kindes stammen,
- aus Erfahrungen, die in der Vergangenheit durch Beobachtung oder Zusammenarbeit mit anderen Therapeutinnen oder Lehrern gemacht wurden,
- aus eigenen Vorstellungen.

Die Therapeutin bereitet sich auf die Behandlung vor, indem sie ihre Erwartungen formuliert. Ist man sich bewusst, dass die Erwartungen am Beginn des Prozesses auf »Fiktionen« basieren, holt man sich gerne neue Informationen und passt die Geschichte der Realität an.

Haben die Lehrerin und die Therapeutin bereits früher zusammen gearbeitet, können die von beiden formulierten Erwartungen und Geschichten der Realität sehr nahe kommen. Arbeiten sie jedoch das erste Mal zusammen, kann es vorkommen, dass einer oder auch beide Erwartungen oder Vorstellungen haben, die der Entwicklung einer Partnerschaft hinderlich sind.

13.4.2 Stufe II: Aufbau einer Partnerschaft

Die zweite Phase setzt sich aus vier sehr wichtigen Phasen zusammen (◘ Abb. 13.2). Da es sich um eine vorbereitende Phase handelt (in der noch keiner der Partner bereit ist, Strategien zu entwickeln), besteht die Gefahr, dass sie übergangen wird, damit man sich dem eigentlichen Ziel zuwenden kann. Geht man aber zu schnell vor und versucht, Lösungen und Strategien anzubieten, bevor eine gleichberechtigte Partnerschaft aufgebaut ist, könnte die Therapeutin den Eindruck vermitteln, »auf jede Frage eine Antwort zu haben« und nicht an den Beiträgen der Lehrerin interessiert zu sein.

> **Hinweis**

Nimmt ein Partner ein Ungleichgewicht in der Beziehung wahr, wird die Entwicklung einer Partnerschaft und damit die Effektivität des Prozesses behindert.

Das kommt vor allem dann vor, wenn Therapeutin und Lehrerin noch nie zusammengearbeitet haben oder einer der beiden wesentlich weniger Erfahrung als der andere hat. Es ist daher nicht verwunderlich, dass viele Beratungspartnerschaften gerade in dieser Phase scheitern.

Natürlich schließt die Notwendigkeit, eine Partnerschaft zu entwickeln, nicht aus, dass auch in einem frühen Stadium Lösungen angeboten werden können. Manchmal kann ein einfacher Vorschlag schon dazu beitragen, das Interesse der Lehrerin am Prozess zu wecken.

> **Hinweis**

Auf jeden Fall sollte die Therapeutin darauf achten, nicht als Expertin, sondern vielmehr als Vermittlerin aufzutreten.

Es gibt viele Gründe, warum eine Lehrerin zögern kann, sich auf eine derartige Beratungspartnerschaft einzulassen (◘ Übersicht 13.1). Die Therapeutin muss auf diese Reaktionen seitens der Lehrerin vorbereitet sein, da sie alle reale Gründe haben.

> **◘ Übersicht 13.1. Mögliche Befürchtungen von Lehrerseite**
> - An erster Stelle steht wahrscheinlich die Furcht, dass sich die Therapeutin in den Unterricht einmischen oder ihn stören könnte.
> - Manche Lehrer mögen auch fürchten, dass sie sich damit eine zusätzliche Belastung aufhalsen.
> - Hat die Lehrerin noch nie im Beratungssetting mit einer Therapeutin zusammengearbeitet, so hält sie aufgrund ihrer bisherigen Erfahrungen »Therapie« für einen mysteriösen Prozess, der irgendwo außerhalb der Schule stattzufinden hat.
> - Manche Lehrer fühlen sich auch bedroht und befürchten, die Therapeutin könnte ihre Kompetenzen in Frage stellen.

Gleichzeitig muss sie sich bewusst sein, dass die Intervention dann am erfolgreichsten ist, wenn die Lehrerin bereit ist, ihr wertvolles Wissen und ihre Fähigkeiten in den Beratungsprozess einzubringen. Die Therapeutin soll daher alles versuchen, um die Entwicklung einer Beratungspartnerschaft mit der Lehrerin zu vereinfachen. Wir müssen uns auch im Klaren darüber sein, dass der Aufbau einer solchen Partnerschaft viel Zeit in Anspruch nehmen kann. Der Nutzen für den individuellen Schüler und für alle zukünftigen Schüler dieser Lehrerin rechtfertigen auf jeden Fall die investierte Zeit und Energie.

Manchmal ist es die Therapeutin, die zögert, sich auf eine gleichberechtigte Beratungspartnerschaft einzulassen (Übersicht 13.2).

> **Übersicht 13.2. Einstellungen von Therapeutinnen zur Beratungspartnerschaft**
> — Viele Ergotherapeutinnen sind der Ansicht, dass es notwendig ist, auf einem bestimmten Gebiet Expertin zu sein, um als Beraterin tätig sein zu können. Nur wenige Therapeutinnen fühlen sich aber als Expertin.
> — Für manche Therapeutinnen besteht eine klare Kompetenztrennung: Unterrichten ist die Aufgabe der Lehrer und Therapieren die Aufgabe der Therapeuten.
> — Manche Therapeutinnen sind der Meinung, dass eine »richtige Therapie« in der direkten Arbeit mit dem Klienten/Schüler besteht, und die Zusammenarbeit mit den Lehrern zwar wichtig, aber zweitrangig ist (Niehues et al. 1991).
> — Eine Therapeutin kann auch dadurch verunsichert werden, dass Eltern oder Lehrer entgegen ihrer Empfehlung eine direkte Therapie verlangen.

Viele dieser Ängste und Vorbehalte ergeben sich offensichtlich aus falschen Vorstellungen der Therapeutinnen über Beratung. Ergotherapeutinnen werden nicht als Beraterinnen ausgebildet, und es existiert nur sehr wenig fachspezifische Literatur, die zur Aneignung von Fähigkeiten auf diesem Gebiet verwendet werden könnte. Wenn die Therapeutin selbst weder das Konzept der Beratung grundlegend verstanden hat, noch sich selbst als Beraterin sieht, kann sie Eltern und Lehrern den Nutzen der Beratung nicht wirklich deutlich machen. Wie bereits erwähnt, können sich nur dann Resultate zeigen, wenn wir Wert auf die Entwicklung unserer Fähigkeiten auf diesem Gebiet legen und eine proaktive Haltung einnehmen.

Die einzelnen Phasen der Stufe II verlaufen in gewisser Weise kreisförmig. Es gibt keine bestimmte Reihenfolge, vielmehr greifen sie ineinander über. Der Einfachheit halber werden diese Phasen anhand Abb. 13.2 besprochen.

Phase 1: Therapeutischer Umgang mit Erwartungen: Fallbeispiel »Kelly«

Am Beginn der Zusammenarbeit überprüfen die Lehrerin und die Therapeutin ihre gegenseitigen Erwartungen und passen sie der Wirklichkeit an. Sie vergleichen die Vorstellungen, die sie vom anderen haben, mit der »realen« Person, auf die sie treffen.

Erwartungen können bestehen bezüglich:
— der Person, mit der zusammengearbeitet wird
— der Form der Intervention oder
— des Behandlungsergebnisses

So weit es ihr möglich ist, sollte die Therapeutin zu Beginn des Behandlungsprozesses versuchen, die Erwartungen der Lehrerin aufzudecken. Dies muss sie auf eine Weise tun, durch die sich die Lehrerin nicht bedroht oder angegriffen fühlt. Gleichzeitig muss sie ihre eigenen Erwartungen offen legen (DeBoer 1995; Schein 1999).

Die Therapeutin muss im Gespräch genau zuhören und ihr Gegenüber beobachten, um dessen Denkweisen und Interaktionsstile herauszufinden. Dabei sollte sie sich ihres eigenen Stils bewusst sein und ihn ggf. an die Situation anpassen (DeBoer 1995).

Stimmen Stil und Erwartungen der Lehrerin mit jenen der Therapeutin überein, können sie mit dem Aufbau der Beziehung fortfahren. Was passiert aber, wenn die Erwartungen der Lehrerin bezüglich der Intervention z. B. keine Beziehung zwischen ihr und der Therapeutin vorsehen?

Im folgenden Fallbeispiel ist genau das der Fall: die Therapeutin hatte nie das Gefühl, eine richtige Beratungspartnerschaft mit der Lehrerin aufbauen zu können. Obwohl die Therapeutin die Lehrerin nicht zur Inanspruchnahme einer Beratung drängte, wenn diese sie gar nicht wollte, wandte sie doch verschiedene Strategien an, mit denen sie letztlich erreichte, dass die Lehrerin im nächsten Schuljahr die Beratung in Anspruch nahm.

Beispiel
Zuweisungsgrund
Die 7-jährige **Kelly** hatte eine sensorische Integrationsstörung, die zu einer Dyspraxie und starken visuell-räumlichen Defiziten führte. Sie besuchte die erste Klasse einer Regelschule. Da sie große Schwierigkeiten mit allen Aufgaben hatte, die motorische Leistungen erforderten,

wurde eine ergotherapeutische Intervention in der Schule empfohlen.

Kellys individuelles pädagogisches Programm (»Individual Educational Program IEP«) sah wöchentlich zwei Ergotherapiestunden vor.

Beratung der Klassenlehrerin

Die Therapeutin hatte ihre Arbeit in der Schule gerade erst aufgenommen. Als sie sich das erste Mal mit der Lehrerin traf, machte sie den Vorschlag, Kelly einmal pro Woche direkt zu behandeln und die zweite Behandlungsstunde für Beratungsgespräche zu nutzen. Die Lehrerin warf sofort ein, dass beide Behandlungsstunden außerhalb der Klasse vorgesehen waren. Die Vorstellung der Lehrerin von Therapie beinhaltete keine Interaktion zwischen ihr und der Therapeutin. Es war ihr nicht klar gewesen, dass sie sich in irgendeiner Weise beteiligen sollte, womit sie der Therapeutin keinen großen Handlungsspielraum ließ.

Therapieplanung

Die Therapeutin entschied sich daraufhin, sehr langsam vorzugehen, und Kelly zunächst zweimal wöchentlich direkt zu behandeln. Jedes Mal, wenn sie Kelly in der Klasse abholte, erkundigte sie sich bei der Lehrerin nach Kellys Schwierigkeiten, und ob sich diese Schwierigkeiten in die Therapie einbeziehen ließen. Sie nahm häufig Mathematikarbeitsblätter mit und adaptierte diese so, dass Kelly wusste, wohin sie die Antworten schreiben sollte. Wenn sie Kelly nach der Therapie ins Klassenzimmer zurückbrachte, erklärte sie der Lehrerin einige Minuten lang, was sie erreicht hatten und warum die Änderungen es Kelly erleichterten, eine bestimmte Aufgabe zu bewältigen.

Eines Tages drückte die Lehrerin der Therapeutin ein Arbeitsblatt in die Hand und sagte, dass Kelly es während der Therapiestunde erledigen sollte. Die Therapeutin reagierte darauf, indem sie der Lehrerin erklärte, dass sie nicht qualifiziert sei, Kelly in Mathematik zu unterrichten. Die Lehrerin schien ein wenig brüskiert, aber als die Therapeutin das nächste Mal in die Klasse kam, erklärte sie ihr, dass Kelly große Probleme mit der Umsetzung von Lauten hatte. Sie fragte, ob dieser Aspekt nicht in die Therapie einbezogen werden könnte. Die Therapeutin stimmte zu. Kelly und sie verbrachten einige Zeit mit einer Aktivität, bei der Kelly eine Magnetangel benutzte, um verschiedene Buchstaben zu »angeln«. Als sie zurück zum Unterricht kamen, erzählte sie aufgeregt, was sie gemacht hatten.

Die Lehrerin begann nun, über andere Dinge nachzudenken, die in Kellys Behandlung einbezogen werden könnten. Nach und nach begann sie, die Therapeutin bezüglich verschiedener Unterrichtsaktivitäten um Rat zu fragen, z. B. bezüglich des Schneidens mit der Schere. Dies war für die Therapeutin der erhoffte Durchbruch. Sie reagierte darauf, indem sie häufiger in den Werkunterricht kam. Sie nutzt die Gelegenheit, um mit Kelly zu arbeiten, adaptierte aber auch Aufgaben für andere Schüler, wenn sie Schwierigkeiten hatten.

Im nächsten Schuljahr arbeitete die Ergotherapeutin mit einem anderen Schüler dieser Lehrerin. Als sie die Lehrerin zur Planung der Stunden befragte, schlug diese vor, einen Teil der Behandlungszeit für Beratungsgespräche zu nutzen.

Gründe für den Erfolg dieser Intervention

Die Vorstellung der Lehrerin über eine ergotherapeutische Behandlung hatte sich durch die Interaktion mit der Therapeutin sichtbar verändert. Der Prozess hatte zwar eine Weile gedauert, aber am Beginn des neuen Schuljahres waren die Therapeutin und die Lehrerin auf dem besten Wege, eine echte Partnerschaft zu entwickeln.

Die Therapeutin hatte gleich zu Beginn erkennen müssen, dass sie die Intervention bei Kelly nicht in der von ihr geplanten Form der Beratung durchführen konnte. Dennoch wandte sie jede Woche einige Minuten auf, um die Lehrerin anhand von Kellys Behandlung über die Möglichkeiten der Ergotherapie aufzuklären. Sie wich von ihrem gewohnten Vorgehen ab, um die Therapie auf Kellys Bedürfnisse im Unterricht maßgerecht zuschneidern zu können.

Da sie die Situation als Herausforderung ansah und wusste, was sie wollte, gelang es ihr schließlich, die Meinung der Lehrerin zu ändern. Diese wiederum lernte eine Menge über Ergotherapie und gewann Respekt vor der Therapeutin. Außerdem erfuhr sie, wie ergotherapeutisches Wissen ihr behilflich sein konnte, den Unterricht so zu verändern, dass er den Bedürfnissen der Schüler besser gerecht wurde.

Phase 2: Definieren des Problems

Ein weiterer wichtiger Aspekt von Stufe II besteht darin, von der Lehrerin möglichst viele Einzelheiten über die schulischen Probleme des Kindes zu erfahren. Dadurch soll das Problem eingegrenzt werden. Die Therapeutin stellt Fragen und macht Beobachtungen, bis die Lehrerin ein lösbares Problem definiert.

Die Therapeutin versucht möglichst genau zu verstehen, wie weit die Probleme des Schülers die Lehrerin dabei behindern, ihn zu unterrichten, und folglich ihn selbst dabei behindern, von der pädagogischen Kompetenz der Lehrerin zu profitieren.

Des Weiteren versucht die Therapeutin herauszufinden, welche Strategien die Lehrerin bereits angewendet hat und wie gut sie funktioniert haben.

13.4 Stufen des Beratungsprozesses

> **Hinweis**

Gemeinsam sondieren die Lehrerin und die Beraterin, welche Ressourcen sie benötigen werden.

Die genaue Definition des Problems ist ein besonders wichtiger Schritt.

Beispiel
Es kann verschiedene Gründe gehabt haben, warum **Dominiks** Turnlehrer die Hilfe der Therapeutin in Anspruch nehmen wollte. Was ihn aber wirklich störte, war Dominiks Teilnahmslosigkeit in der Turnstunde. Der Lösungsansatz des Problems wäre ein anderer gewesen, wenn Dominiks schlechte Koordination das größte Problem für den Lehrer gewesen wäre.

Bei der Definition des Problems muss die Therapeutin darauf achten, nicht den Eindruck zu vermitteln, bereits zu wissen, was das Problem ist (Schein 1999). Sie muss sich vielmehr bewusst sein, dass der Klient der Experte für das Problem ist.

Phase 3: Das Problem neu sehen (Reframing)

In diesem Stadium nutzt die beratende Therapeutin ihr Wissen über die SI-Theorie (oder eine andere Theorie), um das von der Lehrerin beschriebene Problem neu zu interpretieren. Der Vorgang des »Reframing« wurde bereits detailliert besprochen.

Es soll jedoch noch einmal darauf hingewiesen werden, wie wichtig es ist, genau zuzuhören, welche Schwierigkeiten der Lehrer beschreibt, und sich dazu zu äußern. Der Klient ist der Experte für das Problem.

Beispiel
Im Beispiel von **Dominik** hörte die Therapeutin aufmerksam zu, als die Lehrerin über Dominiks Probleme mit der Schreibschrift berichtete. Sie beobachtete Dominik im Klassenzimmer und interpretierte die Resultate seiner Tests vor dem Hintergrund dessen, was sie gesehen und gehört hatte. Anschließend erklärte sie, wie sich Dominiks Dyspraxie auf seine Handschrift auswirkte. Sie versuchte, sich dabei nicht in neuroanatomische Erklärungen des taktilen, vestibulären oder propriozeptiven Systems zu versteigen, sondern verdeutlichte vielmehr, dass es vermutlich einen kausalen Zusammenhang gibt zwischen dem sensorischen Feedback des Körpers bei Bewegung und der Fähigkeit, neue motorische Aufgaben zu lernen. Sie erklärte der Lehrerin, dass Dominiks Testergebnisse zeigten, dass er Schwierigkeiten in der Verarbeitung von Informationen über Berührungen und Körperbewegungen hatte. Auf dieser Basis konnte sie der Lehrerin verständlich machen, warum die von ihr gewählte Unterrichtsmethode unbeabsichtigt das Schreibenlernen für Dominik noch schwieriger machte. Auf diese Art konnte die Lehrerin Dominiks Probleme in einem neuen Licht sehen. Diese neue Sichtweise ermöglichte es der Lehrerin auch, selbst neue Strategien zu entwickeln.

Phase 4: Hindernisse erkennen

Die letzte Phase der zweiten Stufe des Beratungsprozesses erfordert, dass die Lehrerin und die Therapeutin Hindernisse erkennen, die den angestrebten Veränderungen im Wege stehen könnten. Ein häufig auftretendes Hindernis sind zeitliche Einschränkungen für die Treffen, die organisatorisch ausgeräumt werden sollten damit sich die Lehrerin keine Sorgen machen muss, was gerade in der Klasse passiert, und die Therapeutin nicht schon in Gedanken auf dem Weg zur nächsten Schule ist (Hanft u. Place 1996).

Wurde die Entscheidung, die Intervention in Form einer Beratung durchzuführen, im Team getroffen, so ist das Team auch verantwortlich dafür, die benötigten Ressourcen zur Verfügung zu stellen. Diese Ressourcen müssen von der Therapeutin aber auch eingefordert werden.

Ist es nicht möglich, ungestörte Zeit vor oder nach der Schule oder während einer Pause zu finden, kann es nötig sein, dass während der Beratungsstunde ein Vertretungslehrer den Unterricht in der Klasse übernimmt.

Diese Strategie wandten Dominiks Therapeutin und Lehrerin an, als sie feststellen mussten, dass es unmöglich war, einen fixen Termin zu vereinbaren.

Beispiel
Die Therapeutin erklärte der Direktorin der Schule, was sie zu erreichen hoffte, und warum ihr dafür ein gewisses Maß an Zeit zur Verfügung gestellt werden müsste. Die Direktorin erklärte sich bereit, für die Zeit entweder selbst als Vertretung zur Verfügung zu stehen oder einen anderen Vertretungslehrer zur Verfügung zu stellen.
Nachdem die Direktorin über das Problem informiert worden war, war sie bereit, die Lehrerin und die Therapeutin zu unterstützen. Hätte die Therapeutin nicht mit ihr gesprochen, so hätte sie möglicherweise nie von diesem Problem erfahren und die Lehrerin und die Therapeutin hätten alleine zurechtkommen müssen.
Da die Therapeutin dafür zuständig ist, die für die Beratung notwendigen Ressourcen zu beschaffen, war es auch die Aufgabe der Therapeutin, mit der Direktorin zu sprechen. Sie tat dies mit dem Wissen und der Zustimmung ihrer Partnerin, der Lehrerin.

Bundy et al. veröffentlichten 1989 die Ergebnisse einer US-weiten Befragung von Sonderschulleitern. Auf die Frage, was Therapeutinnen tun können, um die Effektivität ihrer Intervention an öffentlichen Schulen zu verbessern, antworteten die Befragten häufig: »Sich mehr durchsetzen«.

Diese Antwort sollte nicht auf die leichte Schulter genommen werden. Um eine qualitativ hochwertige Beratung anzubieten, ist die Therapeutin auf die Unterstützung der Lehrer und der Schulleitung angewiesen. Solange wir unsere Bedürfnisse nicht äußern, können sie auch nicht erfüllt werden! (◘ Übersicht 13.3).

> **Wichtig**
>
> Der Aufbau der Beratungspartnerschaft ist die entscheidende Phase im Beratungsprozess.

◘ Übersicht 13.3. Günstiges Therapeutenverhalten in der Beratung
Um erfolgreich zu sein, muss die beratende Therapeutin:
- ihren Respekt vor dem Wissen und den Fähigkeiten ihrer Partnerin zeigen,
- bereit sein, die Einschränkungen, denen die Lehrerin in ihrer Position unterliegt, zu akzeptieren,
- ihrer Partnerin zuhören und
- ihr Wissen auf verständliche Weise vermitteln (Bundy et al. 1989).

Manchmal werden diese Stufen fast unbemerkt durchlaufen. Zeigt sich aber, dass der Beratungsprozess nicht problemlos verläuft oder nicht zur Entwicklung erfolgreicher Strategien führt, sollten die einzelnen Phasen dieser Stufen noch einmal genau untersucht werden, um herauszufinden, an welchem Punkt die Probleme begonnen haben.

13.4.3 Stufe III: Planung von Strategien

In der dritten Stufe des Beratungsprozesses nutzen die Partner das neue Verständnis des Problems, um Strategien für die Arbeit mit dem Schüler zu diskutieren und auszuwählen. Wenn die zugrunde liegenden Probleme richtig erkannt wurden und eine stabile Partnerschaft besteht, sollte es relativ leicht sein, Lösungen für das Problem zu entwickeln, sofern die Therapeutin auf ein Repertoire an verschiedenen Strategien zurückgreifen kann.

So weit als möglich liegt es in der Verantwortung der Klienten, die Strategien zu entwickeln. Die Therapeutin hilft in erster Linie nur dabei herauszufinden, was funktionieren kann (DeBoer 1995; Schein 1999).

Beispiel
Nachdem die Therapeutin erklärt hatte, dass **Dominik** kein ausreichendes Feedback von seinem Körper erhielt, schlug sie vor, andere Schreibgeräte zu verwenden. Als diese aber das Problem, dass Dominik viel zu wenig aufdrückte, nicht lösten, entwickelten die Therapeutin und die Lehrerin die Idee mit dem Durchschlagpapier. Ohne dieses Hilfsmittel konnte Dominik nicht erkennen, wann er fest genug aufdrückte. Mit dem Durchschlagpapier bedeutete »fest genug«, dass die Buchstaben auf die darunter liegende Seite durchgedrückt wurden. Von dieser Art Feedback konnte Dominik profitieren. Er konnte selbst kontrollieren, ob er fest genug aufdrückte. Die Lehrerin musst nicht mehr hinter ihm stehen und ihm verbales Feedback geben.

Diese gemeinsam entwickelte Strategie kam allen Beteiligten zu Gute. Im Idealfall werden alle Strategien gemeinsam entwickelt und sind so für Therapeutin und Klient in gleichem Maße geeignet. Wir dürfen aber nicht vergessen, dass in erster Linie unsere Klienten dafür verantwortlich sind, die Probleme zu erkennen, die sie bei der Erfüllung ihrer Rollen behindern. Zudem sind es auch die Klienten, die mit den Strategien zurechtkommen müssen.

> **Wichtig**
>
> Der Klient ist der Experte für das Problem und für die Lösungen (Schein 1999).

Auch wenn das Erarbeiten von Strategien im Vergleich zum Aufbau und der Aufrechterhaltung einer Partnerschaft relativ einfach sein kann, gibt es doch immer wieder schwierige Situationen.

Ein wichtiger Vorteil des Beratungs-Settings für die Therapeutin ist der Erwerb eines Repertoires an Strategien, die in anderen vergleichbaren Situationen zum Erfolg geführt haben.

In ▶ Kap. 13.8, »Anhang«, werden viele solcher Strategien aufgezählt, die von Ergotherapiestudentinnen und Ergotherapeutinnen aus verschiedenen Teilen der USA beigesteuert wurden.

Die Strategien sind in zwei Kategorien eingeteilt:

- Im ersten Teil werden Aktivitäten vorgestellt, die Schüler normalerweise während eines Schultages ausführen und die verstärkten sensorischen Input bieten.
- Der zweite Teil enthält Strategien ohne verstärkten sensorischen Input, mit denen Probleme von Schülern mit sensorischen Integrationsstörungen gelöst werden können.

Beispiel
Als Teil ihrer Rolle in der Partnerschaft stellte die Therapeutin **Dominik** andere Schreibgeräte und dickeres Papier zur Verfügung. Diese Materialien waren an sich kein »adaptiertes Material«.

Hinweis
Eine der wichtigsten Aufgaben der Therapeutin in der Planungsphase ist es, Lehrer und Schüler mit adaptierten oder neuen Geräten und Materialien zu versorgen.

Dies ist eine wichtige Komponente der Beratung und eine Möglichkeit, die Umwelt so zu verändern, dass sie den Bedürfnissen des Schülers mit einer sensorischen Integrationsstörung besser gerecht wird.

13.4.4 Stufe IV: Die Umsetzung durch die Lehrerin

In der letzten Phase setzt die Lehrerin den im Beratungsprozess entwickelten **Plan** um. Im Anschluss daran beurteilen die Lehrerin und die Therapeutin seine Effektivität. Bei Bedarf wird der Plan modifiziert. Diese Stufe scheint logisch, doch ist es – wie auch in den vorangegangenen Stufen – wichtig, dass die Lehrerin die Verantwortung für die Umsetzung übernimmt.

Cave
Ist die Lehrerin mit dem Plan nicht zufrieden, muss er modifiziert werden, auch wenn die Ergotherapeutin von seiner Wirksamkeit überzeugt ist.

In Übersicht 13.4 sind verschiedene Gründe aufgelistet, warum eine Lehrerin mit einer Strategie nicht zufrieden ist.

Übersicht 13.4. Warum Lehrer mit Strategien nicht zufrieden sein könnten
- Die Strategie entspricht nicht ihrem Unterrichtsstil oder ihren Wertvorstellungen.
- Möglicherweise muss sie erst einige Zeit mit der Strategie arbeiten, bevor sie sie annimmt.
- Manche Lehrer brauchen jemanden, der ihnen die Anwendung der Strategie erst einmal zeigt, bevor sie selbst damit umgehen können.
- Einige Strategien sind einfach nicht geeignet.

Wenn einer Lehrerin eine bestimmte Strategie nicht zusagt, sollte sie mit der Therapeutin versuchen herauszufinden, was die Ursache dafür ist, damit geeignete Veränderungen vorgenommen werden können.

Beispiel
Braucht die Lehrerin jemanden, der ihr die Arbeit mit der Strategie vorzeigt, sieht die Lösung des Problems anders aus, als wenn sie nur etwas Übung braucht.

Eine Strategie sollte nicht gleich verworfen werden, nur weil sie beim ersten Versuch nicht funktioniert. Führt sie aber offensichtlich nicht zum erwünschten Erfolg, muss die Therapeutin bereit sein, gemeinsam mit der Lehrerin Modifikationen der Strategie zu erarbeiten.

13.5 Erforderliche Ressourcen für den Beratungsprozess

Jede Dienstleistung benötigt bestimmte Ressourcen. Beratung stellt hier keine Ausnahme dar. Ohne geeignete Ressourcen kann sie nicht zum Erfolg führen. Die Aufzählung der benötigten Ressourcen beschreibt in gewissem Maße auch, wo Beratung an ihre Grenzen stoßen kann (Übersicht 13.5).

Übersicht 13.5. Grenzen der Beratung
Der Erfolg einer Beratung basiert
- auf der Fähigkeit, eine Partnerschaft aufzubauen
- auf dem Wissen beider Partner
- dem Engagement beider Partner und
- der Zeit, die beiden Partnern zur Verfügung steht

Da eine Beratung eine gleichberechtigte Partnerschaft erfordert, sind die Fähigkeiten, die zum Aufbau und zum Aufrechterhalten einer solchen benötigt werden, besonders wichtig. Alle Beteiligten müssen die Kompetenzen und das Wissen des Anderen respektieren und diesen Respekt offen zeigen. Die Beteiligten müssen regelmäßig miteinander kommunizieren, und die Therapeutin muss aufmerksam zuhören, wenn der Klient von seinen Problemen berichtet (DeBoer 1995). Die Partner müssen daran glauben, dass sie gemeinsam über die Fähigkeiten und das Engagement verfügen, um das Problem zu lösen. Beide müssen mit ihren Fähigkeiten und beruflichen Identitäten zufrieden sein; sie müssen es auch zugeben dürfen, wenn sie auf eine Frage keine Antwort haben (Niehues et al. 1991).

Jeder muss bereit sein, Risiken einzugehen und den Beitrag anzuerkennen, den andere zur Verbesserung der Situation eines Schülers geleistet haben (Case-Smith, 1997).

Zudem muss die Therapeutin bereit sein, die Schulleitung um Hilfe zu bitten und diese Hilfe auch anzunehmen.

> **Hinweis**

Wenn es unmöglich ist, eine Partnerschaft aufzubauen (was in seltenen Fällen vorkommt), kann die Beratung nicht effektiv sein und sollte auch nicht durchgeführt werden.

Eine gute Beratung zielt darauf ab, die Probleme zu lösen, mit denen der Klient konfrontiert ist, nicht die Therapeutin. Es kann sein, dass die Therapeutin eine Menge an Zeit und Energie investieren muss, um eine Beratungspartnerschaft aufzubauen und aufrecht zu erhalten. Normalerweise sollte es aber gelingen.

13.6 Zusammenfassung und Fazit

Fazit

- Bei der Beratung bietet die Ergotherapeutin **Bezugspersonen des Kindes** (z. B. Eltern oder Lehrern) Einblicke in die Theorie der Sensorischen Integration (oder auch in eine andere Theorie), damit sie sein Verhalten besser verstehen. Nachdem eine **neue Sichtweise des Problems** (»Reframing«) etabliert wurde, kann die Therapeutin den Eltern, Lehrern

oder älteren Schülern dabei helfen, neue Strategien zur Lösung ihrer Probleme zu entwickeln.
- Das erhoffte Ergebnis einer Beratung ist, dass sich das Umfeld (Personen und Dinge) so verändert, dass es den Bedürfnissen des Schülers besser gerecht wird.
Anders gesagt: **Beratung erlaubt es dem Schüler, trotz seiner Einschränkungen in seiner Umwelt erfolgreich zu sein.**
- Schüler mit sensorischen Integrationsstörungen sehen sich in ihrem Schulalltag mit vielen Problemen konfrontiert. Ihr Verhalten kann Eltern und Lehrer bei der Erfüllung ihrer eigenen Rollen stören, und von diesen daher falsch interpretiert werden. Aufgrund der Schwierigkeiten, die diese Kinder und ihre Lehrer miteinander haben, werden sie häufig zur Ergotherapie zugewiesen. Die Theorie der Sensorische Integration ist folglich ein wichtiges Instrument für Ergotherapeutinnen, die im Schulsystem arbeiten.
- Eine sensorisch-integrative Intervention kann in **verschiedenen Formen** (Settings) durchgeführt werden. Welche Form für den einzelnen Schüler ausgewählt wird, hängt von seinen Bedürfnissen ab:
    - Die **direkte Behandlung** ist am besten geeignet, um neue Verhaltensmuster zu entwickeln. Das beinhaltet auch den Erwerb neuer Fertigkeiten.
    - Die **ergotherapeutische Begleitung** ist am effektivsten, um Fachleuten und Eltern Fertigkeiten beizubringen, die normalerweise von einer Therapeutin ausgeführt werden. Dieses Setting eignet sich auch für Programme, die von der Therapeutin für das Kind ausgearbeitet wurden, und die häufig wiederholt werden müssen.
    - Die **ergotherapeutische Beratung** ermöglicht Lehrern und Eltern, das Verhalten eines Schülers neu zu sehen und effektivere Strategien für den Unterricht und die Erziehung zu entwickeln. Da Kinder den Großteil der Zeit entweder mit den Eltern oder in der Schule verbringen, erscheint es begründet, Beratung als das Mittel der Wahl für die ergotherapeutische Intervention in Schulen zu sehen. Von einigen besonderen Umständen abgesehen, sollte die ergotherapeu-

> tische Intervention bei allen Schülern auch eine Beratung enthalten. Eine direkte Behandlung oder eine Begleitung kann gegebenenfalls zusätzlich zur Beratung angeboten werden.
> - Die Beratung kann sehr wirksam sein, sie ist aber auch kompliziert. Der Beratungsprozess besteht aus mehreren Stufen, deren wichtigste den Aufbau einer **gleichberechtigten Partnerschaft** beinhaltet.

13.7 Literatur

American Occupational Therapy Association (1989). Guidelines for occupational therapy services in school systems (Ed. 2). Rockville, MD: Author

Ayres, A. J. (1972). Southern California Sensory Integration Tests. Los Angeles: Western Psychological Services

Bruininks, R. H. (1978). Bruininks-Oseretsky Test of Motor Proficiency manual. Circle Pines, MN: American Guidance Services

Bundy, A. C. (1995). Assessment and intervention in school-based practice: Answering questions and minimizing discrepancies. In I. R. McEwen (Ed.), Occupational and physical therapy in educational environments. New York: Haworth

Bundy, A. C., Lawlor, M. C., Kielhofner, G., u. Knecht, H. (April 1989). Educational and therapeutic perceptions of school system practice. Paper presented at the Annual Conference of the American Occupational Therapy Association, Baltimore, MD

Case-Smith, J. (1997). Variables related to successful school-based practice. Occupational Therapy Journal of Research, 17, 133–153

DeBoer, A. L. (1995). Working together: The art of consulting. Longmont, CO: Sopris

Dunn, W. (1992). Occupational therapy collaborative consultation in schools. In E. G. Jaffe u. C. F. Epstein (Eds.), Occupational therapy consultation: Theory, principles, and practice (pp. 210–236). St. Louis: Mosby

Dunn, W. (1990). A comparison of service provision models in school-based occupational therapy services: A pilot study. Occupational Therapy Journal of Research, 10, 300–320

Giangreco, M. (1986). Effects of integrated therapy: A pilot study. Journal of the Association for Persons with Severe Handicaps, 6, 15–21

Hanft, B. E., u. Place, P. A. (1996). The consulting therapist: A guide for OTs and PTs in schools. San Antonio: Therapy Skill Builders

Individuals with Disabilities Education Act Amendments of 1997, 40 U.S.C. § 1400 et seq

Jaffe, E. G., u. Epstein, C. F. (1992). Occupational therapy consultation: Theory, principles, and practice. St. Louis: Mosby

Mattingly, C. F., u. Fleming, M. H. (1994). Clinical reasoning: Forms of inquiry in a therapeutic practice. Philadelphia: F. A. Davis

Miller, T., u. Sabatino, D. (1978). An evaluation of the teacher consultation model as an approach to mainstreaming. Exceptional Children, 45, 86–91

Niehues, A. N., Bundy, A. C., Mattingly, C. F., u. Lawlor, M. C. (1991). Making a difference: Occupational therapy in public schools. Occupational Therapy Journal of Research, 11, 195–209

Rourk, J. D. (1992). The occupational therapist as a state education agency consultant. In E. G. Jaffe u. C. F. Epstein (Eds.), Occupational therapy consultation: Theory, principles, and practice (pp. 195–209). St. Louis: Mosby

Schein, E. H. (1999). Process consultation revisited: Building a helping relationship. Menlo Park, CA: Addison-Wesley

Schön, D. (1983). The reflective practitioner: How professionals think in action. New York: Basic Books

Schön, D. (1987). Educating the reflective practitioner. San Francisco: Jossey-Bass

Schulte, A., Osborne, S., u. McKinney, J. (1990). Academic outcomes for students with learning disabilities in consultation and resource programs. Exceptional Children, 57, 162–172

Spencer, K. C. (1992). Transition program planning in the public education system. In E. G. Jaffe u. C. F. Epstein (Eds.), Occupational therapy consultation: Theory, principles, and practice (pp. 244–251). St. Louis: Mosby

Weiss, D. (1992). Program development consultation for the classroom. In E. G. Jaffe u. C. F. Epstein (Eds.), Occupational therapy consultation: Theory, principles, and practice (pp. 237–243). St. Louis: Mosby

Wilbarger, P. u. Wilbarger, J. (1991). Sensory defensiveness in children aged 2–12: An intervention guide for parents and other caretakers. Denver, CO: Avanti Educational Programs

13.8 Anhang: Strategien- und Aktivitätenkatalog

Carol Kurtzweil, Anita Bundy (Hrsg)

> Diese Zusammenstellung wurde 1995 von Ergotherapiestudenten der Colorado State University und Teilnehmern eines Kurses von »Sensory Integration International« zum Thema »Sensorische Integration und Beratung in der Schule« (1996) entwickelt.
> Auf den folgenden Seiten werden Aktivitäten und Strategien zur Lösung von schulischen Problemen aufgeführt, die bei Kindern mit sensorischen Integrationsstörungen häufig auftreten. Die Liste erhebt keinen Anspruch auf Vollständigkeit. Bei jedem Beispiel wird das Problem aus der ▼

Perspektive der Sensorischen Integrationstheorie erklärt. (Natürlich kann die SI-Störung nicht für alle Schwierigkeiten verantwortlich gemacht werden, die ein Betroffener hat).
In ▶ Kap. 13.8.1 wird für jedes Problem mindestens eine »**direkte Strategie**« beschrieben. Mit diesen Strategien nähert sich die Therapeutin dem Problem auf die direkteste Art. Diese Strategien sind in den meisten Fällen nicht dem typischen SI-Repertoire entnommen.
In Fällen, in denen ein Problem eine logische sensorisch-integrative Ursache hat, werden zusätzliche Aktivitäten und Strategien angeführt. Diese Aktivitäten beinhalten entweder eine bestimmte Form von verstärktem sensorischem Input oder erfordern vom Kind spezifische anpassende Reaktionen.
In ▶ Kap. 13.8.2 finden sich Themen mit direktem Bezug zur SI-Theorie und ausgewählte Aktivitäten zur ursächlichen Behandlung der sensorischen Integrationsstörung.

13.8.1 Strategien und Aktivitäten für Schwierigkeiten in der Schule

Die Probleme sind in folgende Kategorien zusammengefasst (s. auch Tab. 13.1):
- Kleidung
- Schreiben
- Kunst- und Werkunterricht
- Pause und Mahlzeiten
- Hausaufgaben
- Ablenkbarkeit
- Sozialverhalten
- Garderobespind und Arbeitsplatz
- Körperhaltung
- Verschiedenes

Tab.13.1. Strategien für den Umgang mit häufigen Schwierigkeiten in der Schule

Problem	Mögliche Ursache (Erklärung aus der SI-Perspektive)	Mögliche Strategien
1. Kleidung		
Kind kommt mit den Verschlüssen an der Kleidung nicht zurecht.	Schlechte feinmotorische Koordination möglicherweise als Folge schlechter taktiler oder propriozeptiver Diskrimination.	Kleidung mit Gummizug am Bund ausstatten. Klettverschlüsse verwenden.
2. Schreiben		
Kind klammert sich an den Stift.	Schlechte Propriozeption, die zu undosiertem Krafteinsatz führt.	Verschiedene Griffverdickungen anbieten. Den Stift mit Knetmasse umwickeln und den Hinweis geben, dass das Kind zu viel Druck ausübt, sobald sich die Knetmasse verformt.
Kind radiert sehr fest und reißt dabei Löcher in das Papier.	Schlechte Propriozeption, die zu undosiertem Krafteinsatz führt.	Dem Kind verschiedene Radiergummitiere anbieten und ihm erzählen, dass die Tiere nur Bleistiftstriche essen dürfen, weil sie sonst krank werden. Sehr weiche Radiergummis verwenden. Verwendung von Radiergummi überhaupt verbieten; Fehler mit einem Strich durchstreichen.

13.8 Anhang: Strategien- und Aktivitätenkatalog

◼ **Tab.13.1.** (Fortsetzung)

Problem	Mögliche Ursache (Erklärung aus der SI-Perspektive)	Mögliche Strategien
	Schlechte Körperhaltung des Kindes führt dazu, dass sich das Kind zu stark über den Tisch beugt, jedoch nicht dazu, dass es zu viel Kraft einsetzt. Kombination einer schlechten Einschätzung der Muskelpropriozeption und des vestibulären Inputs häufig.	Die Schreibtischplatte schräg stellen, um die Sitzhaltung zu verbessern. Das verhindert, dass das Kind am Tisch lehnt und erhöht die Chancen, dass das Kind nicht mehr so viel Kraft einsetzt.
Kind drückt so leicht auf, dass die Schrift kaum lesbar ist.	Schlechte Propriozeption, die zu undosiertem Krafteinsatz führt.	Dem Kind Kohlepapier anbieten und es anweisen, so fest aufzudrücken, dass sich die Buchstaben auf das darunter liegende Papier durchdrücken. Weichen Bleistift mit geringem Bleianteil oder Filzstifte verwenden.
Kind kann nicht von der Tafel abschreiben.	Schlechte okulomotorische Kontrolle; das Kind hat beim Abschreiben besondere Probleme, die Ebenen (senkrecht und waagrecht) zu wechseln.	Vorlage vor das Kind auf den Tisch legen (z. B. als Kopie oder direkt aus dem Buch arbeiten lassen). Tischplatte schräg stellen; dadurch werden die Winkel zwischen den Ebenen verringert.
Kind kommt bei mathematischen Aufgaben nicht mit Spalten zurecht und kommt daher nicht zu den richtigen Lösungen.	Dieses Problem kann viele Ursachen haben, z. B. schlechte organisatorische Fähigkeiten oder schlechte okulomotorische Kontrolle. Die Beziehung zur SI-Theorie ist nicht immer eindeutig.	Kariertes Papier oder Millimeterpapier, bei dem das Kind nur eine Zahl pro Kästchen eintragen darf. Die Lehrerin könnte versuchen, das mathematische Problem zu strukturieren. Die vom Kind zur Lösung des Problems aufgeschrienen Zahlen mit einem Textmarker in Spalten unterteilen.
Kind hat Schwierigkeiten, Buchstaben oder Formen zu schreiben.	Unzureichenden Kenntnis der Buchstaben oder vermindertes Form- und Raumgefühl; die Form- und Raumperzeption kann als ein Endprodukt der sensorisch-integrativen Entwicklung gesehen werden. Die sensorische Integrationsstörung ist jedoch nur einer der möglichen Gründe, warum ein Kind Schwierigkeiten mit dem Schreiben oder der Wahrnehmung von Form und Raum hat.	Vorlage hinter Plexiglas oder Plastikfolie legen, sodass das Kind die Form nachspuren kann; ist es fertig, wird die Vorlage entfernt, sodass nur die Arbeit des Kindes übrig bleibt. Nachzeichnen auf der »Zaubertafel«; nachdem das Kind die Form nachgezeichnet hat, kann die des Erwachsenen gelöscht werden.
Kind malt über den Papierrand hinaus; es scheint die Dimensionen nicht richtig abschätzen zu können.	Visuomotorisches Defizit als Folge schlechter Verarbeitung propriozeptiver Informationen.	Schreibpapier mit erhabenen Linien verwenden (im Handel erhältlich für Sehbehinderte).

◘ **Tab.13.1.** (Fortsetzung)

Problem	Mögliche Ursache (Erklärung aus der SI-Perspektive)	Mögliche Strategien
3. Werkunterricht		
Kind weigert sich, mit Kleister zu arbeiten, weil es das Gefühl des eingetrockneten Kleisters auf der Haut nicht erträgt.	Taktile Überempfindlichkeit.	Klebestift, Klebstoff in einer Flasche/Tube, Flüssigklebstoff, Tacker oder Klebeband als Ersatz anbieten. Den Kleister mit einer Spatel (Eisstiel) statt mit den Fingern auftragen. Ein feuchtes Tuch bereit halten, damit sich das Kind zwischendurch abwischen kann.
Kind kann nicht mit handelsüblichen Scheren schneiden.	Schlechte feinmotorische Koordination, möglicherweise als Folge schlechter taktiler oder propriozeptiver Diskrimination.	Falls es darum geht, die richtigen Antworten in ein Arbeitsbuch einzukleben: eine andere Möglichkeit anbieten, die Lösung einzutragen (z. B. aufschreiben oder zeichnen). Unterschiedliche Scheren ausprobieren lassen.
	Schlechte bilaterale Integration.	Festeres Papier schneiden lassen; es ist durch den erhöhten Widerstand leichter zu schneiden. Den Schneidevorgang in Schritte zerlegen: erst ein Schnitt, dann mit der anderen Hand das Papier weiter bewegen. Dies reduziert die bilaterale Anforderung.
4. Essen und Pause		
Kind kann den Getränkekarton nicht öffnen.	Schlechte bilaterale Koordination.	Die Packung in eine Schublade stellen und diese während des Öffnens der Packung leicht zudrücken. Dadurch ist die Packung stabil.
	Schlechte Kraftdosierung aufgrund von Defiziten in der propriozeptiven Verarbeitung (kann mit Schwächen der Bilateralkoordination einhergehen).	Hilfsmittel zum Öffnen der Packung zeigen (z. B. Gabel). Getränkepackungen mit einer Öffnung für einen Strohhalm anbieten. Allen Kindern Papierbecher anbieten. Packungen von den Kindern öffnen lassen, die es gut können. Eine Atmosphäre in der Klasse schaffen, in der es selbstverständlich ist, Mitschüler um Hilfe zu bitten.
Kind ist im Pausenraum (Speisesaal) abgelenkt, isst nur einen kleinen Teil seiner Mahlzeit, sodass es bald nach der Pause wieder hungrig wird.	Tritt die Ablenkbarkeit v. a. in reizintensiven Umgebungen auf, so kann sie ein Resultat von sensorischer Überempfindlichkeit sein.	Kind soll mehrere abgepackte Snacks mitnehmen (z. B. Müsliriegel), die es stets in Reichweite hat. Das Kind mit ein paar Freunden an einen ruhigen Tisch setzen. Die Eltern informieren, dass das Kind kaum zum Essen kommt. Sie könnten ihm seine Lieblingsspeisen mitgeben oder selbst eine andere Lösung finden.

13.8 Anhang: Strategien- und Aktivitätenkatalog

Tab. 13.1. (Fortsetzung)

Problem	Mögliche Ursache (Erklärung aus der SI-Perspektive)	Mögliche Strategien
5. Hausaufgaben		
Kind kann seine Hausaufgaben nicht machen, weil es die benötigten Unterlagen (Bücher) in der Schule vergisst.	Viele Kinder sind vergesslich – vor allem Kinder mit sensorischen Integrationsstörungen. Dieses Problem kann verschiedene Ursachen haben, lässt sich aber nicht direkt aus der SI-Theorie erklären.	Gedächtnisstützen basteln: Buttons oder Sticker mit einem kleinen Bild des jeweiligen Buches. Das Kind heftet das entsprechende Schulbuchbildchen an die Schultasche, sodass es zu Schulschluss sehen kann, welche Bücher es zu Hause braucht. Einen Notizzettel auf dem Schreibtisch des Kindes anbringen, auf den es die benötigten Bücher notieren kann. Daheim einen zweiten Satz Bücher bereit halten. Das Kind dazu anhalten, die Bücher, die es mit nach Hause nimmt, von seiner Lehrerin kontrollieren zu lassen. Die Lehrerin schreibt jeden Tag eine Liste mit den Unterlagen, die die Kinder zu Hause benötigen, an die Tafel.
Kind merkt sich nicht, was es als Hausaufgabe bekommen hat.	Viele Kinder mit SI-Störungen vergessen ihre Hausaufgaben. Dies kann nicht eindeutig auf spezifische sensorisch-integrative Aspekte zurückgeführt werden.	Das Kind trägt die Hausaufgaben in ein Notizheft ein, das die Lehrerin am Ende des Schultags überprüft. Die Lehrerin sendet einmal pro Woche Aufgabenlisten an die Eltern. Die Lehrerin bildet »Hausübungsgruppen« bestehend aus je zwei Schülern, die sich gegenseitig an Hausübungen erinnern und sich (z. B. telefonisch) gegenseitig helfen können. Die Lehrerin schreibt die Hausübungen an die Tafel und lässt die Schüler am Ende jeden Tages wiederholen, welche Aufgaben sie gegeben hat, um sie aktiv daran zu erinnern. Strafen bei vergessenen Hausübungen einführen (z. B. ein Kind, das die Hausaufgaben vergessen hat, muss vor der Klasse ein Lied seiner Wahl singen).
Kind vergisst, Zeugnisse und Ankündigungen mit nach Hause zu nehmen, wodurch die Eltern nicht über die schulischen Aktivitäten und seinen Erfolg informiert sind.	Wie auch im obigen Beispiel gilt: viele Kinder mit sensorischen Integrationsstörungen haben Schwierigkeiten, sich Dinge zu merken. Diese Schwäche ist jedoch nicht spezifisch für SI-Störungen.	Mitteilungsheft einführen. Die Lehrerin heftet Mitteilungen mit einer Sicherheitsnadel an die Jacke des Schülers. Alle Schüler müssen Mitteilungen sofort in ihre Schultasche stecken, wenn sie sie bekommen haben. Die Eltern nähen ein spezielles »Mitteilungsfach« auf die Schultasche, dessen Inhalt sie täglich überprüfen können.

☐ **Tab.13.1.** (Fortsetzung)

Problem	Mögliche Ursache (Erklärung aus der SI-Perspektive)	Mögliche Strategien
6. Ablenkbarkeit		
Kind befolgt die im Unterricht gegebenen Anweisungen nicht, da es die vielen Reize nicht richtig filtern kann.	Ablenkbarkeit kann eine Folge von sensorischer Überempfindlichkeit sein (aber es gibt auch andere Ursachen für Ablenkbarkeit).	Der Sitzplatz des Kindes sollte in der ruhigsten Ecke des Klassenzimmers sein, z. B. hinten.
		Die Lehrerin soll dem Kind die mündlichen Anweisungen auch in schriftlicher Form geben, damit das Kind sie später noch einmal nachlesen kann.
		Einen Rückzugsort im Klassenraum schaffen (z. B. einen großen Karton, eine Höhle, einen Tunnel), in den sich das Kind zurückziehen kann, wenn es Ruhe braucht.
		Ohrenschützer oder Kopfhörer anbieten. Diese reduzieren nicht nur den Geräuschpegel der Außengeräusche, sondern viele Kinder empfinden auch das Gewicht der Kopfhörer als beruhigend.
		Reizvielfalt und -intensität reduzieren, z. B. grelle Beleuchtung dämpfen.
		Den Schreibtisch des Kindes in einer ruhigen Ecke des Klassenzimmers platzieren, meist im hinteren Bereich.
		Unterstützung anbieten, um Ordnung auf dem Arbeitsplatz zu schaffen und zu halten. So muss das Kind weniger Energie aufwenden, um die benötigten Dinge zu finden.
		Zelt oder Höhle beim Arbeitsplatz des Kindes oder in einem anderen Bereich des Klassenzimmers bauen, wohin sich das Kind zurückziehen kann, um sich zu sammeln.
Kind läuft in der Klasse umher und stört seine Klassenkameraden, wenn es überstimuliert oder müde ist.	Manche Kinder haben Schwierigkeiten mit der Bewegungsplanung und werden durch die in der Schule geforderten Bewegungen schnell müde. Viele dieser Kinder laufen auch ziellos herum, wenn sie müde werden.	Möglichst viele Gelegenheiten geben, während des Tages aufzustehen und sich zu bewegen.
		Das Kind bei bestimmten Aufgaben helfen lassen (z. B. die Tafel löschen, Bücher ins Lehrerzimmer tragen).
		Dem Kind Knetmasse oder Spielzeug anbieten, um es abzulenken und die anderen Kinder nicht zu stören.

Tab. 13.1. (Fortsetzung)

Problem	Mögliche Ursache (Erklärung aus der SI-Perspektive)	Mögliche Strategien
7. Soziales Verhalten		
Kind stößt andere Kinder, die seinem Tisch zu nahe kommen.	Angriffs- oder Fluchtreaktion als Folge einer sensorischen Defensivität.	Den Schreibtisch des Kindes in einer ruhigen Ecke des Klassenzimmers platzieren (meistens im hinteren Bereich).
		Rückzugsmöglichkeit schaffen: Siehe Beschreibung des Kartons auf dem Tisch des Kindes mit taktiler Überempfindlichkeit (▶ Kap. 13.8.2).
		Mit dem Kind zu einem passenden Zeitpunkt über das Problem sprechen; erklären, dass es auf Berührung und Lärm anders reagiert als die anderen Kinder; das Kind Lösungsvorschläge machen lassen und Erklärungen für das Verhalten der anderen Kinder anbieten (z. B. die anderen Kinder kommen dir so nahe, weil sie dich mögen und mit dir spielen möchten usw.).
		Dem Kind andere Reaktionsmöglichkeiten vorschlagen (z. B. an einem am Tisch befestigten Gummiseil ziehen).
		Der ganzen Klasse erklären, wie wichtig der persönliche Freiraum des Einzelnen ist, und darauf hinweisen, dass jeder Nähe anders empfindet.
Kind kommt den anderen beim Spielen zu nahe.	Dieses Problem, das manchmal mit Störungen der Körperwahrnehmung zusammenhängt, ist nicht typisch für Kinder mit SI-Störung. Es handelt sich um ein komplexes Problem, das nicht direkt durch die SI-Theorie erklärt werden kann.	Da dieses Problem mit einer gestörten Wahrnehmung der Körpergrenzen zusammenhängen kann, sollten dem Kind Hilfestellungen gegeben werden, um den persönlichen Freiraum anderer besser einschätzen und respektieren zu können:
		Das Kind soll sich bei Gruppenspielen ein Stofftier aussuchen, das es während des ganzen Spiels festhalten muss.
		Zu Beginn eines Gruppenspiels sollen sich alle Kinder so hinstellen, dass sie einander nicht berühren, wenn sie sich mit seitlich ausgestreckten Armen auf der Stelle drehen.
		Teppichfliesen oder Hula-Reifen können den Platz jedes Kindes markieren.
		Spiele spielen, die Kontakt mit den Klassenkameraden erfordern, z. B. das »Dampfwalzenspiel«, bei dem die Kinder übereinander rollen. Die Lehrerin sollte erwähnen, dass es bei diesem Spiel körperliche Nähe geht.

Tab.13.1. (Fortsetzung)

Problem	Mögliche Ursache (Erklärung aus der SI-Perspektive)	Mögliche Strategien
Kind braucht Unterstützung, um sich beim Spielen in eine Gruppe zu integrieren.	Dieses Problem ist bei Kindern häufig anzutreffen, es ist nicht spezifisch für Kinder mit sensorischen Integrationsstörungen. Es kann nicht direkt aus der SI-Theorie erklärt werden.	Das Kind soll sich ein besonders interessantes Spiel aussuchen, das die anderen Kinder auch spielen möchten. Dadurch kann das Kind eine Rolle einnehmen, ohne fragen zu müssen; dies ist die beste Strategie, um Anschluss an eine Gruppe zu finden (die ungünstigste Strategie wäre zu stören und zu fragen).

8. Spind und Tisch

Problem	Mögliche Ursache	Mögliche Strategien
Das Garderobeabteil des Kindes ist so unordentlich, dass es nichts finden kann.	Dieses Problem ist bei Kindern häufig anzutreffen, es ist nicht spezifisch für Kinder mit sensorischen Integrationsstörungen. Es kann nicht direkt aus der SI-Theorie erklärt werden.	Schulsachen und ihren zugehörigen Aufbewahrungsbereich farblich kennzeichnen. Zusammengehörige Hefte und Bücher farblich kennzeichnen, damit das Kind weiß, was es mitnehmen muss. Feste Aufräumzeiten für die ganze Klasse einführen.
Tisch bzw. Bankfach des Kindes sind so unordentlich, dass es nichts finden kann.	Dieses Problem ist bei Kindern häufig anzutreffen, es ist nicht spezifisch für Kinder mit sensorischen Integrationsstörungen. Es kann nicht direkt aus der SI-Theorie erklärt werden.	Einen »Lageplan« des Bankfachs auf die Tischplatte kleben, in dem eingezeichnet ist, wo Hefte, Stifte, Bücher usw. ihren Platz haben. Kartons für verschiedene Materialien unter den Tisch des Kindes stellen. Verschiedenfärbige Mappen für die verschiedenen Unterrichtsfächer verwenden. Dem Kind ausreichend Zeit geben, damit es seine Unterlagen ordnen kann und Übersicht darüber bekommt.

9. Körperhaltung

Problem	Mögliche Ursache	Mögliche Strategien
Kind lehnt auf dem Tisch oder fällt vom Stuhl.	schlechte Haltungskontrolle als Folge von Defiziten in der Verarbeitung vestibulär-propriozeptiver Informationen. Dieses Problem geht oft mit mangelhafter Mittellinienkreuzung einher, wenn das Kind am Tisch arbeitet. Das Kind versucht zu kompensieren, indem es am Stuhl nach vorne rutscht und läuft Gefahr, hinunter zu fallen.	Geeignete Aktivitäten können am Boden durchgeführt werden; durch Sitzkissen oder Matten kann dies angenehmer gestaltet werden. Mit schräg gestellter Tischplatte kann das Kind leichter aufrecht sitzen, was das Risiko verringert, vom Stuhl zu fallen. Ein T-Hocker oder Sitzball erfordert, dass das Kind seiner Haltung mehr Aufmerksamkeit schenken muss und dadurch aufrechter sitzt. Auf guten Sitz achten: Füße stehen fest auf dem Boden. Bei Bedarf eine Fußstütze (Schemel, Ziegel, Telefonbuch) zur Verfügung stellen. Rutschfeste Auflage auf den Stuhl legen.

◨ **Tab.13.1.** (Fortsetzung)

Problem	Mögliche Ursache (Erklärung aus der SI-Perspektive)	Mögliche Strategien
10. Verschiedenes		
Kind muss Schulübungen in der Pause fertig machen, weil es zu langsam arbeitet. Andererseits würde es aber die Pausen dringend benötigen, um »Dampf abzulassen«.	Es gibt verschiedene Gründe, warum ein Kind Arbeiten nicht rechtzeitig beenden kann; zwei davon haben mit SI zu tun: Ablenkbarkeit als Folge taktiler Überempfindlichkeit macht es schwierig für das Kind, sich zu konzentrieren. Schlechte Bewegungsplanung macht es schwierig für das Kind, große Mengen an Arbeit zu schaffen. In beiden Fällen kann das Kind mehr schaffen, wenn es regelmäßige Arbeitspausen hat.	Gelegenheiten zu bewegungsaktiver Arbeit; z. B. eine Mathematikaufgabe kann traditionell im Sitzen oder aber an der Tafel gelöst werden. Ablenkende Reize reduzieren (Strategien dazu unter »6. Ablenkbarkeit«). Liegt das Problem am Umfang der Aufgaben, so muss die Lehrerin davon überzeugt werden, dass es sinnvoll ist, weniger Aufgaben zu stellen; z. B.: Wie viele Rechenaufgaben muss das Kind lösen um zu zeigen, dass es zweistellige Zahlen addieren kann? Aufgaben unterteilen und vom Kind in kleinen »Portionen« bearbeiten lassen.
Kind kaut häufig unter Stress an der Kleidung oder an den Haaren. Dieses Verhalten ist unerwünscht, da Kleidungsstücke kaputt werden und schlecht riechen.	Viele Kinder mit SI-Störungen stehen unter Stress, allerdings ist das Problem nicht spezifisch für Kinder mit sensorischen Integrationsstörungen. Es kann nicht direkt aus der SI-Theorie erklärt werden.	Mit der ganzen Klasse Strategien zur Stressreduktion erarbeiten, z. B.: ein Stofftier streicheln, einer entspannenden CD (Meeresrauschen, Regenprasseln) lauschen, einen Rückzugsort finden, um sich wieder zu sammeln. Bieten Sie Ersatzgegenstände für Haare oder Kleidung an; z. B. Aufstecker aus Gummi oder Plastik für das Stiftende, zuckerfreien Kaugummi. Einige Kinder reagieren gut auf orale Stimulation: statt zu kauen können sie auf einer Pfeife blasen (bei der die Kugel entfernt wurde, sodass sie leise ist) oder mit einem fest über den Mund gespannten Latextuch »Furzgeräusche« erzeugen.
Kind verläuft sich, wenn es vom Klassenzimmer an einen anderen Ort in der Schule gehen soll.	Ein schlechtes Raumgefühl ist häufig bei Kindern anzutreffen. Einige von diesen können auch eine sensorische Integrationsstörung haben; dieses Problem kann aber nicht eindeutig aus der SI-Theorie erklärt werden.	Das Kind sollte nach Möglichkeit immer von einem Klassenkameraden begleitet werden. Farbleitsystem in der Schule einführen, das den Weg zu wichtigen Räumen weist (z. B. Direktion, Toiletten, Pausenraum).

13.8.2 Ausgewählte Aktivitäten zur ursächlichen Behandlung der sensorischen Integrationsstörung

Im Gegensatz zu ▶ Kap. 13.8.1, wo primär Kompensationsstrategien für Problemsituationen aufgezeigt wurden, geht es hier um Aktivitäten, die zur Behandlung der neurologischen Dysfunktion eingesetzt werden können, die diese Problemsituationen verursacht.

Die Auflistung erhebt keinen Anspruch auf Vollständigkeit. Die Therapeutin sollte bedenken, dass die Lehrerin viel eher bereit sein wird, eine Aktivität in den Schulalltag einzubauen, wenn diese deutlich in Zusammenhang mit einem sichtbaren schulischen Problem steht.

Aktivitäten mit verstärktem propriozeptiven Input

- Vibrationsstift, der die Schwingung mit dem Druck auf den Stift verändert.
- »Rubbelbilder« von dreidimensionalen Objekten (z. B. von Blättern) mit Stiften oder Wachskreiden.
- Materialien, die dazu auffordern, mit den Händen und Fingern zu ziehen und zu arbeiten (z. B. Knetmasse, Play Doh, Ton oder Gummiringe).
- Aktivitäten, bei denen das Kind schwere Lasten schieben, ziehen oder tragen muss (z. B. Sessel stapeln, Bücher zum Lehrerzimmer tragen, Holzklötze vom Boden aufsammeln und in eine Kiste räumen).
- Das Kind soll auf dem Rücken unter einem kleinen Tisch liegen und auf die Unterseite des Tisches schreiben. Manche Kinder finden es lustig, mit den Füßen von unten gegen die Tischplatte zu drücken. (Das funktioniert nur, wenn sich jemand auf den Tisch setzt, da das Kind den Tisch sonst hochstemmt).
- Stressball (mit Mehl gefüllter Luftballon), den das Kind während des Zuhörens kneten kann (im Handel erhältlich).

Aktivitäten mit verstärktem taktilen Input (vor allem Tiefdruck)

- Bohnen- oder Reiswanne, aus der das Kind bekannte Objekten heraussuchen muss (ohne Schauen).
- Das Kind soll mit den Händen rasch über raue Oberflächen (z. B. Teppichfliesen oder eine Nagelbürste) reiben, bevor es eine Aktivität beginnt.
- Das Kind fest in eine Decke einwickeln und ggf. auf dem Schoß der Lehrerin sitzen lassen (wenn es das Kind toleriert), während eine Geschichte vorgelesen wird.

Aktivitäten mit verstärktem vestibulären Input

- Bewegungs- (v. a. mit Schaukeln und Hüpfen) und Spielplatzaktivitäten.
- Das Kind in einem Schaukelstuhl schaukeln lassen, bevor es eine Aktivität beginnt oder während es eine Aktivität ausführt.
- Sitzball oder andere dynamische Sitzposition. Der Ball kann stabil in einem Karton oder einem schmalen quadratischen Holzrahmen liegen.

Aktivitäten, die Kraftdosierung erfordern

- »Hungry Hippo«-Spiel: einen aufgeschlitzten Tennisball mit Murmeln oder Münzen »füttern«.
- Kleine Objekte mit einer Pinzette aufheben, z. B. »giftige« Insekten einsammeln. Dies erfordert geschicktes Greifen und gute Kraftdosierung.
- »Operationsspiel« (»Dr. Bibber« von Firma MB): es erfordert einen angemessenen Druck auf die Pinzette, um das Objekt richtig einfügen zu können.
- Ballspiele mit Eiern, Wasserbomben oder mit Rasierschaum gefüllten Ballons. Vor allem das Fangen erfordert gute Kraftdosierung, damit die Objekte nicht kaputt gehen.

Vorschläge bei taktiler Überempfindlichkeit

- Aktivitäten, die leichte, unerwartete und für das Kind unangenehme Berührungen beinhalten, werden erst durchgeführt, wenn das Kind relativ ruhig ist.
- Ruhiger Arbeitsplatz, an dem das Kind taktile Aktivitäten ausführen kann.
- Begrenzte Räume (z.B. ein großer Karton), in den sich das Kind zurückziehen kann, wenn es das Bedürfnis hat.
- Dem Kind Zeit geben, damit es sich in Ruhe auf eine Aktivität vorbereiten kann.
- Auf dem Arbeitsplatz des Kindes einen Karton vorbereiten, in den es den Kopf stecken kann. Der Karton wird innen und außen mit einer dunklen Farbe bemalt und hat bei der Öffnung einen Vorhang. An der Innenseite können im Dunkeln leuchtende Sterne angebracht werden. Das Kind kann eine Taschenlampe verwenden, um die Sterne zum Leuchten zu bringen und darf dann so lange im Karton bleiben, bis die Sterne zu leuchten aufgehört haben.
- Jede Aktivität, die Tiefdruck beinhaltet, kann sinnvoll sein, bevor das Kind mit einer Aktivität beginnt, die taktiles Abwehrverhalten provoziert.

Alternative und ergänzende Maßnahmen zur Sensorischen Integrationstherapie

14.1 Die Wilbarger-Methode zur Behandlung sensorischer Defensivität – 366
14.1.1 Einführung – 366
14.1.2 Theoretische Grundlagen – 366
14.1.3 Beschreibung – 367
14.1.4 Beziehung zu Ayres' SI und zur Beschäftigung – 369
14.1.5 Zielgruppe der Wilbarger-Methode – 369
14.1.6 Empfohlene Ausbildung – 369

14.2 Praktische Anwendung der »sensorischen Diät« – 370
14.2.1 Einführung – 370
14.2.2 Theoretischer Hintergrund – 370
14.2.3 Beschreibung – 371
14.2.4 Beziehung zur Sensorischen Integration und Beschäftigung – 372
14.2.5 Zielgruppe der sensorischen Diät – 372
14.2.6 Nutzen der sensorischen Diät – 373
14.2.7 Empfohlene Ausbildung – 373

14.3 »Wie läuft eigentlich dein Motor?«: Das Alert-Programm für die Selbstregulation – 373
14.3.1 Einführung – 373
14.3.2 Theoretische Grundlagen – 374
14.3.3 Beschreibung – 374
14.3.4 Beziehung zur Sensorischen Integration und Beschäftigung – 376
14.3.5 Zielgruppe des Alert-Programms – 376
14.3.6 Empfohlene oder geforderte Ausbildung – 377

14.4 Aquatherapie – Intervention im Wasser – 377
14.4.1 Hintergrund – 377
14.4.2 Theoretische Grundlagen – 377
14.4.3 Beschreibung – 377
14.4.4 Beziehung zur Sensorischen Integration und Beschäftigung – 378
14.4.5 Zielgruppe der Aquatherapie – 379
14.4.6 Sensorischer Input – 379
14.4.7 Nutzen der Behandlung im Wasser – 379
14.4.8 Empfohlene Ausbildung – 380

14.5 Therapeutisches Reiten – 382
14.5.1 Hintergrund – 382
14.5.2 Theoretische Grundlagen – 382
14.5.3 Beschreibung – 382
14.5.4 Beziehung zur Sensorischen Integration und Beschäftigung – 383
14.5.5 Zielgruppe des therapeutischen Reitens – 383
14.5.6 Sensorischer Input – 383
14.5.7 Nutzen des therapeutischen Reitens – 384
14.5.8 Empfohlene oder erforderliche Ausbildung – 385

14.6 Okulomotorische Kontrolle: Ein integraler Bestandteil der Sensorischen Integration – 385
14.6.1 Hintergrund – 385
14.6.2 Theoretische Grundlagen – 385
14.6.3 Beschreibung – 386
14.6.4 Beziehung zur Sensorischen Integration und Beschäftigung – 388

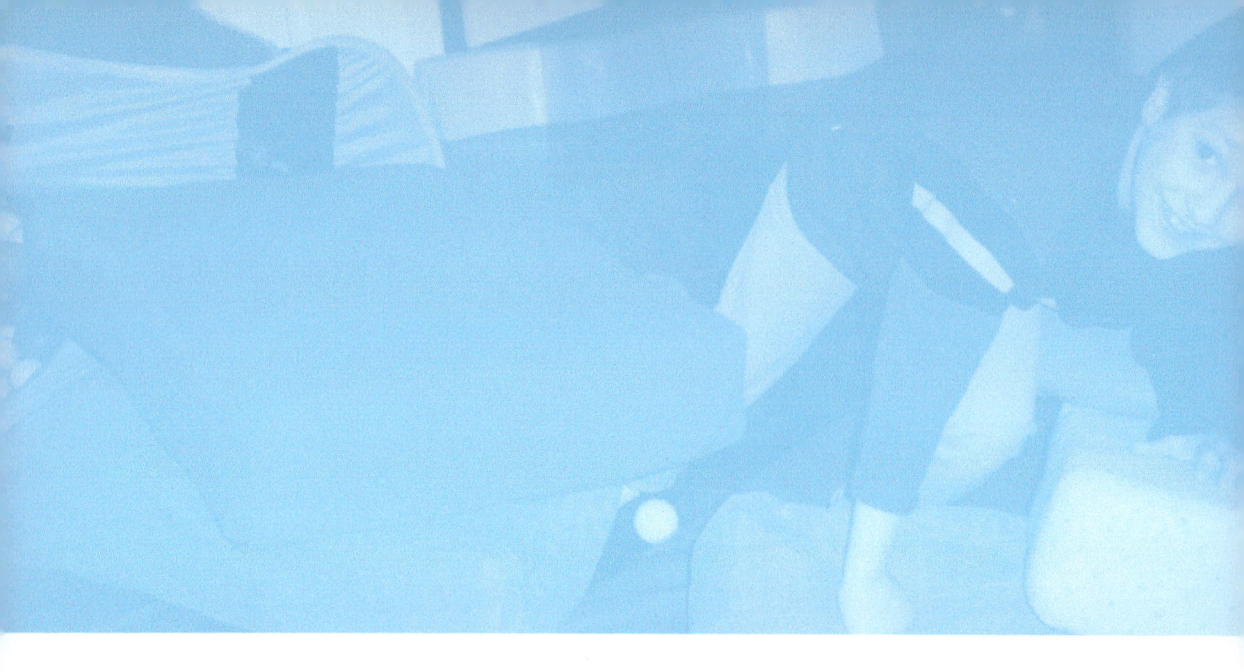

14.6.5	Zielgruppe – 389	14.9	**Therapie auf dem Bauernhof** – 395
14.6.6	Empfohlene oder geforderte Ausbildung – 389	14.9.1	Hintergrund – 395
		14.9.2	Theoretische Grundlagen – 395
14.7	**Therapeutisches Horchtraining (»Therapeutic Listening«)** – 389	14.9.3	Beschreibung – 396
		14.9.4	Beziehung zur Sensorischen Integration und Beschäftigung – 396
14.7.1	Hintergrund – 389	14.9.5	Zielgruppe der Therapie auf dem Bauernhof – 397
14.7.2	Theoretische Grundlagen – 390		
14.7.3	Beschreibung – 390	14.9.6	Nutzen – 397
14.7.4	Beziehung zur Sensorischen Integration und Beschäftigung – 391	14.9.7	Empfohlene oder geforderte Ausbildung – 398
14.7.5	Zielgruppe des Horchtrainings – 391	**14.10**	**Zusammenfassung und Fazit** – 398
14.7.6	Nutzen des therapeutischen Horchtrainings – 391	**14.11**	**Literatur** – 398
14.7.7	Empfohlene oder geforderte Ausbildung – 392		
14.8	**Kraniosakraltherapie und Myofunktionelle Relaxation** – 392		
14.8.1	Hintergrund und theoretische Grundlagen – 392		
14.8.2	Beschreibung – 393		
14.8.3	Beziehung zur Sensorischen Integration und Beschäftigung – 393		
14.8.4	Zielgruppe von CST und MFR – 394		
14.8.5	Nutzen – 394		
14.8.6	Empfohlene oder geforderte Ausbildung – 395		

14.1 Die Wilbarger-Methode zur Behandlung sensorischer Defensivität

Die Beiträge dieses Kapitels stammen von namhaften Ergotherapeutinnen, die neue Behandlungsansätze als Alternative oder Ergänzung zur klassischen SI-Therapie eingeführt haben. Diese Darstellung aus erster Hand soll dem Leser Gelegenheit bieten, sich ein Bild von verschiedenen Ansätzen zu machen, die in Beziehung zur Sensorischen Integration stehen. Allen vorgestellten Methoden ist gemeinsam, dass sie weitere empirische Absicherung benötigen.

In diesem Kapitel werden Methoden vorgestellt,
- die Teilbereiche der SI abdecken oder Erweiterungen der SI-Prinzipien darstellen, und solche,
- die nicht in den Rahmen der Sensorischen Integration passen oder Merkmale der SI-Therapie mit anderen Ansätzen verbinden.

Als Kernelemente des sensorisch-integrativen Ansatzes werden dabei definiert:
- Gelegenheit zu verstärktem sensorischem Input und
- aktive Beteiligung an sinnvollen Aktivitäten, die anpassendes Verhalten erfordern.

Es wird kein erschöpfender Überblick über alle alternativen und ergänzenden Ansätze zur SI geliefert. Auch wenn nicht alle vorgestellten Verfahren in den Rahmen der Sensorischen Integration fallen, können sie für bestimmte Personen mit sensorisch-integrativer Funktionsstörung nützlich sein.

In einigen Fällen werden Erklärungen oder Terminologie von den Autorinnen anders verwendet als an anderen Stellen in diesem Buch. Die Terminologie der einzelnen Autorinnen wurde weitgehend beibehalten. Es liegt an den LeserInnen selbst, widersprüchliche Informationen sorgfältig abzuwägen, und zu beurteilen, was für den individuellen Klienten am nützlichsten sein könnte. Denn: Die Sensorische Integration ist eine Theorie, die nur durch die Diskussion unter kompetenten Praktikerinnen und Theoretikerinnen wachsen kann. Ayres hätte ihre Theorie sicherlich gerne wachsen gesehen.

> **Exkurs**
> - Zielt ein vorgestelltes Verfahren auf eine Funktionsstörung ab, die in der Theorie der Sensorischen Integration beschrieben ist (z. B. auf sensorische Modulationsstörungen), deckt sie einen **Teilbereich** der SI ab.
> - Beschreibt ein Verfahren Methoden zur Behandlung von Schwierigkeiten, die typischer Weise bei sensorischen Integrationsstörungen auftreten (z. B. zur Verbesserung der okulomotorischen Kontrolle), jedoch bislang nicht explizit beschrieben wurden, stellt es eine **Erweiterung** der SI-Therapie dar.
> - Ansätze, die weder mit intensivem sensorischem Input, noch mit Eigenaktivität oder sinnvollen Aktivitäten arbeiten, oder die nicht auf die Bedürfnisse von Personen mit sensorisch-integrativen Störungen abzielen (sondern z. B. auf die Reduzierung von Spastizität), stehen **außerhalb** des Konstrukts der Sensorischen Integration.
> - Decken sich einige Aspekte eines Verfahrens mit den Prinzipien der Sensorischen Integration, andere aber nicht, liegt eine **Überlappung** vor.

In der Ergotherapie geht es um die **sinnvolle Beschäftigung**. Der Begriff »Beschäftigung« umfasst alle Aktivitäten, die eine Person ausführen muss oder möchte, und die Rollen, die sie im Alltagsleben einnimmt. Eine Intervention hat **direkten** Bezug zur Beschäftigung, wenn sie Aktivitäten des täglichen Lebens und Rollen einschließt. Liegt die Betonung der Behandlung auf der Verbesserung von **Komponenten der Performanz** (z. B. Kraft oder Bewegungsumfang), wird dem Klienten damit **indirekt** ermöglicht, Aktivitäten auszuführen und seine Rollen im täglichen Leben auszufüllen.

> **Wichtig**
>
> Beschäftigung ist ein viel umfassenderes Konstrukt als Sensorische Integration. Sensorisch-integrative Funktionen zählen zu den Komponenten der Beschäftigungsperformanz.

Ist die Behandlung darauf ausgerichtet, die Komponenten zu verbessern, müssen wir sicherstellen, dass der Klient in der Lage ist, die neu gewonnenen Fertigkeiten und Fähigkeiten im täglichen Leben zu verwenden.

> **Exkurs**
>
> Die Beschreibungen der Verfahren sollten folgende Punkte enthalten:
> - Die Zielgruppe, für die die Methode entwickelt wurde.
> - Den theoretischen Hintergrund, von dem sie ausgeht.
> - Ihre Beziehung zu Ayres' Sensorischer Integration und zur Beschäftigung.
> - Die empfohlene oder erforderliche Ausbildung, um die Methode anwenden zu können.
> - Literaturempfehlungen.

14.1 Die Wilbarger-Methode zur Behandlung sensorischer Defensivität

Julia Wilbarger, Patricia Wilbarger

14.1.1 Einführung

Unter **sensorischer Defensivität** versteht man eine Konstellation von Symptomen, zu der Vermeidungsreaktionen auf Reize jeder sensorischen Modalität gehören (Wilbarger u. Wilbarger 1991). Sensorische Defensivität kann die Anpassungsfähigkeit und die Performanz in allen Funktionsbereichen beeinträchtigen.

> **Wichtig**
>
> Wilbarger zufolge muss eine sensorische Defensivität der erste Angriffspunkt der Behandlung sein, da sie das Leben einer Person am stärksten beeinträchtigt (Wilbarger u. Wilbarger 1991).

Das Verfahren der Wilbargers zur Behandlung von sensorischer Defensivität ist ein umfassendes, intensives und individualisiertes Programm (Wilbarger u. Wilbarger 1991). Es basiert auf der Überzeugung, dass bestimmte, häufig über einem kurzen Zeitraum wiederholte sensorische Reize die Symptome wirksam reduzieren können. Wilbarger war stark von Ayres (1972, 1979) beeinflusst, aber auch das Studium der funktionellen Neurologie, die Zusammenarbeit mit Kolleginnen und die klinischen Erfahrungen aus vier Jahrzehnten haben zur Entstehung der Behandlungsstrategie beigetragen.

14.1.2 Theoretische Grundlagen

Viele der Symptome der sensorischen Defensivität legen eine Störung in einem zentralnervösen Prozess nahe, der sensorischen Input als positiv oder negativ beurteilt (LeDoux 1996; Pribram 1991). Dieser Prozess wurde auch als »protopathisches System« oder »low route« Verarbeitung bezeichnet. Im Allgemeinen ist er für die rasche, automatische und unterbewusste Bewertung der affektiven Qualitäten von Sinnesreizen verantwortlich. Dieser Prozess wird wechselseitig beeinflusst von zentralnervösen Strukturen, die zu tun haben mit:
- Emotionen
- Gedächtnis
- autonomem Erregungsniveau und
- Anpassung an Stress

Folglich führen sensorische defensive Reaktionen zu Veränderungen:
- im Erregungs- oder Aktivierungsniveau des ZNS,
- in der affektiven Färbung und
- im Stresspegel.

Bestimmte Arten von sensorischem Input reduzieren offenbar die abwehrenden Reaktionen wirksam (◘ Übersicht. 14.1) (Ayres 1972, 1979; Wilbarger u. Wilbarger 1991). Es wird angenommen, dass diese Sinnesmodalitäten die Anpassung an sensorischen Umgebungsreize und deren Modulation beeinflussen und die resultierenden physiologischen Reaktionen modulieren (Fields 1998; Ornstien u. Sobel 1987; Pribram 1991). Vermutlich beruht die Wirksamkeit auf den generell integrativen Effekten, die diese Reize auf das Zentralnervensystem haben.

> **◘ Übersicht 14.1. Sensorische Modalitäten mit hemmender Wirkung**
> - Tiefdruck
> - Propriozeption (d. h. Muskelwiderstand, Gelenktraktion und -kompression)
> - vestibulärer Input

> **Wichtig**
>
> Die aktuelle Forschung hat die gesundheitsfördernde und die stress- und schmerzreduzierende Wirkung von somatosensorischen Reizen gezeigt (Fields 1998; Melzack 1995).

Es wird angenommen, dass die wiederholte Applikation von sensorischen Reizen denselben positiven Effekt auf die Homöostase und Verhaltensregulation hat wie die Behandlung mit intensiven somatosensorischen Reizen unterhalb der Schmerzgrenze (z. B. transkutane elektrische Nervenstimulation – TENS – und Akupunktur) auf chronische Schmerzzustände (Melzack 1995). Langfristige Adaptation findet auf biochemischem, zellulärem und Verhaltensniveau statt (Fields 1998, Pert 1997; Wall u. Melzack 1995).

14.1.3 Beschreibung

Klienten mit sensorischer Defensivität sind schwierig zu behandeln. Die Wilbarger-Methode besteht aus einem spezifischen, individualisierten Behandlungsprogramm. Der Ansatz integriert drei wesentliche Bestandteile (◘ Übersicht 14.2).

> ◘ **Übersicht 14.2. Elemente der Wilbarger-Methode**
> 1. **Aufklärung** des Kindes und seiner Bezugspersonen, um ein Bewusstsein für die Symptome und ihre Auswirkungen zu schaffen.
> 2. Eine »**sensorische Diät**«, die sensorisch basierte Aktivitäten in den Tagesablauf integriert.
> 3. Ein **professionell angeleitetes Programm**, bei dem Tiefdruck und propriozeptive Reize appliziert werden. Dieser Teil des Programm ist auch bekannt unter den Namen »Wilbarger-Protokoll« und »Brushing« (Bürsten – was aber ein irreführender Ausdruck ist, da er die Absicht der Technik nicht vermittelt).
>
> Da der Umfang dieses Beitrages keine vollständige Beschreibung des Programms erlaubt, wollen wir den größten Nutzen und das Vorgehen für jeden der drei Teile beschreiben.

Aufklärung – Schaffung eines Problembewusstseins

Aufklärung soll ein Verständnis für zuvor unerklärliche Reaktionen und Gefühle des Kindes wecken. Sie hat zum Ziel, dass der Betroffene selbst und seine Bezugspersonen die sensorisch defensiven Verhaltensweisen neu interpretieren können und erkennen, wie sie das Leben von Betroffenen beeinträchtigen. Dieses Bewusstsein per se ist therapeutisch.

Sowohl Wissen als auch Bewusstsein beruhen auf einer eingehenden **Befunderhebung**. In erster Linie wird ein strukturiertes klinisches Interview darüber geführt, wie das Kind auf sensorische Reize im Alltag reagiert und mit welchen Strategien es sie bewältigt. Die Befundung sollte in einer umfassenden Liste resultieren, die eine Rangfolge von Verhaltensweisen enthält, die mit der sensorischen Defensivität zusammen hängen. Diese »**Problemliste**« ist die Grundlage der Behandlungsplanung, der Verlaufskontrolle und der Evaluation der Wirksamkeit der Intervention.

»Sensorische Diät«

Eine »sensorische Diät« ist ein Behandlungsplan, der den therapeutischen Einsatz von sensorischen Erfahrungen im Alltag enthält (Wilbarger 1993), um der sensorischen Defensivität auf folgende Arten zu begegnen:
- Sensorische Aktivitäten
- Umweltmodifikationen

Sensorische Aktivitäten

Zunächst werden Aktivitäten mit sensorischen Qualitäten identifiziert, die defensives Verhalten am wirkungsvollsten reduzieren. Diese werden in den Tagesablauf eingebaut. Sensorisch basierte Aktivitäten in regelmäßigen Abständen sind das Fundament der sensorischen Diät. Schwerpunkt der Aktivitäten sind tiefer Druck, Propriozeption und Bewegung (Ayres 1972, 1979; Wilbarger u. Wilbarger 1991). Auch andere Arten von Aktivitäten (z. B. mundmotorische und Atmung) können unterstützend wirken, besonders um ein günstiges Erregungsniveaus zu erlangen und aufrecht zu erhalten (Oetter et al. 1995; Williams u. Shellenberger 1994). Es ist zu beachten, wie gut eine Aktivität anpassendes Verhalten hervorruft und für welche Zeitdauer ihre Wirkung anhält. Es kann sich um kurze Aktivitäten handeln, die einen spezifischen sensorischen Input liefern, oder um Spiel-, Freizeit- oder produktive Beschäftigungen.

Umweltmodifikationen

Weiterer Bestandteil der sensorischen Diät sind Umweltmodifikationen. Ihr Ziel ist es, optimale Funktion zu unterstützen und Beeinträchtigungen zu reduzieren. So werden Aktivitäten des täglichen Lebens (z. B. Anziehen, Baden und Übergänge) adaptiert, um den Stress und das Unwohlsein zu mildern, die sie oft begleiten. Hilfreich kann eine vorbereitende sensorische Aktivitäten sein, oder einfach eine Veränderung im Ablauf. Außerdem werden die Betreuungspersonen darüber informiert:
- wie sie bestimmte Reizquellen in der Umgebung (z. B. Geräusche, Gerüche, visuelle Ablenkung) reduzieren können,

- wie sie konstante Routinen entwickeln können und
- dass Vorhersagbarkeit Stress reduziert.

Diese Vorschläge müssen den spezifischen Problemen jedes Kindes entsprechend angepasst werden.

Professionell angeleitete Behandlung

Die von einer Therapeutin angeleitete Behandlung umfasst:
- die Befundung,
- die Entwicklung von Nah- und Fernzielen und
- die Formulierung eines Behandlungsplans in Zusammenarbeit mit dem Kind und seinen Bezugspersonen.

> **Cave**
> Das Programm erfordert eine häufige (manchmal tägliche) Überprüfung der Wirksamkeit.

Veränderungen und Weiterführung des Plans hängen von den sich ändernden Bedürfnissen des Kindes ab. Es gibt keinen festgesetzten Zeitrahmen für die Dauer der Behandlung.

Das professionell angeleitete Behandlungsprogramm kann den therapeutischen Einsatz von Tiefdruck und Propriozeption (»Brushing«) enthalten.

Das Wilbarger-Programm

> **Cave**
> Dieses Programm sollte als Zusatz zur direkten Behandlung betrachtet und nie isoliert angewendet werden.

Mit einer Bürste mit dichten Borsten wird, wenn richtig verwendet, tiefer Druck gesetzt ohne zu reiben, zu kitzeln oder zu kratzen. Die Autorinnen empfehlen ein ganz bestimmtes Produkt für dieses Programm, das von der Firma Clipper Mills (San Francisco) speziell für diesen Zweck hergestellt wird. Diese Bürste kann über Händler für sensorisch-integrative Ausstattung bezogen werden.

Die tiefen Druckreize werden auf Händen, Armen, Rücken, Beinen und Füßen gesetzt. Ausgenommen sind Magen, Leistengegend, Gesäß, Kopf und Gesicht. Dem Druckreiz folgt immer Gelenkskompression in mehreren Gelenken im Rumpf, in den Armen und in den Beinen.

> **Cave**
> Die Applikation von tiefem Druck und Propriozeption erscheint verführerisch einfach. Trotzdem kann das Verfahren schriftlich nicht wirklich vermittelt werden. Die Erfahrung der Autorinnen hat gezeigt, dass trotz Training von Therapeutinnen und Betreuungspersonen zahlreiche Fehlinterpretationen bzgl. der Anwendung kursieren, besonders was den erforderlichen Druck betrifft. Jeder, der das Wilbarger-Programm mit Tiefdruck- und propriozeptiver Applikation einsetzt, sollte sich in einer Weiterbildung darauf spezialisiert haben oder nur unter direkter Supervision arbeiten.

Das Verfahren muss häufig wiederholt werden. Idealerweise werden tiefer Druck und Gelenkskompression alle eineinhalb bis zwei Stunden verabreicht. Häufigkeit und Zeiteinteilung hängen jedoch vom Tagesablauf und den individuellen Bedürfnissen des Kindes ab.

> **Hinweis**
>
> Die klinische Erfahrung hat gezeigt, dass zu wenig Druck oder zu seltene Anwendung nicht nur die Wirksamkeit reduziert, sondern sogar negative Auswirkungen haben kann. Dauer und Änderungen des Behandlungsplanes sind abhängig vom Fortschritt des Kindes.

Andere Behandlungsverfahren können eingesetzt werden zur Verminderung von
- Abwehr im Mundbereich (orale Defensivität),
- posturalen Problemen oder
- Störungen der Koordination von Saugen, Schlucken und Atmung.

Es kann sein, dass die Überweisung an andere Fachkräfte wie Psychologen notwendig ist, um die sozialen und emotionalen Probleme zu lösen, die mit sensorischer Defensivität einhergehen.

Personen mit sensorischer Defensivität zeigen außergewöhnliche Verhaltensweisen, die den Einsatz von sensorischen Techniken erschweren. Häufig vermeiden sie generell jegliche sensorische Erfahrungen und besonders alle neuartigen Aktivitäten. Ein betroffenes Kind zu einer neuartigen sensorischen Erfahrung (wie dem Wilbarger-Programm) zu bringen, erfordert Geschick und gutes klinisches Reasoning. Die Therapeutin muss dem sensorisch defensiven Kind positiv gegenüber treten und möglichst wenig Erwartungsängste schaffen. Außerdem muss sie darauf achten, die Methode korrekt durchzuführen und nur in geeigneten Fällen einzusetzen.

14.1.4 Beziehung zu Ayres' SI und zur Beschäftigung

Die Behandlung von Patienten mit sensorischer Defensivität greift auf Prinzipien der SI-Theorie und der Ergotherapie zurück. Sie macht sich die Verwendung verstärkter Sinnesreize zunutze, um eine bessere Anpassung an sensorische Erfahrungen zu erreichen. Das Konzept hinter der »sensorischen Diät« (▶ Kap. 14.2) beruht auf dem Einsatz intensiver sensorischer Erfahrung im Rahmen von selbst gewählten oder bevorzugten Aktivitäten im Alltag.

> **Wichtig**
>
> Die sensorische Diät kann als jener Teil der Wilbarger-Methode angesehen werden, der die Prinzipien von Ayres' Sensorischer Integration repräsentiert.

Programme wie die Wilbarger-Methode sind darauf ausgerichtet, den Klienten zu interner Anpassung zu verhelfen. Diese führt irgendwann zu allgemein verbesserten sichtbaren Anpassungsreaktionen und folglich zu einer besseren Beschäftigungs- und Rollenperformanz.

14.1.5 Zielgruppe der Wilbarger-Methode

Die Wilbarger-Methode wurde speziell für die Behandlung von sensorischer Defensivität entwickelt. Für andere Verhaltens- oder Gesundheitsprobleme ist sie in den meisten Fällen nicht geeignet.

> **Cave**
>
> Die Tiefdruck- und Gelenkskompressionstechnik sollte nicht bei Säuglingen unter 2 Monaten (korrigiertes Alter bei Frühgeborenen) und bei Personen mit autonomer, physiologischer oder zentralnervöser Instabilität eingesetzt werden.

Die Krankengeschichte, der psychologische Status und entsprechende individuelle Vorsichtsmaßnahmen sollten auf jeden Fall berücksichtigt werden.

Die Behandlung der sensorischen Defensivität muss immer im Rahmen eines umfassenderen Behandlungsplans stattfinden, der alle Aspekte des Lebens des Klienten berücksichtigt. Personen mit sensorischer Defensivität ohne andere gravierende Probleme, die umfassend mit allen drei Teilen der Wilbarger-Methode behandelt werden und konsequent am Programm festhalten, zeigen im Allgemeinen die größten Verbesserungen.

Klinischen Berichten zufolge erzielte der Wilbarger-Ansatz in einigen Fällen bemerkenswerte Erfolge im Abbau von sensorisch defensiven Reaktionen. Da bisher nur wenig systematische Forschung zur Wirksamkeit dieses Ansatzes vorliegt, beruhen die vorliegenden Informationen auf der klinischen Erfahrung der Autorinnen und anderer Praktikerinnen, die mit dieser Methode arbeiten. Wie effektiv die Methode im Einzelfall ist, hängt von der Komplexität des klinischen Bildes des Klienten ab, von seinen vordringlichsten Problemen, ob das Programm adäquat ist und ob es konsequent durchgeführt wird.

> **Wichtig**
>
> - Keine Therapiemethode ist für alle Klienten wirksam.
> - Die Behandlung muss auf das Alter des Klienten, die Schwere seiner Störung, die Bedingungen und die verfügbare soziale Unterstützung abgestimmt sein.

Außerdem ist die Therapie der sensorischen Defensivität nicht auf den Wilbarger-Ansatz beschränkt. In der Ergotherapie wird sensorische Defensivität seit Jahrzehnten nach den Prinzipien der Sensorischen Integration von Ayres (1972, 1979) behandelt. Liegen zusätzlich zur sensorischen Defensivität andere Störungen oder Komplikationen vor, sollten zusätzliche oder alternative Ansätze in Erwägung gezogen werden.

14.1.6 Empfohlene Ausbildung

Die Intervention für sensorische Defensivität erfordert Sachkenntnis, die nur durch spezifische Kurse und laufende Weiterbildung erworben werden kann, und profunde Kenntnisse über sensorische Verarbeitung und die Theorie der Sensorischen Integration erfordert. Die Technik der Tiefdruckapplikation und Gelenkskompression, die hier erwähnt ist, sollte nicht ohne direktes Training angewendet werden. Von den

Autorinnen werden laufend Weiterbildungskurse in ihrer Methode angeboten.

Eine Grundausbildung in Sensorischer Integrationstherapie wird empfohlen.

> **Fazit**
>
> Die Wilbarger-Methode zur Behandlung sensorischer Defensivität besteht aus einem spezifischen, individualisierten Behandlungsplan, der drei Teile umfasst:
> - Aufklärung
> - sensorische Diät
> - professionell angeleitete Behandlung
>
> Die sachgemäße Applikation von tiefem Druck und Propriozeption, wie von Wilbarger beschrieben, erfordert fortgeschrittene Weiterbildung und Kenntnisse. Solides klinisches Reasoning ist erforderlich, um aus den Befundungsergebnissen einen Behandlungsplan zu entwickeln und diesen später zu modifizieren. Die Therapeutin muss im Einzelfall entscheiden, ob das Wilbarger-Programm die Methode ihrer Wahl ist. Obwohl zur Zeit wenig Forschung zur Wirksamkeit dieses Ansatzes vorliegt, halten die Autorinnen die Wilbarger-Methode – sofern sie richtig angewendet wird – für ein nützliches Verfahren zur Reduktion sensorischer Defensivität.

14.2 Praktische Anwendung der »sensorischen Diät«

Julia Wilbarger, Patricia Wilbarger

14.2.1 Einführung

»**Sensorische Diät**« ist keine bestimmte Behandlungstechnik, sondern vielmehr eine Strategie zur Entwicklung individualisierter Heimprogramme, die praktisch und sorgfältig ausgearbeitet sind, und die auf der Idee basieren, dass kontrollierter sensorischer Input funktionelle Fähigkeiten beeinflussen kann. Die Besonderheit dieser Heimprogramme liegt in der Betonung des systematischen Einsatzes von sensorischen Aktivitäten, mit deren Hilfe Entwicklungsziele erreicht werden sollen.

Patricia Wilbarger (1984) prägte den Ausdruck »sensorische Diät«. Sie wollte damit erklären, wie bestimmte sensorische Erfahrungen genützt werden können, um die Beschäftigungsperformanz bei jedem Menschen zu verbessern, und darüber hinaus, um Fortschritte bei Entwicklungs- und sensorischen Verarbeitungsstörungen zu unterstützen. Sie entwickelte das Konzept der sensorischen Diät ursprünglich für Familien mit Säuglingen aus der Neugeborenenintensivstation. Dieses Originalkonzept wurde erweitert, um ein breites Spektrum von Personen unabhängig von Alter oder Kontext zu erfassen (Wilbarger 1995).

14.2.2 Theoretischer Hintergrund

> Die sensorische Diät basiert auf dem Prinzip, dass Menschen eine gewisse Qualität und Menge an sensorischen Erfahrungen brauchen, um geschickt, flexibel und organisiert ihren Alltag bewältigen zu können. « (Wilbarger 1995; Zuckerman 1994)

Theorien zur Sensorischen Integration und zur sensorischen Verarbeitung zeigen, wie verschiedene Arten von Sinnesreizen zur Förderung des anpassenden Verhaltens verwendet werden können. Außerdem erweisen sich die zeitliche Verteilung, die Intensität und die Dauer der sensorisch basierten Aktivitäten als kritische Parameter, wenn es um die Förderung von anpassendem Verhalten und optimaler Leistung geht.

Wilbarger (1995) verflocht auf einzigartige Weise
- Art,
- Zeitpunkt und
- Intensität von sensorischem Input mit
- Routinen des täglichen Lebens

zum Konzept der **sensorischen Diät**.

Umfangreiche Beiträge aus der Forschung (Kandel et al. 1991; Ornstien u. Sobel 1987) unterstützen die Idee, dass bestimmte sensorische Erfahrungen die Funktion, die Struktur und die Neurochemie des Gehirns beeinflussen. Es wurde gezeigt, dass wiederholter oder anhaltender sensorischer Input zu langfristigen Änderungen der Gehirnfunktion führt (Fields 1995; Greenough et al. 1987; Greenough u. Black 1992; Morgan 1997; Schanberg u. Fields 1988).

Die meisten Menschen suchen sich von selbst Aktivitäten und Erfahrungen, die ihren individuellen Bedürfnissen und Vorlieben entsprechen. Zum Beispiel fand Zuckerman (1994) unter den Reizsuchern (»sensation seekers«) eine Gruppe, die intensive Reize suchen und eine andere Gruppe, die dezente Reize suchen. Aus diesem Typus ergeben sich extrem unterschiedliche Aktivitätsmuster und Vorlieben.

Manchen Menschen fehlt es jedoch an der Fähigkeit oder an der Unterstützung von außen, um ohne

Therapie eine passende sensorische Diät für sich zu finden.

Stimmen die Bedürfnisse einer Person nicht mit ihrer sensorischen Diät überein, kann dies weit reichende Auswirkungen haben. So ist etwa bekannt, dass lang dauernde oder schwerwiegende Deprivation zu einer Beeinträchtigung der kognitiven, sozialen und emotionalen Entwicklung führt (Cermak u. Daunhauer 1997; Goldberger 1993). Umgekehrt wurde gezeigt, dass sich spezielle sensorische Anregung fördernd auf Entwicklung und Gesundheit auswirkt (Fields 1995, 1998). So dokumentierten Field und Kollegen (Field 1998; Schanberg u. Field 1988) bei Frühgeborenen, die kontrollierte taktil-kinästhetische Stimulation erhielten, eine raschere Gewichtszunahme, kürzere Krankenhausaufenthalte und bessere Entwicklungsergebnisse als bei einer Kontrollgruppe.

Die von Ayres, Rood und anderen aufgestellten Theorien zur sensorischen Verarbeitung beeinflussten die Entwicklung des Konzeptes der sensorischen Diät.

> **Wichtig**
>
> Ayres (1972, 1979) hob die Bedeutung der somatosensorischen und vestibulären Verarbeitung für die Entwicklung, die Geschicklichkeit, den Wachheitszustand und das anpassende Verhalten hervor.

Sinnesempfindungen beeinflussen sowohl spezifische Verhaltensaspekte wie die motorische Geschicklichkeit, als auch globalere Anpassungsfunktionen wie Veränderungen im Erregungsniveau (Kandel et al. 1991; Wilbarger u. Wilbarger 1991).

> **Wichtig**
>
> Rood (1962) hob den Zeitfaktor beim Einsatz von sensorischen Stimuli hervor.

Sie nahm an, dass Reize »Latenzeffekte« haben, d. h., dass sie das Nervensystem über einen gewissen Zeitraum beeinflussen. Aktivitäten oder sensorische Erfahrungen müssen zum Teil häufig wiederholt werden, speziell, wenn ein Anpassungsniveau oder ein Zustand über längere Zeit aufrechterhalten werden soll. Geht es eher um die Förderung von bestimmten Fertigkeiten, kann verstärkter Input als **Vorbereitung** (d. h. zuvor) oder **Unterstützung** (d. h. während) für eine Aufgabe verwendet werden.

> **Wichtig**
>
> Bei der sensorischen Diät werden nach therapeutischen Prinzipien bestimmte sensorische Erfahrungen in den normalen Tagesablauf eingebettet. Vorzugsweise handelt es sich um selbst gewählte, selbst initiierte und selbst organisierte Aktivitäten (Wilbarger 1995).

Die Theorie der Sensorischen Integration legt nahe, dass sensorische Erfahrungen am wirksamsten sind, wenn sie in selbst gewählte, bedeutungsvolle Aktivitäten eingebettet sind, die eine anpassende Reaktion erfordern (Ayres 1972). Im Rahmen bedeutungsvoller Aktivitäten können kurzfristige Änderungen im Erregungsniveau, im Körperbewusstsein oder in der Muskelaktivität zu länger anhaltenden adaptiven Fähigkeiten führen. Dieses wichtige Prinzip wurde durch grundlegende Forschungsarbeiten zur Gehirn- und Verhaltensentwicklung nach der Geburt bestätigt (Greenough u. Black 1992).

14.2.3 Beschreibung

Eine sensorische Diät ist kein Rezept, wenn sie therapeutische Ansprüche erfüllen soll. Vielmehr ist sie ein **sorgfältig zusammengestellter Aktivitätsplan, der auf die individuellen Bedürfnisse des Klienten abgestimmt ist.** Sensorische Diätpläne variieren daher in Abhängigkeit von den Zielen, den Vorlieben, den Ressourcen und den Einschränkungen einer Person.

Eine sorgfältige Planung ist der Schlüssel zu einer erfolgreichen sensorischen Diät. Um eine wirksame sensorische Diät zusammenzustellen, muss die Therapeutin die Schwierigkeiten des Kindes in der Sensomotorik oder Modulation verstehen, und wie sie sich auf sein tägliches Leben auswirken. Daher sind die Ergebnisse der Befundung die Grundlage einer sensorischen Diät und ihrer Prioritäten und Ziele.

Fragebögen zur sensorischen Entwicklung und **strukturierte Interviews zum Tagesablauf** liefern Informationen über die Abfolge und die Qualität der sensorischen Erfahrungen im Alltag. Mit ihrer Hilfe können problematische Anforderungen oder Tageszeiten identifiziert werden.

Die Bezugspersonen müssen verstehen, wie die sensorisch-integrativen Defizite das Kind in seiner Alltagsbewältigung beeinträchtigen. Ein wichtiger Teil der sensorischen Diät ist also die Aufklärung über die Prinzipien der sensorischen Integration und der sensorischen Diät. Ein familien- oder klientenzentrierter Ansatz steigert die Wirksamkeit der Intervention.

> **Wichtig**
>
> Die Zielsetzung und die Auswahl der Aktivitäten erfolgen gemeinsam mit der Familie.

Die Aktivitäten müssen mit den Werten der Familie übereinstimmen und zu ihrem Alltag passen. Statt einer langen Liste von Ideen ist es vorzuziehen, wenn sich der Plan auf einige gut ausgewählte Aktivitäten und Vorschläge beschränkt.

Kriterien für die Zusammenstellung der Aktivitäten

Das Hauptkriterium für die Auswahl der Aktivitäten ist ihre Wirksamkeit. Manche Aktivitäten haben aufgrund der Art und Intensität der Reize, die sie bieten, eine stärkere Wirkung als andere (◘ Übersicht 14.3).

> **◘ Übersicht 14.3. Wirksamkeit von Aktivitäten**
>
> Als besonders wirksam erwiesen haben sich:
> - Vestibuläre Reize
> - Ganzkörperaktivität
> - Aktivitäten gegen Widerstand
> - Atmung

Die zeitliche Verteilung und die Dauer der Aktivitäten sind ebenfalls von Bedeutung.

Beispiel
- Aktivitäten, die das Körperschema verbessern, sollten vorbereitend unmittelbar vor Aufgaben eingesetzt werden, die Bewegungskoordination und -planung erfordern.
- Spezielle mundmotorische Aktivitäten sollten als Vorbereitung unmittelbar vor dem Essen eingesetzt werden (Oetter et al. 1995).

Für Kinder mit Schwierigkeiten in der Organisation des Verhaltens kann man Aktivitäten vorschlagen, die gerichtete Aufmerksamkeit fördern (Williams u. Shellenberger 1994). Aktivitäten, die darauf abzielen, defensives oder Vermeidungsverhalten zu vermindern, müssen während des Tages wiederholt in regelmäßigen Abständen angeboten werden (◘ Übersicht 14.4). Nur so können sie dem Betroffenen helfen, ein optimales Erregungsniveau zu erhalten (Wilbarger u. Wilbarger 1991).

> **◘ Übersicht 14.4. Weitere Vorschläge für eine sensorische Diät**
> - Adaptierung von täglichen Routineabläufen
> - Veränderungen der Umgebung
> - Änderung von sozialen Interaktionen
> - Vorschläge für geeignete Freizeit- und Spielaktivitäten

Die Adaptationen und Aktivitäten im Rahmen der sensorischen Diät sollten alle relevanten Umgebungen des Kindes (also Kindergarten/Schule, Zuhause und öffentliche Plätze) erfassen. Die Vorschläge sollten möglichst konkret, spezifisch für den jeweiligen Einzelfall und leicht in den Alltag der Familie zu integrieren sein.

14.2.4 Beziehung zur Sensorischen Integration und Beschäftigung

Viele Prinzipien der sensorischen Diät wurden von Ayres' Theorie der Sensorischen Integration abgeleitet. Richtig zusammengestellt beziehen die Aktivitäten, die die Diät umfasst, verstärkten sensorischen Input und aktive Beteiligung an bedeutungsvollen Aktivitäten im Tagesablauf ein. Idealerweise sind die Aktivitäten selbst gewählt und motivierend. Das übergeordnete Ziel der sensorischen Diät ist es, dem Kind zu helfen, Aufgaben und Rollen in seinem Alltag erfolgreich zu erfüllen.

> **Wichtig**
>
> Eine wirksame sensorische Diät bewirkt eine Verbesserung der Beschäftigungs- und Rollenperformanz.

14.2.5 Zielgruppe der sensorischen Diät

Ein sensorischer Diätplan kann für Personen jedes Alters und Entwicklungsstandes entwickelt werden. Die Ergebnisse der Intervention sind abhängig vom Schweregrad der Funktionsstörung, dem Fokus der Ziele und der konsequenten Einhaltung des Programms. Jeder Vorschlag sollte ggf. Vorsichtsmaßnahmen für den Einzelfall beinhalten.

14.2.6 Nutzen der sensorischen Diät

Mit einer sensorischen Diät können verschiedene Ziele angesprochen werden wie:
- Verbesserung der posturalen Funktionen,
- Verbesserung des Körperschemas (für Bewegungskoordination und Praxie),
- Verbesserung der Selbstregulation,
- Reduktion von sensorisch defensivem Verhalten.

Bestimmte Ziele konzentrieren sich auf die Verbesserung von funktionellen Fertigkeiten im Alltag wie:
- aktives Spiel,
- aktive Beteiligung an Aktivitäten zur Selbstversorgung,
- aktive Beteiligung an sozialen Interaktionen,
- aktives produktives Verhalten.

Obwohl die sensorische Diät oft als Zusatz zur direkten ergotherapeutischen Behandlung eingesetzt wird, kann sie auch unabhängig verwendet werden um:
- die Selbstregulation von Kindern in der Schule zu verbessern (Williams u. Shellenberger 1994),
- sensorische Deprivation, selbststimulierendes Verhalten oder sensorische Überladung bei Erwachsenen mit kognitiven Beeinträchtigungen in Institutionen zu vermindern (Sime 1991),
- sensorische Defensivität abzubauen (Wilbarger u. Wilbarger 1991).

14.2.7 Empfohlene Ausbildung

Um eine wirksame sensorische Diät entwickeln zu können, muss eine Therapeutin ein umfassendes Verständnis der Theorie der Sensorischen Integration und ihrer neurowissenschaftlichen Grundlagen haben. Weitere Bedingungen sind ein fortgeschrittenes klinisches Reasoning und Kenntnisse in familien- und klientenzentrierten Vorgehensweisen. Die meisten Therapeutinnen profitieren von einer speziellen Weiterbildung zur Erstellung von sensorischen Diäten.

Einige Störungsbilder erfordern eine umfassendere Befundung und größere Sachkenntnis seitens der Therapeutin. So sind z. B. bei Störungen der Saug-Schluck-Atmungs-Koordination, bei sensorischer Defensivität und bei medizinischen Komplikationen besondere Überlegungen und fortgeschrittenes Training nötig.

Fazit
- Eine sensorische Diät kann ein nützliches Werkzeug in der Behandlung von Personen mit sensorisch-integrativen Störungen sein.
- Die sensorische Diät geht vom Grundsatz aus, dass eine verbesserte Wahrnehmung eine tief greifende Wirkung auf die Anpassungsfähigkeit im Alltag hat. Der Umstand, dass die sensorische Diät auf Prinzipien aufbaut und nicht auf bestimmten Aufgaben, macht dieses Vorgehen für ein breites Spektrum von Personen anwendbar.
- Die Therapeutin muss den therapeutischen Einsatz von sensorisch basierten Aktivitäten verstehen und sie raffiniert in den Alltag des Kindes einbauen.

14.3 »Wie läuft eigentlich dein Motor?«: Das Alert-Programm für die Selbstregulation

Sherry Shellenberger, Mary Sue Williams

14.3.1 Einführung

Beispiel
»Wenn wir uns den Körper wie einen Motor vorstellen, läuft er manchmal ganz schnell (hochtourig), manchmal ganz langsam (untertourig) und manchmal gerade richtig.« Mit diesem einfachen Vergleich begann die Autorin ihre Arbeit mit einem 11-jährigen Mädchen, das eine ihrer besten Lehrerinnen werden sollte.
Das Mädchen befand sich zu Beginn jeder Ergotherapiestunde in einem niedrigen Aktivierungszustand und wirkte lethargisch und desinteressiert an Aktivitäten oder Interaktionen. Nach einer kurzen Periode von sensorisch-integrativem Spiel wurde sie aufmerksam, mitteilsam, zuversichtlich, energisch und begeistert. Das heißt, sie hatte einen optimalen Aktivierungszustand erreicht. Trotz dieser dramatischen Veränderung während der Therapiestunde war es zu Stundenbeginn immer wieder dasselbe, und auch in den Alltag (zu Hause oder Schule) konnte die Änderung des Aktivierungszustandes nicht übertragen werden.
Offensichtlich musste das Mädchen ihre eigenen Erregungszustände verstehen, bevor sich die Therapieerfolge generalisieren würden. So begann die Therapeutin mit der Erklärung des Aktivitätszustandes anhand des Bildes

eines Automotors: »Es sieht so aus, als ob dein Motor im Augenblick niedrig läuft. Komm, gehen wir und spielen wir mit der Schaukel!« Sobald sich der Aktivierungszustand des Kindes veränderte, kommentierte die Therapeutin: »Jetzt läuft dein Motor gerade richtig. Jetzt ist es leichter für dich, dir ein Spiel auszudenken und mit mir zu spielen!« Ebenso kommentierte die Therapeutin, sobald das Mädchen in einen hohen Erregungszustand geriet, in einem neutralen Tonfall, dass nun ihr Motor zu rasch (hochtourig) lief.

Während der Spielaktivitäten der folgenden Therapiestunden unterhielten sich die Therapeutin und das Mädchen darüber, wie sie ihre Aktivierungszustände erlebten. Dies bot der Therapeutin Gelegenheit zu beobachten, wie das Kind die Selbstregulation erlernte.

Aus der Therapie dieses Mädchens und zahlreicher weiterer Klienten entwickelten die Autorinnen das »Alert-Programm«. Ihre Erfahrungen mit Hunderten von Kindern sind im Buch »Wie läuft eigentlich dein Motor?« (Williams u. Shellenberger 1994) zusammengefasst. Das einfache Bild vom Motor wird heute von vielen Therapeutinnen verwendet um zu erklären, wie Selbstregulation die Bewältigung des Alltags beeinflusst.

14.3.2 Theoretische Grundlagen

Um aufmerksam zu sein, sich zu konzentrieren und Aufgaben situationsadäquat zu erfüllen, muss sich das ZNS in einem **optimalen Erregungszustand** befinden. Personen mit Schwierigkeiten in der Selbstregulation tun sich schwer, ihren Aktivierungszustand an die Erfordernisse der Situation anzupassen. Dadurch ist ihre Leistungsfähigkeit beeinträchtigt.

> **Wichtig**
>
> Die Autorinnen gehen davon aus, dass die Selbstregulation Einfluss auf jegliches Lernen hat.

Beispiel
- Eine **Ergotherapeutin** oder die Mutter unterstützt ein Kind dabei, sein Hemd zuzuknöpfen. Das Kind wird diese Fertigkeit am raschesten selbst erlernen, wenn es sich in einem optimalen Aktivierungszustand befindet.
- Eine **Logopädin** zeigt einem Klienten, wie man das »R« richtig artikuliert. Der Klient wird von der Übung am meisten profitieren, wenn er zum Lernen bereit ist.
- Eine **Lehrerin** hilft einem Kind, eine Geschichte am Computer zu schreiben. Das korrekte Tippen wird dem Kind am besten gelingen, wenn es körperlich und intellektuell wach und aufmerksam ist.

14.3.3 Beschreibung

Das »**Alert-Programm**« ist eine Methode, anhand derer Erwachsene (am besten im Team) herausarbeiten können, welche **sensorischen Strategien** Kinder in ihrer Leistungsfähigkeit unterstützen und ob sensorische Überempfindlichkeiten vorliegen, die ihre Leistung behindern (Stevens Dominguez et al 1996).

> **Wichtig**
>
> Das »Alert-Programm« wurde dafür entwickelt, das Bewusstsein für die Selbstregulation durch Diagramme, Arbeitsbögen und Aktivitäten zu verbessern.

Die Kinder werden angeleitet zu erkennen, auf welche Art Überempfindlichkeiten die Aufmerksamkeit beeinflussen und mit welchen Strategien sie ihr Erregungsniveau und damit ihre Aufmerksamkeit beeinflussen können. Wenige Erwachsene oder Kinder sind sich bewusst, was sie eigentlich tun, um bis zum Ende einer Aufgabe aufmerksam zu bleiben. Das »Alert-Programm« vermittelt Kindern, dass ihr »Motor« (d. h. das Nervensystem) die richtige Art und Menge von sensorischer Information braucht, um optimal zu funktionieren.

> **Wichtig**
>
> Obwohl das Programm für Kinder konzipiert war, hat es auch viele Erwachsene dazu gebracht, die Bedeutung von **sensorischen Strategien** für ihr Leistungsvermögen zu erkennen.

Das einfache Vokabular vom Automotor erleichtert die Kommunikation im Team.

Mithilfe des »Alert-Programms« erweitern die Kinder ihr Repertoire an Strategien, mit denen sie ihr Aktivierungsniveau beeinflussen können. Kinder mit Selbstregulationsschwierigkeiten kennen oft nur wenige Strategien, auf die sie zurückgreifen können, wenn sie ihre Aufmerksamkeit verbessern wollen. Sie haben häufig Schwierigkeiten mit Übergängen von einer Aktivität zur nächsten und kommen mit Ver-

14.3 »Wie läuft eigentlich dein Motor?«: Das Alert-Programm für die Selbstregulation

änderungen generell schlecht zurecht. Mit dem Programm werden von Kind und Erwachsenen gemeinsam Strategien erarbeitet, die optimale Performanz ermöglichen.

Beispiel
- **Kinder** erfahren, was zu tun ist, wenn ihr Motor zu hochtourig läuft, wenn sie sich an ihre Hausaufgaben setzen und darauf konzentrieren müssen.
- **Lehrer** erfahren, was sie in ihrer Klasse zwischen Lesen und Mathe tun können, um den Schülern zu helfen, »ihren Motor und ihren Verstand in Gang zu bringen«, um sie so darauf vorzubereiten, sich dem nächsten Thema zu widmen.
- **Eltern** erfahren, dass es viel erfolgreicher sein wird, das Essen mit dem Löffel zu üben, wenn sich ihr Kleinkind in einem optimalen Aktivierungszustand befindet.

Durch das Programm verbessern Personen ihre Lernfähigkeit, ihre sozialen Fähigkeiten und ihre Fähigkeiten zu arbeiten und zu spielen. Lernen die Kinder, ihr Aktivitätsniveau zu regulieren, führt dies oft zusätzlich zu einer Steigerung des Selbstbewusstseins und Selbstvertrauens.

Das »Alert-Programm« hilft Kindern mit Lernbehinderungen und Aufmerksamkeitsdefizit (und auch normal entwickelten Kindern), die Prinzipien der Sensorischen Integration anzuwenden, die mit dem Aktivierungszustand zusammenhängen. Das Ziel des Programms ist nicht, Kindern beizubringen, wie man ihren »Motor« in einen Zustand bekommen kann, wo er »gerade richtig läuft« und während des Tages dort halten kann, sondern wie sie ihr Aktivierungsniveau den Situationsanforderungen entsprechend ändern können.

Im Zuge ihrer langjährigen Arbeit im Schulsystem haben die Autorinnen festgestellt, wie wichtig es ist, dass sich die Erwachsenen mit ihren eigenen Bedürfnissen und Strategien zur Selbstregulation auseinander setzen, damit sie die Bedürfnisse der Kinder verstehen können. Vor Beginn des »Alert-Programms« beobachten die Erwachsenen sich selbst und ihre eigenen Strategien, mit denen sie ihre Aufmerksamkeit erhalten. Die Erwachsenen sollten die **Checkliste der sensomotorischen Präferenzen** (Williams u. Shellenberger 1994) ausfüllen, wodurch sie sich der sensomotorischen Strategien bewusst werden, die sie selbst verwenden, um ihr Aktivierungsniveau zu regulieren.

Die Liste ist in fünf Bereiche unterteilt, die das Erregungsniveau beeinflussen (Übersicht 14.5).

> **Übersicht 14.5. Sensomotorische Aktivitäten, die das Erregungsniveau beeinflussen**
> - Mundmotorische Aktivitäten (oraler Input)
> - Motorische Aktivitäten im Raum (vestibulärer Input)
> - Berührung (taktiler Input)
> - Schauen (visueller Input)
> - Horchen (auditiver Input)

Beispiel
Beim Ausfüllen der Liste fällt jedem Erwachsenen ein, dass er an einem Bleistift kaut, mit dem Fuß wippt, mit Schmuck herumspielt, die Funken eines Lagerfeuers beobachtet oder klassische Musik hört, um sich selbst zu regulieren.

Alle Erwachsenen stellen fest, dass sie sowohl Strategien benützen, die »gesellschaftlich akzeptabel« sind, als auch solche, die als »persönliche Eigenheiten« oder »idiosynkratisch« bezeichnet werden können. Bei Kindern werden dieselben Verhaltensweisen als unangemessen bezeichnet und als »Problem« gesehen.

> **Wichtig**
> Kinder brauchen oft intensivere sensomotorische Strategien als Erwachsene.

Das »Alert-Programm« bringt Erwachsene wie Kinder dazu zu verstehen, dass jeder »Körper« einen »Motor« hat, der mit seiner eigenen Geschwindigkeit läuft, und dass es viele Arten gibt, diese Geschwindigkeit zu ändern. Sie lernen ihre eigenen Bedürfnisse kennen und entwickeln Strategien, um ihren Wachheitsgrad entsprechend den Anforderungen der Aktivität zu ändern.

Nachdem die Erwachsenen erkannt haben, welche Strategien sie selbst verwenden, leiten sie die Kinder an, anhand dieser fünf sensorischen Kategorien eine Auswahl von Aktivitäten für ihre eigene »**sensorische Diät**« (Wilbarger u. Wilbarger 1991) zu treffen.

Die Kinder erfahren, dass sie, wenn ihr Motor zu hochtourig oder zu tieftourig läuft, etwas in den Mund nehmen, sich bewegen, etwas ertasten, etwas beobachten oder zuhören können, um die »Geschwindigkeit ihres Motors« bzw. ihr Aktivierungsniveau in den optimalen Bereich zu bringen.

Bewegung und Manipulation von Objekten sind wichtige Bestandteile des Programms. Die Autorinnen waren ursprünglich etwas besorgt, dass das »Alert-Programm« nur theoretisch umgesetzt würde: dass also

Kinder am Tisch sitzend Listen und Diagramme ausfüllen würden und ohne sich zu bewegen versuchen sollten zu erspüren, wie aufmerksam sie sich fühlen.

Ein Teil des Programms ist die **Aufklärung** der Eltern und Lehrer und anderen Teammitglieder über die Grundlagen der Selbstregulation und über Ayres' Sensorische Integration. Die Teammitglieder werden angeregt, die Grundlagen der Sensorischen Integration weiterzugeben.

> Hinweis

Ein entscheidender Teil des »Alert-Programms« ist es, möglichst viele Erwachsene aus dem Lebensumfeld des Kindes über die Theorie hinter den Selbstregulationsstrategien aufzuklären.

Beispiel
- Die Schuldirektorin kommt in ein Klassenzimmer und meint: »Ich bin befremdet, dass Ihre Schüler nicht ruhig auf ihren Plätzen sitzen und aufpassen!« Die Lehrerin nutzt die Situation, indem sie kurz und bündig erklärt, warum die Kinder **entweder** stillsitzen **oder** aufpassen können.
- Der Großvater belehrt die Eltern: »Euer Sohn braucht nur eine stärkere Hand, dann wird es rasch vorbei sein mit diesen Wutausbrüchen!« Die aufgeklärten Eltern können ihm vermitteln, warum ihr Sohn keine strengere Disziplin braucht, sondern ein Bewusstsein davon, was seinen »Motor« beeinflusst, und mehr Strategien, mit denen er sein Aktivierungsniveau in der Schule und zu Hause ändern kann.

14.3.4 Beziehung zur Sensorischen Integration und Beschäftigung

Das »Alert-Programm« wurde direkt von Ayres' Theorie der Sensorischen Integration abgeleitet; es ist eine einzigartige Modifikation der SI, die speziell die Selbstregulation anspricht. Das »Alert-Programm« entspricht den Kriterien für die SI-Befundung und SI-Behandlung, die Erregungsniveau und Aktivierungszustand betreffen. Idealerweise wird ein Kind, das am »Alert-Programm« teilnimmt, ergotherapeutisch abgeklärt. Dazu gehören:
- eine sensorische Anamnese mit den Eltern,
- eine Beobachtung in der Klasse oder ein Bericht von der Lehrerin und
- standardisierte Tests.

Während der Befundung wird auch erhoben, wie verschiedene Arten und Intensitäten von sensorischem Input das Erregungsniveau des Kindes beeinflussen. Die Ergebnisse des Eingangsbefundes bilden die Basis für die weitere »Detektivarbeit«, die erforderlich ist um **festzustellen, was die Leistungsfähigkeit des Kindes unterstützt und was sie beeinträchtigt** (Stevens Dominguez et al 1996).

Das »Alert-Programm« ist als **Ergänzung zur sensorisch-integrativen Ergotherapie** konzipiert. Nach der Befundung wird im Team entschieden, ob für das Kind eine direkte, eine indirekte oder eine beratende Intervention am zielführendsten ist. Fällt die Wahl auf das »Alert-Programm«, wird eines der Teammitglieder als Leiterin bestimmt. Ist die Leiterin nicht mit der Sensorischen Integration vertraut, sollte eine Ergotherapeutin zugezogen werden, die die Entwicklung der sensorischen Diät anleitet und die Befundung durchführt.

In der Schule, zu Hause oder in der Therapie erlernen die Kinder Strategien, um ihre Aufmerksamkeit zu erhöhen, damit sie in der Lage sind, notwendige Aufgaben zu beenden. Zu den Strategien gehört kontrollierter sensorischer Input. Die Programmleiterin bringt das Kind oder eine Gruppe von Kindern dazu, ihre eigenen sensomotorischen Vorlieben herauszufinden. Gemeinsam wird festgestellt, wodurch die eigene Leistungsfähigkeit am besten unterstützt wird. Damit erfüllt das Programm ein weiteres wichtiges Kriterium: es macht für das einzelne Kind Sinn, es ist »meaningful«. Außerdem bietet das »Alert-Programm« eine Hilfe, um praktische Ideen zur Verbesserung der Leistungsfähigkeit im täglichen Leben zu entwickeln, was direkte Auswirkungen auf die Beschäftigungsperformanz hat.

14.3.5 Zielgruppe des Alert-Programms

Obwohl ursprünglich für die Altersgruppe von 8–12 Jahren entworfen, werden Versionen des »Alert-Programms« heute vom Kindergarten- bis ins Erwachsenenalter angewendet; es wurde in verschiedenen Settings erfolgreich eingesetzt: von der Klasse über die Praxis bis zu Sommerlagern. Für Kinder mit einem Intelligenzalter von weniger als 8 Jahren können Eltern und andere erwachsene Teammitglieder die Ideen des Programms verwenden, um das Leistungsvermögen des Kindes optimal auszuschöpfen.

Der Erfolg des Programms mit normal entwickelten und entwicklungsverzögerten Kindern sowie mit Erwachsenen legt nahe, dass alle davon profitieren, sich ihrer Selbstregulation mehr bewusst zu sein. Sogar Kinder mit der Diagnose Aufmerksamkeitsdefizit, die Medikamente einnehmen, profitieren vom

»Alert-Programm«. Durch die Arbeitsblätter des Programms werden den Kindern ihre Aktivierungszustände bewusster und sie können sie besser beschreiben. Die Kinder können aktiver an der Medikamentendosierung mitwirken, indem sie dem Arzt am Bild des Motors beschreiben, welche Auswirkungen das Medikament auf ihr Aktivierungsniveau hat. Diese Information ergänzt die durch herkömmliche Beobachtungen gewonnene Information.

14.3.6 Empfohlene oder geforderte Ausbildung

Da das »Alert-Programm« auf der Theorie der Sensorischen Integration aufbaut, muss zumindest ein Teammitglied über spezielle Kenntnisse in SI verfügen. Der Leitfaden für das Programm ist als Buch auch auf Deutsch erhältlich (»Wie läuft eigentlich Dein Motor?« im Verlag Modernes Lernen).

Die Autorinnen bieten auch Kurse zum Alert-Programm an. Informationen dazu finden sich auf www.alertprogram.com

> **Fazit**
>
> Die Formel für die Selbstregulation ist bei jeder Person einzigartig. Mit dem »Alert-Programm« lernen Kinder, dass einfache Änderungen in ihrer Alltagsroutine ausreichen, um ihren »Motor« gerade richtig laufen zu lassen und ihre Leistungsfähigkeit zu optimieren, z. B.:
> – vor der Schule einen flotten Spaziergang zum Bus machen,
> – extra knusprige Nahrungsmittel in das Lunchpaket packen,
> – vor der Hausaufgabe auf einem Trampolin springen.
> Kinder zu begleiten, wie sie ihre eigenen Antworten auf die Frage »Wie läuft eigentlich dein Motor?« entdecken, ist ein freudiges Abenteuer!

14.4 Aquatherapie – Intervention im Wasser

Gudrun Gjesing

14.4.1 Hintergrund

Seit Jahrtausenden wird Wasser mit Leben und Gesundheit verbunden. In alten Zeiten bauten die Römer und Inkas Bäder. Zu allen Zeiten sind die Menschen zu heilsamen Quellen geströmt. Heute entspannen wir uns in Badewannen, Whirlpools und Thermalbädern.

Wir alle begannen das Leben in Wasser. Vor der Geburt wachsen die Kinder im »Aqua vitae« heran, dem Wasser des Lebens. In diesem Element bewegt sich der Embryo. Von der Geburt an unterliegen wir alle der Schwerkraft, die uns wieder unfähig macht, bis wir reif genug geworden sind, um unseren Körper unter diesen neuen Bedingungen zu beherrschen.

Die meisten Menschen – Kinder ebenso wie Erwachsene, Menschen mit Behinderung ebenso wie solche ohne – genießen Wasseraktivitäten. Wasser lädt zur Bewegung ein und regt zum Spielen an. Daher greifen Therapeutinnen gerne auf die Kraft des Wassers zurück.

14.4.2 Theoretische Grundlagen

> **Wichtig**
>
> In der Aquatherapie werden Schwimmen (eine förderliche und motivierende Freizeitbeschäftigung) und therapeutische Aktivitäten kombiniert.

Im Wasser führen wir aktive Bewegungen unter ständig wechselnden Bedingungen aus. Wegen des Auftriebes kann es leichter sein, sich im Wasser frei zu bewegen als an Land. Aktivitäten im Wasser können lustig und dadurch hoch motivierend sein. Kurz gesagt liefert Aquatherapie »ein Mittel, die Erfahrung zu erweitern – physisch, entwicklungsmäßig, kognitiv und psychologisch« (Campion 1991, S. 12).

14.4.3 Beschreibung

Die Autorin führt selbst zwei bis drei Aquatherapiegruppen pro Woche in einem öffentlichen

Schwimmbad durch. Die Wassertemperatur beträgt rund 28°C, die Tiefe des Wassers variiert zwischen ein und vier Metern. Die Kinder sind zwischen 6 Monate und 10 Jahre alt. Die Gruppen sind nach den Fähigkeiten der Kinder im Wasser zusammengestellt (nicht nach Diagnosen oder Alter). Pro Kind steht eine Betreuerin zur Verfügung, bis die Kinder die volle Unabhängigkeit im Wasser erlangt haben. Die Betreuer sind Eltern, Verwandte oder Erzieher. Die Betreuer werden von der Therapeutin supervisiert. Sie geben den Kindern physische wie auch psychische Unterstützung. Da sie ihre Hände einsetzen, um die Gleichgewichtsreaktionen der Kinder zu bahnen, ist es wesentlich, dass sie das richtige **Handling** von Menschen im Wasser kennen, welches sich ziemlich vom Handling an Land unterscheiden kann. Um die Balance nicht zu stören, wird das Kind am Körperschwerpunkt, der etwas über der Taille liegt, unterstützt.

Wie an Land wird zur Motivation oft Spiel eingesetzt. Mit Kindern werden neben vielen Liedern und Reimen mit Bewegung auch bunte Plastikspielzeuge (z. B. Bälle, Ringe und Wasserpistolen) eingesetzt, um das Verständnis für verschiedene Aufgaben zu fördern (◘ Abb. 14.1). Diese Aktivitäten liefern nützliches Feedback über das Ergebnis der Bewegung.

Die Therapeutin plant in erster Linie die Gruppenspiele und die Lernsituationen. Spiele brauchen Gruppen und Gruppen brauchen Spiele! Manche der Aktivitäten verfolgen Ziele, die für alle Gruppenteilnehmer gelten.

Beispiel
Es ist ein Ziel für alle Kinder, die Bewegungsabläufe zu antizipieren, die zu bestimmten Liedern oder Reimen gehören. Später werden diese Bewegungen in bestimmte zweckmäßige »Wasserfertigkeiten« (z. B. Stabilität, Rotation, Mobilität und Schwimmtempi) eingebaut.

Andere Aktivitäten haben Ziele, die spezifisch für ein Kind sind. Am Rand des Pools werden Markierungen mit Spielzeug und Anweisungen (geschrieben oder gezeichnet) für Aufgaben aufgestellt, die von einzelnen Kindern auf bestimmte Art – je nach Fähigkeiten und therapeutischen Bedürfnissen – erfüllt werden.

14.4.4 Beziehung zur Sensorischen Integration und Beschäftigung

Wasseraktivitäten unterstützen die sensorische Integration auf vielfältige Weise. Verstärkter sensorischer Input ist im Wasser garantiert. Ebenso sind Eigenaktivität und die Bahnung von anpassendem Verhalten Elemente der Aquatherapie. Es bestehen eindeutig Überlappungen zwischen einer sachkundig durchgeführten Aquatherapie und der SI-Therapie. Allerdings stehen die Ziele und die Aktivitäten, die im Einzelfall gesetzt werden, häufig außerhalb des klassischen Rahmens der Sensorischen Integration.

Beispiel
Passive Mobilisation, die den Muskeltonus eines zerebralparetischen Kindes reduzieren soll, ist keine sensorisch-integrative Aktivität.

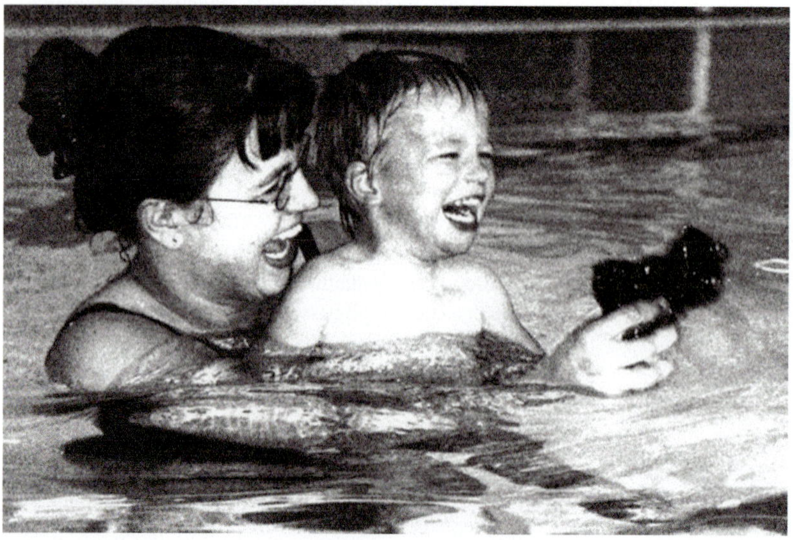

◘ **Abb. 14.1.** Eine Wasserpistole im Schwimmbad steigert den Spaß. (Foto von Gudrun Gjesing)

Ebenso werden Kräftigungsübungen für ein Kind mit Muskeldystrophie nicht als sensorisch-integrativ bezeichnet.

> **Wichtig**
>
> Aquatherapie kann per se als Beschäftigung gesehen werden.

Schwimmen ist eine beliebte Freizeitbeschäftigung und die Aquatherapie kann oft dazu führen, dass Teilnehmer später einem Schwimmverein beitreten oder in ihrer Freizeit mit der Familie oder Freunden ins öffentliche Bad gehen. Diese Freizeitgestaltung ist für die ganze Familie lustig und setzt an den Fähigkeiten des Kindes an, statt seine Einschränkungen hervorzuheben. Aktivitäten im Wasser liefern Erfolgserlebnisse, die zur Steigerung des Selbstbewusstseins führen, und Gelegenheiten, Freundschaften zu entwickeln. Diese sind mindestens ebenso wichtig wie die sensomotorischen und gesundheitlichen Ziele.

Gruppentherapie im Wasser bietet auch die Möglichkeit, an verschiedenen anderen Zielen zu arbeiten, die mit Beschäftigungsperformanz in Zusammenhang stehen: Aus- und Anziehen, zur Toilette gehen, Duschen und öffentliche Verkehrsmittel benützen treten im natürlichen Zusammenhang auf. Ein wichtiger Teil des Programms spielt sich in den Umkleideräumen und in der Dusche (und der Sauna) ab. Die Betreuer werden instruiert, den Kindern bei Aufgaben, die sie beherrschen, nicht zu helfen. Für die Kinder wird die Relevanz dieser Fertigkeiten durch den natürlichen Zusammenhang in einer bedeutungsvollen Aktivität offensichtlich.

14.4.5 Zielgruppe der Aquatherapie

Über 20 Jahre Erfahrung haben gezeigt, dass Menschen jedes Alters und fast jeder Behinderung von der Behandlung im Wasser profitieren: dazu zählen Kinder und Erwachsene mit emotionalen Störungen (z. B. durch sexuellen Missbrauch oder Vernachlässigung), Verhaltensstörungen, Lernschwierigkeiten, Sprachdefiziten, Seh- und Hörbeeinträchtigungen, sensorisch-integrativen Funktionsstörungen, Missbildungen, Zerebralparesen, kognitiven Beeinträchtigungen, Muskeldystrophie, Spina bifida mit Hydrozephalus und Arthritis.

> **Hinweis**
>
> In vielen Fällen funktionieren Gruppen gut, in denen Personen mit unterschiedlichen Behinderungen teilnehmen, deren Fähigkeiten und Bedürfnisse im Wasser ähnlich sind.

14.4.6 Sensorischer Input

Wasser bietet verschiedene Arten von sensorischer Information. Da sich das Wasser bei Bewegung anders anfühlt als Luft, erhält das Tastsystem eine Menge Stimuli. In einem Pool mit vielen Badenden verändert sich die Bewegung des Wassers auch ständig. Dadurch tritt weniger rasch eine Habituierung der Tastrezeptoren ein. Wasser lässt Bewegung in verschiedenen Positionen zu, in der Senkrechten und in der Waagerechten.

Durch den Auftrieb treten auch häufig Rotationen des Körpers auf. Bewegung in verschiedenen Ebenen liefert dem Vestibularsystem verstärkte Informationen. Im Wasser kann eine schlechte Verarbeitung von vestibulärer Information nicht immer durch visuelle Kontrolle kompensiert werden, da man den eigenen Körper nicht gut sieht. Die aktive Bewegung gegen den Widerstand des Wassers liefert verstärkten propriozeptiven Input, der sich aber durch den Auftrieb von der propriozeptiven Information bei Bewegung an Land unterscheidet, wo die Schwerkraft dominiert. Daher ist es schwer zu beurteilen, welche Wirkung die propriozeptive Stimulation durch Wasser genau hat. Die Autorin ist der Meinung, dass der gesteigerte taktile Input des Wassers die Unklarheiten der propriozeptiven Informationen ausgleichen dürfte.

14.4.7 Nutzen der Behandlung im Wasser

Wasser kann ein kraftvolles und hoch motivierendes therapeutisches Mittel sein. Zahlreiche physische und psychosoziale Wirkungen werden mit der Aquatherapie in Zusammenhang gebracht.

Physische und psychosoziale Wirkungen

Im Wasser kann an vielen Performanzkomponenten gearbeitet werden, die in ◘ Übersicht 14.6 aufgelistet sind.

> **Übersicht 14.6. Komponenten der Handlungsperformanz, an denen in der Aquatherapie gearbeitet wird**
> — Atmungskontrolle
> — Stabilität und Mobilität
> — Rhythmische Koordination
> — Fitness
> — Verspieltheit
> — Aktivitäten des täglichen Lebens
> — Selbstbewusstsein
> — Soziale und emotionale Entwicklung

> **Exkurs**
>
> Anmerkung der Herausgeber: In den USA ist eine Schwimmlehrerprüfung Voraussetzung, zu der ein offiziell anerkanntes Zertifikat in Wassersicherheit gehört. Diese Bescheinigung wird vom Amerikanischen Roten Kreuz ausgestellt.

Im Wasser ist auch die Wachheit erhöht, sodass die Kinder ihren Körper und ihre Umgebung bewusster erfahren können.

Kinder mit sensorischer Defensivität reagieren positiv auf die Art von taktilem Input, den das Wasser bietet.

Außerdem können die Kinder Unabhängigkeit in der Selbstversorgung, instrumentelle ADLs und wichtige Freizeitinteressen entwickeln.

14.4.8 Empfohlene Ausbildung

Die Therapeutin muss über hydromechanische Prinzipien wie auch über die Sicherheit im Wasser Bescheid wissen, um Aquatherapie anleiten zu können. Ist die Instruktorin keine Physio- oder Ergotherapeutin, sollte eine Therapeutin als Beraterin und Hilfe hinzugezogen werden, um die Ziele und Aktivitäten den Bedürfnissen der Gruppenteilnehmer entsprechend zu entwickeln.

Die Fähigkeiten (und Einschränkungen) einer Person im Wasser und an Land sind nicht identisch. Es gibt zwar viele Gemeinsamkeiten in der Behandlung im Wasser und an Land, aber im Wasser werden andere Strategien eingesetzt, um Stabilität und Mobilität zu fördern. Die Instruktoren müssen die hydromechanischen Prinzipien der Haltungs- und Bewegungskontrolle nach dem »Halliwick-Konzept« lernen (Association of Swimming Therapy 1992, Campion 1985). Um passende Behandlungspläne zu entwickeln, muss die Therapeutin die Fähigkeiten jedes Kindes im Wasser qualitativ beurteilen. Außerdem müssen die Entwicklung und Fortschritte jedes Kindes laufend überprüft werden, um Therapieziele und -pläne anzupassen. Das »Halliwick-Konzept« gibt Anregungen, **wie** und **warum** wir **was** im Wasser tun. Kurz gesagt: es ist viel wichtiger für eine professionell durchgeführte Aquatherapie als ein Badeanzug und ein Swimmingpool!

Beispiel

»Der Wecker«

»Kommt, wir spielen Wecker!« sagt die Therapeutin. Alle Kinder und ihre Helfer wissen sofort, was geschehen wird, und sie beginnen, sich vorzubereiten.

Vorbereitung der Aktivität

Die Kinder bilden einen Kreis um die Therapeutin, die Kinder in senkrechter Position. Die Helfer unterstützen sie je nach Bedarf von hinten. Nun sagt die Therapeutin: »Jetzt schlafen alle ein, wir schließen die Augen!« Durch Zurückbiegen des Kopfes legen sich die Kinder im Wasser auf den Rücken und lassen die Beine treiben (Abb. 14.2).

Ziele dieses Teils der Aktivität sind Konzentration, Vertrauen in die eigenen Fähigkeiten und die Fertigkeit, nur durch die Änderung der Kopfposition von einer stabilen Position in eine andere zu wechseln.

Erster Teil: »Einschlafen«

Dann bewegt sich die Therapeutin im Kreis, berührt die Füße jedes Kindes und sagt seinen Namen. »Jetzt weiß ich, dass ihr alle schnell einschlaft!« (Ziel dieses Teils ist die Stabilität in Rückenlage mit geschlossenen Augen.)

»Klingkling!« ruft die Therapeutin und alle Kinder versuchen, durch Flexion in Nacken und Hüfte und Vorwärtsstrecken der Arme in eine senkrechte Position zu gelangen. Bei der Bewegung in die senkrechte Position taucht der Mund unter, und die Kinder blubbern.

Ziele dieses Teils sind Positionswechsel und Atmungskontrolle.

Zweiter Teil: »Wecker abschalten«

Die Therapeutin »klingelt« so lang, bis alle Kinder eine Hand auf den »Alarmknopf« (Kopf der Therapeutin) gelegt haben und ihn hinunter drücken (Abb. 14.3).

Ziel dieses Teils ist Mobilität der Arme bei stabilem Rumpf. Die Therapeutin bleibt untergetaucht, solange es ihr möglich ist. Wenn sie auftaucht kann sie sicher sein, dass alle Kinder »Noch einmal!« rufen! (Abb. 14.4)

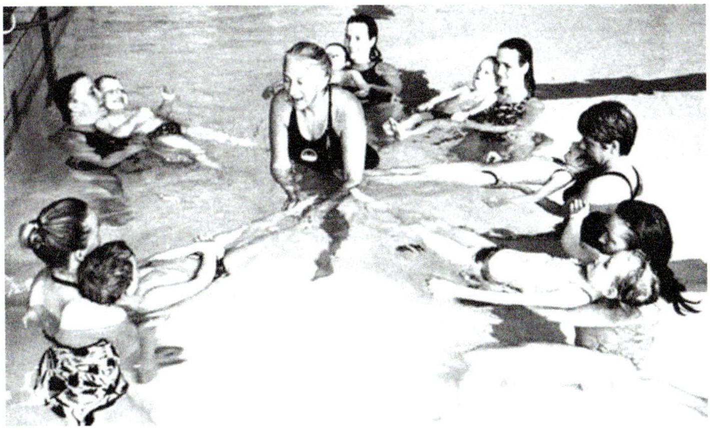

14.4 Aquatherapie – Intervention im Wasser

◘ **Abb. 14.2.** »Jetzt schlaft ihr alle ein«. (Foto von Gudrun Gjesing)

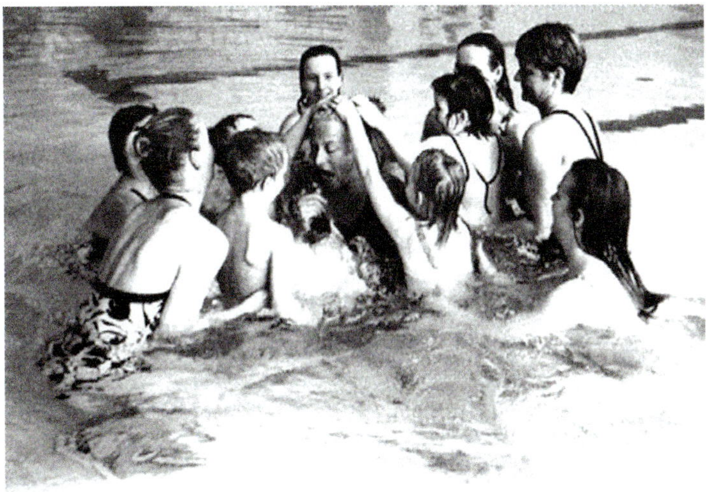

◘ **Abb. 14.3.** Alle Kinder drücken mit der Hand auf den Alarmknopf. (Foto von Gudrun Gjesing)

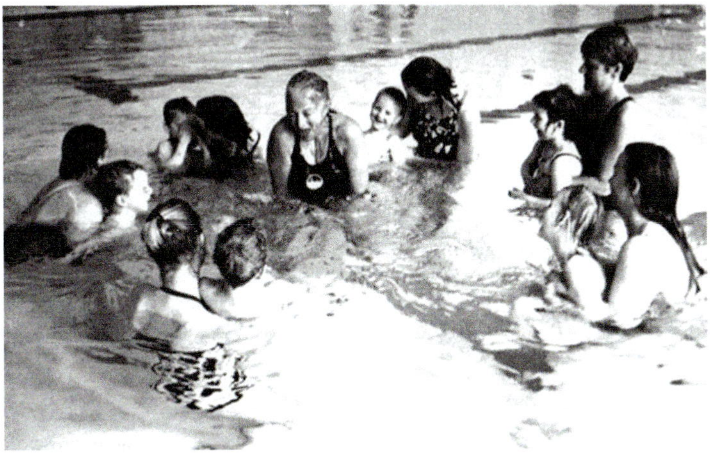

◘ **Abb. 14.4.** »Noch einmal!«. (Foto von Gudrun Gjesing)

> **Fazit**
>
> Die heilsame Wirkung des Wassers ist seit langem bekannt. Was in diesem Abschnitt als »Aquatherapie« bezeichnet wurde, ist keine einheitliche Therapiemethode, sondern ein Überbegriff für verschiedene Behandlungszugänge, die das Wasser als therapeutisches Medium nutzen. Regelmäßige Gruppenstunden im Wasser (Schwimmen, Hydro- oder Aquatherapie) sind sinnvolle Freizeitbeschäftigungen mit therapeutischem Wert für Kinder mit sensorischen Integrationsstörungen und schwereren Behinderungen.

14.5 Therapeutisches Reiten

Nancy Lawton Shirley

14.5.1 Hintergrund

Der Einsatz von Pferden für therapeutische Zwecke hat sich in den USA im Laufe der letzten 20 Jahre durchgesetzt. Intensive therapeutische Aktivitäten auf Pferden werden »Therapeutisches Reiten« genannt. Unterformen davon sind »Hippotherapie« und »heilpädagogisches Voltigieren«. Mit der zunehmenden Verbreitung wurden die physischen und psychosozialen Wirkungen des therapeutischen Reitens in den USA anerkannt. In Europa gab es schon seit den frühen 1960ern zahlreiche Therapieansätze mit Pferden, und der Nutzen ist seit dem 18. Jh. bekannt (Riede 1988).

14.5.2 Theoretische Grundlagen

Beim therapeutischen Reiten wird das Reiten (eine hoch motivierende Freizeitbeschäftigung) mit einer Vielzahl von therapeutischen Aktivitäten kombiniert. Die positiven Effekte des therapeutischen Reitens sind in Übersicht 14.7 aufgelistet.

14.5.3 Beschreibung

Therapeutisches Reiten kann bezüglich der physikalischen Bedingungen und der therapeutischen Intensität stark variieren. Allen Niveaus gemeinsam sind folgende Merkmale:
- Eine ausgebildete Hippotherapeutin oder ein Reitlehrer mit Ausbildung und Erfahrung in therapeutischem Reiten, unterstützt von einer Ergo- oder Physiotherapeutin, leitet die Stunden an.
- Die Therapeutin setzt individuelle Ziele fest, berät bezüglich spezieller Adaptationen und passt den Therapieplan laufend an.
- Die Pferde werden nach ihrem Gangmuster, ihren Maßen und ihrer Veranlagung ausgewählt. Das Pferd wird entsprechend den Bedürfnissen des Reiters zugeteilt. Die Pferde werden auf eine gewisse Sensibilität und Toleranz den Kindern gegenüber trainiert. In diesem Training werden die Pferde an Rollstühle, Rollatoren, ungewöhnliches Verhalten, Gefühlsausbrüche und andere Umstände, auf die sie bei der Arbeit mit Behinderten stoßen könnten, gewöhnt (Volunteer Manual 1999).

> **Übersicht 14.7. Positive Effekte des therapeutischen Reitens**
> - Balance und andere posturale Reaktionen
> - Muskelstärke, Bewegungsumfang (ROM) und Koordination
> - Sozialverhalten, Selbstbewusstsein und Selbstvertrauen
> - Auge-Hand-Koordination, visuell-räumlichen Fähigkeiten
> - Bilaterale Koordination
> - Bewegungsplanung und Körperbewusstsein

Während der Reiter verschiedene Positionen einnimmt und therapeutische Übungen und Spiele durchführt, geht oder trabt das Pferd auf Befehl. Anfangs brauchen die meisten Reiter erwachsene Begleiter, um das Pferd zu kontrollieren. Deshalb werden oft freiwillige Helfer eingesetzt, die neben dem Reiter gehen, um die Eigenaktivität zu erleichtern und Sicherheit zu gewährleisten. Wird das Kind geschickter, kann diese Unterstützung überflüssig werden. Bestimmte therapeutische Aktivitäten (z. B. in Bankstellung auf dem Rücken des Pferdes zu knien) werden wahrscheinlich immer Unterstützung erfordern. Wie weit die Kinder tatsächliche Reitfertigkeiten entwickeln (z. B. Treiben durch Schenkeldruck), hängt von ihrem Entwicklungsniveau ab. Die Aufklärung über den sicheren Umgang mit Pferden und die Pflege und Versorgung der Tiere sind meist Bestandteile des therapeutischen Reitens. Damit werden die Unabhängigkeit der Reiter und ihr Verantwortungsbewusstsein angesprochen.

14.5.4 Beziehung zur Sensorischen Integration und Beschäftigung

Die Versorgung mit verstärkten Reizen ist ein inhärenter Bestandteil des therapeutischen Reitens. Anpassendes Verhalten wird immer dann ausgelöst, wenn der Reiter auf eine wirksamere Weise reagiert als jemals zuvor.

Beispiel
Eine Aktivität, bei der das Kind mit sensorisch-integrativer Funktionsstörung auf dem Rücken des Pferdes alleine in die Bankstellung kommt und diese Position halten kann, wenn sich das Pferd bewegt, entspricht den Prinzipien der SI.

> **Wichtig**
>
> Da beim therapeutischen Reiten verstärkter sensorischer Input und die Forderung nach anpassendem Verhalten gegeben sind, könnte es als eine mit der SI überlappende Behandlung bezeichnet werden.

Die Zielsetzung und die Aktivitäten liegen aber häufig nicht im Rahmen der klassischen Sensorischen Integration.

Beispiel
Aktivitäten zur Reduzierung des Muskeltonus oder zur Erweiterung des passiven Bewegungsumfanges bei einem Kind mit Zerebralparese sind keine sensorisch-integrativen Maßnahmen.

Therapeutisches Reiten **ist** Beschäftigung. Die Versorgung des Pferdes stellt eine bedeutungsvolle Aktivität für die Kinder dar. Für manche Kinder bietet das therapeutische Reiten eine Gelegenheit, Kompetenzen in einer beliebten Freizeitaktivität (bzw. einem Wettkampfsport) zu entwickeln. Die Interaktion mit dem Pferd kann zu einer speziellen Bindung zwischen Tier und Reiter führen. Die Auseinandersetzung mit anderen Personen, die in die Therapie involviert sind, kann die Grundlage für Freundschaften bilden und bietet Gelegenheit, soziales Verhalten zu üben.

14.5.5 Zielgruppe des therapeutischen Reitens

Da therapeutisches Reiten Auswirkungen auf viele Entwicklungsbereiche hat, ist sie für die meisten Personen mit speziellen Bedürfnissen nützlich (Übersicht 14.8).

> **Übersicht 14.8. Störungen, bei denen therapeutisches Reiten erfolgreich eingesetzt wird**
> - Zerebralparese
> - Muskeldystrophie
> - Autismus
> - Lernbehinderungen
> - Sensorisch-integrative Funktionsstörungen
> - Schlaganfall
> - Schädel-Hirn-Trauma
> - Aufmerksamkeitsdefizit
> - Beziehungsstörungen

Als **Kontraindikationen** für therapeutisches Reiten gelten:
- Hüftluxationen
- Skoliosen über 25 Grad
- Allergien gegen Rosshaar
- Akute entzündliche Wirbelsäulenerkrankungen
- Atlantoaxiale Instabilität (die häufig bei Personen mit Down Syndrom auftritt)

Einige Experten raten auch vom Einsatz bei Personen mit Myelomeningozele oberhalb L3 ab (Riede 1988).

14.5.6 Sensorischer Input

Das Reiten auf einem Pferd liefert viele verschiedenste sensorische Eindrücke, u. a. taktile, visuelle, auditive, vestibuläre und propriozeptive.

Beispiel
- Der direkte Kontakt mit dem Pferd während des Reitens und der Pflege liefert starke **taktile** Reize.
- Verschieden schnelle Gangarten, das Starten und Stoppen, Richtungsänderungen und das Einnehmen verschiedener Positionen während des Reitens (z. B. Bauch- oder Rückenlage) bieten Gelegenheit für intensive **vestibuläre** Empfindungen.
- Aktive Positionswechsel und das Halten von Positionen während des Reitens bieten intensive **propriozeptive** Empfindungen.
- Das Feedback von den physiologischen posturalen Bewegungsmustern, die auf dem Pferderücken fazilitiert werden, hat einen positiven Einfluss auf die Haltungskontrolle.

Durch die verbesserte Wahrnehmung werden verschiedene posturale und sensomotorische Fertigkeiten leichter erlangt, die im Folgenden beschrieben sind.

14.5.7 Nutzen des therapeutischen Reitens

Das Pferd ist ein kraftvolles und einzigartiges therapeutisches Medium. Dem therapeutischen Reiten werden viele physische und psychosoziale Wirkungen zugeschrieben, die in das täglichen Leben übertragen werden können.

Physische Wirkungen

Einer der bemerkenswerten Aspekte des Reitens ist, dass die durch das Pferd verursachte dreidimensionale Bewegung den natürlichen menschlichen Beckenbewegungen sehr ähnlich ist. Der Reiter reagiert auf die rhythmischen Beckenbewegungen des Pferdes und erfährt dabei physiologische Gewichtsverlagerung, Rumpfverlängerung und Beweglichkeit (Dertoli 1998). Für Kinder mit schwerwiegenden motorischen Beeinträchtigungen (z. B. Zerebralparesen) kann dies die erste Erfahrung mit normaler Bewegung sein.

Bestimmte Eigenschaften jeder Gangart lösen verschiedene Reaktionen des Reiters aus. Beim langsamen Schritt mit einem Pferd, das einen regelmäßigen Gang hat, erlebt der Reiter beruhigende rhythmische Bewegung, die visuelle Orientierung und Aufmerksamkeit erleichtert. Beim Traben erlebt der Reiter gesteigerten propriozeptiven und vestibulären Input, wodurch Wachheit, Körperbewusstsein, Rumpfstabilität, Haltungsanpassung, Gleichgewichtsreaktionen und die Orientierung zur Mittellinie gesteigert werden.

Spiele und Übungen, die Funktionen der oberen Extremität (z. B. Bewegungsumfang, Kraft, Mittellinienkreuzung) und visuelle Orientierung und Verfolgen trainieren, können leicht in die therapeutische Sitzung integriert werden.

Beispiel
- Nach bewusst platzierten Objekten fassen regt spezifische Bewegungen der oberen Extremität an.
- Das Positionieren der oberen Extremität beeinflusst wiederum die Haltung: so steigert die horizontale Abduktion des Armes die Extension des oberen Rumpfes.
- Durch Spiele, bei denen sich der Reiter auf verschiedene Stellen oder Ereignisse in der Halle konzentrieren muss, werden das visuelle Orientieren und Verfolgen und die Aufmerksamkeit gefördert.

Turnübungen auf dem Pferderücken bahnen posturale Reaktionen: das Becken wird durch den Körper des Pferdes stabil gehalten, wodurch Rumpfrotation und -elongation erleichtert werden. Lordotische Haltung und Sitzen auf dem Sakrum können vermindert werden. Tatsächlich zählen das verbesserte Alignment und die gesteigerte Mobilität der Wirbelsäule zu den generell dokumentierten Effekten des therapeutischen Reitens (Riede 1988).

Um die sitzende Position auf einem Pferd in Bewegung beizubehalten, muss das Kind seine Becken-, Bein- und Abdominalmuskulatur einsetzen, die auf diese Art gestärkt wird. Der aktive Positionswechsel auf dem Pferd (d. h. Bankstellung, Bauch- oder Rückenlage einzunehmen) fazilitiert:
- posturale Reaktionen,
- Orientierung zur Mittellinie,
- Gewichtsverlagerung,
- Bewegungsplanung und
- Aufmerksamkeit.

Die Elongation und Tonussenkung in verkürzten Muskeln kann durch die neutrale Wärme vom Körper des Pferdes, die inhibitorische Wirkung der rhythmischen Bewegung und die langsame Dehnung während des Reitens begünstigt werden. Die Rückenlage quer auf dem Pferd wirkt ebenfalls tonussenkend.

Die dreidimensionale Bewegung durch den Gang des Pferdes, die Aktivierung der Abdominalmuskulatur und die korrigierte posturale Ausrichtung, die sich beim therapeutischen Reiten ergeben, verbessern auch die Blutzirkulation und die viszeralen Funktionen. Diese Effekte werden in der europäischen Literatur seit Jahrhunderten bestätigt (Riede 1988).

Psychosoziale Wirkungen

Mit einem großen und kräftigen Tier wie dem Pferd zu arbeiten fasziniert viele Personen. Sogar Kinder, die zunächst sehr ängstlich oder schwerkraftunsicher sind, überwinden ihr Zögern normalerweise, wenn sie zu »ihrem« Pferd eine Beziehung aufgebaut haben. Da das Kind lernt, die Bewegungen des Pferdes zu kontrollieren und Kind und Pferd zusammen ein Team werden, entwickeln Reiter Gefühle von Leistung, Selbstvertrauen und Kompetenz.

Manche Menschen schließen leichter Freundschaft mit Tieren als andere. Die emotionale Bindung, die sich zwischen Reitern und Pferden entwickelt, und die Sicherheit, die die Pferdebegleiter geben, vermitteln dem Kind das Gefühl, mit einem anderen Lebewesen zusammen zu gehören. Das wiederum fördert die emotionale, soziale und geistige Entwicklung.

Therapeutisches Reiten kann auch soziale Türen zu anderen Kindern öffnen. Wird die Therapie in der Gruppe durchgeführt, können die gemeinsamen Erlebnisse mit Gleichgesinnten eine Grundlage für Freundschaften bilden. Teamspiele (im Sinne von Staffelläufen) können die Erfahrung von Teamwork und Zusammenarbeit liefern, mit der behinderte Kinder oft niemals zuvor konfrontiert waren.

14.5.8 Empfohlene oder erforderliche Ausbildung

> **Wichtig**
>
> Therapeutisches Reiten erfordert die direkte Beteiligung und Überwachung eines ausgebildeten Reitlehrers.

Die Hippotherapie-Ausbildung im deutschen Sprachraum ist eine reglementierte Ausbildung, die von nationalen Verbänden überwacht wird. Die Ausbildung ist für Physio- und Ergotherapeutinnen zugänglich.

Informationen sind bei nationalen Vereinigungen für therapeutisches Reiten erhältlich (für Deutschland: www.dkthr.de, www.foerderkreis-therapeutisches-reiten.de; für Österreich: www.oktr.at; für die Schweiz: www.sgtr.de; für die Schweiz: www.hippotherapie-k.org).

> **Fazit**
>
> Therapeutisches Reiten ist ein kraftvolles therapeutisches Werkzeug, das mit Sensorischer Integration wie auch mit dem Konzept der Beschäftigung kompatibel ist. Reiten ist motivierend und angenehm und kann zahlreiche positive Auswirkungen (physischer und psychosozialer Art) haben. Außerdem kann therapeutisches Reiten den Grundstein für die Entwicklung einer sinnvollen Freizeitbeschäftigung für das weitere Leben legen.

14.6 Okulomotorische Kontrolle: Ein integraler Bestandteil der Sensorischen Integration

Mary Kawar

14.6.1 Hintergrund

Obwohl visuelle Wahrnehmung ein integraler Bestandteil jeder ergotherapeutischen Aktivität ist, zählt das okulomotorische System nicht zu den Schwerpunkten der Sensorischen Integrationstherapie. Deshalb werden okulomotorische Defizite oft vernachlässigt. Da Ayres die untrennbare Verbindung zwischen dem vestibulären System und der okulomotorischen Kontrolle erkannte, bezog sie den Postrotatorischen Nystagmustest (PRN-T) als fixen Bestandteil in die Befundung sensorisch-integrativer Funktionen ein. Allerdings konzentrierte sich Ayres auf das vestibuläre und somatosensorische System und benutzte den PRN-T primär als Indikator für die vestibuläre Funktion. Weder der SCSIT noch der SIPT enthält andere standardisierte Messungen der okulomotorischen Kontrolle.

Ergotherapeutinnen, die mit SI arbeiten, sind mehr auf die vestibuläre und somatosensorische Verarbeitung spezialisiert. Zwar arbeiten die beiden Berufsgruppen in den USA zunehmend zusammen, um Sehprüfung und -therapie in die Rehabilitation zu integrieren, trotzdem gibt es kaum Richtlinien, wie die okulomotorische Kontrolle in der sensorisch-integrativen Befundung und Behandlung berücksichtigt werden sollte.

Anmerkung der Herausgeberinnen: Eine Berufsgruppe, die bei uns ähnlich den in Nordamerika etablierten Developmental Optometrists auf Sehschulung spezialisiert ist, sind die Orthoptistinnen.

Die Autorin versucht, die Kluft zwischen Sehschule und Sensorischer Integrationstherapie zu überbrücken, indem sie Befundungs- und Behandlungsstrategien für die Integration von Haltung, bilateraler Integration und okulomotorischer Kontrolle beschreibt. Ihrer Meinung nach bilden diese die Grundlage für die räumlich-zeitliche Orientierung bei allen Lebensaufgaben.

14.6.2 Theoretische Grundlagen

Moore (1994) zeigte mit ihrer Beschreibung der **vestibulo-okulo-zervikalen Triade** (VOC-Triade), dass eine Funktionsstörung in jedem Teil der Triade Auswirkungen auf die Funktion der anderen Teile hat, und anpassende Reaktionen auf Umweltanforderungen gefährdet. Moore zufolge kann das vestibuläre System mit einem Kamerastativ verglichen werden, das die Position des Kopfes hält, damit die Augen auf ein Ziel gerichtet werden können. Zusätzlich schaffen der postrotarische und der optokinetische Nystagmus eine Grundlage für die willkürlichen sakkadischen Augenbewegungen, die für das Lesen und das Absuchen der Umgebung benötigt werden.

Binokuläre Bewegungen sind ein wichtiges Element von willkürlichen Augenbewegungen (z. B. visuelles Verfolgen, schnelles Lokalisieren). Außerdem helfen propriozeptive Rezeptoren im Nacken, den Kopf entsprechend den Anforderungen zu orientieren und die Bewegungen von Augen, Kopf und Körper zu koordinieren. Daher sollte eine Behandlung zur Verbesserung der vestibulären und propriozeptiven Verarbeitung auch die Entwicklung einer verbesserten okulomotorischen Kontrolle bahnen. Allerdings erfordert die okulomotorische Kontrolle aufgrund ihrer Komplexität zusätzlich spezielle Übungen und Aktivitäten.

14.6.3 Beschreibung

Dieses Programm, das das vestibuläre und das okulomotorische System anspricht, besteht aus den Komponenten Befundung und Behandlung. Sie werden im Folgenden beschrieben.

Beurteilung der vestibulären Funktion (Postrotatorischer Nystagmus)

Zunächst wird das Kind im Sitzen mit dem PRN-Test des SIPT getestet, um die Aktivität der internen und externen Rektusmuskeln als Reaktion auf die Stimulierung der waagerechten Bogengänge zu beobachten. Danach wird das Kind in Seitlage auf der Plattformschaukel rotiert (Kopf und Wirbelsäule ausgerichtet mit der Nase, die 45° zum Boden gedreht ist), um die Aktivität der oberen und unteren Rektusmuskeln und der schrägen Augenmuskeln in der vertikalen Ebene zu beobachten, die von der Stimulierung der superioren und inferioren Bogengänge ausgelöst werden. Die Testung erfolgt sowohl im als auch gegen den Uhrzeigersinn, wobei das Kind erst auf der rechten Seite und dann auf der linken Seite liegt. Das Drehtempo beträgt eine Umdrehung in zwei Sekunden, Drehdauer ist mindestens 4 Umdrehungen (je nach Toleranz der Testperson).

Bei guter Funktion sind deutliche vertikale Ausschläge ähnlich den typischen horizontalen PRN-Bewegungen zu sehen. Vor Beginn eines neuen Testdurchgangs muss der PRN abgeklungen sein.

> **Cave**
>
> Vorsicht vor Überstimulation! Vor allem in Seitlage reagiert man besonders empfindlich auf Rotation.

Wenn nötig, kann zwischen den Durchgängen propriozeptiver Input (Widerstand) gesetzt werden, um negative Reaktionen zu hemmen. Kann es das Kind tolerieren, ist es günstig, den PRN bei geschlossenen Augen zu beobachten, da so die Möglichkeit des visuellen Fixierens genommen ist. Die Augen können bereits während der Rotation geschlossen werden oder aber erst danach.

Sehprüfung

Sehschärfe

Die Umgebung visuell wahrzunehmen und sich visuell mit ihr auseinanderzusetzen erfordert mehr als Sehschärfe. Die Sehschärfe ist aber ein guter Ausgangspunkt für die Befundung der Sehfähigkeit. Zu den am weitesten verbreiteten **Tests der Sehschärfe** gehört:
- die »Snellen Chart« für Personen ab 6 Jahren
- der »Lea Symbols Test« für Kinder zwischen 2;6 und 5 Jahren
- die »Teller Acuity Cards« für Kinder zwischen ein und eineinhalb Jahren

Anleitungen zur Sehschärfeprüfung finden sich in Kursen und Büchern (z. B. Scheiman 1997).

Okulomotorische Kontrolle und visuelle Effizienz

Ergotherapeutinnen können viele Prüfverfahren für die okulomotorische Kontrolle und die visuelle Effizienz einsetzen, u. a. die Tests, die Scheiman (1997) beschrieben hat. Die Überprüfung der okulomotorischen Kontrolle und visuellen Effizienz beinhaltet die Testung der folgenden Funktionen:
- Binokulare Vision (Abstimmung der Augen aufeinander und sensorische Fusion)
- Akkommodation
- Augenbeweglichkeit (Sakkaden und visuelles Verfolgen)
- Gesichtsfeld

In der Zusammenarbeit mit einer Orthoptistin können die Kenntnisse über die Prüfverfahren erweitert werden.

Visuelle Perzeption und visuomotorische Koordination

Zusätzlich zu den visuellen Subtests des SIPT (räumliches Vorstellungsvermögen SV, Abzeichnen DC und Figur-Hintergrund-Differenzierung FG) kommen in der Ergotherapie auch andere Tests häufig zum Einsatz, u. a.:
- Gardners »Test of Visual Perception Skills« (bewegungsunabhängig)
- Gardners »Test of Visual Motor Skills« (Revised)
- Beerys »Developmental Test of Visual Motor Integration« (VMI)
- »The Rapid Eye Movement Test« und
- Gardners »Reversal Frequency Test«

Im deutschen Sprachraum ist eher der »Developmental Test of Visual Perception 2« (DTVP-2), die Überarbeitung und Weiterentwicklung von Frostigs ursprünglichem visuellen Entwicklungstest FEW, verbreitet.

Okulomotorische vestibulär-propriozeptive Behandlungsstrategien

Rotatorische vestibuläre Stimulation im Sitz und in Seitlage (wie zuvor beschrieben) wird eingesetzt, um vor jeder anderen Intervention reflektorisch konjugierte Augenbewegungen anzuregen. Das Drehen ist im Grunde genommen eine »Aufwärmübung« für die nachfolgende aktive okulomotorische Arbeit. Die Anzahl der Rotationen in jeder Position ist durch die Toleranz des einzelnen Kindes vorgegeben; dies können anfänglich eine oder zwei Rotationen in jeder Ebene sein. Mit geschlossenen Augen soll sich das Kind auf die reflektorischen Augenbewegungen konzentrieren und sich der Leichtigkeit bewusst sein, mit der sich die Augen horizontal (nach der Drehung im Sitzen) und vertikal (nach der Drehung in Seitlage) bewegen.

Nach Beendigung des Drehens in beiden Positionen im Uhrzeigersinn und gegen den Uhrzeigersinn folgen Aktivitäten, die willkürliches visuelles Verfolgen erfordern und damit die reflektorischen konjugierten Augenbewegungen wiederholen. Dazu gehört das Hin- und Herschauen zwischen zwei etwa 40 cm vor den Augen befindlichen Objekten, die ca. 20–40 cm voneinander entfernt sind. Die Objekte sollten visuell ansprechend und etwa gleich groß sein. Die Position der zwei Objekte zueinander wird mehrmals so verändert, dass sich die Augen in folgende Richtungen bewegen müssen:
- waagerecht auf Höhe der Augen
- diagonal zu beiden Richtungen
- senkrecht

Zuletzt soll das Kind ein in Form einer liegenden Acht bewegtes Objekt visuell verfolgen. Die liegende Acht soll im Ausmaß von etwa 60 cm Breite und 45 cm Höhe auf Höhe der Augen des Kindes ausgeführt werden.

> **Hinweis**

Die okulomotorische Arbeit muss kurz gehalten werden, da die Augen schnell ermüden, wenn die visuelle Effizienz eingeschränkt ist. Fallen Ermüdungserscheinungen auf, können Techniken wie das »Palmieren« (Bates 1986) helfen.

> **Hinweis**

Beim »**Palmieren**« werden die offenen Augen mit den Handflächen für ca. eine halbe Minute abgedeckt, sodass kein Licht durchdringt. Es soll die Augen erfrischen und entspannen.

Auf die Lokalisierungs- und Verfolgeübungen folgen Ganzkörperaktivitäten mit einem starken okulomotorischen Anteil. Lineare Bewegung in Bauch- und Rückenlage auf einem Rollbrett oder in einer Hängematte sind gut geeignet, um am Fixieren von Objekten in wechselnder Entfernung zu arbeiten. Die Divergenz und Konvergenz der Augen ist für die Tiefenwahrnehmung wichtig.

> **Beispiel**
> - Das Kind wirft Bohnensäckchen in eine Kiste, während es auf dem Rollbrett daran vorbei fährt, und muss danach ein Hindernis umstoßen.
> - Das Kind liegt bäuchlings in einer Hängematte und zieht sich an einem an der Wand montierten Seil hoch, um Wäscheklammern zu entfernen. Dann lässt es das Seil los und wirft die Wäscheklammer in einen Behälter, während es vor- und zurück schwingt.

Blasspielzeuge (z. B. Geschicklichkeitsspiele wie Pfeifen, bei denen man eine Kugel hochbläst und in einem Korb auf der Pfeife wieder einfangen muss; Blasrohre, Tröten) fazilitieren ebenfalls Konvergenz und Divergenz der Augen. Durch Verlängerungen mittels Latexröhren kann das visuelle Ziel in verschiedene Abstände vor den Augen gebracht werden. Zusätzlich kann bei diesen Aktivitäten gefordert werden, dass das Kind die Peripherie des Gesichtsfeldes überwacht, während es auf das Objekt im Zentrum des Gesichtsfeldes fokussiert. Nachdem das Kind eine gewisse Fertigkeit entwickelt hat, bewegt es sich mit den Blasspielzeugen durch zunehmend komplexe Hindernisparcours.

> **Beispiel**
> Während das Kind zwischen, um und über Luftkissen, Matratzen und Schaukeln läuft, muss es eine Pfeife mit Korb und Kugel oder ein anderes ähnliches Geschicklichkeitsspiel betätigen.

Viele Kinder mit Lernbehinderungen haben auch subtile Einschränkungen des Bewegungsumfangs, die mit einem schlechten Zusammenspiel der Augenmuskeln in Zusammenhang stehen dürften.

Beispiel

Ein Kind, das Schwierigkeiten hat, mit dem rechten Auge zu konvergieren, vermeidet es, den Kopf nach links zu drehen. So muss es das rechte Auge nicht zur Mitte bewegen. Durch die Bewegungsvermeidung wird die Beweglichkeit des Nackens nach links mit der Zeit eingeschränkt.

Übungen, die diese Bewegungseinschränkungen lösen, scheinen sich auch auf die VOC-Triade positiv auszuwirken. Im Folgenden sind verschiedene Aktivitäten speziell für die Entwicklung der VOC-Effizienz und der bilateralen Integration beschrieben:

— Ein bioplastischer Schlauch, gefüllt mit Wasser, der »**Flow**« (erhältlich bei Professional Development Products), wird an den Enden gehalten und in verschiedenen Mustern auf, über, unter und um den Körper herum bewegt, z. B. in Form einer liegenden Acht, die auch hinter den Körper geht. Ein Objekt hinter sich anzusehen ist besonders wirksam, um den Bewegungsumfang zu vergrößern, die bilaterale Integration zu fördern und koordinierte Bewegungen der Augen, des Kopfes und der Gliedmaßen um die vertikale Achse zu entwickeln. Der »Flow« ist in sechs Größen erhältlich und die geforderten Bewegungen können von sehr einfachen bis zu hoch komplexen gesteigert werden.
— Beim »**Infinity Walk**« (Sunbeck 1991) geht das Kind in einer großen Achterschleife (4 m und mehr) um zwei Objekte (z. B. Reifenschläuche) herum, wobei es mit den Augen ein Ziel fixiert, das ca. 2 m vom Schnittpunkt der Schleifen entfernt ist. Dies erfordert großräumige Kopfbewegungen, koordiniert mit visueller Fixation und schneller Lokalisation eines visuellen Ziels.
— Das **Trampolin** ist hilfreich bei der Entwicklung der bilateralen Integration. Das Kind kann abwechselnd Hampelmann- und Schritt- oder Schraubensprünge (bei denen Oberkörper und Beine in verschiedene Richtungen zeigen) machen. In der kinesiologischen Literatur finden sich hierzu weitere Ideen (z. B. Dennison u. Dennison 1994).

14.6.4 Beziehung zur Sensorischen Integration und Beschäftigung

Die Aktivitäten dieses okulomotorischen Programms nutzen verstärkten vestibulären und in einem geringeren Maß propriozeptiven Input (durch Widerstand). Sie erfordern auch Eigenaktivität des Kindes. Damit stellt dieses Programm in mehrfacher Hinsicht eine Erweiterung der SI-Therapie dar. Viele der vorgeschlagenen Aktivitäten könnten sogar als typische SI-Aktivitäten bezeichnet werden.

Zwei Punkte sollten berücksichtigt werden, weil sie nicht in den Rahmen der traditionellen Sensorischen Integrationstherapie gehören:

1. **Der vestibuläre Input durch Drehen ist größtenteils passiv**, das heißt er wird von der Therapeutin gesetzt, statt von aktiver Bewegung des Kindes zu stammen. Das Kind konzentriert sich auf die reflektorischen Augenbewegungen, bevor es die Augen willkürlich bewegt.
2. **Die okulomotorischen Übungen sind weder hoch motivierend noch bedeutungsvoll für das Kind.** Daher ist es notwendig, die funktionellen Behandlungsziele »im Auge zu behalten«. Denn obwohl die Kinder die okulomotorischen Übungen schwierig und teilweise langweilig finden, kann ihnen eine gute Therapeutin den Sinn verständlich machen, indem sie den Zusammenhang zwischen Augenbewegungen und einem funktionellen Ziel (z. B. Verbesserung im Lesen) anspricht.

Das okulomotorische Programm ist auf eine Komponente der Handlungsperformanz ausgerichtet, die im Alltag der Klienten eine wichtige Rolle spielt. Beispiele für Leistungen, die von der okulomotorischen Kontrolle und der VOC-Triade abhängen, sind in ▢ Übersicht 14.9 dargestellt.

> ▢ **Übersicht 14.9. Leistungen, die von der okulomotorischen Kontrolle abhängen**
> — Seinen Weg finden.
> — Die Umgebung visuell überwachen.
> — Erfolg im Sport haben.
> — Sich in sozialen Situationen wohl fühlen.
> — Auto fahren.
> — Einkaufen.
> — Lesen und Texte abschreiben.

Daher sollte ein okulomotorisches Programm, wenn es sorgfältig geplant und durchgeführt wird, die Beschäftigungsperformanz des Klienten verbessern. Da jedoch der Zusammenhang zwischen dem okulomotorischen Programm und der Beschäftigung indirekt ist, sollte die Therapeutin nicht automatisch annehmen, dass das Programm wirkt, sondern sie muss seine Wirksamkeit überprüfen.

14.6.5 Zielgruppe

Viele Menschen mit Entwicklungsverzögerungen, Lernbehinderungen, Aufmerksamkeitsdefizit, traumatischen oder prä- bzw. perinatalen Gehirnverletzungen haben Schwächen in der okulomotorischen Kontrolle. Häufig sind folgende Schwierigkeiten anzutreffen:

- die Augen- und Kopfbewegungen zu dissoziieren,
- bewegte Objekte zu verfolgen,
- den Blick mit genauen Sakkaden wandern zu lassen,
- den Fokus zu halten,
- zwischen peripherem und zentralem Fokus sowie zwischen Nähe und Ferne zu wechseln,
- die Augen für das Sehen in der Nähe zu koordinieren,
- Zahlen und Buchstaben ohne Verdrehungen zu schreiben und
- zu lesen ohne die Zeile zu verlieren.

> **Wichtig**
>
> Alle Personen, bei denen wiederholt Schleimhautschwellungen auftreten (z. B. durch Ohrinfektionen, Allergien, Gehörgangsentzündungen oder vergrößerte Mandeln) haben ein erhöhtes Risiko für vestibuläre Funktionsstörungen.

Aufgrund der engen Beziehung zwischen dem vestibulären und dem okulomotorischen System ist auch ihr Risiko für okulomotorische Defizite erhöht. Die beschriebene Behandlung kann an Klienten jedes Alters angepasst werden, die ein erhöhtes Risiko für okulomotorische Funktionsstörungen haben.

14.6.6 Empfohlene oder geforderte Ausbildung

Um die Befundung und Behandlung der okulomotorischen Kontrolle fachgerecht durchführen zu können, müssen sich Therapeutinnen zusätzlich zur Ausbildung in Sensorischer Integration weiterbilden. Einen guten Ausgangspunkt stellen folgende Materialien dar:
»Full Inclusion: Vision and Hearing in SI Practice« und »From Eye Sight to Insight: Visual/Vestibular Assessment and Treatment«, herausgegeben von Professional Development Programs (www.pdppro.com)

> **Fazit**
>
> Eine sensorisch-integrative Behandlung kann bedeutend bereichert werden durch:
> - die Untersuchung, ob Einschränkungen in der Augen- und Körperbewegung zusammenhängen,
> - die Verbesserung der okulomotorischen Kontrolle durch vestibulären und propriozeptiven Input,
> - den Einsatz reflektorischer Übungen, um die willkürliche okulomotorische Kontrolle zu fördern,
> - den Einsatz von Aktivitäten, die Bewegung des Körpers im Raum und wechselndes visuelles Fixieren erfordern, wodurch sie zentrale und periphere visuelle Verarbeitung fazilitieren.
>
> Einige dieser Strategien werden in der SI-Therapie eingesetzt, jedoch nicht mit dem ausdrücklichen Ziel, die okulomotorische Entwicklung anzusprechen. Die visuelle Therapie ist viel wirksamer, wenn zuvor an den vestibulären und propriozeptiven Grundlagen der okulomotorischen Kontrolle gearbeitet wurde.

14.7 Therapeutisches Horchtraining (»Therapeutic Listening«)

Sheila Frick

14.7.1 Hintergrund

Die frühe Entwicklung des Gehörsystems, seine vielfachen Verbindungen zum Hirnstamm und seine Rolle für die räumliche Wahrnehmung sprechen dafür, dass dieses System in Verbindung mit dem vestibulären, taktilen und propriozeptiven System steht. Horchtraining wurde in Europa etwa ab 1950 verwendet, um sensorische Verarbeitungsstörungen anzusprechen. Erst in den 90er Jahren haben sich diese Verfahren in den USA verbreitet. Zum Teil werden sie auch in der sensorisch-integrativen Ergotherapie eingesetzt. In einigen Fallstudien wurden viel versprechende Ergebnisse dokumentiert (Frick u. Lawton-Shirley 1994; Morgan Brown 1999).

14.7.2 Theoretische Grundlagen

Zwischen auditivem und vestibulärem System bestehen zahlreiche Verbindungen. Deshalb werden die beiden Systeme manchmal zum Vestibulocochlearsystem zusammengefasst. Die offensichtlichste Verbindung zwischen dem auditiven und vestibulären System ist die anatomische Nähe: sie teilen das knöcherne Labyrinth im Innenohr, und ihre mechanischen Rezeptoren arbeiten sehr ähnlich. Sie teilen auch einen Hirnnerv und möglicherweise Nervenfasern.

Die Beziehung zwischen dem auditiven und vestibulären System manifestiert sich funktionell auf mehrere Arten. Zum Beispiel ist es für die Alltagsbewältigung erforderlich, dass die Lokalisation von Geräuschen (auditiv) mit Bewegung (teilweise vestibulär) gekoppelt wird. Informationen über Geräusche und Bewegungen werden auf vielen Ebenen des ZNS integriert, darunter dem Hirnstamm, der Formatio reticularis und limbischen Strukturen. Auch Ayres (1972) beschrieb Verbesserungen in der auditiven Verarbeitung als Folge von SI-Therapie, in der verstärkter vestibulärer Input eingesetzt wurde.

Etwa zur selben Zeit, als Ayres die Sensorische Integrationstheorie entwickelte, entwickelte der französische HNO-Spezialist Alfred **Tomatis** einen klinisch basierten Ansatz für Klienten mit Hörschwierigkeiten. Wie Ayres glaubte auch Tomatis an einen engen funktionellen Zusammenhang zwischen Gehör und vestibulärem System. Tomatis führte zahlreiche Funktionen auf die Zusammenarbeit von auditivem und vestibulärem System zurück:

— Integration von Geräusch und Bewegung, um die Entwicklung von Haltung, Lateralität und Sprache zu ermöglichen,
— Anregung und Regulierung des autonomen Nervensystems.

Tomatis betonte, dass hohe Frequenzen gehört werden müssen, um »das Gehirn aufzuladen«. Er entwickelte das erste Gerät für das Horchtraining, wobei er Musik so filterte, dass die höheren Frequenzen des Tonspektrums hervorgehoben wurden. Verschiedene Programme des Horchtrainings gehen auf die Arbeiten von Tomatis (1993) und seinen Schüler und Kollegen Berard (1993) zurück.

Berard entwickelte das »Audiokinetron« und eine Methode, die er als »Auditives Integrationstraining« (AIT) bezeichnete. Das AIT wurde in den USA durch sein Buch »The Sound of a Miracle« (Berard 1991) bekannt, in dem vom Erfolg seines Programms bei einem Kind mit Autismus schrieb. Tomatis' Theorie von der Wichtigkeit der hohen Töne wurde vom deutschen Toningenieur Steinbach (1997) bestätigt und erweitert. Wenige Menschen können über 16 000 Hz hören. Trotzdem bemerken die meisten Zuhörer einen Unterschied, wenn Frequenzen zwischen 16 000 und 20 000 Hz aus Musik ausgefiltert werden. Steinbach postulierte, dass hohe Töne eine kraftvolle Wirkung auf das Nervensystem haben.

Ähnlich wie Tomatis betonte Steinbach die hohen Obertöne. Er glaubte, dass dadurch die Aufmerksamkeit der Zuhörer und ihr Bewusstsein für feinere Qualitäten des Geräusches gesteigert würden. Steinbach produzierte mehrere CD-Reihen zur praktischen Anwendung seiner Theorie.

Die Verfahren von Tomatis und Berard erfordern eine spezialisierte technische Ausstattung, die Musik individuell für jeden Klienten moduliert und filtert. Aufgrund der hohen Kosten für die Ausrüstung und die Ausbildung und dem gleichzeitig begrenzten Kostenersatz durch Krankenversicherungen hat sich das Horchtraining nicht sehr verbreitet.

> **Hinweis**
>
> Immerhin ist die elektronisch verstärkte Musik durch Steinbach und Mueller auf CD erhältlich, was eine leistbare Alternative zu den teuren Geräten darstellt. Allerdings stellen sie keinen vollwertigen Ersatz für die Tomatis-Methode oder AIT dar.

14.7.3 Beschreibung

Für Frick's therapeutisches Horchprogramm (»Therapeutic Listening«) werden mehrere elektronisch veränderte CDs verwendet, darunter Steinbach's CD mit niedriger Intensität und Mueller's CDs mit elektronischem Gehörstimulierungseffekt (EASE). Die EASE CDs wurden mit einer ähnlichen Filtertechnik entwickelt, wie Berard sie anwandte.

> **Hinweis**
>
> Die Dauer des Horchens variiert in Abhängigkeit vom Kind und der Intensität der CD. Wie in der SI üblich wird die Therapie vom Kind gesteuert. Bei kurz dauernden Horchsitzungen sitzt das Kind und hört aktiv zu, wobei es Atem- und mundmotorische Spiele durchführt, schaukelt oder sich mit taktilen Materialien wie Rasierschaum oder Bohnen beschäftigt.
> Bei länger dauernden Horchsitzungen trägt das Kind einen Kopfhörer und einen tragbaren CD-Spieler. Das

Kind kann sehr aktiv sein, z. B. auf einem Trampolin springen oder einen Hindernisparcours bewältigen.

Da Frick's therapeutisches Horchprogramm keine hoch technisierte Ausstattung erfordert, kann es auch zu Hause, in der Schule oder in einer Praxis durchgeführt werden. In den USA stellen ausgebildete Therapeutinnen das Programm für die Schule zusammen, und es wird von Lehrern ausgeführt. Die Kinder benötigen laufende Unterstützung von einer Therapeutin, die in »Therapeutic Listening« ausgebildet ist.

> **Wichtig**
>
> Das Programm dauert normalerweise 2 bis 6 Monate. Bei vielen Kindern haben sich die CDs als sinnvoller Bestandteil einer andauernden sensorischen Diät erwiesen.

14.7.4 Beziehung zur Sensorischen Integration und Beschäftigung

Obwohl Ayres (1972) über die Beziehung zwischen dem auditiven und vestibulären System schrieb, setzte sie nie direkt auditiven Input ein. Daher stellt das therapeutische Horchen, wenn es im Rahmen von Aktivitäten eingesetzt wird, die Eigenaktivität und anpassendes Verhalten erfordern, eine Erweiterung der sensorischen Integrationstherapie dar. Wird allerdings nicht auf die anpassenden Reaktionen des Kindes geachtet, so stellt es eine reine sensorische Stimulierung dar und fällt aus dem Rahmen der SI.

Das therapeutische Horchprogramm spricht eine für die Bewältigung des Alltags wichtige Performanzkomponente an, z. B. um in einer Umgebung mit konkurrierenden Geräuschen (wie Schule oder Einkaufszentrum) handeln zu können. Daher sollte ein Horchprogramm das Beschäftigungsverhalten des Kindes verbessern.

> **Hinweis**
>
> Zwischen therapeutischem Horchen und Beschäftigung besteht ein indirekter Zusammenhang. Deshalb ist es besonders wichtig, dass die Therapeutin nicht automatisch annimmt, dass die Therapie wirkt, sondern die Wirksamkeit des Programms laufend überprüft.

14.7.5 Zielgruppe des Horchtrainings

Das Programm ist primär für Kinder ab 2 Jahren bis ins Erwachsenenalter geeignet. Jüngere Kinder profitieren wahrscheinlich auch, allerdings sollte das Programm dann von einer Therapeutin mit Erfahrung in der Arbeit mit sehr kleinen Kindern und auf modifizierte Art (z. B. ohne Kopfhörer) angewendet werden.

Menschen mit unterschiedlichen Diagnosen (z. B. autistisches Spektrum, Aufmerksamkeitsdefizit und Lernbehinderung) profitieren vom therapeutischen Horchprogramm. Voraussetzung ist, dass der Klient Schwierigkeiten in der sensorischen Verarbeitung hat. Anfälle, die sich durch Geräusche auslösen lassen, stellen eine Kontraindikation dar. Liegt eine akute Ohrinfektion vor, sollte mit dem Programm pausiert werden.

14.7.6 Nutzen des therapeutischen Horchtrainings

> **Wichtig**
>
> Die Kombination von modulierter und gefilterter Musik mit Sensorischer Integrationstherapie scheint die Wirksamkeit von beiden Ansätzen zu steigern.

Durch den auditiven Reiz erreichen wir weit mehr als einen Einfluss auf das Gehörsystem: offenbar hat er auch eine kraftvolle Wirkung auf das Vestibularsystem. Die klinische Erfahrung hat gezeigt, dass durch das Horchprogramm die Behandlungsdauer verkürzt wird bei Störungen
- der sensorischen Modulation,
- der Balance,
- der Bewegungswahrnehmung,
- der Exploration,
- des Verstehens von physikalischen Zusammenhängen,
- der Praxie und des Sequenzierens,
- der sozialen Kompetenz und
- der Sprachentwicklung.

Kinder und Erwachsene mit Schwerkraftunsicherheit reagieren oft sehr positiv auf das Programm (Frick u. Lawton-Shirley 1994). Therapeutinnen in Schulen berichten von Verbesserungen der Aufmerksamkeit und der akademischen Leistungen (Kaliher 1998).

14.7.7 Empfohlene oder geforderte Ausbildung

Die Grundausbildung wird in den USA in Workshops mit dem Titel »Listening with the Whole Body« von Vital Links Workshops angeboten. Ingo Steinbach bietet in Zusammenarbeit mit Samonas International Kurse zu seinem Verfahren an.

Die von Steinbach und Mueller entwickelten CDs mit niedriger Intensität sind für Therapeutinnen mit grundlegendem Verständnis für die Auswirkungen von modulierten Geräuschen und ihre Auswirkungen auf das ZNS erhältlich. Die intensiveren CDs erfordern eine Ausbildung im Umgang mit der erforderlichen technischen Ausstattung und in Physik und können erst nach der Teilnahme an einem der o.g. Kurse bei www.vitalsounds.com erworben werden.

Beispiel

Julia, 2;8 Jahre, zeigte Störungen im sensorischen Registrieren: Sie schien sensorische Informationen nicht ausreichend wahrzunehmen, um sie interpretieren, integrieren oder nützen zu können. Sie vermied Erfahrungen, die sie nicht verstand. Andererseits suchte sie intensive sensorische Reize; anscheinend, um sie registrieren zu können. Eine ihrer Lieblingsbeschäftigungen war es, sich mit der Plattformschaukel zu drehen. Großteils waren die Reize, die sie suchte, relativ passiv, da es ihr offensichtlich an Haltungskontrolle, Kraft und Koordination fehlte, um sich selbst Stimulation zu verschaffen.

Julia wurde an drei aufeinander folgenden Tagen in jeweils zweistündigen Sitzungen mit therapeutischem Horchen in Kombination mit normalen SI-Aktivitäten behandelt. In der vierten Sitzung wirkte sie »kräftiger«: sie nahm motorische Herausforderungen besser an, ihre Haltungskontrolle wirkte dynamischer und sie zeigt eine bessere Stabilität in Schultern und Hüften. Zum ersten Mal sprang sie allein auf einem Trampolin.

In der fünften und sechsten Sitzung war sie aktiver, aufmerksamer und ausdrucksfähiger. Sie sprach mehr, wobei sie erkennbare Wörter in Verbindung mit Bewegung sagte (»unten«). Vor dieser Stunde hatte sie keine richtigen Wörter verwendet.

Julia zeigte eine verbesserte Rumpfrotation und ein besseres Verständnis für den Raum vor und hinter ihr. Sie begann, ihre Bewegungen visuell zu steuern. In der letzten Sitzung nach insgesamt 6 Therapiestunden suchte sie mehrmals aktiv Gelegenheiten, um zu springen und zu rutschen. Am Schaukeln war sie nicht mehr besonders interessiert.

Fazit

Ayres betonte die Bedeutung des auditiven Systems für das Orientieren und räumliche Lokalisieren, beides entscheidende Bestandteile einer anpassenden Reaktion. Der Einsatz von auditiven Techniken in einem sensorisch-integrativen Rahmen scheint die Wirksamkeit und Wirkung der SI-Behandlung zu steigern.

14.8 Kraniosakraltherapie und Myofunktionelle Relaxation

Nancy Lawton-Shirley

14.8.1 Hintergrund und theoretische Grundlagen

Kraniosakraltherapie (CST) und myofunktionelle Relaxation (MFR) sind manuelle Techniken, bei denen leichte Berührung und zeitweise leichte manuelle Traktion eingesetzt werden, um die Beweglichkeit der Faszien, das Alignment der Knochen und physiologische Funktionen zu fazilitieren. CST und MFR lösen Anspannungen im Faszien- und kraniosakralen System. Da diese beiden Systeme miteinander (◘ Abb. 14.5) und mit allen anderen Systemen des Körpers interagieren, beeinflussen diese Techniken die funktionelle Integrität des ganzen Körpers. So lange kraniosakrale und myofasziale Einschränkungen nicht behandelt werden, können Behandlungen, die auf eine Verbesserung der Bewegung ausgerichtet sind, weniger wirksam sein (Barnes 1999; Lawton-Shirley 1988; Upledger u. Vredevoogd 1983).

Das kraniosakrale System

Das kraniosakrale System ist ein eigenes physiologisches System. Die anatomischen Bestandteile sind:
- die Hirnhäute (Meningen),
- die knöchernen Strukturen, mit denen die Hirnhäute verbunden sind (d. h. Schädelknochen, C3, C2, S2, Steißbein),
- die Rückenmarksflüssigkeit (Liquor),
- alle Strukturen, die mit der Produktion, Absorption und Speicherung des Liquor zu tun haben,
- Bindegewebe in Zusammenhang mit den Hirnhäuten (Upledger u. Vredevoogd 1983). Das kraniosakrale System bietet einen schützenden Raum für das Gehirn und Rückenmark.

KRANIOSAKRALES SYSTEM
Kraniosakrales System

- Wirbelsäule
- Dura
- Schädelknochen
- C2, C3
- S2
- Coccygeus
- Spinaler Liquor
- Meningen und Bindegewebe

Funktion: Umgebung des Gehirns
(auf zellulärem Niveau)

Beeinflussen einander

MYOFASZIALES SYSTEM
Faszien und Bindegewebe
mit Auswirkung auf

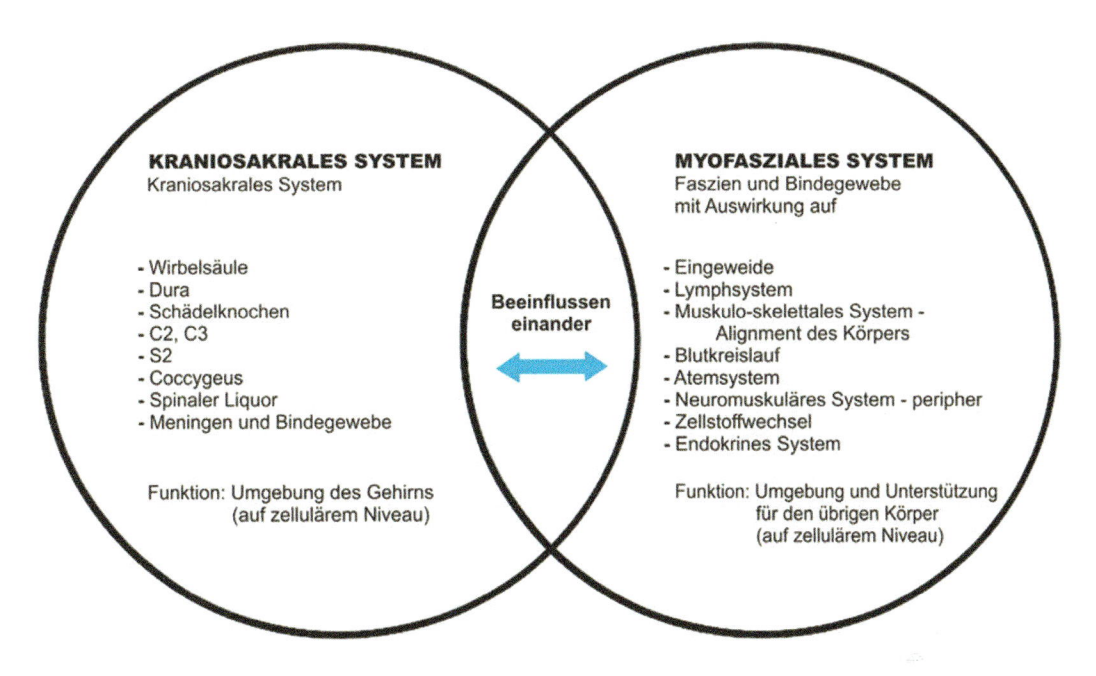

- Eingeweide
- Lymphsystem
- Muskulo-skelettales System - Alignment des Körpers
- Blutkreislauf
- Atemsystem
- Neuromuskuläres System - peripher
- Zellstoffwechsel
- Endokrines System

Funktion: Umgebung und Unterstützung
für den übrigen Körper
(auf zellulärem Niveau)

Abb. 14.5. Schematische Darstellung der Interaktion zwischen kraniosakralem und myofaszialem System

Fasziensystem

Das Fasziensystem ist ein von Kopf bis Fuß durchgehendes dreidimensionales Netz, das jede Muskelfaser, jeden Knochen, jeden Nerv und jedes Blutgefäß umhüllt. Faszien unterstützen den Stoffwechsel, den Flüssigkeits- und Lymphfluss, die zelluläre Ausscheidung, die Atmung und den Schutz und die Funktion aller Organe. Die Hälfte aller Muskelansätze geht in Faszien über. Dies hat ungeheure Auswirkungen auf die Muskelstärke und -beweglichkeit.

14.8.2 Beschreibung

CST und MFR arbeiten mittels Berührung und sanfter manueller Traktion, um Einschränkungen, die in der Befundung erhoben wurden, zu reduzieren oder zu aufzuheben. CST und MFR können als Vorbereitung für andere Therapien (z. B. SI, Bobath oder Bewegungsschulung) eingesetzt werden. Ebenso können sie in taktile und Bewegungsaktivitäten eingebaut werden, um ein optimales Aktivierungsniveau, die Reduktion von Stress, Körperbewusstsein und Haltungsanpassung zu fazilitieren.

14.8.3 Beziehung zur Sensorischen Integration und Beschäftigung

Da CST und MFR nicht an anpassenden Reaktionen orientiert sind, kann man sagen, dass sie nicht in den Rahmen der SI fallen. Jedoch verbessern sie die physische und emotionale Gesundheit, die sensorische Verarbeitung, das Alignment von Körperteilen und die Beweglichkeit und können so dazu beitragen, dass der Klient auf eine sensorisch-integrative Ergotherapie besser anspricht. Sie stellen somit eine Ergänzung zur SI dar (Barnes 1999; Lawton-Shirley 1986, 1991; Lawton-Shirley u. Wanzek 1986).

Wie eine Person auf Umweltereignisse reagiert, wird von der physischen Integrität des Körpers beeinflusst, wozu auch das Faszien- und kraniosakrale System gehören. Obwohl CST und MFR nicht direkt mit Beschäftigung zu tun haben, tragen sie indirekt zu schmerzfreier, effektiver und effizienter Bewegung und sensomotorischer Verarbeitung bei. Aufgrund des indirekten Zusammenhangs sollte die Wirksamkeit für die Beschäftigungsperformanz laufend kontrolliert werden.

14.8.4 Zielgruppe von CST und MFR

Da Stress Verspannungen im kraniosakralen und myofaszialen System begünstigt, können die meisten Kinder mit physischen, emotionalen oder sozialen Problemen von CST und MFR profitieren. Zu den Risikofaktoren für Funktionsstörung im kraniosakralen und Fasziensystem zählen:

— Geburtstraumata (z. B. Kaiserschnitt, Zangen- oder Saugglockengeburt, verlängerte Geburt)
— Postpartale Traumata (z. B. durch Autounfall oder Sturz)
— Haltungsmängel Gelenksfehlstellungen (z. B. Lordose, Skoliose, Nackenüberstreckung)
— Operationen
— Infektionen oder Entzündungen (z. B. Ohreninfektionen, Meningitis, chronische Ateminfektionen)
— Anfallsleiden
— Autismus
— Aufmerksamkeitsdefizit
— Lernbehinderungen
— Kopfschmerzen
— Stress

Ob ein Kind von CST oder MFR profitieren würde, zeigt sich in einer Beurteilung des Faszien- und kraniosakralen Systems durch Palpation. Üblicherweise wird auch eine Haltungsanalyse durchgeführt, um Verkürzungen von Faszien zu erkennen.

14.8.5 Nutzen

Aktivierungszustand und Modulation

CST und MFR verbessern die Balance und die Funktion des autonomen Nervensystems (Barnes 1999; Upledger 1983). Indirekt steigern sie damit die Konzentrationsfähigkeit und die Selbstregulation. Sie können helfen, einen ruhigeren, organisierteren Zustand herbeizuführen und Einschränkungen aufzuheben, die Schwierigkeiten im Erregungszustand, Modulation und Selbstregulation verursachen. Sie senken den physischen und emotionalen Stress und vermindern oft sensorisch defensive Reaktionen.

Verbesserung der Haltung

Posturale Anpassungsreaktionen an die Bewegung und die Schwerkraft können durch Verkürzungen im Fasziensystem behindert werden. Da das Bindegewebe jede Muskelfaser umhüllt, kann sich jegliche Verkürzung auf den Bewegungsumfang, Richtreaktionen, Rotation, Flexion und Extension und den Bewegungsfluss auswirken. CST und MFR fazilitieren das Alignment (Ausrichtung, Anordnung) und die Beweglichkeit der knöchernen Strukturen (Barnes 1999; Upledger 1983). Für die Haltung und die Bewegungsqualität ist es deshalb wichtig, dass das Faszien- und werden kraniosakrale System von Einschränkungen befreit werden. Erst danach kann der tatsächliche Status von Bewegung und Haltung beurteilt werden. Umgekehrt führt dies zu einer zielgerichteteren Behandlung und rascheren Erfolgen.

Körperbewusstsein und neurologische Prozesse

Propriozeptive Rezeptoren befinden sich innerhalb des Bindegewebes. Außerdem stellt das kraniosakrale System eine Umhüllung für das Gehirn und Rückenmark dar. Durch diese Verbindungen zeigen Bindegewebsverkürzungen oder kraniosakrale Einschränkungen Auswirkungen auf (Lawton-Shirley 1986, 1991):

— Körperwahrnehmung
— Perzeption
— neurologische Funktionen

Allgemeiner Gesundheitszustand

Durch ihren Einfluss auf alle anderen Körpersysteme können das kraniosakrale und Fasziensystem Auswirkungen auf den Gesundheitszustand haben. Patientenberichten zufolge nimmt die Krankheitsanfälligkeit durch eine Behandlung mit CST oder MFR ab (z. B. für Ohreninfektionen, Ateminfektionen).

Atmung

Der Einsatz von CST- und MFR-Techniken hat sich vor der Arbeit an der Atmungsfunktion und Saug-Schluck-Atem-Koordination als wirksam erwiesen, da Verkürzungen im Stützgewebe des Schädels, Nackens, Schultergürtels, Brustkorbs und Beckens diese Funktionen direkt beeinträchtigen können. Nachdem diese Einschränkungen behoben sind, kann der tatsächliche Status bezüglich Atmungsfunktion und Saug-Schluck-Atem-Koordination erhoben und mit anderen Methoden behandelt werden.

Soziale und emotionale Entwicklung

Da die sanften, nicht invasiven Techniken der CST und MFR negativen Stress (Distress) vermindern und das Ausbalancieren des autonomen Nervensystems unterstützen können (Upledger 1983), steigern sie die Kapazität der Patienten für entspannte soziale Interaktionen mit Familie und Freunden. Der physische Körper speichert Emotionen (Upledger 1983); durch Mobilisation des kraniosakralen und Fasziensystems können gestaute Emotionen abgelöst werden.

> **Wichtig**
>
> Emotionale Gesundheit und physisches Wohlbefinden werden durch CST und MFR-Techniken positiv beeinflusst.

Kinder, denen die Anforderungen des täglichen Lebens Schwierigkeiten bereiten, stehen unter permanentem Stress. Heimprogramme, die CST und MFR-Techniken enthalten, können zu Elastizität und positivem Stress (Eustress) verhelfen.

Spirituelle Entwicklung

Achtsame Berührung vermittelt, dass sie die Selbstheilung des Patienten und seine Verbindung zu sich selbst und zur Außenwelt unterstützen will. Jede Technik, die der Heilung und Verbindung dient, fördert potenziell die Spiritualität.

14.8.6 Empfohlene oder geforderte Ausbildung

Zahlreiche Bücher und Artikel (Barnes 1990, 1999; Boehme 1991; Manhein u. Levitt 1989; Upledger u. Vredevoogd 1987, 1998) erklären die Grundlagen von CST und MFR. Um diese Verfahren fachgerecht einsetzen zu können, ist eine formale Ausbildung notwendig. Kurse werden von verschiedenen Stellen angeboten. Das »Upledger Institut« in Florida ist zu erreichen unter www.upledger.com

> **Fazit**
>
> Kraniosakrale Therapie (CST) und Myofunktionelle Relaxation (MFR) können Einschränkungen beheben, die sich auf die Entwicklung und Alltagsbewältigung auswirken können. Da CST und MFR den Körper für optimale Reaktionen vorbereiten, können sie die Wirksamkeit anderer Behandlungsansätze verbessern. Die physio- oder ergotherapeutische Behandlung im Anschluss an eine CST oder MFR ist entscheidend, damit der volle Nutzen dieser Ansätze zum Tragen kommt.

14.9 Therapie auf dem Bauernhof

Lois Hickman, Lynne Harkness

14.9.1 Hintergrund

Noch vor weniger als 100 Jahren lebten große Teile der Bevölkerung der westlichen Welt auf Bauernhöfen oder in ländlichen Gegenden in eng zusammengehörigen Gemeinschaften und mit zahlreichen Gelegenheiten, auf die dem Leben inhärenten natürlichen Rhythmen zu achten. Heute wachsen die meisten Kinder in städtischen Gebieten auf, in einiger Distanz zu Familie, Gemeinschaft und Natur. Die städtische Umgebung kann eine abträgliche Wirkung auf das Wachstum haben. Wie Moore (1996) zeigte, sind »alle Stadtkinder in unterschiedlichem Ausmaß gefährdet. Sie alle brauchen Zugang zu einer sicheren, anregenden Umgebung im Freien, wo sie sich selbst als Person und als Teil einer Gemeinschaft entdecken können« (S. 75).

Bauernhöfe bieten eine Art des Lebens, nach der sich viele Menschen sehnen. Das Bewusstsein vom festen Rhythmus der Natur – Jahreszeiten und Wetter, Tag und Nacht, Geburt und Tod – spielt für das Leben auf dem Bauernhof eine grundlegende Rolle.

Wenngleich die meisten Therapeutinnen keinen Zugang zu einem richtigen Bauernhof haben, können sie die zuvor erwähnten Ideen und Prinzipien dieses Ansatzes umsetzen:

> **Hinweis**
>
> Schon ein Dach- oder Fenstergarten kann das Leben von Kindern bereichern und ihren Sinn für die Verbundenheit mit der Erde und der Gemeinschaft stärken.

Das Gefühl von Verbundenheit kann einerseits das Bewusstsein für sich selbst steigern und andererseits die Beziehungsfähigkeit verbessern.

14.9.2 Theoretische Grundlagen

Die Autorin entwickelte die Therapie auf dem Bauernhof schrittweise über mehrere Jahre. In ihrer ergotherapeutischen Tätigkeit mit Kindern mit sensorisch-integrativen Funktionsstörungen bemerkte sie oft deutliche Verbesserungen, sobald ein Kind natürlichem Licht ausgesetzt war, anstrengende Inputs reduziert wurden und die Familie natürlichere Ernährungsgewohnheiten annahm. Sie begann, mit therapeutischem Reiten zu arbeiten. Wiederum fielen ihr in kurzer Zeit deutlichere Verbesserungen als mit der klassischen Therapie auf. Daraufhin begann sie, Therapiestunden auf einem Biobauernhof zu organisieren, und konnte viele Vorteile dieses Settings beobachten:

> **Wichtig**
>
> Die Atmosphäre auf dem Bauernhof fördert das Verantwortungsgefühl und die Achtsamkeit, und der Hof ist eine Quelle von natürlichem sensorischen Input und Nahrung.

Verantwortung für Erde, Ernte, Tiere und Mitmenschen fördert das Wachstum von Kindern und Erwachsenen. Durch Erfahrungen mit Samen, Pflanzen und Blüten vertiefen Kinder ihre Sprache (z. B. Begriffe wie hell/dunkel, weich/hart, rau/glatt). Sie lernen, ihre Neugier und ihr Staunen angesichts der Wunder der Natur auszudrücken (Chambers et al. 1996). Oft können Kinder durch die vorhersagbaren, natürlichen Erfahrungen mit Tieren und »Mutter Erde« ihre sensorischen Modulationsschwierigkeiten überwinden. Die natürlichen Aufgaben, die sich im Alltag auf dem Bauernhof ergeben, bieten Gelegenheit, sich physischen und intellektuellen Anforderungen zu stellen und diese zu bewältigen.

14.9.3 Beschreibung

Die Therapie auf dem Bauernhof wird das ganze Jahr hindurch angeboten, vor allem für Kinder mit sensorischen Integrationsschwierigkeiten. In den Sommerferien wird ein dreiwöchiges Tagescamp für Kinder und Jugendliche ab dem Vorschulalter angeboten.

Der Hof wird von zwei Bewohnern bewirtschaftet, und Menschen aus der Stadt können jährliche Mitgliedschaften erwerben. Als Mitglieder können sie sich an der Arbeit und der Ernte beteiligen. Die Therapien finden unter der Woche statt, wenn weniger Menschen auf dem Hof sind. Die Atmosphäre ist offen und akzeptierend.

Oft findet die ergotherapeutische Behandlung gemeinsam mit einer Logopädin statt. Das Kind entscheidet, womit es sich beschäftigen möchte (z. B. mit den Tieren, mit dem nahen Bach oder dem Baumhaus). Erwachsene zeigen Routinearbeiten und fordern die Kinder zum Mitmachen auf. Haben sich die Kinder an das Setting gewöhnt, so engagieren sie sich immer mehr und wählen oft selbst eine Aktivität oder Routinearbeit für den Tag.

Im Tagescamp sind die Aktivitäten stärker vorausgeplant (z. B. Spiele, Pflanzen, Routinearbeiten, Mittagessen). Eine Gruppe besteht aus 7–10 Kindern mit sensorischer Integrationsstörung oder Autismus. Das Verhältnis von Kindern zu Therapeutinnen beträgt nahezu 1:1. Kinder lernen die Routine schnell. Sie werden immer angeregt und ermutigt, neue Aktivitäten auszuprobieren, wobei sie sich darauf verlassen können, dass sie nichts tun müssen, was ihnen unangenehm ist.

Da Musik und Märchen zum Alltag von »primitiven« Kulturen gehören, werden Musik, Lieder, Tanzen und Geschichtenerzählen auch in die Therapie auf dem Bauernhof eingebaut. Es gibt eine Menge Tiere, Vögel und Naturgeräusche nachzuahmen. Singen ist bestens geeignet, um Vorstellungen, Übergänge, Schritte von Routinearbeiten und Abschiede zu begleiten. Spontane Lieder, bei denen die Therapeutin zu einer bekannten Melodie einen situationsbezogenen Text erfindet, sind zugleich Spaß und Lernen.

> **Hinweis**
>
> In Österreich existiert ein Projekt namens »Tiergestützte Pädagogik und Therapie am Bauernhof« (www.oekl.at). Weitere Links finden sich unter »Tiergestützte Therapie«.

14.9.4 Beziehung zur Sensorischen Integration und Beschäftigung

Die Therapie auf dem Bauernhof birgt für Kinder mit sensorischen Integrationsstörungen vielfältige Vorteile. Viele Aktivitäten auf dem Hof überlappen sich mit den Prinzipien der SI, andere liegen außerhalb des Rahmens der SI. Die Therapie am Bauernhof hat einen unmittelbaren Bezug zur Beschäftigung. Jeder Aspekt des täglichen Lebens kann in diesem Setting angesprochen werden (Übersicht 14.10).

> **Übersicht 14.10 Alltagsaktivitäten, die auf dem Bauernhof angesprochen werden können (Mattison 1992)**
> - Aktivitäten des täglichen Lebens (ADLs)
> - Konzentrationsfähigkeit
> - Entwicklung von Freizeitinteressen und -beschäftigungen
> - Sozialisation und Kooperation
> - fein- und grobmotorische Geschicklichkeit
> - Arbeitsfertigkeiten
> - Frustrationstoleranz

14.9.5 Zielgruppe der Therapie auf dem Bauernhof

Beinahe alle Kinder und Erwachsenen – mit oder ohne Behinderungen – können davon profitieren, auf einem Bauernhof zu arbeiten und spielen. Behandlungsziele und -strategien lassen sich leicht an die Bedürfnisse des individuellen Klienten anpassen. Im Folgenden werden einige allgemeine Strategien beschrieben:

Autistische Kinder öffnen sich und gehen eine Beziehung zu anderen Lebewesen ein, wenn sie in die Versorgung der Tiere einbezogen werden. Manche Kinder fühlen sich zunächst zu den Hühnern hingezogen und erst später zu kuscheligeren Tieren wie Kaninchen oder Katzen. Andere werden von großen, kraftvollen Tieren wie Lamas, Pferden oder Kühen angezogen, besonders wenn sich die Tiere langsam bewegen und dadurch nicht bedrohlich wirken. Die Eigenschaften der Tiere, zu denen sich ein Kind am meisten hingezogen fühlt, bieten einen Wegweiser für die Interaktion mit diesem Kind.

Kinder mit Lernstörungen, denen Mathematik oder Lesen als unüberwindliche Hürden erscheinen mögen, genießen oft die »wirkliche Arbeit« wie z. B. einen Käfig für ein Kaninchen zu bauen.

Andere, die sich dafür interessieren, wie sich der Bauernhof selbst erhält, können die Kosten von Tierfutter, Samen und Bewässerung herausfinden oder den Gewinn aus Bauernhoffeiern oder Erzeugnissen ausrechnen. Plötzlich werden Rechnen und Lesen interessant, weil sie mit einem handfesten Ergebnis verbunden sind.

Kinder oder Erwachsene mit sensorischen Modulationsstörungen überwinden ihre Schwierigkeiten, wenn ein gemeinschaftliches Ziel erfordert, dass sie sich mit ihren Ängsten und Abneigungen konfrontieren. Für ein taktil abwehrendes Kind stellt es z. B eine große Herausforderung dar, ein Beet für Blumen oder Mohrrüben in der Erde vorzubereiten oder Angorakaninchen zu bürsten und ihr Fell für das Spinnen und Weben zu sammeln. Für das schwerkraftunsichere Kind kann dieselbe Herausforderung darin bestehen, dass es eine Leiter hinaufklettern muss, um Eierkartons vom Scheunenheuboden zu holen oder um das Baumhaus zu erforschen. Der Wunsch, es zu schaffen, kann Anreiz genug sein, um die Furcht vor der Höhe zu überwinden.

Personen mit **Körperbehinderungen oder Dyspraxie** können lernen, ihre Bewegungen zu dosieren, indem sie z. B. das Hühnerfutter so ausstreuen, dass sie die Hühner damit nicht verscheuchen, oder die Eier unter einer Henne wegnehmen, ohne sie zu erschrecken. Sie können auch lernen, wie man Kaninchen oder Pferde bürstet. Körperbehinderte Personen können unschätzbare Berater hinsichtlich barrierefreier Einrichtung sein. Sie können in die Planung von Wegen zu verschiedenen Gemüsebeeten, von Adaptierungen im Gewächshaus und im Stall einbezogen werden, um das Gärtnern und die Versorgung der Tiere auch mit dem Rollstuhl zugänglich zu machen. Eine beratende Funktion auszuüben kann zur Erhöhung des Selbstwertgefühls des Beraters beitragen.

14.9.6 Nutzen

Therapie auf dem Bauernhof bietet mit realen Lebensaufgaben, die regelmäßig durchgeführt werden müssen, endlose Möglichkeiten, um Erfolgserlebnisse zu vermitteln. Die Kinder profitieren auf vielfältige Weise von den Herausforderungen auf verschiedenen Ebenen und in verschiedenen Bereichen. Für den emotionalen Bereich gibt es Gelegenheit »sich verbunden zu fühlen« – mit Bauernhoftieren, anderen Kindern oder Mitarbeitern. Diese Beziehungen helfen dem Kind, mehr von seinen eigenen Gefühlen und seiner eigenen Gegenwart zu erfahren. Physisch fordert der Bauernhof die Klienten heraus, sich herumzubewegen (dazu zählt auch, einen Rollstuhl oder Rollator auf dem Gelände zu manövrieren), zu klettern, nach Dingen zu langen, Dinge hochzuheben und Werkzeuge zu verwenden. Es gibt auch intellektuelle Herausforderungen (z. B. wie viel und welche Nahrung Kaninchen oder Hühner brauchen; planen, wann und wie man etwas pflanzen oder bauen wird).

> **Wichtig**
>
> Die vielen Materialien, Geräusche und Gerüche eines Bauernhofs stellen Herausforderungen für Kinder mit schlechter sensorischer Modulation dar.

Humor und Spaß sind wichtige Teile des Bauernhoflebens. Routinearbeiten bieten viele lustige Situationen (z. B. hat jedes Tier seine Eigenheiten), aber auch Frustrationen (z. B. beim Zusammentreiben der Hühner). Wenn sie von Erwachsenen gut begleitet werden, können solche Situationen wertvolle Erfahrungen sein, die zeigen, dass man eine Situation nicht zu ernst nehmen und über sich selbst auch mal lachen sollte.

Neben den Vorteilen für die Klienten und den Hof bietet diese Therapieform Gelegenheit, eine breitere Öffentlichkeit zu erreichen und die Vorteile einer integrativen Gemeinschaft aufzuzeigen. Auf diese Art ist die Therapie am Bauernhof von weit reichendem Nutzen.

Beispiel
Die 4-jährige **Sara** war äußerst schüchtern und vermied jede Interaktion mit Kindern und Erwachsenen außerhalb ihrer Familie. Eine zwei Jahre dauernde herkömmliche logopädische Behandlung hatte keine Änderungen im Spracherwerb oder in der Kommunikationsfähigkeit bewirkt. Sara besuchte das Tagescamp auf dem Bauernhof. Kinderfreundliche Arbeiten wurden in vorhersehbarer Abfolge in Aktivitäten eingebaut. Der Tag wurde mit Musik und Singen eingeleitet, und auf diese Art wurden den Kindern auch die Übergänge von einer Aktivität zur nächsten und das Therapieende erleichtert. Sara wurde jeden Tag engagierter und lebendiger. Am Ende des dreiwöchigen Lagers sang sie die Lieder mit und erzählte von ihren Erlebnissen. Auch nach Beendigung des Camps machte sie keine Rückschritte, sondern reagierte weiterhin auf das »wirkliche Leben«. Ihre Ergo- und Sprachtherapie finden jetzt in Form von Reiten und Therapie am Bauernhof statt.

14.9.7 Empfohlene oder geforderte Ausbildung

Weiterbildungen existieren zur Gartentherapie, z. B. über den amerikanischen Gartentherapie-Verband (»American Horticulture Therapy Association« AHTA) unter www.ahta.org

In Denver werden z. B. von der AHTA zertifizierte 4- bis 5-tägige Kurse angeboten.

Fazit

Arbeiten Klienten auf einem aktiven Bauernhof mit, sind sie Teil einer Gemeinschaft. Die Hofbewohner und -betreiber, ihre Freunde und die Kunden, die die Produkte des Hofes kaufen, bereichern das Milieu. Normalerweise umspannen sie ein größeres Altersspektrum und unterschiedliche physische, emotionale und intellektuelle Fähigkeiten. Der Bauernhof bietet für jeden die Gelegenheit, Aufgaben in einer natürlichen Umgebung zu erlernen, an ihnen zu wachsen und sich an Herausforderungen zu wagen, die in anderen Situationen bedrohlicher sind.

14.10 Zusammenfassung und Fazit

Fazit

- Die Therapieansätze, die in diesem Kapitel beschrieben wurden, stellen lediglich einen Auszug aus der breiten Palette an Angeboten dar, die Ergotherapeutinnen anbieten können.
- Alle vorgestellten Ansätze können alternativ oder ergänzend zur Sensorischen Integrationstherapie eingesetzt werden; einige stehen in engerem Zusammenhang mit der SI-Theorie als andere.
- Dieses Kapitel soll die Leser auf einige der gängigen Angebote aufmerksam machen und Informationen aus erster Hand liefern. Es bedeutet nicht, dass die Autorinnen alle vorgestellten Ansätze befürworten oder empfehlen. Vielmehr sind die Leser aufgefordert, sich bei Interesse weiterführende Informationen zu beschaffen (die Hinweise und Links aus dem Original wurden in der deutschen Übersetzung ergänzt) und sich selbst eine Meinung zu bestimmten Verfahren zu bilden.

14.11 Literatur

Literatur zum Wilbarger Verfahren

Ayres, A. J. (1972). Sensory integration and learning disorders. Los Angeles: Western Psychological Services

Ayres, A. J. (1979). Sensory integration and the child. Los Angeles: Western Psychological Services

Field, T. M. (1998). Massage therapy effects. American Psychologist, 53, 1270–128 1

LeDoux, J. (1996). The emotional brain: The mysterious underpinnings of emotional life. New York: Simon u. Schuster

Melzack, R. (1995). Folk medicine and the sensory modulation of pain. In P. D. Wall, u. Melzack, R. (Eds.), Textbook of Pain (3rd ed., pp. 897–905). New York: Churchill Livingstone

Oetter, P., Richter, E., u. Frick, S. (1995). MORE: Integrating the mouth with sensory and postural functions (2nd ed.). Hugo, MN: PDP Press

Ornstien, R., u. Sobel, D. (1987). The healing brain: Breakthrough discoveries about how the brain keeps us healthy. New York: Simon u. Schuster

Pert, C. B. (1997). Molecules of emotion. New York: Scribner

Pribram, C. (1991). Brain and perception: Holonomy and structure in figural processing. Hillsdale, NJ: Erlbaum

Wall, P. D., u. Melzack, R. (1995). Textbook of pain (3rd ed.). New York: Churchill Livingstone

Wilbarger, P. (1993). Sensory defensiveness. Videotape. Hugo, MN: PDP

Wilbarger, P., u. Wilbarger, J. (1991). Sensory defensiveness in children aged 2–12: An intervention guide for parents and other caregivers. Denver, CO: Avanti Educational Programs

Williams, M. S., u. Shellenberger, S. (1994). »How does your engine run? «: A leader's guide to the alert program for self-regulation. Albuquerque, NM: Therapy Works

Literatur zur »sensorischen Diät«

Ayres, A. J. (1972). Sensory integration and learning disorders. Los Angeles: Western Psychological Services

Ayres, A. J. (1979). Sensory integration and the child. Los Angeles: Western Psychological Services

Cermak, S. A., u. Daunhauer, L. A. (1997). Sensory processing in the post-institutionalized child. American Journal of Occupational Therapy, 51, 500–507

Field, T. (1995). Touch in early development. Hillsdale, Nk Lawrence Erlbaum

Field, T. M. (1998). Massage therapy effects. American Psychologist, 53, 1270–128 1

Goldberger, L. (1993). Sensory deprivation and over-load. In L. Goldberger u. S. Breznitz (Eds.), Handbook of stress: Theoretical and clinical aspects. New York: Free Press

Greenough, W. T., u. Black, J. E. (1992). Induction of brain structures by experience: Substrates for cognitive development. In M. R. Gunnar u. C A. Nelson (Eds.), Developmental behavioral neuroscience (Vol. 24, pp. 155200). Hillsdale, NJ: Lawrence Erlbaum

Greenough, W. T., Black, J. E., u. Wallace, C. S. (1987). Experience and the brain. Child Development, 58, 539–559

Kandel, E. R., Schwartz, J. H., u. Jessel, T. M. (Eds.). (1991). Principles of neural science (3rd ed.). Norwalk, CT: Appleton u. Lange

Morgan, W. P. (Ed.). (1997). Physical activity and mental heath. Series in health psychology and behavioral medicine. Washington, D.C.: Taylor u. Francis

Oetter, P., Richter, E., u. Frick, S. (1995). MORE: Integrating the mouth with sensory and postural ‚functions (2nd ed.). Hugo, NIN: PDP Press

Ornstien, R., u. Sobel, D. (1987). The healing brain: Breakthrough discoveries about how the brain keeps us healthy. New York: Simon u. Schuster

Rood, M. (1962). The use of sensory receptors to activate, facilitate and inhibit motor response, autononüc and somatic in developmental sequence. In C. Satterly (Ed.), Approaches to treatment of patients with neuromuscular dysfunction. Third International Congress, World Federation of Occupational Therapy. Dubuque, IA: William Brown Group

Schanberg, S. M., u. Field, T. M. (1988). Sensory deprivation stress and supplemental stimulation in the rat pup and preterm human neonate. Child Development, 58, 1431–1447

Sime, W. (1991). Tactile defensiveness: Treatment for developmentally disabled adults. Master's Thesis, Colorado State University, Fort Collins

Wilbarger, P. (1984). Planning a »sensory diet«: Application of sensory processing theory during the first year of life. Zero to Three, 5, 7–12

Wilbarger, P. (1995). The sensory diet: Activity programs based on sensory processing theory. Sensory Integration Special Interest Section Newsletter. Rockville, MD: American Occupational Therapy Association, 18(2), 1–4

Wilbarger, P., u. Wilbarger, J. (1991). Sensory defensiveness in children aged 2–12: An intervention guide for parents and other caretakers. Denver, CO: Avanti Educational Programs

Williams, M. S., u. Shellenberger, S. (1994). »How does your engine run? «: A leader's guide to the alert program for self-regulation. Albuquerque, NM: Therapy Works

Zuckerman, M. (1994). Behavioral expression and biosocial basis of sensation seeking. Cambridge, UK: Cambridge University

Literatur zum Alert Programm

Stevens Dominguez, M., Oetter, P., u. Westby, C. (1996). Through shared windows: A training model for the application of the performance competence model. Albuquerque, NM: University of New Mexico

Wilbarger, P., u. Wilbarger, J. L. (199 1). Sensory defensiveness in children aged 2–12: An intervention guide for parents and other caretakers. Denver: Avanti Educational Programs

Williams, M. S., u. Shellenberger, S. (1994). »How does your engine run? «: A leader's guide to the alert program for self-regulation. Albuquerque, NM: Therapy Works

Weiterführende Literatur zum Alert Programm

Ayres, A. J. (1979). SI and the child. Los Angeles: Western Psychological Services

Trott, M. C., Laurel, M. K., u. Windeck, S. L. (1993). Sense Abilities: Understanding SI. Tucson, AZ: Therapy Skill Builders.

Literatur zur Aquatherapie

Association of Swimming Therapy. (1992). Swimming for people with disabilities (2nd ed.). London: A. u. C. Black

Campion, M. R. (1985). Hydrotherapy in paediatrics. London: Wm. Heinemann Medical Books

Campion, M. R. (199 1). Activity in water: A learning experience. Interlink, 3, 12

Weiterführende Literatur zur Aquatherapie

Gjesing, G. (1997, autumn). Water activities: Purposeful therapy for children with special educational needs. Newsletter of the National Association of Paediatric Occupational Therapists. London: Oxford Information

Gjesing, G. (1998, spring). Water-activities as an OT intervention for children (and adults) with physical and/or mental disabilities. Newsletter of the Aquatic Therapy Network for Occupational Therapists. Available from A.T. N., 2424 Hirst Terrace, Havertown, PA 19083–1417

Lepore, M., William, G. G., u. Stevens, S. F. (1998). Adapted aquatics programming: A professional guide, Champaign, IL: Human Kinetics

Literatur zum therapeutischen Reiten

Dertoli, D. (1988). Effect of therapeutic horseback riding on posture in children with cerebral palsy. Physical Therapy, 68, 13–22.

Riede, D. (1988). Physiotherapy on the horse, Renton, WA: Delta Society.

Volunteer manual (1999). Galveston: Hope Therapy at Moody Gardens

Literatur zur okulomotorischen Kontrolle

Bates, W. H. (1986). The Bates method for better eyesight without glasses. New York: Holt

Dennison, P. E., u. Dennison, d. E. (1994). Brain gym (Revised; Teachers Edition). Ventura, CA: Edu-Kinesthetics

Moore, J. C. (1994). The Functional Components of the Nervous System: Part I. Sensory Integration Quarterly, 22, 1–7

Scheiman, M. (1997). Understanding and managing vision deficits. Thorofare, Nk Slack

Sunbeck, D. (1991). Infinity walk: Preparing your mind to learn. Rochester, NY: Infinity

Literatur zum therapeutischen Horchtraining

Ayres, A. J. (1972). Sensory integration and learning disorders. Los Angeles: Westem Psychological Services

Berard, G. (1991). The sound of a miracle. Roxbury, CT: Georgiana Institute, Inc

Berard, G. (1993). Hearing equals behavior. New Canaan, CT: Keats

Frick, S. M., u. Lawton-Shirley, N. (December 1994). Auditory integrative training from a sensory integrative perspective. Sensory Integration Special Interest Section Newsletter. Rockville, MD: American Occupational Therapy Association, 17, 1–3

Kaliher, M. (1998). Therapeutic listening in an academic setting. Master's thesis, Saint Mary's University, Winona, Minnesota

Morgan Brown, M. (January, 1999). Auditory integration training and autism: two case studies. British Journal of Occupational Therapy, 62, 13–16

Steinbach, I. (1997). SAMONAS sound therapy. Kellinghusen, Germany: Techau Verlag

Tomatis, A. (1993). The ear and language. Norval, Ontario: Moulin

Weiterführende Literatur zum therapeutischen Horchtraining

Kandel, E., Jessel, T., u. Schwartz, J. (1991). Principles of neural science. Norwalk, CT: Appleton u. Lange

Madaule, P. (1993). When listening comes alive: A guide to effective learning and communication. Norval, Ontario: Moulin

Literatur zur Kraniosakraltherapie (CST) und zur Myofaszialen Relaxation (MFR)

Barnes, J. F. (1999). Myofascial release. In W. I. Hammer (Ed.), Functional soft tissue examination and treatment by manual methods (2nd ed.). Gaithersburg, MD: Aspen

Barnes, J. F. (1990). Myofascial release: The search for excellence, Paoli, PA: MFR Seminars

Boehme, R. (1991). Myofascial release and its application to neuro-developmental treatment. Milwaukee: Boehme Workshops

Lawton-Shirley, N. (June 1986). Overarousal problems: A case report. Sensory Integration Special Interest Section Newsletter. Rockville, MD: American Occupational Therapy Association, pp. 2, 3, 7

Lawton-Shirley, N. (September 1991). Craniosacral/myofascial techniques combined with sensory integration for autistic children. Sensory Integration Special Interest Section Newsletter. Rockville, MD: American Occupational Therapy Association, pp. 5–6

Lawton-Shirley, N., u. Wanzek, D. (December 3, 1986). With an eclectic approach: Another piece to the puzzle. Physical Therapy Forum, pp. 1–3

Manheim, C. J., u. Levitt, D. K. (1989). CranioSacral therapy and somato-emotional release: The self-healing body. Thorofare, NJ: Slack

Upledger, J. (1983). Craniosacral therapy. Seattle: Eastland

Upledger, J., u. Vredevoogd, J. (1983). Craniosacral therapy. Chicago: Eastland

Literatur zur Therapie am Bauernhof

Chambers, N. K., Johansson, S., u. Walcavage, D. M. (1996). Classroom? Playground? Garden? Or clinic? Journal of Therapeutic Horticulture, 8, 83–87

Mattison, R. H. (1992). Prescribing health benefits through horticultural activities. In D. Relf (Ed.), The role of horticulture in human well-being and social development. Portland, OR: Timber

Moore, R. C. (1996). Compact nature: The role of playing and learning gardens on children's lives. Journal of Therapeutic Horticulture, 8, 75–82

15 Kombination der Sensorischen Integrationstherapie mit anderen Ansätzen

Marie E. Anzalone, Elizabeth A. Murray

15.1 Andere Behandlungsansätze – 403
15.1.1 Entwicklungsorientierter Behandlungsansatz – 404
15.1.2 Sensomotorische Ansätze – 406
15.1.3 Verhaltenstherapeutischer Behandlungszugang – 410
15.1.4 »Coping« als Behandlungszugang – 413

15.2 Ein umfassender Interventionsplan: die Kombination von Therapieansätzen – 415

15.3 Fallbeispiele – 415
15.3.1 Kombination von SI mit sensomotorischer Förderung und Coping bei einem Kind mit Lernbehinderung: Fallbeispiel »Julia« – 415
15.3.2 Kombination von SI und Boath-Konzept für Kinder mit Zerebralparese: Fallbeispiel »Robert und David« – 418
15.3.3 Kombination der SI mit einem entwicklungsorientierten Ansatz bei einem Risikokind: Fallbeispiel »Carlos« – 419
15.3.4 Kombination von Sensorischer Integrationstherapie und Verhaltenstherapie bei einem geistig behinderten Kind: Fallbeispiel »Adam« – 422
15.3.5 Kombination von Sensorischer Integrationstherapie mit sensorischer Stimulation und Verhaltenstherapie bei einem autistischen Kind: Fallbeispiel »Andi« – 424

15.4 Zusammenfassung und Fazit – 426

15.5 Literatur – 427

» **Eklektisch:** Auswählend, welche Doktrin, Methode oder welcher Stil am besten geeignet ist. « (Merriam-Webster Dictionary 1989)

> In diesem Kapitel werden mehrere in der Ergotherapie gebräuchliche Therapiekonzepte dargestellt und ihre Verträglichkeit mit Ayres' Sensorischer Integration erörtert. Anhand von Fallstudien wird aufgezeigt, wie die SI mit diesen Ansätzen für Kinder mit verschiedensten Störungen kombiniert werden können.

Ayres' Sensorische Integration ist eines von vielen Praxismodellen, auf die Ergotherapeutinnen in der Arbeit mit Kindern für die Therapieplanung und -durchführung zurückgreifen. Dieses Modell ist speziell dazu geeignet zu erklären, wie Kinder:
— ihre Reaktionen auf die Umwelt modulieren,
— neue Fähigkeiten erwerben,
— an neuartige Situationen herangehen und sich mit ihnen auseinandersetzen.

Das sensorisch-integrative Vorgehen setzt dabei an den zugrunde liegenden neurophysiologischen Prozessen an und nicht am Funktionstraining für neue Fertigkeiten. Eine verbesserte Verarbeitung sensorischer Informationen führt allerdings nicht immer automatisch zu besseren Leistungen im Alltag. Das Ziel der Ergotherapie ist es aber, die Handlungsfähigkeit des Klienten zu verbessern, damit er die im Alltag erforderlichen Beschäftigungen ausführen und sich voll am sozialen Leben beteiligen kann. Da mit der SI allein oft nicht alle Therapieziele eines individuellen Kindes angesprochen würden, ist in vielen Fällen eine Kombination der SI mit anderen Ansätzen sinnvoll. In diesem Kapitel werden einige davon vorgestellt.

Verschiedene Therapieansätze zu kombinieren erfordert von der Therapeutin ein **komplexes klinisches Reasoning**. Ziel dieser Überlegungen ist ein klareres Bild von den Stärken und Bedürfnissen des Kindes in Bezug auf seine Handlungsrollen und die Aktivitäten und Aufgaben, die sie mit sich bringen. Die Therapeutin muss die Postulate, die Annahmen und die Behandlungstechniken der Ansätze verstehen und so kombinieren, dass dabei die Grundprinzipien der einzelnen Konzepte nicht verletzt werden. Eine Voraussetzung dafür ist die Überprüfung der Kompatibilität (Verträglichkeit) verschiedener Konzepte mit der Sensorischen Integration. Eine gute Kombination von Therapiemethoden entsteht dann, wenn die Ansätze wohlüberlegt auf die wichtigsten Therapieziele abgestimmt werden.

Beispiel

Jill, ein 8-jährigen Mädchen mit Lernbehinderung und sensorisch-integrativer Funktionsstörung, soll den kombinierten Ansatz veranschaulichen. Die Therapeutin setzte mehrere Ziele für eine verbesserte sensorische Integration für die direkte Behandlung fest. Dazu zählten die Verbesserung von
— taktiler und vestibulärer Modulation
— posturalen und okulären Reaktionen
— Körperschema und Bewegungsplanung

Jills Mutter war hoch motiviert, die sensorisch-integrativen Fähigkeiten ihrer Tochter zu verbessern. Allerdings bereitete ihr auch der Umstand Sorgen, dass Jill von vielen sozialen Aktivitäten mit Gleichaltrigen ausgeschlossen war, weil sie noch nicht Fahrrad fahren konnte. Auch Jills Selbstbewusstsein litt darunter. Es war Jill ein großes Anliegen, Fahrrad fahren zu lernen, allerdings hatte auch große Angst sie davor.

Die Therapeutin wählte ein Herangehen an dieses klinische Problem, bei dem sie Entwicklungstheorien und Bewältigungsstrategien mit der SI abstimmte. Sie hielt zwar die sensorisch-integrative Funktionsstörung für den Grund, warum Jill nicht Fahrrad fahren konnte, andererseits sah sie aber im Fahrrad fahren eine wertvolle »Splitterfertigkeit«. Aus ihrer Erfahrung wusste sie, dass sich mit der Verbesserung der sensorisch-integrativen Leistungen auch die motorische Koordination verbessern würde, und dass dies aber lange dauern könnte. Sie sah keinen Konflikt zwischen der SI und dem Training bestimmter Fertigkeiten. Diese Ansätze sind kompatibel.

Wie nützlich eine Therapeutin ein Therapiekonzept findet, hängt wesentlich davon ab, wie weit es auf ihr Klientel anwendbar ist. Die Sensorische Integration kann nicht auf jeden Klienten angewandt werden; sie hat Grenzen, die nicht überschritten werden sollten.

Beispiel

— Kinder mit Down-Syndrom zeigen oft zahlreiche Symptome, die durch Defizite in der vestibulärpropriozeptiven Verarbeitung und schwache Praxie erklärt werden könnten. Allerdings sind diese Symptome bei Down-Kindern ein Ergebnis tatsächlicher Abnormitäten der Gehirnstruktur und der geistigen Behinderung und kein Problem der sensorischen Verarbeitung.
— Ebenso könnten die Balanceschwierigkeiten und der niedrige Muskeltonus bei Kindern mit Muskeldystrophie als vestibuläre Verarbeitungsstörung interpretiert werden, was in diesem Falle aber nicht stimmt, da es sich um ein Problem der Muskeln selbst handelt.

- Kinder mit kognitiven Einschränkungen schneiden im SIPT oft schlecht ab. Die Defizite in der Ideation und Bewegungsplanung sind aber auf die reduzierten kognitiven Fähigkeiten zurückzuführen und nicht auf eine sensorisch-integrative Funktionsstörung.

> **Cave**
>
> Sensorisch-integrative Funktionsstörung ist nicht die einzige Erklärung für Symptome wie schlechte Balance, niedriger Muskeltonus, schwache Bewegungsplanung und unterdurchschnittliche SIPT-Ergebnisse!

Soziale, Umwelt- und Erfahrungsfaktoren können zu Problemen führen, die sich ähnlich wie sensorisch-integrative Defizite äußern. So können misshandelte oder missbrauchte Kinder Verhaltensweisen zeigen, die taktiler Defensivität ähnlich sind. In diesem Fall ist die Vermeidung von Berührung jedoch kein Ergebnis einer aversiven Reaktion auf eine nicht bedrohliche Berührung wie im Falle einer sensorischen Modulationsstörung. Vielmehr ist es eine erlernte Reaktion auf äußerst bedrohliche Berührungen. In der Arbeit mit solchen Klienten müssen die sozialen und emotionalen Faktoren berücksichtigt werden, die zu diesem Verhalten führen, und die Behandlung darf nicht auf die sensorischen Symptome beschränkt bleiben. Die sensorisch-integrative Perspektive zeigt **einen** Aspekt auf, wie das Verhalten dieser Kinder zu verstehen ist und wo mit der Arbeit angesetzt werden kann, aber dies ist nur **ein** Teil eines komplexen Behandlungsplanes.

Obwohl die Prinzipien der Sensorischen Integration auch auf Kinder mit Behinderungen anwendbar sind, sind dafür spezielle Überlegungen und ein Verständnis für die Grenzen der Behandlung nötig.

Beispiel
Kinder mit kognitiven Einschränkungen zeigen häufig taktile Abwehr. Hier könnte die SI-Therapie eingesetzt werden, um die Defensivität zu vermindern, während Lernstrategien oder ein Entwicklungsansatz verwendet werden, um andere Ziele anzusprechen.

Ein Kind mit niedrigem Muskeltonus und Problemen in der Balance kann von den vielfältigen Bewegungsaktivitäten auf SI-Geräten profitieren, die das Gleichgewicht herausfordern und eine stabile Haltung erfordern. Außerdem regen vestibuläre Aktivitäten aufgrund der synaptischen Verbindungen des Vestibularsystems mit der Extensorenmuskulatur (besonders im Nacken und Rumpf; s. ▶ Kap. 2) diese Muskeln an (Blanche 1998; Kimball 1999). Sensorisch-integrative Aktivitäten haben noch den besonderen Vorteil, dass sie lustig sind und die innere Motivation des Kindes nützen. Diese Eigenschaften führen zu jener Art von Wiederholungen, Variabilität in der Durchführung und unabhängigem Problemlösen, wie sie für das motorische Lernen erforderlich sind (Gentile 2000). Man darf aber nicht erwarten, dass die Sensorische Integrationstherapie zugrunde liegende Gehirnschäden oder muskuloskelettale Abnormitäten verbessert.

Oft passen die Schwierigkeiten und Bedürfnisse eines Kindes nicht exakt zu einem therapeutischen Ansatz. Manchmal ist unklar, ob das Verhalten eines Kindes das Ergebnis einer sensorisch-integrativen Funktionsstörung, anderer Faktoren oder von beiden ist.

Beispiel
Erwin ist ein 6-jähriger Junge, der im Alter von 3 Jahren eine leichte Kopfverletzung erlitt. Eine aktuelle Testung ergab, dass seine Leistungen in Praxie und taktiler Diskrimination unterdurchschnittlich waren. Zwar könnten diese Befunde als sensorisch-integrativ basierte Dyspraxie interpretiert werden, in Erwins Fall könnte aber auch die Kopfverletzung zumindest zum Teil für die Defizite verantwortlich sein. In dieser Situation könnte die SI-Therapie für eine Probezeit verwendet und ihre Auswirkungen auf Erwins Bewegungsplanung genau beobachtet werden.

15.1 Andere Behandlungsansätze

Die vorgestellten Therapiekonzepte können grob vier Kategorien zugeordnet werden (◘ Übersicht 15.1):

> **◘ Übersicht 15.1. Vier Gruppen von Therapiekonzepten**
> - Entwicklungsorientiert
> - Sensomotorisch
> - Verhaltens- oder lernorientiert
> - Coping

Da die meisten direkten Behandlungsansätze für Kinder, so auch die Sensorische Integrationstherapie, auf den Prinzipien der Normalentwicklung basieren, werden die **entwicklungsorientierten Ansätze** zuerst besprochen.

Sensomotorische Ansätze werden oft mit Sensorischer Integration verwechselt; im Folgenden werden

drei verschiedene Arten sensomotorischer Behandlung vorgestellt:
- sensomotorische (Gruppen-) Programme,
- das Bobath-Konzept und
- sensorische Stimulation.

Verhaltenstherapeutisches Vorgehen ist mit der SI nur begrenzt kompatibel. In diesem Kapitel wird beschrieben, wie welche Techniken der Verhaltenstherapie bzw. Lernpsychologie in der Ergotherapie genützt werden können, um das Verhalten von Klienten zu beeinflussen und um bestimmte Fertigkeiten zu lehren.

Zuletzt wird die **Coping-Theorie** vorgestellt, mit der die emotionalen und adaptiven Strategien eines Kindes beeinflusst werden können, damit es seine Lebenserfahrungen mit einer SI-Störung bewältigen kann. An dieser Stelle kann nur ein Einblick in diese Ansätze gegeben werden. Bei näherem Interesse sei auf die Literaturangaben am Ende des Kapitels verwiesen.

15.1.1 Entwicklungsorientierter Behandlungsansatz

Ein entwicklungsorientierter Behandlungszugang ist die Basis vieler Therapieformen. Im Gegensatz zur Sensorischen Integrationstherapie geht dieser Ansatz nicht auf eine Einzelperson als Urheberin zurück. Vielmehr gibt es viele Prinzipien typischer und atypischer Entwicklung, die die Grundlage einer entwicklungsgemäßen Behandlung darstellen. Es können gar nicht alle Theorien überprüft werden, die zum Verständnis der menschlichen Entwicklung beitragen. Allerdings haben die meisten Entwicklungstheorien bestimmte Grundannahmen gemeinsam (z. B. Blanche 1998, Fox et al. 1994, Vygotsky 1978).

Entwicklung kann als Ansammlung von Prozessen (z. B. motorische, kognitive, sensorische und psychosoziale) verstanden werden, die zur Reifung in verschiedenen Funktionsbereichen und in der Beschäftigungsperformanz (z. B. Lernen, Spiel, Selbstständigkeit) beitragen. Beim entwicklungsorientierten Vorgehen sieht die Therapeutin das Kind unter dem Aspekt, inwieweit seine Fähigkeiten dem chronologischen oder Entwicklungsalter entsprechen.

Beispiel
Wir würden nicht erwarten, dass wir ein 2-jähriges Kind in dieselbe verbale Auseinandersetzung verwickeln können wie ein 5-jähriges Kind.
Wir erwarten von einem halbjährigen Kind andere motorische Kompetenzen als von einem Einjährigen. Ebenso äußert sich die Entwicklung von Kindern in Veränderungen des Spielverhaltens und der Selbstständigkeit.

Entwicklung in verschiedenen Bereichen folgt einem relativ voraussagbaren (aber variablen) Muster mit bestimmten »Meilensteinen«, die Fortschritte festlegen (z. B. bzgl. Stehen, Gehen, Auslangen, Greifen). Oft werden Meilensteine der Entwicklung herangezogen, um die Fortschritte eines Kindes einschätzen zu können und die Leistungen eines Kindes in bestimmten Bereichen (z. B. Feinmotorik oder Kognition) mit Gleichaltrigen zu vergleichen. Die Entwicklung in verschiedenen Bereichen und das Beschäftigungsverhalten ergänzen einander (sind komplementär) und sind voneinander abhängig. Normal entwickelte Kinder erwerben eine gewisse Kompetenz in verschiedenen Bereichen, bevor sie eine bestimmte Beschäftigung ausführen können. Umgekehrt werden durch die Ausübung der Beschäftigung bestimmte Fertigkeiten trainiert.

Beispiel
Ein Kind muss ein gewisses Niveau an motorischen und visuomotorischen Fertigkeiten erreicht haben, bevor es selbstständig essen kann.
Durch das selbstständige Essen oder durch Spiele, bei denen das Kind hantieren muss, trainiert es seine feinmotorische Geschicklichkeit und kognitive Fertigkeiten.

> **Wichtig**
>
> Ayres' Theorie der Sensorischen Integration ist zum Teil eine Entwicklungstheorie. Beim »reinen« sensorisch-integrativen Vorgehen wird nicht explizit am Erwerb von bestimmten Fertigkeiten gearbeitet. Das Ziel ist vielmehr, die grundlegende Kapazität zur Interaktion mit der Umwelt zu verbessern. Trotzdem muss die Therapeutin die Entwicklungskapazität eines Kindes verstehen, um ihm passende therapeutische Aktivitäten und Interaktionen anzubieten.

Die Theorie der Sensorischen Integration hilft uns, bestimmte Aspekte des Fertigkeitserwerbs zu verstehen.
Praxie beinhaltet:
- die Konzeptualisierung (Ideation),
- die Planung und
- die Ausführung

von ungewohnten, zielgerichteten Aktionen (Ayres 1985).

15.1 Andere Behandlungsansätze

Als solche steht die Praxie in einem Wechselspiel mit der sich laufend ändernden Kompetenz von Kindern.

Beispiel
Eine Aktivität, die für das einjährige Kind Anforderungen an die Praxie stellt, ist beim Eineinhalbjährigen schon eingeübt und relativ automatisiert.

Praxie befähigt Kinder, motorische Fertigkeiten altersgemäß zu erwerben; diese werden zur Basis für altersentsprechende Beschäftigungen (Schaaf u. Anzalone 2001).

Beispiel
Der 2-jährige **Daniel** liebte es, die Rampe hinauf- und herunterzuwandern und auf den unebenen Böden der Klinik hinzufallen. Sein Lachen und die ständige Wiederholung zeigten, dass er die posturale Herausforderung in Verbindung mit den taktilen, vestibulären und propriozeptiven Empfindungen vom Fallen und Aufstehen genoss. Für Daniel war dies eine altersgemäße sensomotorische Aktivität, und er nützte viele Gelegenheiten, die Umgebung zu erkunden und sensorisch zu erfahren.
Das Verhalten seiner 8-jährigen Schwester **Ariana** war sehr ähnlich. Allerdings war Arianas Verhalten keineswegs typisch für ihr Alter, sondern Ausdruck ihrer schwachen Balance und ihrer eingeschränkten Fähigkeit zu begreifen, was man mit Objekten in der Umgebung anfangen kann. Zweifellos hatten Arianas Schwierigkeiten Auswirkungen auf viele Bereiche ihrer Entwicklung.

Die wechselseitige Beeinflussung von Entwicklungsprozessen zu verstehen ist für die Befundung und Behandlung essenziell. Obwohl von einer vorhersagbaren Entwicklungsabfolge ausgegangen wird, gibt es immer inter- und intraindividuelle Variationen und Unterschiede (z. B. kann es sein, dass ein Kind in grobmotorischen Leistungen überdurchschnittlich, in seinen kognitiven oder sprachlichen Fähigkeiten aber nur durchschnittlich entwickelt ist).

Da es sich bei der Entwicklung um einen Prozess handelt, interessiert uns nicht nur, welche Fertigkeiten ein Kind besitzt, sondern auch, wie es diese Fertigkeiten erworben hat. Vygotsky (1978) führte das Konzept der »**Zone der proximalen Entwicklung**« ein, um den Prozess zu beschreiben, wie sich Fertigkeiten entwickeln. Um die Leistung von Kindern zu verstehen, muss man sowohl das beachten, was sie unabhängig schaffen, als auch das, was sie mit Unterstützung schaffen. Jene Dinge, die ein Kind mit Hilfe kann, liegen in der Zone der proximalen Entwicklung; es sind auftauchende Fertigkeiten.

Beispiel
Weder **Anna** noch **Diana** sind in der Lage, ihre Schuhe selbstständig zu binden. Anna kann allerdings mit minimaler verbaler Anleitung ihrer Mutter eine Masche binden. Also ist das Schnüren der Schuhe eine auftauchende Fertigkeit für Anna; es liegt in ihrer Zone der proximalen Entwicklung. Diana hingegen versteht überhaupt nicht, wie man eine Schleife bindet, ganz gleich, welche Hilfe ihr die Mutter bietet. Diana ist noch nicht »bereit«, ihre Schuhe zu binden.

> **Hinweis**
> Mithilfe der Zone der proximalen Entwicklung können Aufgaben bestimmt werden, für die ein Kind bereit ist. Behandlungsziele, die der Entwicklung entsprechen, sollten in der Zone der proximalen Entwicklung liegen.

Für viele Entwicklungstheoretiker verläuft die Veränderung in aufeinander folgenden **Stufen**. Eine Stufe ist eine Entwicklungsperiode, die sich durch eindeutige Merkmale von anderen Entwicklungsperioden unterscheidet. Grob gesagt glauben Stufentheoretiker, dass Kinder eine Stufe durchlaufen und alle ihre Verhaltensweisen erlernen müssen, bevor sie sich erfolgreich zur nächsten Stufe bewegen können. Zum Beispiel müssen Säuglinge entsprechend Piagets (1952) Theorie sämtliche Verhaltensweisen der sensomotorischen Periode beherrschen, bevor sie sie mit der präoperationalen Stufe beginnen können. Obwohl heutige Forscher (z. B. Adolph 1997) eine flexiblere Sichtweise vertreten, sind Entwicklungsstufen ein Mittel, um die Entwicklung zu katalogisieren und über die Abfolge der Entwicklungsschritte nachzudenken, die Kinder wahrscheinlich durchlaufen.

> **Wichtig**
> Die meisten heutigen Theoretiker betrachten Entwicklung als ein Wechselwirkung zwischen der biologischen bzw. genetischen Ausstattung (d. h. natürlichen Anlage) und den besonderen menschlichen und nicht menschlichen Umwelterfahrungen (z. B. Erziehung), denen das Kind ausgesetzt iat (Plomin et al. 1988; Sameroff u. Chandler 1975). Vererbung und Umwelt ergänzen einander. Darüber hinaus verändern sich Mensch und Umwelt gegenseitig.

Das Ziel der Behandlung ist es, die Entwicklung zu beeinflussen, indem die Kinder wiederholt zur Auseinandersetzung mit der Umwelt angeregt werden in Situationen, die so gestaltet sind, dass sie Veränderungen fazilitieren. Im Verlauf der Interaktion verändert sich auch die Umgebung und liefert neue Herausforderungen für das Kind.

> **Wichtig**
>
> Dieser Entwicklungsgrundsatz steht im Zentrum der SI-Theorie. Durch intensive sensorische Erfahrungen in einer anregenden Umgebung fördern wir die Entwicklung (Ayres 1972; Jacobs et al. in Druck).

Wechselseitigkeit ist auch ein Merkmal der Beziehungen zwischen dem Kind und seiner sozialen Umgebung (Sameroff u. Fiese 1990). Ähnlich der Wechselwirkung zwischen Biologie und Erfahrung, wird ein gegenseitiger Einfluss der Partner eines sozialen Austauschs angenommen: ebenso wie das Verhalten der Eltern die Kinder beeinflusst, beeinflusst auch das Verhalten der Kinder die Eltern. Diese Vorstellung ist wesentlich für die entwicklungsorientierte Behandlung: geht man davon aus, dass die Entwicklung im Kontext von Beziehungen auftritt, ist es entscheidend, dass die Eltern in die Formulierung der Therapieziele und in die Durchführung der Behandlung einbezogen werden.

Beispiel

Wenn Frank von der Arbeit heimkam, nahm er den kleinen **Jan** aus seinem Laufstall und ließ ihn auf seinem Knie hopsen. Jan lächelte und kicherte. Franks Verhalten hatte offensichtlich eine Wirkung auf seinen Sohn. Aber auch Jan beeinflusste seinen Vater, wie sich an seinem freudigen Gesichtsausdruck und der Fortsetzung der Aktivität zeigt. Frank wird dieses Spiel sicherlich wieder probieren, wenn er Jan zum Lachen bringen will. Hätte sich Jan steif gemacht und zu weinen begonnen, so hätte das andere Auswirkungen gehabt. In einem Austausch haben beide Partner das Potential, das Verhalten des Anderen zu verändern; es ist nicht nur der Erwachsene, der das Kind beeinflusst.

15.1.2 Sensomotorische Ansätze

Die Bezeichnung »sensomotorisch« wird üblicherweise für Ansätze verwendet, die sensorischen Input mit motorischer Leistung verbinden. Bei manchen sensomotorischen Ansätzen spielen sensorische Reize zwar eine Rolle, jedoch in einem engen, kontrollierten Verständnis.

Beispiel

Zum Beispiel beschrieb Rood, wie ein spezifischer, passiv verabreichter sensorischer Reiz (z. B. Vibration) eine motorische Reaktion (d. h. Kontraktion eines Muskels) hervorruft (Horak 1991).

Auf eine mehr generische Weise verwendet steht der Begriff »sensomotorisch« für eine Gruppe von Behandlungskonzepten einschließlich der Sensorischen Integration, die die Rolle des aktiven, auf Erfahrung basierenden Lernens hervorheben, wie es erstmals von Piaget (1952) beschrieben wurde.

Zeitgenössische Theoretiker schlagen in ihren Publikationen zur Perzeption (Adolph 1997, Gibson 1988) und Bewegungskontrolle (Gentile in Druck, Thelen 1995) ein Aktionssystem vor, das eine Einheit von sensorischem Input und motorischem Output repräsentiert, das dazu dient, auf relevante Umweltfaktoren (Ziele) zu reagieren.

> **Wichtig**
>
> Die Einheit von Sensorik und Motorik wird im Verhalten sichtbar. Sie ist Ausdruck der neuronalen Prozesse, die jeder Aktion zugrunde liegen (Latash u. Turvey 1996). Obwohl dieses Modell erst in der Theorie der motorischen Kontrolle explizit beschrieben wurde, war es seit jeher ein impliziter Bestandteil der SI-Theorie.

Die meisten sensomotorischen Behandlungsansätze basieren auf Piagets Annahme, dass Kinder durch sensomotorische Exploration über ihren Körper und ihre Umgebung lernen.[1] Piaget beschrieb eine **sensomotorische Periode** in der Entwicklung, die die ersten 2 Lebensjahre umfasst. Während dieser Zeit entwickelt das Kind zunehmend Kontrolle über seinen Bewegungsapparat und seine Umwelt.

Kleinkinder lernen durch ihre Interaktionen mit Objekten und Bezugspersonen. Ein Einjähriges experimentiert damit, ein Spielzeug fallen zu lassen, um zu sehen, wie weit es rollt, wie es klingt, und wie die Mutter reagiert, wenn es das Spielzeug immer und immer wieder fallen lässt. Wiederholung und leichte Variationen der Aktion sind wichtige Aspekte dieser »Experimente«.

---

[1] Eine ausgezeichnete Diskussion von Piagets Theorie und ihre Beziehung zu empirischen Studien und anderen Theorien zur Intelligenzentwicklung findet sich bei Miller (1993).

Über ihren Körper lernen Kinder durch sensorische Rückmeldungen von aktiver Bewegung. Sie erweitern ihr Repertoire an zunehmend komplexeren Aktivitäten, anhand derer sie Zusammenhänge (Kausalität), Raum und Objekte erfahren und begreifen. Diese enge Verbindung zwischen sensorischem Input, der durch aktive Beschäftigung mit der Umwelt und der Entwicklung von Fertigkeiten und Wissen ist die Grundlage aller sensomotorischen Ansätze. Kinder lernen durch Handeln.

Die Sensorische Integration ist ein sensomotorischer Ansatz; aber umgekehrt sind nicht alle sensomotorischen Ansätze Sensorische Integration. Ergo- und Physiotherapeutinnen, aber auch Turnlehrer verwenden in der Arbeit mit Kindern im Schulalter häufig sensomotorische Ansätze; sie sind auch die Grundlage vieler Förderprogramme für Kleinkinder.

Die **sensomotorische Förderung** unterscheidet sich in vielerlei Hinsicht von der **Sensorischen Integrationstherapie** (Übersicht 15.2).

> **Übersicht 15.2. Unterschiede zwischen sensomotorischer Förderung und SI-Therapie**
> 1. Einer der grundlegendsten Unterschiede ist die Tatsache, dass die SI-Behandlung individualisiert und kindgesteuert ist, wogegen die meisten anderen sensomotorischen Ansätze von der Therapeutin nach einem bestimmten **Programm** angeleitet werden (Furano et al. 1979).
> 2. Sensomotorische Förderung erfolgt oft in der **Gruppe**. Um den Bedürfnissen der ganzen Gruppe zu entsprechen, sind die Aktivitäten sehr strukturiert. Dadurch fehlen die Flexibilität und Spontaneität, die so typisch für die Sensorische Integrationstherapie sind, bei der der Fokus auf klientengesteuerten Aktivitäten liegt, die laufend an die individuellen Bedürfnisse adaptiert werden.
> 3. Zwar betonen alle sensomotorischen Ansätze den sensorischen Bestandteil von aktiver grobmotorischer Aktivität, dennoch ist die SI mit ihren typischen Geräten und dem dosierten multisensorischen Input einzigartig.

Beispiel
In der sensomotorischen Gruppe, die von einer Pädagogin geleitet wird, wie auch in der sensorisch-integrativen Ergotherapiestunde bestand eine Aktivität für Johannes darin, einen Hindernisparcours zu bewältigen. In beiden Situationen profitierte er von den vestibulären und propriozeptiven Reizen, die diese Aktivität bot, und erfuhr die räumlichen Eigenschaften der Umgebung. Allerdings gab es auch Unterschiede zwischen Johannes' Erfahrungen in den beiden Situationen:
In der sensomotorischen Gruppe war **Johannes** eins von 10 Kindern, die durch einen von der Lehrerin aufgebauten Hindernisparcours fuhren. Er erhielt keine speziell auf ihn abgestimmte Anleitung oder Unterstützung, konnte den Parcours aber durch Übung zunehmend schneller bewältigen. Im Gegensatz dazu musste sich Johannes in der Ergotherapie zunächst selbst eine Aktivität ausdenken. Nachdem er sich für einen Hindernisparcours entschieden hatte, musste er diesen auch selbst aufbauen. Beim Bauen wurde Johannes' Ideation gefordert und gefördert; beim Herrichten der verschiedenen Hindernisse erfuhr er verstärkte propriozeptive Reize; und was am bedeutendsten ist: er beschäftigte sich mit einer kreativen und intrinsisch motivierten Aktivität, mit der er auf ein selbst gestecktes Ziel hinarbeitete. Da Johannes' Streckung gegen die Schwerkraft schwach war, bereitete ihn die Therapeutin mit einem verstärkten vestibulär-propriozeptiven Reizangebot auf die Anforderungen vor, die beim Rollbrettfahren auf ihn zukommen würden.

In Programmen wie »Movement is Fun« (Young u. Kepplinger 1988) werden bestimmte Aktivitäten und Modifikationen für die Klasse beschrieben, anhand derer Therapeutinnen sensomotorische Förderung in den Schulalltag einbauen können. Auch Lehrerinnen können solche Programme helfen, sensomotorische Erfahrungen in die Förderung zu integrieren.

> **Cave**
> Es soll an dieser Stelle noch einmal betont werden, dass diese von Erwachsenen angeleiteten sensomotorischen Gruppenaktivitäten oft sehr nützlich sind, aber nicht mit Sensorischer Integrationstherapie gleichzusetzen sind.

Neurophysiologische Entwicklungstherapie (Bobath-Konzept)

Die neurophysiologische Entwicklungstherapie (NET, engl.: NDT) ist ein sensomotorischer Ansatz, der auf neurologischen Prinzipien wie auch auf der Normalentwicklung basiert. Der von der Physiotherapeutin Berta und dem Arzt Karel Bobath entwickelte Ansatz ist auf die Beurteilung und Behandlung von motorischen Fertigkeiten ausgerichtet. Er wird meist bei Kindern mit Gehirnschäden (z. B. Zerebralparesen oder zerebrovaskuläre Geschehen) eingesetzt (Bobath 1970; Bobath u. Bobath 1972; Finnie 1997; Schoen u.

Anderson 1999). Das zentrale Anliegen dieses Ansatzes ist die Verbesserung der Haltungs- und Bewegungsqualität durch die Erfahrung »normaler« physiologischer Bewegung. Zu den wesentlichen Bestandteilen der Bewegung gehören nach Bobath:
- das dynamische Zusammenspiel von Stabilität und Mobilität,
- die Erhaltung eines Haltungstonus, der ausreichend hoch ist, um Bewegung gegen die Schwerkraft zu ermöglichen, aber auch ausreichend tief, um geschmeidige und dosierte Bewegung zuzulassen,
- die Dissoziation von Körperteilen und Bewegung (ohne Auftreten synergistischer Muster)
- Bewegungsfreiheit in allen drei Ebenen (d. h. Flexion und Extension, Lateralflexion und extension und Rotation),
- eine angepasste Haltungskontrolle (d. h. Richt- und Gleichgewichtsreaktionen).

Ähnlich der Sensorischen Integration setzt sich auch das Bobath-Konzept mit sensorischen Aspekten der Bewegung auseinander. In der direkten Behandlung wird zur Bewegungskontrolle Druck auf bestimmte **Schlüsselpunkte** am Patienten ausgeübt. Diese Technik soll eine möglichst normale und effiziente Bewegung anbahnen. Ein wichtiger Grundsatz des Bobath-Konzeptes ist, dass physiologische Bewegung einerseits von normaler sensorischer Rückmeldung abhängt, andererseits diese wiederum produziert. Daraus entstehen neuronale Modelle, die zukünftige Bewegungen steuern (Bly 1996; Goodwin 1999).

Während der Behandlung versucht die Therapeutin, den abnormalen Muskeltonus und unphysiologische Bewegungsmuster zu hemmen und normale Bewegung zu fazilitieren. Als Ziel der Bobath-Therapie wird heute die allmähliche Abnahme der Bewegungskontrolle durch die Therapeutin bei gleichzeitiger Zunahme der aktiven, unabhängigen Bewegung des Kindes bei funktionellen Aktivitäten definiert.

Nähere Informationen zur Behandlung und Befundung aus der Perspektive neurophysiologischen Entwicklungstherapie finden sich z. B. bei Schoen u. Anderson (1999) und Blanche et al. (1995).

> **Cave**
>
> Während die Sensorische Integrationstherapie auf die Fähigkeit ausgerichtet ist, sensorische Informationen aufzunehmen und zu integrieren und Bewegungen zu **planen**, konzentriert sich das Bobath-Konzept auf die Fähigkeit, Bewegungen **auszuführen**.

Dadurch unterscheiden sich die beiden Ansätze im Fokus und im Grad der Therapeutenkontrolle.

Trotzdem ist das Bobath-Konzept auch für Kinder mit sensorischen Integrationsstörungen eine gute Methode, Defizite der posturalen Mechanismen und auffällige Bewegungen zu betrachten, wenngleich die Auffälligkeiten im Allgemeinen subtiler sind als bei Kindern mit Hirnschäden.

Beispiel

Erik war ein 8-jähriger Junge mit sensorisch-integrativer Funktionsstörung, der schwache posturale Reaktionen und einen niedrigen Muskeltonus zeigte. Er neigte dazu, sich ohne Rumpfrotation und diagonale Gewichtsverlagerung zu bewegen; Rumpf und Becken waren steif. Als Folge vermied er Aktivitäten, die dynamische posturale Ausrichtung erforderten. Das Bobath-Konzept half seiner Therapeutin, seine Schwierigkeiten in der Haltungskontrolle zu beschreiben und zu verstehen.

Eriks Behandlung wurde auch von den Bobath-Kenntnissen seiner Therapeutin beeinflusst. Allerdings setzte sie nicht auf das direkte Fazilitieren von Gewichtsverlagerung und Rotation durch Druck auf Schlüsselpunkte (was Erik in seiner Unabhängigkeit eingeschränkt hätte), sondern auf Aktivitäten, die flüssige posturale Anpassungsreaktionen erforderten. Zum Beispiel schlug sie vor »Kipplastwagen« zu spielen: Erik musste auf einen Berg durcheinander geworfener Kissen klettern, um zur Plattformschaukel, seinem »Auto« zu gelangen. Auf der Schaukel musste er sich bemühen, die Bankstellung beizubehalten, während die Therapeutin das Auto zur Seite kippte. Wenn er einen »Startknopf« drückte, wurde er in die Kissen geworfen. Um aus den Kissen heraus zu kommen, musste er Rumpfrotation, diagonale Gewichtsverlagerung und Flexion gegen die Schwerkraft einsetzen. Die Therapeutin variierte die Anforderungen der Aktivität, um die gewünschten Bewegungsmuster hervorzurufen. Hätte Erik nicht von selbst mit den erwünschten Bewegungen reagiert, so hätte die Therapeutin minimales Handling einsetzen können.

Bei der Beurteilung von Kindern mit Zerebralparese kann die SI ergänzende Informationen liefern.

Beispiel

Zum Beispiel hatte **Jonas**, ein 4-jähriger Junge mit einer leichten spastischen Diplegie, Schwierigkeiten, auf die Plattformschaukel zu kommen. Aus der Bobath-Perspektive betrachtet waren Jonas' Schwierigkeiten Auswirkungen seiner Spastizität auf die Qualität seiner Bewegung. Die Therapeutin sah sich auch an, wie gut Jonas das Gewicht von einem Bein auf das andere verlagern und während des Aufsteigens auf die Schaukel die Balance halten konnte. Da sie zugleich die sensorisch-integrative Perspektive im Kopf der hatte, bemerkte sie, welche Schwierigkeiten Jonas mit der Bewegungsplanung hatte, und dass er Zeichen von Schwerkraftunsicherheit zeigt, die seine grobmotorischen Aktivitäten einschränkten.

Die Kombination beider Sichtweisen erhöht die Genauigkeit der Beurteilung und verhilft zu einem umfassenderen Verständnis von Bewegungsproblemen.

Sensorische Stimulation

Sensorische Stimulation ist keine eigenständige Theorie, sondern eine Technik, die häufig mit Sensorischer Integration verwechselt wird. Aus eigener Erfahrung weiß die Autorin, dass im schulischen Setting unter »Sensorischer Integrationstherapie« z. B. täglich 10 Minuten passives Geschaukelt-Werden verstanden wird. Diese Stimulation erfolgt ohne Rücksicht auf den Erregungszustand des Kindes oder sein Bedürfnis nach diesem Reiz. Außerdem schließt dieses Vorgehen jede Eigenaktivität und Wahlmöglichkeit auf Seiten des Kindes aus.

Schaukeln kann für einige Kinder mit sensorischer Modulationsstörung als Teil einer sensorischen Diät (Wilbarger u. Wilbarger 1991, Williams u. Shellenberger 1996) sinnvoll sein, aber nur, wenn es an die Bedürfnisse des speziellen Kindes individuell adaptiert wird. Solange die sensorische Aktivität nicht bedeutungsvoll für das Kind ist und das Kind keine Möglichkeit zur aktiven Beteiligung (indem es z. B. selbst Schwung holt) bekommt, kann nicht von Sensorischer Integrationstherapie gesprochen werden.

> **Cave**
>
> Auch wenn Sensorische Integration und sensorische Stimulation keine Synonyme sind, kann nicht generell gesagt werden, dass sensorische Stimulation nicht therapeutisch ist.

Beispiel
Einige Monate lang begann jede Behandlungsstunde für Sandra damit, dass sie ein »staubiges Möbelstück« war, das von Kopf bis Fuß mit einem Fellstück »abgestaubt« werden musste. Nach dieser leichten taktilen Stimulation war sie aktiver und in der Lage, ihr Spiel zu steuern.

Da intensive Reize eine Wirkung auf die sensorische Modulation haben, werden sensorische Stimulationstechniken auch bei Kindern mit sensorischen Modulationsstörungen eingesetzt. Sie können ihnen helfen, sich stärker an Aktivitäten zu beteiligen und sich auf eine Aufgabe zu konzentrieren – beides Ausdruck einer Änderung des Aktivierungszustandes des ZNS. Das Wilbarger-Programm (s. ▶ Kap. 14) beinhaltet ein professionell angeleitetes taktil-propriozeptives Stimulationsprogramm, bei dem Eltern oder andere Betreuungspersonen in der Durchführung des »Bürstens« angelernt werden, um damit das Erregungsniveau eines Kindes zu beeinflussen.

Sensorische Stimulation kann eine nützliche Ergänzung zur sensorisch-integrativen Ergotherapie sein. Besonders bei Kindern, von denen man weiß, dass sie ihre Reaktionen auf die Umwelt nicht gut modulieren können (z. B. Frühgeborene, Kinder mit Hirnschäden) ist jedoch Vorsicht geboten, da Veränderungen im Erregungszustand plötzlich auftreten.

> **Cave**
>
> Sensorische Stimulation kann eine starke und kumulative Wirkung auf das autonome Nervensystem haben.

Besonders wenn ein Kind nicht zur Eigenaktivität fähig ist, müssen seine Reaktionen sorgfältig beobachtet werden. Autonome Reaktionen, die auf Überstimulierung hindeuten, sind z. B.:
- Erröten
- Erbleichen
- Schwitzen
- Übelkeit
- Gähnen
- Veränderungen im Schlaf- oder Essverhalten
- Auffallende Veränderungen des Aktivierungsniveaus

Es kann sein, dass Reaktionen auf sensorische Stimulation nicht sofort auftreten. Daher ist es wichtig, die Eltern zu informieren, wenn das Kind sensorisch stimuliert wurde. Sie können es dann auf Zeichen von sensorischer Überstimulierung und Desorganisation hin beobachten.

Am wirkungsvollsten ist sensorische Stimulation im Kontext einer bedeutungsvollen Aktivität. In der Eigenaktivität können Reize auf verschiedene Arten gesetzt werden, die bei passiver Stimulierung nicht verfügbar sind:
- Aktive Bewegung produziert Propriozeption, die in Verbindung mit taktilen und vestibulären Reizen eine organisierende Wirkung hat.
- Der integrierende Effekt, den es hat, sich mit einer intrinsisch motivierten, zielgerichteten

Aktivität zu beschäftigen, steigert die Toleranz gegenüber Reizen und vermindert das Risiko einer Reizüberflutung.

Das »Alert-Programm« (Williams u. Shellenberger 1996) beschreibt zahlreiche Strategien, wie im Rahmen von bedeutungsvollen Alltagsaktivitäten verstärkter Input gesetzt werden kann (▶ Kap. 14).

15.1.3 Verhaltenstherapeutischer Behandlungszugang

> **Cave**
>
> Der verhaltenstherapeutische (bzw. lerntheoretische) Ansatz unterscheidet sich grundsätzlich von den anderen Theorien und Ansätzen, die hier beschrieben sind.

Verhaltenstheoretiker glauben, dass jedes Verhalten außer Reflexen erlernt ist. Laut Skinner (1968), der einen entscheidenden Einfluss auf die Entwicklung dieser Theorie hatte, »können sogar subtile und komplexe Merkmale im Verhalten ... zurückgeführt werden auf subtile und komplexe Merkmale der Verstärker, die in der Umwelt vorherrschen« (S. 62).

Die Betonung der Verhaltenstherapie liegt also auf der Wirkung, die bestimmte Umweltaspekte auf das sichtbare Verhalten haben.

> **Cave**
>
> Die Verhaltenstheorie kümmert sich um nichts, was nicht direkt beobachtet werden kann.

Anders als die SI-Theorie und viele andere Therapiekonzepte werden in der behavioristischen Theorie keine Annahmen über die Funktion des Zentralnervensystems gemacht oder darüber, auf welche Art die Therapie das Gehirn beeinflusst. Die Verhaltenstherapie ist direkt auf die Veränderung bestimmter Verhaltensweisen oder Fertigkeiten ausgerichtet, nicht auf die zugrunde liegende Funktionsstörung. Damit unterscheidet sie sich grundsätzlich von der Sensorischen Integration. Manche Elemente der Verhaltenstherapie können jedoch auch in der sensorisch-integrativen Behandlung genützt werden. (Weitere Informationen zur Praxis der Verhaltenstherapie finden sich bei Krumboltz u. Krumboltz 1972.)

Ein zentrales Konzept der Verhaltenstheorie ist die **Konditionierung**. Es gibt zwei Arten der Konditionierung:
1. Klassische Konditionierung
2. Operante Konditionierung

Klassische Konditionierung

Beispiel
Michael, ein 3-jähriger Junge mit massiver taktiler Defensivität, war besonders empfindlich bei Berührungen an seinen Füßen. Michael konnte noch nicht gehen, und es bestand die Sorge, dass irgendeine Abnormität in seiner Fußmuskulatur oder den Knochen bestünde. Bei einer Untersuchung in einer Klinik zogen ihm eine Ärztin, eine Physiotherapeutin und eine Ergotherapeutin die Schuhe aus, um seine Füße zu untersuchen. Danach zogen sie ihm die Schuhe wieder an. Michael schrie und trat bei jeder Berührung seiner Füße. In den nächsten Wochen schrie er jedes Mal, wenn er seine Schuhe sah, und es war nicht möglich, sie ihm anzuziehen. Anscheinend war er konditioniert worden, seine Schuhe mit einer besonders schrecklichen Erfahrung zu assoziieren. Die Ergotherapeutin, die über Michaels taktile Abwehr Bescheid wusste, und ein Grundwissen über die klassische Konditionierung hatte, konnte Michaels Mutter sein Verhalten erklären.

Obwohl Michaels Fall ein Extrembeispiel ist, entwickeln Kinder mit sensorischer Modulationsstörung oft Assoziationen zwischen einer Aktivität und der Verzweiflung oder den Beschwerden, die ihnen sensorische Erfahrungen verschaffen.

Operante Konditionierung

Das Konzept der **operanten** Konditionierung ist im Wesentlichen ein Ergebnis der Arbeit von Skinner (1968). Betont die **klassische** Konditionierung die Bedeutung eines Stimulus für das Verhalten, so geht es bei der operanten Konditionierung um:
- die Zunahme,
- die Abnahme oder
- das Aufrechterhalten von Verhaltensweisen.

Verstärken von erwünschtem Verhalten
Eine erwünschte Verhaltensweise zunehmen zu lassen oder zu erhalten wird durch **Verstärkung** (positive oder negative) erreicht. Ein Objekt, eine Aktivität oder ein anderer Anreiz wird »Verstärker« genannt, wenn er eine Verhaltensweise verstärkt oder steigert. Verstärker oder Belohnungen können alles von Essen bis zu einem Lächeln sein. Entscheidend ist, dass das Kind das Verhalten zeigt, um die Belohnung zu erhalten. Aus dem Verhalten des Kindes kann geschlossen

werden, dass die Belohnung etwas ist, das das Kind gerne hat oder genießt.

Beispiel
Moritz weigerte sich, bei einem psychologischen Test mitzuarbeiten. Der Psychologe gab Moritz einen Sticker und stellte ihm in Aussicht, dass er sich noch einen verdienen könnte, wenn er die erste Testaufgabe gelöst hätte. So brachte er Moritz dazu, sich mit dem Test zu beschäftigen. Die Aufkleber schienen seine Mitarbeit beim Test zu verstärken.

Um ein erwünschtes Verhalten zu steigern, wird die Belohnung im Allgemeinen konsistent (d. h. jedes Mal) verabreicht. Soll ein Verhalten erhalten werden, wird die Belohnung intermittierend (d. h. nur manchmal) verabreicht.

Beispiel
War **Moritz** einmal dazu gebracht, sich mit jeder Testaufgabe zu beschäftigen, gab ihm der Psychologe die Aufkleber immer erst nach mehreren Items. Er gab ihm die Sticker nicht in einer regelmäßige Abfolge, sondern zufällig, so dass Moritz nicht vorhersagen konnte, ob er einen bekommen würde. Moritz arbeitete weiter mit, was nahe legte, dass dieser intermittierende Verstärkungsplan genügte, um sein kooperatives Verhalten aufrecht zu erhalten.

Manche Verhaltensweisen von Klienten sind unangemessen und sollen vermindert werden. Eine Methode zum Abbau unerwünschten Verhaltens ist es, jede Verstärkung zu entfernen, die dieses Verhalten aufrechterhalten könnte. Der Prozess, einen Verstärker zu entfernen, wird Löschen genannt. Oft wird unerwünschtes Verhalten unabsichtlich durch unsere Reaktion darauf verstärkt.

Beispiel
Moritz trommelte oft mit den Fingern auf den Tisch oder den Stuhl. Dieses Verhalten unterbrach ihn bei motorischen Aktivitäten und seine Ergotherapeutin wollte, dass Moritz mit dem Trommeln aufhörte. Zunächst versuchte sie es mit der Aufforderung aufzuhören, aber dies half nicht. Im Gegenteil: als sie die Häufigkeit des Trommelns über mehrere Sitzungen erhob, stellte sie fest, dass er mehr trommelte denn je. Obwohl sie nicht angenommen hatte, dass ihre Ermahnungen verstärkend auf Moritz Verhalten wirken würden, schienen sie zu einer Zunahme des Trommelns geführt zu haben. Die Therapeutin kommentierte Moritzs Trommeln daraufhin nicht mehr, sondern beschäftigte ihn mit feinmotorischen Aktivitäten und belohnte ihn mit einem Sticker, wenn er mitmachte. Dadurch verstärkte sie ein Verhalten, das inkompatibel mit dem unerwünschten Verhalten war. Diese Kombination, auf das unerwünschte Verhalten nicht zu reagieren und ein erwünschtes, aber unvereinbares Verhalten zu verstärken, erwies sich als erfolgreich.

Um herauszufinden, was als Verstärker geeignet ist, kann die sensorisch-integrative Sichtweise hilfreich sein.

Beispiel
Der Psychologe klopfte **Moritz** während des Tests gelegentlich anerkennend auf die Schulter, um ihn dadurch positiv zu motivieren. Für manche Kinder mag das eine verstärkende Wirkung haben, doch Moritz wurde aufgrund seiner taktilen Abwehr nicht gerne berührt.

Bestrafen von unerwünschtem Verhalten
Strafe ist eine andere Methode, um Verhalten zu vermindern. In diesem Fall wird das unerwünschte Verhalten mit einer negativen Folge kombiniert. Strafen ist selten die Methode der Wahl; es kann aber wirksam beim Vermindern von gefährlichen Verhaltensweisen (z. B. wenn Kinder sich selbst oder andere verletzen) eingesetzt werden (Krumboltz u. Krumboltz 1972; Landers 1989). Man sollte sich bewusst sein, dass für Kinder mit SI-Störungen manche Aktivitäten, die normalerweise als Belohnung gelten, einen bestrafenden Charakter haben. Sie können also zur Reduzierung von erwünschtem Verhalten führen, wie im Falle von Moritz, der mit einer Berührung für seine Mitarbeit beim Test belohnt werden sollte.

»Time out« bei unerwünschtem Verhalten
Eine andere Technik, die oft verwendet wird, um unerwünschtes Verhalten zu vermindern, wird »Auszeit« (»Time out«) genannt: das Kind wird für einige Zeit aus einer Situation heraus genommen und somit jede Möglichkeit der Verstärkung des Verhaltens des Kindes ausgeschlossen. Im Allgemeinen bedeutet Auszeit zugleich Isolierung. Die Auszeit ist aber nur wirksam, wenn die Aktivität, von der das Kind entfernt wurde, für das Kind erstrebenswerter ist als der Auszeitprozess selbst. Manche Kinder erleben die Auszeit eher als Belohnung, weil sie eine Rückzugsmöglichkeit bedeutet, wo sie ungestört und ohne Anforderungen an einem ruhigen Ort sitzen können.

> **Cave**
> Es kann also vorkommen, dass sich ein Kind absichtlich ungebührlich verhält, um eine Auszeit zu bekommen.

Ein Vorgehen, das äußere Ähnlichkeit mit dem »Time out« hat, ist es, Kindern mit Modulationsstörungen (die leicht erregt und reizüberflutet werden) einen ruhigen Platz abseits der Aktivitäten der restlichen Gruppe zur Verfügung zu stellen. Diese Rückzugsmöglichkeit brauchen viele modulationsgestörte Kinder, damit sie ihr Erregungsniveau regulieren können.

Ein anderer großer Themenbereich der Verhaltenstherapie ist die **Lerntheorie**. In der Ergotherapie werden lernpsychologische Strategien klassischer Weise beim Selbsthilfetraining eingesetzt.

»Chaining«

Beispiel
Kann ein Kind den Reißverschluss an seiner Jacke nicht zumachen, kann die Therapeutin diese Aufgabe in kleinere Schritte aufbrechen (»Chaining«). Für das Schließen des Reißverschlusses einer Jacke könnten das sein:
- das Zusammenhalten der unteren Jackenecken mit den Enden des Reißverschlusses
- das Einfädeln des Reißverschlusses am unteren Ende
- das Zuziehen des Reißverschlusses mit einer Hand während die andere Hand das untere Ende der Jacke spannt

Diese Schritte werden in der richtigen Abfolge trainiert; beherrscht das Kind einen Schritt, kommt der nächste an die Reihe.

Der Lerntheorie zufolge lernt das Kind eine in Teilschritte aufgebrochene Aufgabe am besten von hinten: Zuerst führt die Therapeutin die ganze Aufgabe durch. Dann führt sie alle Schritte außer dem letzten durch, diesen überlässt sie dem Kind. So führt die Therapeutin zunehmend weniger Schritte durch; solange, bis das Kind die ganze Aufgabe unabhängig durchführen kann.

»Shaping«

Bei einer anderen Technik wird ein erwünschtes Verhalten durch aufeinander folgende Annäherungen angebahnt (»Shaping«).

Beispiel
Timmy konnte seine Hemdknöpfe nicht zumachen. In der Therapie begann er, auf einem Hemd mit größeren Knopflöchern zu üben. Als er dies schaffte, wurden zunehmend kleinere Knöpfe und Knopflöcher genommen, bis die Größe schließlich seinem eigenen Hemd entsprach.

Zusätzlich zum »Chaining« und »Shaping« werden häufig **Hinweise** verwendet, um den Fertigkeitserwerb zu unterstützen. Die Hinweise können physischer (z. B. den Finger des Kindes auf den Reißverschluss legen oder dem Kind beim Hinaufziehen des Reißverschlusses helfen) oder verbaler Natur sein (z. B. »Jetzt zieh den Reißverschluss hinauf!«). Auch Vorzeigen kann als Hinweis eingesetzt werden. Um das endgültige Ziel der Unabhängigkeit zu erreichen, müssen die Hinweise allmählich reduziert werden.

Aus der verhaltenstherapeutischen Perspektive erhalten manche Elemente des sensorisch-integrativen Vorgehens eine neue Interpretation (Übersicht 15.3):

> **Übersicht 15.3. Verhaltenstherapeutische Erklärungen für SI-Aktivitäten**
> - Die Auswahl der Geräte wird den Kindern überlassen, teils deshalb, weil sie sie genießen und teils, weil sie aktiv beteiligt sind.
> - Die Geräte werden eingesetzt, um eine Aktivität zu verstärken und die Wahrscheinlichkeit zu erhöhen, dass das Kind mitmacht.
> - Manchmal wählen Kinder Aktivitäten, die sie nicht ohne Hilfe ausführen können. Die Therapeutin modifiziert dann die Aktivität und gibt Hilfestellung oder Hinweise, so dass das Kind sie erfolgreich bewältigt. Die Aktivität kann abgestuft werden, bis das Kind in der Lage ist, die ursprüngliche Aktivität selbstständig auszuführen (»Shaping«).
> - Erfährt das modulationsgestörte Kind immer eine Verstärkung, wenn es bestimmte Reize toleriert, so kann diese klassische Konditionierung wirken. Diese Technik kann auch in Verbindung mit SI verwendet werden.

Beispiel
Ein taktil abwehrendes Kind, das Bewegung genießt, kann in einem Fass rollen, das mit verschiedenen Materialien ausgekleidet ist. In diesem Fall wird eine verstärkende Aktivität (das Rollen im Fass) mit einer aversiven Aktivität (die taktilen Reize) kombiniert. Wenn über längere Zeit genügend derartige Aktivitäten angeboten werden, kann die negative Empfindung von taktilen Reizen verringert werden.

> **Wichtig**
>
> Auch wenn sensorisch-integratives Vorgehen teilweise mit verhaltenstherapeutischen Prinzipien interpretiert werden kann, sind nicht alle Aspekte der beiden Ansätze kompatibel. Die Hauptdifferenz besteht darin, dass es in der Verhaltenstherapie um das Fertigkeitstraining geht, in der SI hingegen um die Verbesserung der zugrunde liegenden Prozesse.

Manchmal ist es für ein Kind wichtig, rasch eine bestimmte Fertigkeit zu erlernen (wie einen Verschluss auf- oder zuzumachen oder Schnürsenkel zu binden). Verhaltenstherapie und Lernpsychologie bieten geeignete Strategien für diesen Aspekt der Behandlung.

15.1.4 »Coping« als Behandlungszugang

Die »Coping«-Theorie basiert auf kognitiven und Verhaltenstheorien. Unter »Coping« versteht man den Anpassungsprozess, den eine Person durchläuft, um den persönlichen Bedürfnissen zu entsprechen und auf die Anforderungen der Umwelt zu reagieren. Auf Deutsch spricht man von Bewältigungsverhalten, Stressbewältigung und Bewältigungsstrategien.

> **Cave**
>
> Besonderheit dieser Theorie: sie kennt keine Pathologie:
> — Problematische Situationen hat jeder Mensch in seinem Leben zu bewältigen.
> — Eine Behinderung oder Verzögerung bedeutet nicht unbedingt, dass der Betroffene Probleme in der Stressbewältigung haben muss!

Obwohl bei Kindern mit Behinderungen tatsächlich häufiger ungünstige oder unflexible Bewältigungsstrategien auftreten, ist dies keineswegs unvermeidlich. Außerdem ist das »Coping« normal entwickelter Kinder nicht unbedingt gut (Williamson u. Szczepanski 1999; Zeitlin u. Williamson 1994).

Erste Stufe des Bewältigungsprozesses
Der Bewältigungsprozess wird ausgelöst von **internen** Ereignissen (z. B. Gefühlen wie Ärger oder Trauer) oder **externen** Ereignissen (z. B. das Läuten der Schulglocke oder eine unerwartete Berührung), die durch Werte und Überzeugungen gefiltert werden. Die Bedeutung eines Ereignisses zu bestimmen, ist das Ergebnis der ersten Stufe dieses Prozesses. Obwohl es sich um einen kognitiven Prozess handelt, geht es dabei nicht um das Benennen oder Problemlösen; vielmehr handelt es sich um die subjektive Beurteilung des Ereignisses. Wird das Ereignis als Bedrohung, Schaden oder Herausforderung eingeschätzt, löst dies »Coping«-Bemühungen aus (Garmezy u. Rutter 1983; Lazarus u. Folkman 1984, Williamson u. Szczepanski 1999). Nur eine »stressige« Situation (die potenziell schädlich ist oder einen Impuls für Veränderung oder Lernen liefert) erfordert »Coping« als Reaktion. Der Stress muss dabei nicht unbedingt negativ sein. Ein Stressor, der ein kraftvoller Motivationsanreiz für kleine Kinder ist, ist Neuheit. Ein unbekanntes Objekt oder Ereignis kann für Kinder bedrohlich oder herausfordernd wirken. Von dieser Beurteilung hängt es ab, welche Aktionen zur Bewältigung der Situation gesetzt werden.

Zweite Stufe des Bewältigungsprozesses
Nun wird ein Aktionsplan entwickelt, der auf den verfügbaren internen und externen Ressourcen basiert. **Interne Ressourcen** liegen im individuellen Stil und den Kapazitäten einer Person. Die internen Ressourcen sind teilweise erlernt und altersabhängig (z. B. Werte oder Fertigkeiten), teilweise angeboren (z. B. Temperament oder sensorisch-integrative Fähigkeiten). **Externe Ressourcen** finden sich in der physischen und sozialen Umgebung: es können sowohl personelle Ressourcen (d. h. Personen, die die Bewältigungsbemühungen unterstützen und Rückmeldung geben) als auch materielle und umweltbezogene Ressourcen sein. Materielle Ressourcen sind jene Dinge, die man mit Geld kaufen kann (z. B. Nahrung, Unterkunft, Spielzeug und medizinische Versorgung). Mit Umweltressourcen sind die Bedingungen der physikalischen Umgebung gemeint, die die Entwicklung (z. B. Schadstoffe, die Sicherheit eines Spielplatzes oder das Chaos in der Klasse) beeinflussen können.

> **Wichtig**
>
> Die Kombination der internen und externen Ressourcen ist ausschlaggebend dafür, welche »Coping«-Bemühungen angewendet werden können.

Beispiel
Ein 9-monatiger Säugling, der neugierig geworden ist, weil plötzlich ein Karton im Zimmer steht, bringt als interne Ressourcen für die Bewältigung der Situation (also den Karton zu erkunden) die Fertigkeiten zu krabbeln und zu hantieren mit. Dies sind vergleichsweise begrenzte interne Ressourcen. Betrachtet man ein 5-jähriges Kind, bringt dieses viele motorische Geschicklichkeiten und kognitive Strategien mit, um den Karton zu explorieren und mit ihm zu spielen.

Dritte Stufe des Bewältigungsprozesses
Die Umsetzung des Aktionsplans erfolgt auf der dritten Stufe des Bewältigungsprozesses. Die Bemühungen

zur Bewältigung einer Situation können **Handlungen** sein (d. h. etwas tun), **Affekte** (d. h. die Emotionen, die der Stressor ausgelöst hat, verarbeiten) oder **Kognition** (d. h. Lernen aus dem auslösenden Ereignis).

Vierte Stufe des Bewältigungsprozesses

Der vierte und letzte Schritt des Bewältigungsprozesses ist die Beurteilung der Wirksamkeit der gewählten Strategie. Dies kann kognitiv (d. h. es hat funktioniert oder nicht) oder emotional (Person fühlt sich danach mehr oder weniger gestresst als zuvor). Waren die »Coping«-Bemühungen erfolgreich, ist der Stress reduziert und der »Coping«-Zyklus komplett. Waren die Bemühungen erfolglos, beginnt der Prozess von vorne.

> **Wichtig**
>
> In der sensorisch-integrativen Ergotherapie hilft die »Coping«-Theorie, das »große Bild« von anpassendem Verhalten und Beschäftigung besser zu verstehen.

Beispiel
Eine sensorische Modulationsstörung wie taktile Defensivität kann eine Situation schaffen, in der das Kind ein externes Ereignis (z. B. eine liebevolle Umarmung) als Bedrohung interpretiert. Sind seine internen Ressourcen beschränkt, kann es einen Aktionsplan entwickeln, der auf Vermeidung oder Aggression basiert (z. B. davonlaufen oder schlagen). Resultiert dieser Aktionsplan in einem »Time out« (▶ Kap. 15.1.3.), einer Bestrafung oder einem Durcheinander, das noch mehr sensorische Stimulation mit sich bringt, kann der Bewältigungsversuch des Kindes statt zu positiven Gefühlen zu einem zusätzlichen Stressanstieg führen.

Eine Intervention nach den Grundsätzen der »Coping«-Theorie ist auf drei Hauptaspekte ausgerichtet (▶ Übersicht 15.4).

Beispiel
Beispiele:
- Irrelevante Reize im Klassenraum reduzieren für ein Kind mit sensorischer Defensivität.
- Die Handschrift beim Geschichtstest nicht beurteilen bei einem dyspraktischen Kind mit Schreibschwierigkeiten.

> **Übersicht 15.4. Hauptaspekte der Therapie nach dem »Coping«-Ansatz**
>
> 1. **Anforderungen modifizieren**
>   Die Therapeutin verändert die Anforderungen einer Situation so, dass sie eine bessere Übereinstimmung zwischen den Fähigkeiten des Klienten und den Umweltanforderungen schafft.
> 2. **Ressourcen verbessern**
>   Die Therapeutin erhebt in der Befundung die internen Ressourcen des Kindes (d. h. Stärken) und die externen Ressourcen (d. h. günstige Bedingungen in der personellen, sozialen und physikalischen Umwelt) und sucht nach Wegen, diese zu nützen und auszubauen.
> 3. **Stimmige Rückmeldung liefern** (Williamson u. Szczepanski 1999; Zeitlin u. Williamson 1994)
>   Das Feedback der Therapeutin soll zwar konstruktiv, jedoch trotzdem der Realität entsprechend sein (d. h. wenn eine Leistung schwach war, sollte sie nicht beschönigt werden).

> **Wichtig**
>
> Die Sensorische Integration bietet verschiedene Strategien zur Stärkung der Ressourcen. Allein die besser werdenden sensorisch-integrativen Funktionen helfen, die internen Ressourcen des Kindes zu verbessern. Die SI liefert auch eine Erklärung, wie externe Ressourcen verändert müssen, um optimale Aktionspläne zu unterstützen.

Die »Coping«-Theorie kann sinnvoll eingesetzt werden, um Kindern mit sensorisch-integrativen Funktionsstörungen eine erfolgreichere Auseinandersetzung mit Alltagsereignissen zu ermöglichen.

Beispiel
Patrizia, eine Erwachsene mit einer sensorischen Modulationsstörung, litt in sozialen Situationen massiven Angstzuständen aufgrund der Anforderungen, die die soziale Interaktion an sie stellte und der zusätzlich gesteigerten sensorischen Stimulation in sozialen Situationen (z. B. unerwartete Berührung). Mit Hilfe kognitiver Strategien und einer Aufklärung über die sensorische Modulationsstörung konnte sie ihre Beschwerden verstehen und

neu interpretieren, nämlich sensorisch statt emotional bedingt (Stufe 1). Dann entwickelte sie einen adaptiveren Aktionsplan und führte ihn aus (Stufe 2 und 3). Dies führte zu einem positiveren Selbstkonzept und erhöhte ihre Bereitschaft, sich sozialen Interaktionen zu stellen (Stufe 4).

15.2 Ein umfassender Interventionsplan: die Kombination von Therapieansätzen

Behandlungsverfahren werden entwickelt, um bestimmte Ziele anzusprechen (▶ Kap. 9). Wenn wir Ziele setzen, berücksichtigen wir mehrere Faktoren (◘ Übersicht 15.5).

> ◘ **Übersicht 15.5. Faktoren, die bei der Zielformulierung zu berücksichtigen sind**
> — Primär sind die Fern- und Nahziele Ausdruck der funktionellen Bedürfnisse eines Klienten. In den Nahzielen wird formuliert, über welche funktionellen Verhaltensweisen der Klient verfügen muss oder möchte, um die Anforderungen des täglichen Lebens zu bewältigen.
> — Fernziele sind außerdem der explizite Ausdruck der Wünsche des Klienten und seiner Angehörigen. Um Ziele zu erreichen, ist Motivation entscheidend. Und die Motivation ist optimal, wenn die Ziele für den Klienten Bedeutung haben.
> — Wir müssen einschätzen können, welche Ziele angesichts der Beeinträchtigung des Klienten realistisch sind. Die Ziele müssen nicht nur bedeutungsvoll, sondern auch erreichbar sein.
> — Ziele werden in Bezug auf Veränderung des Klienten, nicht der Therapeutin, formuliert.

Beispiel
Obwohl **Susi** eine Handschiene braucht, sind die Verordnung und die Herstellung einer Schiene keine Therapieziele für sie. Die Schiene kann ein Mittel sein, um Susi zu helfen, mit einem Stift auszumalen. Ziel für Susi wäre also, dass sie selbstständig mit einem Buntstift ein Bild ausmalen kann. Kurz gesagt, sollten Ziele und Methoden nicht durcheinander gebracht werden.

Die Wahl der Behandlungsansätze und das **Setting** der Intervention (z. B. direkte Behandlung oder Beratung) hängen von den angestrebten Ergebnissen ab. Für die Entscheidungsfindung ist es wesentlich, die Grenzen, Annahmen und Postulate verschiedener Ansätze zu kennen. Ebenso fließen die Stärken und Schwächen (Bedürfnisse) des Klienten ein und die unterschiedlichen Lebenszusammenhänge, in denen er »funktionieren« muss. Die Behandlung wird dann überlegt und möglichst effizient durchgeführt. Da eine Methode allein selten alle Bedürfnisse eines Klienten abdeckt, befürworten wir einen eklektischen Ansatz. Eklektisch bedeutet jedoch nicht »ohne Theorie im Hintergrund«, sondern vielmehr »die informierte und systematische Kombination von Therapieansätzen«.

15.3 Fallbeispiele

Die folgenden Fallbeispiele sollen veranschaulichen, wie die SI systematisch mit anderen Therapieansätzen abgestimmt werden kann. Da es für die Entwicklung und Durchführung von kombinierten Interventionsplänen wichtig ist, die Auswirkungen von bestimmten Diagnosen zu verstehen, werden Kinder mit Diagnosen vorgestellt, die häufig in der Ergotherapie anzutreffen sind. Diese Diagnosen beinhalten nicht alle Informationen, die über einen Klienten erforderlich sind, aber sie stellen einen Ausgangspunkt für bestimmte Erwartungen dar; durch die Befunderhebung wird das Bild verfeinert. Jede Fallvorstellung beginnt mit einer kurzen Diskussion über die Anwendung der Sensorischen Integration bei dieser Population. Der erste Fall schildert ein Kind mit Lernbehinderung, weil die SI ursprünglich für solche Kinder entwickelt wurde (Ayres 1972).

15.3.1 Kombination von SI mit sensomotorischer Förderung und Coping bei einem Kind mit Lernbehinderung: Fallbeispiel »Julia«

> **Exkurs**
>
> Im »Individuals with Disabilities Education Act« von 1997 werden spezifische Lernbehinderungen definiert als »… eine Störung in einem oder mehreren der grundlegenden psychologischen Prozesse, die beteiligt sind am Verstehen und Gebrauchen von gesprochener oder geschriebener Sprache, die sich in Schwächen beim Zuhören, Denken, Sprechen, Lesen,
> ▼

Schreiben, Rechtschreiben oder Rechnen zeigen kann.« Eine Lernbehinderung ist nicht die Folge einer primären Seh- oder Hörbehinderung, einer Bewegungsstörung, geistigen Behinderung oder eines Mangels an Lerngelegenheiten (Deprivation).

Viele Störungen können gemeinsam mit einer Lernbehinderung auftreten. Sie sind in ◘ Übersicht 15.6 aufgelistet.

◘ Übersicht 15.6. Störungen, die mit einer Lernbehinderung einhergehen können
- Aufmerksamkeitsdefizit mit oder ohne Hyperaktivität (ICD 10, DSM IV).
- Entwicklungsbedingte Koordinationsstörung oder Ungeschicklichkeit (ICD 10).
- Sensorisch-integrative Funktionsstörung.

Cave
Lernbehinderungen beeinflussen weit mehr im Leben eines Kindes als die Schul- oder Arbeitsleistung!

Oft wirken sie sich auf das Selbstbewusstsein, das Gefühl von Kontrolle, die Sozialisation, das Spielverhalten, die Berufswahl und Aktivitäten des täglichen Lebens aus (s. Levine 1987 oder Culbertson 1998).

In eine optimale Intervention für ein Kind mit Lernbehinderung ist ein ganzes Team von Experten und Betreuern einbezogen (Pädagogen, Psychologen, Logopäden, Ärzten, Ergotherapeuten und Eltern).

Hinweis
Die Ergotherapie von Kindern mit Lernbehinderung sollte sich nicht nur auf die sensorisch-integrative Komponente beschränken, sondern auch alle jene Komponenten, die relevant für schulische und psychosoziale Funktionen sind und traditioneller Weise in den Bereich der Ergotherapie fallen (AOTA 1999).

Obwohl in spezialisierten SI-Zentren häufig Kinder mit Lernbehinderungen anzutreffen sind, hat jedes dieser Kinder seine individuellen Probleme. Anhand von Julia wird aufgezeigt, wie komplex die Problematik rund um eine Lernbehinderung sein kann.

Beispiel
Julia war ein selbstständiges 7-jähriges Mädchen mit einer Lernbehinderung. Sie war Integrationskind in der 1. Klasse, wurde aber täglich auch sonderpädagogisch betreut (für Mathematik und Lesen). Einmal wöchentlich fand eine Ergotherapiestunde basierend auf den Prinzipien der Sensorischen Integration statt.

Vorgeschichte
Julias Lernbehinderung trat erst in der Vorschule zutage, als ihrer Lehrerin auffiel, wie schwer sie sich mit dem ruhigen Sitzen bei Gruppenaktivitäten und mit typischen Vorschulfertigkeiten (z. B. Erkennen von Grundformen und Buchstaben, Schneiden mit der Schere, Zeichnen) tat. Grob- und feinmotorische Aktivitäten verweigerte sie. Julia konnte die Vorschule ein weiteres Jahr besuchen, doch ihre Schwierigkeiten mit der Aufmerksamkeit und der akademischen Lernfähigkeit blieben bestehen. Daraufhin wurde sie der Schulpsychologin vorgestellt, die feststellte, dass Julia einen überdurchschnittlichen Intelligenzquotienten hatte, aber bei verbalen Aufgaben wesentlich besser abschnitt als im Handlungsteil. Diese Diskrepanz zwischen dem Verbal- und dem Handlungs-IQ ist typisch für Kinder mit Lernbehinderung und sensorisch-integrativen Defiziten. Die Psychologin überwies Julia zu einer ergotherapeutischen Begutachtung zur weiteren Klärung ihrer Probleme.

Befunderhebung
Die ergotherapeutische Befunderhebung ergab, dass bei Julia eine sensorisch basierte Dyspraxie mit Defiziten der taktilen, vestibulären und propriozeptiven Verarbeitung vorlag. Das Elterngespräch und eine Beobachtung in der Klasse zeigten, dass Julia auch taktil abwehrend reagierte. Die Modulations- und Praxieprobleme brachten Julia dazu, sich verweigernd oder stur und kontrollierend zu verhalten.
Es wurde eine direkte ergotherapeutische Behandlung empfohlen und durchgeführt.

Therapieziele
Als Therapieziele wurden festgelegt:
- Körperschema verbessern, um die Bewegungsplanung zu unterstützen.
- Praktische Fähigkeiten verbessern, damit sich Julia aktiver an grob- und feinmotorischen Aktivitäten beteiligen könnte.
- Taktile Defensivität abbauen, die vermutlich zu Julias Aufmerksamkeitsproblemen in der Gruppe beitrug.
- Julias Flexibilität in unstrukturierten Aktivitäten steigern.

Therapieverlauf

Die SI stand als Bezugsrahmen für Julias direkte Behandlung im Vordergrund. Jede Sitzung begann mit taktilen und propriozeptiven Aktivitäten. Julia genoss es besonders, selbst die Kontrolle über ihre Erkundungen im Therapieraum zu haben. Sie fiel schnell in eine komfortable Routine, wobei sie die meiste Zeit vertraute Aktivitäten wiederholte (ihre Lieblingsbeschäftigung war ein dreiteiliger Hindernisparcours). Julia führte diese Aktivität erfolgreich durch, zeigte aber sehr wenig Flexibilität und Kreativität.

Daher führte die Ergotherapeutin allmählich Veränderungen der Umgebung ein. Zum Beispiel tauchte plötzlich eine Rampe in Julias Hindernisparcours auf oder anstelle der Schaukel, die Julia jede Stunde verwendet hatte, war auf einmal eine andere da, die mehr Bewegungsplanung erforderte.

Anfangs lösten diese Veränderungen bei Julia Verweigerung und Wutausbrüche aus. Aber mit zunehmendem Vertrauen zu ihrer Therapeutin und in sich selbst konnten die Anforderungen komplexer gestaltet werden. Julia wurde zunehmend in den Aufbau des Parcours eingebunden, was neue Anforderungen an ihre Ideation und Planung stellte. Das Herumschieben der Geräte lieferte propriozeptive Reize, und die Tatsache, dass Julia ihre eigenen Pläne umsetzen konnte, steigerte ihre intrinsische Motivation.

Julias anfängliche Inflexibilität war nicht nur in der Therapie, sondern auch Zuhause und in der Schule charakteristisch. Ihre Eltern beschrieben sie kontrollierend und zu Wutanfällen neigend. Wie viele Kinder mit sensorisch-integrativer Funktionsstörung konnte Julia schlecht mit unerwarteten Situationen umgehen, wie sie in sozialen Beziehungen, bei täglichen Aktivitäten oder bei anspruchsvollen Bewegungsaufgaben auftreten können. Ihre »Coping«-Strategien waren nicht effizient.

Die direkte sensorisch-integrative Behandlung hilft Kindern, flexibler mit sensorischen und motorischen Herausforderungen umzugehen, sowohl in der Klinik als auch im täglichen Leben.

Beispiel
Einbau des »Coping«-Ansatzes

Die Therapeutin wollte jedoch auch Julias Bewältigungsstrategien direkt verbessern (z. B. durch Ausprobieren und kognitives Problemlösen).

Sie nahm ein zweites Kind in Julias Therapiestunden dazu. Dadurch musste Julia wirksamere Coping-Strategien entwickeln, bekam aber auch die nötige Unterstützung. Eine bestimmte Zeit während der Behandlung wurde explizit zur Besprechung von Julias Strategien aufgewendet: Julia und die Therapeutin diskutierten ihre Bemühungen, überprüften, wie erfolgreich sie waren und entwarfen Pläne für ähnliche Situationen im Alltag. In einer Therapiestunde kam es, dass Julia nicht damit einverstanden war, wie das andere Kind den Hindernisparcours bauen wollte. Sie hatte Schwierigkeiten, ihm das mitzuteilen und darüber zu verhandeln. Ihre Strategie, die Situation zu bewältigen war, sich zurückzuziehen und sich zu weigern, den Parcours zu benützen.

Daraus ergab sich die Gelegenheit zum spezifischen Problemlösen und zur Diskussion über eine Coping-Technik, die sich »Stop« nennt: d. h. »Ich stoppe, was ich gerade tue, schaue zurück, was geschehen ist, überlege meine Optionen und spiele ein anderes Verhalten durch.« (Williamson u. Szczepanski 1999, S. 465).

Beispiel

Nach der Problemlösung kamen beide Kinder auf einige Alternativstrategien für ihre gemeinsame Aufgabe, und am Ende der Stunde fühlten sich beide Kinder besser.

Beratung

Ein anderer wichtiger Teil des Interventionsplans war Beratung von Julias Eltern und Lehrern, um die externe Unterstützung für Julias neue Coping-Strategien sicherzustellen.

Obwohl sich Julias Bewegungsplanung eindeutig verbessert hatte, kehrte sie weiterhin zu bekannten Aktivitäten zurück, sobald ein neues Kind im Therapieraum war oder eine schwierige Herausforderung auftauchte. Eine Aktivität, auf die sie häufig zurückgriff, war der Pogo-Ball, mit dem sie durch den Raum sprang. Es ist ziemlich schwierig, mit diesem Gerät umzugehen und erfordert gutes Gleichgewicht. Julia übte tagelang zu Hause, um mit dem Pogo Ball springen zu können, und sie war sehr stolz auf ihre Leistung.

Da sie diese Fertigkeit so gut geübt und gelernt hatte, erforderte sie kaum mehr Praxie; vielmehr war es eine wertvolle sensomotorische Erfahrung mit intensiven propriozeptiven Reizen. Die Leistung, den Pogo-Ball zu beherrschen, stärkte auch Julias Selbstbewusstsein. Wegen Julias ständigem Bedürfnis, vor anderen Kindern »anzugeben«, hielt Julias Therapeutin eine sensomotorische Gruppe für sinnvoll, in der Julia ihre Fertigkeiten verbessern und ihre Leistungen zeigen konnte. Die Einzeltherapie wurde zwar nicht eingestellt, aber die Therapeutin überwies Julia zusätzlich an eine Gruppe, die in der Schule angeboten wurde. Julias Eltern und Lehrer waren einverstanden und erkannten die Gelegenheit, in der Gruppensituation zugleich Julias soziale und motorische Fähigkeiten zu verbessern.

Therapieerfolg

Es war offensichtlich, dass jeder Teil der Intervention einen Beitrag zu Julias wachsendem Selbstbewusstsein leistete und zu ihrer Bereitschaft, sich an neue Bewegungsaktivitäten heran zu wagen. Julias Lehrerin fiel eine Verbesserung der Aufmerksamkeit auf. Sie berichtete auch, dass sich Julia mit einem anderen Kind in der Gruppe angefreundet hatte. Die bedeutsamsten Veränderungen, die Julias Mutter bemerkte, betrafen Julias Bereitschaft, bei neuen Herausforderungen Hilfe anzunehmen, und ihre Flexibilität, wenn sich Veränderungen in ihrem Tagesablauf ergaben.

15.3.2 Kombination von SI und Bobath-Konzept für Kinder mit Zerebralparese: Fallbeispiel »Robert und David«

> **Exkurs**
>
> Zerebralparesen sind Bewegungsstörungen aufgrund nichtprogredienter Gehirnschäden. Die Schädigung tritt bei oder unmittelbar nach der Geburt auf, solange das Gehirn noch in Entwicklung begriffen ist. Die motorischen Defizite variieren und reichen von Asymmetrie im Handgebrauch bis zur kompletten Unfähigkeit, die Bewegungen zu kontrollieren. Obwohl das deutlichste Problem von zerebralparetischen Kindern die Koordinationsstörung ist, kann die Schädigung des Gehirns auch andere Defizite verursachen wie Sprachverzögerungen, kognitive Beeinträchtigungen oder Anfälle (Dabney et al. 1997; Davis 1997).

Bei manchen zerebralparetischen Kindern lassen sich die Schwierigkeiten, die sie beim schulischen Lernen und in der Selbsthilfe haben, nicht allein durch ihre Bewegungs- oder kognitiven Schwächen erklären. Die genaue Ursache für diese funktionellen Defizite ist unbekannt; wahrscheinlich gibt es mehrere. Allerdings erinnern diese Schwierigkeiten, von ihrer Art wie auch von ihrer Qualität her, an eine sensorisch basierte Dyspraxie.

Einige zerebralparetische Kinder zeigen eine Bewegungsängstlichkeit (Schwerkraftunsicherheit?), die in keinem Verhältnis zu ihren motorischen Defiziten steht (Fisher u. Bundy 1989). Auch taktile Abwehr tritt bei zerebralparetischen Kindern auf (Blanche et al. 1995; DeGangi 1990).

Die sensorischen Verarbeitungs- und Bewegungsplanungsdefizite bei Menschen mit Zerebralparese können durch die zugrunde liegende neurologische Schädigung verursacht sein. Störungen wie Schwerkraftunsicherheit und taktile Defensivität legen allerdings nahe, dass bei einigen Kindern zusätzlich zu ihrer Behinderung sensorisch-integrative Funktionsstörungen vorliegen. Ob diese Defizite von der Zerebralparese unabhängig sind oder das Resultat des Gehirnschadens oder von Erfahrungen (z. B. Vermeidung von Bewegung aufgrund der schlechten Haltungskontrolle oder geringe Toleranz taktiler Reize aufgrund von unangenehmen Erfahrungen beim Handling) ist nicht bekannt. Die Symptome lassen sich durch eine Behandlung nach den Prinzipien der Sensorischen Integration aber oft verringern.

Beispiel
Zuweisungsgrund
Robert und **David** waren 7 Jahre alt und hatten beide eine mäßige spastische Diplegie. Sie hatten etwa die gleichen motorischen Defizite und das gleiche Entwicklungsniveau, aber ihre funktionellen Fähigkeiten waren ziemlich verschieden. Beide konnten sich mit Krücken fortbewegen; beide hatten die für Diplegie typische Spastizität der unteren Extremität, eine schwache Haltungsanpassung und leicht verzögerte feinmotorische Fähigkeiten. Beide Jungen waren normal intelligent und besuchten die 1. Klasse als Integrationskinder.
Beide wurden in der Schule ergo- und physiotherapeutisch betreut. Die Behandlung nach dem Bobath-Konzept sollte ihre funktionelle Motorik verbessern.
Roberts Status
Trotz der vielen Ähnlichkeiten war Robert bei altersentsprechenden funktionellen Aufgaben wesentlich erfolgreicher als David. Die Ergotherapeutin überlegte sogar schon, seine Therapie zu beenden. Robert konnte in der Schule, zu Hause und mit seinen nicht-behinderten Freunden mithalten, was Beobachter immer wieder in Erstaunen versetzte. Die Therapeutin stand weiterhin bei Bedarf für Beratungen von Roberts Eltern, seiner Lehrerin und seiner Physiotherapeutin zur Verfügung.
Davids Status
David hatte im Gegensatz zu Robert erhebliche Schwierigkeiten mit den Anforderungen, die in der Schule und zu Hause an ihn gestellt wurden. Davids Lehrerin beschrieb ihn als desorganisiert und ablenkbar. Seine Aufmerksamkeitsspanne war sehr kurz. David konnte viele Dinge nicht tun, für die seine motorischen Fertigkeiten bei weitem ausgereicht hätten: z. B. seine Jacke anzuziehen und zu schließen, Ordnung in seinem Zimmer zu halten, einfache zwei- oder dreischrittige Anweisungen auszuführen und sich am Morgen für die Schule fertig zu machen.
In der Freispielzeit beobachtete David die anderen Kinder und unterhielt sich lieber mit Erwachsenen. Sein Spielverhalten und seine Schularbeiten waren ungeordnet und

ohne Spontaneität. Offenbar begriff er oft nicht, was er tun sollte und war sich seines Körpers nicht bewusst (d. h. sein Körperschema war diffus). Die aktuelle Forschung (z. B. Goodwin 1999), die ein herabgesetztes sensorisches Bewusstsein von Bewegungen bei zerebralparetischen Kindern dokumentiert, unterstützt die Annahme, dass David ein schwaches Körperschema hatte. Den Großteil der Spielzeit beschäftigte er sich mit einer beschränkten Auswahl von vertrauten Einzelaktivitäten. Viele der Charakteristika von David erinnern an die Probleme der Entwicklungsdyspraxie (s. ▶ Kap. 3).

David zeigte auch Anzeichen für Schwerkraftunsicherheit: jedes Mal, wenn sein Gleichgewicht auf irgendeine Weise herausgefordert wurde, reagierte er übertrieben ängstlich, und er verweigerte Positionen, wo sein Kopf nicht in einer aufrechten Position war (s. ▶ Kap. 4). In der Therapie führte seine Bewegungsängstlichkeit oft zur Steigerung der posturalen Fixierung und der Spastizität anstelle der erwünschten Richt- und Gleichgewichtsreaktionen. Seine Therapiefortschritte in Ergo- und Physiotherapie waren langsam.

Im Gegensatz zu Robert brauchte David eine laufende ergotherapeutische Betreuung. Die Therapeutin kombinierte Sensorische Integrationstherapie und das Bobath-Konzept in ihrer Behandlung. Die Fernziele für die Behandlung waren die Verminderung der Schwerkraftunsicherheit und die Verbesserung der Bewegungsplanung. Davids Ergotherapeutin arbeitete eng mit seinem Physiotherapeuten zusammen, um ihn zu informieren, wie sie die SI bei David einsetzte und um von ihm Rückmeldung über die Wirksamkeit zu erhalten.

Therapieplanung
Bei der Therapieplanung wollte die Ergotherapeutin sicherstellen, dass sich neben Davids Toleranz gegenüber Bewegung und seiner Bewegungsplanung auch seine Bewegungsqualität verbessern würde. Deshalb setzte sie zur Vorbereitung Bobath-Techniken ein, um Fixierungen und pathologische Bewegungsmuster zu vermindern und Gewichtsverlagerung, Balance und flüssige Bewegungen zu fazilitieren. Lineare vestibuläre Reizangebote wurden sehr langsam eingeführt. Als erstes setzte die Therapeutin die Rollenschaukel ein, die eine gute posturale Ausrichtung unterstützt (d. h. Hüftabduktion und eine breite Unterstützungsfläche beim Sitzen) und David die Kontrolle über Dauer und Geschwindigkeit der Bewegung überließ, weil seine Füße auf dem Boden waren. Diese Schaukel setzte lineare vestibuläre Reize, die nicht beängstigend waren, sondern stattdessen Davids Richt- und Gleichgewichtsreaktionen herausforderten (s. Fisher u. Bundy 1989).

Therapiedurchführung
Anfangs saß die Therapeutin hinter David, von wo aus sie ihn am Becken unterstützen konnte, Gewichtsverlagerung und Richtreaktionen fazilitieren konnte und die Anforderungen an die Haltung kontrollieren und dosieren konnte. Aufgrund von Davids schwacher Bauchmuskulatur, war sie besonders vorsichtig mit Gewichtsverlagerung nach hinten, um sicherzustellen, dass er sich ausbalancieren konnte. Die Nähe der Therapeutin vermittelte David auch Sicherheit und er verlor seine Angst.

Parallel dazu steigerte die Therapeutin die Anforderungen an Davids Bewegungsplanung. Zum Beispiel stellte sie überall im Therapieraum große Kartonblöcke auf unebene Untergründe. Nachdem David sie eingesammelt hatte, baute er einen Turm, den er von der Rollenschaukel aus umstieß. Diese Aktivität erforderte sowohl motorisches Planen als auch posturale Anpassung. Anfangs musste die Therapeutin Davids Bewegungen über die unebenen Flächen teilweise fazilitieren. Mit zunehmend besserer posturaler Kontrolle brauchte David jedoch weniger Handling. Dann begann die Therapeutin, die Rumpfrotation, kontrollierte Bewegung in die Flexion und Extension, Gleichgewichtsreaktionen und bilaterale Koordination in ihre Behandlungsaktivitäten einzubauen.

Um einer Tonussteigerung durch Überstimulation oder Anstrengung vorzubeugen, musste die Therapeutin Davids Reaktionen genau beobachten. Wenn der Tonus zunahm, schraubte sie die Anforderungen zurück und half David mittels Handling, tiefem Druck und langsames Schaukeln, sich zu organisieren. Manchmal adaptierte sie Geräte um sicherzustellen, dass David eine gute Körperposition beibehielt (z. B. brachte sie eine Unterstützung für die Lendenwirbelsäulen an der Rollenschaukel an).

Therapieeffekte
Davids Physiotherapeut bemerkte etwa einen Monat, nachdem in der Ergotherapie die sensorisch-integrativen Prinzipien eingeführt wurden, Veränderungen an David: er war weniger ängstlich und steif und begann, Rotationsmuster in seine Bewegung zu integrieren. Davids Mutter berichtete außerdem, dass sich seine Fähigkeit, Selbsthilfeaktivitäten zu organisieren und auszuführen, verbessert hatte.

15.3.3 Kombination der SI mit einem entwicklungsorientierten Ansatz bei einem Risikokind: Fallbeispiel »Carlos«

Mit dem medizinischen Fortschritt, der immer jüngeren, kleineren und kränkeren Säuglingen das Überleben ermöglicht, steigt auch die Anzahl von Kindern mit einem erhöhten Risiko für tiefgreifende Entwicklungsstörungen. Die Einflüsse dieser medizinischen Fortschritte auf das unreife Zentralnervensystem von Frühgeborenen sind bisher unbekannt (Blackburn

1995; Hack et al. 1995). Zusätzlich zur wachsenden Anzahl von überlebenden Frühgeborenen nimmt auch die Zahl reif Geborener zu, die entwicklungsgefährdenden Umständen wie pränatalem Medikamentenmissbrauch ausgesetzt waren (Lester et al.1995).

Säuglinge, deren Risiko für Entwicklungs-, Lern- oder emotionale Probleme durch ihre frühe Lebensgeschichte, ihr soziales Umfeld oder ihre Umweltsituation erhöht ist, werden »Risikokinder« genannt. Viele Risikokinder zeigen keine andauernden Entwicklungsdefizite. Allerdings werden in der experimentellen Literatur eine Reihe von Folgeerscheinungen nach Frühgeburtlichkeit und anderen Risikofaktoren in der frühen Kindheit beschrieben. Ein kompletter Literaturüberblick zu dieser Thematik würde den Rahmen dieses Kapitels sprengen; aber diese Säuglinge zeigen einige Verhaltensweisen, die relevant für die Sensorische Integration sind.

Anmerkung der Übersetzerin: Ein ausgezeichneter Literaturüberblick findet sich bei Hack et al (1995).

Für Als (1986) besteht die Aufgabe der frühen Kindheit darin, ein Gleichgewicht zwischen Annäherungs- und Vermeidungsverhalten auf die Umwelt zu erhalten. Ihre Beschreibung erinnert an Ayres' (1972) Konzept, sensorischen Input für den Gebrauch zu organisieren. Beide betonen die Analyse der Umweltanforderungen und die Fähigkeit, eine Reaktion darauf zu organisieren. Beide sehen Selbstregulation, die von der sensorischen Modulation kommt, als erwünschte Reaktion auf Stimulation.

Verhaltensweisen, die Frühgeborene und andere Risikokinder zeigen, und die auch typisch für sensorisch-integrative Funktionsstörungen sind, sind:
— Schlecht modulierte Verhaltenszustände
— Verlangsamte Verarbeitung sensorischer Information
— Unorganisiertes Explorationsverhalten oder Vermeidungsverhalten
— Diskrete motorische Probleme

Viele Risikokinder sind übererregbar, haben keine wirksamen Strategien, sich selbst zu beruhigen (z. B. durch Saugen oder Wegdrehen), und zeigen anhaltende autonome Reaktionen, wenn sich durch Ereignisse oder Personen gestresst sind. Obwohl einiges davon auf biologische Faktoren zurückgeführt werden kann, beruht ein Teil wahrscheinlich auf dem Wechselspiel von Anlage und Umweltrisiken wie sozioökonomischer Status, Bildung der Eltern, kultureller Hintergrund und familiäre Unterstützung (Sameroff u. Chandler 1975).

Die Anwendung der Sensorischen Integration bei Risikokindern bietet einzigartige Herausforderungen und Chancen (Übersicht 15.7).

> **Übersicht 15.7. Chancen der SI-Therapie bei Säuglingen**
> — Die **Fragilität** von Säuglingen verbunden mit ihrer **Elastizität** und ihrer raschen physischen Reifung bietet eine unvergleichliche **Chance** für neurologische Veränderungen.
> — Die dynamische Interaktion zwischen den Erfahrungen des Kindes und seiner entwicklungsbedingten Reifung bietet eine außergewöhnliche **Gelegenheit, Fähigkeiten anzulegen**. Diese zukünftigen Fähigkeiten werden von den Ergebnissen sensorisch-integrativer Funktionen beeinflusst: Praxie und Modulation.

Beispiel

Carlos ist in vielerlei Hinsicht typisch für Frühgeborene mit komplizierten Umweltbedingungen. Carlos wurde in der 28. Schwangerschaftswoche geboren und wog knapp über 1000 Gramm. Aufgrund schwerwiegender Atmungsprobleme musste er 4 Monate lang im Krankenhaus bleiben. Er wurde in instabile Familienverhältnisse geboren, mit einer jungen, allein stehenden Mutter, die wenig Unterstützung und kaum finanzielle Ressourcen hatte.

Befunderhebung

Carlos wurde das erste Mal mit einem halben Jahr ergotherapeutisch begutachtet. Sein korrigiertes Lebensalter betrug 4 Monate. Die Befundung ergab einen erhöhten Grundtonus, verzögerte Kopfkontrolle und konstante Retraktion der Skapulae.

Im (korrigierten) Alter von 7 Monaten war sein entwicklungsneurologischer Befund normal, und auf der Bayley Skala (Bayley 1993) lag er im unterdurchschnittlichen Bereich. Carlos' Mutter erhielt ein Heimprogramm mit entwicklungsfördernden Spielvorschlägen, es wurde aber keine direkte Behandlung empfohlen.

Im (korrigierten) Alter von 15 Monaten wurde Carlos erneut befundet. Zu dieser Zeit war er äußerst aktiv und ablenkbar. Er konnte nur einige Sekunden bei einer Aktivität bleiben. Die Mutter war frustriert, weil ihre Versuche, Carlos zu strukturieren, fehlschlugen. Sie berichtete auch, er unregelmäßig schlief und dass beim Einschlafen und beim Mittagsschlaf immer wieder Kämpfe gab. Die Entwicklungstestung ergab sowohl eine geistige als auch eine motorische Verzögerung. Carlos konnte weder frei stehen noch gehen. Obwohl er feinmotorisch altersentsprechend entwickelt war, interessierte es ihn nicht sehr, mit Spielzeug zu hantieren. Sein Spielverhalten bestand

15.3 Fallbeispiele

im Wesentlichen darin, Objekte aufzuheben, sie kurz anzuschauen, in den Mund zu stecken und dann fallen zu lassen.

Wenn er nicht auf dem Schoß seiner Mutter saß, verbrachte Carlos die meiste Zeit mit unorganisierter, nicht zielgerichteter Bewegung, die er nur selten unterbrach, um etwas zu erforschen oder zu manipulieren. In ausführlichen Gesprächen mit der Mutter und Beobachtungen von Carlos ergab sich der Verdacht, dass bei Carlos eine Schwerkraftunsicherheit vorlag. Die Mutter berichtete, dass Carlos jedes Mal zu weinen begann, wenn jemand mit ihm balgen wollte oder ihn kitzelte und dass er ängstlich wirkte, wenn er frei auf einer Matratze oder auf einer anderen instabilen Unterlage sitzen sollte.

Die Mutter war ziemlichen persönlichen und finanziellen Belastungen ausgesetzt. Deshalb fiel es ihr besonders schwer, mit Carlos' desorganisiertem Verhalten umzugehen. Obwohl sie sich Sorgen über Carlos' Entwicklung machte, war ihr größtes Bedürfnis eine Unterstützung im Umgang mit Carlos.

Therapieziele
Zusammen mit der Ergotherapeutin setzte sie zwei allgemeine Ziele für Carlos:
— sein Erregungsniveau zu senken und sein Herangehen an die Umwelt besser zu organisieren,
— seine motorischen und adaptiven Fertigkeiten verbessern, besonders beim Spielen.

Da Regulationsschwierigkeiten für Frühgeborene nicht ungewöhnlich sind, war die Ergotherapeutin über Carlos' Probleme nicht überrascht. Sie glaubte jedoch, dass die motorische Entwicklungsverzögerung eine Folge seines hohen Erregungsniveaus und seiner schlechten Verhaltensorganisation war. Sie nahm auch an, dass seine Übererregung verantwortlich für die sensorische Defensivität und Schwerkraftunsicherheit war.

Therapieverlauf
Die Ergotherapeutin baute ihre Behandlung auf ihrem Verständnis der kindlichen Entwicklung auf, integrierte aber auch ihr Wissen von Sensorischer Integration. Mit Hilfe der SI konnte sie der Mutter erklären, wie und warum Carlos desorganisiert wurde und wie Carlos und seine Umwelt besser aufeinander abgestimmt werden könnten. Sie fanden Orte und Zeiten heraus, die Carlos überstimulierten, aber auch Aktivitäten und Orte, die vergnüglich für ihn waren und eine organisierende Wirkung auf ihn ausübten. Carlos brauchte mehr beruhigenden und organisierenden sensorischen Input, eine weniger ablenkende Umgebung und mehr Regelmäßigkeit in seinem Tagesablauf. Tiefer Druck, beruhigende Musik und ruhige Rückzugsmöglichkeiten förderten seine Verhaltensorganisation.

Die **Intervention bei kleinen Kindern** wie Carlos läuft oft mehr über die **Veränderung der physikalischen und sozialen Umgebung** des Kindes als über direkte Behandlung (Schaaf u. Anzalone 2001).

Carlos genoss es auch, mit einer weichen Chirurgenbürste gebürstet zu werden, also regte die Therapeutin die Mutter an, das Wilbarger-Verfahren regelmäßig anzuwenden, besonders vor Situationswechseln (s. auch ► Kap. 14).

In der direkten Behandlung war Carlos' Mutter immer anwesend und wenn möglich auch die Interaktionspartnerin von Carlos. Das anpassende Verhalten, das von Carlos erwartet werden konnte, ließ sich aus dem entwicklungsorientierten Ansatz ableiten. Die Sensorische Integration half Carlos, seinen Aktivierungszustand und seine Aufmerksamkeit zu regulieren und mit anpassendem Verhalten zu reagieren.

Die Therapeutin dachte sich beruhigende und organisierende Aktivitäten aus, die die Mutter durchführen konnte. Dazu gehörte Bewegung gegen Widerstand, wodurch Carlos starke propriozeptive Informationen erhielt (wenn er z. B. einen schweren Ball zu seiner Mutter rollte oder eine schiefe Ebene hinauf krabbelte). Mit der Zeit fügte die Therapeutin auch vestibulären Input hinzu (z. B. beim Schaukeln auf dem Glider).

Bei Kindern in Carlos' Alter wird vestibulärer Input oft durch posturale Herausforderungen gesetzt statt mittels Schaukelgeräten. Kinder unter 2 Jahren können leicht überstimuliert werden, so dass Schaukeln vorsichtig verwendet werden müssen.

Sobald Carlos' Erregungsniveau in einem günstigen Bereich war, konnte man ihn leichter mit Spielen beschäftigen. Die Therapeutin räumte vor jeder Stunde mit Carlos den Therapieraum auf, um **Ablenkungen zu reduzieren**, und sie vergewisserte sich immer, dass eine **Rückzugsmöglichkeit** vorhanden war (z. B. ein Fass oder einen Stapel von Kissen), wo sich Carlos »abreagieren« konnte, wenn er zu aufgeregt wurde. Mit der Entwicklungstheorie als Leitlinie und durch Vorzeigen förderte die Therapeutin Carlos' Spielverhalten, wobei das Kind das Tempo vorgab. Carlos' Fähigkeit, motorische Aktivitäten zu organisieren und planen, verbesserte sich auffallend.

Je aufmerksamer und organisierter Carlos wurde, desto besser nahm er das Angebot feinmotorischer Aktivitäten im Anschluss an die grobmotorischen SI-Aktivitäten an. Zu Beginn fanden diese Handaktivitäten in einem abgegrenzten, ruhigen Bereich statt, um Ablenkung gering zu halten. Die Therapeutin verwendete ansprechende Spielsachen wie Aktivitätscenter, die wenig Handgeschick und Ausdauer erfordern. Carlos konnte sich zunehmend unabhängig und kreativ mit anspruchsvolleren Spielsachen beschäftigen. Schließlich konnte Carlos auch in der ablenkenden Umgebung des SI-Raumes mit Steckbrettern und Ringpyramiden spielen.

Therapieerfolg

Nach 6 Monaten Behandlung fühlte sich die Mutter in der Lage, mit Carlos' Verhalten umgehen zu können. Obwohl Carlos noch immer ein sehr aktives Kind war, war sein Spielverhalten kontrollierter. Im feinmotorischen Bereich war er immer noch leicht verzögert, aber er konnte frei gehen und seine grobmotorische - und Sprachentwicklung waren altersentsprechend. Die ergotherapeutische Einzeltherapie wurde beendet, aber monatliche Beratungsgespräche mit der Mutter beibehalten, um Carlos' Fortschritte und seine sensorische Diät zu überwachen.

15.3.4 Kombination von Sensorischer Integrationstherapie und Verhaltenstherapie bei einem geistig behinderten Kind: Fallbeispiel »Adam«

Viele Kinder und Erwachsene mit kognitiven Beeinträchtigungen zeigen Symptome, die auf sensorische Verarbeitungsprobleme hindeuten (z. B. niedriger Muskeltonus, defensive Reaktionen auf sensorische Reize).

> **Cave**
>
> Teilweise sind diese Symptome tatsächlich das Ergebnis sensorisch-integrativer Defizite, doch auch andere Erklärungen kommen für diese Symptome in Frage.

> **Hinweis**

Eine sensorisch-integrative Vorgehensweise kann selbst bei eindeutigen neurologischen Schädigungen oder Besonderheiten ein geeigneter therapeutischer Zugang sein.

Im Speziellen ist die Sensorische Integrationstherapie geeignet, die in ▸ Übersicht 15.8 beschriebenen Störungen anzusprechen:

> **Übersicht 15.8. Störungen, bei denen SI-Therapie speziell indiziert ist**
> - Sensorische Defensivität
> - Schwerkraftunsicherheit
> - Bewegungsplanung, die nicht dem Entwicklungsalter entspricht

> **Cave**
>
> Es sollte immer bedacht werden, dass die SI zur Erklärung und Behandlung von Hirn**funktions-störungen** (und nicht von Hirn**schädigungen**) entwickelt wurde!

Liegt ein organischer Hirnschaden vor, was bei geistigen Behinderungen oft der Fall ist, kann die SI als Erklärung nicht ausreichen. Auf jeden Fall darf nicht erwartet werden, dass durch eine SI-Therapie der Hirnschaden behoben wird.

Beispiel

Adam war ein 13-jähriger Junge mit einer leichten kognitiven Beeinträchtigung unbekannter Ätiologie. Seit seinem 6. Lebensjahr war er in Förderprogrammen für Kinder mit besonderen Bedürfnissen. Adam war ein reizender, kommunikativer Junge, der sich sowohl in Gesellschaft von Kindern also auch von Erwachsenen wohl fühlte. Tests zeigten, dass seine sprachlichen und akademischen Leistungen etwa 7- bis 9-jährigen Kindern entsprachen. Durch eine Übersiedlung besuchte Adam seit kurzem eine neue Schule, wo er zur Ergotherapie zugewiesen wurde.

Befunderhebung

Adams Befundung umfasste Gespräche mit seiner Mutter und seiner Lehrerin, um Informationen über seine Fertigkeiten und sein Verhalten im Alltag sowie mögliche Hinweise auf defensive Reaktionen zu erhalten. Adam wurde auch in der Klasse beobachtet. Außerdem führte die Therapeutin Teile des »Bruininks-Oseretsky Tests of Motor Proficiency« (Bruininks 1978) und klinische Beobachtungen der vestibulären und propriozeptiven Informationsverarbeitung durch.

Adam zeigte Zeichen vestibulär-propriozeptiver Defizite: sein Muskeltonus war niedrig; er konnte in Bauchlage kein Extensionsmuster einnehmen; seine Gleichgewichtsreaktionen waren schwach und im Balance-Subtest des Bruininks-Oseretsky Tests entsprachen seine Leistungen 5-Jährigen. Seiner Lehrerin erschien Adam häufig müde: wenn er in einer Schlange stand, konnte er sich kaum aufrecht halten; wenn er am Tisch saß, stützte er sich auf die Ellbogen oder legte den Kopf auf den Tisch; Ermahnungen, aufrecht zu sitzen, brachten nichts.

Obwohl sich die Therapeutin bewusst war, dass es andere Ursachen für diese Schwierigkeiten geben könnte, hielt sie eine Störung der vestibulären und propriozeptiven Reizverarbeitung für die wahrscheinlichste Erklärung. Ungeachtet der Ursache hielt sie seinen niedrigen Muskeltonus und seine schwachen Gleichgewichtsreaktionen für **therapiebedürftig**, da sie sich auf seine schulischen Leistungen auswirkten.

Adam zeigte auch Zeichen von Dyspraxie, durch die seine Feinmotorik beeinträchtigt war: in diesem Bereich erreichte er im Bruininks-Oseretsky Test nur ein Entwicklungsalter von 4 Jahren (seine sprachlichen und akademischen Leistungen lagen vergleichsweise deutlich höher). Er begriff nicht, wie man mit der Schere schneidet, die Stifthaltung war unreif und er hatte größte Mühe, Buchstaben abzuschreiben, selbst wenn er sie benennen konnte (obwohl er seinen Vornamen schreiben konnte). Adams Bewegungsplanungsfähigkeiten lagen deutlich unterhalb seiner kognitiven Fähigkeiten. Ungünstig wirkte sich dabei sicherlich auch seine Sitzhaltung aus: er lehnte normalerweise auf beiden Ellbogen und legte manchmal den Kopf auf den Tisch, was das Arbeiten viel schwieriger machte.

Für den Alltag war ein großes Problem, dass Adam mit den Verschlüssen an seiner Kleidung noch immer nicht selbstständig umgehen konnte. Seine Mutter hatte den Eindruck, »dass seine Finger nicht richtig funktionieren« und fand es einfacher, ihm zu helfen als den Kampf mit anzusehen, wenn er sich selbstständig anziehen sollte. In der Schule war es ein Problem, dass Adam auf der Toilette nicht mit seiner Kleidung zurechtkam und die Mitschüler verspotteten ihn deshalb.

Therapieziele

Die Ergotherapeutin formulierte zusammen mit Adams Mutter und seiner Lehrerin zwei allgemeine Therapieziele. Höchste Priorität hatte das **selbstständige Anziehen**, was bedeutete, dass Adam mit Verschlüssen umgehen können musste. Die Therapeutin ging zwar davon aus, dass die Dyspraxie zu Adams Schwierigkeiten beim Anziehen beitrug, erkannte aber auch, dass es für Adams Alltagsbewältigung dringend nötig war, diese Fertigkeiten zu erlernen. Sie plante also für einen Teil der Therapie ein Selbsthilfetraining ein, bei dem Adam lernen sollte, Knopf und Reißverschluss an der Hose zuzumachen. Dafür setzte sie Strategien aus der Verhaltenstherapie ein. Sie brach die Aufgabe in Teilschritte auf und verwendete ein umgekehrtes »Chaining« (▶ Kap. 15.1.3). Anfangs führte sie alle Schritte durch, dann überließ sie Adam den letzten Schritt, als er diesen Schritt beherrschte, auch den vorletzten usw. bis er in der Lage war, seine Hose selbst zuzumachen. Die Therapeutin hielt engen Kontakt zu Adams Mutter und Lehrerin, damit sie ebenso vorgingen. Nachdem Adam diese Selbsthilfefertigkeit beherrschte, begann die Therapeutin mit einer neuen.

Das zweite allgemeine Therapieziel für Adam war die **Verbesserung seiner Sitzposition**. Da die Therapeutin Adams niedrigen Muskeltonus und die geringe proximale Stabilität für eine Folge eines vestibulär-propriozeptiven Verarbeitungsdefizits hielt, arbeitete sie mit sensorisch-integrativen Strategien an diesem Ziel. Dieser Teil der direkten Behandlung bestand aus Aktivitäten, die verstärkten linearen vestibulären und propriozeptiven Input lieferten und das Halten tonischer Muskelspannung gegen Widerstand erforderten. Die Therapeutin erkundigte sich regelmäßig bei Adams Lehrerin, ob sie im Unterricht Veränderungen an seiner Haltung bemerkte. Zu Therapiebeginn bestand der erste Teil jeder Sitzung aus SI-Aktivitäten und der zweite Teil aus Selbsthilfetraining. Die Therapeutin hielt dies für günstig, damit Adam in einem ruhigen und organisierten Zustand zum Unterricht zurückkäme. Allerdings zeigte sich, dass Adam zwar im SI-Teil kooperativ war, jedoch bald Widerstand gegen das Selbsthilfetraining entwickelte. Manchmal weigerte er sich, von einer Schaukel abzusteigen oder er versuchte, die Therapeutin in irgendeine andere Aktivität zu verwickeln.

Da das Hoseanziehen für Adam zwar wichtig war, ihm aber offenbar nicht lohnend genug erschien, wandte die Therapeutin eine andere lerntheoretische Strategie an: sie begann jede Stunde mit der (aus Adams Perspektive) weniger attraktiven Aufgabe und setzte den »lustigen« Teil der Sitzung als Belohnung ein. Außerdem zeichnete sie ein Diagramm von Adams Fortschritten, das sie im Therapieraum aufhängte. Mit diesen Veränderungen verbesserte sich Adams Motivation für die Therapie schlagartig.

Als Adam die wichtigsten Selbsthilfefertigkeiten beherrschte und seine Haltung zunehmend Verbesserungen zeigte, beendete die Ergotherapeutin die direkte Behandlung. Sie beriet die Lehrerin, wie Adams Handschrift verbessert werden konnte und schlug vor, dass er den Computer für schriftliche Arbeiten benutzen sollte. Seinen Turnlehrer beriet sie hinsichtlich Aktivitäten, die das Ordnen und Sequenzieren von Bewegungsabläufen erforderten. Obwohl sie Adam nicht mehr direkt behandelte, blieb sie dennoch ein wichtiges Teammitglied. Sie arbeitete an der Zielentwicklung für Adam mit und unterstützte die Eltern und Lehrer weiterhin bei der Entwicklung von optimalen Förderstrategien für Adam.

15.3.5 Kombination von Sensorischer Integrationstherapie mit sensorischer Stimulation und Verhaltenstherapie bei einem autistischen Kind: Fallbeispiel »Andi«

> **Exkurs**
>
> Obwohl Autismus früher für eine psychiatrische Störung gehalten wurde (z. B. Bettelheim 1959), brachten die Neurowissenschaften zunehmend die Erkenntnis, dass es sich vielmehr um eine neurologische Beeinträchtigung handelt (Waterhouse et al. 1996). Abnormitäten in der Entwicklung der Zellstruktur wurden im Kleinhirn wie auch in der limbischen Region gefunden (Bauman u. Kemper 1985; Kemper u. Bauman 1993). Diese Befunde wurden in jüngerer Zeit durch bildgebende Verfahren bestätigt (Abell et al. 1999; Courchesne 1997).

> **Wichtig**
>
> Die Forschung zeigt, dass die meisten Kinder und Erwachsenen mit Autismus ungewöhnlich auf sensorische Reize reagieren (O'Neill u. Jones 1997). Einige Autoren halten sensorische Störungen für ein Hauptdefizit, das dem Autismus zugrunde liegt (Grandin 1995; Ornitz 1989; Williams 1992).

Temple **Grandin** (Grandin 1995; Grandin u. Scariano 1986), eine autistische Frau, beschreibt sich selbst als **überempfindlich** gegenüber vielen Reizen, besonders Geräusche, leichte Berührung und Bewegung. Andererseits sucht sie tiefe Druckreize.

Die Ergebnisse einer Studie mit dem »Sensory Profile« (Dunn 1999) legen nahe, dass die sensorische Verarbeitung bei Kindern mit Autismus anders abläuft bei normalen Kindern (Kientz u. Dunn 1997). Autistische Kinder tendierten zu Überreaktionen auf Berührung, ihre Reaktion auf Geräusche variierte (von hyporesponsiv bis hyperresponsiv). Zusätzlich zeigten sie eine Reizsuche nach rascher Bewegung und zeigten eine erhöhte Toleranz dafür. Retrospektive Videoanalysen von autistischen Kindern ergaben, dass **sensorische Symptome zwei Jahre vor der Diagnosestellung** auftreten (Adrien et al. 1993; Williams 1992). Angesichts der Rolle, die dem limbischen Systems bei sensorischen Modulationsstörungen zugeschrieben wird, überrascht es nicht, dass gerade in dieser Region des Gehirns Abnormitäten bei Personen mit Autismus gefunden wurden (▶ Kap. 4).

> **Cave**
>
> Die Sensorische Integrationstherapie wurde zwar speziell zur Behandlung von Störungen der sensorischen Modulation entwickelt, im Falle des Autismus ist aber zu beachten, dass hier **Gehirnabnormitäten** und nicht lediglich **Funktionsstörungen** vorliegen.

Als Teil einer umfassenderen Intervention wird SI oft erfolgreich zur Regulation der affektiven Reaktionen auf sensorischen Input eingesetzt (Dalldorf 1997; Donnelly 1996).

Zur Anwendung von **verhaltenstherapeutischen Techniken** bei Kindern mit kognitiven Einschränkungen und Autismus liegt eine umfangreiche Forschung vor. Eine Behandlungsmethode, die in letzter Zeit in den USA Aufmerksamkeit erregt hat, wurde von **Lovaas** et al. (1987, 1993; McEachin et al. 1993) entwickelt.

> **Exkurs**
>
> Bei diesem Intensivtraining werden Prinzipien der operanten Konditionierung angewendet, um Fertigkeiten zu erlernen, die in kleine erreichbare Schritte zerlegt sind. Die Behandlung wird 30 bis 40 Stunden wöchentlich im 1:1 Kontakt durchgeführt. Laut Lovaas ist sie am wirksamsten, wenn sie im Alter von 3 Jahren begonnen wird. Lovaas (1987) und McEachin et al. (1993) stellten fest, dass autistische Kinder nach diesem Training später besser integriert werden konnten und höhere IQ-Werte erreichten als eine Kontrollgruppe.

Sicherlich ist zu erwarten, dass fast jede derartig intensive, hoch strukturierte Behandlung zu einer Verbesserung in den angestrebten Bereichen führt. Mesibov (1993) wies darauf hin, dass voreilig der falsche Schluss gezogen werden könnte, dass diese Kinder »geheilt« werden könnten. Er und andere äußerten Bedenken, dass die Forderung nach intensiver Verhaltenstherapie keineswegs durch die Forschung unterstützt würde. Zum Beispiel liegen keine Aussagen über ihre Auswirkungen auf die soziale Interaktion, die konzeptuellen Fähigkeiten und die soziale Kommunikation vor, die ja wichtige Merkmale des Autismus sind (Gresham u. MacMillan 1998; Mesibov 1993).

15.3 Fallbeispiele

Donnelly (1996) meint zwar, dass verhaltenstherapeutische Ansätze zur Intervention bei Kindern mit Autismus gehören, weist aber darauf hin, dass speziell das Programm von Lovaas die sensorischen Probleme vernachlässigt, die dem ungewöhnlichen Verhalten und der ungewöhnlichen Kommunikation zugrunde liegen dürften. Verhaltenstherapeutische Techniken sind eines von vielen Therapiewerkzeugen; daneben gibt es auch Methoden zur sozialen Integration und sensorischen Integration (Donnelly 1996).

Lovaas und Kollegen berichten, dass ihre Behandlung bei Kindern mit zusätzlichen Diagnosen weniger effektiv war. Bei schwer geistig behinderten Kindern mit autistischen Zügen zeigten sich Verbesserungen nur in der aktiven Sprache (Smith et al. 1997). Auch Kinder, bei denen später Rett-Syndrom diagnostiziert wurde, profitierten nicht wesentlich vom Lovaas-Training (Smith, Klevstrand u. Lovaas 1996).

Beispiel
Zuweisungsgrund
Der dreijährige **Andi** war ein richtiger Wirbelwind. Permanent war er in Bewegung, kletterte auf Möbel, riss Dinge von Regalen und lief ziellos durch die Gegend. Er schien Aufforderungen seiner Eltern gar nicht zu hören, und wenn man versuchte, ihn aufzuhalten, regte er sich sehr auf und begann zu treten und zu beißen. Zuerst dachten die Eltern an einen Gehörschaden, doch es war offensichtlich, dass er andere Geräusche hörte. Er reagierte sogar sehr deutlich auf bestimmte Geräusche: wenn er den Staubsauger hörte, begann er zu schreien und hielt sich die Ohren zu. Ein Rasenmäher provozierte ähnliche Reaktionen, sodass ein Elternteil immer mit ihm eine Runde im Auto fuhr, während der andere den Rasen mähte.

Beschäftigungsvorlieben
Andi sah am liebsten fern. Er konnte zahlreiche Werbespots wortwörtlich nachsprechen. Aber trotz seiner Fähigkeit zu wiederholen, was er hörte, verwendete er Sprache nicht spontan. Andi fragte nie nach etwas zu essen oder nach einem Spielzeug. Wollte er etwas nicht tun, begann er zu schreien, aber er sagte nie »Nein«. Eigentlich interagierte er überhaupt nicht wirklich mit seinen Eltern.
Eine von Andis bevorzugten Beschäftigungen war der Spielplatz. Er konnte stundenlang schaukeln und liebte das Ringelspiel. Daher kauften ihm seine Eltern ein kleines Heimkarussell (Sit'n' Spin), auf dem er sich auch daheim drehen konnte. Mit dieser Aktivität beschäftigte er sich und stellte wenigstens für eine gewisse Zeit am Tag nichts an.
Im Allgemeinen interessierte ihn Spielzeug nicht. Er besaß allerdings eine große Sammlung von Matchbox-Autos, die ihm seine Großeltern gekauft hatten. Diese nahm er regelmäßig vom Regal und stellte sie in einer Reihe auf. Er reihte sie immer in derselben Reihenfolge auf, und stellte sie dann immer in dieser Ordnung auch auf das Regal zurück. Einmal kam er ins Zimmer, als seine Mutter gerade abstaubte und dafür die Autos vom Regal genommen hatte. Er begann fürchterlich zu schreien und war offensichtlich völlig verzweifelt, dass die Autos nicht an ihrem Platz standen. Von da an staubte Andis Mutter das Regal nur mehr ab, wenn Andi anderweitig beschäftigt war.

Alltagsbewältigung
Die Mahlzeiten waren für Andi und seine Familie besonders schwierig. Als Säugling war er kein schwieriger Esser gewesen, jedoch weigerte er sich, auf feste Nahrung überzugehen. Er war sehr heikel, was die Temperatur der Speisen anbelangte, und tolerierte ausschließlich breiige Nahrung.
Auch das Anziehen und Ausziehen bereitete Probleme. Andi wurde nicht gerne berührt und versuchte, sich zu entwinden, wenn er angezogen wurde. Neue Kleidungsstücke mussten mehrmals gewaschen werden, bevor er bereit war, sie zu tragen.

Der Weg zur Ergotherapie
Als die Eltern am Ende ihrer Weisheit angekommen waren, wandten sie sich an ihren Kinderarzt. Dieser überwies Andi an einen Kinderneurologen und eine pädagogische Beratungsstelle zwecks Befundung und Intervention. Andi konnte nicht mit standardisierten Tests getestet werden. Die Befundung beruhte daher im Wesentlichen auf unstrukturierten Beobachtungen und Berichten der Eltern. Für sie lag Andis größtes Problem darin, dass er Sprache überhaupt nicht zur Kommunikation mit Anderen nutzte und seine soziale Interaktion daher sehr begrenzt war. Im Vergleich dazu schienen Andis grobmotorische und visuomotorische Leistungen etwa altersgemäß zu sein.

Ergotherapeutische Befundung
Dem Ergotherapeuten fielen viele Zeichen sensorischer Defensivität auf, u. a. Andis Widerstand gegen Berührung, und seine speziellen Nahrungs- und Kleidungsvorlieben. Auch seine übertriebene Reaktion auf Lärm und sein Verlangen nach Bewegung legten nahe, dass Andi Schwierigkeiten hatte, sensorischen Input zu modulieren.

Diagnose »Autismus«
Nach der Zusammenschau aller Ergebnisse und einer neurologischen Untersuchung stellte der Neuropädiater die Diagnose »Autismus«. Andi wurde in ein spezielles Förderprogramm eingeschrieben, das auch Ergotherapie enthielt. Ein Hauptanliegen für den behandelnden Ergotherapeuten waren die Auswirkungen, die Andis sensorische Defensivität auf das Familienleben hatte. Er formulierte gemeinsam mit Andis Eltern und seiner Kindergärtnerin ein allgemeines Ziel: dass Andi mehr Toleranz gegenüber Berührung entwickeln sollte und dass er eine größere Vielfalt an Nahrungsmitteln essen würde.

Obwohl sich Andis Probleme für den Therapeuten aus der Perspektive der Sensorischen Integration erklären ließen, wusste er, dass SI nicht die Gesamtlösung für Andis Schwierigkeiten war. Angesichts des Schweregrades von Andis Problemen und seiner Interaktionsstörung sah er die Notwendigkeit, verhaltenstherapeutische Prinzipien in die direkte Behandlung einzubauen und auch Andis Eltern und Betreuerinnen diesbezüglich zu beraten.

Planung und Durchführung der sensorisch-integrativen Ergotherapie

Aus der SI ist bekannt, dass sensorische Defensivität durch Aktivitäten, die tiefen Druck, langsame Bewegung und neutrale Wärme beinhalten, reduziert werden kann. Allerdings vermied Andi genau diese Arten von Aktivitäten, und suchte stattdessen ausschließlich rasche Bewegung. Daher musste der Therapeut Aktivitäten, die rasche Bewegung bieten, mit festem taktilem Druck und neutraler Wärme kombinieren. Die Bewegung diente als Belohnung dafür, dass Andi andere Sinnesreize tolerierte. Andy schaukelte gern. Er saß in einer an einem Punkt aufgehängten Babyschaukel, wobei seine Füße den Boden nicht erreichten. So war er davon abhängig, vom Therapeuten angeschubst zu werden. Dieser saß vor Andi und tauchte ihn an den Beinen an.

Im Laufe von Wochen war es möglich, Andis Beine fest zu halten und für einige Sekunden taktilen Tiefdruck anzuwenden. Der Therapeut legte auch eine Decke in die Schaukel und wickelte Andi während des Schaukelns in die Decke ein, womit er eine Kombination von rhythmischer Bewegung mit neutraler Wärme und Tiefdruck geschaffen hatte. Ähnlich verfuhr er mit verschiedenen anderen Bewegungsaktivitäten, um sie mit taktilem Input zu kombinieren.

Zusätzlich zur direkten Behandlung traf sich der Ergotherapeut zu regelmäßigen Beratungsgesprächen mit Andis Eltern und Pädagoginnen. Andi war in einer kleinen Gruppe mit nur drei Kindern. Seine Kindergärtnerin achtete darauf, dass sie selbst und auch die anderen Kinder Andi nicht unerwartet berührten. Ein großer Knautschsack hatte es Andi besonders angetan. Wenn er in diesem Sack saß, konnte die Betreuerin schwere Kissen auf ihn drücken und so mehrmals am Tag Tiefdruck applizieren. Andis Toleranz gegenüber dem taktilen Druck steigerte sich und die Kindergärtnerin fand, dass er ruhiger war, wenn er einige Zeit im Knautschsack verbracht hatte. Andis Eltern zogen ihm auf Vorschlag des Therapeuten nur mehr Jogginganzüge an. Andi schien sie zu mögen, weil sie weich waren, und sie waren einfach aus- und anzuziehen. Ein Knautschsack für Andis Zimmer wurde angeschafft, worin Andi beim An- und Auskleiden saß. Als Reaktion auf die Routine konnte er die damit verbundenen Berührungen etwas besser ertragen.

Die Arbeit an Andis Essproblemen begann damit, dass sich der Therapeut über Andis Nahrungsvorlieben informierte. Andi aß Kartoffelbrei, passiertes Gemüse und Cremesuppen. Am liebsten hatte er Fruchtpüree, weil es nicht nur cremig, sondern auch süß war. In den nächsten Monaten arbeiteten alle (der Ergotherapeut, die Kindergärtnerin und die Eltern) daran, Andis Toleranz gegenüber unterschiedlichen Konsistenzen von Nahrungsmitteln zu steigern. Wenn er etwas Nicht-Cremiges aß, wurde er dafür mit einem Löffel Obstbrei belohnt. Sie begannen auch, Obststückchen unter das Fruchtpüree zu mischen, wobei sie das Verhältnis Püree zu Fruchtstücken allmählich steigerten.

Nach einem halben Jahr kamen die Eltern mit Andi leichter zurecht, obwohl er immer noch ziemlich aktiv und Änderung gegenüber intolerant war. Sein Speisezettel hatte sich vergrößert, und die Mahlzeiten waren nicht mehr so belastend wie früher.

Im Kindergarten nahm Andi aktiver am Gruppengeschehen teil. Obwohl er Berührung nur sehr kurz aushielt, hielten die Betreuerinnen den Zeitpunkt für das Toilettentraining für gekommen. Noch wichtiger ist, dass sowohl Andis Eltern als auch die Pädagoginnen Andis Verhalten nun viel besser verstehen konnten. Auf der Grundlage dieses Verständnisses, das großteils von den sensorisch-integrativen Erklärungen des Ergotherapeuten herrührte, konnten sie neue Strategien für Andis Förderung entwickeln.

15.4 Zusammenfassung und Fazit

> **Fazit**
> — In diesem Kapitel wurden andere Therapieansätze vorgestellt, die die Sensorische Integrationstherapie ergänzen können, um die Bedürfnisse des individuellen Therapiekindes umfassend abzudecken.
> — Die Befunderhebung und die Behandlung sollten immer an den funktionellen Bedürfnissen des Klienten und nicht an einem theoretischen Ansatz orientiert sein.
> — Die Bedürfnisse des Klienten zu erfüllen, erfordert von der Ergotherapeutin Wissen, Flexibilität, Kreativität, kooperative Teamarbeit und ein Repertoire an Behandlungsansätzen und Strategien.

15.5 Literatur

Abell, F., Krams, M., Ashburner, J., Passingham, R., Friston, K., Frackowiak, R., Happe, F., Frith, C., u. Frith, U. (1999). The neuroanatomy of autism: A voxel-based whole brain analysis of structural scans. NeuroReport, 10, 1647–165 1

Adolph, K. E. (1997). Learning in the development of infant locomotion. Monographs of the Society for Research in Child Development. 62, 1–140

Adrien, J. L., Lenoir, P., Marineau, J., Perrot, A., Hameury, L., Larmande, C., u. Sauvage, D. (1993). Blind ratings of early symptoms of autism based upon family home movies. Journal of the American Academy of Child and Adolescent Psychiatry, 32, 617626

Als, H. (1986). A synactive model of neonatal behavioral organization: Framework for the assessment of neurobehavioral development in the premature infant and for support of infants and parents in the neonatal intensive care environment. Physical and Occupational Therapy in Pediatrics, 6, 3–53

American Occupational Therapy Association (1999). The guide to occupational therapy practice. American Journal of Occupational Therapy, 53, 251–261

American Psychiatric Association (1994). Diagnostic and statistical manual of mental disorders (4th ed.). Washington, DC: Author

Ayres, A. J. (1972). Sensory integration and learning disorders. Los Angeles: Western Psychological Services

Ayres, A. J. (1985). Developmental dyspraxia and adult onset apraxia. Torrance, CA: Sensory Integration International

Ayres, A. J., u. Tickle, L. S. (1980). Hyper-responsivity to touch and vestibular stimuli as a predictor of positive response to sensory integration procedures by autistic children. American Journal of Occupational Therapy, 34, 375–380

Bauman, M. L., u. Kemper, T. L. (1985). Histoanatomic observations of the brain in early infantile autism. Neurology, 35, 866–874

Bayley, N. (1993). The Bayley scales of infant development (2nd ed.). San Antonio, TX: The Psychological Corporation

Bettelheim, B. (1959). Feral children and autistic children. American Journal of Sociology, 64, 455–467.

Bissell, J., Fisher, J., Owens, C., u. Polcyn, P. (1988). Sensory motor handbook: A guide for implementing and modifying activities in the classroom. Torrance, CA: Sensory Integration International

Blackburn, S. (1995). Problems of preterm infants after discharge. Journal of Obstetric, Gynecologic, and Neonatal Nursing, 24, 49

Blanche, E. I. (1998). Intervention for motor control and movement organization disorders. In Case-Smith, J. (Ed.), Pediatric occupational therapy and early intervention (2nd ed., pp. 255–276). Boston: Butterworth-Heinemann

Blanche, E. 1., Botticelli, T. M., Hallway, M. K. (1995). Combining neuro-developmental treatment and sensory integration principles: An approach to pediatric therapy. San Antonio, TX: Therapy Skill Builders

Bly, L. (September/October 1996). What is the role of sensation in motor learning? What is the role of feedback and feedforward? NDT Network Newsletter

Bobath, B. (1970). Adult hemiplegia: Evaluation and treatment. London: William Heinemann Medical Books

Bobath, K., u. Bobath, B. (1972). Cerebral palsy. In P. H. Pearson (Ed.), Physical therapy services in the developmental disabilities (pp. 31–186). Springfield, IL: Charles C. Thomas.

Bruininks, R. H. (1978). Bruininks-Oseretsky Test of Motor Proficiency. Circle Pines, MN: American Guidance Service.

Courchesne, E. (1997). Brainstem, cerebellar, and limbic neuroanatomical abnormalities in autism. Current Opinion in Neurobiology, 7, 269–278

Culbertson, L L. (1998). Learning disabilities. In T. H. Ollendick u. M. Hersen (Eds.), Handbook of child psychopathology (3rd ed., pp. 117–156). New York: Plenum

Dabney, K. W., Lipton, G. E., u. Miller, F. (1997). Cerebral palsy. Current Opinion in Pediatrics, 9, 81–88

Dalldorf, J. S. (Feb 7, 1997). A pediatric view of the treatment options for the autistic syndrome, [URL: http://www.unc.edu/depts/teacch/treatmnt.htm] [1999, June 20

Davis, D. W. (1997). Review of cerebral palsy, Part 1: Description, incidence, and etiology. Neonatal Network, 16,7–12

De Gangi, G. (1990, March). Perspectives on the integration of neurodevelopment treatment and sensory integrative therapy: Part 2. NDTA Newsletter, 1 and 6.

Donnelly, J. A. (1996). The pros and cons of discrete trial training: Is the »Lovaas« behavior modification method appropriate for my student? ACCESS Express, 4, 1–2

Dunn, W. (1999). Sensory Profile. San Antonio: Therapy Skill Builders

Finnie, N. R., (1997). Handling the young child with cerebral palsy at home (3rd ed.). Boston: Butterworth u. Heineman

Fisher, A. G., u. Bundy, A. C. (1989). Vestibular stimulation in the treatment of postural and related disorders. In O. D. Payton, R. P. DiFabio, S. V. Paris, E. J. Protas, u. A. F. VanSant (Eds.), Manual of physical therapy techniques (pp. 239–258). New York: Churchill Livingstone

Fox, L., Hanline, M. F., Vail, C. O., u. Galant, K. R. (1994). Developmentally appropriate practice: Applications for young children with disabilities. Journal of Early Intervention, 18, 243–257

Furuno, S., O'Reilly, K. A., Hosaka, C. M., Inatsuka, T. T., Allman, T. L., u. Zeisloft, B. (1979). The Hawaii early learning profile. Palos Alto, CA: Vort.

Garmezy, N., u. Rutter, M. (Eds.) (1983). Stress, coping, and development in children. New York: McGraw-Hill

Gentile, A. M. (2000). Skill acquisition: Action, movement and neuromotor processes. In Carr u. Shepard (Eds.), Movement Science: Foundation for physical therapy in rehabilitation (2nd ed.). Rockville, MD: Aspen

Gibson, E. J. (1988). Exploratory behavior in the development of perceiving, acting and the acquiring of knowledge. Annual Review of Psychology, 39, 1–41

Goodwin, A. W. (1999). Sensorimotor coordination in cerebral palsy. Lancet, 353, 2090–2091

Grandin, T. (1995). How people with autism think. In G. B. Mesibov (Ed.), Learning and cognition in autism. Current issues in autism (pp. 137–156). New York: Plenum

Grandin, T., u. Scariano, M. M. (1986). Emergence labeled autistic. New York: Warner

Gresham, F. M., u. MacMillan, D. L. (1998). Early intervention project: Can its claims be substantiated and its effects replicated? Journal of Autism and Developmental Disorders, 28, 5–12

Hack, M., Klein, N. K., u. Taylor, G. (1995). Longterm developmental outcomes of low birth weight infants. The Future of Children, 5, 176–196

Horak, F. B. (1991). Assumptions underlying motor control for neurologic rehabilitation. In M. Lister (Ed.), Foundation for physical therapy, contemporary management of motor control problems: Proceedings of the II Step Conference (pp. 11–27). Alexandria, VA: Foundation for Physical Therapy

Individuals with Disabilities Education Act Amendments of 1997, 40 U.S.C. § 1400 et seq

Jacobs, S. E., Schneider, M. L., Kraemer, G. W. (in press). Environment, neuroplasticity and attachment: Implications for sensory integration. In E. Blanche, R. C. Schaaf, u. S. Smith Roley, (Eds.), Understanding the nature of sensory integration with diverse populations. San Antonio, TX: Therapy Skill Builders

Kemper, T. L., u. Bauman, M. L. (1993). The contribution of neuropathologic studies to the understanding of autism. Neurological Clinics, 11, 175–187

Kientz, M. A., u. Dunn, W. (1997). A comparison of the performance of children with and without autism on the sensory profile. American Journal of Occupational Therapy, 51, 530–537

Kimball, J. (1999). Sensory integration frame of references: Theoretical base, function/dysfunction continua, and guide to evaluation. In J. Hinojosa u. P. Kramer (Eds.), Frames of reference for pediatric occupational therapy (2nd ed., pp. 119–168). Philadelphia: Lippincott, Williams u. Wilkins

Krumboltz, J. D., u. Krumboltz, H. B. (1972). Changing children's behavior. Englewood Cliffs, NJ: Prentice Hall

Landers, S. (June 1989). Skinner joins aversives debate. Monitor, 22–23

Latash, M. L., u. Turvey, M. T. (1996). Dexterity and its development. Hillsdale, NY: Erlbaum

Lazarus, R., u. Folkman, S. (1984). Stress, appraisal, and coping. New York: Springer

Lester, B. M., Freier, K. u. LaGasse, L. (1995). Prenatal cocaine exposure and child outcome: What do we really know. In M. Lewis u. M. Bendersky (Eds.), Mothers, babies, and cocaine: The role of toxins in development (pp. 19–40). Hillsdale, NJ: Erlbaum

Levine, M. D. (1987). Developmental variation and learning disorders. Cambridge, MA: Educators Publishing Service

Lovaas, O. I. (1987). Behavioral treatment and normal educational and intellectual functioning in young autistic children. Journal of Consulting and Clinical Psychology, 55, 3–9

Lovaas, O. I. (1993). The development of a treatment-research project for developmentally disabled and autistic children. Journal of Applied Behavioral Analysis, 26, 617–630

McEachin, J. J., Smith, T., u. Lovaas, O. I. (1993). Long-term outcome for children with autism who received early intensive behavioral treatment. American Journal on Mental Retardation, 97, 359–372

Merriam-Webster's collegiate dictionary (9th ed.). (1989). New York: Merriam-Webster

Mesibov, G. (1993). Treatment outcome is encouraging. American Journal on Mental Retardation, 97, 379–380

Miller, P. H. (1993). Theories of developmental psychology. New York: W.H. Freeman and Company

O'Neill, M., u. Jones, R. S. P. (1997). Sensory-perceptual abnormalities in autism: A case for more research? Journal of Autism and Developmental Disorders, 27, 283–293

Omitz, E. M. (1989). Autism at the interface between sensory processing and information processing. In G. Dawson (Ed.), Autism: Nature, diagnosis, and treatment (pp. 174–207). New York: Guilford Press

Piaget, L (1952). The origins of intelligence in children. New York: W. W. Norton

Plomin, R., DeFries, J. C., u. Fulder, D. W. (1988). Nature and nurture during infancy and early childhood. New York: Cambridge University

Sameroff, A., u. Chandler, M. (1975). Reproductive risk and the continuum of caretaker casualty. In F. Horowitz (Ed.), Review of child development research (Vol. 4). Chicago: University of Chicago

Sameroff, A. J., u. Fiese, B. H. (1990). Transactional regulation and early intervention. In S. J. Meisels and J. P. Shonkoff (Eds.), Handbook of early childhood intervention (pp. 119–149). New York: Cambridge University Press.

Schaaf, R. C., u. Anzalone, M. E. (2001). Sensory integration with high risk infants and young children. In S. Smith-Roley, E. Blanche, u. R. Schaaf (Eds.), Understanding the nature of sensory integration with diverse populations. San Antonio, TX: Therapy Skill Builders

Schoen, S. A., u. Anderson, J. (1999). Neurodevelopmental frame of reference. In J. Hinojosa u. P. Kramer (Eds.), Frames of reference for pediatric occupational therapy (2nd ed., pp. 83–118). Philadelphia: Lippincott, Williams u. Wilkins

Skinner, B. F. (1968). The technology of teaching. New York: Meredith

Smith, T., Eikeseth, S., Klevstrand, M., u. Lovaas, O. I. (1997). Intensive behavioral treatment for preschoolers with severe mental retardations and pervasive developmental disorder. American Journal on Mental Retardation, 102, 238–249

Smith, T., Klevstrand, M., u. Lovaas, O. I. (1996). Behavioral treatment of Rett's disorder: Ineffectiveness in three cases. American Journal on Mental Retardation, 100, 317–322

Thelen, E. (1995). Motor development: A new synthesis. American Psychologist, 50, 79–95

Vygotsky, L. S. (1978). Mind in society: The development of higher psychological processes. Cambridge, MA: Harvard University.

Waterhouse, L., Fein, D., u. Modahl, C. (1996). Neurofunctional mechanisms in autism. Psychological Review, 103, 457–489.

Wilbarger, P., u. Wilbarger, J. L. (1991). Sensory defensiveness in children aged 2–12: An intervention guide for parents and other caretakers. Santa Barbara, CA: Avanti Education Programs

Williams, D. (1992). Nobody nowhere. New York: Avon

Williams, M. S., u. Shellenberger, S. (1996). »How does your engine run?«: A leaders guide to the Alert Program for Self-Regulation. Albuquerque, NM: Therapy Works, Inc

Williamson, G. G., u. Szczepanski, M. (1999). Coping frame of reference. In J. Hinojosa u. P. Kramer (Eds.), Frames of reference for pediatric occupational therapy (2nd ed., pp. 401–430). Philadelphia: Lippincott, Williams u. Wilkins

Young, S. B., u. Keplinger, L. (1988). Movement is fun: A preschool program. Torrance, CA: Sensory Integration International

Zeitlin, S., u. Williamson, G. G. (1994). Coping in young children: Early intervention practices to enhance adaptive behavior and resilience. Baltimore: Paul H. Brookes

Forschung und Beschäftigung

16 Fortschritte in der Forschung zur Sensorischen Integration (SI) – 433

17 Sensorische Integration und Beschäftigung – 451

Fortschritte in der Forschung zur Sensorischen Integration (SI)

Shelley Mulligan

16.1 Forschung zur Gültigkeit der Sensorischen Integration – 434
16.1.1 Sensorische Integration – ein prozessorientierter Ansatz – 435
16.1.2 Neuroplastizität und hierarchische Struktur als Grundannahmen der SI – 436
16.1.3 Sensorische Integration: eine Komponente der sensorischen Verarbeitung – 438
16.1.4 Forschung zur sensorisch-integrativen Dysfunktion – 438

16.2 Forschung zur Wirksamkeit der Sensorischen Integrationstherapie – 441
16.2.1 Studien zur »klassischen« Sensorischen Integrationstherapie – 441
16.2.2 Studien zu abgewandelten Formen der Sensorischen Integrationstherapie – 444
16.2.3 Anregungen für die zukünftige Forschung – 445

16.3 Zusammenfassung und Fazit – 446

16.4 Literatur – 447

> Die Theorie der Sensorischen Integration, die primär aus den Gebieten der Medizin, Neurologie und kindlichen Entwicklung abgeleitet wurde, versucht, die Zusammenhänge zwischen neurologischen Prozessen und sichtbarem Verhalten zu erklären. « (Ayres 1972b)

Die sensorische Integrationstheorie zielt darauf ab, Prozesse zu erklären, die den Verhaltensstörungen, den motorische Schwierigkeiten und den Lernproblemen mancher Kinder zugrunde liegen.
Als theoretischer Bezugsrahmen stellt die Sensorische Integration eine Brücke zwischen Theorie und klinischer Praxis dar, indem sie Richtlinien für die Befunderhebung und Intervention bietet. Diese Richtlinien sind integrale Bestandteile der Forschung.
Seit vielen Jahren ist SI einer der am häufigsten angewandten Therapiezugänge, den pädiatrische Ergotherapeutinnen einsetzen. Trotz dieser Popularität hat die Forschung bis heute keinen eindeutigen Konsens innerhalb der Berufsgruppe in der Frage erzielt, ob die Sensorische Integrationstherapie wirksam ist. Die SI wurde speziell von Seiten der pädagogischen Literatur kritisiert, wo ihre Effektivität von vielen Forschern angezweifelt wurde (z. B. Hoehn u. Baumeister 1994). Wissenschaftlich legitimiert ist der sensorisch integrative Ansatz bis heute noch nicht. In diesem Kapitel wird daher die **Validität (Gültigkeit) der SI** als wissenschaftlicher Theorie und als theoretischer Bezugsrahmen der Ergotherapie untersucht.

Wichtig

Die Sensorische Integration war Gegenstand von mehr Forschungsarbeiten als jeder andere Therapieansatz in der Ergotherapie (Miller u. Kinnealy 1993, Thalheim u. Mailloux 2001).

16.1 Forschung zur Gültigkeit der Sensorischen Integration

Zur Validierung der SI-Theorie ist es nötig, Wissen und Kenntnisse aus grundlegenden Forschungsfragen mit Fragen zur Anwendung zusammenzuführen.

Die **Grundlagenforschung versucht, Fragen über das Wesen von Verhalten zu klären**. Forschungsfragen wären z. B.:
- »Was ist sensorische Integration?«
- »Was ist eine sensorisch-integrative Dysfunktion?«
- »Warum funktioniert die Sensorische Integrationstherapie?«

Zusätzlich untersucht die Grundlagenforschung die vielen Theorien, von denen die SI-Theorie abgeleitet wird, und die Postulate, die ihr zugrunde liegen.

Angewandte Wissenschaft beschäftigt sich mit Forschung, die darauf abzielt, praktische Probleme zu lösen.

Beispiel

Angewandte Wissenschaft im Bereich der SI sind z. B. Studien, die die Wirksamkeit der SI-Therapie untersuchen, oder Studien, die der Entwicklung neuer Befundungsinstrumente für sensorisch-integrative Funktionen dienen oder auch Fallstudien, die die Behandlung und die funktionellen Veränderungen beschreiben, die aus der Behandlung resultieren.

Ziele der Forschung sind Erkenntnisgewinn und die Entwicklung von Wegen, um dieses Wissen zu denken, zu ordnen und anzuwenden. Allerdings werden wissenschaftliche Erkenntnisse und Theorien immer als **provisorisch** angesehen. Unabhängig davon, wie umfangreich eine spezielle Theorie überprüft wurde, wird sie immer als vorläufig angesehen – sie kommt der Wahrheit zwar immer näher und näher, aber erreicht dieses Ziel nie wirklich.

Die Theorie der Sensorischen Integration und ihre Anwendung zur Befundung und Intervention für Kinder mit bestimmten Störungen ist seit ihrer Erfindung in den frühen 1960er Jahren kontinuierlich weiterentwickelt worden. Diese Entwicklung geschah einerseits aufgrund von Forschungsergebnissen, andererseits aufgrund von praktischen Erfordernissen. Die Sensorische Integrationstherapie ist sehr komplex und das sind auch die Klienten, für die dieser Ansatz und die Theorie dahinter am besten passt. **Komplexität** ist daher eine entscheidende Herausforderung, egal ob eine Wissenschaftlerin mehr an der Grundlage – oder an der angewandten Wissenschaft interessiert ist.

Um einen professionellen Konsens hinsichtlich der Gültigkeit der SI-Theorie zu erzielen, ist es nötig, die Grundannahmen der Theorie zu evaluieren und zu belegen. Wichtig ist eine **klare Beschreibung**:
- was sensorische Integration ist,
- was sensorische Integrationsstörung ist und

- was die Sensorische Integrationstherapie ausmacht.

Zusätzlich sind **Effektivitätsstudien** notwendig:
- um sicherzustellen, dass die SI-Behandlung wirksam ist,
- um bestimmen zu können, welche Klienten am meisten von der SI-Behandlung profitieren und
- um vorhersagen zu können, welche Funktionsbereiche durch die SI-Behandlung verändert werden.

> **Wichtig**
>
> Den größten Nutzen werden Studien bringen, bei denen die Intervention so untersucht wird, wie sie in der Realität von Therapeutinnen durchgeführt wird.

Zunächst sollen Forschungsarbeiten vorgestellt werden, die das Konzept der Sensorischen Integration untersuchen. Der Schwerpunkt liegt auf Arbeiten, die unter Sensorischer Integrationstherapie einen Ansatz verstehen, der auf zugrunde liegende Faktoren oder neurologische Dysfunktionen abzielt, und nicht auf Fertigkeitserwerb (Training). Danach finden sich ein Überblick über Forschung zur Plastizität und Hierarchie des Zentralnervensystems (ZNS), zwei wichtige Grundannahmen, auf denen die Theorie der Sensorischen Integration aufbaut, sowie ein aktuelles Modell der sensorischen Verarbeitung.

Danach wird die Forschung zur sensorischen Integrationsstörung vorgestellt und es werden Effektivitätsstudien präsentiert, die die Ergebnisse von Sensorischen Integrationsbehandlungen aufzeigen.

Zum Abschluss werden die Schwierigkeiten in der Erforschung der Sensorischen Integration diskutiert und Ideen und Prioritäten für zukünftige Forschung entwickelt.

16.1.1 Sensorische Integration – ein prozessorientierter Ansatz

In der pädagogischen Literatur bezieht sich der Begriff »**prozessorientierter** Ansatz« auf Konzepte, die auf die zugrunde liegenden neurologischen oder mentalen Prozesse ausgerichtet sind, von denen angenommen wird, dass sie zu den Schwierigkeiten eines Kindes im Lernen oder bei spezifischen Fertigkeiten beitragen. Im Gegensatz dazu stehen Ansätze, die diese Fertigkeiten direkt lehren. In den späten 1960ern und 1970ern wurden eine Reihe von prozessorientierten Therapieansätzen bekannt (Übersicht 16.1).

> **Übersicht 16.1. Prozessorientierte Therapieansätze**
> - Psychomotorik (Frostig 1967, Kephart 1971)
> - Neurologische Entwicklungstherapie (Bobath 1980)
> - Sensorische Integration

Sie wurden von Therapeutinnen in der Behandlung von Kindern mit neurologischen Störungen (z. B. Lernstörungen und Zerebralparese) eingesetzt.

> **Wichtig**
>
> Prozessorientierte Ansätze basieren auf der Annahme, dass die Funktion spezifischer neurologischer Systeme (jene, die für die sensorische Verarbeitung, die motorische Koordination und die Aufmerksamkeit verantwortlich sind) für eine normale kognitive Entwicklung erforderlich ist. Nachdem die Funktionsstörungen in den zugrunde liegenden Prozessen behoben sind, müsste das akademische Lernen normal erfolgen (Hemmill 1993).

Sensorische Integration kann als prozessorientierter Ansatz betrachtet werden. Durch das Angebot von verstärkten sensorischen Erfahrungen im Rahmen sinnvoller Aktivitäten und die Produktion von anpassenden Reaktionen verbessert sich die Funktion des ZNS. Diese Verbesserung führt letztlich zu besseren Leistungen in vielen funktionellen Bereichen wie Verhalten, Lernfähigkeit und motorischer Geschicklichkeit (Fisher u. Murray 1991).

Allerdings verbreitete sich Mitte der 1970er und 1980er aufgrund von Effektivitätsstudien, die verschiedene prozessorientierte Behandlungen in der Psychologie untersuchten, die Auffassung, dass diese Ansätze weitgehend unwirksam seien (Goodman u. Hammill 1973, 1993; Kavale u. Mattson 1983). Es wurde sogar in Frage gestellt, ob zugrunde liegende neurologische Prozesse überhaupt etwas mit kognitiven Fähigkeiten und schulischer Leistung zu tun hätten. In der Folge wurden die prozessorientierten Ansätze teilweise durch produktorientierte Behandlungsmethoden ersetzt, bei denen Fertigkeiten trainiert werden.

» Derzeit gilt die Frage der prozessorientierten Behandlung als gelöst, und direktes Training hat sich

in den USA als Methode der Wahl für die Behandlung von Lernstörungen durchgesetzt. «
(Hammill 1993, S. 303)

> **Cave**
>
> Sensorische Integration wurde in diesen Studien nicht speziell überprüft und die meisten dieser Studien waren auf die Untersuchung von Kindern mit Lernstörungen beschränkt.

Doch allein die Beschreibung der Sensorischen Integration als prozessorientierter Ansatz hat möglicherweise zu der negativen Einstellung mancher Wissenschafter – speziell aus dem pädagogischen Bereich – beigetragen.

Glaubt man an die Wirksamkeit der Sensorischen Integrationstherapie, setzt man voraus, dass das Zentralnervensystem die Kapazität zur Veränderung besitzt. Mit **Neuroplastizität** ist gemeint, dass das ZNS in der Lage ist, seine Strukturen und Funktionen zu verändern (Lenn 1991).

Des Weiteren glauben Vertreter der Sensorischen Integration an eine gewisse Hierarchie im Zentralnervensystem. Denn die SI geht davon aus, dass positive Veränderungen oder Adaptation von niedrigeren Hirnregionen (Hirnstamm) eine Verbesserung von höheren kortikalen Funktionen bewirkt.

Im Folgenden findet sich eine Übersicht über Forschungsarbeiten, die diese beiden Grundannahmen der Sensorischen Integration behandeln.

16.1.2 Neuroplastizität und hierarchische Struktur als Grundannahmen der SI

Eine Unzahl von Forschungsarbeiten unterstützt das Konzept der Neuroplastizität (Bach-y-Rita 1980, Lenn 1991, Lund 1978, McEachen u. Shaw 1996, Stein et al. 1974, Stephenson 1993, Szekely 1979).

Neuroplastizität zeigt sich im gesamten Entwicklungsverlauf; sie schließt natürliche Veränderungen im Nervensystem ein, die durch Reifung auftreten. Ebenso ist sie ein reaktiver Prozess, der nach einer Verletzung des Zentralnervensystems auftritt (Schaaf 1994a).

Da sich beim Großteil der Klienten in Sensorischer Integrationstherapie um Kinder mit andauernden Entwicklungsstörungen (wie Autismus, Aufmerksamkeitsdefizit oder Lernstörungen) handelt, und da die SI-Theorie nicht im Erwachsenenalter erworbene Defizite erklären will (▶ Kap. 1), sind jene **Studien** besonders bedeutsam, die die Neuroplastizität in der Entwicklung untersuchen. Zu den wichtigsten Faktoren, die die entwicklungsbedingte Neuroplastizität fördern, zählen die in ◘ Übersicht 16.2 aufgelisteten Aspekte.

> **◘ Übersicht 16.2. Faktoren, die Neuroplastizität fördern**
>
> – Der innere Antrieb (»inner drive«) zu suchen, zu gestalten, sich zu fordern und die Umwelt zu meistern (Aoki u. Siekewicz 1988; Parham u. Mailloux 2001).
> – Die genau richtige Herausforderung (»just right challenge«).
> – Das selbstständige Initiieren und Steuern der Auseinandersetzung mit einer Herausforderung (Schaaf 1994 a).

Der **innere Antrieb** und die **aktive Beteiligung** an Aktivitäten mit der genau richtigen Herausforderung sind grundlegende Charakteristika der Sensorischen Integrationstherapie (Ayres 1979) und dürften die **Schlüsselelemente für die Wirksamkeit** dieser Behandlung sein.

Daher bieten Forschungsarbeiten, die diese Faktoren untersuchen, hilfreiche Richtlinien bei der Suche nach Wegen, wie die neuronale Organisation mit Sensorischer Integrationstherapie verbessert werden kann.

Neuroplastizität beruht auf spezifischen neuronalen Mechanismen, wie z. B. einer Zunahme der Myelinisierung und der synaptischen Effizienz. Erklärungen solcher Mechanismen sprengen den Rahmen dieses Kapitels. Allerdings stellte Schaaf (1994a, 1994b) einen Überblick über diese Mechanismen zusammen und erörterte, wie sie die Wirksamkeit der Sensorischen Integrationstherapie erklären könnten. Besonders interessant ist, wie wir die neuronale Organisation und Integration durch verschiedene Arten von sinnvollen Aktivitäten in der Behandlung erhöhen können.

> **Cave**
>
> Obwohl die Idee sehr logisch erscheint, dass ein besser integriertes und effizienteres ZNS zu verbesserten Leistungen und Fertigkeiten führt, wird sie sehr kontrovers diskutiert.

16.1 Forschung zur Gültigkeit der Sensorischen Integration

Im Gegensatz zur Forschung, die die Plastizität des ZNS unterstützt (und die sehr überzeugend ist), ist der Zusammenhang zwischen verbesserten sensorisch-integrativen Funktionen und verbesserten Fertigkeiten weniger eindeutig.

Sowohl Studien, die die Zusammenhänge zwischen sensorischer Verarbeitung und funktionellen Fertigkeiten untersuchen, als auch Studien, die die Hirnfunktion als einen hierarchischen Prozess untersuchen, bieten brauchbare Information, um diesen Zusammenhang zu beleuchten.

Kees-Smith (1995) untersuchte die Zusammenhänge zwischen sensomotorischen Komponenten, feinmotorischen Fertigkeiten und Alltagsbewältigung bei 30 Kindergartenkindern.

Unter »sensomotorische Komponenten« wurden auch 2 Tests der sensorischen Verarbeitung eingebaut. Einer der beiden, taktile Abwehr, korrelierte signifikant mit Werten in feinmotorischen Leistungen. Allerdings zeigte derselbe Test nur eine schwache Korrelation mit sozialen Gefühlen und Selbstständigkeitswerten. Kees-Smith schloss daraus, dass man nicht davon ausgehen darf, dass sich die Alltagsbewältigung automatisch verbessert, sobald zugrunde liegende sensomotorische Fähigkeiten verbessert wurden. Außerdem können andere soziale, kulturelle und Umweltfaktoren ebenso wichtig dafür sein, dass Kinder funktionelle Fertigkeiten lernen, ausüben und generalisieren können. Diese Rahmenbedingungen sollten in die ergotherapeutische Behandlung einbezogen werden.

Sensorische Integration zielt weitgehend auf eine Verbesserung von **Hirnstammfunktionen** ab, durch die funktionelle Fertigkeiten, also die Alltagsbewältigung, verbessert werden sollen (Ayres 1972 b). In dieser hierarchischen Sicht wird das ZNS als eine Struktur mit vertikal angeordneten Ebenen verstanden, die zwar voneinander abhängen, jedoch tendenziell eine aufsteigende Kontrolle und Spezialisierung aufweisen. Dieser hierarchische Ansatz führte Ayres (1972 b) dazu anzunehmen, dass die primitiveren oder subkortikalen Systeme (wie das taktile, das vestibuläre und das propriozeptive System) die Grundlage für die Entwicklung von höheren kortikalen Funktionen (wie Lernfähigkeit, komplexe motorische Fertigkeiten und die Entwicklung von sozialen Fertigkeiten) bilden. Diese Beziehung ist allerdings umstritten, da die Übereinstimmung zwischen dem Auslöser (z. B. der verbesserten Hirnstammfunktion) und der Leistung, (z. B. motorische Geschicklichkeit oder Schulleistung) größtenteils nicht direkt beobachtbar ist. Noch wichtiger ist der Umstand, dass sich in den letzten zehn bis zwanzig Jahren eine ganzheitlichere Sicht der Gehirnfunktion durchgesetzt hat, die das **Gehirn als integriertes, holistisches System** auffasst (Cohen u. Reed 1996).

Diese Sichtweise wurde in die SI-Theorie integriert, sodass sie heute mit der holistischen Sicht der Hirnfunktion übereinstimmt: Fisher u. Murray (1991) lieferten eine Beschreibung der SI-Theorie, die auf einer systemischen Sicht der Hirnfunktion aufbaut. In dieser systemischen Sicht werden Probleme in der Sensorischen Integration eher als Resultat von Funktionsschwächen vieler miteinander verwobener Systeme aufgefasst, denn als Resultat von Funktionen in bestimmten primitiven sensorischen Systemen. Jeder Teil des Systems übernimmt eine spezielle Rolle:
- manche sind Kontrollzentren
- manche sind zuständig für die Feinabstimmung der Befehle von den Kontrollzentren,
- manche führen Befehle aus,
- manche leiten Feedback weiter.

Dieser wechselseitige Austausch aller Teile entspricht eher einem **holistischen** als einem **hierarchischen** Modell.

In den letzten Jahren haben Veröffentlichungen zugenommen, in denen die Kombination von SI-Techniken mit anderen Therapiemethoden beschrieben wird. In dieser Literatur scheinen sensorische Dysfunktionen nur als eines von vielen Problemen auf, die zu Lernschwierigkeiten von Kindern beitragen. Heute wird reine Sensorische Integrationstherapie selten isoliert angeboten, meistens wird sie mit anderen Ansätzen kombiniert. Dazu gehören auch Fertigkeitstraining (Kees-Smith 1997) und die Förderung von positivem Spielverhalten (▶ Kap. 15). Behandlungsaktivitäten, die verstärkten taktilen und vestibulären Input bieten, werden oft in Verbindung mit Aktivitäten eingesetzt, die höhere kortikale Systeme ansprechen, die mit der Entwicklung von Ideen (wie eine motorische Aufgabe auszuführen ist) und mit dem Üben von spezifischen funktionellen Fertigkeiten befasst sind (s. auch ▶ Kap. 3).

Ein **ganzheitlicher Behandlungsansatz** kann jedoch nicht daran vorbeisehen, dass die Sensorische Integration die Funktionsverbesserung der Nahsinnessysteme betont, und dass eine gute sensorische Integration wichtig für die Ausführung funktioneller Fertigkeiten ist. Vielmehr stellt er diesen Schwerpunkt in den Kontext einer ganzheitlicheren und interaktiven Sicht von Gehirnfunktion, in der subkortikale Funktionen nicht mehr getrennt von höheren kortikalen Funktionen gesehen werden. Die Kombination von anderen Ansätzen mit Sensorischer Integrationstherapie ist also durchaus begrüßenswert (▶ Kap. 1).

16.1.3 Sensorische Integration: eine Komponente der sensorischen Verarbeitung

Es gibt einige Unklarheiten in der Terminologie rund um den Begriff »Sensorische Integration«. Die Uneinheitlichkeit in der Verwendung von Begriffen hat die Interpretation von Studien zur SI ziemlich schwierig gemacht.

Der Begriff »**sensorische Integration**« wurde verwendet:
- um einen **neurologischen Prozess** zu beschreiben (der sich **auf zellulärem Niveau** abspielt), aber auch
- um einen **verhaltensbezogenen Prozess** zu beschreiben (beobachtbare Verhaltensweisen, die als Resultat sensorisch integrativer Prozesse auftreten).

Der Begriff »**Sensorische Integration**« beschreibt
- einen theoretischen Bezugsrahmen, der für Befundung und Intervention herangezogen wird.

Wissenschafter müssen daher klar unterscheiden zwischen
- dem, was sie bei Kindern beobachten, und
- dem, was laut ihren Rückschlüssen im Zentralnervensystem passiert.

Miller u. Lane (2000) sprachen die Notwendigkeit an, eine einheitliche Terminologie für die Sensorische Integration festzulegen. Sie stellten einige Begriffe klar (speziell in Verbindung mit neurophysiologischen Prozessen, sowohl periphere als auch zentrale sensorische Prozesse) (s. auch ▶ Kap. 4).

Sensorische Verarbeitung (»sensory processing«) ist ein Begriff, der aus dieser Klarstellung bekannt wurde. Da er oft gleichwertig mit dem Begriff **Sensorische Integration** verwendet wird, ist eine Klärung der Unterschiede dieser zwei Begriffe notwendig: Beide Begriffe stehen für theoretische Konzepte, die dieselben Typen von funktionellen Defiziten und Verhaltensweisen bei Kindern erklären. Allerdings ist **sensorische Verarbeitung** ein umfassenderer Begriff als **sensorische Integration**.

> **Wichtig**
>
> **Sensorische Verarbeitung** meint den **gesamten Prozess**, mit dem das zentrale und das periphere Nervensystem eingehende sensorische Informationen vom taktilen, vestibulären, propriozeptiven, visuellen, auditiven, olfaktorischen und gustatorischen System bearbeitet.

Laut Miller u. Lane (2000) sind »Aufnahme, Modulation, Integration und Organisation von sensorischen Stimuli einschließlich der Verhaltensreaktion auf den sensorischen Input alles Komponenten von sensorischer Verarbeitung« (S. 2).

Ein **Modell der sensorischen Verarbeitung**, das von Dunn (1997) vorgestellt wurde, beschreibt die Beziehungen zwischen vielen neurobiologischen Faktoren, darunter:
- sensorisches Registrieren (d. h. wie jemand eingehende sensorische Information aufnimmt),
- sensorische Modulation (d. h. wie jemand eingehende sensorische Information reguliert) und
- Habituation und Sensibilisierung (ob das ZNS auf eingehende sensorische Information reagiert oder sie ignoriert; ▶ Kap. 7).

Außerdem versucht Dunn, sensorische Verarbeitung mit der Ausführung von Aktivitäten des täglichen Lebens zu verknüpfen. Passend zu diesem ganzheitlichen Gebrauch des Begriffes **sensorische Verarbeitung** berichtete DeGangi (1991), dass die sensorischen Verarbeitungsprobleme von Kindern, die institutionalisiert waren, oft zu sensorisch-integrativen Problemen in der führen. Daher sollte sensorische Integration lediglich als eine Komponente der sensorischen Verarbeitung angesehen werden.

In jedem Fall müssen die Wissenschaftler klarstellen, wie sie verschiedene Begriffe verwenden und die Leser von Forschungsarbeiten müssen darauf achten, wie bestimmte Begriffe verwendet werden.

16.1.4 Forschung zur sensorisch-integrativen Dysfunktion

Sensorisch-integrative Dysfunktion bzw. **sensorische Integrationsstörung** ist eine Bezeichnung, die außerhalb der Ergotherapie relativ unbekannt ist (Missiuna u. Polatajko 1995). Der Begriff ist nicht im DSM-4 (»Diagnostic and Statistical Manual of Mental Disorders«, American Psychiatric Association 1994) enthalten. Vielmehr wird sensorisch-integrative Dysfunktion oft mit den zugrunde liegenden sensorischen Verarbeitungsschwierigkeiten in Zusammenhang gebracht, die für viele der DSM-4-Diagnosen typisch sind. Die gebräuchlichsten DSM-4-Diagnosegruppen, die mit sensorisch-integrativen Störungen einhergehen, sind in ◘ Übersicht 16.3 aufgelistet.

Übersicht 16.3. Diagnosen (nach DSM-IV), die mit SI-Störungen einhergehen
- Tiefgreifende Entwicklungsstörungen (z. B. Autismus) (Kientz u. Dunn 1997; MacIntosh et al. 1999)
- Aufmerksamkeits-Defizit-Hyperaktivitäts-Syndrom ADHS (Mulligan 1996)
- Lernstörungen (Ayres 1979)
- Entwicklungsstörungen (Baranek et al.1997)
- Fragiles X-Syndrom (Miller et al. 1999)
- Entwicklungsbedingte Koordinationsstörung (Missiuna u. Polatajko 1995)

Wichtig

Obwohl nicht alle Kinder mit diesen Diagnosen sensorisch-integrative Funktionsstörungen aufweisen, zeigen viele von ihnen Symptome, die damit in Verbindung stehen. Auf der Grundlage der zur Verfügung stehenden Forschung kann nicht von kausalen Beziehungen zwischen sensorischen Integrationsstörungen und den anderen Diagnosen ausgegangen werden. Allerdings können in vielen Fällen beide Störungen vom selben zugrunde liegenden neurologischen Defizit verursacht sein.

Sensorisch-integrative Funktionsstörung und andere Diagnosen

Die Klassifikation von Kindern wird seit Jahren debattiert, und die Konfusion um das »Etikettieren« hat nicht nur die Identifikation von Kindern für eine spezifische Behandlung erschwert, sondern auch die Auswahl von Versuchspersonen für Forschungszwecke. In einer Übersicht über die vier Begriffe »Sensorische Integrationsstörung«, »ungeschickte Kinder« (»clumsy child«), »Entwicklungsdyspraxie« und »entwicklungsbedingte Koordinationsstörung« stellten Missiuna u. Polatajko (1995) fest, dass diese Begriffe nicht austauschbar sind, und dass klare Definitionen und charakteristische Merkmale für jeden bestimmt werden müssten.

Normalerweise wird der Begriff **sensorische Integrationsstörung** dann verwendet, wenn Kinder in Tests schwach abschneiden, die speziell für die Messung sensorisch-integrativer Leistungen entwickelt wurden (Missiuna u. Polatajko 1995). Solche Tests wie der SIPT (Ayres 1989) messen die Verarbeitung der Nahsinne (taktiles, propriozeptives und vestibuläres System), visuell-perzeptive Funktionen und die Bewegungsplanung.

Allmählich werden auch bei Kindern mit verschiedenen Diagnosen spezifische Arten von sensorischen Verarbeitungsdefiziten identifiziert. Diese Forschungsarbeiten bieten wertvolle Informationen über die Funktionsstörungen, die bei bestimmten Diagnosegruppen typischer Weise auftreten (Übersicht 16.4).

Übersicht 16.4. Häufige Kombinationen bestimmter Diagnosegruppen mit SI-Störungen
- Mulligan (1996) identifizierte spezifische sensorisch-integrative Störungsbilder bei Kindern mit Aufmerksamkeitsdefizit.
- Baranek et al. (1997) identifizierten bestimmte Arten von sensorischer Abwehr, die spezifisch für Kinder und Erwachsene mit Entwicklungsbehinderungen sind.
- Kientz u. Dunn (1997) beschrieben die sensorische Verarbeitung bei Kindern mit Autismus.
- Demaio-Feldman (1994) identifizierte somatosensorische Verarbeitungsschwächen bei Schulkindern mit ehemals niedrigem Geburtsgewicht.

In der diagnostischen Klassifikation von 0–3 Jahre (Diagnostic Classification of Mental Health and Developmental Disorders of Infancy and Early Childhood DC 0–3) erscheint eine Diagnose, die »multisystemische Entwicklungsbehinderung« genannt wird (nach Wieder 1996).

Diese multisystemischen Störungen stimmen mit den Merkmalen überein, durch die sensorische Integrationsstörungen charakterisiert sind, da sie ebenfalls verschiedene **funktionelle Probleme als Folgen von Defiziten der Bewegungsplanung und der zugrunde liegenden sensorischen Verarbeitung** ansehen und nicht als primäre Defizite. Bei den verschiedenen Typen von multisystemischen Störungen wird jedoch mehr Gewicht auf die sensorische Modulation (eine Komponente der sensorischen Verarbeitung) gelegt als auf die sensorische Integration. Die drei Arten von multisystemischen Entwicklungsstörungen sind in Übersicht 16.5 aufgelistet.

Übersicht 16.5. Multisystemische Entwicklungsstörungen
1. Hypersensitiver Typ (Typ 1)
2. Hyposensitiver Typ (Typ 2)
3. Motorisch desorganisierter und impulsiver Typ (Typ 3)

Miller u. Kollegen (persönliche Mitteilung März 2000) bemühen sich zurzeit darum, sensorische Modulationsstörungen als separate diagnostische Gruppe einzuführen.

Diese Forschungsgruppe hat sensorische Modulationsprobleme bei autistischen Kindern und Kindern mit fragilem X-Syndrom beschrieben, wobei sie traditionelle Messungen und neurophysiologische Messungen wie elektrische Hautwiderstandsmessungen eingesetzt hat (McIntosh et al. 1999; Miller et al. 1999).

Verschiedene Arten sensorischer Integrationsstörungen

Ayres (1972s) ging davon aus, dass viele verschiedene Arten von sensorischer Integrationsstörung existieren, und dass jede mit einer Dysfunktion einer bestimmten neuronalen Struktur zusammenhängt. Auf der Grundlage einer Serie von multivariaten Analysen (Ayres 1989; s. auch ▶ Kap. 1 und ▶ Kap. 19) entwickelte sie eine Typologie der sensorischen Integrationsstörung.

> **Wichtig**
>
> Die sensorische Integrationsstörung ist ein mehrdimensionales Konzept.

Die Beschreibung verschiedene Typen von sensorischen Integrationsstörungen zu identifizieren erleichtert es, die zugrunde liegenden Ätiologie zu verstehen und ist in der Praxis nützlich, die Behandlung möglichst spezifisch an das jeweilige Störungsbild anzupassen.

Systematiken zur Einteilung der sensorisch-integrativen Störungsbilder, die größtenteils auf Ayres' faktorenanalytische Studien in den 1960ern und 1970ern basieren, werden von Parham u. Mailloux (2001), Fisher u. Murray (1991) und Ayres (1989) beschrieben (s. auch ▶ Kap. 1 und ▶ Kap. 19). Obwohl es keine 100%ige Übereinstimmung über die beste Systematik gibt, finden sich bei allen Autorinnen dieselben Themen und weitgehende Übereinstimmung.

Die faktorenanalytischen Studien, auf denen diese Störungsmuster beruhen, müssen allerdings mit Vorsicht interpretiert werden und können hinsichtlich ihres Designs kritisiert werden (Cummins 1991; Hoehn u. Baumeister 1994; Parham und Mailloux 2001). Da Ayres ständig neue Ideen untersuchte, setzte sie in jeder Studie eine andere Testbatterie ein. Daher war keine der Studien eine genaue Wiederholung der vorhergegangenen. Außerdem waren ihre Stichproben heterogen und relativ klein in Relation zur Zahl der Testwerte, die analysiert wurden. Die Terminologie, die sie zur Beschreibung der Faktoren benützte, war über die Studien hinweg ebenfalls inkonsistent. Daher ist es schwierig, die Resultate dieser Studien zu vergleichen und Schlüsse aus ihren Ergebnissen zu ziehen. Zweifellos waren jedoch die praktischen Auswirkungen dieser Muster sehr wichtig für das Verständnis des Wesens der sensorischen Integrationsstörung, wie man sie bei Kindern sieht und für die Interpretation der Resultate von Kindern im SIPT (Ayres 1989).

Mulligan (1998) versuchte, Ayres' 5-Faktoren-Modell der sensorischen Integrationsstörung zu bestätigen, indem sie die SIPT-Ergebnisse einer großen heterogenen Gruppe von Kindern heranzog. Das getestete Modell stimmte mit der gegenwärtigen Sicht der sensorisch-integrativen Störungsbilder überein. Es beinhaltete die in ◻ Übersicht 16.6 aufgeführten Muster (Störungsbilder).

> **◻ Übersicht 16.6. Sensorisch-integrative Cluster**
>
> 1. Bilateralintegration und Sequenzieren
> 2. Somatodyspraxie
> 3. Visuopraxie
> 4. Somatosensorik
> 5. Postural-okuläre Bewegung

Obwohl das hypothetische Modell aufgrund der Ergebnisse als vernünftig angesehen werden kann, legten verschiedene Schwächen (▶ Kap. 19) eine weitere Analyse von anderen Modellen nahe.

Eines der wichtigsten Ergebnisse war eine sehr starke Beziehung zwischen allen Mustern, die die Gegenwart eines höheren generellen Faktors nahe legte, den Mulligan ursprünglich als **generalisierte Praxiestörung** bezeichnete.

> **Exkurs**
>
> Anmerkung der amerikanischen Herausgeberinnen: Mulligan stimmte später zu, dass ihr höherrangiger Faktor eine **generelle Ineffizienz der ZNS Funktion** widerspiegeln könnte. Speziell in den Bereichen oder Systemen, die vom SIPT gemessen werden. Daher wäre es passender, diesen höherrangigen generellen Faktor als »**generelle sensorisch integrative Dysfunktion**« zu bezeichnen. (Mulligan persönliche Mitteilung Juni 1999)

> **Hinweis**

Angesichts dieser Ergebnisse schlug Mulligan vor, dass anstelle von separaten Störungsbildern (basierend auf Funktionsstörungen in bestimmten neuronalen Substraten), die in früheren Studien beschrieben worden waren, spezifische Störungsmuster (basierend auf schwachen SIPT-Werten) nur mehr als **Erweiterung einer generalisierten sensorisch-integrativen Störung** angesehen werden sollten. (Detailliertere Informationen zu Mulligans faktorenanalytischer Studie finden sich in ▶ Kap. 1)

Die Idee eines generellen Faktors betont die Komplexität unseres ZNS und unterstützt eine systemische oder holistische Sichtweise des ZNS. Bei der Untersuchung der Konstruktvalidität des SIPT zeigten Lai et al. (1996), dass Praxie ein unidimensionales Konstrukt ist und dass sowohl Bilateralintegration und Sequenzieren als auch Somatopraxie Teile dieses eindimensionalen Konstruktes sind. Obwohl ihre Studie nicht alle Störungsmuster untersuchte, bewirkten diese Ergebnisse eine Änderung im Verständnis der Multidimensionalität der sensorischen Integrationsstörung.

Mulligan (1998) stellte auch fest, dass der SIPT nicht ausreicht, um Probleme in der posturalen Funktion zu erkennen. Auch Fisher u. Bundy (1991) hatten die Wichtigkeit von anderen klinischen Beobachtungen wie Gleichgewichtsreaktionen und Positionen gegen die Schwerkraft betont, um Probleme in der Haltungskontrolle identifizieren zu können (s. auch ▶ Kap. 7).

In Mulligans (1998) Studie ging Somatopraxie nicht als eigenes Störungsmuster hervor, wie es in früheren Studien der Fall war (Ayres 1966, 1971, 1977; Ayres et al. 1987). Zwar zeigte sich eine Beziehung zwischen somatosensorischer Verarbeitung und Praxie. Diese Beziehung wurde jedoch, anders als in früheren Modellen, die Somatodyspraxie als ein eigenes Störungsmuster identifizierten, durch den generellen Faktor erklärt (Mulligan persönliche Mitteilung Juni 1999).

Es wird eine Vielzahl diagnostischer Bezeichnungen eingesetzt um Kinder mit sensorischen Integrationsstörungen zu beschreiben:
– Vorsicht ist angebracht, damit die verschiedenen Begriffe nicht gleichwertig verwendet werden.
– Bei Studien müssen koexistierende Diagnosen von Versuchspersonen identifiziert werden, damit die Behandlungseffekte bei verschiedenen Typen von Dysfunktionen untersucht werden können, und bei der Interpretation der Resultate berücksichtigt werden. Obwohl es scheint, dass die mehrdimensionale Sicht von sensorisch-integrativen Dysfunktionen sich in Richtung eines vereinheitlichten Modells bewegt, gibt es bisher keinen Konsens über die geeignetste Konzeption. Dafür ist ein tieferes Verständnis über die Zusammenhänge zwischen sensorischen Integrationsstörungen und anderen Modellen der sensorischen Verarbeitung erforderlich.

16.2 Forschung zur Wirksamkeit der Sensorischen Integrationstherapie

Die unabhängige Variable »SI-Therapie« ist in der angewandten Wissenschaft nicht einheitlich definiert. Dies führt zu Problemen, wenn Schlussfolgerungen über die Wirksamkeit der Behandlung gezogen werden.

> **Exkurs**
>
> Rosenthal u. Rosnow (1984) definierten eine unabhängige Variable als ein beobachtbares oder messbares Ereignis, das vom Forscher manipuliert wird, um zu bestimmen, ob es einen Effekt auf ein anderes Ereignis (d. h. auf die abhängige Variable) gibt.

In einem traditionellen Wissenschaftsverständnis muss die unabhängige Variable (d. h. die Behandlung) bei jeder Versuchsperson in einer standardisierten gleichen Weise angewendet werden.

Für die Sensorische Integrationstherapie ist eine einfache Definition unmöglich. Die Intervention auf sensorisch-integrativer Grundlage ist so komplex, weil das Vorgehen von den individuellen Bedürfnissen des Klienten abhängig ist (Ottenbacher 1991). Außerdem unterscheidet sich das originale Behandlungsmodell von den gegenwärtigen Ansätzen, die mehr indirekte, beratende Modelle einbeziehen und SI-Prinzipien und SI-Aktivitäten mit anderen Behandlungsansätzen kombinieren. Da diese Unterscheidung wichtig ist, werden Forschungsarbeiten unterteilt in jene, die **klassische** SI Therapie untersuchten, und jene, die **abgewandelte** Formen von SI-Therapie beschrieben.

16.2.1 Studien zur »klassischen« Sensorischen Integrationstherapie

Das klassische Setting für Sensorische Integrationstherapie sind private, medizinisch orientierte Kliniken, weniger das schulische Umfeld. Diese Behandlung ist hoch spezialisiert und es wird empfohlen, dass sie nur von Therapeutinnen mit spezieller Zusatzausbildung durchgeführt wird. Cymbal (1988, 1999) beschrieb einige Charakteristika der Sensorischen Integrationstherapie (◘ Übersicht 16.7):

> **◘ Übersicht 16.7. Charakteristika der Sensorischen Integrationstherapie**
> — Das Ziel der Behandlung ist es, durch Verbesserung der zentralnervösen Verarbeitung (und weniger durch Fertigkeitstraining) angemessene physische und emotionale Reaktionen zu fazilitieren.
> — Therapeutische Aktivitäten sind individualisiert und setzen am höchsten Niveau der Fähigkeiten des Klienten an.
> — Leistungen der Therapeutin, die die Behandlung durchführt, sind ununterbrochene Vigilanz und konstantes Feedback.
> — Die Behandlung erfolgt im Rahmen von zielgerichteten Aktivitäten, die vom Klienten gesteuert sind und eine adaptive Reaktion zum Ziel haben.
> — Behandlungsaktivitäten bieten gesteigerten propriozeptiven, vestibulären und taktilen Input.

Obwohl diese Charakteristika Richtlinien bieten, um die Behandlung zu definieren, sind sie sehr breit angelegt und lassen Raum für Variabilität.
Interventionen, die
— **ausschließlich sensorische Stimulation** anbieten,
— in Form von strukturierten **Gruppenaktivitäten** durchgeführt werden,
— Ansätze kombinieren,
— als **Beratung** nach sensorisch-integrativen Grundsätzen durchgeführt werden,
— **Funktionstraining** beinhalten, werden nicht als **klassische** SI-Therapie bezeichnet. Obwohl jeder einzelne dieser Ansätze in manchen Fällen geeignet sein kann, ist es in der Forschung wichtig, dass sie von klassischer sensorisch-integrativer Behandlung abgegrenzt werden.

In den 1970er und 1980er wurden zahlreiche Studien durchgeführt, die speziell die Effektivität der Sensorischen Integrationstherapie untersuchten, und die unterschiedliche Ergebnisse lieferten. Es existieren einige detaillierte Übersichten über diese Literatur (Cermak u. Henderson 1989; Hoehn u. Baumeister 1994; Mulligan 1997; Ottenbacher 1982; Parham u. Mailloux 2001; Polatajko et al. 1992; Vargas u. Camilli 1999) (◘ Übersicht 16.8).

> **◘ Übersicht 16.8. Studien zum Nachweis der Wirksamkeit der SI-Therapie**
> — Diese frühen Studien zeigten, dass die Sensorische Integrationstherapie Leistungen im motorischen, sprachlichen und schulischen Bereich steigerte (Ayres 1972a, 1972c; Magrun et al. 1981; White 1979).
> — Ottenbacher (1982) führte eine Metaanalyse von 8 Effektivitätsstudien durch, die ergab, dass die Sensorische Integrationstherapie erfolgreich in der Behandlung von motorischen, akademischen und sprachlichen Funktionen war, wobei die stärksten Verbesserungen im motorischen Bereich zu beobachten waren. Speziell im Bezug auf Kinder mit Lernstörungen berichtete er:
>
> » durchschnittlich erzielten lernbehinderte Kinder, die sensorische Integrationstherapie erhielten, bessere Ergebnisse als 75,2% der lernbehinderten Kinder, die keine Sensorische Integrationstherapie erhalten hatten. « (Ottenbacher 1982, S. 576)
>
> — In den letzten 10 Jahren wurden nicht viele Vergleichsgruppenstudien durchgeführt, die die Ergebnisse der Sensorischen Integrationsbehandlung mit anderen Ansätzen, wie z. B. Nachhilfe (Wilson et al. 1992) oder Psychomotorik (Humphries et al. 1992) verglichen. Die jüngeren Studien sind den älteren allerdings hinsichtlich der methodologischen Strenge überlegen. Diese Studien kamen zu dem Schluss, dass die sensorische Integrationstherapie nicht effektiver ist als diese traditionellen Ansätze.
> — Polataiko et al. (1992) untersuchte sieben experimentelle Studien aus den Jahren 1972–1979 mit zwei bzw. drei Vergleichsgruppen, die Sensorische Integrationstherapie bei Kindern mit Lernstörungen anwandten. Sie kamen zu dem Schluss, dass die Ergebnisse der jüngeren Studien keinen Beweis lieferten, dass die SI Behandlung die schulische Leistung der Kinder mit Lernstörungen mehr verbesserte als durch einen Placebo-Effekt erklärt werden könnte.
> ▼

16.1 Forschung zur Gültigkeit der Sensorischen Integration

Die Resultate hinsichtlich der sensorischen oder motorischen Leistung waren inkonsistent und zeigten insgesamt, dass die SI-Behandlung minimale positive Effekte hatte. Allerdings können diese Studien nicht generalisiert werden, da die Testpersonen aus Kindern mit Lernstörungen bestanden und die Art und der Schweregrad der sensorisch-integrativen Störung der Kinder oft unbekannt waren. Immerhin waren keine negativen Effekte der SI-Behandlung berichtet worden.

- Wilson u. Kaplan (1994) führten eine Follow-up-Studie (1992) an Kindern durch, die entweder Nachhilfe oder SI-Therapie erhalten hatten. Sie kamen zu dem Schluss, dass Kinder, die mit SI behandelt worden waren, in grobmotorischen Tests besser abschnitten als Kinder, die Nachhilfe gehabt hatten. In den Tests zum Lesen, zur Feinmotorik, zur Visuomotorik und zum Verhalten wurden keine signifikanten Unterschiede gefunden.
- Allen u. Donald (1995) führten eine Pilotstudie durch, um den Effekt von sensorisch-integrativer Ergotherapie bei fünf Kindern mit dokumentierter sensorischer Integrationsstörung festzustellen. Diese Fallstudien ergaben, dass vier der fünf Kinder, die Therapie erhielten, Verbesserungen im Bereich der motorischen Leistung zeigten. Die einzige Testperson, die keine motorischen Verbesserungen zeigte, war älter als die anderen Kinder (11 Jahre im Vergleich zu 5; 8 Jahren).
- In einer Metaanalyse von 32 experimentellen Gruppenstudien (16 in denen SI Behandlung mit anderen Ansätzen verglichen wurde und 16 in denen SI-Behandlung mit keiner Behandlung gegenübergestellt wurde) kamen Vargas u. Camilli (1999) zu drei Schlussfolgerungen:
  - Verglichen mit Kontrollgruppen zeigten die frühen Studien positive Effekte der sensorischen Integrationstherapie, die späteren Studien jedoch nicht mehr.
  - Die Effektgröße war bei motorischer Leistung und kognitiver Leistung (IQ und schulische Leistungen) größer als bei Messungen des Verhaltens, der Sprache und der sensorischen und perzeptiven Fähigkeiten.
  - Insgesamt erwies sich die sensorisch-integrative Intervention als ebenso effektiv wie verschiedene andere Interventionsansätze.

Will man einen komplexen Behandlungsansatz evaluieren, besteht eine Möglichkeit, die Variationen zu minimieren oder zu kontrollieren darin, die Behandlung auf eine kleine Zahl von standardisierten und streng kontrollierten Aktivitäten zu reduzieren. Der Vorteil liegt darin, dass es dem Untersucher ermöglicht, die Effektivität spezifischer Behandlungskomponenten zu untersuchen, sodass die unabhängige Variable leichter operationalisiert werden kann.

Der größte Nachteil dieses Vorgehens liegt darin, dass der daraus entstehende Behandlungsansatz möglicherweise nicht mehr repräsentativ für die eigentliche Behandlung (wie sie typischerweise durchgeführt wird) oder für das Konstrukt selbst ist.

Reduktionistische Definitionen von sensorischer Integrationstherapie sind in der Literatur häufig anzutreffen (Jarus u. Gol 1995; Ottenbacher et al. 1981; Ottenbacher 1991; Wells u. Smith 1983).

Obwohl nicht direkt als Sensorische Integrationstherapie bezeichnet, verglichen DeGangi et al. (1993) einen therapeutengesteuerten sensomotorischen Behandlungsansatz mit einem kindgesteuerten sensomotorischen Ansatz. Sie schlossen daraus, dass der kindgesteuerte Ansatz, der eher der SI-Therapie entspricht, besser als der andere Ansatz für die Entwicklung von feinmotorischen Fähigkeiten war, jedoch weniger effektiv für die Entwicklung von grobmotorischen Fertigkeiten, sensorisch-integrativen Funktionen und funktionellen Fertigkeiten. Bei der Interpretation dieser Studie ist Vorsicht geboten, da sie lediglich ein bestimmtes Merkmal der SI-Therapie (nämlich kindgesteuert versus therapeutengesteuert) und nicht die Behandlung selbst berücksichtigt.

Tickle-Degnen u. Costa (1995) untersuchten eine andere Komponente der SI-Therapie: Mit Hilfe von Videoaufzeichnungen untersuchten sie die Interaktion zwischen Therapeutin und Kind während der SI-Therapie. Dieses soziale Element ist eine der wichtigsten Facetten der Sensorischen Integrationstherapie!

Ayres betonte, dass positive Ergebnisse davon abhängen, wie sehr sich eine fähige Therapeutin, die sowohl den Input als auch die adaptiven Anforderungen auf die momentanen Bedürfnisse und Fähigkeiten eines Kindes abstimmen kann, einbringt.

Kaplan et al. (1993) stellten die Annahme auf, dass die Beziehung zwischen Therapeutin und Kind für einen Teil der positiven Effekte der Behandlung verantwortlich sein könnte.

> **Wichtig**
>
> - Die Forschung zur Wirksamkeit der »reinen« Sensorischen Integrationstherapie liefert widersprüchliche Ergebnisse. Insgesamt liegt wenig Evidenz vor, dass die Behandlung Lernstörungen verbessert. Es gibt allerdings einige Belege dafür, dass sie folgende Schwächen verbessert:
>   - sensorische Verarbeitungsstörungen
>   - verschiedene Verhaltensprobleme bei Kindern
>   - grobmotorische Leistungen bei Kindern mit Lernstörungen, Verhaltensstörungen und motorischen Problemen (deutlicher Effekt).
> - Die Ergebnisse zeigen außerdem, dass Sensorische Integrationstherapie am effektivsten bei Kindern wirkt, bei denen spezifische sensorisch-integrative Dysfunktionen festgestellt wurden.

16.2.2 Studien zu abgewandelten Formen der Sensorischen Integrationstherapie

Obwohl die Sensorische Integrationstherapie bei bestimmten Kindern immer noch in ihrer klassischen Form angewendet wird, erfährt sie in der sensorisch-integrativen Ergotherapie häufig Abwandlungen oder Kombinationen mit anderen Ansätzen. So haben Therapeutinnen, die im Schulsystem arbeiten, neue Wege entwickelt, wie sie SI im Rahmen ihrer (gesetzlichen) Möglichkeiten einsetzen können, um den Bedürfnissen ihrer Klienten (der Schüler) entgegen zu kommen. Außerdem haben sie versucht, mit den Veränderungen der Pädagogik hin zu mehr **direkten Lernmethoden** (mehr produktorientiert im Vergleich zum früheren prozessorientierten Lernen) und zum **integrativen Unterricht** (d. h. behinderte und normale Kinder in einer Klasse) Schritt zu halten. Daher hat die beratende Funktion der Ergotherapeutinnen in den letzten 10-15 Jahren deutlich zugenommen (Dunn 1988; Kemmis u. Dunn 1996).

> **Wichtig**
>
> SI-Prinzipien, mit denen Ergotherapeutinnen Schülern helfen, schulische Anforderungen erfolgreich zu meistern, sind bereits in die US-Regellehrpläne aufgenommen worden (Mulligan 1997).

Empirische Belege unterstützen die Wirksamkeit von **beratenden Modellen**, die oft Komponenten der Sensorischen Integration enthalten (Davis u. Gavin 1994; Dunn 1990; Kemmis u. Dunn 1996). Zum Beispiel stellte Case-Smith (1997) fest, dass einer der wichtigsten Faktoren einer erfolgreichen Therapie die Fähigkeit der Therapeutin war, das Verhalten des Kindes in der Klasse mit Hilfe der Sensorischen Integration zu erklären. In ihrer Studie war SI in fünf von 13 Fällen der hauptsächliche Bezugsrahmen der Therapeutin.

Neben der verstärkten Anwendung im Rahmen von Beratungen wird die SI auch oft mit anderen Ansätzen kombiniert, u. a. mit:
- Hilfsmittelversorgung,
- fein- oder grobmotorischem Funktionstraining,
- Selbsthilfetraining und
- Eltern- und Lehrerunterstützung.

Zur **Wirkung der SI in Kombination mit anderen Ansätzen** liegen kaum Studien vor. Dies ist nicht überraschend. Wie bei der Beratung ist es sehr schwierig, den Beitrag der Einzelteile eines kombinierten Ansatzes zum Gesamtergebnis zu isolieren.

Eine viel versprechende Studie von Case-Smith et al. (1998) zeigte die Auswirkungen der schulischen Ergotherapie auf die Feinmotorik und andere funktionelle Leistungen von Vorschulkindern mit Entwicklungsverzögerungen. In dieser Studie wurden 44 Kinder mit Entwicklungsverzögerung und 20 Kinder ohne Verzögerung mit verschiedenen Tests am Anfang des Schuljahres getestet und am Ende des Schuljahres wurde die Testung wiederholt. Die Behandlungsansätze variierten je nach den individuellen Bedürfnissen jedes Kindes. Die Verwendung von Aktivitäten, die aus der Sensorischen Integrationstherapie stammen, war sehr verbreitet (in 40% der Therapiesitzungen wurde an Bewegungsplanung und mit taktilen Aktivitäten gearbeitet; in 32% wurden vestibuläre und propriozeptive Aktivitäten betont) ebenso wie die Verwendung visuo- und feinmotorischer Aktivitäten (in 81% der Therapiesitzungen).

> **Wichtig**
>
> Die Ergebnisse dieser Studie zeigen, dass eine Kombination von sensorisch-integrativen Strategien mit anderen Ansätzen feinmotorische und funktionelle Fertigkeiten von Vorschulkindern mit Entwicklungsverzögerungen verbessert.

Eine **operationalisierte Definition** der Sensorischen Integrationstherapie als unabhängige Variable gelang in den letzten 10-15 Jahren nicht. Durch den erweiterten Einsatz der SI (in beratenden Modellen und in Verbindung mit anderen Ansätzen) ist sie auch zunehmend schwieriger geworden. Es gibt aber Richtlinien (Kimball 1988, 1999), die Wissenschaftlern helfen können, die Sensorische Integrationstherapie in ihrer klassischen Form zu definieren (▶ Kap. 18). Bestimmte Elemente der Behandlung zu untersuchen, ist eine weitere Technik, die verwendet wurde, um mehr Klarheit über die Auswirkungen von bestimmten Aspekten der Behandlung zu gewinnen. Experimentelle Studien, die nicht versuchen, die Behandlung zu kontrollieren, wie im Studiendesign von Case-Smith et al. (1998), das von Bower u. McLellan (1994) unterstützt wurde, bieten eine sinnvolle Möglichkeit, die Wirkung von komplexen, facettenreichen und individualisierten Therapieverfahren zu beurteilen.

16.2.3 Anregungen für die zukünftige Forschung

Zahlreiche Expertinnen auf dem Gebiet (z. B. Cermak u. Henderson 1989; Kaplan et al. 1993; Miller u. Kinnealey 1993; Mulligan 1997; Ottenbacher 1991; Tickle-Degnen 1988) haben Anregungen für die zukünftige Forschung zur Sensorischen Integration gegeben. Forschungsfragen erstrecken sich von den Grundannahmen der SI-Theorie bis zur Wirksamkeit der Therapie in verschiedenen Anwendungsformen.

Um einen professionellen Konsens bezüglich der Nützlichkeit der SI-Therapie zu erreichen, ist es notwendig, sie besser zu definieren und konzipieren. Die theoretische Basis der SI und die zugrunde liegenden Mechanismen müssen besser erforscht werden (Tickle-Degnen 1988). Forschung dieser Art kann bei der Frage helfen, **wie und warum die Behandlung funktioniert** (anstelle der Frage, ob sie wirksam ist). Ebenso sollte untersucht werden, in welcher Beziehung die SI zu anderen Informationsverarbeitungsmodellen (die in der Pädagogik und Psychologie beschrieben sind; s. Swanson 1987) und anderen sensorischen Verarbeitungsmodellen (z. B. Dunn 1997) steht. Diese Arbeit könnte eines Tages zu einem einheitlichen Paradigma für das Studium von Personen mit sensorisch-integrativer Funktionsstörung führen.

Als nächstes müssen wir die **Personen besser verstehen, denen die SI-Therapie hilft**, und Versuchspersonen in Studien besser beschreiben. Spezielle Tests der sensorisch-integrativen Funktionen werden empfohlen, um Personen mit **SI-Störungen zu identifizieren**, denn nur an solchen Versuchspersonen sollte die **SI-Therapie beurteilt werden**. Studien zu bestimmten Störungsbildern können auch Richtlinien hervorbringen, welche Aspekte der Behandlung für welche Klienten am besten geeignet sind. Außerdem sollten Studienautoren zusätzliche Diagnosen und andere Merkmale der Versuchspersonen immer erwähnen, so dass der Einfluss anderer Variablen in der Interpretation berücksichtigt werden kann.

Drittens sind **psychometrisch verlässliche Tests der sensorisch-integrativen Leistungen** notwendig, um einerseits die richtigen Kandidaten für die Behandlung zu identifizieren und andererseits die Effekte der Behandlung messen zu können. Mulligan (1998) schlug einen neuen, kürzeren Test vor, dessen Betonung auf der Identifizierung von Praxieproblemen und den zugrunde liegenden sensorisch-integrativen Funktionen liegen sollte. Außerdem müssen weitere **Tests zur vestibulären Funktion und zur sensorischen Modulation** entwickelt werden, da diese wichtigen Aspekte der SI derzeit mit keinem standardisierten Werkzeug adäquat erfasst werden (Mulligan 1998). Mulligan hält auch ein Testinventar für wünschenswert, das einen Gesamtwert der sensorischen Integrationsstörung liefert, anhand dessen eine eindeutige Aussage getroffen werden könnte, ob eine Funktionsstörung existiert und wie schwer sie ist.

Die Behandlungsziele und die Erwartungen, in welchen Bereichen Veränderungen auftreten werden, variieren in der Sensorischen Integrationstherapie von Kind zu Kind. Deshalb sollten die abhängigen Variablen diesen Erwartungen entsprechend ausgewählt werden und sensitiv genug sein, um Änderungen aufzuzeigen. Cermak u. Henderson (1989) berichten, dass die Forschung unter einem Mangel an guten Messinstrumenten für die Behandlungseffekte leidet (s. auch ▶ Kap. 1). Verfahren, mit denen **sowohl kurz- als auch langfristige Auswirkungen der Therapie** dokumentiert werden können, sind erforderlich. Zusätzlich zu Messinstrumenten für die Motorik, Sprache, die akademischen Leistungen und das Verhalten, braucht es auch Instrumente, die die Auswirkungen der Behandlung auf die **Beschäftigungsperformanz** (z. B. Spielverhalten) und auf **Performanzkomponenten** wie

Aufmerksamkeit, Organisation und Affekt erfassen (Cermak u. Henderson 1989). Ausgehend von ihren Studien zu den Erwartungen der Eltern an die Therapie plädieren Cohn et al. (2000) dafür, kindzentrierte Beurteilungen (d. h. Selbstregulation, subjektiv empfundene Kompetenz und soziale Partizipation) wie auch »Therapiefortschritte« der Eltern (d. h. Anerkennung der Probleme ihres Kindes und Kompetenz bei der Anwendung von Strategien, die ihrem Kind helfen) in die Beurteilung der Effektivität der Intervention einzubeziehen.

Viertens sind bei Effektivitätsstudien die **Komplexität und der individualisierte Charakter der SI-Behandlung** zu berücksichtigen. In traditionellen experimentellen Studiendesigns muss die SI-Therapie besser definiert und kontrolliert werden. Kimballs (1988, 1999) Beschreibung hilft dabei, die essentiellen und obligatorischen Elemente und Merkmale der klassischen SI-Therapie zu bestimmen. Spezielle Fragen, die sich für Wissenschaftlerinnen bei der Operationalisierung der Intervention ergeben können, wurden von Miller u. Kinnealey (1993) umrissen.

Beispiel
Die Studienautoren müssen festlegen, wie viel der Therapiesitzungen vom Kind gesteuert sein muss, und in welchem Ausmaß der sensorische Input aufgrund der Reaktionen des Kindes variiert wird.

Protokolle, die die Intervention beschreiben, müssen von Expertinnen entwickelt und überprüft werden, und Überprüfungen der Zuverlässigkeit sollten durchgeführt werden, um sicherzustellen, dass die Anwendung der Protokolle konsistent und genau ist (s. auch ▶ Kap. 18 von Miller und Kollegen, »STEP-SI Protokoll«).

Auch eine reduktionistische Definition der SI-Therapie kann, wie bereits erwähnt, verwendet werden, um die Variation der Intervention zu minimieren und die Wirksamkeit von bestimmten Elementen dieses facettenreichen Ansatzes isoliert zu untersuchen.

> **Cave**
> Verallgemeinerungen der Ergebnisse solcher Studien sind jedoch mit Vorsicht zu genießen, da die Summe der Auswirkungen von Einzelelementen einer Intervention nicht notwendigerweise die Gesamtwirkung der Behandlung ergibt.

Erfolgt die Intervention in Form von Beratung oder werden mehrere Ansätze kombiniert, müssen alle Ansätze identifiziert, in der Studie beschrieben und berücksichtigt werden. Es ist jedoch nicht immer notwendig, die Behandlung zu kontrollieren, um sie beurteilen zu können. Case-Smith et al. (1998) zeigten, wie Therapieangebote anhand einer experimentellen Studie beurteilt werden können und dabei die Behandlung im natürlichen Kontext und individualisiert durchgeführt werden kann. Miller u. Kinnealey (1993) halten experimentelle Einzelfallstudien und Fallstudien und andere qualitative Ansätze für besonders relevant für die Untersuchung der Effektivität der SI-Therapie. Anstatt individuelle Unterschiede zu verbergen und zu versuchen, homogene Gruppen zu produzieren, untersuchen diese Ansätze die Effekte von individuellen Unterschieden, berücksichtigen die individualisierte Behandlung und helfen zu klären, wem welche Behandlung am meisten hilft. Unabhängig von der Forschungsmethode ist es jedenfalls wichtig, die Art der Behandlung zu genau zu beschreiben und ihre Durchführung während der gesamten Studiendauer zu überwachen.

16.3 Zusammenfassung und Fazit

> **Fazit**
> — Ayres' Sensorische Integration ist ein **theoretischer Bezugsrahmen**, der Ergotherapeutinnen, Eltern und Lehrern hilft, das Verhalten ihrer Kinder so zu verstehen, dass es Sinn macht. Trotz widersprüchlicher empirischer Ergebnisse zur Wirksamkeit dieses Ansatzes ist er nach wie vor **weit verbreitet**. Wir sollten nicht vergessen, dass die SI viel mit globaleren und anerkannten Theorien wie entwicklungsorientierten Ansätzen und Informationsverarbeitung gemein hat. Diese Gemeinsamkeiten mit anderen Ansätzen verbessern ihre Glaubwürdigkeit und das Vertrauen der Therapeutinnen, die mit Sensorischer Integrationstherapie arbeiten. Die Theorie der Sensorischen Integration vertritt eine einzigartige Sichtweise, die **allgemein akzeptierte Ansichten zur Funktionsweise des Zentralnervensystems, zur kindlichen Entwicklung** und **zur Reizverarbeitung** kombiniert.
> — Um einen **Konsens über die Gültigkeit der SI** zu erlangen, wird eine kreative Synthese von alten und aktuellen empirischen Belegen notwendig sein. Solche Bemühungen ▼

erfordern die Zusammenarbeit vieler Wissenschaftler mit unterschiedlichem Hintergrund und Kenntnissen in unterschiedlichen Forschungsmethoden. Die Wissenschaft der Sensorischen Integration steckt immer noch in den Kinderschuhen, und bisher hat sich kein spezieller Forschungsansatz als ideale Methode der Wahl für alle weiteren Studien erwiesen. Das Fehlen eines einheitlichen Forschungsparadigmas hängt mit der Komplexität des Themas zusammen. Die Erprobung und Anwendung vieler verschiedener Forschungsansätze sollte angeregt und als positive Entwicklung betrachtet werden.

- Als verantwortungsvolle Therapeutinnen müssen wir an die therapeutische Wirksamkeit unserer Tätigkeit glauben. Gleichzeitig müssen wir aber akzeptieren, dass nur begrenzte wissenschaftliche Beweise vorliegen, die die Therapieerfolge bestätigen, die wir mit unseren Klienten zu erreichen versuchen. Es gibt **wissenschaftliche Beweise** für die Wirksamkeit der Sensorischen Integrationstherapie bei Kindern mit sensorischen Verarbeitungsstörungen, und es gibt wissenschaftliche Beweise, die ihre Wirkung bestreiten. Eine genaue Dokumentation der Fortschritte unserer Klienten ist deshalb wichtig, weil wir als Therapeutinnen verantwortlich dafür sind. Letztlich sind wir alle dafür verantwortlich, unser Wissen und unser Verständnis von der Sensorischen Integration weiter zu entwickeln. In diesem Zusammenhang müssen wir die **Forschung als einen integralen Bestandteil der Praxis** schätzen.

16.4 Literatur

Allen, S., u. Donald, M. (1995). The effect of occupational therapy on the motor proficiency of children with motor/learning difficulties: A pilot study. British Journal of Occupational Therapy, 58, 385–391

Aoki, C., u. Siekevitz, P. (1988). Plasticity in brain development, Scientific American, 259, 56–64

American Psychiatric Association (1994). Diagnostic and statistical manual of mental disorders (4th ed.). Washington, DC: Author

Ayres, A. J. (1966). Interrelationships among perceptual motor functions in children. American Journal of Occupational Therapy, 20, 335–368

Ayres, A. J. (1969). Deficits in sensory integration in educationally handicapped children. Journal of Learning Disabilities, 2, 160–168

Ayres, A. J. (1971). Characteristics of types of sensory integrative dysfunction. American Journal of Occupational Therapy, 25, 329–334

Ayres, A. J. (1972a). Types of sensory integrative dysfunction among disabled learners. American Journal of Occupational Therapy, 26, 13–18

Ayres, A. J. (1972b). Sensory integration and learning disorders. Los Angeles: Western Psychological Services

Ayres, A. J. (1972c). Improving academic scores through sensory integration. Journal of Learning Disabilities, 5, 338–344

Ayres, A. J. (1977). Cluster Analysis of measures of sensory integration. American Journal of Occupational Therapy, 31, 362–366

Ayres, A. J. (1979). Sensory integration and the child. Los Angeles: Western Psychological Services

Ayres, A. J. (1989). Sensory Integration and Praxis Tests. Los Angeles: Western Psychological Services

Ayres, A. J., Mailloux, Z., u. Wendler, C. L. (1987). Developmental dyspraxia: Is it a unitary function? Occupational Therapy Journal of Research, 7, 93–110

Bach-y-Rita, P. (1980). Recovery of function: Theoretical considerations for brain injury rehabilitation. Vienna: Hans Huber Publications

Baranek, G., Foster, L., u. Berkson, G. (1997). Tactile defensiveness and stereotyped behaviors. American Journal of Occupational Therapy, 51, 91–95

Bobath, K. (1980). A neurophysiological basis for the intervention of cerebral palsy. Philadelphia: J.B. Lippincott Company

Bower, E., u. McLellan, D. L. (1994). Evaluating therapy in cerebral palsy. Child Care, Health, and Development, 20, 409–429

Case-Smith, J. (1995). The relationships among sensorimotor components, fine motor skills, and functional performance in preschool children. American Journal of Occupational Therapy, 49, 645–652

Case-Smith, J. (1997). Variables related to successful school-based practice. Occupational Therapy Journal of Research, 17, 133–153

Case-Smith, J., Heapy, T., Marr, D., Galvin, B., Koch, V., Good-Ellis, M., u. Perez, I. (1998). Fine motor and functional performance outcomes in preschool children. American Journal of Occupational Therapy, 52, 788–796

Cermak, S., u. Henderson, A. (1989). The efficacy of sensory integration procedures. Sensory Integration Quarterly, Vol. XVII (3), Torrance, CA: Sensory Integration International

Cohen, H., u. Reed, K. (1996). The historical development of neuroscience in physical rehabilitation. American Journal of Occupational Therapy, 50, 561–568

Cohn, E., Tickle-Degnen, u. Miller, L., (2000). Parental hopes for therapy outcomes: Children with sensory modulation disorders. American Journal of Occupational Therapy, 54, 36–43

Cummins, R. (1991). Sensory integration and learning disabilities: Ayres' factor analyses reappraised. Journal of Learning Disabilities, 24, 160–168

Davis, P. L., u. Gavin, W. J. (1994). Comparison of individual and group/consultation intervention methods for preschool children with developmental delays. American Journal of Occupational Therapy. 48, 155–161

DeGangi, G. (1991). Assessment of sensory, emotional, and attentional problems in regulatory disordered infants. Infants and Young Children, 3, 1–8

DeGangi, G., Wietlisbach, S., Goodin, M., u. Scheiner, N. (1993). A comparison of structured sensorimotor therapy and child-centered activity in the intervention of preschool children with sensorimotor problems. American Journal of Occupational Therapy. 47, 777–786

Dematio-Feldman, D. (1994). Somatosensory processing abilities of very low-birth weight infants at school age. American Journal of Occupational Therapy, 48, 639–645

Dunn, W. (1988). Models of occupational therapy service provision in the school system. American Journal of Occupational Therapy, 42, 718–723

Dunn, W. (1990). A comparison of service provision models in school-based occupational therapy services: A pilot study. Occupational Therapy Journal of Research, 10, 300–320

Dunn, W. (1997). The impact of sensory processing abilities on the daily lives of young children and their families: A conceptual model. Infants and Young Children, 9, 23–35

Fisher, A., u. Bundy, A. (1991). The interpretation process. In A. Fisher, E. Murray, u. A. Bundy (Eds.), Sensory integration: Theory and practice (pp. 234–249). Philadelphia: F. A. Davis.

Fisher, A., u. Murray, E. A. (199 1). Introduction to sensory integration theory. In A. Fisher, E. Murray, u. A. Bundy (Eds.), Sensory integration: Theory and practice (pp. 3–26). Philadelphia: F. A. Davis.

Frostig, M. (1967). Education of children with learning disabilities. In E. C. Frierson u. W. B. Barbe (Eds.), Educating children with learning disabilities (pp. 387–398). New York: Appleton-Century-Crofts

Goodman. L., u. Hammill, D. (1973). The effectiveness of the Kephart-Getman training activities. Focus on Exceptional Children, 40, 1–9

Hammill, D. (1993). A brief look at the learning disabilities movement in the United States. Journal of Learning Disabilities, 26, 295–310

Hoehn, T., u. Baumeister, A. (1994). A critique of the application of sensory integration therapy to children with learning disabilities. Journal of Learning Disabilities, 27, 338–350

Humphries, T., Wright, M., Snider, L., u. McDougall, B. (1992). A comparison of the effectiveness of sensory integration therapy and perceptual-motor training in treating children with learning disabilities. Journal of Developmental and Behavioral Pediatrics, 13, 31–40

Jarus, T., u. Gol, D. (1995). The effect of kinesthetic stimulation on the acquisition and retention of gross motor skill by children with and without sensory integration disorders. Physical and Occupational Therapy in Pediatrics, 14, 59–73

Kaplan, B., Polatajko, H., Wilson, B., u. Faris, P. (1993). Reexamination of sensory integration intervention: A combination of two efficacy studies. Journal of Learning Disabilities, 26, 342–347

Kavale, K., u. Mattson, P. D. (1983). One jumped off of the balance bearn: Meta-analysis of perceptual motor training. Journal of Learning Disabilities, 16, 165–173

Kemmis, B. L., u. Dunn, W. (1996). Collaborative consultation: The efficacy of remedial and compensatory interventions in school contexts. American Journal of Occupational Therapy, 50, 709–717

Kephart, N. C. (1971). The slow learner in the classroom. Columbus, OH: Merrill

Kientz, M., u. Dunn, W. (1997). A comparison of the performance of children with and without autism on the sensory profile. American Journal of Occupational Therapy, 51, 530–537

Kimball, J. G. (1988). The issue is integration, not sensory. American Journal of Mental Retardation, 92, 435–437

Kimball, J. G. (1999). Sensory integration frame of reference: Postulates regarding change and application to practice. In P. Kramer u. J. Hinojosa (Eds.), Frames of reference for pediatric occupational therapy (pp. 169–204). Philadelphia: Lippineott Williams u. Wilkins

Lai, J., Fisher, A., Magalhaes, L., u. Bundy, A. (1996). Construct validity of the Sensory Integration and Praxis Tests. The Occupational Therapy Journal of Research, 16, 75–97

Lenn, N. J. (1991). Neuroplasticity: The basis for brain development, learning and recovery from injury. Infants and Young Children, 3, 39–48

Lund, R. D. (1978). Development and plasticity of the brain. New York: Oxford University Press

Magrun, W. M., McCue, S., Ottenbacher, K., u. Keefe, R. (1981). Effects of vestibular stimulation on the spontaneous use of verbal language in developmentally delayed children. The American Journal of Occupational Therapy, 35, 101–104

McEachen u. Shaw (1996). Brain Research reviews 22, 51–92

McIntosh, D. N., Miller, L. J., Shyu, V., u. Hagerman, R. (1999). Sensory modulation disruption, electrodermal responses, and functional behaviors. Developmental Medicine and Child Neurology, 41, 608–615

Miller, L. J., u. Lane, S. (March 2000). Toward a consensus in terminology in sensory integration theory and practice: Part 1: Taxonomy of neurophysiological processes. Sensory Integration Special Interest Section Quarterly, 23, 1–4

Miller, L. J., McIntosh, D. N., McGrath, J., Shyu, V., Lampe, M., Taylor, A. K., Tassone, F., Neitzel, K., Stackhouse, T., u. Hagerman, R. (1999). Electrodermal responses to sensory stimuli in individuals with Fragile X syndrome: A preliminary report. American Journal of Medical Genetics, 83, 268–279

Miller, L. J., u. Kinnealey, M. (1993). Researching the effectiveness of sensory integration. Sensory Integration Quarterly, Vol. XXI(2), Torrance, CA: Sensory Integration International

Missiuna, C., u. Polatajko, H. (1995). Developmental dyspraxia by any other name: Are they all just clumsy children? American Journal of Occupational Therapy, 49, 619–627

Mulligan, S. (1996). An analysis of score patterns of children with attention disorders on the Sensory Integration and Praxis Tests. American Journal of Occupational Therapy, 50, 647–654

Mulligan, S. (1997). Sensory integration: Analyses of patterns of dysfunction and clinical application with children with mild disabilities. Unpublished doctoral dissertation, University of Washington

Mulligan, S. (1998). Patterns of sensory integrative dysfunction: A confirmatory factor analyses. American Journal of Occupational Therapy, 52, 819–828

Ottenbacher, K. (1982). Sensory integration therapy: Affect or effect? American Journal of Occupational Therapy, 36, 571–578

Ottenbacher, K. (1991). Research in sensory integration: Empirical perceptions and progress. In A. Fisher, E. Murray, u. A. Bundy (Eds.), Sensory integration: Theory and practice (pp. 387–399). Philadelphia: F.A. Davis

Ottenbacher, K., Short, M. A., u. Watson, P. J. (1981). The effects of a clinically applied program of vestibular stimulation on the neuromotor performance of children with severe developmental delay. Physical and Occupational Therapy in Pediatrics, 1, 1–11

Parham, L. D., u. Mailloux, Z. (2001). Sensory integration. In J. Case-Smith (Ed.), Occupational therapy for children (4th ed., pp. 307–356). St. Louis: Mosby

Polatajko, H., Kaplan, B., u. Wilson, B. (1992). Sensory integration intervention for children with learning disabilities: Its status 20 years later. Occupational Therapy Journal of Research, 12, 323–341

Polatajko, H., Law, M., Miller, J., Schaffer, R., u. Mcnab, J. (1991). The effect of a sensory integration program on academic achievement, motor performance, and self-esteem in children identified as learning disabled: Results of a clinical trial. The Occupational Therapy Journal of Research, 11, 155–176

Rosenthal, R., u. Rosnow, R. L. (1984). Essentials of behavioral research: Methods and data analysis. New York: McGraw-Hill

Schaaf, R. (1994a). Neuroplasticity and sensory integration: Part 1. Sensory Integration Quarterly, XXII(i), 1–5

Schaaf, R. (1994b). Neuroplasticity and sensory integration: Part 2. Sensory Integration Quarterly, XXII(2), 1–7

Stein, D. G., Rosen, J. J., Butters, N. (1974). Plasticity and recovery of function in the central nervous system. New York: Academic

Stephenson, R. (1993). A review of neuroplasticity: Some implications for physiotherapy in the intervention of lesions of the brain. Physiotherapy, 79, 699–704

Swanson, H. L. (1987). Information processing theory and learning disabilities: A commentary and future perspective. Journal of Learning Disabilities, 20, 155–166

Szekely, G. (1979). Order and plasticity in the nervous system. Trends in Neuroscience 2, 245–248

Tickle-Degnen, L. (1988). Perspectives on the status of sensory integration theory. American Journal of Occupational Therapy, 42, 427–433

Tickle-Degnen, L., u. Coster, W. (1995). Therapeutic interaction and the management of challenge during the beginning minutes of sensory integration intervention. Occupational Therapy Journal of Research, 15, 122–141

Varga, S., u. Camilli, G. (1999). A meta-analysis of research on sensory integration intervention. American Journal of Occupational Therapy, 53, 189–198

Wells, M. E., u. Smith, D. W. (1983). Reduction of self-injurious behavior in mentally retarded persons using sensory integrative techniques. American Journal of Mental Deficiency, 87, 664–666

White, M. (1979). A first grade intervention program for children at risk for reading failure. Journal of Learning Disabilities, 12, 26–32

Wieder, S. (1996). Integrated intervention approaches for young children with multisystem developmental disorder. Infants and Young Children, 8, 24–24

Wilson, B., u. Kaplan, B. (1994) Follow-up assessment of children receiving sensory integration intervention. Occupational Therapy Journal of Research, 14, 244–266

Wilson, B., Kaplan, B., Fellowes, S., Gruchy, C., u. Faris, P. (1992). The efficacy of sensory integration intervention compared to tutoring. Physical u. Occupational Therapy in Pediatrics, 12, 1–37

Sensorische Integration und Beschäftigung

Diane Parham

17.1 Einführung in die Occupational Science (Wissenschaft der Beschäftigung) – 452
17.1.1 Definition von Beschäftigung – 453
17.1.2 Multidimensionalität von Beschäftigung – 453
17.1.3 Die Beziehung zwischen SI und Beschäftigung – 456

17.2 Sensorische Integration und Beschäftigung im Erwachsenenalter – 461

17.3 Wirkt sich aktive Beschäftigung auf die sensorische Integration aus? – 465

17.4 Praktische Relevanz – 468
17.4.1 Zukunftsorientierte Top-Down Befundung – 468
17.4.2 Überlegungen zur Therapie – 470

17.5 Zusammenfassung und Fazit – 473

17.6 Literatur – 473

» Ich glaube, dass wir die Wege, auf die uns das Leben führen wird, niemals vorhersehen können. Mir kommt es vor, als ob die Menschen bestimmte Werkzeuge mitbekommen hätten, die sie in ihrem Leben benützen dürfen... Wir dürfen uns nicht von ihrem Gewicht erdrücken lassen, sondern wir müssen sie zu unserem Nutzen einsetzen. Ich glaube, letztlich hängt alles davon ab, wie wir diese Werkzeuge nutzen, um unser Leben zu gestalten. «

Lee u. Jackson 1975, S. 4

> In diesem Kapitel soll den Leserinnen die Beziehung zwischen SI und Beschäftigung näher gebracht werden. Die Fragen, die sich daraus ergeben, sind richtungsweisend für zukünftige Überlegungen dazu und für ihre Anwendung auf reale Probleme. Am Beginn des Kapitels steht ein Überblick über das Konzept der Beschäftigung (»occupation«) aus der ergotherapeutischen Fachliteratur. Danach wird die Verbindung zwischen Sensorischer Integration und Beschäftigung erörtert. Abschließend werden die Konsequenzen für die Behandlung abgeleitet. Hoffentlich eröffnen sich durch diesen Einblick in die Zusammenhänge zwischen Sensorischer Integration und Beschäftigung neue Strategien. Strategien, die zu einer befriedigenden und produktiven Lebensgestaltung beitragen – nicht nur für Kinder mit Schwierigkeiten, sondern für alle.

Die Grundlagenarbeit von Dr. Ayres hat dazu geführt, dass heute Therapeutinnen, Wissenschaftlerinnen und Eltern gemeinsam jenen Kindern helfen, denen gewöhnliche sensorische und motorische Anforderungen im Alltag, in der Schule, zu Hause und beim Spielen Schwierigkeiten bereiten. Diese Mission – Kindern mit Problemen zu helfen – ist das vordergründige Thema von Ayres' Sensorischer Integration. Aber in Dr. Ayres' Theorie existierte von Beginn an eine starke Beziehung zwischen der sensorischen Integration und dem Beschäftigungsverhalten.

Im Laufe der Jahre wurde es für Therapeutinnen und Eltern immer wichtiger zu verstehen, welchen Einfluss der neurologische Prozess der Integration sensorischer Informationen auf die sinnvolle Beschäftigung hat, die das Leben strukturiert und ihm Sinn gibt.

Ayres (1979) definierte sensorische Integration als »die Organisation von Sinneseindrücken für den Gebrauch« (S. 184). Entscheidend in dieser Definition sind die letzten beiden Worte: für den Gebrauch, d. h. um diese Sinnesinformationen nutzen zu können. Ayres' Perspektive geht über die neurowissenschaftliche hinaus, da sie sich als Ergotherapeutin nicht nur isoliert auf neuronale Mechanismen konzentrierte. Vielmehr befasste sie sich hauptsächlich damit, wie das Zentralnervensystem sensorische Informationen organisiert (verarbeitet), damit wir sie für unser Handeln – für sinnvolle und produktive Beschäftigungen – nützen können. Dieser Fokus zieht sich durch Ayres' theoretische Arbeiten ebenso wie durch den Therapieansatz. Das Ziel der Sensorischen Integrationstherapie ist es, Kindern zum Handeln – zur sinnvollen Beschäftigung – zu verhelfen.

17.1 Einführung in die Occupational Science (Wissenschaft der Beschäftigung)

Der Beschäftigungsbegriff, wie er in diesem Kapitel gebraucht wird, beruht auf dem Verständnis von Beschäftigung, das die akademische Disziplin »Occupational Science« in den USA kreiert hat.

> **Wichtig**
>
> Die Wissenschaftsdisziplin »Occupational Science« befasst sich mit dem Studium:
> – der **Form**
> – der **Funktion**
> – der **Bedeutung** von Beschäftigung (Clark et al. 1999, Yerxa et al. 1989)

Diese Themen waren zwar schon von Beginn zentrale Fragestellungen der Ergotherapie, doch offizielle Anerkennung erhielten sie erst 1989 durch die Einführung des Doktoratsstudiums in »Occupational Science« an der University of Southern California (USC). Damit wurde ihnen formal der Stellenwert einer akademischen Disziplin zuerkannt (Clark u. Larson 1993, Yerxa 1993). Studien zu diesem Thema werden vielerorts betrieben. Wichtige Beiträge stammen etwa von Bundy (1993), Christiansen (1997), Nelson (1988), Trombly (1995) und Wilcock (1998).

Für die Ergotherapie hat die »Occupational Science« einen ganz anderen Stellenwert als z. B. ein theoretischer Bezugsrahmen oder Praxismodell (»frame of reference«) oder ein Therapiekonzept. Sie ist vielmehr eine akademische Disziplin, die **Wissen zur menschlichen Beschäftigung** schaffen möchte, und daher eher eine **Basiswissenschaft** als eine angewandte Wissenschaft (Yerxa et al. 1989).

Da die meisten Wissenschaftlerinnen vom Fachgebiet »Occupational Science« (»Beschäftigungs-Wissenschaft«) von ihrer Grundausbildung her Ergotherapeutinnen sind, ist es natürlich auch ein Anliegen, dass das gewonnene Wissen über die menschliche Beschäftigung bei Problemen in der Lebensbewältigung anwendbar ist. Dennoch ist der Forschungsfokus der »Occupational Science« nicht auf therapeutische Fragestellungen ausgerichtet, wie etwa die Effektivität der Behandlung. Bisherige **Forschungsfragen** waren z. B.:

- die Beziehung zwischen Spielverhalten und sensorisch-integrativen Funktionen (Bundy 1989),
- der interkulturelle Vergleich von elterlichen Einstellungen zu spielerischem Verhalten (Li et al. 1995) und
- die Messung von spielerischem Verhalten (Bundy 1997).

Diese Studien lieferten wertvolle Beiträge zu einer wichtigen Beschäftigung (dem Spiel), beziehen sich aber nicht direkt auf therapeutische Fragestellungen. Natürlich sind die Ergebnisse dieser Studien trotzdem nützlich für die therapeutische Praxis, da sich Ideen für neue Befundungsinstrumente und für die Evaluierung der Behandlung ableiten lassen.

Beispiel
So entwickelten z. B. Morrison u. Metzger (2001) aus Bundys Arbeit einen theoretischen Bezugsrahmen für die Ergotherapie, der Richtlinien für die Befundung und Intervention bei entwicklungsverzögerten Kindern bietet.

17.1.1 Definition von Beschäftigung

Was also ist »Beschäftigung«? Es existieren mehrere Definitionen des Begriffs, die je nach Blickwinkel der Autorin variieren.

> **Wichtig**
>
> Eine der gebräuchlichsten Definitionen stammt von Yerxa und beschreibt eine Beschäftigung als »zusammengehörende Einheiten von Aktivitäten innerhalb des Flusses des menschlichen Verhaltens, die im Lexikon der Kultur benannt sind. Z. B. »Angeln« oder »Kochen« oder auf einem abstrakteren Niveau »Spielen« oder »Arbeiten« (Yerxa et al. 1989, S. 5).

Die meisten Beschäftigungs-Wissenschaftlerinnen stimmen darin überein, dass die **Absicht** (**Intention**) ein notwendiges Merkmal von Beschäftigung ist. Das heißt, dass die Aktivität **zielgerichtet** und **sinnvoll** und für den Ausführenden **bedeutsam** ist.

Umstritten ist hingegen das Kriterium, dass die Aktivität im jeweiligen Kulturkreis einen Namen haben muss. Als Beschäftigung können ja auch Aktivitäten angesehen werden, die sinnvoll, zielgerichtet, doch idiosynkratisch (d. h. eigenwillig, ungebräuchlich) und von tiefer Bedeutung für einen Einzelnen sind, aber nicht im Lexikon der Kultur aufscheinen. Das kann speziell auf die Beschäftigungen von kleinen Kindern zutreffen.

Da Beschäftigungen an Raum und Zeit gebunden sind, bestimmen räumliche und zeitliche Muster eine Beschäftigung ebenso wie die soziokulturellen und historischen Rahmenbedingungen (Kontext).

> **Wichtig**
>
> Es wird angenommen, dass Beschäftigung die Gesundheit beeinflusst. Dieser Zusammenhang wird aber immer noch systematisch untersucht (Wilcock 1998).

Außerdem geht man davon aus, dass Beschäftigungen eine Rolle bei der **Bewältigung von Lebenskrisen** spielen, sie können aber auch zu maladaptivem Verhalten beitragen.

17.1.2 Multidimensionalität von Beschäftigung

In der »Occupational Science« wird Beschäftigung als multidimensionales Phänomen gesehen, das:
- physikalische
- biologische
- kognitive
- affektive
- symbolische
- soziokulturelle und
- spirituelle Aspekte
  beinhaltet, die einander wechselseitig beeinflussen.

Um Beschäftigung zu verstehen, ist eine Synthese verschiedener Wissensgebiete erforderlich (u. a. Biologie, Psychologie, Soziologie, Anthropologie, Theologie und lebenslange Entwicklung). Aufgrund dieser Komplexität sind **qualitative Forschungsmethoden** für das Studium der menschlichen Beschäftigung besser geeignet (Calson u. Clark 1991, Clark et al. 1991, Parham 1998).

Die Multidimensionalität der Beschäftigung stellt eine Herausforderung an das Wissensmanagement dar:
In welcher **Systematik** sollen die verschiedenen Wissensgebiete, die zum Verständnis der Beschäftigung notwendig sind, organisiert werden?

Bis jetzt wurde dafür keine zufrieden stellende Antwort gefunden. Allerdings stellt das an der USC entwickelte »Human as an Occupational Being«-Modell (Clark et al. 1991) der menschlichen Subsysteme, die die Beschäftigung beeinflussen, einen Beginn dar (Abb. 17.1). In diesem Modell sind **6 Subsysteme** dargestellt, die intrinsisch im Menschen verankert sind, und die eine zentrale Rolle für das Verständnis der Beschäftigung spielen. Diese internen Subsysteme sind dynamische Prozesse, die miteinander in Beziehung stehen und einander beeinflussen. Dieses Modell berücksichtigt auch Umgebungseinflüsse, d. h. Herausforderungen und Möglichkeiten, die die Umwelt bietet. Die Beschäftigung wird als Verhalten dargestellt, das die Person produziert, nachdem sie Prozesse integriert hat, in die die internen Subsysteme einbezogen sind. Die Betätigung liefert der Person Feedback, das wiederum die interne Verarbeitung der Subsysteme beeinflusst.

Dieses Modell soll eine heuristische[1] Leitlinie bieten, wie Wissen entwickelt und geordnet werden kann.

---
1 Als **Heuristik** bezeichnet man Strategien, die das Finden von Lösungen zu Problemen ermöglichen sollen... Man bezeichnet sie im Kontext von Problemlöseverfahren daher auch als Faustregeln. Heuristische Prinzipien bezeichnen entsprechend Hilfsmittel bzw. vorläufige Annahmen der Forschung, von denen man sich neue Erkenntnisse erhofft. (de.wikipedia.org)

Es ist nicht als theoretischer Bezugsrahmen für die klinische Praxis gedacht. Es wird nicht der Anspruch erhoben, dass die sechs Subsysteme ein vollständiges Bild aller Faktoren ergeben, die für die menschliche Beschäftigung relevant sind. Aber sie betonen die Komplexität der Beschäftigung. Vom Lehrkörper der USC wird das Modell in seiner strikten Form mehrheitlich als zu vereinfachend und einschränkend angesehen.

Beispiel
Problembereiche sind z. B.:
– die Überbetonung der internen Merkmale im Vergleich zur Komplexität und Bedeutsamkeit des Umweltkontextes und der Aktivität,
– die lineare Abfolge von Input-Verarbeitung-Output, wie sie im Modell dargestellt ist.

Exkurs
Ursprünglich war das Modell als hierarchisches, allgemeines Systemmodell konzipiert, dann wurde die hierarchische Konzeption aber durch heterarchische, dynamische Systeme ersetzt. Heute geht man nicht mehr davon aus, dass die internen Systeme hierarchisch kontrolliert sind, obwohl sie in gewissem Maße ineinander eingebettet sind, so wie die Zellen des Körpers in Organe eingebettet sind oder das Verhalten des Einzelnen in das Verhalten einer Gruppe. Ebenso versteht man die einzelnen Subsysteme nicht mehr als voneinander, von der Umwelt und von der Beschäftigung klar getrennte Einheiten, wie es in der Darstellung des Modells durch die Auflistung und die Kästen den Anschein hat.

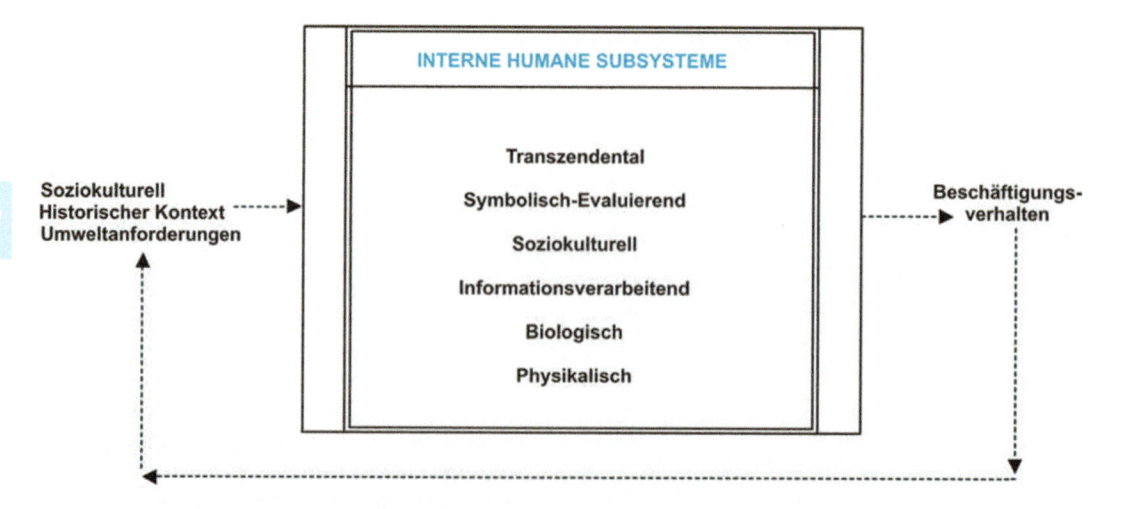

Abb. 17.1. USC-Modell »Human as an Occupational Being«. (Nach Clark et al. 1991)

Trotz dieser Schwächen ist dieses Modell zum Einstieg in die Überlegungen zur **Multidimensionalität der Beschäftigung** als grobes, allgemeines Schema von Nutzen. Man muss aber im Auge behalten, dass es weder buchstäblich zu nehmen ist, noch vollständig ist, noch das letzte Wort zu den relevanten Themen sein soll, die die menschliche Beschäftigung betreffen.

Trotz seiner Einschränkungen hilft dieses Modell, über die Beziehung zwischen der SI und Beschäftigung nachzudenken.

Die internen Subsysteme

Zunächst betrachten wir die internen Subsysteme, wobei wir uns auf Themen konzentrieren, die für die Beschäftigung relevant sind. Wir gehen dabei von unten nach oben, von der Mikro- zur Makroanalyse vor. Während wir uns nach oben durcharbeiten sehen wir, dass jedes Subsystem mit den anderen verwoben ist. Jedes beinhaltet Prozesse der jeweils niedrigeren Subsysteme, trotzdem hat jedes einzigartige Eigenschaften (d. h. spezielle Charakteristika und Prozesse, die nicht einfach aus einer Sammlung von Ereignissen in anderen Subsystemen bestehen).

Das **physikalische Subsystem** spricht spezifische physikalische und chemische Prozesse im Körper an, wie Mechanismen an der Synapse oder die Übertragung sensorischer Informationen durch die Mechanorezeptoren; es befasst sich mit Mikromechanismen innerhalb des Körpers.

Im Gegensatz dazu ist der Blickpunkt des **biologischen Subsystems** auf die biologischen Aspekte der Beschäftigung gerichtet. Diese betreffen den gesamten Organismus als ein lebendiges System und nicht spezifische Mikromechanismen innerhalb des Körpers (obwohl das lebendige System natürlich von den Mikromechanismen des physikalischen Subsystems abhängig ist). Hier herein fällt z. B. der biologische Drang nach Kompetenz (von Ayres »inner drive« oder innerer Antrieb genannt) und die globalen sensorisch-integrativen Prozesse, durch die wir die physikalische Welt als ein Ganzes wahrnehmen und nicht als lauter sensorische Einzelinformationen. In dieses Subsystem fallen ebenfalls der emotionale Zustand und der Aktivierungszustand (»Arousal«). Beide sind Ausdruck des Zusammenspiels von komplexen neurologischen und biochemischen Vorgängen und der ererbten Tendenz, unter bestimmten Umständen auf bestimmte Verhaltensweisen zurückzugreifen.

Beispiel
Ein temperamentvoller Mensch hat die biologische Disposition, stark auf neue sensorische Reize zu reagieren.

Ein weiteres Subsystem ist die **Informationsverarbeitung**. Hier werden neben komplexen, konzeptuellen Funktionen, mit denen Verhalten organisiert wird, kognitive Funktionen beschrieben. Ayres' Konzept der Praxie fällt in dieses Subsystem. Praxie wird als eine kognitive Funktion gesehen, die die Organisation des Tuns (»action«) beeinflusst, was auch verbale Strategien zur Regulation des Erregungsniveaus einschließt.

> **Wichtig**
>
> Jedes Subsystem ist vom vorherigen abhängig. Komplexe kognitive Funktionen wie Praxie sind demnach abhängig von elementaren sensorisch-integrativen, perzeptuellen und verhaltensbezogenen Vorgängen, die biologische Wurzeln haben und ihrerseits von speziellen physikalischen und chemischen Prozessen im Körper abhängig sind.

Die drei genannten Subsysteme des Modells haben weniger direkte Beziehungen zu sensorisch-integrativen Prozessen. Dennoch sind sie für die Verbindung zwischen sensorischer Integration und Beschäftigung in vollem Umfang von Bedeutung.

Das **soziokulturelle Subsystem** umfasst soziale und kulturelle Erwartungen bezüglich der Beschäftigung. Dazu gehören Zeit, Ort und die Art und Weise, auf die eine bestimmte Beschäftigung üblicher Weise im jeweiligen soziokulturellen Milieu ausgeführt wird. Soziale Erfahrungen formen diese Erwartungen und beeinflussen damit die Beschäftigung. Aber ebenso wie die genetische Prädisposition einen großen Einfluss hat und doch nicht allein ausschlaggebend dafür ist, wie das Beschäftigungsleben einer Person aussieht, bestimmen auch die soziokulturellen Erwartungen das Beschäftigungsleben nicht. Das soziokulturelle Subsystem erfordert kognitive Informationsverarbeitung: Erinnern, Problemlösen, Planen und komplexes Verarbeiten von subtilen sozialen Signalen. Aber es geht über Kognition hinaus; es umfasst auch Beschäftigungsmuster, die die Angehörigen eines Kulturkreises teilen.

Das **symbolisch-evaluierende Subsystem** berücksichtigt, dass eine Person ein bestimmtes soziokulturell etabliertes Beschäftigungsmuster entweder akzeptieren oder zurückweisen kann. Dieses Subsystem beschäftigt sich damit, wie eine Person den Wert einer Beschäftigung beurteilt (Clark et al. 1991), indem sie symbolische Systeme verwendet, die von ihrer persönlichen Geschichte, von soziokulturellen Mustern oder von irgendeiner Kombination von persönlich wichtigen bis zu kulturell überlieferten Werten abhängig sind. Die Person verwendet symbolische Bedeutungen um zu entscheiden, welche Beschäftigung sie weiterführt, welche sie vermeidet und welche sie anderen Beschäftigungen vorzieht.

Das oberste Subsystem des Modells ist das **transzendentale Subsystem**, das sich mit dem allgemeinen Sinn des Lebens beschäftigt, mit dem Zweck und mit der Befriedigung, die eine Person durch die Beschäftigung erlebt, und damit, wie diese Beschäftigungen im Laufe des Lebens orchestriert werden.

17.1.3 Die Beziehung zwischen SI und Beschäftigung

In welchem Verhältnis steht die sensorische Integration zu dem viel umfassenderen Konzept der Beschäftigung? Diese Erörterung soll mit einem erfundenen Fall eingeleitet werden, der anhand des oben beschriebenen »Human as an Occupational Being«-Modells der USC (Clark et al. 1991) analysiert wird. Der Schwerpunkt liegt darauf, wie sensorische Integration mit den drei obersten Subsystemen (das soziokulturelle, das symbolisch-evaluierende und das transzendentale) zusammenhängt.

Beispiel

Nicki ist ein 8-jähriger Junge mit Schwierigkeiten in der sensorischen Integration. Er hat Probleme in der taktilen Diskrimination und zeigt unreife visuell-räumliche Leistungen. Außerdem hat er Schwierigkeiten mit bestimmten Aspekten der Praxie, nämlich mit dem Sequenzieren und dem Timing von Bewegungen. Dadurch fällt es Nicki schwer, mit seinem Körper oder mit Objekten im Raum zeitlich abgestimmt umzugehen.

Soziokulturelles Subsystem
In Bezug auf das soziokulturelle Subsystem weiß Nicki sehr genau Bescheid, welches Verhalten seine Lehrerin von ihm erwartet. Aufgrund seiner Schwierigkeiten in der sensorischen Integration und in der Praxie kann er diesen Erwartungen oft nicht entsprechen, obwohl er es eigentlich möchte. So ist ihm z. B. durchaus bewusst, dass erwartet wird, dass er seine Hefte und seine Schreibwerkzeuge (Stift, Radiergummi, Lineal) rasch aus seinem Bankfach herausholen kann. Aber in seinem Bankfach herrscht Chaos, denn Nicki schafft es nicht, länger als einen halben Tag Ordnung zu halten. Sein Tastsinn ist nicht gut genug, damit er es schaffen würde, Dinge schnell zu finden und geschickt mit ihnen zu hantieren. Nicki muss visuell kontrollieren, wenn er etwas im Bankfach sucht. Aber seine Schwierigkeiten in der visuellen Wahrnehmung machen das Suchen zu einer beschwerlichen Aufgabe. Seine Somatodyspraxie erschwert es ihm zusätzlich, Material und Werkzeug angemessen zu benützen. Die Klassenkameraden ohne Störungen der sensorischen Integration und der Praxie können ihre Dinge schnell zu finden und ordnen.

Bei näherer Beobachtung könnte sich zeigen, dass Nicki die feineren Nuancen der Erwartungen der Lehrerin nicht wahrnimmt. Andere Schüler erkennen, dass sie Strategien entwickeln müssen, um Ordnung auf ihrem Platz halten zu können, damit sie die Erwartungen der Lehrerin erfüllen. Nicki merkt nicht, dass er dies tun sollte. Teilweise kann dies auf seine sensorisch-integrativen Schwierigkeiten und seine Dyspraxie zurückgeführt werden: durch sie hat er weniger Erfahrungen und Erfolgserlebnisse dabei gemacht, effektive und ausgeklügelte Strategien zu entwickeln, um mit Dingen umzugehen und sie in Ordnung zu halten.

In Nickis Augen vollbringen die anderen Kinder ein Kunststück, wenn sie in ihr Bankfach greifen und ihre Sachen sofort finden. Seine Schwäche hat über die Ordnung auf seinem Arbeitsplatz hinausgehende Auswirkungen, z. B. auf seine Spielplatz- und sportlichen Aktivitäten. So nimmt er viele soziale Erwartungen nicht in ihrem vollen Ausmaß wahr, z. B. die Erwartungen an die Spieler einer Fußballmannschaft.

Symbolisch-evaluierendes Subsystem
Betrachtet man das symbolisch-evaluierende Subsystem wird klar, wie Nickis Erfahrungen während der Beschäftigung – seine Erfolge und Misserfolge, seine Freuden und seine Enttäuschungen – seine zukünftigen Vorlieben und Entscheidungen hinsichtlich Beschäftigung beeinflussen. Nicki verfügt über gute verbale Fertigkeiten und zeigt schon jetzt eine Vorliebe für Beschäftigungen wie Lesen oder Witze erzählen. Er vermeidet Sport und Aktivitäten, die Anforderungen an das Sequenzieren von Bewegungen oder an die Präzision im Umgang mit Objekten stellen. Natürlich werden nicht alle seine Entscheidungen von seinem verbalen Talent oder von seinen Schwierigkeiten in der sensorischen Integration beeinflusst; viele wird er wahrscheinlich aufgrund von Symbolen treffen, die ihm wegen einer bestimmten Person, eines Ortes, eines Dinges oder Erlebnisses persönlich etwas bedeuten. Zum Beispiel bedeuten die Blumen im Garten seiner geliebten Großmutter für Nicki Freude, Sicherheit und Zufriedenheit. Eines Tages wird er sich vielleicht aufgrund der angenehmen Erinnerungen, die er mit dem Garten seiner Großmutter verbindet, selbst gerne mit Gartenarbeit beschäftigen. Möglicherweise wird Gartenarbeit sogar zu seiner Lieblingsbeschäftigung, weil er die damit verbundenen sensorischen Erfahrungen genießt.

Seine sensorisch-integrativen Charakteristika spielen eine Rolle bei der Auswahl von Beschäftigungen und haben einen lebenslangen Einfluss auf sein Beschäftigungsverhalten. Im günstigsten Fall – mit Unterstützung durch seine Familie und Freunde und wenn er sein Sprachtalent weiter entwickelt und lernt, wann er verbale Strategien nutzen kann, um Aufgaben zu organisieren, und wann er sie besser delegiert – wird er ein erfolgreicher Anwalt. Aus der Gartenarbeit in der Freizeit kann er viel Zufriedenheit und Genuss gewinnen. Es ist aber höchst unwahrscheinlich, dass Nicki ein professioneller Athlet wird. Vermutlich wird er nicht einmal hobbymäßig einem Teamsport nachgehen.

Transzendentales Subsystem
Nickis sensorisch-integrative Fähigkeiten tragen eindeutig zur Entwicklung seiner Persönlichkeit bei. Natürlich sind sie nicht der einzige und auch nicht der wichtigste Faktor. Die Persönlichkeit entwickelt sich durch die Beschäftigungen, die er ausübt, und umgekehrt beeinflusst seine Persönlichkeit wiederum die Auswahl der Beschäftigungen. Mit der Zeit wird Nickis Lebenszufriedenheit davon abhängen, ob er mit sich selbst zufrieden ist in Bezug darauf, was er am meisten im Leben schätzt.

Dies sind Themen, mit denen das transzendentale Subsystem zu tun hat.

> **Wichtig**
>
> Sensorisch-integrative Schwierigkeiten bedeuten bestimmt nicht, dass eine Person dazu verdammt ist, erfolglos oder unglücklich zu sein. Aber sie bringen spezielle Herausforderungen mit sich. Wiederholte Misserfolge können Gefühle der Hoffnungslosigkeit und Inkompetenz, Vermeidungsverhalten und Angst vor Herausforderungen bewirken, und zu einem eingeschränkten Repertoire an bedeutungsvollen Beschäftigungen und wenig Lebenszufriedenheit führen. Macht eine Person umgekehrt viele Erfahrungen, etwas bewirken und schaffen zu können, entwickelt sie Selbstvertrauen und die Herausforderungen, die sich durch die SI-Störung ergeben, können zur Entwicklung von Selbstdisziplin, Entschlossenheit, Hoffnung und Charakter beitragen. Dies sind Zutaten für ein reichhaltiges Beschäftigungsleben und eine hohe Lebenszufriedenheit.

Bewirkt eine SI-Störung Probleme im Beschäftigungsverhalten?

Wie oben gezeigt wurde, haben **sensorisch-integrative Leistungen einen Einfluss darauf, welche Beschäftigungen, eine Person wie, warum und wann ausführt**. In diesem Verständnis ist sensorische Integration einer der Faktoren, die beeinflussen, ob ein Leben erfolgreich wird. Sie ist einer von vielen potenziell wichtigen Faktoren.

> **Hinweis**
>
> Man sollte vorsichtig sein, in den sensorisch-integrativen Schwierigkeiten eines Kindes die **Ursache** für seine Probleme im Alltag zu sehen oder vorherzusagen, dass das Kind wegen seiner sensorisch-integrativen Schwierigkeiten in Zukunft Probleme im Beschäftigungsverhalten haben wird.

Die Komplexität und Vielzahl von Faktoren, die das Leben beeinflussen, machen es unmöglich, exakt vorherzusagen, wie das Leben eines Kindes verlaufen wird, das sensorisch-integrative Defizite hat.

Der Entwicklungsprozess ist äußerst komplex, weil er **transaktional**[2] ist. Biologische Prädispositionen und Umwelteinflüsse beeinflussen einander durch dynamischen Austausch, so dass Entwicklungsergebnisse das Ergebnis der Wechselwirkung von zahlreichen Faktoren sind, die sich mit der Zeit ändern, auch wie sie einander beeinflussen (Sameroff u. Chandler 1975). Dies bedeutet, dass es nicht nur unmöglich ist, langfristige Beschäftigungsergebnisse für ein einzelnes Kind vorherzusagen, sondern normalerweise auch unpassend ist, auf das Leben von Menschen zurückzublicken, die Probleme im Bereich der Beschäftigung haben, und eine einzelne, bestimmte Ursache für ihre Probleme zu identifizieren.

Beispiel
Ein Säugling, der überempfindlich auf taktile, vestibuläre und auditive Sinnesinformationen reagiert, hat eine junge, impulsive Mutter, die aufgrund ihrer Lebenssituation (finanzieller Engpass, wenig Unterstützung von Familie oder Freunden) unter Stress steht. Das Baby weicht aus, wenn es von seiner Mutter berührt wird. Wenn Umweltgeräusche intensiv werden (wie das in einer kleinen Wohnung mit dünnen Wänden leicht passiert), schreit es untröstlich. Das defensive Verhalten des Säuglings erhöht den Stress der Mutter. Sie fängt an, sich vor der Interaktion mit ihrem Kind zu fürchten. Sie erlebt es als Problemkind, das seine Mutter ablehnt. Folglich versucht sie, die Versorgung des Kindes (Füttern, Wickeln und Baden) möglichst schnell hinter sich zu bringen, und das Baby allein im Schlafzimmer zu lassen, wo es schreit oder einschläft. Das unsensible Handling der Mutter verschlimmert die sensorische Defensivität des Kindes, sodass es

---

[2] Der **dynamisch-transaktionale Ansatz** von Früh u. Schönbach (1982) integriert Wirkungs- und Nutzenansatz, indem sowohl das Medium als auch der Rezipient als aktive und als passive Kommunikationsteilnehmer verstanden werden. (de.wikipedia.org)

noch öfter und intensiver weint. Im ungünstigen Fall kann die Situation eskalieren und die Mutter das Kind körperlich vernachlässigen oder misshandeln.

Nach vier Jahren ist aus dem Baby ein Kindergartenkind geworden, das sich nur sehr kurz beschäftigen kann. Aber kann sich nicht nur schwer selbst beschäftigen, sondern auch mit den anderen Kindern kann es nicht spielen, ohne aggressiv und destruktiv zu werden. Im Kindergarten fällt das Kind als schwierig auf.

Was sind die Ursachen für die Probleme des Kindes im Kindergarten:
- Seine sensorische Abwehr oder der Stress der Mutter?
- Die impulsive Persönlichkeit der Mutter oder das schwierige Temperament des Kindes?
- Die fehlende Unterstützung für die Mutter oder ihre unsensible Art im Umgang mit dem Kind (weil sie nicht wusste, wie sie das überempfindliche Kind angemessen versorgen hätte können)?

Alles sind legitime Ursachen, da jede dieser Ursachen die anderen beeinflusst und sie alle zusammenspielen und das Leben des Kindes beeinflussen. Es ist nicht sinnvoll, eine einzige Ursache festmachen zu wollen, wenngleich manche Ursachen stärkere Auswirkungen haben als andere.

Sogar in einem extremen Beispiel wie diesem verurteilt der unglückliche Beginn der Mutter-Kind-Beziehung diesen Säugling nicht unbedingt zum zukünftigen Scheitern. Das Kind wird auf seinem Lebensweg einer Menge an Ereignissen und Erfahrungen begegnen, die beeinflussen, wer dieses Kind einmal wird.

Erfindet man zu diesem fiktiven Fallbeispiel eine Babysitterin, die im Kleinkindalter in das Leben des Kindes tritt, kann das Ergebnis im Kindergarten durchaus anders aussehen:

Beispiel
Die Babysitterin geht intuitiv auf die Bedürfnisse des Kindes ein und gestaltet die Tagesroutinen so gut, dass das Kind nicht ständig von sensorischen Eindrücken überfordert wird. Das Kind erlebt Vergnügen und bei simplen sensomotorischen Aktivitäten das Gefühl etwas zu schaffen. Das Kleinkind wird von einem Erwachsenen betreut, der es nährt, aber auch konsequent Grenzen setzt. Darüber hinaus kann die Babysitterin eine positive Beziehung zur Mutter des Kindes herstellen, und unterstützt sie in ihren Kompetenzen als Mutter. Es ist wahrscheinlich, dass die Situation im Kindergarten viel entspannter sein wird.

> **Wichtig**
>
> Die Antwort auf die Frage »Verursachen Schwierigkeiten in der sensorischen Integration Probleme im Beschäftigungsverhalten?« muss lauten: »Ja, aber sie sind nicht allein ausschlaggebend.«

Schwächen in der sensorischen Integration alleine verursachen keine Probleme im Beschäftigungsverhalten; sie **interagieren mit:**
- Talenten,
- physischen Attributen,
- Angeboten der Umgebung,
- situativen Zusammenhängen (Kontext),
- früheren Erfahrungen und
- zahlreichen anderen Faktoren, die sich alle mit der Zeit verändern und sich gegenseitig beeinflussen, um das Leben einer Person zu formen und zu färben.

Beweise für den Einfluss der SI auf das Beschäftigungsverhalten

Überlegungen dazu, wie die sensorisch-integrativen Fähigkeiten mit Erfahrung und Umgebung verwoben sind, und wie sie auf das Leben von Menschen einwirken, sind faszinierend.

Aber wie kann man angesichts der vielen Einflüsse auf die kindliche Entwicklung und das Lebensergebnis sicher sein, dass die sensorische Integration hierbei wirklich ein signifikanter Faktor ist? Ist dieser Faktor wichtig genug, dass ihn Therapeutinnen bei der Planung einer Behandlung für ein Kind berücksichtigen sollten?

Die meisten Belege für den Einfluss der sensorischen Integration auf das Beschäftigungsverhalten sind **Erfahrungsberichte (anekdotische Belege)**, da sich sehr wenige Studien ausdrücklich mit den Langzeitauswirkungen bei Menschen mit sensorisch integrativen Schwierigkeiten beschäftigen.

Allerdings zeigen einige **Studien**, dass die sensorisch-integrativen Charakteristika einer Person das Potenzial haben, die Entwicklung des Lebens –besonders den Aspekt des Beschäftigungsverhaltens – zu beeinflussen. Es handelt sich dabei im Speziellen um zwei Studien:
- eine **quantitative Studie**, die die sensorisch-integrative Entwicklung in Bezug zum schulischen Erfolg von Kindern setzte, und
- eine **qualitative Studie** über einen Erwachsenen, dessen Lebensgeschichte von Kindheit an von sensorisch-integrativen Schwierigkeiten beeinflusst war.

Sensorische Integration und Schulleistung

Aus Sicht der »Occupational Science« sind akademische Leistungen das Endprodukt von Beschäftigung mit akademischer Leistung.

> **Wichtig**
>
> Lesen, Schreiben und Rechnen können als Beschäftigungen angesehen werden, weil sie zumindest teilweise beabsichtigte (intentionale) und sinnvolle Tätigkeiten sind.

Diese akademischen Beschäftigungen erhöhen das Potenzial eines Menschen, sich an verändernde Lebensumstände anzupassen, wie dies in einer hoch industrialisierten Gesellschaft der Fall ist. Beherrscht ein Kind diese schulischen Beschäftigungen, erwirbt es damit Fähigkeiten, die sein Leben in der Arbeit, zu Hause und in der Gemeinschaft entscheidend beeinflussen werden.

Der Sensorischen Integrationstheorie zufolge sind **Kinder mit schwachen sensorisch-integrativen Fähigkeiten beim akademischen Lernen benachteiligt**. Als Ursache wird vermutet, dass zugrunde liegende neuronale Prozesse das schulische Lernen ineffizient machen oder mit Stress verbinden (Ayres 1972, 1979). Kinder mit sehr gut entwickelten sensorisch-integrativen Fähigkeiten sollten demgegenüber Vorteile im Erwerb akademischer Fertigkeiten haben.

Parham (1998) ging der Frage nach, ob die sensorische Integration – so wie es die SI-Theorie postuliert – einen **Einfluss auf das schulische Lernvermögen** hat. Sie führte über vier Jahre eine Langzeitstudie an Volksschulkindern durch, wobei sie die Beziehung zwischen,

- sensorisch-integrativen Leistungen,
- Intelligenz;
- anderen Charakteristika wie sozioökonomischem Status und
- der Schulleistung in Lesen und Rechnen
untersuchte.

Die Stichprobe setzte sich aus 3 Kindern mit Lernbehinderungen und 35 Kindern ohne bekannte Störung zusammen. Die Kinder wurden anfangs im Alter zwischen 6–8 Jahren getestet und 4 Jahre später im Alter von 10–12 Jahren nochmals nach denselben Kriterien. Die sensorisch-integrativen Leistungen wurden mit dem SIPT (Ayres 1989) gemessen. Die schulischen Fertigkeiten Lesen und Mathematik wurden anhand entsprechender Subtests aus dem K-ABC (Kaufman u. Kaufman 1983) beurteilt. Der Gesamtwert für die mentale Verarbeitung aus dem K-ABC wurde als Maß für die Intelligenz herangezogen. Dies war wichtig, um den Einfluss der Intelligenz auf die Schulleistung kontrollieren, und so den Einfluss der SI isolieren zu können. In den meisten älteren Studien war die Intelligenz nicht kontrolliert worden, so dass Effekte der sensorischen Integration auf die akademische Leistung auch der Intelligenz der Versuchspersonen zugeschrieben werden könnten. Das heißt, man könnte argumentieren, dass Kinder mit SI-Störungen deshalb schlechte schulische Leistungen bringen, weil sie unterdurchschnittlich intelligent sind.

Aufmerksame Leser mögen sich fragen, wie der SIPT bei dieser Studie eingesetzt werden konnte, wo doch die Versuchspersonen bei der zweiten Datenerfassung bereits 10–12 Jahre alt waren. Die Computerauswertung bezieht sich aber auf Normdaten für die Altersgruppe von 4 bis 8;11 Jahren. Parham löste dieses Problem, indem sie bei beiden Testungen mit dem ursprünglichen chronologischen Alter des Kindes operierte.

> **Beispiel**
>
> War ein Kind bei der ersten Testung 6 Jahre und 9 Monate alt, so berechnete sie den Ersttest mit diesem Alter und erhielt die entsprechenden SIPT Standardwerte. Vier Jahre später (im Alter von 10;9 Jahren) verwendete sie wieder das ursprüngliche Alter (6;9 Jahre).

Bei allen Versuchspersonen stiegen die SIPT-Ergebnisse bei der Zweittestung an, da ihre Leistung ja mit 4 Jahre jüngeren Kindern verglichen wurden. Diese Lösung funktionierte für den Zweck dieser Studie ziemlich gut.

Eine andere Herausforderung waren die 17 Subtests des SIPT. Wie sollten die statistischen Ergebnisse von 17 unterschiedlichen Tests verwendet werden, die alle verschiedene Aspekte der sensorischen Integration beurteilen? Die Ergebnisse der Studie wären viel leichter zu interpretieren, wenn diese 17 Werte auf einige wenige reduziert werden könnten. Der Verleger des SIPT, WPS, konnte hier mit sog. »Factor Scores« aushelfen, mit denen die die 17 Subtests in drei Werte zusammengefasst werden können (im Grunde genommen kombinierte Testergebnisse von mehreren Faktoren, die sich in einer Faktorenanalyse von ergeben hatten, Ayres 1989). Die drei SIPT-Werte, mit denen die schulischen Leistungen verglichen wurden, waren:

- **Somatopraxie** (wurde in der Studie einfach **Praxie** genannt)
- **Visuopraxie** (wurde in der Studie **visuelle Perzeption** genannt, da dieser Ausdruck gebräuchlicher ist) und

- **Somatosensorik** (primär Lokalisieren taktiler Stimuli)

Die Datenanalyse erfolgte anhand einer Serie von multiplen Regressionsanalysen.

> **Wichtig**
>
> Die Studie ergab, dass die SIPT-Faktoren im Alter von 6–8 Jahren aussagekräftige Voraussagen über die Rechnen- und Leseleistung im Alter von 10–12 Jahren treffen konnten.

SI und mathematische Leistung

Die SIPT-Werte zeigten einen starken Zusammenhang mit der mathematischen Leistung im Alter von 6-8 Jahren und konnten 69% der Varianz der arithmetischen Werte erklären (R^2=0,69).

> **Wichtig**
>
> Genau genommen waren die drei SIPT-Faktoren im Alter von 6–8 Jahren gemeinsam ein besseres Vorhersagekriterium der arithmetisch-mathematischen Leistung als der Intelligenzwert.

Die sensorisch-integrativen Leistungen **Praxie** und **visuelle Perzeption** zeigten 4 Jahre später noch stärkere Zusammenhänge mit der arithmetischen Leistung, wobei die Intelligenz einen kleinen aber signifikanten Beitrag leistete (R^2=0,77).

SI und Leseleistung

Bei den Schulanfängern (6-8 Jahre) trugen weder die sensorische Integration noch die Intelligenz oder der sozioökonomische Status bedeutend zur Leseleistung bei. Allerdings lieferten die Faktoren **Praxie** und **visuelle Perzeption** ebenso wie Intelligenz und sozioökonomischer Status signifikante Beiträge zur Vorhersage der Leseleistung 4 Jahre später.

> **Wichtig**
>
> Der Faktor **Praxie** erwies sich in sämtlichen Analysen der Lese- und Rechenleistungen als einflussreicher Faktor, um akademische Leistungen im weiteren Lebensverlauf vorhersagen zu können.

Aus dieser Studie kann geschlossen werden, dass die sensorische Integration einen starken Einfluss auf die Entwicklung der Lese- und Rechenfertigkeiten hat und dass der Einfluss der sensorischen Integration den Einfluss der Intelligenz signifikant überstieg.

Da in dieser Studie die Beziehung zwischen sensorischer Integration und akademischer Leistung an einer Gruppe von 67 Kindern (mit und ohne Störungen) über einen Zeitraum von 4 Jahren beobachtet wurde, ist nahe liegend, dass diese Beziehung langfristig und wahrscheinlich für Volksschulkinder im Allgemeinen charakteristisch ist. Die Ergebnisse dieser Studie sollten noch bestätigt werden, damit diese Aussagen mit Sicherheit verallgemeinert werden können.

Da die Versuchspersonen der Studie trotz SI-Störungen keine Therapie erhielten, sagt diese Studie nichts über den Effekt der SI-Therapie aus. Außerdem wurde die sensorische Integration mit dem SIPT gemessen, was bedeutet, dass ausschließlich perzeptive und diskriminative Aspekte und die Praxie gemessen wurden, nicht jedoch Modulation.

> **Wichtig**
>
> Die Studie lässt keine Aussagen über den Zusammenhang zwischen der sensorischen Modulation und dem Erwerb akademischer Fähigkeiten zu.

Ebenso wenig erklärt diese Studie, warum **sensorisch-integrative Fähigkeiten zu akademischen Fertigkeiten beitragen**. Es konnte gezeigt werden, dass sie nicht identisch sind mit Intelligenz, doch es kann noch nicht genau gesagt werden, was hinter dem Zusammenhang mit dem akademischen Lernen steht. Eine Erklärung könnte sein, dass Kinder mit sensorisch-integrativen Schwächen in der Schule **unter stärkerem Stress** stehen. Da ihre Grundfunktionen (wie Haltungskontrolle, taktile Wahrnehmung, Körperschema) nicht gut entwickelt sind, müssen sie sich mehr anstrengen und ihre Aufmerksamkeit bewusst auf diese Funktionen lenken, die im Schulalter eigentlich schon automatisiert und selbstverständlich sein sollten. Diese Hypothese wurde nicht direkt getestet. Deshalb ist es nicht sicher, ob sie richtig ist, oder ob hier andere Prozesse wirksam werden. Selbst wenn weitere Studien diese Annahme bestätigen sollten, ist damit nicht geklärt, warum ein engerer Zusammenhang zwischen sensorisch-integrativen Leistungen und Rechnen als zwischen SI und Lesen besteht.

Die beschriebene Studie widmet sich nicht dem Beschäftigungsaspekt der akademischen Betätigung. Sie gibt keinen Einblick, wie jedes Kind individuell die akademische Beschäftigung erlebt und wie seine sensorische Integration diese Erfahrung beeinflusst. Sie gibt **keine Antworten** auf Fragen wie die folgenden:

- Wodurch bekommt eine akademische Beschäftigung für das einzelne Kind (mit seiner individuellen sensorisch-integrativen Entwicklung) Bedeutung – wird sinnvoll? Wodurch wird sie bedeutungslos für das Kind?
- Wie wird die Beschäftigung mit akademischen Inhalten von den sensorischen Bedürfnissen des Kindes beeinflusst?
- Wie organisiert das Kind eine akademische Aufgabe zeitlich und räumlich? In welchem Zusammenhang stehen diese Organisationsstrategien mit den sensorisch-integrativen Fähigkeiten des Kindes?
- Wie beeinflusst die Zusammenstellung (**Orchestrierung**) von verschiedenen Aktivitäten (wie Pausen, Musik, Werken, Turnen, Lernen) während des Schultages das akademische Lernen des Kindes? Inwiefern variieren die Auswirkungen in Abhängigkeit von den sensorisch-integrativen Fähigkeiten des einzelnen Kindes?

Die Pädagogik und die Verhaltenswissenschaften beschäftigen sich seit vielen Jahren mit Fragen, die im weiteren Sinne auch für die »Occupational Science« von Interesse sind:
- Welche Arten von akademischen Aktivitäten sind für welche Kinder interessant?
- Passen bestimmte Beschäftigungstypen mit bestimmten Arten des Lernens zusammen?
- Wie beeinflusst die Umgebung das aktive Lernen und den Erwerb von akademischen Fertigkeiten?

Experten aus anderen Gebieten haben schon wichtige Beiträge zu diesen Themen geliefert (z. B. Armstrong 1987, Bruner 1996; Gardner 1983). Die »Occupational Science« wird auch keine definitiven Lösungen für diese komplexen Probleme liefern, allerdings kann die Betrachtung aus der Perspektive der Beschäftigung neue Erkenntnisse bringen. Außerdem kann eine Sichtweise, die das Wissen über Beschäftigung mit Sensorischer Integration verbindet, neue Dimensionen für das Verständnis von akademischen Beschäftigungen, akademischem Fertigkeitserwerb, Erfolg und Lebenszufriedenheit bei Kindern eröffnen.

17.2 Sensorische Integration und Beschäftigung im Erwachsenenalter

Ein anderes Thema, bei dem Sensorische Integration und Beschäftigung verbunden werden, ist die Beziehung zwischen den sensorisch-integrativen Charakteristika einer Person und ihren **Beschäftigung im Verlauf des Lebens**. Wiederum wird die Erörterung von einer Studie eingeleitet. Diese Studie verwendete allerdings eine völlig andere Forschungsmethode als die zuvor beschriebene.

Fanchiang (1996) untersuchte die Lebensgeschichte eines jungen Mannes, bei dem als Kind sensorisch-integrative Schwierigkeiten festgestellt worden waren und der auch in Therapie gewesen war. Sie verwendete qualitative Forschungsmethoden, speziell narrative Analysen, im Rahmen eines Ansatzes, der sich mit der Lebensgeschichte auseinandersetzt. Die Studie verfolgte zwei Zwecke:
- langfristige Ergebnisse einer SI-Behandlung in der Kindheit, die sich im Erwachsenenalter finden lassen.
- der Anpassungsprozess, interpretiert unter dem Aspekt der Beschäftigung aus der persönlichen und kulturellen Sicht.

Beispiel
Die Versuchsperson **Dale** nahm im Alter von 25 Jahren mit der Klinik Kontakt auf, in die er als Kind zur Ergotherapie gegangen war. Offenbar machte Dale gerade eine Phase der Identitätssuche durch.
Die Ergotherapeutin Fanchiang (1996) ergriff die Chance, mit ihm zusammen zu arbeiten, und damit einen Forschungsbeitrag zur Langzeitperspektive der Anpassung bei einem Menschen mit Lernbehinderung zu leisten. Dale erklärte sich bereit, an einer Studie teilzunehmen, weil er damit anderen Menschen mit Lernbehinderung helfen wollte.
Über einen Zeitraum von 4 Monaten wurden 6 persönliche Interviews mit einer Dauer von je 3–5 Stunden aufgenommen, zusätzlich gab es 4 telefonische Interviews. Ein Jahr nach dem ersten Interview wurde ein zusätzliches Folgeinterview geführt. Alle Interviews wurden aufgenommen, transkribiert, kodiert und analysiert, wobei Themen der Lebensgeschichte identifiziert wurden. Eine zweite Analyse nach dem 1-jährigen Folgeinterview befasste sich mit der Veränderung in Dales Beschäftigungsverhalten während dem Studienzeitraum.
Die Analyse der ersten Interviews ergab drei große Themen:
1. Die Fähigkeiten von Dales Mutter und ihre elterlichen Strategien.
2. Dales persönliche Bedürfnisse nach intensiven sensorischen Erfahrungen (»Adrenalinstöße«).
3. Dales berufliche Erfahrungen und seine Vorstellung von sich als Geschäftsmann.

Diese Themen hingen miteinander zusammen: Dale beschrieb seine Mutter als eine Person, die viel investierte, um die Beschäftigungen ihres eigensinnigen Sohnes in eine verantwortungsvolle und konstruktive Richtung zu lenken. Sie suchte aufgrund seiner Lernschwierigkeiten die Ergotherapie auf und strukturierte sein Leben so, dass er planen und arbeiten musste, um Geld für das zu haben, was er haben wollte. Die Arbeitsprojekte und Geschäfte, die er im Laufe der Jahre entwickelte, trugen zur Entwicklung seiner Selbstdisziplin und seiner Verhandlungsfähigkeit bei brachten ihm finanziellen Gewinn. Ab seinem 20. Lebensjahr erlebte er sich selbst als kompetenten Geschäftsmann, empfand aber seine Arbeit nicht als inspirierend, anregend oder vergnüglich.

Als er 1 Jahr später für das Folgeinterview kontaktiert wurde, hatte er eine Vollzeitstelle als Masseur angenommen. Offensichtlich hatte er nach den Interviews ein Jahr zuvor seine Lebensziele neu formuliert und sich entschieden, eine professionelle Ausbildung zum Masseur zu absolvieren.

Es stellte sich heraus, dass er mit dieser Entscheidung sehr zufrieden war. Er berichtete, dass er sich ruhig, zufrieden und organisiert fühle, wenn er seine Arbeit tat. Er hatte das Gefühl, während seiner Arbeit auftanken zu können.

Fanchiang (1996) erörterte diesen Fall von mehreren Blickpunkten aus. Sie arbeitete heraus, wie der Charakter geformt wird, indem die Eltern Beschäftigungen für das Kind strukturieren und indem die Person selbst Beschäftigungen wählt. Sie zeigte auch auf, dass das Aussteigen aus der eigenen Routine ein adaptives Verhalten sein kann, das die Sichtweise verändert und so entscheidende Veränderungen bei der Wahl der Beschäftigungen herbeiführen kann. Sie zog den Schluss, dass Dales Geschichte einen **Zusammenhang zwischen der Wahl von Beschäftigungen und den biologischen Voraussetzungen der Person** nahe legt.

Dieser letzte Punkt verdient eine detailliertere Auseinandersetzung, da er für die SI besonders relevant ist: sensorische Integration ist ein integraler Bestandteil der biologischen Ausstattung des Menschen. Bestimmte Umstände der sensorischen Verarbeitung können den biologischen Drang auslösen, nach bestimmten Arten von Sinnesinformationen oder von sensomotorischen Erfahrungen zu verlangen. Ebenso können bestimmte Typen von sensorischer Verarbeitung auch zu Abneigungen gegen bestimmte Sinnesmodalitäten führen, weil sie als belastend und unangenehm empfunden werden. Aus Fanchiangs Studie gehen keine Information über die SI-Diagnose von Dale hervor, doch kann aus seinen Schilderungen geschlossen werden, dass er intensive sensorische Erfahrungen suchte. In der Adoleszenz verschaffte er sich diese durch potenziell ungünstige Beschäftigungen wie dem Konsum illegaler Drogen und Motorradrennen. Als Erwachsener widmete er sich Aktivitäten, die von der Gesellschaft besser akzeptiert sind: dem Geschäftsleben. Doch offenbar stellte ihn dieses Leben nicht zufrieden, sodass er seine Identität und seine Berufswahl in Frage stellte. Interessanter Weise wählte er dann die Berufslaufbahn als Masseur. Diese Tätigkeit versorgt ihn konstant mit intensivem propriozeptivem und taktilem Input, was er als beruhigend erlebt.

Diese Studie legt den Schluss nahe, dass die **Qualität der sensorischen Verarbeitung** einer Person ihre Beschäftigungswahl von der Kindheit an beeinflusst, und dass sie sogar eine entscheidende Rolle für **Lebensentscheidungen (wie Berufswahl)** spielen kann. Damit soll nicht gesagt werden, dass nicht andere Faktoren ebenso wichtig gewesen wären.

> **Wichtig**
>
> Sensorische Aspekte spielten eindeutig eine Schlüsselrolle für die individuelle Lebensgestaltung.

Es kann weder abgeleitet werden, dass die Wahl von Beschäftigungen bei jedem Menschen wesentlich von seiner sensorischen Verarbeitung bestimmt wird, noch dass dies für alle Menschen mit Schwierigkeiten in der sensorischen Integration gelte, oder ob dieses Muster überhaupt auf eine größere Personengruppe generalisierbar ist.

> **Wichtig**
>
> Die Studie von Fanchiang (1996) liefert wertvolle Einblicke, da sie das Potenzial der sensorischen Verarbeitung aufzeigt, die Persönlichkeitsentwicklung und den Lebenslauf zu beeinflussen. Sie zeigt die transformative Kraft sensorischer Themen, die dazu beitragen können, dass ein Mensch Sinn in seinem Leben findet.

Andere Studien bestätigen die Interpretation, dass sensorische Merkmale und Erfahrungen einen **starken Einfluss auf Bedeutung, Identität und Berufswahl** haben können. So entwickelte etwa der Psychologe Zuckerman (1994) ein theoretisches Modell, in dem er reizsuchendes Verhalten als überdauernde Persönlichkeitseigenschaft erklärt.

Gestützt auf die umfangreiche Forschung seit den 1960er Jahren definierte Zuckerman (1994) Reizsuche als » eine Eigenschaft, die durch das Suchen von unterschiedlichen, neuen, komplexen und intensiven Sinnesreizen und Erfahrungen charakterisiert ist, ungeachtet etwaiger physischer, sozialer, legaler und finanzieller Risiken, die damit verbunden sind« (S. 27). Dale aus Fanchiangs Studie (1996) entsprach möglicherweise dem Personentyp des Reizsuchers (»sensation seeker«) oder »Adrenalinjunkies«, wie Zuckerman ihn nannte.

Zuckerman (1994) geht davon aus, dass das optimale Aktivitätsniveau des katecholaminen Systems im ZNS durch genetisch bestimmte Merkmale aufrechterhalten wird, die sich entweder in der Suche oder in der Vermeidung von sensorischen Erfahrungen zeigt. Er nahm an, dass das dopaminerge System von Reizsuchern von der genetischen Anlage her überaktiv bzw. dysreguliert (d. h. schwankend) ist. Dies führt dazu, dass diese Menschen sehr aktiv sind und intensive Stimulation genießen. Der damit verbundene niedrige Noradrenalinspiegel bewirkt, dass sie leicht gelangweilt sind und immerzu neue Reize suchen, um ihren Aktivierungszustand zu optimieren. Ein niedriger Serotoninspiegel trägt wahrscheinlich dazu bei, dass bei Reizsuchern die hemmenden Mechanismen angesichts unbekannter oder Furcht erregender Reize nicht ausreichend funktionieren. Im Vergleich zur »Normalbevölkerung« ist dadurch das Gehirn von Reizsuchern zugänglicher für neue oder intensive Stimuli. Sie sind regelrecht getrieben, neue, unterschiedliche und intensive Reize zu suchen, um Langeweile zu vermeiden und Vergnügen zu erleben.

Zuckerman untermauerte seine Hypothese, dass Reizsucher eine starke Orientierungsreaktion auf einen neuen ersten Reiz zeigen, dann aber rasch habituieren (sich daran gewöhnen), mit psychophysiologischen Studien anhand von elektrodermalen Reaktionen und Herzfrequenz. Das heißt, dass Reizsucher von starken oder neuartigen Empfindungen rasch erregt werden, sich aber auch schnell an den Reiz gewöhnen, und sich daher oft im Zustand des **Reizhungers** befinden, der sie dazu treibt, noch mehr neue und intensivere Reize zu suchen. Darüber hinaus zitiert Zuckerman eine beeindruckende Zahl von psychometrischen und Verhaltensstudien, die eine Beziehung herstellen zwischen der Reizsuche, der Wahl von Beschäftigungen und der Art, wie dieses Aktivitäten ausgeführt werden.

Beispiel
Reizsucher tendieren z. B. dazu:
– sehr stimulierende Aktivitäten wie Fallschirmspringen oder Klettern zu genießen,
– Berufe zu wählen, die intensive soziale Kontakte mit vielen Personen erfordern,
– unbekannte (z. B. fremdländische) oder stimulierende (z. B. scharf gewürzte oder sauere) Speisen zu mögen.

Umgekehrt tendieren eher überempfindliche Personen dazu, Beschäftigungen mit intensiven Reizen und zuviel Sozialkontakt zu vermeiden.

Obwohl sich Zuckermans Theorie auf die biologischen Aspekte der Reizsuche konzentriert, erkennt er den **sozialen Kontext als wichtigen Einflussfaktor** an.

Beispiel
Ob ein Reizsucher zum Drogenabhängigen oder zum engagierten Mitglied eines Sportvereins wird, hängt vor allem von sozialen und ökonomischen Gegebenheiten und Möglichkeiten ab.

Viele Menschen mit dem Drang nach intensiven sensorischen Erfahrungen entwickeln wahrscheinlich genug Selbsterkenntnis um herauszufinden, wie sie ihre sensorischen Bedürfnisse befriedigen können, ohne ihre Gesundheit oder ihr Wohlbefinden zu gefährden. Der Fall von Dale, der sich dazu entschlossen hat, Masseur zu werden, bietet ein gutes Beispiel (Fanchiang 1996).

Viele **Reizsucher** können jedoch **Hilfe** brauchen, um
– die Eigenheiten ihrer sensorischen Verarbeitung zu erkennen,
– einen Lebensstil zu entwickeln, der ihre sensorischen Bedürfnisse berücksichtigt,
– ihrer Gesundheit und ihrem Wohlbefinden optimal Rechnung zu tragen.

Eine gute Ergotherapeutin erkennt sofort die **therapeutischen Implikationen**, wenn sie mit reizsuchenden Menschen arbeitet: Diese Klienten müssen bei der Veränderung ihres Lebensstils unterstützt werden, damit sie innerhalb sicherer Grenzen ausreichend Neuigkeit und Anregung finden und Risiken minimiert werden können. Reizsucher profitieren bereits davon, dass sie persönliche sensorische Bedürfnisse erkennen und damit umgehen lernen, bevor unangepasste Bedürfnisse auftauchen. Dies ist der Ansatz eines ergotherapeutischen Programms zur Selbstregulierung, das für Kinder mit sensorischen Modulationsproblemen entwickelt wurde (»Wie läuft eigentlich dein Motor?« von Williams u. Shellenberger 1994; ▶ Kap. 14).

Bisher wurde die Reizsuche (auch als **sensorische Unterempfindlichkeit oder Hyporesponsivität** bezeichnet) in Bezug zu lebenslangen Beschäftigungen erörtert. Es gibt aber auch Forschung und Erfahrungsberichte, die zeigen, dass auch **sensorische Überempfind-**

lichkeit oder Defensivität einschneidende Effekte auf die Wahl von Beschäftigungen hat.

Kinnealey et al. (1995) führte eine **qualitative Studie** mit fünf Erwachsenen durch, bei denen **sensorische Defensivität** festgestellt worden war. Anhand von Interviews (die aufgenommen, transkribiert und verschlüsselt wurden) wurden Muster von sensorischen Erfahrungen und Bewältigungsstrategien identifiziert, die die Teilnehmer verwendeten, um mit Situationen umzugehen, die für sie störende sensorische Qualitäten beinhalteten. Ein Ergebnis dieser Studie sind Beispiele, wie die Wahl der Arbeit und der Freizeitaktivitäten und auch die Art, wie diese Beschäftigungen durchgeführt werden, von sensorischen Abneigungen beeinflusst werden.

Beispiel
Die Teilnehmer beschrieben zum Beispiel, dass:
- es für sie unmöglich sei, im Garten zu arbeiten oder zu fischen, ohne Handschuhe anzuziehen,
- sie als Kind auf Spielplätzen sehr ängstlich waren,
- sie Partys vermieden,
- sie sich weigern, zur Stoßzeit einkaufen zu gehen, um überstimulierende Erfahrungen zu vermeiden.

Strategien, die die Teilnehmer einsetzten, um mit ihrer Defensivität zurechtzukommen, sind in Übersicht 17.1 aufgelistet.

> **Übersicht 17.1. Strategien, die Betroffene im Umgang mit sensorischer Defensivität einsetzen**
> - Potenziell bedrohliche Situationen vermeiden.
> - Sicherstellen, dass die Situationen vorhersagbar und kontrollierbar ist, indem Routinen eingehalten und auf gleich bleibende Ordnung geachtet wird.
> - Sich geistig auf Stresssituationen vorbereiten.
> - Sich in schwierigen Situationen selbst Anweisungen geben.
> - Der Abwehr mit sensorischem Input entgegenwirken, den sie als beruhigend und angenehm empfinden.
> - Sich selbst mit unangenehmen Erfahrungen konfrontieren.

Diese Umgangsstrategien schienen mit zunehmendem Alter zu einem Teil der Persönlichkeit geworden zu sein.

Die Studienautorinnen drückten die Befürchtung aus, dass zwischenmenschliche Beziehungen und die soziale Partizipation von sensorischer Defensivität gravierend beeinträchtigt werden. Speziell taktile und vestibuläre Überempfindlichkeit (z. B. Schwerkraftunsicherheit) haben ihrer Meinung nach großen Einfluss auf die Wahl von Beschäftigungen. Zudem lassen sie sich offenbar durch die beschriebenen Kompensationsstrategien langfristig nicht vermindern (obwohl diese Strategien halfen, die täglichen sensorischen Herausforderungen zu bewältigen).

Die Autorinnen machten folgende **Therapievorschläge**:
- regelmäßige Angebote an taktilen und propriozeptiven Reizen,
- sensorische Diät, die in die täglichen Routinen eingebaut werden kann.

Darüber hinaus sollte auch die Umgestaltung des Lebensstils ein Ziel der Therapie sein (Übersicht 17.2).

> **Übersicht 17.2. Schwerpunkte bei der Umgestaltung des Lebensstils**
> - Sensorische Anreicherung des Alltags.
> - Abgestufte, individuell maßgeschneiderte sensorische Herausforderungen, die anpassendes Verhalten erfordern. Sie müssen aber kontrollierbar bleiben.

> **Wichtig**
> Als Ergebnis der Intervention bei Menschen mit schwerer sensorischer Defensivität sind zu erwarten:
> - die Erweiterung des Beschäftigungsrepertoires und
> - eine Steigerung der Lebenszufriedenheit.

Dunn (2000) entwickelte ein interessantes theoretisches Modell, in dem sie sensorische Unter- und Überempfindlichkeit mit neuronalen Prozessen wie Habituation, Empfindlichkeit, Reizschwelle und Homöostase (s. auch ▶ Kap. 7) verbindet. Sie identifizierte sie **vier Hauptmuster**, die individuelle Unterschiede der Empfindlichkeit des Nervensystems darstellen:
1. Unterempfindlichkeit (Störung des Registrierens)
2. Überempfindlichkeit
3. Reizsuche
4. Reizvermeidung

Für jedes Muster macht Dunn Vorschläge, wie Aktivitäten und Umgebung gestaltet werden können, damit der Betroffene seinen Alltag leichter bewältigen kann.

Beispiel
Für überempfindliche Personen, die sensorischen Input vermeiden und Rituale entwickeln, um ihr Leben vorhersehbar zu machen, und einen wenig abwechslungsreichen Beruf wählen, empfiehlt Dunn, dass sie die sensorischen Qualitäten herausfinden sollen, die sie angenehm finden, und diese in tägliche Abläufe und die Umgebung einbauen. Sie sollten sich auf neue Situationen möglichst gut vorbereiten (z. B. im Voraus Informationen über die neue Situation einholen).

So bietet Dunns Modell einen systematischen Zugang, um Kompensationsstrategien für Menschen zu entwickeln, die ein weites Spektrum von sensorischen Charakteristika zeigen. Ihr Modell spricht die verschiedenen Arten an, wie sensorische Modulation das Beschäftigungsverhalten beeinflusst. Für die Therapeutin ist es hilfreich, um Ideen zu entwickeln, wie sie Menschen helfen kann, ihr Leben befriedigend und produktiv zu gestalten.

Die Diskussion über die Wirkung der sensorischen Integration auf das Beschäftigungsverhalten dreht sich vor allem um **sensorische Modulationsstörungen.** Zum Einfluss von sensorischen Diskriminationsstörungen, Schwierigkeiten in der posturalen Kontrolle oder in der Praxie auf die Wahl von Beschäftigungen liegen keine Studien vor. Wahrscheinlich existieren Auswirkungen, wenngleich sie möglicherweise nicht so dramatisch sind wie bei Personen mit Modulationsschwierigkeiten. **Forschung auf diesem Gebiet** wäre sicherlich faszinierend:
- Zum Beispiel wäre zu erwarten, dass Kinder mit Somatodyspraxie bestimmte Kompensationsstrategien für ihre schlechte Bewegungsplanung entwickeln. Zudem wäre zu erwarten, dass sie im Erwachsenenalter Beschäftigungen wählen, die minimale Herausforderungen an die Koordination stellen, und ihre persönlichen Stärken und Talente in den Vordergrund stellen.
- Wie beeinträchtigen Schwierigkeiten in der Bewegungsplanung die soziale Partizipation in der Kindheit und im Erwachsenenalter? Hat dies langfristig einen Einfluss auf die Lebensqualität?
- Kann die Ergotherapie bei Kindern mit Dyspraxie ihr Leben langfristig positiv verändern?

17.3 Wirkt sich aktive Beschäftigung auf die sensorische Integration aus?

Für Überlegungen zur langfristigen Beziehung zwischen der sensorischen Integration und dem Beschäftigungsverhalten ist die **transaktionale Perspektive** (Sameroff u. Chandler 1975) interessant. In diesem Verständnis von Entwicklung sind nicht **entweder** die Merkmale des Kindes **oder** die Umwelt wirksam, sondern die Verbindung von allen diesen Faktoren entscheidet den Entwicklungsverlauf. In einer beständigen **Wechselwirkung** verändern Charakteristika des Kindes die Umgebung und Umgebungseinflüsse verändern Charakteristika des Kindes. Im vorigen Abschnitt zeigten einige Beispiele, wie sensorische Charakteristika zu Umweltveränderungen führten, weil die Betroffenen versuchten, mit ihren sensorischen Erfahrungen zu Recht zu kommen oder sich anzupassen. Kinnealey et al. (1995) berichteten, dass manche Erwachsene mit sensorischer Defensivität ihre Umgebung so arrangieren, dass sie möglichst vorhersagbar und kontrollierbar wird, um ihre aversiven Reaktionen auf Sinnesreize zu reduzieren.

Aber können andererseits auch **Umweltqualitäten** die sensorisch-integrativen Charakteristika einer Person verändern?

Wenn Beschäftigung heißt, mit der Umwelt zu interagieren, kann man dann sagen, dass aktive Beschäftigung zur Veränderung der sensorisch-integrativen Fähigkeiten führt, und zu Veränderungen in neurologischen Substraten, die diese Fähigkeiten steuern?

Zahlreiche Studien liefern ernstzunehmende Beweise dafür, dass die **aktive Auseinandersetzung mit der Umwelt** eine wichtige Kraft in der **Entwicklung von Gehirnfunktionen** ist. 40 Jahre Tierforschung zur Gehirnentwicklung und zu den Effekten der Umwelt auf die Gehirnfunktion haben gezeigt, dass Erfahrungen mit der Umwelt die Struktur und Funktion des Gehirns direkt beeinflussen. Zusätzlich gibt es neurobiologische Hinweise, dass die aktive Nutzung spezieller Fähigkeiten und Fertigkeiten **die synaptischen Verbindungen stärkt**. Umgekehrt werden Synapsen geschwächt und können eliminiert oder von konkurrierenden Funktionen ersetzt werden, wenn sie nicht verwendet werden (Chugani 1994; Diamond u. Hopson 1998; Hubel u. Wiesel 1970; Huttenlocher u. deCouten 1987). So scheinen bestimmte Arten von Erfahrungen bestimmte Gehirnstrukturen und Funktionen zu stärken oder zu schwächen.

Pert (1997) nahm an, dass die aktive Beschäftigung die Chemie des ganzen Körpers beeinflusst, indem sie die Aktivität der Neuropeptide im Körper verändert.

Diamond (Diamond u. Hopson 1998) studiert die Effekte einer anregenden Umwelt auf das Gehirn und veröffentlichte vor kurzem eine Zusammenfassung des aktuellen Wissensstandes auf diesem Gebiet aus der Human- und Tierforschung. Diese wird ergänzt durch Empfehlungen, wie die Entwicklung von Kindern gefördert werden kann. Primär formen **vier Typen von Umwelteinflüssen** das Gehirn:
1. chemische Umwelteinflüsse (z. B. Medikamente, Stress, Ernährung)
2. emotionale Umwelteinflüsse
3. Bildung
4. Beschäftigung (z. B. Sport, Spiele und Hobbys)

Geistiger Betätigung und vielen **Spielaktivitäten** kommt Diamond u. Hopson zufolge unter den förderlichen Umwelteinflüssen eine herausragende Bedeutung zu. Als wichtigstes Charakteristikum von Erfahrungen, die die Gehirnentwicklung fördern, nannten sie die **Eigenaktivität des Kindes** und die **Bedeutung**, die diese Aktivität für das Kind hat.

> **Wichtig**
>
> Aktive Beschäftigung hat eine Wirkung auf zugrunde liegende Gehirnfunktionen und fördert dadurch die Entwicklung wichtiger Fertigkeiten.

Die meisten Humanstudien, mit denen Diamond ihre Empfehlungen untermauert, konzentrieren sich auf **visuelle und auditive Fähigkeiten**. Sie zeigen, dass visuell-räumliche und auditive bzw. sprachliche Erfahrungen im Gehirn Mechanismen stimulieren oder stärken, die Verhaltenskompetenzen unterstützen, die diese Modalitäten benutzen (z. B. Jacobs et al. 1993; Neville 1995; Simonds u. Scheibel 1989). Aufgrund dieser Evidenz ist es plausibel, dass bestimmte Beschäftigungen einschließlich der SI-Therapie neuronale Veränderungen bewirken.

Über die spezifischen Effekte von Umgebungseinflüssen auf **Gehirnstrukturen oder -mechanismen, die sensorisch-integrativen Fähigkeiten zugrunde liegen**, ist allerdings noch wenig bekannt. Dabei wäre dies gerade für Ergotherapeutinnen interessant.

Studien an Laborratten haben gezeigt, dass die sensomotorische Exploration einer anregenden Umgebung zu dickeren somatosensorischen Arealen in der Gehirnrinde führt, mit entsprechend üppiger dendritischer Verzweigung von Neuronen in diesen Bereichen (Diamond et al. 1964).

In einer Autopsiestudie an Menschen prüfte eine Gruppe von Gehirnforschern die Beziehung zwischen neuronalen synaptischen Strukturen und den Beschäftigungen dieser Menschen. Bei Personen, deren Berufe Hand- und Fingergeschicklichkeit erfordert hatten (z. B. Maschineschreiben), fanden sie stärker verzweigte Dendriten in somatosensorischen Kortexarealen und vergleichsweise weniger dendritische Verzweigungen in den Arealen, die Input aus dem Rumpf erhalten (Scheibel et al.1990). Dies lässt sich damit erklären, dass bestimmte Erfahrungen offenbar die Gehirnmechanismen formen, die die entsprechenden Verhaltenskompetenzen unterstützen. Obwohl keine Studien zu spezifischen Effekten auf spezielle Gehirnstrukturen und Funktionen vorliegen, die den sensorisch-integrativen Fähigkeiten zugrunde liegen, kann davon ausgegangen werden, dass jene Kinder bessere Gehirnfunktionen entwickeln, die mit einer Umwelt interagieren, die ihre sensorisch-integrativen Fähigkeiten herausfordert.

> **Wichtig**
>
> Sensorisch-integrative Fähigkeiten entwickeln sich besser, wenn sie gefordert werden und sich in sichtbarem Verhalten manifestieren.

Natürlich ist dies eine zentrale Annahme in Ayres' theoretischer Arbeit zur Sensorischen Integration. Eine der Grundannahmen von Ayres (1972, 1979) war, dass anpassendes Verhalten eine entscheidende Rolle für die Entwicklung von sensorisch-integrativen Fähigkeiten spielt. Sie behauptete, dass das Gehirn eines Kindes besser organisiert wird, wenn das Kind mit anpassendem Verhalten auf eine sensomotorische Herausforderung in der Umgebung reagiert, und dass es in Zukunft in der Lage sein wird, besser auf ähnliche Herausforderungen zu reagieren.

In der Behandlung sollte die Therapeutin die Umgebung so manipulieren (wobei sie selbst einen Aspekt der Umgebung darstellt), dass **Herausforderungen auf dem gerade richtigen Niveau** bezüglich Neuigkeitsgrad und Komplexität entstehen, die vom Kind anpassende Reaktionen verlangen. Sind diese anpassenden Reaktionen im Vergleich zu früherem Verhalten reifer oder komplexer, steigern sie die Effizienz, mit der das Gehirn in Zukunft gleiche Informationen verarbeiten kann. Ayres' Therapieansatz basiert auf der Annahme, dass Gelegenheiten zur Auseinandersetzung mit der Umwelt Schlüsselelemente bei der

Veränderung von sensorisch-integrativen Fähigkeiten sind, wenn sie vom Kind genutzt werden. Sie haben das Potenzial, die zukünftigen Interaktionen des Kindes mit der Umwelt zu verändern.

Aber ist das Kind **in der sensorisch-integrativen Ergotherapie eigenaktiv?**

Die Philosophie des SI-Therapie wie auch die Forschung zum dynamischen Prozess der Therapie beantworten diese Frage mit »Ja«. Wissenschaftlerinnen von der **Boston University** untersuchten den Prozess der sensorisch-integrativen Ergotherapie mittels Mikroanalyse von gefilmten Interaktionen zwischen Therapeutin und Kind (Coster et al. 1995; Dunkerly et al. 1997; Tickle-Degnen u. Coster 1995). Die »gerade richtige Herausforderung« war einer der Aspekte, auf die sich die Analyse von normalen Therapiestunden konzentrierten. Eines ihrer Ergebnisse war, dass zwischen dem Auftreten von Situationen, die eine »gerade richtige Herausforderung« boten und **folgenden Eigenschaften der Therapeutin** ein Zusammenhang bestand:
- spielerisches Verhalten,
- Tendenz, die Therapiegeräte und den Raum kreativ zu nutzen (Dunkerly et al. 1997).

Von Seiten der Kinder korrelierten folgende Eigenschaften:
- aktive Beteiligung an Arbeit und Spiel, d. h. kurz gesagt: aktive Beschäftigung.

Die Autorinnen berichteten, dass Kinder in der Therapie dazu tendierten zu spielen, bevor sie sich herausfordernden Aktivitäten zuwandten und dass die Kinder öfter an Arbeit beteiligt waren, wenn die Situation eine gerade richtige Herausforderung bot. Andere **Charakteristika der Kinder**, die mit der gerade richtigen Herausforderung in Verbindung gebracht wurden, waren:
- Anstrengung (sich bemühen),
- Kooperation,
- Suche nach Hilfe und
- leichte Ängstlichkeit (Dunkerly et al. 1997).

Die Autorinnen verwendeten die Begriffe »Arbeit« und »Spiel«, um zu beschreiben, wie die Kinder in der Therapie aktiv in Beschäftigungen involviert sind (Dunkerly et al. 1997). Bereits zu Beginn dieses Kapitels wurde festgestellt, dass »**Beschäftigung**« bedeutet, eine **Aktivität auszuführen** und darüber hinaus, dass Beschäftigung charakterisiert ist durch **Intention** und bis zu einem gewissen Grad durch **Zweck** oder **Sinn**. Diesen Kriterien wird bei Kindern in der sensorisch-integrativen Ergotherapie auf jeden Fall entsprochen, da hier der Schwerpunkt auf der aktiven Beteiligung und der Selbststeuerung des Kindes liegt (Parham u. Mailloux 2001). Wenn Ayres also recht hatte, dass ihre Therapiemethode zu Veränderungen der neurologischen Kapazitäten des Klienten führt, die dafür zuständig sind, sensorische Informationen für den Gebrauch zu organisieren, heißt dies, dass aktive Beschäftigung die sensorisch-integrativen Mechanismen des ZNS und die sensorisch-integrativen Fähigkeiten verändert. Diese Veränderung wird im Verhalten sichtbar.

Die Forschung zur Wirksamkeit der SI-Therapie lieferte bislang noch keine Beweise dafür, dass Ayres' Hypothese richtig ist, da bei den vorliegenden Studien keine direkten Messungen an Gehirnfunktionen gemacht wurden, und Testergebnisse von sensorisch-integrativen Fähigkeiten (z. B. gemessen durch den SIPT) nicht als Maßstab für die Wirksamkeit der Therapie gewertet werden sollten.

> **Cave**
>
> Wahrscheinlich wird es nie eine definitive Antwort auf die Frage geben, ob eine anregende Gestaltung der Umwelt, Ergotherapie eingeschlossen, bei Menschen zu Veränderungen der Gehirnfunktion führt, da die Beweisführung nur anhand von unethischen Forschungsexperimenten erfolgen könnte (etwa nach einer kontrollierten Manipulation der Umgebung das Gehirn der Testperson zu sezieren).

Erfreulicher Weise **bestätigen zwei klinische Untersuchungen die langfristigen Auswirkungen der sensorisch-integrativen Behandlung**, die mit möglichen Veränderungen im Gehirn erklärt werden könnten. Beide Studien zeigten, dass die Therapiefortschritte auch zwei Jahre nach Therapieende noch erhalten geblieben waren (Grimwood u. Rutherford 1980; Wilson u. Kaplan 1994). Dies entspricht der Erwartung, wenn die Therapie tatsächlich Gehirnfunktionen optimiert und das Selbstvertrauen des Kindes gesteigert hat (sofern keine ernsthaften abträglichen Veränderungen in der Umwelt stattfinden). Die Ergebnisse dieser Studien decken sich also mit der Vorhersage, dass das Ergebnis der Intervention eine Veränderung der biologischen Basis der sensorischen Integration und eine Steigerung des Selbstvertrauens sind. Diese Interpretation muss allerdings mit Vorsicht gehandhabt werden. Nicht nur, weil die Forschung die neuronalen Mechanismen der sensorischen Integration noch nicht untersucht hat, sondern auch, weil andere Erklärungen für die langfristigen Erfolge der sensorischen Integrationstherapie in Betracht gezogen werden müssen.

Beispiel
Zum Beispiel könnte das gestärkte Selbstvertrauen der entscheidende Faktor sein, und neuronale Mechanismen werden durch die Therapie gar nicht verändert. Oder das Kind entwickelt im Laufe der Therapie Einsicht und Kompensationsstrategien, aber die neuronalen Funktionen, die für sensorisch-integrative Probleme verantwortlich gemacht werden, verändern sich nicht.

Können zukünftige Studien bestätigen, dass die sensorisch-integrative Ergotherapie langfristige Entwicklungsfortschritte bewirkt, werden diese Fragen wichtig sein um zu verstehen, warum diese Effekte zustande kommen.
  Es liegen **neurobiologische Beweise** dafür vor, **dass aktive Beschäftigung die sensorisch-integrativen Fähigkeiten** wie auch die aktiven zugrunde liegenden neuronalen Strukturen **beeinflusst**. Das Wissen über diese Beziehung ist noch begrenzt, speziell hinsichtlich der sensorisch-integrativen Funktionen, mit denen Ergotherapeutinnen am meisten befasst sind. Die vorhandenen Belege lassen den Schluss zu, dass bestimmte Arten von aktiver Beschäftigung (einschließlich jener in der sensorisch-integrativen Ergotherapie) zu spezifischen neuronalen Veränderungen führen. Dieses Thema wirft wichtige Fragen zur Therapie auf, die im nächsten Abschnitt erörtert werden.

17.4 Praktische Relevanz

Auch wenn in den nächsten Abschnitten nicht immer explizit auf die Beschäftigung Bezug genommen wird, geht es im Wesentlichen um Themen, die mit der natürlichen Beschäftigung von Kindern und mit der Beschäftigung als entscheidendem Element im dynamischen Prozess der SI-Therapie in Beziehung stehen.
  In diesem Kapitel stehen das Konzept der Beschäftigung und seine Beziehung zur SI im Mittelpunkt. Bisher wurden die mehrdimensionale Natur der Beschäftigung behandelt, die Belege dafür, dass SI das Beschäftigungsverhalten beeinflusst, und der Aspekt, dass Beschäftigung das Verhalten wie auch die neuronalen Mechanismen beeinflusst, die der sensorischen Integration zugrunde liegen. Diese Erörterungen erfolgten aus einer transaktionalen Sicht der kindlichen Entwicklung.
  Im Folgenden werden die Konsequenzen besprochen, die diese Ideen für die therapeutische Praxis haben. Die folgenden Überlegungen sind aus der aktuellen Fachliteratur zur Ergotherapie abgeleitet und können sich über die Zeit mit einem fortlaufenden Diskurs verändern.

17.4.1 Zukunftsorientierte Top-Down Befundung

Da die Ergotherapie davon ausgeht, dass Beschäftigung ein Schlüsselelement für Gesundheit und Wohlbefinden ist, sollte jede Therapeutin die Beschäftigung ins Zentrum der Befunderhebung stellen. Die folgenden Anregungen für die ergotherapeutische Befunderhebung bauen auf den bisherigen Informationen in diesem Kapitel auf und beziehen aktuelle ergotherapeutische Fachliteratur ein.
  Im letzten Jahrzehnt kam von Expertinnen der Ergotherapie die Empfehlung, dass ein Bottom-up[3]-Vorgehen in der Befunderhebung vermieden und stattdessen nach einem **Top-down-Ansatz** vorgegangen werden sollte (s. auch ▶ Kap. 7).

Beispiel
Komponenten des Beschäftigungsverhaltens sind z. B. Kraft, Koordination oder Wahrnehmungsfähigkeiten (Trombly, 1993).
Ein Beispiel für ein **Bottom-up**-Vorgehen wäre, wenn die Therapeutin bei einem Kind mit der Diagnose »Aufmerksamkeitsstörung« als ersten Schritt in der Befundung den SIPT durchführt, oder die visuell-räumliche Wahrnehmung oder die feinmotorische Koordination überprüft.

Dieser Zugang zur Befundung kann als **komponentenbezogen** (Gray 1998) bezeichnet werden, da das Augenmerk der Therapeutin auf den sensorischen, perzeptiven und motorischen Komponenten (Voraussetzungen) liegt und die Befunderhebung (und in weiterer Folge die Therapie) leitet.
  Im Gegensatz dazu ist mit einem **Top-down-Ansatz** eine Befunderhebung gemeint, die damit beginnt, Informationen zum Beschäftigungsverhalten zu sammeln; insbesondere darüber,
— was der Klient tun möchte und tun muss,
— in welchem Kontext diese Beschäftigungen durchgeführt werden,
— wo die Stärken und Einschränkungen bei der Durchführung dieser Beschäftigungen liegen (Coster 1998; Fisher 1998; Fisher u. Short-DeGraff 1993).

---

[3] Mit **bottom-up** ist gemeint, dass die Befundung auf spezifische Komponenten ausgerichtet ist, von denen angenommen wird, dass sie den Klienten beeinträchtigen.

17.4 Praktische Relevanz

Beispiel
Geht die Ergotherapeutin nach einem **Top-down-Ansatz** vor, um ein Kind mit Aufmerksamkeitsdefizit zu befunden, wird sie anfangs Informationen darüber sammeln:
- was das Kind gerne tut und was es tun muss (sie befragt dazu das Kind selbst, die Eltern und andere wichtige Personen im Leben des Kindes wie z. B. seine Lehrerin),
- wie der Kontext für die derzeitigen Beschäftigungen des Kindes aussieht (z. B. Schule, Zuhause, Gemeinschaftseinrichtungen) und
- was das Kind und die Anderen als Stärken und Schwächen bei der Ausführung der wichtigen Beschäftigungen wahrnehmen.

> **Übersicht 17.3. Zweck des Zwischenbefundes**
> - Sicherstellen, dass die Entwicklung des Beschäftigungsverhaltens des Kindes in die erwünschte Richtung geht.
> - Feststellen, ob neue Themen hinsichtlich der Beschäftigungen des Kindes relevant geworden sind.
> - Reflektieren, ob die derzeitige Intervention die optimale Hilfestellung für das Kind und seine Familie darstellt, vor allem, wenn Veränderungen eingetreten sind.

Diese Erstbefundung ist die Grundlage für die weitere Entscheidung darüber, ob eine gezielte Befundung von speziellen Komponenten notwendig ist (wie die Befundung der sensorisch-integrativen Fähigkeiten).

Beim Vorgehen nach einem Top-down-Ansatz wird die Befundung der sensorisch-integrativen Fähigkeiten **in einen breiteren Kontext** im Leben des Kindes gesehen. Dadurch gewinnt sie wahrscheinlich an Nutzen und Bedeutung für das Kind und seine Familie.

Ein **Problem** mit dem Top-down-Ansatz, wie er derzeit in der Fachliteratur beschrieben wird, ist, dass er ausschließlich auf die momentanen Schwierigkeiten zum Zeitpunkt der Befunderhebung ausgerichtet ist (Coster 1998; Fisher 1998). **Plant eine Ergotherapeutin jedoch den Therapieverlauf für einen Klienten, denkt sie natürlich auch an die Zukunft.** Mattingly u. Fleming (1994) berichten aufgrund ihrer qualitativen Studie mit Ergotherapeutinnen, dass sich die Therapeutinnen vorstellen, zu was für einem Menschen sich ihr Klient in der Zukunft entwickeln wird, und dass sie sich mit dem Klienten seine bisherige und seine zukünftige Lebensgeschichte zusammenreimen. Möglicherweise sollten die Zukunftsvisionen der Familie und des Kindes in der Befundung erhoben werden, speziell hinsichtlich der Beschäftigungen (z. B. was die Familie und das Kind erwarten, dass das Kind in einigen Jahren gerne tun wird oder tun muss).

Auch aus einem transaktionalen Verständnis von Entwicklung ist die Forderung zu unterstützen, dass die **Befundung zukunftorientiert** sein muss. Da die Entwicklung durch die kontinuierlichen Transaktionen zwischen Kind und Umgebung geleitet wird, sollte die **Befundung periodisch wiederholt** werden. Dies kann im Verlauf der Therapieverlauf geschehen oder in Form eines Zwischenbefundes (Übersicht 17.3).

Diese Begutachtungsstrategie verfolgt nach wie vor einen Top-down-Ansatz mit dem Beschäftigungsverhalten als primärem Gesichtspunkt. Doch sie bezieht sich nicht nur auf den momentanen Zeitpunkt, sondern wird als fortlaufender Prozess oder immer wiederkehrende Maßnahme gesehen.

Ein Grund, die Befundung auch auf die Zukunft hin zu orientieren, liegt darin, dass die **Prävention von potenziellen Problemen** ein Thema wird. Werden lediglich die Zufriedenheit oder die Sorgen in der Gegenwart erhoben, entgeht die Möglichkeit, systematisch Informationen zu erheben, die mögliche Risiken für die Zukunft zeigen können. Eine ausschließlich auf die Gegenwart bezogene Befunderhebung birgt die Gefahr in sich, dass der Klient nicht von der Therapie profitiert, weil momentan kein Problem im Beschäftigungsverhalten vorliegt, obwohl durch ein wenig Begleitung oder Unterstützung im Moment späteren Problemen vorgebeugt werden könnte. Führt sich die Therapeutin bewusst das zukünftige Beschäftigungsleben des Kindes vor Augen – ausgehend von ihren Informationen über die gegenwärtigen Beschäftigungsmuster, ihren Kontext und den derzeitigen Status der Performanzkomponenten – kann sie eher **Risikofaktoren für spätere Beschäftigungsprobleme identifizieren** und ihnen **entgegenwirken**.

Zugegebenermaßen ist nicht viel bekannt über die frühen Risikofaktoren, die später ein befriedigendes, produktives und vergnügliches Arbeits- und Spielleben beeinträchtigen können. Außerdem sind die Gesundheits- und Bildungssysteme im Allgemeinen nicht auf Prävention ausgerichtet. Doch Präventivmaßnahmen sind wirtschaftlich auf lange Sicht sicher vorteilhaft, da die Verhütung billiger kommt als die Finanzierung von Therapie, Sozialhilfe oder Institutionalisierung.

Möglicherweise findet die Wissenschaft in Zukunft Früherkennungszeichen, um drohende Probleme im Bereich der Beschäftigung in der frühen Kindheit, Jugend und Erwachsenenalter zu identifizieren. Vielleicht können kritische Zeitpunkte festgelegt werden, zu denen die Befundung von Beschäftigungskomponenten wie der sensorischen Integration besonders sinnvoll für präventive Zwecke ist (so wie Kinder auf Seh- und Hörschwächen untersucht werden, damit eine Therapie begonnen werden kann, bevor Probleme in der Schule oder anderen Lebensbereichen auftreten). Anhand dieser Performanzkomponenten kann das zukünftige Beschäftigungsleben des Kindes optimiert werden.

Obwohl noch wenig Forschung dazu vorliegt, soll an dieser Stelle dafür plädiert werden, dass Risikofaktoren im Rahmen der ergotherapeutischen Befunderhebung eingeschätzt werden sollten, indem sich die Therapeutin vorstellt, wo das Kind und seine Familie enden könnten, wenn sie den derzeitigen Kurs fortfahren.

In die Überlegungen, wie das Risiko für Kind und Familie minimiert werden kann, muss die Ergotherapeutin alle potenziellen Ressourcen einbeziehen, die für das Kind oder die Familie hilfreich sein könnten. Es liegt bereits Evidenz dafür vor, dass Kinder mit Problemen in der Praxie ein erhöhtes Risiko für spätere Schwierigkeiten im akademischen Lernen haben, speziell in Mathematik (Parham 1998).

> **Hinweis**

Ergotherapeutinnen, die mit jüngeren dyspraktischen Kindern arbeiten, sollten dieses Wissen mit den Eltern teilen und ihnen helfen, pädagogische Unterstützung zu finden, bevor das Kind ständige Misserfolge erlebt.

17.4.2 Überlegungen zur Therapie

Die Multidimensionalität der Beschäftigung und ihre enge Verflechtung mit dem Umgebungskontext bedingen, dass für die Therapie viele Optionen in Betracht gezogen werden müssen, sobald die Befunderhebung ergeben hat, dass ein Kind Schwierigkeiten in der Beschäftigung hat. Die Aufgabe der Ergotherapeutin ist es, jene **Variablen zu identifizieren, die verändert werden können**, damit ein positiver Effekt auf das ganze System des Kindes und seiner Umgebung erzielt wird (Gray 1998). Darüber hinaus sollte sie sich vorstellen, wie sich dieser Prozess der Veränderung mit der Zeit entfalten wird. Dann werden die Optionen für die Therapie ausgewählt und orchestriert, um das Beschäftigungsverhalten des Kindes und seiner Familie in eine Richtung zu lenken, wo die erwünschten Beschäftigungsziele erreicht werden können.

Wenn sensorisch-integrative Schwierigkeiten zum Beschäftigungsproblem des Kindes beitragen, muss die Ergotherapeutin überlegen, worauf sie den **Schwerpunkt der Therapie** legen soll:
— die Erfahrungen des Kindes zu verändern oder
— seine Fähigkeit zu verbessern, erwünschten Beschäftigungen nachzugehen oder
— die Umwelt so zu verändern, dass die Eigenaktivität des Kindes unterstützt wird, oder
— die genannten Strategien zu kombinieren.

Ist es nötig, die sensorisch-integrativen Fähigkeiten des Kindes zu verbessern? Wenn ja, wäre Einzeltherapie am sinnvollsten.

Oder wäre es besser, die Familie zu ermutigen, das Kind in ein öffentliches Programm einschreiben zu lassen (wie Gymnastikstunden oder den Schwimmverein)?

Für ein Kind mit einer stärkeren Modulationsstörung wäre wahrscheinlich die Teilnahme an einem Aufmerksamkeitsprogramm (Williams u. Shellenberger 1994) geeignet.

Liegt der Schwerpunkt der Probleme im motorischen oder sozialen Bereich, so kann Einzel- oder Gruppentraining von Fertigkeiten angemessen sein.

Steht die Bewältigung konkreter Beschäftigungen im Vordergrund? Wenn ja, kann professionelle Beratung zur Modifikation der Aktivitäten und der Umgebung angeboten werden. Dunbar (1999) lieferte ein Fallbeispiel, das diesen Ansatz illustriert. Eine Alternative wäre es, den Lebensstil der Familie umzugestalten, sodass die sensorischen Bedürfnisse des Kindes in die tägliche Familienroutine integriert werden können, und die Bedürfnisse der anderen Familienmitglieder sowie Beruf und Werte der Eltern berücksichtigt werden.

Überlegungen zu den Ressourcen, Präferenzen und Beschäftigungsstilen von Kind und Familie sind wichtige Punkte, wenn die Therapeutin die Möglichkeiten der Intervention abwägt. Außerdem sollte sie versuchen, sich die **weitere Entwicklung aus einer transaktionalen Perspektive** vorzustellen:
— Zu welcher Persönlichkeit wird sich das Kind entwickeln?
— Wohin wird sich das Leben des Kindes und seiner Familie entwickeln?
— In welche Richtung wird es sich durch eine Intervention verändern?

Therapieschwerpunkt: Beschäftigung oder sensorische Basis

Fällt die Entscheidung zugunsten einer sensorisch-integrativen Einzeltherapie sollte der Fokus der Behandlung auf die Beschäftigung gelegt werden.

In einer **beschäftigungszentrierten Behandlung** ist die Beschäftigung sowohl das **Mittel** als auch das **Ziel** der Intervention (Gray 1998). In der klassischen Sensorischen Integrationstherapie wird Beschäftigung als Mittel eingesetzt, weil das Kind in der Therapie:
- völlig individuelle Aktivitäten ausführt,
- die Aktivitäten durch seine Intention (Absichten) steuert,
- bis zu einem gewissen Grad persönliche Kontrolle ausübt und
- intrinsisch motiviert ist und
- Bedeutung erlebt (Parham u. Mailloux 2001).

Beschäftigung ist dann das Ziel der Intervention, wenn die Befunderhebung und die Therapie darauf ausgerichtet sind, das Beschäftigungsleben des Kindes zu verbessern.

Beispiel
Therapieziele wären dann: mit Freunden spielen, kleine Hausarbeiten erledigen oder sich erfolgreich an Schulaktivitäten zu beteiligen.

Ideale Kandidaten für diese Art von Intervention sind Kinder, bei denen die sensorischen Bedürfnisse und ihre individuelle sensorische Verarbeitung das Beschäftigungsverhalten stark beeinflussen. Die Therapeutin sollte, bevor sie diese Therapiemethode empfiehlt, Hinweise darauf haben, dass sensomotorische Aktivitäten in einer therapeutischen Umgebung das Kind kompetenter und erfolgreicher im Alltag machen werden. Am besten werden die Kandidaten für diese Behandlung ausgewählt, indem die Therapeutin die Befunderhebung nach einem Top-down- Ansatz durchführt und verschiedene Behandlungsoptionen im Kopf hat, die für die jeweilige Familie mit ihren Besonderheiten und Ressourcen passen. Fällt dabei die Entscheidung auf die **klassische Sensorische Integrationstherapie**, ist die Intervention **beschäftigungszentriert** und **sensorisch basiert**.

An dieser Stelle drängt sich die Frage auf, ob in einer beschäftigungszentrierten Behandlung sog. »passive sensorische Stimulation« eine Berechtigung hat. Hat z. B. das Wilbarger-Programm (s. ▶ Kap. 14) Platz in einer beschäftigungszentrierten Therapie oder sollte es nicht praktiziert werden, weil es von Seiten des Kindes keinerlei aktive und bedeutungsvolle Interaktion erfordert? Wie steht es um andere Anwendung von taktilen, vestibulären oder Tiefdruckreizen?

Beispiel
Wenn die Therapeutin das Kind auf der Schaukel antaucht oder zwischen Matratzen quetscht und »Sandwich« spielt. Diese Aktivitäten werden oft »passiv« genannt, da das Kind einfach die Stimulation erhält, während die Therapeutin das meiste der Aktion übernimmt.

Es ist aber durchaus möglich, das Kind aktiv in Aktivitäten einzubeziehen in denen sensorische Stimulation gesetzt wird. In solchen Fällen kann zu Recht behauptet werden, dass das Kind einer gemeinsamen, kooperativen Beschäftigung (»co-occupation«) nachgeht.

In der »Occupational Science« bezeichnet dieser Begriff Beschäftigungen, an denen zwei oder mehr Personen aktiv beteiligt sind (Dunlea 1996; Zemke u. Clark 1996).

Beispiel
Pflegerische Tätigkeiten sind ein klassisches Beispiel für kooperative Beschäftigungen: Oberflächlich kann es so aussehen, als ob ein Elternteil an einer aktiven Beschäftigung beteiligt ist, wenn er das Kind versorgt (z. B. füttert, badet, anzieht oder wickelt), und dass das Kind passiv versorgt wird. In der »Occupational Science« wird jedoch die aktive Beteiligung beider Partner anerkannt. Säuglinge sind aktiv, wenn sie ihre Aufmerksamkeit auf die Pflege richten und mit ihrem Partner interagieren. In einer solchen Situation ist das Kind in einer kooperativen Beschäftigung involviert, auch wenn der Elternteil dafür verantwortlich ist, dass die Pflege durchgeführt wird (Dunlea 1996; Zemke u. Clark 1996).

Das Konzept der kooperativen Beschäftigung kann auf viele Situationen angewendet werden: Massiert zu werden ist für viele Menschen eine entspannende und bedeutungsvolle Beschäftigung. Sie planen ihre Zeit so, dass sie diese Beschäftigung trotz vollem Terminkalender noch unterbringen können. Während eine Person massiert wird, wirkt sie oberflächlich betrachtet so, als erhielte sie nur passiv sensorischen Input. Wir können vom Zusehen nicht sagen, ob dieser Vorgang bedeutungsvoll für den Empfänger ist oder nicht. Anhand des Verhaltens der Person vor und während der Massage kann man vielleicht eher interpretieren, ob sie aktiv teilnimmt (z. B. da sie sich einen Termin ausmacht, pünktlich erscheint, kooperativ ist). Sicher erleben nicht alle Menschen die Massage auf eine positive Weise als bedeutungsvoll. Aber für jene, die es tun und für die Massagen zum Leben gehören ist dies eine vollwertige Beschäftigung. Oder, genauer gesagt, eine kooperative Beschäftigung (da eine andere Person aktiv involviert ist, um die Massage zu geben)

> **Wichtig**
>
> Die Antwort auf die Frage, ob passive Stimulation ihren Platz in der beschäftigungszentrierten Intervention hat, müsste also »Ja« lauten. Allerdings ist sie davon abhängig:
> – ob der Klient die Stimulation als bedeutungsvolle Erfahrung erlebt und aktiv daran teilnimmt,
> – ob die Therapeutin die Stimulation bewusst als Teil der Gesamtbemühung einsetzt, das Beschäftigungsverhalten des Kindes positiv zu beeinflussen.

Sensorische Stimulation kann also durchaus in Form einer **kooperativen Beschäftigung** angeboten werden, bei der das Kind aktiv kooperiert und die es als sinnvoll erlebt (weil es sich z. B. wohl fühlt, freut oder durch den Kontakt Vertrauen empfindet). Aber dies ist nicht immer der Fall. Wird ein Kind sensorisch stimuliert, obwohl es sich weigert oder eindeutige Stresszeichen zeigt, wird damit keine aktive Beteiligung des Kindes erzielt, und die Aktivität wird vom Kind auch nicht als bedeutungsvoll erlebt, abgesehen von negativen Assoziationen der Therapeutin und dem sensorischen Stimulus gegenüber.

Das Thema der **persönlichen Bedeutung** ist sehr wichtig, wenn man beurteilen will, wie weit sensorisch-integrative Aktivitäten als aktive Beschäftigung angesehen werden können. Nicht jede Aktivität ist eine Beschäftigung, es sei denn, sie hat Bedeutung für den Ausführenden (Gray 1997; Zemke u. Clark 1996). Allein die Beobachtung, dass eine Person eine Aktivität ausführt, sagt noch nichts aus.

Beispiel
Eine Aktivität, die einem Beobachter routinemäßig und bedeutungslos erscheint, kann tatsächlich wichtige Bedeutung für den Ausführenden haben. Umgekehrt kann es sein, dass eine Aktivität, die dem Beobachter bedeutungsvoll erscheint, für den Ausführenden nicht wirklich bedeutungsvoll ist.

Ob eine Aktivität eine Beschäftigung ist, hängt also davon ab, wie der Ausführende sein Tun subjektiv erlebt, und nicht davon, wie die Aktivität selbst strukturiert ist.

Beispiel
Krafttraining ist eine Aktivität, die oft als routinemäßige Übung angesehen wird, und eher wenig oder keine Bedeutung für die Ausführenden hat (z. B. Fischer 1998). Für viele Frauen und Männer ist Hanteltraining aber eine geschätzte Beschäftigung, die häufig gewählt wird und persönlich bedeutungsvoll ist, Kraft symbolisiert und gleichzeitig ein klares Feedback über ihre körperliche Stärke liefert.

> **Cave**
>
> Es wäre schade, wenn in der Ergotherapie Krafttraining nicht als potenziell bedeutungsvolle Beschäftigung angesehen würde, nur weil es in manchen Fällen stures Training ist.

Vorgefasste Klassifikationen von Aktivitäten können dazu führen, dass bestimmte Aktivitäten in der Therapie vermieden oder zu bevorzugt werden – nicht aufgrund ihrer individuellen Bedeutung für den Klienten, sondern weil sie in eine bestimmte Kategorie passen. Viele Aktivitäten, die bei oberflächlicher Betrachtung routinemäßig oder unnatürlich wirken, können durchaus vollwertige Beschäftigungen sein, wenn der Ausführende persönlich in sie investiert und sie als bedeutungsvoll erlebt. Das trifft besonders auf Kinder zu, die oft Beschäftigungen wählen, erfinden und enthusiastisch ausführen, die wie Fragmente von komplexeren Aktivitäten der Erwachsenen aussehen (z. B. Nägel in ein Brett hämmern oder wiederholt Objekte on einer Stelle zu einer anderen bewegen).

Abschließend sei noch auf Alternativen zur SI-Therapie hingewiesen, die ebenfalls beschäftigungszentriert und sensorisch basiert sind (Übersicht 17.4).

> **Übersicht 17.4. Sensorische Beschäftigungen, die als Alternative oder Ergänzung zur klassischen SI-Therapie eingesetzt werden können**
> – Sensorische Beschäftigungen können in den Alltag des Kindes zu Hause und in der Schule integriert werden.
> – Tägliche Routinen können modifiziert und auf die sensorischen Charakteristika des Kindes abgestimmt werden (s. z. B. Dunbar 1999).
> – Neue Beschäftigungen können in einer neuen, nicht therapeutischen Umgebung angeboten werden (z. B. Reiten).

Diese Ansätze können als sensorisch basiert betrachtet werden, weil Wissen über sensorische Funktionen des Kindes dazu genützt wird, um bestehende Beschäftigungsmuster sofort zu verbessern oder um die sensorischen Defizite zu verbessern, damit das Kind zukünftig Beschäftigungen besser ausführen kann (▶ Kap. 14).

17.5 Zusammenfassung und Fazit

Fazit

- Von Beginn an hat die SI-Theorie das **Kind als aktiv Handelnden** in der Welt gesehen. Seine Interaktionen mit der Umwelt beeinflussen die **Entwicklung von Kompetenz und Zufriedenheit** bei Beschäftigungen.
- In der SI-Theorie hat das neurobiologische Konstrukt der sensorischen Integration, der Verarbeitung und Synthese von Sinnesinformationen, eine zentrale Position: sensorische Integration **vermittelt zwischen dem physischen Ich und der Umwelt**. Die neuronalen Prozesse und die Umsetzung der sensorischen Integration in Verhalten tragen dazu bei, dass das Kind fähig und bereit wird, mit seiner Umgebung zu interagieren.
- Sensorisch-integrative Funktionen sind wichtig, um **durch Beschäftigung das eigene Ich zu entwickeln**. Allerdings ist die sensorische Integration nur einer von vielen Faktoren, die das Beschäftigungsverhalten beeinflussen: soziale Erwartungen, physikalische Umgebung und persönliche Erfahrungen spielen bei der Entwicklung des individuellen Beschäftigungslebens zusammen.
- Es liegt Evidenz vor, dass sensorisch-integrative Merkmale die **Handlungsfähigkeit eines Menschen lebenslang beeinflussen**, bei der Wahl der Beschäftigungen und bei deren Ausführung. Umgekehrt **fördert die aktive Beschäftigung die neuronalen Prozesse**, die die Grundlage für sensorisch-integrative Leistungen sind. Daher ist leicht zu verstehen, dass Beschäftigung auf verschiedenen Ebenen Veränderungen bewirkt: auf der biologischen Ebene wie auch der Ebene der persönlichen Identität des Menschen.
- Diese **wechselseitige Beziehung zwischen sensorisch-integrativen Funktionen und Beschäftigung** öffnet die Türe zu verschiedenen Möglichkeiten der **Intervention**. Da sensorisch-integrative Fähigkeiten die Beschäftigungsperformanz beeinflussen, müssen sie neben anderen Faktoren in der Befundung erhoben werden, wenn ein Kind mit Schwierigkeiten bei der Beschäftigung zu Hause, in der Schule oder beim Spielen zugewiesen wird. Eine Zugang zur Intervention könnte Umweltmodifikation sein: Aufgaben, Routinen und die Umgebung des Kindes werden so verändert, dass sie adäquat für seine sensorische Verarbeitung sind. Der Erfolg des Kindes bei täglichen Beschäftigungen und die Zufriedenheit der Familie werden dabei unmittelbar im Alltag gesteigert. Ein anderer Zugang ist es, mittels aktiver Beschäftigung die sensorisch-integrativen Fähigkeiten zu verbessern. Damit wird **die biologische Basis der Beschäftigungsperformanz für das weitere Leben gestärkt**. Dies ist der **Ansatz der klassischen SI-Therapie**, wie sie von Ayres entwickelt wurde. Aber dieser Zugang kann auch in öffentlichen Gruppenprogrammen umgesetzt werden, wie Schwimmkursen oder Gymnastikstunden. Erst die zukünftige Forschung wird Sicherheit bringen, wann welcher Ansatz unter welchen Umständen für wen am zielführendsten ist.
- Zum Abschluss sollen die Leserinnen eingeladen werden, sensorische Integration nicht nur als neurologischen Prozess zu sehen, sondern als komplexen Prozess, durch den das Nervensystem Transaktionen zwischen Mensch und Umwelt ermöglicht. In diesem Verständnis dienen **sensorisch-integrative Leistungen als Voraussetzung für das menschliche Handeln** und sind daher **untrennbar mit Beschäftigung verbunden**.

17.6 Literatur

Armstrong, T. (1987). In their own way. Los Angeles: Jeremy P. Tarcher

Ayres, A. J. (1972). Sensory integration and learning disorders. Los Angeles: Western Psychological Services

Ayres, A. J. (1979). Sensory integration and the child. Los Angeles: Western Psychological Services

Ayres, A. J. (1989). Sensory Integration and Praxis Tests manual. Los Angeles: Western Psychological Services

Bruner, J. (1996). The culture of education. Cambridge, MA: Harvard University Press

Bundy, A. C. (1989). A comparison of the play skills of normal boys and boys with sensory integrative dysfunction. Occupational Therapy Journal of Research, 9, 84–100

Bundy, A. C. (1993). Assessment of play and leisure: Delineation of the problem. American Journal of Occupational Therapy, 47, 217–222

Bundy, A. C. (1997). Play and playfulness: What to look for. In L. D. Parham u. L. S. Fazio (Eds.), Play in occupational therapy for children (pp. 52–66). St. Louis, MO: Mosby

Carlson, M. E., u. Clark, F. A. (1991). The search for useful methodologies in occupational science. American Journal of Occupational Therapy, 45, 235–241

Christiansen, C. H. (1997). Three perspectives on balance in occupation. In R. Zemke u. F. Clark (Eds.), Occupational science: The evolving discipline (pp. 431451). Philadelphia: F. A. Davis

Chugani, H. T. (1994). Development of regional brain glucose metabolism in relation to behavior and plasticity. In G. Dawson u. K. W. Fischer (Eds.), Human behavior and the developing brain. New York: Guilford Press

Clark, F., u. Larson, E. A. (1993). Developing an academic discipline: The science of occupation. In H. S. Hopkins u. H. D. Smith (Eds.), Willard and Spackman's occupational therapy (8th ed., pp. 44–57). Philadelphia: J. B. Lippincott

Clark, F. A., Parham, D., Carlson, M. E., Frank, G., Jackson, J., Pierce, D., Wolf, R. J., u. Zemke, R. (1991). Occupational science: Academic innovation in the service of occupational therapy's future. American Journal of Occupational Therapy, 45, 300–310

Clark, F., Wood, W., u. Larson, E. A. (1999). Introduction to occupational science. In H. S. Hopkins u. H. D. Smith (Eds.), Willard and Spackman's occupational therapy (9th ed., pp. 13–21). Philadelphia: J. B. Lippincott

Coster, W., Tickle-Degnan, L., u. Armenta, L. (1995). Therapist-child interaction during sensory integration treatment: Development and testing of a research tool. Occupational Therapy Journal of Research, 15, 17–35

Coster, W. (1998). Occupation-centered assessment of children. American Journal of Occupational Therapy, 52, 337–344

Diamond, M., u. Hopson, J. (1998). Magic trees of the mind. New York: Penguin Putnam

Diamond, M., Krech, u. Rosenzweig, M. R. (1964). The effects of an enriched environment on the histology of the rat cerebral cortex. Journal of Comparative Neurology, 123, 111–120

Dunbar, S. B. (1999). A child's occupational performance: Considerations of sensory processing and family context. American Journal of Occupational Therapy, 53, 231–235

Dunkerly, E., Tickle-Degnan, L., u. Coster, W. J. (1997). Therapist-child interaction in the middle minutes of sensory integration treatment. American Journal of Occupational Therapy, 51, 799–805

Dunlea, A. (1996). An opportunity for co-adaptation: The experience of mothers and their infants who are blind. In R. Zemke u. F. Clark (Eds.), Occupational science: The evolving discipline (pp. 227–241). Philadelphia: F. A. Davis

Dunn, W. W. (2000). Habit: What's the brain got to do with it? Occupational Therapy Journal of Research, 20(suppl 1), 6–20

Fanchiang, S. C. (1996), The other side of the coin: Growing up with a learning disability. American Journal of Occupational Therapy, 50, 277–285

Fisher, A. G. (1998). Uniting practice and theory in an occupational framework. The 1998 Eleanor Clarke Slagle lecture. American Journal of Occupational Therapy, 52, 509–521

Fisher, A. G., u. Short-Degraff, M. (1993). Improving functional assessment in occupational therapy: Recommendations and philosophy for change. American Journal of Occupational Therapy, 47, 199–200

Gardner, H. (1983). Frames of mind. New York: Basic Books

Gray, J. M. (1997). Application of the phenomenological method to the concept of occupation. Journal of Occupational Science: Australia, 4, 5–17

Gray, J. M. (1998). Putting occupation into practice: Occupation as ends, occupation as means. American Journal of Occupational Therapy, 52, 354–364

Grimwood, L. M., u. Rutherford, E. M. (1980). Sensory integrative therapy as an intervention procedure with grade one »at risk« readers: A three-year study. The Exceptional Child, 27, 52–61

Hubel, D. H. u. Wiesel, T. N. (1970). The period of susceptibility to the physiological effects of unilateral eye closure in kittens. Journal of Physiology, 206, 419–436

Huttenlocher, P. R., u. de Couten, C. (1987). The development of synapses in striate cortex of man. Human Neurobiology, 6, 1–9

Jacobs, B., Schall, M., u. Scheibel, A. B. (1993). A quantitative dendritic analysis of Wernicke's area in humans. II. Gender, hemispheric, and environmental factors. Journal of Comparative Neurology, 327, 97–111

Kaufman, A. S., u. Kaufman, N. L. (1983). Kaufman Assessment Battery for Children: Interpretive manual. Circle Pines, MN: American Guidance Service

Kinnealey, M., Oliver, B., u. Wilbarger, P. (1995). A phenomenological study of sensory defensiveness in adults. American Journal of Occupational Therapy, 49, 444–451

Lee, C., u. Jackson, R. (1975). Faking it: A look into the mind of a creative learner. Portsmouth, NH: Boynton/Cook Publishers

Li, W., Bundy, A. C., u. Beer, D. (1995). Taiwanese parental values toward an American evaluation of playfulness. Occupational Therapy Journal of Research, 15, 237–258

Mattingly, C., u. Fleming, M. (1994). Clinical reasoning: Forms of inquiry in a therapeutic process. Philadelphia: F. A. Davis

Morrison, C. D., u. Metzger, P. (2001). Play. In J. Case-Smith (Ed.), Occupational therapy for children (pp. 528–544). St. Louis, MO: Mosby

Nelson, D. L. (1988). Occupation: Form and performance. American Journal of Occupational Therapy, 42, 633–641

Neville, H. J. (1995). Developmental specificity in neurocognitive development in humans. In M. S. Gazzaniga (Ed.), The cognitive neurosciences. Cambridge, MA: MIT Press

Parham, L. D. (1998). The relationship of sensory integrative development to achievement in elementary students: Four-year longitudinal patterns. Occupational Therapy Journal of Research, 18, 105–127

Parham, L. D. (1998). What is the proper domain of occupational therapy research? American Journal of Occupational Therapy, 52, 485–489

Parham, L. D., u. Mailloux, Z. (2001). Sensory integration. In J. Case-Smith (Ed.), Occupational therapy for children (4th ed., pp. 281–329). St. Louis, MO: Mosby

Pert, C. B. (1997). Molecules of emotion. New York: Touchstone

Sameroff, A. J., u. Chandler, M. J. (1975). Reproductive risk and the continuum of caretaking casualty. In F. D. Horowitz, M. Hetherington, S. Scarr-Salapatek, u. G. Siegel (Eds.), Review of child development research (Vol. 4, pp. 187–244). Chicago: University of Chicago Press

Scheibel, A., Conrad, T., Perdue, S., Tomiyasu, U., u. Wechsler, A. (1990). A quantitative study of dendrite complexity in selected areas of the human cerebral cortex. Brain and Cognition, 12, 85–101

Simonds, R. J., u. Scheibel, A. B. (1989). The postnatal development of the motor speech area: A preliminary study. Brain and Language, 37, 42–58

Tickle-Degnan, L., u. Coster, W. (1995). Therapeutic interaction and the management of challenge during the beginning minutes of sensory integration treatment. Occupational Therapy Journal of Research, 15, 122–141

Trombly, C. A. (1993). Anticipating the future: Assessment of occupational function. American Journal of Occupational Therapy, 47, 253–257

Trombly, C. A. (1995). Occupation: Purposefulness and meaningfulness as therapeutic mechanisms. 1995 Eleanor Clarke Slagle lecture. American Journal of Occupational Therapy, 49, 960–972

Wilcock, A. A. (1998). An occupational perspective of health. Thorofare, NJ: Slack

Williams, M. S., u. Shellenberger, S. (1994). »How Does Your Engine Run?« Leader's Guide to the Alert Program for Self-Regulation. Albuquerque, NM: Therapy Works

Wilson, B. N., u. Kaplan, B. J. (1994). Follow-up assessment of children receiving sensory integration treatment. Occupational Therapy Journal of Research, 14, 244–266

Yerxa, E. J. (1993). Occupational science: A new source of power for participants in occupational therapy. Journal of Occupational Science (Australia), 1, 3–10

Yerxa, E. J., Clark, F., Frank, G., Jackson, J., Parham, D., Pierce, D., Stein, C., u. Zemke, R. (1989). An introduction to occupational science, a foundation for occupational therapy in the 21st century. Occupational Therapy in Health Care, 6, 1–17

Zemke, R., u. Clark, F. (1996). Co-occupations of mothers and children. In R. Zemke u. F. Clark (Eds.), Occupational science: The evolving discipline (pp. 213–215). Philadelphia: F. A. Davis

Zuckerman, M. (1994). Behavioral expressions and biosocial bases of sensation seeking. New York: Cambridge University Press.

Anhang

18 Klinisches Reasoning in der sensorisch-integrativen Ergotherapie: Das STEP-SI-Modell zur Behandlung sensorischer Modulationsstörungen – 479

19 Sensory Integration and Praxis Tests (SIPT) – 499

20 Glossar – 527

18

Klinisches Reasoning in der sensorisch-integrativen Ergotherapie: Das STEP-SI-Modell zur Behandlung sensorischer Modulationsstörungen

Lucy J. Miller, Julia Wilbarger, Tracy Stackhouse, Sharon Trunnell

18.1 Klinisches Reasoning in der sensorisch-integrativen Ergotherapie – 480

18.2 Das STEP-SI-Modell des klinischen Reasoning – 481
18.2.1 STEP-SI: Allgemeine Prinzipien – 481
18.2.2 Das STEP-SI-Modell in der Befunderhebung – 483
18.2.3 Ziele und Prioritäten für die Intervention – 484

18.3 Das STEP-SI-Modell in der direkten Behandlung – 487
18.3.1 Das STEP-SI-Modell in der Beratung und Umweltmodifikation – 494

18.4 Zusammenfassung und Schlussfolgerungen – 497

18.5 Literatur – 498

» Sensorische Integration ist der neurologische Prozess, der die Sinnesinformationen aus dem Körper und aus der Umgebung organisiert und es uns ermöglicht, den Körper effizient in der Umwelt einzusetzen. « (Ayres 1989, S. 11)

> Die sensorisch-integrative Ergotherapie, die auf einer Reihe von Prinzipien von Ayres (1972) beruht, ist komplex. Weltweit werden Ayres' Prinzipien in der Ergotherapie angewendet. Obwohl jede ergotherapeutische Behandlung individualisiert ist und oft mehrere Konzepte (**theoretische Bezugsrahmen**), Methoden und Modalitäten kombiniert werden, bieten diese detailliert ausgearbeiteten Prinzipien eine Struktur, mit der die Konsistenz der Anwendung sichergestellt ist. Kimball (1988) beschrieb, dass »die sensorische Integrationstherapie weder im Voraus geplant ist noch einem bestimmten Programm folgt, sondern vielmehr von Klient zu Klient variiert, und sich entsprechend den Reaktionen jedes Klienten entwickelt« (S. 423).

Es ist nun an der Zeit, dass die Berufsgruppe beginnt, für die Effektivitätsforschung wiederholbare (replizierbare) Behandlungsprotokolle zu formulieren. Die Beschreibungen, wie die Theorie umzusetzen ist, werden hier quasi in einem **Handbuch bzw. Maßnahmenkatalog** dargestellt. Sie können – und sollen – von den Therapeutinnen in der Praxis modifiziert werden. Jedenfalls steigert die Anwendung eines Maßnahmenkatalogs die Genauigkeit der Anwendung und lässt systematische Studien zu. In Anlehnung an das von Mattingly u. Fleming (1994) beschriebene ergotherapeutische klinische Reasoning und in Zusammenarbeit mit den SI-Expertinnen des amerikanischen Berufsverbandes AOTA erarbeiteten die Ergotherapeutinnen des Children's Hospital in Denver, Colorado, ein Verfahren, um die Konsistenz der individualisierten Behandlung sicherzustellen. Dieser Prozess führte letztlich zur Entwicklung des **STEP-SI-Modells** für das klinische Reasoning.

Zunächst wird der von Mattingly u. Fleming (1994) in ihrer grundlegenden Arbeit beschriebene Überlegungsprozess kurz dargestellt. Im Folgenden werden die Entwicklung und die Prinzipien des STEP-SI (Stackhouse et al 1997) beschrieben und dann seine Anwendung
– bei der Befunderhebung,
– bei der direkten Behandlung und
– im natürlichen Umfeld (daheim und im öffentlichen Rahmen).

Zuletzt wird das Modell mit einem Fallbeispiel veranschaulicht.

18.1 Klinisches Reasoning in der sensorisch-integrativen Ergotherapie

Mattingly u. Fleming (1994) führten eine detaillierte Studie darüber durch, wie erfahrene Therapeutinnen Entscheidungen in Behandlungsfragen treffen. Sie beschrieben drei Arten von Überlegungen:
– **1. Prozedurale Überlegungen (Überlegungen zu den Maßnahmen).** Ein kognitiver Denkansatz, bei dem die Therapeutin aktiv die Stärken und Schwächen des Kindes berücksichtigt, und im Voraus oder retrospektiv darüber nachdenkt, mit welchen speziellen Maßnahmen (Prozeduren) oder Aktivitäten die Probleme behandelt werden können.
– **2. Interaktive Überlegungen.** Ein interaktiver Ansatz, der während der Therapiestunde eingesetzt wird, um das »ganze« Kind zu verstehen, und die weitere Therapie den Reaktionen des Kindes entsprechend zu gestalten; bezieht sich auch darauf, die Prioritäten der Eltern und des Kindes in der Intervention zu berücksichtigen.
– **3. Konditionale Überlegungen (Überlegungen zu den Bedingungen).** Ein komplexer Überlegungsprozess, in dem die Interaktionen, der Kontext, die Reaktionen und die Bedürfnisse des Klienten verknüpft werden, um Lebensqualität zu erreichen. Während und nach der Therapieeinheit stellt die Therapeutin auf der Grundlage umfassender Informationen Überlegungen über das »ganze« Kind und seine Familie in ihrem sozialen Kontext an und die Bedeutung, die die Behinderung für den Klienten hat.

Mattingly u. Fleming (1994) postulierten auch, dass Therapeutinnen während der Behandlung zwei Formen von »Wissen« einsetzen:
– **Explizites Wissen**: Informationen, die durch einen bewussten Überlegungsprozess artikuliert werden können.
– **Implizites, intuitives** oder **Hintergrundwissen**: beeinflusst die Behandlung von Augenblick zu Augenblick. »Hintergrundwissen bildet die Basis für alle anderen Gedanken und Handlungen, die die therapeutische Praxis umfasst.« (Mattingly u.

Fleming 1994, S. 26). Das implizite Wissen wird wiederum unterteilt in:
- Arbeitswissen im Hintergrund (d. h. Fakten, die irgendwann gelernt wurden, aber im Langzeitgedächtnis gespeichert sind, und Teil des Wissensschatzes der erfahrenen Therapeutin sind).
- Wissen, das schwer in Worte zu fassen ist, aber die therapeutischen Handlungen anhand grundlegender Prinzipien, Annahmen, Werte, Urteile und »Gefühle im Bauch« leitet. Ayres (1972) hat dieses Wissen als »Kunst der Therapie« bezeichnet.

» Expertinnen verstehen intuitiv ein ganzes Spektrum winziger Details des Phänomens, mit dem sie sich auskennen. Sie erkennen Details und Nuancen und interpretieren sie mit beeindruckender Geschwindigkeit und Genauigkeit. … Therapeutinnen …bemerken kleinste Veränderungen in der Muskelspannung … oder in der Bewegungsqualität … und als Reaktion auf diese subtilen Hinweise, die den emotionalen Status des Patienten anzeigen, passen sie ihre eigene Stimme oder ihre Körperposition fast augenblicklich an. « (Mattingly u. Fleming 1994, S.27).

18.2 Das STEP-SI-Modell des klinischen Reasoning

Zur Erforschung des therapeutischen Überlegungsprozesses zeichnete das Team zahlreiche Behandlungssitzungen auf und analysierte sie später. Es zeigte sich, dass die erfahrensten Therapeutinnen ihr **explizites Wissen** verwendeten, um die Behandlung zu gestalten. Aber bedeutender – und viel schwieriger zu beschreiben – ist, dass diese führenden Therapeutinnen die spontanen Entscheidungen, wie sie im nächsten Augenblick handeln sollten, in einen permanenten interaktiven Überlegungsprozess aufgrund ihres **intuitiven Wissens** trafen: Jede einzelne Behandlungssitzung wurde geleitet von
- der fortlaufenden Beobachtung,
- der diagnostischen Beurteilung,
- der Reflexion über verschiedene Hypothesen und
- dem impliziten Verständnis für die momentanen Bedürfnisse des Kindes.

Von diesen Beobachtungen wurden mehrere Dimensionen abgeleitet und Ayres' (1972) Prinzipien für die sensorisch-integrative Ergotherapie hinzugefügt. Diese Dimensionen, zu denen auch das Verstärken von Sinnesreizen gehörte, bildeten eine fruchtbare Grundlage, um die Beschreibung der Behandlung zu verbessern. Schließlich wurden alle Bestandteile in das Akronym »STEP-SI« verpackt (◘ Übersicht 18.1).

> ◘ **Übersicht 18.1. Wofür das Akronym »STEP-SI« steht. (Nach Stackhouse u. Wilbarger 1998)**
> **S** = Sensation (sensorischer Input)
> **T** = Task (Aufgabe)
> **E** = Environment (Umwelt)
> **P** = Predictability (Vorhersagbarkeit)
> **S** = Selfmonitoring (Selbstkontrolle)
> **I** = Interaction (Interaktion)

Das Modell vereint Elemente, die spezifisch für die Perspektive einer erfahrenen Therapeutin sind. Dies betrifft besonders das Verständnis dafür, welche Bedeutung die spontane Behandlung und die globale Anpassung an Herausforderungen für den Klienten haben. Es ist zu hoffen, dass das STEP-SI-Modell zur Entwicklung eines replizierbaren und wirksamen Behandlungsprotokolls beiträgt, mit dem in einer überregionalen Studie die Effektivität der sensorischintegrativen Ergotherapie nachgewiesen werden kann.

18.2.1 STEP-SI: Allgemeine Prinzipien

Das STEP-SI-Modell des klinischen Reasoning wurde ursprünglich für die Behandlung von Kindern mit sensorischer Modulationsstörung (SMD) entwickelt (Stackhouse et al. 1997). Trotzdem ist das Modell auch auf andere Ausprägungen von sensorischen Integrationsstörungen anwendbar. Das STEP-SI-Modell ist ein »Denkwerkzeug«, das die Überlegungen und die Kommunikation unter Eltern, Ergotherapeutinnen und anderen Fachkräften erleichtern soll. Es bietet eine Struktur, um Befundungs- und Behandlungsdaten zu ordnen und um Prioritäten zu setzen. Zwar ist es eigentlich dafür konzipiert, effektivere Entscheidungen im Laufe der direkten Behandlung zu treffen, doch ist es auch für die Beratung von Eltern, Lehrern und anderen Betreuungspersonen sowie die Erstellung von Heimprogrammen geeignet. Das Modell dient dazu, die Vorstellungen der Therapeutin von der Behandlung über das verstärkte Reizangebot hinaus auf eine umfassendere beschäftigungszentrierte Intervention auszudehnen, in der die Sensorik eine Schlüsselrolle spielt (s. auch ▶ Kap. 12).

Mehrere Autorinnen haben gute Zusammenfassungen der Prinzipien der Sensorischen Integrationstherapie geschrieben (z. B. Ayres 1972; Fisher et al 1991; Kimball 1999; Kinnealey u. Miller 1993; Parham u. Mailloux 2001). Zu diesen überdauernden Prinzipien gehören:

— Die Eigenaktivität des Klienten.
— Klientengesteuerte, intrinsisch motivierende und zielgerichtete Aktivitäten.
— Individualisierte Behandlung basierend auf Alter, Entwicklungsstatus, Bedürfnissen und Reaktionen des Klienten.
— Die »gerade richtige« Herausforderung als zentrales Element der Behandlung, das zu einer anpassenden Reaktion führt.
— Verstärktes sensorisches Reizangebot im Rahmen von sinnvollen Aktivitäten.
— Konzentration auf die Verbesserung der zugrunde liegenden neurologischen Verarbeitung (und nicht auf die Förderung von akademischen oder motorischen Splitterfertigkeiten).

> **Wichtig**
>
> Entscheidend für das STEP-SI-Modell ist das Verständnis für Ayres' (1972) traditionelle Behandlungsprinzipien, allen voran die Konzepte der **anpassenden Reaktion** und der »**gerade richtigen**« **Herausforderung** (▶ Kap. 11).

Ayres ging davon aus, dass durch die »gerade richtige« Herausforderung das Niveau der anpassenden Reaktion gesteigert wird, wodurch funktionelle Veränderungen fazilitiert werden. Dieses Kernkonzept stellt den Ausgangspunkt für STEP-SI dar. Die Therapeutin beurteilt zunächst die Fähigkeit des Kindes zur Anpassung und stellt dann zunehmend schwierigere Anforderungen, die die Fähigkeiten des Kindes stabilisieren, erweitern und flexibler machen sollen. So entwickelt sich das Kind in Richtung selbst kontrollierter Verhaltensorganisation.

Im Laufe der Behandlung verändert die Therapeutin die STEP-SI-Dimensionen, um das Kind bzw. seine Fähigkeiten in den identifizierten Problembereichen zu unterstützen oder herauszufordern. Die anpassenden Reaktionen des Kindes werden zum Monitor, über den die Änderungen der Behandlung gesteuert werden. In ◘ Tab. 18.1 sind die Dimensionen des STEP-SI angeführt.

◘ **Tab. 18.1.** Dimensionen des STEP-SI-Modells

STEP-SI-Dimension		Beschreibung
S	Sensation (sensorischer Input)	Sensorische Modalitäten: taktil, vestibulär, propriozeptiv, visuell, auditiv, olfaktorisch, gustatorisch; oraler Input und Atmung Sensorische Qualitäten: Dauer, Intensität, Frequenz, Komplexität und Rhythmus
T	Task (Aufgabe)	Struktur, Komplexität, Leistungsanforderungen, Anforderungen an die Aufmerksamkeit, aktive Beteiligung, Spaß, Motivation und Zweckmäßigkeit (basierend auf einer standardmäßigen Aufgabenanalyse)
E	Environment (Umwelt)	Organisation, Komplexität, subjektiv empfundene Bequemlichkeit und Sicherheit, Gelegenheit zur Exploration, Expansion und Herausforderung
P	Predictability (Vorhersagbarkeit)	Neuigkeit, Erwartungen, Struktur, Routine, Übergänge und Kongruenz Wie viel Kontrolle liegt beim Kind/bei der Therapeutin
S	Selfmonitoring (Selbstkontrolle)	Abhängigkeit von externen Faktoren (Hinweise, Unterstützung) umwandeln in selbstgesteuerte und interne Fähigkeit, das Verhalten zu modifizieren und mit Herausforderungen umzugehen
I	Interaktion	Stil der interpersonellen Interaktion (Reaktion auf einen entgegenkommenden, unterstützenden Stil und Reaktion auf mehr autoritären Stil); Ort der Kontrolle (von der Therapeutin gesteuert oder vom Kind); Forderungen oder Erwartungen an die Beteiligung des Kindes (vom passiven Geschehenlassen bis zur aktiven Zusammenarbeit)

Die Prinzipien (◘ Übersicht 18.2) werden weiter unten im Zusammenhang mit verschiedenen Anwendungsbereichen ausführlich dargestellt:
- Befunderhebung
- Spezifische Ziele und Prioritäten für die Behandlung
- Steuerung der Behandlung
- Heimprogramme

> ◘ **Übersicht 18.2. Die vier allgemeinen Prinzipien des STEP-SI-Modells**
> 1. Beurteilen Sie die Anpassungsfähigkeiten des Kindes. Beurteilen Sie den Aktivierungszustand und die Verhaltensorganisation des Kindes. Beachten Sie, in welcher Bandbreite der Erregungszustand schwankt, und wie weit das Kind im optimalen Bereich bleiben kann. Merken Sie sich, wie das Kind auf Herausforderungen reagiert und vergleichen Sie, unter welchen Bedingungen organisierte oder desorganisierte Reaktionen auftreten.
> 2. Untersuchen Sie, wie jede STEP-SI-Dimension den Erregungszustand und die Verhaltensorganisation des Kindes beeinflusst. Stellen Sie fest, welche Aspekte jeder STEP-SI-Dimension gute anpassende Reaktionen erleichtern und welches sie erschweren.
> 3. Setzen Sie Prioritäten, wenn Sie die STEP-SI-Dimensionen verwenden, um das Kind zu unterstützen oder herauszufordern. Manipulieren Sie die Dimensionen des Modells, um das Niveau der Anpassungsreaktion und die Beschäftigungsperformanz zu maximieren.
> 4. Überwachen und aktualisieren Sie jede STEP-SI-Dimension, indem Sie ständig die anpassenden Reaktionen des Kindes beurteilen. Ist eine optimale anpassende Leistung erreicht, führen Sie eine andere »gerade richtige« Herausforderung ein, indem Sie einen Aspekt einer oder mehrerer Dimensionen des STEP-SI-Modells verändern.

18.2.2 Das STEP-SI-Modell in der Befunderhebung

Das STEP-SI-Modell bietet eine Struktur, um die Befundungsdaten zu organisieren. Wie in jedem ergotherapeutischen Behandlungsmodell dienen die Befunderhebung, das Elterngespräch und die ersten Behandlungsstunden dazu,

- eine therapeutische Allianz mit dem Kind und seiner Familie aufzubauen,
- die speziellen Schwierigkeiten zu identifizieren, die das Kind im Alltag beeinträchtigen,
- Verhaltensweisen des Kindes zu identifizieren, die das Wohlbefinden der Familie und die Erziehungskapazitäten der Eltern beeinträchtigen.

Das STEP-SI kann auch beim Planen einer Intervention hilfreich sein, die speziell auf Ereignisse ausgerichtet ist, die die Regulationsfähigkeit des Kindes beeinträchtigen. Zusammen mit den Ergebnissen standardisierter Tests helfen die Informationen aus dem STEP-SI, das Anpassungsniveau für jede Dimension des STEP-SI-Modells zu definieren. Am Beginn dieses Prozesses sollte ein umfassendes Interview stehen (ein Beispiel findet sich bei Miller u. Summers 2001). Nachdem sich die Therapeutin einen Überblick über alle Testergebnisse und die klinischen Informationen aus dem Interview verschafft hat, sollte sie ein Elterngespräch ohne das Kind vereinbaren, in dem spezielle Ziele formuliert werden. Diese Ziele sollen relevante Indikatoren dafür sein, ob sich die Lebensqualität von Kind und Familie verbessert hat (s. Cohn et al. 2000; ▶ Kap. 9).

Während der ersten Therapiestunden beobachten und besprechen die Therapeutin und die Eltern die Reaktionen des Kindes auf Reize aus jeder sensorischen Modalität und die Anpassungsfähigkeit des Kindes in den anderen Dimensionen. Mit Hilfe klinischer Überlegungen schätzt die Therapeutin ein, wie jedes sensorische System das allgemeine Anpassungsverhalten des Kindes unterstützt oder herausfordert. Folgende Fragen dienen als Richtschnur:

> **Hinweis**
>
> **Leitfragen zu den Dimensionen des STEP-SI-Modells**
> - Auf welche Art unterstützen oder beeinträchtigen sensorische Reize das Kind?
>   – Welche Reize, sofern vorhanden, sucht das Kind? Welche vermeidet es?
>   – Welche Qualitäten jeder Empfindung (z. B. Intensität, Dauer) sucht das Kind? Welche vermeidet es?
>   – Auf welche Art verbessert oder verschlechtert die Reizsuche oder -vermeidung die Verhaltensorganisation und die funktionellen Leistungen des Kindes?
>   – Welche Qualitäten der Empfindung verbessern oder unterstützen die Verhaltensorganisation oder die funktionellen Leistungen des Kindes? Welche Qualitäten der Empfindung verbessern

oder unterstützen bei Schwierigkeiten in anderen Dimensionen?
- **Welche Aufgaben bzw. welche Merkmale von Aufgaben unterstützen das Kind oder fordern es heraus?**
    - Welche Merkmale von Aufgaben verbessern oder unterstützen die Verhaltensorganisation oder die funktionellen Leistungen des Kindes?
    - Welche Merkmale von Aufgaben verbessern oder unterstützen die Verhaltensorganisation oder die funktionellen Leistungen des Kindes? Welche Merkmale von Aufgaben verbessern oder unterstützen bei Schwierigkeiten in anderen Dimensionen?
    - Wie wirkt sich die Aufgabenstruktur auf die Verhaltensorganisation oder die funktionellen Leistungen des Kindes aus?
    - Wie wirkt sich der Schwierigkeitsgrad (einfach vs. komplex) der Aufgabe auf die Verhaltensorganisation oder die funktionellen Leistungen des Kindes aus?
- **Welche Umgebung bzw. welche Umgebungsmerkmale unterstützen das Kind oder fordern es heraus?**
    - Welche Umweltmerkmale verbessern oder unterstützen die Verhaltensorganisation oder die funktionellen Leistungen des Kindes? Welche Umweltmerkmale verbessern oder unterstützen bei Schwierigkeiten in anderen Dimensionen?
    - Wie wirkt sich die Menge an Reizen, Anregung, Struktur, Ordnung, Bequemlichkeit und Sicherheit oder Möglichkeit zur Exploration auf die Fähigkeit des Kindes aus, sich an eine bestimmte Umgebung anzupassen?
- **Wie weit unterstützt Vorhersagbarkeit das Kind oder fordert es heraus?**
    - Welche Art von Vorhersagbarkeit verbessert oder unterstützt die Verhaltensorganisation oder die funktionellen Leistungen des Kindes? Welche Art der Vorhersagbarkeit verbessert oder unterstützt bei Schwierigkeiten in anderen Dimensionen?
    - Bringt das Kind in vorhersagbaren Situationen (wenn Ereignisse nicht überraschend und unerwartet auftreten) bessere oder schlechtere Leistungen?
    - Bringt das Kind in Situationen, die es kontrollieren kann/muss, bessere oder schlechtere Leistungen?
- **Wie weit hilft die Fähigkeit zur Selbstkontrolle dem Kind in schwierigen Situationen?**
    - Erkennt das Kind, wie sein interner Zustand seine Fähigkeit beeinflusst, Aktivitäten zu Ende zu bringen oder adäquate anpassende Reaktionen zu produzieren?

- Welche Strategien und Aktivitäten helfen dem Kind dabei, sich selbst zu kontrollieren (z. B. Vorzeigen, Erklären, Hinweiskarten, Checkliste)? Welche Strategien verwendet das Kind schon?
- **Auf welche Art unterstützen Interaktionen das Kind oder fordern es heraus?**
    - Welche Qualitäten von Interaktionen verbessern oder unterstützen die Verhaltensorganisation oder die funktionellen Leistungen des Kindes? Welche Qualitäten von Interaktionen verbessern oder unterstützen bei Schwierigkeiten in anderen Dimensionen?
    - Wie verändert sich die Leistung des Kindes, wenn es aktive Unterstützung erhält, im Vergleich dazu, wenn es Hilfestellungen eher indirekt angeboten werden?
- Welche Arten von sozialen Beziehungen aktivieren das Kind oder bringen es durcheinander?

Die Liste der Fragen zeigt, wie komplex die Überlegungen der Therapeutin sein müssen, wenn sie das Richtige für das Kind finden will. Den Eltern und Lehrern diese Komplexität verständlich zu machen ist eine unserer wichtigsten Aufgaben als Therapeutinnen.

18.2.3 Ziele und Prioritäten für die Intervention

Der Schwerpunkt der Ergotherapie liegt darauf, dem Klienten zu helfen, seine Beschäftigungsrollen und seine funktionellen Leistungen in der Alltagsbewältigung zu verbessern. Ergotherapie kann einem Kind auch durch Funktionsverbesserung bei speziellen sensorischen oder motorischen Funktionsstörungen helfen, doch muss dies immer im Kontext der Beschäftigung und unter Berücksichtigung der Prioritäten der Familie geschehen. Cohn (2001a, 2001b; Cohn et al. 2000) stellte fest, dass für Eltern von Kindern mit sensorischen Modulationsstörungen **wichtige Ziele** waren:
- soziale Beteiligung (Partizipation),
- Selbstregulation,
- Selbstbewusstsein und
- bestimmte Fertigkeiten (teilweise).

Daher setzen Ergotherapeutinnen bereits vor der Behandlung Ziele fest, die im Allgemeinen auf die in Übersicht 18.3 zusammengefassten Bereiche ausgerichtet sind.

18.2 Das STEP-SI-Modell des klinischen Reasoning

Übersicht 18.3. Bereiche, aus denen ergotherapeutische Behandlungsziele gewählt werden

- **Beschäftigungsperformanz:** Aktivitäten des täglichen Lebens; Spielverhalten; Schulleistungen und -verhalten; bestimmte Komponenten wie grob- und feinmotorische Fertigkeiten.
- **Selbstregulation:** Anpassungsfähigkeit bei täglichen Routinen (z. B. Pflege); organisiertes Verhalten während strukturierter und unstrukturierter Aufgaben; Ausdauer und Konzentration sowie geteilte Aufmerksamkeit; zu Ende bringen von Aufgaben; die Fähigkeit, das eigene Verhalten zu überwachen (kontrollieren), bevor es zum Problem wird.
- **Soziale Partizipation:** Spielen mit anderen Kindern; Kooperation; Freunde finden und behalten.
- **Selbstbewusstsein:** Positives Selbstbild; Selbstwertgefühl.

Wichtig

Verbesserungen bezüglich des **Beschäftigungsverhaltens** und der **Selbstregulation** erleichtern oft positive **soziale Interaktionen** und die **Akzeptanz** innerhalb der Familie und unter den Gleichaltrigen. Das Angenommen-Werden schafft zusammen mit den Verbesserungen der **Beschäftigungsperformanz** (z.B. bessere schulische oder motorische [sportliche] Leistungen) die Grundlage für ein positives **Selbstbild** (Harter et al. 1998).

Die Prioritäten der Familie sind die Richtschnur für die Planung der Intervention.

Beispiel

Die Therapeutin ist überzeugt, dass Toilettentraining die wichtigste anpassende Leistung für einen 5-jährigen Klienten darstellt, damit er im Kindergarten und bald in der Schule bestehen kann. Dann findet sie heraus, dass in der Kultur dieser Familie die Sauberkeitserziehung eine untergeordnete Rolle spielt. Stattdessen sind es für die Eltern größere Anliegen, dass das Kind an öffentlichen Orten keine Schreianfälle mehr bekommt und dass es die ganze Nacht durchschlafen kann. Das wichtigste Ziel der Eltern könnte auch sein, einmal eine Familienmahlzeit zusammen einzunehmen, ohne dass jemand mit dem Klienten in ein anderes Zimmer gehen muss.

Cave

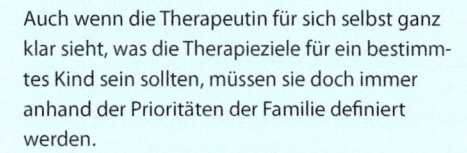

Auch wenn die Therapeutin für sich selbst ganz klar sieht, was die Therapieziele für ein bestimmtes Kind sein sollten, müssen sie doch immer anhand der Prioritäten der Familie definiert werden.

Fallbeispiel: Befundung und Behandlungsplanung

Beispiel

Der 6-jährige **Jose** besuchte die erste Klasse. Er war der Sohn einer Einwandererfamilie. Seine Eltern arbeiteten Vollzeit für ihre Kinder und hatten hohe Erwartungen an sie, was eine gute Ausbildung und einen gehobenen Beruf einschloss. Wie seine Geschwister war Jose überdurchschnittlich intelligent. Doch hatte Jose ziemliche Probleme in der Schule: er war aggressiv gegen andere Kinder, zog sich oft unter seinen Tisch zurück und spielte in der Pause nicht mit den anderen Kindern. Er aß ausschließlich alleine und nahm im Speisesaal nie etwas zu sich. Die Klassenkameraden machten sich lustig über ihn und seine Lehrerin war besorgt.

Ergotherapeutische Befunderhebung
Bei der Testung mit dem SIPT zeigte Jose gravierende Überempfindlichkeiten, wenn er berührt wurde. Im Elterngespräch kam heraus, dass Jose viele Nahrungsmittel verweigerte, dass er in Bezug auf Gerüche äußerst empfindlich war (z. B. weigerte er sich, die Küche zu betreten, wenn seine Mutter bestimmte Speisen zubereitete), und dass er bei schneller Bewegung außer Kontrolle geriet (z. B. auf dem Karussell im Park). Weiters erfuhr die Therapeutin, dass Jose oft starke Umarmungen von seinen Eltern suchte, und dass er sich, wenn ihm alles zu viel wurde an einen geschützten Ort zurückzog (z. B. unter den Tisch oder in einen Schrank). Am besten kam er in gewohnten, vorhersagbaren Situationen zurecht. Bei Veränderungen des Gewohnten oder wenn er mit irgendetwas Neuem konfrontiert war, »fiel er auseinander«, d. h. er war irritiert und verzweifelt.

Behandlungsbeginn
Vor seiner ersten Behandlungsstunde arrangierte die Therapeutin mehrere Bewegungsgeräte im Raum, die Jose erforschen könnte. Zuerst beobachtete sie, welche Aktivitäten Jose selbst wählte. Jose war neugierig und probierte viele Möglichkeiten aus, sich zu bewegen. Besonders zogen ihn die »Glider«-Schaukel und der »Kletterschungel« an. Auch das kleine Zelt mit gedämpfter Beleuchtung

hatte es ihm angetan. Nach einer Weile begann Jose schneller zu schaukeln, und beschäftigte sich mit einem Wurfspiel. Mit zunehmender Intensität der Bewegung wurde auch seine Stimme lauter, und er begann, die Bohnensäckchen manchmal auf die Therapeutin zu werfen. Nach einigen Minuten tauchte Jose in das kleine Zelt und begrub seinen Kopf unter schweren Kissen.

Aus der Befunderhebung und den ersten Behandlungsstunden (eigentlich eine Verlaufsdiagnostik) erfuhr die Therapeutin etwas über Joses Anpassungsfähigkeit. Sein **sensorisch defensives Verhalten** war offensichtlich: Es
— beeinträchtigte seine Fähigkeit, seine Reaktionen auf Sinnesreize zu modulieren,
— schränkte seine Anpassung an neue Aufgaben und Umgebungen ein und
— erschwerten ihm Übergänge.

Jose wurde leicht überwältigt, wobei ihn besonders Reize erregten, die intensiv und nicht strukturiert waren. Seine Fähigkeit, nach einer Veränderung der Reizintensität ein altersgemäßes Aktivierungsniveau zu halten, war limitiert. Die Therapeutin entdeckte, dass Jose positiv auf taktilen Tiefdruck und Propriozeption reagierte. Rhythmische sensorische Erfahrungen mit niedriger Intensität förderten einen adäquateren Aktivierungszustand. Jose war klug und konnte sich in einer reizarmen Umgebung ausgezeichnet auf schwierige akademische Aufgaben konzentrieren.

STEP-SI
Die Therapeutin ging mit den Eltern die Leitfragen des STEP-SI durch, um herauszufinden, welche Auswirkungen jede Dimension auf Joses Alltagsbewältigung hatte. Sie begannen damit, Joses Reaktionen auf sensorischen Input zu analysieren. Sie besprachen, dass seine extreme taktile, orale und olfaktorische Überempfindlichkeit durch Tiefdruck und Propriozeption, langsame Bewegung, rhythmische Geräusche und niedrigschwellige visuelle Stimulation reduziert wurden. Die Ergebnisse dieses Gesprächs finden sich in ◘ Tab. 18.2.

Danach erörterten sie die anderen STEP-SI-Dimensionen, wobei sie wieder der Struktur der Leitfragen folgten. Es kam deutlich zum Ausdruck, dass unstrukturierte Aufgaben und eine stimulierende Umgebung Joses sensorische Überempfindlichkeit verschlimmerten. Im übererregten Zustand war Jose aggressiv und außerstande, sich auf Tischarbeiten zu konzentrieren. Weder er noch seine Eltern hatten »Werkzeuge«, die ihm helfen könnten, sich zu regulieren, wenn er überdreht wurde.

Zur Abrundung des Gesprächs sammelten die Therapeutin und die Eltern jene STEP-SI-Dimensionen, die Jose bei anpassendem Verhalten unterstützten:
1. **Welche Aufgaben bzw. welche Merkmale von Aufgaben unterstützen Jose?**
Kognitiv herausfordernde Aufgaben, die aktives Problemlösen von Jose erfordern, oder sich mit

◘ **Tab. 18.2.** Joses Reaktionen auf verschiedene sensorische Modalitäten

Modalität	Förderlich wirkt …	Herausfordernd wirkt …
Taktil	Taktiler Tiefdruck	Leichte oder unerwartete Berührung
Vestibulär	Langsame, rhythmische, lineare Bewegung	Rasche, rotatorische, ruckartige, unvorhersagbare Bewegung
Propriozeptiv	Zug und Druck auf Gelenke; Bewegungswiderstand für Muskeln	
Visuell	Geringe Anforderung und Tageslicht	Visuell ablenkende Umgebung; grelles oder fluoreszierendes Licht
Auditiv	Leise, gleichmäßige und rhythmische Geräusche, Musik	Hochfrequente, laute, unterbrochene und ungewöhnliche Geräusche
Olfaktorisch u. gustatorisch	Süß	Säuerlich
Orale Empfindungen	Tiefdruck und propriozeptiver Imput im Mund	Unerwartete Beschaffenheit von Nahrungsmitteln, speziell in Kombination mit unangenehmem Geschmack/Geruch

einem interessanten Thema beschäftigen, unterstützt Jose, wenn er auf andere Art (z. B. sensorisch) herausgefordert ist.

2. **Welche Umgebung bzw. welche Umgebungsmerkmale unterstützen Jose?**
In stabilen, übersichtlichen Umgebungen, die eine Rückzugsmöglichkeit bieten, kann Jose auch mit sensorischen Herausforderungen umgehen.

3. **Wie kann Vorhersagbarkeit genutzt werden, um Joses Fähigkeiten in anderen Bereichen zu erweitern?**
Jose bringt seine besten Leistungen, wenn Dinge beständig, ordentlich und planmäßig ablaufen und wenn er Zeit hat, sich auf Situationswechsel einzustellen.

4. **Welche Arten von Techniken zur Selbstkontrolle setzt Jose bereits ein und welche Strategien kann er erlernen, um angesichts von Herausforderungen reguliert zu bleiben?**
Jose erkennt nicht zuverlässig, wenn ihm alles zu viel wird, und sucht sich keine Rückzugsmöglichkeit. Wenn er schwierige Situationen erwartet, verweigert er und wirkt unkooperativ. Zu anderen Zeiten kann er sich nicht anpassen und wird aggressiv. Jose sollte angeleitet werden, damit er es erkennt, wenn er überfordert ist. Außerdem müssen ihm Optionen gegeben werden, mit denen er sich selbst kontrollieren kann.

5. **Wie werden Interaktionen verwendet, um Jose zu unterstützen?**
Jose bevorzugt Situationen, in denen er »Abstand« von anderen hat. Unterstützung von seinen Eltern kann ihn stärken, damit er sich an Aufgaben traut, die ihm schwer fallen. Meist widersetzt er sich aber dem Rat und den Vorschlägen von anderen.

Anhand dieser Informationen kann die **direkte Behandlung** geplant und ein **Heimprogramm** entwickelt werden. Die Fragen und Antworten dieses klinischen Reasoning-Prozesses sind in ▢ Übersicht 18.4 wiedergegeben.

Schließlich setzen die Eltern und die Therapeutin die Ziele für Joses Behandlung fest (▢ Übersicht 18.5).

Um den Therapieerfolg beurteilen zu können, sind für die Eltern wie auch für die Therapeutin schriftlich formulierte Ziele von Vorteil. In diesem Prozess kann die Therapeutin ihr implizites Hintergrundwissen explizit machen, indem sie ihre Interpretation der Befundergebnisse niederschreibt.

> **▢ Übersicht 18.4. Reflektierende Fragen für die Therapeutin: Befundung und Zielsetzung**
> — In welchen Bereichen des täglichen Lebens liegen die Kompetenzen und Stärken des Kindes?
> — Habe ich eine Vorstellung davon, wie die Stärken dem Kind bei seinen Problemen helfen könnten?
> — Welche Dimensionen des STEP-SI unterstützen die Leistungen des Kindes und sein anpassendes Verhalten im Alltag?
> — Kenne ich die Prioritäten der Familie für dieses Kind?
> — Auf welche Art kann ich am besten mit den Eltern des Kindes zusammenarbeiten? Wie kann ich ihnen meine Beobachtungen mitteilen? Muss ich mehr Zeit in Gespräche mit den Eltern investieren oder ihnen eher schriftliches Material zusammenstellen oder ihnen andere Quellen (Videos, Bücher) nennen?

> **▢ Übersicht 18.5. Joses ergotherapeutische Fernziele**
> — Kann seine aggressiven Impulse erfolgreich beherrschen, wenn andere Kinder in seinen persönlichen Raum vordringen.
> — Kann in einer belebten Umgebung wie dem Pausenraum oder dem Schulhof erfolgreich mit den anderen Kindern sozial interagieren.
> — Kann im Unterricht bei seiner Arbeit bleiben und auf seinem Tisch arbeiten.
> — Erweitert sein Speisenrepertoire und kann die meisten Mahlzeiten mit seiner Familie einnehmen.
> — Kann selbst erkennen, wann er überstimuliert wird und Strategien einsetzen, um in der jeweiligen Umgebung zu bleiben oder die Umgebung auf eine altersgemäße Art zu verlassen.
> — Kann verschiedene Spielplatzaktivitäten ausführen, ohne desorganisiert zu werden

18.3 Das STEP-SI-Modell in der direkten Behandlung

Die Anwendung des STEP-SI-Modells in der direkten Behandlung erfordert von der Therapeutin sowohl explizite als auch implizite Denkleistungen. Zunächst muss sie sämtliche prozedurale Informationen (Fakten) berücksichtigen, die sie über das Kind zusammengetragen hat. Danach benennt sie explizit jene Bereiche oder Dimensionen der Behandlung, bei denen sie mit der Behandlung ansetzen möchte (z. B. Ausstattung, die vorbereitet werden muss, bevor das Kind kommt; Aktivitäten, die die Herausforderung steigern oder senken können). Die allgemeinen Prinzipien des STEP-SI-Modells dienen als Leitlinien für die Befragung und die Therapieplanung. Im Verlaufe der Therapie greift die Therapeutin immer wieder auf das STEP-SI zurück und reflektiert die Fragen.

Zuerst arbeitet die Therapeutin daran, die Anpassungsfähigkeiten des Kindes zu verstehen. Bei Kindern mit Modulationsstörungen (SMD) konzentriert sie sich darauf, wie das Kind auf Sinneseindrücke reagiert, und wie sie sein Erregungsniveau und seine Verhaltensorganisation beeinflussen. Die Ergotherapeutin geht der Frage nach, ob das Kind ein optimales Erregungsniveau erreichen kann, und beobachtet, ob es diesen regulierten Aktivierungszustand im Zusammenhang mit verschiedenen sensorischen Erfahrungen erhalten kann.

> **Exkurs**
>
> Das **optimale Erregungsniveau** ist der Bereich, in dem das ZNS und das ANS am effizientesten funktionieren, was verbunden ist mit optimaler Leistungsfähigkeit und Anpassungsfähigkeit bei Aktivitäten.

Bei Jose sah man, dass er überempfindlich auf Reize reagierte und übererregt und leicht durcheinander gebracht wurde. Aber Kinder mit SMD erreichen selten ein optimales Erregungsniveau. Manche Kinder zeigen sowohl über- als auch untererregtes Verhalten, entweder zu verschiedenen Zeiten oder in verschiedenen sensorischen Systemen.

Grundsätze der Behandlung mit dem STEP-SI-Konzept

1. Von der Eingangsbefunderhebung sollte die Therapeutin eine ungefähre Vorstellung von der **Anpassungskapazität** des Kindes in verschiedenen Bereichen haben. Im Laufe der Behandlung beobachtet sie das Verhalten des Kindes, um ihre ursprüngliche Einschätzung hinsichtlich anpassender Fähigkeiten und Aktivierungsniveau zu überprüfen.

2. Die Therapeutin muss die **förderlichen und abträglichen Aspekte jeder STEP-SI-Dimension** klar verstehen und auch wissen, wie man mit diesen Dimensionen therapeutisch arbeiten kann. Sie muss ihre Annahmen darüber, was das Kind unterstützt oder behindert, über den Verlauf mehrerer Wochen testen. Die ersten Sitzungen sind nicht nur der Einstieg in die Behandlung, sondern auch weiterführende Diagnostik.

3. Die Therapeutin muss sich darüber klar werden, **welche Dimensionen** (und ihre Qualitäten) sie beibehalten und **als Unterstützung** verwenden möchte und welche subtil verändert werden sollen. Die Idee dahinter ist, sich für eine bestimmte Dimension zu entscheiden und das Kind mit einem Aspekt davon raffiniert herausfordern. Kennt die Therapeutin das Kind besser, kann sie mehrere Herausforderungen durch mehrere Unterstützungen ausgleichen.

> **Wichtig**
>
> Die Bereiche, in denen das Kind herausgefordert wird, ergeben sich nicht nur aus dem klinischen Reasoning der Therapeutin, sondern ebenso aus dem inneren Antrieb des Kindes.

Es ist wichtig, der Führung des Kindes zu folgen. Die Kinder werden oft von bestimmten Aktivitäten angezogen, wogegen sie schwierige Aktivitäten vermeiden. Oft vermeiden sie selektiv bestimmte Herausforderungen.

> **Wichtig**
>
> In der Therapie soll ein Gleichgewicht herrschen zwischen Aktivitäten, die vom Kind gesteuert sind, und Aktivitäten, bei denen die Therapeutin das Kind an Herausforderungen heranführt.

Es macht Sinn, die sensorische Dimension zuerst zu überprüfen, da modulationsgestörte Kinder per Definition beträchtliche Schwierigkeiten in der Verarbeitung von sensorischen Informationen haben.

18.3 Das STEP-SI-Modell in der direkten Behandlung

4. Die Therapeutin muss permanent die anpassenden Reaktionen des Kindes beobachten und durch klinisches Reasoning interpretieren.

Zeigt das Kind eine positive Anpassungsreaktion?

Beispiel
Adäquate Anpassungsreaktionen sind z. B:
- Situationsadäquate Steigerung des Aktivierungsniveaus (»Weckreaktion«)
- Organisiertes Verhalten
- Posturale Kontrolle
- Emotionale Färbung
- Sozialen Erwartungen entsprechendes Verhalten

Zeigt das Kind das anpassende Verhalten für zunehmend längere Zeitspannen?
Beginnt das Kind, sich selbst Herausforderungen zu suchen?

5. Die Therapeutin entwickelt zunehmend mehr Verständnis dafür, was bei jedem einzelnen Kind funktioniert. Zeigt das Kind **kein gutes Anpassungsverhalten**, so kann sie weitere Unterstützungen hinzufügen oder die Anforderungen reduzieren. Änderungen sollten subtil sein. Eine Aktivität abzubrechen oder radikal zu verändern ist oft ein Fehler, v.a. wenn die Aktivität vom Kind gewählt war. Vielmehr sollte sie auf Möglichkeiten zurückgreifen, wie die Aktivität modifiziert werden könnte. Das Akronym STEP-SI soll auch die Dimensionen in Erinnerung rufen, zwischen denen die Therapeutin wechseln kann. Zeigt ein Kind ein gutes anpassendes Verhalten, kann dies die Therapeutin dazu verleiten, die Dimensionen konstant zu halten, bis das Kind die Herausforderung perfekt beherrscht. Aber für die Therapie ist es entscheidend, dass das Kind sich ständig am »genau richtigen« Anforderungsniveau weiter entwickelt.

Wichtig
Die Therapeutin muss gerade **so viel Unterstützung wie nötig**, aber **so wenig wie möglich** geben, damit dem Kind die Anpassung an die herausfordernde Situation gelingt.

Wird das Kind in der Therapie auf seinem höchsten Leistungsniveau gefordert, d. h. es wird dazu gebracht, die höchsten anpassenden Reaktionen zu erbringen, kann es seine Anpassungsfähigkeiten erweitern.

Die allgemeinen Prinzipien des STEP-SI-Modells werden innerhalb der einzelnen Behandlungsstunde und als Vorbereitung auf die nächsten Stunden dynamisch eingesetzt. Erfahrene Therapeutinnen reflektieren während und nach jeder Sitzung, wie angemessen die Aktivitäten, die Aufgaben und die Umgebung waren. Sie spricht auch mit den Eltern darüber und berät sie für den Alltag. Die Therapeutin muss darauf vorbereitet sein, den Eltern ihre Überlegungen zu erklären. Indem die Therapeutin sich überlegt, wie sie den Zweck jeder Behandlungsaktivität erklären könnte, verbessert sie einerseits ihre persönliche Fachkompetenz und macht andererseits den Eltern die logische Grundlage für die Behandlung zugänglich.

Fallbericht: die direkte Behandlung

Kehren wir wieder zu **Jose** mit der schmalen Bandbreite des optimalen Aktivierungszustandes zurück, und der leicht über diesen Bereich hinausschießt. Die förderlichen und beeinträchtigenden Aspekte aller STEP-SI-Dimensionen wurden bereits analysiert. Darauf aufbauend können Prioritäten für die Behandlung gesetzt werden. Mit dem folgenden Beispiel wird einer von Joses Problembereichen in der Dimension der Bewegungsempfindung illustriert. Es wird heraus gearbeitet, welche Überlegungen die Therapeutin während der Therapiesitzung anstellt. Jose kann schnelle und rotatorische Bewegung nicht gut verarbeiten (modulieren), was dazu führt, dass er übererregt und desorganisiert wird. In der ersten Therapiestunde wollte Jose schaukeln. Als die Bewegung schneller und bogenförmiger wurde, wurde ihm der Input zu viel. Die Therapeutin stellte sich deshalb zu Beginn der Sitzung bestimmte Fragen:

> **Hinweis**
>
> Leitfragen zu Beginn der Behandlung
> - Wie kann ich sensorischen Input am besten einsetzen, um das Kind zu unterstützen, in einem optimalen Erregungszustand zu bleiben?
> - Welche Art von sensorischem Input hilft ihm dabei am meisten?

Tabelle 18.3 zeigt, wie die Therapeutin ihre impliziten Ideen, wie sie Jose helfen könnte, explizit machte, indem sie sie aufschrieb. Mit diesem Vorgehen schuf sie die Grundlage für die ersten Items, anhand derer die Behandlung überprüft werden konnte.

> **Hinweis**

Die Therapeutin sollte mit einer besonderen unterstützenden Dimension beginnen und dann mehrere Ideen davon in die geplanten Aktivitäten für das Kind einbauen. Um herauszufinden, was wirksam ist, testet sie jede Idee gesondert und in verschiedenen Kombinationen.

Cave

Werden zu viele neue Merkmale gleichzeitig hinzugefügt, kann die Aktivität zu komplex werden. Außerdem ist dann schwer zu beurteilen, wie jedes Merkmal wirkt.

Komplexität per se steigert die Anforderung, auch wenn alle einzelnen Aspekte unterstützend sind. Manchmal ist weniger mehr!

In Tab. 18.4 sind verschiedene Optionen zusammengefasst, wie die STEP-SI-Dimensionen genutzt werden könnten, um Jose zu unterstützen. Am Stundenbeginn muss die Therapeutin alle Geräte und Materialien vorbereiten, die sie während der Sitzung brauchen wird.

Behandlung

Aufgrund der in Tab. 18.3 und 18.4 wiedergegebenen Überlegungen plante die Therapeutin, lineare Beschleunigung mit einem Gerät anzubieten, bei dem sie die Intensität und den Rhythmus der Bewegung kontrollieren konnte: den Glider. Andere Geräte waren verfügbar, aber nicht aufgehängt, um die Umgebung visuell eher reizarm zu halten. Viele Aktivitätsoptionen waren verfügbar, aber alle außer Sicht. Um die Sitzung spielerisch zu gestalten, wollte die Therapeutin die Aktivität in eine Fantasiegeschichte verpacken.

Die Stunde begann mit einer bekannten, voraussagbaren Routine: Jose musste seine Schuhe ausziehen und auf den dafür vorgesehenen Platz stellen. Bevor Jose den Therapieraum betrat, sprach Jose ununterbrochen über eine Fernsehsendung, die er gesehen

Tab. 18.3. Wie können die sensorische Bereiche eingesetzt werden, um das Kind bei einer Herausforderung zu unterstützen?

Herausforderung	
Schlechte Modulation von raschen Drehreizen bei einer Schaukelaktivität	
Optionen, wie jede sensorische Modalität das Kind bei der Bewältigung der Herausforderung unterstützen kann	
Taktil	Tiefdruck vor der Aktivität (»den Ritter auf den Kampf vorbereiten«) Joses Extremitäten oder Oberkörper in Mullbinden einwickeln (»Rüstung«)
Vestibulär	Mit langsamer, rhythmischer Bewegung beginnen (»Ritter wärmt sich auf«) Eine gut kontrollierbare Schaukel wählen
Propriozeptiv	Die Bewegung mit Muskelwiderstand kombinieren, indem Jose an einem Seil ziehen muss Zusätzlich die Schaukel noch mit Gewichten beschweren
Auditiv	Wenig Außengeräusche (»Stille vor der Schlacht«) Langsame rhythmische Musik
Visuell	Eine Blickrichtung oder ein Blickziel etablieren (»die Gegner beobachten«) Licht dämpfen (»Dämmerungsangriff«)
Olfaktorisch/ gustatorisch	Verschiedene Geschmacksrichtungen anbieten (jede verleiht andere Kräfte)
Oral u. Atmung	Jose kauen, saugen, beißen oder blasen lassen

18.3 Das STEP-SI-Modell in der direkten Behandlung

Tab. 18.4. Anwendung der STEP-SI-Dimensionen, um das Kind bei einer Herausforderung zu unterstützen

Aufgabe	Umgebung	Vorhersagbarkeit	Selbstkontrolle	Interaktion
Strukturierte zielgerichtete Aktivitäten verwenden, bei denen eine kognitive Anforderung im Mittelpunkt steht (von der Schaukel aus mit Pfeilen auf eine Zielscheibe schießen, um »für den Kampf zu trainieren«).	Gedämpfte Reizumwelt (Licht, Geräusch). Geordnete Umgebung. Nur wenige Auswahlmöglichkeiten bieten.	Rituale für den Stundenbeginn und das Stundenende einführen. Mit einer Aktivität aus der letzten Stunde beginnen. Jose die Kontrolle überlassen, indem er wählen darf.	Rückzugsmöglichkeit schaffen. Jose verbales Feedback geben, wenn er ruhig bleibt und wenn er überstimuliert wird.	Einen wenig fordernden, unterstützenden Stil einsetzen; ruhige Stimme.

hatte. Er wirkte übererregt. Im Therapieraum ging Jose sofort auf den Glider, der ihm nicht neu war, und versuchte, im Stand darauf Schwung zu holen. Aber er war wackelig und desorganisiert in seiner Bewegung. Er begann, den »Clown« zu spielen und startete einige schusslige und ineffektive Versuche, die Schaukel in Schwung zu bringen.

Der Therapeutin gingen folgende Gedanken durch den Kopf:

- »Ich muss ihn in einen besser organisierten Zustand bringen. Wie kann ich ihn verlangsamen und bessere posturale Reaktionen bekommen? ... Vielleicht sollte ich mehr Tiefdruck und propriozeptiven Input setzen, damit seine Bewegung organisierter wird?«

Sie nahm eine Gewichtsweste (Rüstung) und half Jose, sie anzuziehen.

- »Wie kann ich ihm helfen, die Geschwindigkeit, den Rhythmus und die Richtung der Bewegung besser zu kontrollieren?«

Sie beschloss, mit Jose gemeinsam auf die Schaukel zu gehen, um seine Bewegungen zu führen. Sie bemerkte, dass seine schwache Haltungskontrolle das Problem noch verschlimmerte.

- »Wie kann ich ihn dazu bringen zu sitzen und seine posturale Kontrolle verbessern? ... Vielleicht verhilft ihm eine Aufgabe, auf die er sich konzentrieren muss, zu einem organisierteren Zustand?«

Sie bat die Mutter, einen großen Turm aus Bausteinen in die Mitte des »Schlachtfeldes« zu bauen. Jose schaukelte nun rhythmischer und versuchte, den Turm umzuwerfen, wobei er spielte, dass er mit einer Lanze den Feind träfe. Allmählich hörte er zu reden auf.

- »Diese Aufgabe könnte schnell zu leicht und langweilig werden. Was kann ich tun, um die Herausforderung so zu steigern, dass Jose die Aufgabe gerade schaffen kann?«

Nachdem Josen den Turm zweimal umgeworfen hatte, unterstützte ihn die Therapeutin dabei, auf der Schaukel aufzustehen und weiterzumachen, ohne dass sie noch auf der Schaukel säße. Im Stand verlor Jose aber sehr bald die Balance. Er begann wieder laut zu reden, sprang von der Schaukel ab und versuchte, den Glider gegen den Turm zu schleudern.

- »Das war also zu viel Herausforderung... was soll ich jetzt tun?«

Mit festem Druck auf die Schultern führte die Therapeutin Jose zurück zur Schaukel. Sie setzte sich wieder hinter ihn und stabilisierte sein Becken, während er mit dem Seil Schwung holte, bis seine Bewegungen geschmeidig und symmetrisch wurden. Er konzentrierte sich auf die Aktivität und fand sie lustig. Er lachte: »Ich kann es! Nehmt euch in Acht, Feinde!« Langsam verbesserte sich seine Haltungsanpassung.

- »Wir dürfen hier nicht stecken bleiben, wir müssen weiter kommen! Es soll zwar lustig bleiben, aber ich muss Jose von Augenblick zu Augenblick mehr herausfordern.«

Die Therapeutin bat Joses Mutter, Stoffbälle (»Spione«) in Joses Augenhöhe auf den Turm zu legen. Sie gab

Jose einen Strohhalm und sagte: »Vertreib die feindlichen Spione vom Aussichtsturm!« Jose stieg sofort auf das Spiel ein und machte gut bei der Aufgabe mit: er bewegte den Glider vor und zurück und pustete dabei die Bälle vom Turm. (Die Therapeutin hatte also subtil die Anforderungen der Aufgabe gesteigert, und der sensorische Input half Jose, geordnet dabei zu bleiben).

Die Therapeutin wollte auch als Modell für Joses Mutter fungieren. Mit fester und ruhiger Stimme gab sie ihm positives verbales Feedback als Verstärkung. Bald übernahm die Mutter die Funktion, Jose positive Verstärkung zu geben. Jose zeigte anpassendes Verhalten in folgenden Aspekten:
- Verbesserte posturale Organisation
- Aktive und zielgerichtete Beteiligung bei der Aufgabe
- Ausdauer

»Wie machen wir weiter?«

Die Therapeutin wollte Jose herausfordern, seinen regulierten Zustand auch zu erhalten, wenn er sich stärker bewegte. Sie fragte die Mutter: »Was können wir tun, um es für ihn etwas schwerer zu machen«? Diese schlug vor, den Turm allmählich weiter weg von Jose zu schieben, damit sich Jose stärker bewegen musste. Sie versuchten es. Nach mehreren Minuten konnte sich Jose immer noch auf die Aktivität konzentrieren und war im Spiel. Dass sein Interesse nachließ war für die Therapeutin ein Zeichen, dass er eine weitere Veränderung der Aktivität - eine neue Herausforderung – brauchte.
- »Normaler Weise wirken Rotationsbewegungen sehr übererregend auf Jose. Aber momentan ist er wirklich konzentriert. Ich frage mich, ob die Fokussierung durch diese Aufgabe und die vorhersagbare Aktivität (Schwungholen und Pusten) ausreichen, um mit rotatorischer Bewegung zu beginnen?«

Die Therapeutin beschloss, Jose nun in Kreisen schaukeln zu lassen (sodass er Spione weiter draußen suchen konnte).
- »Ich muss den Glider auf einen anderen Haken hängen, der Rotationsbewegung ermöglicht. Wie kann ich Jose helfen, während des Übergangs bei der Sache zu bleiben?«

Intuitiv begann sie, sich mit Jose zu unterhalten. Sie ersuchte ihn mitzuhelfen, die schwere Schaukel (Kanone) zu tragen, und betonte, wie stark er ist. Dabei flocht die Therapeutin ein, wie Jose seiner Mutter helfen könnte, wenn er zu Hause schwere Dinge für sie trägt.

Während dieses Gesprächs stieg Jose vom Glider ab, zog die Gewichtsweste aus und unterhielt sich angemessen. Die Therapeutin ermutigte Jose, sich bäuchlings auf die Schaukel an der Einpunkt-Aufhängung zu legen, und legte eine Bilderfolge einer Kampfszene in einem Kreis auf dem Boden aus. »Jose, sammle die Bilder der Reihe nach ein, während du schaukelst!« forderte sie ihn auf. Er setzte die Schaukel in Bewegung und sah sich die Bilder eingehend an.

»Er macht das ganz gut, aber ich fürchte, dass er nicht mehr lange in einem optimalen Erregungszustand sein wird. Deshalb werde ich ihn bitten, mir die Geschichte zu jedem Bild zu erzählen, das er aufhebt. Damit wird die Aufgabe wieder ein Stück weit verändert.«

Durch das Beschreiben der Geschichten über die Krieger auf den Bildern wurde Jose wieder ruhiger. Außerdem unterstützten ihn:
- der propriozeptive Input aus der Streckmuskulatur (in Bauchlage) und aus der oberen Extremität (beim Anschubsen),
- das visuelle Absuchen und Fokussieren und
- die intellektuelle Herausforderung der Aufgabe dabei, organisiert zu bleiben. Diese Unterstützungen halfen, dass die Geschwindigkeit und Intensität der Rotationsbewegung gesteigert werden konnte. Nachdem Jose alle Karten aufgehoben hatte, begann er sofort, sich schneller und schneller zu drehen.
- »Soll ich ihn experimentieren lassen oder soll ich eine andere Aufgabe anbieten?«

Die Therapeutin entschloss sich, Jose Freiraum zu geben, damit er die Rotationsbewegung kurz erkunden und Richtungsänderung ausprobieren konnte. Inzwischen erklärte sie der Mutter, an welchen Verhaltensweisen sie erkannte, dass Jose immer noch in einem regulierten Aktivierungszustand war. Dabei war ihr aber bewusst, dass diese Aktivität das Potential hatte, Jose übererregt zu machen.
- »Was kann ich jetzt aus dieser Situation machen? Im Moment stecke ich ein bisschen fest. Einerseits möchte ich, dass Jose die Rotationsbewegung erfährt, andererseits aber möchte ich vermeiden, dass er eskaliert. Ich könnte einige anstrengende Tätigkeiten (»heavy work«) einbauen, damit er dieses Organisationsniveau halten kann.«

Sie forderte Jose auf, von der Schaukel aus schwere »Kanonenbälle« in einen Eimer zu werfen. Er blieb 5 Minuten bei dieser Aktivität, da die Therapeutin die Ziele variierte und das Gewicht der Bälle steigerte. Das Ende der Stunde nahte. Eine Vorankündigung

18.3 Das STEP-SI-Modell in der direkten Behandlung

sollte Jose helfen, den Übergang aus der Behandlungsstunde problemlos zu meistern. Die Therapeutin sagte also: »Wir haben den Kampf fast gewonnen! Nur noch 10 Minuten ... noch 6 Minuten ... noch 3 Minuten! Was sollen wir in den letzten 3 Minuten tun, um diesen Kampf zu beenden?« Er beschloss, stark vor und zurück zu schaukeln und dabei »den Plan für den nächsten Kampf zu machen«, wobei er einige Bälle dosiert auf das Ziel warf. Die Therapeutin legte langsame, ruhige Musik auf und ließ Jose mit seiner Mutter ein paar Minuten lang planen. Dann sagte sie: »Jetzt ist Zeit zum Aufräumen!«, was sie am Ende jeder Sitzung gemeinsam machten. Jose hörte freiwillig auf und zog seine Schuhe an, wobei er in einem organisierten Verhaltenszustand blieb. Er wirkte viel besser reguliert als zu Beginn der Stunde.

Während die Therapeutin Jose und seine Mutter hinaus begleitete, besprachen sie, wie das, was in der Stunde abgelaufen war, in den Alltag übertragen werden konnte. Die Therapeutin erklärte die Arten von sensorischem Input, die sie eingesetzt hatte (propriozeptiv, linear vestibulär und schließlich rotatorisch vestibulär), und Joses anpassende und unangemessene Reaktionen. Sie erinnerte die Mutter an das Akronym »STEP-SI« und beschrieb, wie sie in dieser Stunde:

- sensorischen Input,
- Aufgabe,
- Vorhersagbarkeit und
- Interaktion

verwendet hatte, um Jose zu beruhigen, sobald er aus dem optimalen Aktivierungszustand zu kommen drohte. Da die Mutter zugesehen hatte, wie Jose trotz Bewegung organisiert geblieben war und wie bestimmte Interaktionen gewirkt hatten, verstand sie genau, was die Therapeutin meinte. Sie wollte in der kommenden Woche ein paar Mal mit der ganzen Familie nach dem Abendessen zum Spielplatz gehen. Jose sollte sich mit dem Karussell auseinandersetzen, und seine Mutter sollte seinen Aktivitätsgrad und seinen Erregungszustand überwachen. Sie würde anregen, zwischendurch zu klettern oder zu graben. Da Jose in der nächsten Woche von seinem Vater gebracht werden würde, sollte der Vater die Therapeutin über den Verlauf der Spielplatzbesuche informieren.

»Welche Richtung soll ich der nächsten Stunde geben? Soll ich mit dem »Kampfthema« weitermachen oder etwas Neues vorschlagen? Was wird passieren, wenn ich gleich zu Beginn Geräte herrichte, die höhere Anforderungen an Jose stellen? Kann Jose mir beschreiben, wie sich sein »Motor« beschleunigt? Kann er aus mehreren Möglichkeiten auswählen, was ihn beruhigt? Was wird passieren, wenn ich die Umgebung herausfordernder gestalte (d.h. mehr ablenkend)? Ist Jose bereit, seinen Bruder in die Therapie mitzubringen, sodass wir daran arbeiten können, während einer anregenden Bewegungsaktivität eine soziale Interaktion aufrecht zu halten und in einem guten Aktivierungszustand zu bleiben? Das wäre eine gute Vorbereitung dafür, dass Jose mit den Mitschülern auf dem Pausenhof spielen kann! Oder soll ich noch ein paar Wochen abwarten...« (◘ Übersicht 18.6).

> **◘ Übersicht 18.6. Reflektierende Fragen für die Therapeutin: Nach der Therapiestunde**
> - Welche wichtigen Dinge sind in dieser Stunde passiert?
> - Wie hat das Kind reagiert? Wie waren seine anpassenden Reaktionen? Wurde die »genau richtige Herausforderung« gefunden? Waren Teile der Stunde kindgesteuert? Hat sich das Kind zweckmäßig verhalten und war es intrinsisch motiviert?
> - Welche Unterstützungen und angemessenen Herausforderungen haben gut funktioniert? Woran hat man das gemerkt? Warum haben sie funktioniert?
> - Welche Unterstützungen und angemessenen Herausforderungen haben nicht funktioniert? Woran hat man das gemerkt? Warum haben sie nicht funktioniert?
> - Hat sich die generelle Anpassungsfähigkeit des Kindes durch diese Stunde verändert?
> - Was werde ich in der nächsten Stunde machen? Was werde ich beibehalten, was verändern?
> - Welche Fragen sind für die nächste Stunde offen?

Das klinische Reasoning nach dem STEP-SI-Modell ist eine **Analyse in Form eines »Entscheidungsbaumes«**, die automatisch und permanent abläuft und das Vorgehen der Therapeutin während jeder direkten Behandlung leitet. Erfahrene Therapeutinnen treffen ihre Entscheidungen im Augenblick auf der Grundlage ihrer jahrelangen Erfahrung und der Reaktionen von unzähligen Kindern, die zu ihren »Lehrmeistern« geworden sind. Je klarer das Verständnis ist, das die Ergotherapeutin für die Kompetenzen und Bedürfnissen des Kindes hat, desto besser ist sie auf jede Stunde vorbereitet. Dies braucht Zeit; natürlich Zeit, die für jeden wertvoll ist. Jedoch gehen mit der Berufserfahrung viele Optionen in das Hintergrundwissen der Therapeutin über und werden ein integraler Bestandteil des andauernden Überlegungsprozesses.

> **Hinweis**

Sind Sie Berufsanfängerin, wird Ihnen dieser Prozess vielleicht überwältigend erscheinen.
Nehmen Sie sich in jeder Therapiestunde Zeit, Fragen zu den Reaktionen des Kindes zu stellen und sie zu beantworten. Sie werden feststellen, dass Sie über die benötigten Informationen verfügen, um zu entscheiden, wie sie die Behandlung fortführen! (Übersicht 18.7).

> **Wichtig**
>
> Die Aufklärung und die Vorschläge für Aktivitäten und Umweltmodifikationen sollten möglichst rasch nach der Befunderhebung ausgearbeitet werden.

Übersicht 18.7. Reflektierende Fragen für die Therapeutin: Nach einiger Zeit im Behandlungsverlauf
— Wirken die Eltern zufrieden mit mir und der Richtung, in die die Behandlung geht? Kommuniziere ich gut mit der Familie?
— Können die Eltern das Verhalten ihres Kindes aus einer sensorisch-integrativen Perspektive verstehen?
— Verstehen sie meine Erklärungen zu den Therapiemaßnahmen und dem Heimprogramm?
— Habe ich versucht, Problemen in sensorischen Bereichen mit Strategien entgegenzuwirken, die ich aus dem STEP-SI-Modell abgeleitet habe?
— Was kann ich tun, um den Bedürfnissen des Kindes und seiner Eltern noch besser gerecht zu werden?

18.3.1 Das STEP-SI-Modell in der Beratung und Umweltmodifikation

Im nächsten Schritt wird das klinische Reasoning bei der Entwicklung von Heim- und Sozialprogrammen eingesetzt. Hier überträgt die Therapeutin das, was sie in der direkten Behandlung über die anpassenden Fähigkeiten des Kindes und die Möglichkeiten seiner Unterstützung erfahren hat, auf die realen Anforderungen im Alltag des Kindes. Das Heimprogramm sollte der Familie und anderen Bezugspersonen Folgendes bieten:
— Aufklärung über die Bedeutung bestimmter Verhaltensweisen des Kindes.
— Konkrete und vernünftige Lösungen für Problemsituationen im Alltag.
— Werkzeuge, um Probleme allein zu lösen.

Die **Aufklärung** der Eltern (und anderer Betreuungspersonen) über die Natur der Störung und über die Stärken und Schwächen des Kindes ist ein kritisches **Merkmal der Ergotherapie**. Wenn die Eltern beginnen, die Reaktionen ihres Kindes auf die Umwelt zu verstehen, lassen oft Spannungen nach und die Interaktionen in der Familie verbessern sich. Die Eltern können an der Entwicklung neuer Lösungen für Probleme mit dem Verhalten des Kindes arbeiten.

Gemeinsam mit den Eltern entwickelt die Therapeutin das Heimprogramm, das darauf abzielt, das Kind darin zu unterstützen, herausfordernde Situationen zu meistern. Die Therapeutin geht mit den Eltern den Tagesablauf des Kindes durch, identifiziert Problembereiche und entwickelt einen Plan, wie das Kind in den schwierigen Situationen unterstützt werden kann. Joses Heimprogramm ist in Tab. 18.5 und 18.6 zusammengefasst.

Die Pläne für Jose sind Beispiele dafür, wie:
— soziale Partizipation,
— Selbstregulation,
— Selbstvertrauen und
— Selbstständigkeit bei Aktivitäten des täglichen Lebens

bei einem Kind angesprochen werden. Beim Vorgehen nach diesem Ansatz werden bestimmte Dimensionen des STEP-SI-Modells verwendet, um die Probleme zu Hause, in der Schule und in der Gemeinschaft anzugehen.

Von Seiten der Therapeutin erfordert das Zusammenstellen solcher Empfehlungen Überlegungen auf verschiedenen Ebenen, weil sie sowohl den Prioritäten der Familie als auch den Bedürfnissen des Kindes gerecht werden sollen. Der Plan sollte die Überzeugungen, Ressourcen und Einschränkungen der Familie berücksichtigen. Manchmal können bereits kleine Veränderungen einen riesigen Unterschied ausmachen!

Beispiel
Nach dem Aufstehen soll Jose sofort auf einem Minitrampolin in seinem Zimmer springen. Dies fazilitiert seinen Wachzustand und seine Selbstregulation am Morgen.

18.3 · Das STEP-SI-Modell in der direkten Behandlung

Tab. 18.5. Joses Heimprogramm

Aktivität	Ist leicht, weil	Ist schwierig, weil	Vorschläge zur Unterstützung
Aufwachen am Morgen	Nicht leicht, aber unterstützt von einer liebevollen und verständnisvollen Familie	Kann sein Aktivierungsniveau nicht steigern, ist sehr verlangsamt	Sensorische Strategie einsetzen, um sein Erregungsniveau zu steigern: Morgenritual mit Trampolinhüpfen begleitet von einem Aufwachlied
Anziehen	Wenn einmal die Entscheidung gefallen ist, was er anziehen soll, dann ist Jose sehr gut darin.	Kann sich nicht zwischen mehreren Möglichkeiten entscheiden	Die Aufgabe verändern Anziehpuppen einsetzen Auswahlmöglichkeiten limitieren
Frühstücken	Keine Probleme mit dem Essen, jedoch mit der Wahl, was er essen soll	Sehr heikel; isst zum Frühstück nur Vanillejoghurt oder trockene Zerealien	Sensorische Strategien einsetzen, um das Essen zu unterstützen: Druck auf den Mund 10 min vor der Mahlzeit Joghurt mit Strohhalm trinken lassen, danach neues Nahrungsmittel anbieten
Körperpflege (Zähneputzen, Kämmen)	Nicht leicht, aber unterstützt durch eine Punkteliste, auf der Jose Gutpunkte sammeln kann (verhaltenstherapeutische Technik)	Sehr empfindlich auf taktile Reize im Mund	Sensorische Strategie einsetzen, um das Essen zu unterstützen: Druck auf den Mund 10 min vor dem Zähneputzen
Auf den Weg zur Schule machen	Nicht leicht, aber unterstützt durch Joses Geschwister, die zur gleichen Zeit gehen	Übergänge sind immer schwierig für Jose Jose bekommt Wutanfälle und weigert sich, das Haus zu verlassen	Vorhersagbarkeit und sensorische Strategie kombinieren Ein Stampf-Marsch-Ritual einführen und zusammen mit einem bebilderten Zeitplan verwenden

Allerdings können Veränderungen, die der Therapeutin klein vorkommen, für die Eltern erscheinen, als seien sie nicht zu bewältigen.

Beispiel
»Wie stellen Sie es sich vor, dass ich die ganze Kleidung für die Kinder am Vorabend herrichten soll? Ich bin todmüde, sodass ich mich kaum ins Bett schleppen kann!«

Cave

Alles, was mit dem »Funktionieren« des Kindes im familiären Umfeld verbunden ist, muss mit kultureller Kompetenz, Reife und Flexibilität behandelt werden.

Ein ebenso wichtiges Merkmal von Heim- und Sozialprogrammen ist die **Aufklärung**. Sie soll der Familie und dem Kind selbst helfen, das kritische Denken zu schulen. Die Eltern werden über die Prinzipien der Sensorischen Integration informiert. Die STEP-SI-

Tab. 18.6. Joses Gemeinschaftsprogramm

Aktivität	Ist leicht, weil	Ist schwierig, weil	Vorschläge zur Unterstützung
Beim Morgenkreis in der Schule mitmachen	Jose ist clever und kann rasch antworten, solange ihm niemand körperlich zu nahe kommt	Jose will nicht nahe bei anderen Kindern sitzen	Sensorische Strategie: vor dem Morgenkreis in eine propriozeptive und Tiefdruckaktivität verwickeln Umweltmodifikation: eine eigene Matte geben neben einem Erwachsenen oder ruhigen Kind, das ihn nicht berührt
Für die Mittagspause von der Klasse in den Speisesaal gehen	Ist nicht einfach, aber das Schulpersonal ist sich über Joses Probleme im Klaren und unterstützt Jose dabei, indem er am Anfang oder am Ende der Zweierreihe gehen kann, Anleitungen erhält usw.	Jose hasst Ortswechsel	Umweltmodifikation: Jose mit einem Freund in der Klasse essen lassen Unterstützen mit vorbereitendem sensorischen Input, z. B. gegen die Wand stemmen
Am Spielplatz im Pausenhof spielen	Ist nicht einfach, aber die Betreuer unterstützen ihn	Jose kann Pausen überhaupt nicht leiden, da er die unerwarteten Berührungen durch andere Kinder fürchtet	Joses Spielverhalten unterstützen, indem die Herausforderung von Aktivitäten verändert wird
Bei den Pfadfindern teilnehmen	Ist nicht einfach, aber der Gruppenleiter ist offen für Joses Probleme und möchte ihn integrieren	Jose hat Schwierigkeiten, wenn Aktivitäten nicht gut überwacht werden. Er wird panisch, wenn er nicht weiß, was als nächstes kommt	Die positiven Interaktionen mit dem Gruppenleiter verstärken Vorhersagbarkeit erhöhen: den Gruppenleiter bitten, am Beginn jedes Treffens eine Übersicht über das geplante Programm zu geben oder eine Art Stundenplan aufzuhängen
An einem »Tae Kwon Do«-Kurs teilnehmen	Ist nicht einfach, aber Jose ist äußerst motiviert, wie die anderen Kinder im Kurs zu sein	Jose kann sich schwer konzentrieren, wenn viele andere Kinder um ihn herum sind	Diese Beschäftigung enthält Reize, die Joses Fähigkeit unterstützen, sich in der Gruppe zu integrieren

Dimensionen können ihnen als Leitfaden für ihren eigenen Überlegungsprozess angeboten werden. Es kann darauf hingewiesen werden, wie jede Behandlungsidee ein stützendes Merkmal einer STEP-SI-Dimension anspricht. Der Problemlöseprozess wird modellhaft durchgespielt, indem anhand der STEP-SI-Dimensionen Vorgehensweisen für ein bestimmtes Ziel entwickelt werden.

Neben den Eltern, die Wege entwickeln sollen, um schwierige Situationen zu lösen, sollte auch das Kind selbst sein Verhalten verstehen und wissen, wie man es regulieren kann.

Bei Jose ist es wesentlich, seine Fähigkeit zur **Selbstkontrolle** zu stärken. Eine Strategie dafür kann sein, dass die Therapeutin als Modell für die Eltern fungiert. Auch Programme wie das »Alert-Programm« (»Wie läuft eigentlich dein Motor?« von Williams u. Shellenberger 1994; s. auch ▶ Kap. 14) können eingesetzt werden.

Das möglicherweise entscheidende Merkmal von erfolgreichem kritischem Denken (und klinischem Reasoning als einer speziellen Form davon) ist die **Selbstreflexion**. Fragen wie jene in ▢ Übersicht 18.8 können der Therapeutin helfen, wenn sie die in diesem Kapitel beschriebenen Prinzipien anwenden möchte.

▢ **Übersicht 18.8. Reflektierend Fragen für die Therapeutin: Heimprogramm und soziale Partizipation**
- Habe ich ein Programm entwickelt, das die **Anliegen und Ziele der Familie abdeckt**?
- Können die Eltern das Programm realistischer Weise **zu Hause umsetzen**? Entspricht es den Ressourcen und Werten der Familie? Passt es in den Zeitplan der Familie?
- Habe ich die **Theorie** und das STEP-SI-Modell so gut erklärt, dass die Eltern sich daran orientieren können, um ihrem Kind zu helfen?
- Habe ich den Eltern und dem Kind genug **Werkzeuge** in die Hand gegeben, die sie in verschiedenen Alltagssituationen einsetzen können, um das Kind zu unterstützen?
- Habe ich die **soziale Partizipation** des Kindes ausreichend berücksichtigt? Welche Probleme gibt es noch mit Eltern, Geschwistern und Gleichaltrigen? Gibt es noch weitere Familien- oder soziale Aktivitäten, die ich vorschlagen könnte?
- Habe ich die **Selbstregulation** des Kindes ausreichend berücksichtigt? Habe ich den Eltern und Lehrern Werkzeuge in die Hand gegeben, die dem Kind helfen können zu erkennen, wann es die Kontrolle verliert? Gibt es noch weitere Strategien, die ich vorschlagen könnte?
- Habe ich das **Selbstwertgefühl** des Kindes ausreichend berücksichtigt? Kann das Kind selbst über seine sensorische Integrationsstörung sprechen und wie sie sich auf sein Leben auswirkt? Versteht das Kind, dass es nicht »Schuld« an seinen Problemen ist, sondern dass diese von seinem Gehirn verursacht werden? Was denkt das Kind über seine Probleme? Wie kann ich auf affektive Probleme eingehen, die aus der SI-Störung erwachsen?
▼

- Habe ich die Bedürfnisse des Kindes bezüglich seines **Beschäftigungsverhaltens** ausreichend berücksichtigt? Ist das Kind selbstständig? Kann es im Haushalt mithelfen? Kann es zu Hause und in der Schule Ordnung bei seinen Sachen halten? Hat das Kind ein ausreichendes Spiel- und Aktivitätsrepertoire? Nimmt das Kind an Schulveranstaltungen teil?

18.4 Zusammenfassung und Schlussfolgerungen

Fazit
- Die **sensorisch-integrative Ergotherapie** ist **komplex**. Sie erscheint oft wie Spiel, obwohl sie in Wirklichkeit harte Arbeit für Therapeutin und Kind ist. Für eine effektive Behandlung muss die Therapeutin verschiedene Dimensionen und Prinzipien abwägen. Da die Behandlung nicht nur bezüglich der übergeordneten Ziele individualisiert ist, sondern auch in jedem Augenblick der Therapie **auf die Reaktionen des Kindes abgestimmt** ist, gibt es **kein konkretes Programm** oder keine vorgegebene Abfolge von Aktivitäten. Die Therapeutin leitet ihr Vorgehen aus impliziten klinischen Überlegungen ab, die sie aus explizitem Wissen über die Behandlungsprinzipien entwickelt.
- Während also einerseits die **Individualität der Behandlung** gewahrt werden muss, muss die sensorisch-integrative Ergotherapie **für Forschungszwecke auf eine Art beschrieben werden, die die Intervention replizierbar** (wiederholbar) **macht** und die garantiert, dass ein bestimmtes therapeutisches Vorgehen dem Therapiekonzept entspricht. Nur so kann das Therapiekonzept – die SI nach Ayres - empirisch überprüft werden. Das Modell, das in diesem Kapitel beschrieben wird, wurde als Rahmen für die kritischen Überlegungen der Therapeutin entwickelt, wobei die Prinzipien formuliert werden, die die Behandlung leiten. Das **klinische Reasoning nach dem STEP-SI-Modell ist ein »Denkwerkzeug«**, um zu verstehen, wie verschiedene Dimensionen im Verlauf der Behandlung anzuwenden und anzupassen sind.
▼

- Der Überlegungsprozess wird am Fallbeispiel eines Kindes mit schwerwiegender Bewegungsintoleranz und einer sensorischen Modulationsstörung illustriert. Der Überlegungsprozess bei anderen Typen von sensorischen Integrationsstörungen ist ähnlich.
- Wie Ayres (1972) vorhersah, wird die SI-Theorie durch die laufenden neuen Erkenntnisse aus der Forschung ständig zu aktualisieren sein.

18.5 Literatur

Ayres, A. 1. (1972). Sensory integration and learning disorders. Los Angeles: Western Psychological Services

Ayres, A. 1. (1989). Sensory Integration and Praxis Tests. Los Angeles: Western Psychological Services

Cohn, E., Miller, L. J., Tickle-Degnen, L. (2000) Parental hopes for therapy outcomes: Children with sensory modulation disorders. American Journal of Occupational Therapy, 54, 36–43

Cohn, E. S. (2001a). Parent perspectives of occupational therapy using a sensory integration approach. American Journal of Occupational Therapy, 55, 285–294

Cohn, E. S. (2001b). From waiting to relating: Parents' experiences in the waiting room of an occupational therapy clinic. American Journal of Occupational Therapy, 55, 168–175

Fisher, A. G., Murray, E. A., Bundy, A. C. (1991). Sensory integration: Theory and practice. Philadelphia: E A. Davis

Harter, S., Waters, P., Whitesell, N. R. (1998). Relational self-worth: Differences in perceived worth as a person across interpersonal contexts among adolescents. Child Development, 69, 756–766

Kimball,1. G. (1988). Hypothesis for prediction of stimulant drug effectiveness utilizing sensory integrative diagnostic methods. Journal ofthe American Osteopathic Association, 88, 757–762

Kimball, J. G. (1999). Sensory integration frame of reference. In P. Kramer, J. Hinojosa (Eds.), Frames of reference for pediatric occupational therapy (2nd ed.). Baltimore: Lippincott, Williams u. Wilkins

Kinnealey, M., Miller, L. J. (1993). Sensory integration/learning disabilities. In H. L. Hopkins, H. D. Smith (Eds.), Willard & Spackman's occupational therapy (8th ed., pp. 474--489). Philadelphia: J.B. Lippincott

Mattingly, C., Fleming, M. H. (1994). Clinical reasoning: Forms of inquiry in a therapeutic practice. Philadelphia: EA. Davis

Miller, L. 1. Summers, C. (2001). Clinical applications in sensory modulation disruptions: Assessment and intervention considerations. In S. Roley, R. Schaaf, & E. Blanche (Eds.), Sensory integration and developmental disabilities (pp. 249–276). San Antonio, TX: Therapy Skill Builders

Oetter, P., Richter, E. W., Frick, S. M. (1993) M.O.R.E. integrating the mouth with sensory and posturalfunction. Hugo, MN: PDP Press

Parharn, L. D., Mailloux, Z. (2001). Sensory integration. In J. Case-Smith (Ed.), Occupational therapy for children (4th ed., pp. 329–381). St. Louis: Mosby

Stackhouse, T., Wilbarger, J. L. (1998). Treating sensory modulation disorders: A clinical reasoning tool. Paper presented at the American Occupational Therapy Association 1998 Annual Conference and Exposition, Baltimore, MD

Stackhouse, T. M., Trunnell, S. L., Wilbarger, J. L. (1997). Treating sensory modulation disorders: The STEP-SI: A toolfor effective clinical reasoning. Denver: The Children's Hospital

Williams, M. S., Shellenberger, S. (1994). »How does your engine run?« A leader's guide to the alert program for self-regulation. Albuquerque: TherapyWorks

Sensory Integration and Praxis Tests (SIPT)

A. Jean Ayres, Diana B. Marr

19.1 Liste der 17 Untertests – 500

19.2 Beschreibung der Subtests – 500
19.2.1 Subtests, die die taktile, vestibuläre und propriozeptive Sinnesverarbeitung überprüfen – 500
19.2.2 Subtests, die die Form- und Raumwahrnehmung und die visuomotorische Koordination überprüfen – 502
19.2.3 Subtests, die die Praxie überprüfen – 503
19.2.4 Subtests, die bilaterale Integration und Sequenzieren überprüfen – 503

19.3 Testentwicklung und Standardisierung – 504
19.3.1 Validität des SIPT – 505
19.3.2 Reliabilität – 520

19.4 Interpretation der SIPT-Ergebnisse – 522
19.4.1 Interpretation des kompletten Tests und von Testteilen – 522

19.5 Literatur – 524

» Tests ergeben Zahlen, und Zahlen sagen Dinge aus, die mit Worten oder Gedanken nicht möglich sind. In der Ergo- und Physiotherapie sind Messungen wesentlich für die Differenzialdiagnose, für die Beurteilung von Fortschritten, und die fächerübergreifende Informationsweitergabe. Diese Ziele können ohne eine Form von Messung kaum erreicht werden. « Ayres 1989a, S. xi

In diesem Abschnitt wird der SIPT beschrieben: sein Zweck, seine Entwicklung, seine Standardisierung, seine Validität (Gültigkeit) und seine Reliabilität (Zuverlässigkeit). Die psychometrischen Daten sind die Basis für die Interpretation der Ergebnisse (Ayres 1989b). Diese Testbatterie wurde entwickelt, um Kinder im Alter von 4;0 bis 8;11 Jahren, die mäßige Lern- oder Bewegungsschwierigkeiten aufweisen, klinisch besser zu verstehen. Die Subtests des SIPT entspringen einem neurobiologischen Modell, das primär Beziehungen zwischen der Verarbeitung taktiler, vestibulärer und propriozeptiver Reize, praktischen Fähigkeiten, Form- und Raumwahrnehmung, visuomotorischen und konstruktiven Fähigkeiten erklärt. Sie alle sind wesentlich für die Interaktion mit der Umwelt und die Verhaltensorganisation.

19.1 Liste der 17 Untertests

Die 17 Subtests der Testbatterie sind in ◘ Tab. 19.1. aufgelistet und kurz beschrieben.

19.2 Beschreibung der Subtests

Jeder der 17 Subtests des SIPT wird einzeln durchgeführt und ausgewertet; die ganze Testbatterie kann im Allgemeinen etwa eineinhalb Stunden durchgeführt werden. Die Ergebnisse werden von einem Computerprogramm berechnet (**Anmerkung der Übersetzerin:** Das Computerprogramm sollte inzwischen im Internet zur Verfügung stehen.)

Die Auswertung enthält komplexe statistische Vergleiche zwischen dem Muster des Testkindes und sechs verschiedenen Clustern (Mustern oder Störungsbildern).

Sämtliche Subtests des SIPT sind Leistungstests. Keiner erfordert verbale Antworten, und nur ein einziger ist (beabsichtigter Weise) stark vom auditiven Sprachverständnis abhängig. **Inhaltlich** können die SIPT-Subtests **vier überschneidenden Gruppen** zugeordnet werden (◘ Übersicht 19.1).

◘ **Übersicht 19.1. Vier Gruppen von SIPT-Subtests**
- Taktile, vestibuläre und propriozeptive Reizverarbeitung
- Form- und Raumwahrnehmung und visuomotorische Koordination
- Praxie
- Bilaterale Integration und Sequenzieren (BIS)

Der SIPT dient in erster Linie dazu, Cluster von Defiziten aufzudecken, zu beschreiben und zu erklären, die die Alltagsbewältigung beeinträchtigen. Er ist weniger dafür gedacht, Therapiefortschritte zu messen. Die meisten Untersuchungen der psychometrischen Eigenschaften des SIPT basieren auf dieser Annahme. Kimball (1990) untersuchte in einer Pilotstudie, ob der SIPT für die Messung von Behandlungserfolgen geeignet sei. 6 Monate vor und nach der Behandlung testete sie 19 Jungen zwischen 6 und 8 Jahren mit einer experimentellen Version des SIPT. Kimball gruppierte die SIPT-Subtests in vier Kategorien und fand in allen Gruppen außer der visuellen statistisch signifikante Veränderungen. Außerdem veränderten sich zwischen Erst- und Zweittest die diagnostischen Kategorien für 17 der 19 Testpersonen. Kimball schloss aus diesem Ergebnis, dass der SIPT im Gegensatz zu seinem Vorgänger, dem SCSIT (Southern California Sensory Integration Tests) durchaus ein sensitives Instrument für Veränderungen durch die Therapie ist. Diese Schlussfolgerung kann jedoch nicht als abgesichert angesehen werden, sondern müsste noch repliziert (wiederholt, bestätigt) werden.

19.2.1 Subtests, die die taktile, vestibuläre und propriozeptive Sinnesverarbeitung überprüfen

- Kinästhesie (KIN)
- Fingeridentifikation (FI)
- Graphästhesie (GRA)
- Lokalisierung von Berührungen (LTS)
- Postrotatorischer Nystagmus (PRN) und
- Balance im Stehen und Gehen (SWB)

19.2 Beschreibung der Subtests

Tab. 19.1. Die 17 SIPT-Subtests

Subtest Nr.	Kürzel	Name	Beschreibung
1	SV	Space Visualization	Räumliches Vorstellungsvermögen: Kind muss gedanklich Formen im Raum verdrehen
2	FG	Figure-Ground-Perception	Figur-Hintergrund-Differnzierung: Kind muss eine Gestalt vor einem Hintergrund erkennen
3	SWB	Standing u. Walking Balance	Balance (im Stehen und Gehen): verschiedene Balanceaufgaben (statisch und dynamisch)
4	DC	Design Copying (DC)	Formen abzeichnen: Kind muss verschiedene Formen abzeichnen (Teil 1 Punkteraster, Teil 2 frei)
5	PPr	Postural Praxis	Posturale Praxie (Bewegungsplanung): Kind muss Körperpositionen möglichst rasch imitieren
6	BMC	Bilateral Motor Coordination	Bilaterale (Bewegungs-)Koordination: Aufgaben zur geschmeidigen Koordination beider Körperseiten
7	PrVC	on Verbal Command (PrVC)	Praxie auf verbale Anweisung: Kind muss einfache Bewegungsanweisungen möglichst rasch umsetzen
8	CPr	Constructional Praxis	Konstruktive Praxie: Kind muss 2 3-dimensionale Vorlagen ohne Zeitdruck nachbauen
9	PRN	Postrotary Nystagmus	Postrotatorischer Nystagmus: reflektorische Augenbewegungen nach Drehung um die eigene Achse werden gemessen
10	Mac	Motor Accuracy	Visuomotorische Genauigkeit: Kind muss lange Linie mit Stift nachfahren
11	SPr	Sequencing Praxis	Sequenzieren (Ausführen von Bewegungsabfolgen): Kind muss zunehmend längere Bewegungsabfolgen mit Händen und Fingern nachmachen
12	OPr	Oral Praxis	Orale Praxie (Bewegungsplanung mit dem Mund): Kind muss Mund- und Zungenbewegungen imitieren
13	MFP	Manual Form Perception	Manuelles Formen erkennen (Stereognosie): Kind muss - ohne hinzusehen - Formen mit den Händen erkennen
14	KIN	Kinesthesia	Kinästhesie (Bewegungsempfindung): Kind muss eine Handbewegung, die es nur gespürt (nicht gesehen!) hat, wiederholen
15	FI	Finger Identification	Fingerdifferenzierung: Kind muss - ohne hinzusehen - erkennen, welcher Finger berührt wurde
16	GRA	Graphesthesia	Graphästhesie (gespürte Formen erkennen): Kind muss auf den Handrücken gezeichnete Formen, die es nicht gesehen hat, wiedergeben
17	LTS	Localisation of Tactile Stimuli	Lokalisieren von Berührungsreizen: Kind muss zeigen, wo es an den Unterarmen berührt wurde

Diese sechs Subtests beurteilen die Integration und Interpretation von Empfindungen aus den Nahsinnen (Körperwahrnehmung). Die taktilen Tests und der Subtest KIN können zu den somatosensorischen Subtests zusammengefasst werden. Alle fünf somatosensorischen Subtests werden ohne visuelle Kontrolle durchgeführt.

In den **somatosensorischen Subtests** wird das Kind angehalten, eher zu fühlen als zu sehen. Ein großer Karton, der die Arme und Hände abdeckt, hilft dem Kind, sich darauf zu konzentrieren, was es spürt. Berührt zu werden, ohne dass man es sieht, ist für manche Kinder unangenehm, obwohl keiner der taktilen Reize auch nur irgendwie weh tut. Reagiert das Kind auf diese Tests sehr negativ, wird dieses Verhalten als taktile Abwehr bezeichnet.

Die Leistung des Berührungssinnes wird in 3 Subtests gemessen:
- Bei **FI** muss das Kind auf den Finger zeigen, den die Therapeutin gerade berührt hat.
- Bei **GRA** muss das Kind mit seinem Finger die gleiche Form auf seinen Handrücken zeichnen, die ihm die Therapeutin aufgezeichnet hat.
- Bei **LTS** muss das Kind auf den Punkt auf Hand oder Unterarm zeigen, wo es von der Therapeutin leicht mit einem Spezialfilzstift berührt wurde.

KIN, PRN und SWB beurteilen bestimmte Aspekte der zentralnervösen Verarbeitung von vestibulären und propriozeptiven Sinnesinformationen:
- **KIN** misst die bewusste Wahrnehmung von Position und Bewegung der Arme und Hände ohne visuelle Kontrolle.
- Der **PRN**-Test ist vom Konzept her derselbe Test wie ihn Ayres 1975 unter dem Namen »Southern California Postrotary Nystagmus Test« (SCPNT) herausgebracht hatte. Die Normdaten wurden allerdings neu erhoben.
- Bei **PRN** notiert die Therapeutin die Dauer des okulomotorischen Reflexes nach Rotation um die eigene Achse. Sowohl untypisch hohe (verlängerter PRN) als auch untypisch niedrige Werte (verkürzter PRN) werden als abnormal betrachtet.
- Bei **SWB** werden statische und dynamische Balance mit offenen und geschlossenen Augen beurteilt. Die Balance hängt stark von der Integration von vestibulären und propriozeptiven Informationen ab und wurde deshalb in den SIPT einbezogen.

19.2.2 Subtests, die die Form- und Raumwahrnehmung und die visuomotorische Koordination überprüfen

- Räumliches Vorstellungsvermögen (SV)
- Figur-Grund-Wahrnehmung (FG)
- Manuelle Formwahrnehmung MFP
- Visuomotorische Genauigkeit (Mac)
- Formen abzeichnen (DC)
- Konstruktive Praxie (CPr)

Bei **SV** werden die visuelle Raumwahrnehmung und die Fähigkeit, zweidimensionale Objekte in der Vorstellung zu manipulieren (d. h, herum zu drehen), beurteilt. Das Kind muss entscheiden, welche von zwei Formen in die Ausnehmung eines Formbrettes passt. Da keine motorische Leistung erforderlich ist, handelt es sich bei diesem Subtest um einen reinen (d. h. bewegungsunabhängigen) visuellen Perzeptionstest und nicht um einen Visuomotoriktest. Die Therapeutin notiert auch, mit welcher Hand das Kind die Form ergreift. Daraus werden Informationen über die Handpräferenz und die Tendenz, die Mittellinie zu überkreuzen (d. h. die Relation zwischen dem Gebrauch der kontralateralen und der ipsilateralen Hand) gewonnen. Die von diesen Beobachtungen abgeleiteten Werte werden weiter unten im Zusammenhang mit den Tests zu BIS-Funktionen erörtert.

Bei **FG** muss das Kind visuell diskriminieren zwischen wesentlichen Objekten und einem rivalisierenden Hintergrund. Auch dieser Subtest ist bewegungsunabhängig, da das Kind nur mit dem Finger zeigen muss. Die Zeit, die das Kind für seine Entscheidung braucht, wird aufgezeichnet. So können getrennte Werte für die Leistung (Zahl der richtigen Antworten) und für die Lösungsgeschwindigkeit berechnet werden, sowie ein gewichteter Wert (wie gut ist die Leistung im Verhältnis zur Lösungsgeschwindigkeit).

Bei **MFP** wird eine taktil-kinästhetische Leistung (Stereognosie) überprüft. Das Kind muss ohne visuelle Kontrolle eine Plastikform identifizieren, die es in die Hand bekommt. In Teil 1 dieses Subtests muss das Kinder dazu die Abbildung der Form aus 15 Abbildungen heraussuchen und darauf zeigen. In Teil 2 benützt es die andere Hand, um aus 5 Formen die gleiche herauszusuchen.

Bei **Mac** wird die visuomotorische Koordination beurteilt. Das Kind muss mit einem roten Filzstift eine dicke, gebogene, gedruckte schwarze Linie nachfahren. Der Wert ergibt sich aus den Abweichungen des Kindes von der Linie gewichtet nach der Zeit, die das Kind braucht. für Für die bevorzugte und nicht bevorzugte Hand werden separate Werte berechnet, was einen Leistungsvergleich beider Hände ermöglicht.

Zusätzlich zu diesen vier Tests der visuellen und taktilen Wahrnehmung und Visuomotorik beurteilen zwei weitere Subtests, DC und CPr, die konstruktive Leistung, die auch Aspekte der Form- und Raumwahrnehmung beinhaltet. Sie werden später in diesem Kapitel beschrieben.

Bei **DC** wird auch die visuomotorische Koordination überprüft. **Anmerkung der Herausgeber:** Aufgrund der Ergebnisse ihrer Faktoren- und Clusteranalysen bezeichnete Ayres (1989b) diese Gruppe von Subtests als Tests der Visuopraxie.

Der Ausdruck »Visuopraxie« ist sozusagen der gemeinsame Nenner von Bewegungsplanung und visueller Wahrnehmung. Visuopraxie bezieht sich aber nicht auf die motorische Manifestation eines Praxiedefizits! Da dieser Begriff zu Verwirrung führen kann, raten wir eher davon ab, ihn zu verwenden. Besser ist es, die Testergebnisse in ihre Bestandteile zu zerlegen: Form- und Raumwahrnehmung, visuelles Konstruieren und visuomotorische Koordination.

19.2.3 Subtests, die die Praxie überprüfen

- Formen abzeichnen (DC)
- Konstruktive Praxie (CPr)
- Posturale Praxie (PPr)
- Praxie auf verbale Anweisung (PrVC)
- Sequenzielle Praxie (SPr) und
- Orale Praxie (OPr)

Praktische Fertigkeiten werden in sechs Bereichen überprüft. Zwei davon beurteilen in erster Linie visuell-konstuktive Leistungen:

Bei **DC** muss das Kind zweidimensionale Figuren erkennen und ihre Wiedergabe (Abzeichnen) planen und ausführen. In Teil 1 sind die Vorlagen Punktraster, in Teil 2 freie Figuren. Bewertet werden die räumliche Genauigkeit und bei jedem Item spezifische untypische Vorgehensweisen (z. B. entgegen der Schreibrichtung, Segmentieren einer Gestalt, Umkehrungen, Inversionen und Hinzufügungen). Eine detaillierte Beschreibung aller Beurteilungskriterien findet sich im SIPT-Handbuch (Ayres 1989b).

Bei **CPr** wird anhand zweier Aufgaben zum Nachbauen beurteilt, wie gut das Kind räumliche Beziehungen von Objekten (Bausteinen) analysieren und wiedergeben kann. Das Bauwerk des Kindes wird bezüglich verschieden schwerwiegender Fehler in der Platzierung der Bausteine (wie Verdrehung, Umkehrung, falscher Platz oder Auslassung) beurteilt.

Die wichtigsten Praxietests sind.
- Posturale Praxis (PPr)
- Praxie auf verbale Anweisung (PrVC)
- Sequenzielle Praxie (SPr)
- Orale Praxie (OPr).

Bei **PPr** wird beurteilt, wie rasch und exakt das Kind ungewöhnliche Körperpositionen planen und einnehmen kann, die die Therapeutin vorzeigt. Bei den meisten Items handelt es sich um Hand- und Armpositionen, aber auch der Kopf, der Rumpf und die Finger kommen ins Spiel. Zwar erfordert **PPr** eine visuelle Interpretation jeder vorgezeigten Position, jedoch ist keine visuelle Gedächtnisleistung erforderlich, da die Therapeutin die Position hält.

Bei **PrVC** muss das Kind verschiedene Positionen einnehmen, für die es von der Therapeutin eine kurze verbale Anleitung bekommt.

Bei **SPr** wird die Fähigkeit beurteilt, eine vorgezeigte Abfolge von uni- und bilateralen Hand- und Fingerpositionen wahrzunehmen, zu erinnern und selbst auszuführen.

Bei **Opr** muss das Kind Bewegungen mit der Zunge, den Lippen, den Wangen und dem Kiefer imitieren, die die Therapeutin vorgezeigt hat. Die meisten Items bestehen aus einer kurzen Abfolge von Bewegungen. **Anmerkung der Herausgeber:** Sowohl SPr als auch OPr überprüfen Aspekte des visuellen Interpretierens und des visuellen Gedächtnisses.]

19.2.4 Subtests, die bilaterale Integration und Sequenzieren überprüfen

- Orale Praxie (OPr)
- Graphästhesie (GRA)
- Sequenzielle Praxie (SPr)
- Balance (SWB)
- Bilaterale Bewegungskoordination (BMC)
- Räumliches Vorstellungsvermögen (SV)
- Kontralateraler Handgebrauch (SVCU)
- Handpräferenz (SVPHU)

Bei den Faktoren- und Clusteranalysen der SIPT-Daten zeigten fünf Subtests Zusammenhänge zur BIS (Bilateralintegration und Sequenzieren). Vier dieser Tests (OPr, SPr, GRA und SWB) wurden oben beschrieben. Der fünfte Test ist die bilaterale Bewegungskoordination (BMC). Bei BMC muss das Kind geschmeidige Bewegungsmuster der Hände und Füße nachmachen, die die Therapeutin vorgezeigt hat. Die Betonung liegt auf der reziproken Koordination von rechter und linker Körperseite.

Zwei weitere Subtestergebnisse zeigten Zusammenhänge zu BIS. Beide sind Teilergebnisse des Subtests SV und beziehen sich darauf, mit welcher Hand das Kind die Form ergreift: SVCU ist der Wert dafür, wie häufig das Kind die Mittellinie gekreuzt hat (d. h. die kontralaterale Hand eingesetzt hat), PHU sagt aus, wie häufig das Kind die als bevorzugte Hand (Schreibhand) angegebene Hand eingesetzt hat, um die Form in das Formenbrett zu legen.

19.3 Testentwicklung und Standardisierung

Der SIPT wurde über mehrere Jahrzehnte hinweg entwickelt. Anfangs wurden verschiedene klinische Verfahren aus der Neurologie, die zur Testung von Agnosie und Apraxie bei Personen mit erworbenen Hirnschäden eingesetzt werden, auf die Kinder mit minimaler Hirnfunktionsstörung oder Lernbehinderung angewandt. Aufgrund von statistischen Analysen wählte Ayres (1965, 1969) jene Verfahren aus, die:
- die nützlichsten klinischen Informationen lieferten,
- die höchsten Faktorladungen aufwiesen und
- die am besten zwischen Kindern mit und ohne Funktionsstörung unterschieden.

Die ursprünglichen Einzeltests wurden später zu einer Testbatterie zusammengefasst und unter dem Namen SCSIT (Ayres 1972a; 1980) herausgegeben. Lediglich der PRN-Test wurde als separater Test veröffentlicht, als SCPNT (Ayres 1975).

Der PRN-Test und 12 Subtests des SCSIT wurden im SIPT in überarbeiteter Form weiter verwendet. Die Entscheidung, welche Subtests in en SIPT Eingang finden sollten, basierte auf folgenden den in ◘ Übersicht 19.2 aufgelisteten Kriterien:

◘ **Übersicht 19.2. Kriterien für die Weiterverwendung von SCSIT-Subtests im SIPT**
- Ergebnisse der Faktoranalysen (Ayres 1966, 1972b, 1977; Silberzahn 1975).
- Aussagekraft des Subtests, um die Problemen der Kinder besser zu verstehen.
- Ergebnisse einer Studie von SII (Sensory Integration International).

Außerdem wurden vier neue Praxie-Subtests für den SIPT entwickelt. Die Auswahl der Testitems beruhte ihrer **Diskriminationsfähigkeit** zwischen Kindern mit und ohne Funktionsstörung sowie auf der **Interrater-Reliabilität** und auf der **Test-Retest-Reliabilität** in mehreren Pilotstudien.

Der SIPT wurde an etwa 2 000 Kindern in Nordamerika standardisiert. Es handelte sich um eine repräsentative Stichprobe für die Altersgruppe von 4;0 bis 8;11-Jährigen, die anhand des Bevölkerungsmikrozensus für die USA von 1980 zusammengestellt wurde. Die Anzahl der in jeder Region getesteten Kinder wurde aus der Zahl der laut Mikrozensus in diesem Gebiet lebenden 4- bis 14-Jährigen errechnet. Die ethnische Zusammenstellung der Normierungsstichprobe und das Verhältnis zwischen städtischer und ländlicher Bevölkerung wurden ebenfalls den Mikrozensuszahlen entnommen. Da auch in Kanada die SI-Therapie eingesetzt wird, wurde eine Gruppe kanadischer Kinder in die Standardisierung einbezogen

Die Analyse der Normdaten wurde in drei Schritten durchgeführt:
- Voranalysen, in denen die Ergebnisse auf Alters- und Geschlechtsunterschiede überprüft und Beurteilungs- und Abbruchkriterien für alle Tests festgelegt wurden.
- Berechnung von Mittelwerten und Standardabweichungen einschließlich der Überprüfung, ob Entwicklungstrends vorliegen und ob die Testergebnisse aller Subtests normal verteilt sind.
- Bestimmung der Diskriminationsfähigkeit jedes Subtests zwischen Kindern mit und ohne Störung.

Die Voranalysen ergaben, dass in allen Subtests bis auf MFP und PRN Geschlechtsunterschiede auftreten. Deshalb wurden für Jungen und Mädchen getrennte Normen berechnet. Auch das Alter hatte signifikante Auswirkungen auf sämtliche Subtestergebnisse mit Ausnahme von PRN. Aus den Entwicklungskurven wurde die optimale Altersunterteilung in 4-Monatsintervallen für die jüngeren Kinder und in 6-Monatsintervallen für Kinder ab 6;6 Jahren abgeleitet. Für alle 12 Altersgruppen wurden separate Normen für Jungen und Mädchen entwickelt, die der Normalverteilung entsprechen. Mittelwerte und Standardabweichungen wurden für jede einzelne Altersgruppe berechnet, so dass das Ergebnis jedes Kindes in Relation zur durchschnittlichen Leistung von Kindern desselben Alters und Geschlechts steht.

Ayres legte Abbruchkriterien für die einzelnen Subtests fest, damit man Kinder nicht unnötig mit Aufgaben belastete, die sie außerstande zu lösen sind. Da die Items der meisten Subtests einen wachsenden Schwierigkeitsgrad haben, war es möglich, für acht der 17 Subtests entsprechende Kriterien zu bestimmen. Eine Abbruchregel wurde nur dann festgelegt, wenn dadurch die Vorhersagevalidität nicht entscheidend gesenkt wurde.

Für die meisten Subtests werden Teilergebnisse (z. B. Zeit und Genauigkeit) ausgeworfen. Tempo und die Richtigkeit der Lösung beeinflussen einander; dies ist differenzialdiagnostisch bei bestimmten Diagnosegruppen (z. B. bei Kindern mit Aufmerksamkeitsdefizit) von besonderem Interesse. Bei mehreren Subtests wird deshalb ein »time adjusted score« ausgeworfen, d. h. ein Ergebnis, bei dem die Lösungszeit berücksichtigt ist. Die optimale statistische Gewichtung für Zeit und Genauigkeit musste anhand der Normierungsstichprobe errechnet werden. Sie ist für Kinder mit und ohne Funktionsstörung in allen 12 Altersgruppen unterschiedlich.

19.3.1 Validität des SIPT

Die Validität (Gültigkeit) eines Tests sagt etwas darüber aus, wie gut aus den Testergebnissen Schlüsse gezogen und Aussagen über zukünftige Entwicklungen getroffen werden können. Es gibt zwei Arten, wie die Validität eines Tests belegt werden kann: **konstruktbezogen** (d. h. durch Erklärung des zugrunde liegenden Konstruktes anhand von Literatur und Forschung) und **kriteriumsbezogen** (im Vergleich mit anderen Tests, die ähnliche Konstrukte messen). Um die Einflüsse von Alters- und Geschlechtsunterschieden auf die Schätzungen der Gültigkeit des SIPT auszuschalten, wurden alle Analysen mit Hilfe von Standardwerten durchgeführt.

Konstruktvalidität

Ayres' Faktoren- und Clusteranalysen sind die Grundlage für die Identifizierung von relevanten sensorisch-integrativen Prozessen und für die Zuordnung zusammenhängender Verhaltensmerkmale zu theoretischen Konstrukten (Störungsbildern).

> **Exkurs**
>
> Die **Faktoranalyse** ist eine statistische Technik, mit der Subtests identifiziert werden, zwischen denen in der Stichprobe Zusammenhänge (Korrelationen) auftreten. Korrelieren z. B. alle Tests, die die Form- und Raumwahrnehmung prüfen (d. h. sie sind demselben Faktor zuzuordnen), dann ist zu erwarten, dass ein Kind nicht nur bei einem dieser Tests schwach abschneidet, sondern bei allen (s. ▶ Kap. 1).
>
> Die **Clusteranalyse** ist ein ähnliches statistisches Verfahren. Es wird jedoch verwendet, um Gruppen von Kindern zu identifizieren, die ähnliche Muster von Ergebnissen (d. h. Testprofile) aufweisen.

In diese Analysen wurden Daten des SIPT, des SCSIT und der verwandten »Klinischen Beobachtungen« einbezogen. Bei der Interpretation der Ergebnisse benennt der Studienautor die Faktoren oder Cluster.

Ayres' frühe Faktoranalysen

Eine frühe Faktoranalyse (Ayres 1965) der Ergebnisse von einhundert 6- und 7-jährigen Kindern bei einer Reihe von sensomotorischen Tests ergab vier Faktoren, die Ayres folgendermaßen benannte (◘ Übersicht 19.3):

> **◘ Übersicht 19.3. Vier Faktoren aus Ayres' Faktorenanalyse von 1965**
> — **Entwicklungsdyspraxie** – Tests, die die taktile Perzeption und die Bewegungsplanung prüften, zeigten auf diesem Faktor hohe Faktorenladungen.
> — **Defizit der Form- und Raumwahrnehmung** – Tests, die die visuelle und taktile Form- und Raumwahrnehmung und die Kinästhesie prüften, zeigten auf diesem Faktor hohe Faktorenladungen.
> — **Defizit der Bilateralintegration** – Tests, die die Mittellinienkreuzung und die bilaterale Bewegungskoordination prüften, zeigten auf diesem Faktor die höchsten Faktorenladungen.
> — **Taktile Defensivität** – Tests, bei denen taktiles Abwehrverhalten, Ablenkbarkeit und schwache taktile Leistung zutage traten, zeigten auf diesem Faktor hohe Faktorenladungen.

In den Ergebnissen einer parallelisierten Stichprobe (d. h. hinsichtlich Alter und Geschlecht gleich verteilte Stichprobe) von 50 normal entwickelten Kindern fanden sich keine ähnlichen Faktoren.

In einer Folgestudie an 4- bis 8-jährigen Kindern fand sich bei 92 Kindern (darunter einige mit leichten Funktionsstörungen) ein »somatomotorischer Faktor«, auf dem Tests zur taktilen Wahrnehmung, Kinästhesie und Bewegungsplanung luden. Dieser Faktor trat bei den 164 normal entwickelten Kindern nicht auf (Ayres 1966). Eine Faktoranalyse (Ayres 1969), bei der mittels Q-Technik je 64 klinische Beobachtungen von 36 lernbehinderten Kindern (Durchschnittsalter 8;1 Jahre bei STA 11 Monate) analysiert wurden, erweiterte das Muster der bilateralen Integrationsstörung: In dieser Analyse zeigten sich statistische Zusammenhänge zwischen den posturalen und okulären Reaktionen aus den klinischen Beobachtungen und den Ergebnissen der bilateralen Integrationstests.

In einer Faktoranalyse von 1972 an 148 Kindern mit Lernbehinderung (durchschnittliches Alter 7;7 Jahre bei STA 1 Jahr) konnten die taktile, propriozeptive und visuelle Verarbeitung die Varianz der Testergebnisse zur sensorischen Integration, psycholinguistischen Leistung, Schulleistung, Intelligenz und postural-okulären Reaktionen erklären. Bewegungsplanung, Hyperaktivität und taktile Defensivität zeigten enge Zusammenhänge. Zwischen den Ergebnissen der psycholinguistischen - und Intelligenztests bestanden starke Korrelationen (Ayres 1972b).

Der enge Zusammenhang zwischen Praxie und taktiler Diskrimination wurde in einer späteren Analyse bestätigt, in der posturale und okuläre Funktionen wieder Varianz erklärten. Auditiv-sprachliche Fähigkeiten luden in dieser Analyse auf einem unabhängigen Einzelfaktor (Ayres 1977).

In einer Studie gingen Ayres et al. (1987) der Frage nach, ob es verschiedene Arten von Dyspraxie gibt. Die Ergebnisse von 182 Kindern mit einer bekannten Funktionsstörung (Durchschnittsalter 78 Monate; STA 17,4 Monate) aus dem SCSIT, mehreren auditiv-sprachlichen Tests, Beobachtungen von posturalen und okulomotorischen Funktionen, einem Nachbautest und Vorformen einiger Subtests des SIPT (PrVC, OPr und SPr) wurden analysiert. PrVC, OPr, SPr, Nachbauen und sämtliche SCSIT-Subtests außer bilaterale Koordination luden hoch auf einem Hauptfaktor: Praxie. Andere Tests (PRN, Extensions- und Flexionsmuster, räumliches Vorstellungsvermögen und Mittellinienkreuzung) zeigten keine Zusammenhänge mit diesem Faktor.

Die auditiv-sprachgebundenen Tests machten einen zweiten Faktor aus. Auf diesem Faktor zeigten PrVC und SPr Ladungen über 0,30.

Die Fähigkeit, die beiden Körperhälften bei Bewegungsabfolgen (sequenziellen Bewegungen) zu integrieren, lud auf einem dritten Faktor, der sich aus größeren Ladungen der Tests BMC, OPr und SPr ergab.

Für Ayres et al. (1987) bestätigten die Ergebnisse weder eindeutig die Existenz einer einheitlichen »Dyspraxie« noch das Vorliegen verschiedener Arten von Dyspraxie. Vielmehr unterstützten die Daten die Vorstellung einer generellen praktischen Funktion mit verschiedenen Teilaspekten, die sich in beobachtbaren praktischen Fertigkeiten zeigen, sowie eines Zusammenhangs zwischen Praxie und visueller Wahrnehmung. In sämtlichen Studien zum SIPT zeigte sich tendenziell, dass auditiv-sprachliche Leistungen weniger mit weniger mit Körperwahrnehmung und sensorischer Integration zusammenhängen als visuell-perzeptive Leistungen.

Insgesamt ergaben sich aus Ayres´ faktoranalytischen Studien die folgenden Konstrukte, die Grundannahmen der SI-Theorie sind (Übersicht 19.4).

> **Übersicht 19.4. Theoretische Konzepte, die sich aus Ayres´ faktorenanalytischen Studien ableiten**
> - Zusammenhang zwischen **taktil-kinästhetischer Diskrimination und Praxie** (Somatopraxie): taktil-kinästhetische Defizite gehen mit Schwächen in der Praxie einher
> - **Form- und Raumwahrnehmung**
> - Zusammenhang zwischen **postural-okulären Leistungen und bilateraler Integration** (definiert durch bilaterale Bewegungskoordination, rechts-links Diskrimination und Mittellinienkreuzung)
> - **Taktile Defensivität** (dieses Konstrukt wird jedoch nicht direkt vom SIPT gemessen)
> - **Generelle sensorische Verarbeitungsstörung**: dieses »allgemeinere« Konstrukt zeigte sich in ein paar Studien. Es ist definiert durch Schwächen der:
>   - vestibulären, propriozeptiven und taktilen Verarbeitung
>   - Praxie
>   - bilateralen Integration
>   - Form- und Raumwahrnehmung und
>   - akademischer Leistungen

Faktoranalysen zum SIPT

Ayres führte zahlreiche Faktoranalysen von SIPT-Ergebnissen durch, um die Konstrukte, die sich ergaben, genauer erklären zu können.

> **Exkurs**
>
> Im Folgenden werden nur Faktorladungen größer gleich 0,35 berücksichtigt.

Normierungsstichprobe

Eine Hauptfaktorenanalyse mit einem Vier-Faktoren-Modell, die an den Normierungsdaten des SIPT durchgeführt wurde, ergab zwei Gruppen von Subtests:
- Visuopraxie
- Somatopraxie

Der Ausdruck **Somatopraxie** wurde gewählt aufgrund des Zusammenhangs zwischen der somatosensorischen (taktil-propriozeptiven) Verarbeitung und der Bewegungsplanung. Auf dem Faktor »Somatopraxie« luden jene Subtests am höchsten, bei denen es um Bewegungsplanung mit dem Mund und dem ganzen Körper, bilaterale Koordination, Imitieren von Bewegungsabfolgen, Balance, Graphästhesie und Fingeridentifikation geht.

Der Ausdruck **Visuopraxie** drückt die Verbindung zwischen Praxie und visueller Wahrnehmung aus, von der Ayres früher ausging (Ayres et al 1987). Auf dem Faktor »Visuopraxie« luden jene Subtests am höchsten, bei denen es um Konstruieren, räumliches Vorstellungsvermögen, Abzeichnen, Stereognosie und Umsetzen von Bewegungsanweisungen geht.

Als dritter Faktor tauchte »**vestibuläre, taktile und propriozeptive Verarbeitung**« auf. Auf diesem Faktor luden jene Subtests am höchsten, bei denen es um den vestibulo-okulären Reflex (PRN), Kinästhesie, Lokalisation von Berührungen auf den Fingern und Armen geht.

Der vierte Faktor war »**Kinästhesie und motorische Genauigkeit**«. Auf diesem Faktor lud der Subtest »Posturale Praxie« negativ.

Kinder mit Funktionsstörung

Eine Hauptfaktorenanalyse des SIPT an 125 Kindern mit Lern- oder sensorisch-integrativen Defiziten (Durchschnittsalter 7;3 Jahre; STA 1 Jahr) ergab fünf verschiedene Muster von sensorisch-integrativen Problemen (Gruppe 1-5) und ein Muster für normale sensorisch-integrative Funktion (Gruppe 6). Die Ergebnisse dieser Analyse sind in ◘ Tab. 19.2 dargestellt.

Der **erste Faktor**, der den größten Teil der Varianz erklärte, ergab sich aus den Subtests sequenzielle und orale Praxie, bilaterale Koordination, Graphästhesie, Balance und manuelle Formwahrnehmung.

Auf dem **zweiten Faktor** lud PRN stark positiv und Praxie auf verbale Anweisung stark negativ. Diese Beziehung sagt aus, dass Probleme beim Umsetzen von Bewegungsanweisungen mit einem verlängerten Nystagmus einher gehen. Diese Beziehung stimmt mit einer früheren Faktoranalyse (Ayres 1977) überein, in der der SCPNT und Figur-Grund-Differenzierung deutlich negative Ladungen auf einem auditiv-sprachlichen Faktor hatten.

Der **dritte Faktor** stellte eine Beziehung zwischen somatosensorischer Verarbeitung und oraler Praxie, Lokalisieren von Berührungsreizen und Kinästhesie.

Der **vierte Faktor**, Visuopraxie, wurde am besten durch die Subtests zur Form- und Raumwahrnehmung und zum visuellen Konstruieren (Abzeichnen und Nachbauen) repräsentiert.

Der **fünfte Faktor**, Somatopraxie, ergab sich aus den hohen Ladungen von drei Praxietests (posturale Praxie, konstruktive Praxie und orale Praxis) und eines taktilen Tests (Graphästhesie).

Kinder mit und ohne Funktionsstörung

Eine kombinierte Stichprobe von 176 normal entwickelten und 117 dysfunktionalen Kindern mit Lern- oder sensorisch-integrativen Defiziten (durchschnittliches Alter 7;3 Jahre; STA 1;0 Jahr) wurde einer Hauptfaktorenanalyse unterzogen.

Als **erster Faktor** stellte sich Somatopraxie oder BIS mit höchsten Ladungen von oraler Praxie, Graphästhsie, bilaterale Koordination, sequenzielle Praxie und Balance heraus. Praxis auf verbale Anweisung und posturale Praxie zeigten mäßige Ladungen auf diesem Faktor.

Als **zweiter Faktor** wurde Visuopraxie identifiziert mit höchsten Ladungen von räumlichem Vorstellungsvermögen, Figur-Grund-Differenzierung, Abzeichnen, motorische Genauigkeit und konstruktive Praxis.

Der **dritte Faktor**, vestibuläre Funktion, wurde durch eine hohe Ladung von PRN definiert.

Als **vierter Faktor** wurde die somatosensorische Verarbeitung mit höchsten Ladungen für Lokalisation von Berührungsreizen und Kinästhesie identifiziert.

Insgesamt führten diese Faktoranalysen zur Identifizierung von vier Faktoren (◘ Übersicht 19.5).

◻ **Tab. 19.2.** Faktorenanalyse der SIPT-Ergebnisse von 125 Kindern mit Lern- oder sensorisch-integrativen Defiziten

Subtest	Faktor 1 BIS	Faktor 2 Praxie auf verbale Anweisung	Faktor 3 Somatosensorische Verarbeitung und orale Praxie	Faktor 4 Visuopraxie	Faktor 5 Somatopraxie
SV	–0,08	–0,11	–0,08	0,64	0,30
FG	0,20	–0,36	0,05	0,54	–0,02
MFP	0,38	–0,10	0,12	0,20	0,17
KIN	0,24	0,13	0,74	0,02	–0,14
FI	0,24	0,31	–0,07	0,37	0,30
GRA	0,57	0,09	–0,03	–0,04	0,42
LTS	–0,27	–0,11	0,83	0,04	0,09
PrVC	0,32	–0,59	0,14	0,06	0,14
DC	0,18	0,00	0,06	0,67	0,06
CPr	0,07	–0,07	0,10	0,38	0,54
PPr	–0,07	–0,03	–0,02	0,07	0,89
Opr	0,40	0,00	0,37	–0,22	0,51
SPr	0,78	0,04	–0,02	0,04	0,08
BMC	0,69	–0,31	–0,04	0,07	–0,10
SWB	0,54	0,15	0,16	0,26	–0,07
Mac	–0,03	0,20	0,09	0,78	–0,11
PRN	0,06	0,76	0,04	0,07	0,01
Faktorenkorrelationen: 2	–0,08				
3	–0,26	0,04			
4	–0,37	0,00	0,18		
5	–0,34	0,08	0,16	0,31	

19.3 Testentwicklung und Standardisierung

> **Übersicht 19.5. Faktoren, die sich in den Faktorenanalysen zum SIPT ergaben**
> 1. Visuopraxie (Form- und Raumwahrnehmung, visuelles Konstruieren und visuomotorische Koordination).
> 2. Somatopraxie BIS.
> 3. Praxie auf verbale Anweisung gepaart mit einem verlängerten postrotatorischen Nystagmus.
> 4. Vestibuläre, propriozeptive und taktile Verarbeitung: dieser Faktor tauchte in mehreren Analysen auf und legte die Annahme nahe, dass ein Defizit der sensorischen Verarbeitung zugrunde liegt.
> **Anmerkung d. Herausgeber**: Ayres benannte diesen sensorischen Verarbeitungsfaktor unterschiedlich.

Clusteranalysen zum SIPT

An derselben Stichprobe von 117 Kindern mit Funktionsstörungen und 176 normal entwickelten Kindern wurde eine Clusteranalyse durchgeführt, um Gruppen von Kindern herauszukristallisieren, deren SIPT-Ergebnisse ähnliche Profile aufweisen. Ayres bezog sowohl Kinder mit als auch Kinder ohne Funktionsstörung in die Stichprobe ein um sicherzustellen, dass die Cluster zwischen normaler und gestörter Funktion diskriminieren könnten.

Es wurde mit einem Modell gearbeitet, das zwei bis 10 Cluster ergeben sollte; sowohl nach statistischen als auch nach klinischen Kriterien erwies sich eine Lösung mit sechs Clustern (typischen Profilen) als passendste. Bei Lösungen mit mehr als sechs Gruppen waren die einzelnen Gruppen sehr klein (manche nur durch zwei bis drei Kinder vertreten); Lösungen mit weniger als sechs Gruppen kombinierten Profile (Störungsbilder), die theoretisch und klinisch aber unterschieden werden können.

Die im Sechs-Cluster-Modell gefundenen Profile bezeichnete Ayres wie in Übersicht 19.6 beschrieben.

> **Übersicht 19.6. Profile, die sich aus den Clusteranalysen ergeben**
> - Unterdurchschnittliche BIS
> - Generalisierte sensorisch-integrative Funktionsstörung
> - Visuo- und Somatodyspraxie
> - Unterdurchschnittliche sensorische Integration und Praxie
> - Dyspraxie auf verbale Anweisung
> - Überdurchschnittliche sensorische Integration und Praxie

Die Mittelwerte und Standardabweichungen für jede Gruppe sind in Tab. 19.3 angegeben.

Profil 1: Unterdurchschnittliche Bilateralintegration und Sequenzieren (BIS)

> **Wichtig**
>
> Störungsbild mit sensorischer Basis.

Rund 19% der Kinder der Stichprobe zeigten dieses Muster. Diese Gruppe erzielte in den meisten Subtests durchschnittliche Werte, nur in den fünf Subtests, die mit BIS verbunden werden (d. h. orale Praxie, Graphästhesie, Balance, sequenzielle Praxie und bilaterale Koordination) lagen ihre Ergebnisse unter dem Altersdurchschnitt. Auch in posturaler Praxie waren die Ergebnisse unterdurchschnittlich. Da dieser Subtest in der Faktoranalyse aber nicht aufgetaucht war, wird angenommen, dass er weniger wichtig ist.

Profil 2: Generalisierte sensorisch-integrative Funktionsstörung

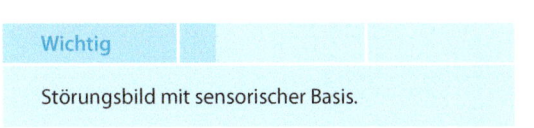

> **Wichtig**
>
> Störungsbild mit sensorischer Basis.

Etwa 12% der Kinder der Stichprobe zeigten dieses Profil in ihren SIPT-Ergebnissen. Sie hatte sehr schwache Ergebnisse in sämtlichen Subtests außer im Lokalisieren von Berührungsreizen und PRN.

Tab. 19.3. Mittelwerte und Standardabweichungen der sechs Clustergruppen

Sub-test	Gruppe 1 Unterdurchschnittliche BIS M	STA	Gruppe 2 Generalisierte SI-Störung M	STA	Gruppe 3 Visuo- und Somato-dyspraxie M	STA	Gruppe 4 Unterdurchschnittliche SI und Praxis M	STA	Gruppe 5 Dyspraxie auf verbale Anweisung M	STA	Gruppe 6 überdurchschnittliche SI und Praxis M	STA
SV	−0,03	0,67	−1,36	0,79	−0,90	0,80	−0,32	1,03	−0,48	0,87	0,54	0,60
FG	0,03	1,02	−1,35	1,04	−0,60	0,70	−0,30	1,08	−0,81	0,76	0,60	0,89
SWB	−0,13	0,87	−1,60	0,97	−0,65	1,04	−0,09	1,17	−0,57	0,72	0,36	0,85
DC	−0,34	0,96	−1,60	1,50	−1,20	1,21	0,14	0,74	−0,78	1,20	0,14	0,96
PPr	0,01	0,93	−1,40	0,97	−1,02	1,12	−0,51	1,01	−0,41	0,67	0,43	0,77
BMC	−0,81	0,93	−2,13	0,88	−1,01	0,91	−0,08	0,93	−0,72	0,80	0,42	0,86
PrVC	−0,24	1,04	−0,66	1,31	−0,41	0,92	−0,43	1,14	−0,12	1,09	0,61	0,81
CPr	0,18	0,66	−2,41	0,84	−0,15	0,68	−0,08	0,93	−2,38	0,76	0,56	0,49
Mac	−0,02	0,74	−2,11	0,62	−1,61	0,81	−0,43	0,96	−1,07	1,00	0,74	0,74
OPr	0,16	0,69	−1,58	1,05	−0,88	0,71	0,07	0,62	−0,53	0,58	0,53	0,64
SPr	−0,52	0,95	−2,14	0,93	−0,98	1,13	−0,55	0,93	−0,76	0,88	0,53	0,90
MFP	−0,94	0,99	−2,20	0,72	−0,47	0,89	0,13	0,77	−1,04	0,83	0,24	0,86
KIN	−0,66	0,90	−2,06	0,74	−1,21	0,84	−0,42	0,66	−1,44	0,97	0,41	1,03
FI	−0,46	0,79	−1,46	0,72	−1,11	0,94	−0,24	1,07	−1,56	0,59	0,47	0,99
GRA	−0,77	0,79	−2,28	0,63	−1,28	0,94	0,12	0,77	−1,17	0,85	−0,49	1,05
LTS	−0,17	0,65	−1,03	0,48	−0,98	0,39	−0,19	0,73	−0,70	0,45	0,21	0,83
PRN	−0,36	0,88	−0,48	0,84	−0,63	0,78	0,11	0,78	0,47	0,84	0,09	0,71

M = Mittelwert
STA = Standardabweichung

Profil 3: Visuo- und Somatodyspraxie

> **Wichtig**
>
> Störungsbild mit sensorischer Basis.

Bei 12% der Kinder der Stichprobe wurde dieses Muster identifiziert. Auch diese Kinder hatten unterdurchschnittliche Ergebnisse in allen Subtests, jedoch waren ihre Leistungen deutlich besser als jene der Gruppe mit einer generalisierten Funktionsstörung.

Profil 4: Unterdurchschnittliche sensorische Integration und Praxie

> **Wichtig**
>
> Kein Störungsbild (lediglich Schwächen).

Etwa 24% der Gesamtstichprobe gehörten dieser Gruppe an. Ihre SIPT-Ergebnisse lagen leicht unter dem Mittelwert, wobei die schwächsten Ergebnisse (aber immer noch innerhalb der Norm) in den Subtests posturale Praxis, Fingeridentifikation, sequenzielle Praxie, Abzeichnen und Lokalisieren von Berührungsreizen auftraten.

Profil 5: Dyspraxie auf verbale Anweisung

> **Wichtig**
>
> Störungsbild ohne sensorische Basis (kortikales Problem).

Bei etwa 10% der Kinder der Gesamtstichprobe trat ein Profil zutage, das gekennzeichnet war von sehr niedrigen Werten in Praxie auf verbale Anweisung und einem untypisch hohen Wert in PRN (d. h. einem deutlich verlängerten Augenreflex); die Ergebnisse in den anderen Subtests lagen im durchschnittlichen oder unterdurchschnittlichen Bereich. Diese Gruppe hatte auch niedrige Werte in bilateraler Koordination, sequenzieller Praxie, Balance, Abzeichnen und oraler Praxie.

Profil 6: Überdurchschnittliche sensorische Integration und Praxie

> **Wichtig**
>
> Kein Störungsbild

24% der Kinder der Stichprobe zeigten ein Profil mit gut durchschnittlichen bis überdurchschnittlichen Ergebnissen in allen SIPT-Subtests.

◘ Tab. 19.4 zeigt, wie normal entwickelte Kinder, Kinder mit Lernbehinderungen und Kinder mit sensorisch-integrativen Defiziten auf die sechs Clustergruppen verteilt waren. Erwartungsgemäß liegen die Ergebnisse der meisten normal entwickelten Kinder im Durchschnittsbereich (entweder tendenziell über- oder unterdurchschnittlich). 88% der normal entwickelten Kinder fielen in eine der drei Gruppen »überdurchschnittliche SI und Praxie« (37%), »unterdurchschnittliche SI und Praxie« (30%) und »unterdurchschnittliche BIS« (21%).

Im Gegensatz dazu fielen nur 3% der Kinder mit Lernbehinderungen oder sensorischen Integrationsstörungen in die überdurchschnittliche Gruppe und 29% in die beiden unterdurchschnittlichen Gruppen. Die Übrigen zeigten eines der drei dysfunktionalen Profile: mehr als 27% entsprachen der »generalisierten sensorischen Integrationsstörung«, 68% der Kinder mit Lernbehinderungen oder sensorischer integrativer Funktionsstörung. Faktoranalysen der Daten von Kindern mit Funktionsstörungen zeigten, dass in den BIS-Cluster offenbar sowohl normale Kinder als auch Kinder mit Funktionsstörungen fallen.

Konfirmatorische Faktorenanalysen

In jüngerer Zeit wurde eine groß angelegte Untersuchung von SIPT-Daten durchgeführt (Mulligan 1998), um die am häufigsten von Ayres identifizierten Faktoren zu bestätigen und die Kritik an ihren kleinen Stichproben zu entschärfen (Cummins 1991). Sie wandte eine konfirmatorische Faktoranalyse auf Daten von mehr als 10.000 Kindern an, davon etwa 1 000 mit Lernbehinderungen. Ausgehend von Ayres' Arbeiten nahm Mulligan zunächst ein Fünf-Faktorenmodell an (◘ Übersicht 19.7).

Tab. 19.4. Verteilung von normal entwickelten Kindern, Kindern mit Lernbehinderungen und Kindern mit sensorisch-integrativen Defiziten auf die sechs Clustergruppen

Stich-probe	Gruppe 1 Unterdurchschnittliche BIS	Gruppe 2 Generalisierte SI-Störung	Gruppe 3 Visuo- und Somatodyspraxie	Gruppe 4 Unterdurchschnittliche SI und Praxie	Gruppe 5 Dyspraxie auf verbale Anweisung	Gruppe 6 überdurchschnittliche SI und Praxie	Gesamt
Normale Kinder	36	2	13	54	6	65	176
Lernbehinderung	11	28	13	13	21	3	89
SI-Störung	8	4	9	4	2	1	28
Gesamt	55	34	35	71	29	69	293

Übersicht 19.7: Die fünf Faktoren, die nach Ayres eine sensorische Integrationsstörung ausmachen können
- BIS
- Postural-okuläre Bewegungskontrolle
- Somatosensorische Verarbeitung
- Somatopraxie
- Visuopraxie

Mulligan berücksichtigte weder:
- die sensorische Modulation, da der SIPT dazu keine Aussage liefert, noch
- »Praxie auf verbale Anweisung«, da diese für eine höhere kortikale (linkshemisphärische) Störung gehalten wird und nicht für eine sensorisch-integrative Dysfunktion.

Obwohl Mulligan das Fünf-Faktorenmodell nicht für gänzlich unpassend hielt, fand sie doch einige Schwächen wie niedrige Faktorladungen und starke Korrelationen unter Faktoren. Daher führte sie eine **explorative Faktoranalyse** durch, um herauszufinden, welche Lösung am genauesten auf die Daten zuträfe.

Mulligan entwickelte zwei Lösungen, die beide die Daten besser darstellen als das von Ayres vorgeschlagene Modell.

Ihre erste Lösung ist ein Modell mit vier Faktoren erster Ordnung, die sie folgendermaßen benannte:
1. Visuell-perzeptiv
2. Bilaterale Integration
3. Somatosensorik
4. Praxie

Da zwischen diesen Faktoren aber hohe Korrelationen bestanden, suchte sie nach einer besseren Erklärung und entwickelte ein **Vier-Faktorenmodell mit einem übergeordneten Faktor**. Diesen Faktor zweiter Ordnung bezeichnete sie als »generalisierte Praxiestörung«; die vier ersten Faktoren blieben sehr ähnlich. **Anmerkung d. Herausgeber:** Mulligan benannte den übergeordneten Faktor später in »generalisierte sensorische Integrationsstörung« um.

Mit Hilfe dieses Modells zweiter Ordnung führte Mulligan wieder konfirmative Faktoranalysen am Originaldatensatz sowie an einer Untergruppe von Kindern mit Lernbehinderungen durch. Die Ergebnisse beider Gruppen waren der explorativen Faktoranalyse sehr ähnlich. Daraus zog sie den Schluss, dass dieses Modell das beste von drei Modellen zur sensorischer Integration darstellte. Mulligans Modell ist in Abb. 1.7 dargestellt.

Mulligan fand einige interessante Punkte, die die SI-Theorie und die Weiterentwicklung des SIPT betreffen (Übersicht 19.8).

19.3 Testentwicklung und Standardisierung

> **Übersicht 19.8: Interessante Implikationen von Mulligans großer Faktorenanalyse (1998)**
> - Mulligan fand kein Muster, das mit **postural-okulärer Bewegungskontrolle** verbunden war. Dies ist wahrscheinlich darauf zurückzuführen, dass der SIPT kaum Messungen dieser Funktion enthält. Dieses Ergebnis bestätigt erneut, dass klinische Beobachtungen von posturalen Funktionen unbedingt in die Beurteilung der sensorischen Integration einbezogen werden müssen, wie dies bereits Ayres (1989) und Fisher u. Bundy (1991) forderten.
> - Mulligan fand keine Beweise für den Faktor »**Somatopraxie**«. Dieses Ergebnis überraschte, weil Ayres wiederholt Zusammenhänge zwischen Praxie und Somatosensorik gefunden hatte. Mulligan schloss, dass Kinder mit schwachen Werten in taktilen und Praxie-Subtests am genauesten als »generalisierte Praxiestörung mit Schwächen in der Praxie und somatosensorischen Verarbeitung« beschrieben würden (Mulligan 1998, S. 825).
>   **Anmerkung d. Herausgeber:** Dies sollte generell für Berichte über sensorisch-integrative Funktionen gelten: dass sowohl das praktische Problem als auch seine angenommene Basis beschrieben wird.
> - Schließlich erwog Mulligan die Möglichkeit einer **Testverkürzung**. Sie schlug vor, folgende Subtests aus der Testbatterie herauszunehmen, um den Test effizienter zu machen:
>   - PRN, KIN, SWB und Mac, da sie kein Muster unterstützen
>   - FG wegen seiner niedrigen Test-Retest-Reliabilität.

Die Ergebnisse von Mulligans Studie sind durchaus ernst zu nehmen, da es die größte existierende Untersuchung an SIPT-Daten ist. Eine Limitierung ihrer Studie besteht darin, dass sie die explorative und die konfirmative Faktoranalyse an derselben Stichprobe durchgeführt hat. Deshalb muss ihre Arbeit auch mit Vorsicht betrachtet werden, solange sie nicht bestätigt wurde. Weitere Forschung ist jedenfalls erforderlich.

Kriteriumsvalidität

Da der SIPT zur Vorhersage, d. h. Entdeckung, Beschreibung und Erklärung von zukünftigen Entwicklungsauffälligkeiten konzipiert ist, ist die Kriteriumsvalidität von Bedeutung. Zusammenhänge können natürlich nicht einfach kausal erklärt werden (d. h. dass die gefundenen Defizite als unmittelbare Ursachen der Probleme angesehen werden). Es gibt generell wenige Tests, die mit dem SIPT vergleichbar wären und sensorisch-integrative und praktische Leistungen überprüfen. Eine Arbeit liegt vor, bei der die komplette Testbatterie mit einzelnen Subtests verglichen wurde, um zu überprüfen, ob sie dasselbe Konstrukt prüfen. Auf diese Art lassen sich aus den Testprofilen der Testkinder mit bekannten Diagnosen Schlüsse darüber ziehen, welche Bedeutung dieses Testergebnis für das Leben des Kindes hat. Ältere Studien zum SCSIT und SCPNT anhand verschiedener Populationen geben hier nützliche Aufschlüsse.

Vergleich von Diagnosegruppen

In ▶ Tab. 19.5 sind die Mittelwerte und Standardabweichungen von Kindern aus neun verschiedenen Diagnosengruppen angegeben. Das durchschnittliche Gesamtergebnis für alle neun Gruppen lag unter dem Durchschnitt. Die Ergebnisse einiger Gruppen entsprechen typischen Profilen.

Lernbehinderung

Die Ergebnisse der 195 Kinder mit Lernbehinderung (durchschnittliches Alter 7;3 Jahre bei STA 1 Jahr) waren in allen Subtests unterdurchschnittlich. Die schwächsten Werte erreichte diese Gruppe in fünf der sechs Praxie-Tests, in Graphästhesie und in Balance. Per Definition haben Kinder mit Lernbehinderung einen normalen IQ. Daher lässt sich aus diesem Ergebnis ableiten, dass Intelligenz und sensorische Integration separate Konstrukte sind.

Sensorisch-integrative Funktionsstörung

Eine Gruppe von 36 Kindern mit sensorischer Integrationsstörung (durchschnittliches Alter 6;9 Jahre bei STA 1;1 Jahr) zeigte in den meisten Tests unterdurchschnittliche Leistungen, wobei Graphästhesie, posturale Praxie, sequenzielle Praxie und Balance mit Abstand am schwächsten ausfielen. Dieses Muster kann als Auswahlkriterium für die Empfehlung einer SI-Behandlung dienen. Wie in der Gruppe der lernbehinderten Kinder weisen ziemlich große Standardabweichungen in einigen Subtests auf beträchtliche Heterogenität hin.

◘ Tab. 19.5. Mittelwerte und Standardabweichungen des SIPT von Kindern aus neun verschiedenen Diagnosengruppen

Subtest	Lernbehinderung (n=195) M	STA	Schädel-Hirn-Trauma (n=10) M	STA	Geistige Behinderung (n=28) M	STA	SI-Störung (n=36) M	STA	Spina bifida (n=21) M	STA	Dyslexie (n=60) M	STA	Sprachstörung (n=28) M	STA	Zerebralparese (n=10) M	STA	Aufmerksamkeitsstörung m Hyperaktivität (n=309) M	STA
SV	−0,71	0,85	−1,03	1,01	−1,51	0,97	−0,67	1,04	−0,74	0,63	−0,52	0,92	−0,75	1,15	−0,85	0,37	−0,89	0,96
FG	−0,75	1,07	−1,31	1,29	−1,73	1,68	−0,29	1,05	−1,00	0,86	−0,92	0,79	−0,81	1,16	−0,68	0,88	−0,46	1,10
MFP	−1,02	1,23	−1,90	1,30	−2,79	0,32	−0,46	0,99	−1,90	1,25	−0,99	1,10	−1,17	1,14	−0,65	0,21	−1,61	1,40
KIN	−1,09	1,36	−1,69	1,59	−2,73	0,55	−0,60	1,08	−1,10	1,30	−1,30	1,02	−1,01	1,48	−0,60	1,5	−1,73	1,64
FI	−1,02	1,03	−0,80	1,01	−1,90	0,89	−0,73	1,05	−0,53	1,06	−1,02	1,02	−1,04	1,00	−1,60	1,2	−1,36	1,42
GRA	−1,37	1,14	−1,57	1,15	−2,42	0,69	−1,09	1,06	−1,90	0,69	−0,63	1,18	−1,17	1,01	−1,28	1,4	−0,81	1,3
LTS	−0,65	1,20	−1,18	1,09	−1,63	1,77	−0,61	1,20	−1,30	1,12	−0,33	1,07	−0,86	1,04	−1,80	0,94	−1,15	1,98
PrVC	−1,40	1,36	−1,58	1,50	−3,00	0,00	−0,49	1,25	−0,99	1,24	−1,01	1,32	−1,74	1,38	−0,63	1,5	−0,73	1,34
DC	−1,60	1,12	−1,43	1,35	−3,00	0,00	−0,86	1,05	−2,00	1,13	−1,24	1,27	−1,33	1,1\	−2,33	0,99	−0,61	1,39
CPr	−0,91	0,95	−0,83	1,02	−2,17	0,53	−0,46	0,95	−1,10	1,09	−0,60	0,88	−0,78	0,93	−1,00	0,95	−0,60	1,36
PPr	−1,44	1,13	−2,28	1,00	−2,74	0,6\	−1,05	1,33	−1,50	0,83	−1,42	1,01	−0,92	1,08	−1,73	1,0	−1,09	1,20
OPr	−1,37	1,17	−2,34	0,88	−2,67	0,66	−0,77	1,23	−2,00	0,79	−0,70	1,10	−1,30	0,99	−1,58	2,4	−1,23	1,45
SPr	−1,48	0,98	−1,56	1,11	−2,36	0,74	−1,17	0,87	−1,10	1,00	−0,78	0,83	−1,36	0,84	−0,93	0,76	−0,78	1,62
BMC	−1,15	0,99	−1,68	0,91	1,85	0,49	−0,71	1,16	−1,10	0,81	−0,58	0,92	−1,47	0,54	−1,23	0,86	−1,23	1,77
SWB	−1,58	1,11	−2,17	1,17	−2,87	0,31	−1,46	0,98	−2,90	0,11	−0,61	1,01	−1,31	1,00	−2,73	0,32	−0,68	1,27
Mac	−1,04	1,02	−1,97	0,97	−2,44	0,83	−0,89	1,00	−1,20	1,16	−0,47	0,86	−0,67	1,00	−1,98	0,83	−1,21	1,25
PRN	−0,12	1,22	1,09	1,46	−1,04	1,44	−0,84	1,00	N/A	N/A	−0,21	0,80	−0,05	0,77	0,19	0,31	−0,46	1,91

M = Mittelwert
STA = Standardabweichung

Leseschwäche (Dyslexie)

Die durchschnittlichen SIPT-Werte von 60 Kindern mit Lesestörungen (Durchschnittsalter 7;1 Jahre bei STA 9 Monate) lagen großteils unter dem Durchschnitt, wobei die deutlich schwächsten Subtests PPr, KIN und DC waren. Generell lagen die durchschnittlichen Ergebnisse dieser Gruppe zwischen den Kindern mit Lernbehinderung und mit SI-Störung. Der größte Unterschied zwischen dyslexischen Kindern und den anderen beiden Gruppen zeigte sich in SWB: bei dyslexischen Kindern sind die vestibulären und propriozeptiven Leistungen besser.

Sprachstörung

Die Mittelwerte und Standardabweichungen von 28 Kindern mit Sprachstörungen (durchschnittliches Alter 6;6 Jahre bei STA 1;6 Jahre) weisen auf Beeinträchtigungen in den getesteten Bereichen hin. Über die Hälfte der Testergebnisse lag beträchtlich unter dem Durchschnitt und das Profil dieser Gruppe entsprach ziemlich genau dem Muster »Dyspraxie auf verbale Anweisung«. Dies legt nahe, dass bei den Kindern dieser Gruppe keine sensorisch-integrativen Defizite sondern kortikale Probleme vorliegen.

Aufmerksamkeitsdefizit und Hyperaktivität (ADHS)

Mulligan (1996) untersuchte die Unterschiede zwischen den SIPT-Ergebnissen von 309 Kindern mit ADHS und 309 Kindern ohne Beweise für ADHS. Die durchschnittlichen Ergebnisse in posturaler Praxie, Praxie auf verbale Anweisung, oraler Praxie, Kinästhesie und Graphästhesie lagen unter −1,0. Das bedeutet, dass viele Kinder mit Aufmerksamkeitsdefizit Probleme im Bereich der Praxie haben. Eine Analyse der Unterschiede (MANOVA-Verfahren) ergab hoch signifikante Differenzen in vier Subtests: Abzeichnen (DC), räumliches Vorstellungsvermögen (SV), PRN und Balance (SWB). Eine Gruppe aus den Subtests SV, CPr, MFP, DC, PRN und SWB konnte verlässlich vorhersagen, ob ein Kind in die Diagnosegruppe ADHS fallen würde. Da 46% der Stichprobe einen verkürzten Nystagmus aufwiesen, zog Mulligan eine Beteiligung des vestibulären Systems am ADHS in Betracht.

Die übrigen vier Gruppen hatten bekannte neurologische Beeinträchtigungen (Abnormitäten oder Schädigungen des ZNS). Die schwachen SIPT-Ergebnisse, die Kinder mit bekannten sensorischen, neuromotorischen oder kognitiven Beeinträchtigungen erwartungsgemäß erbringen, unterstützen die Hypothese, dass der SIPT verhaltensneurologische Funktionen misst. Schwache Testergebnisse bei diesen Kindern sagen nicht unbedingt, dass es sich um sensorisch-integrative Funktionsstörungen handelt.

Kognitive Beeinträchtigung

Die Werte einer Stichprobe von 28 kognitiv beeinträchtigten Kindern (durchschnittliches Alter 7;1 Jahre bei STA 1;3 Jahre) waren durchwegs niedrig. Dies deutet darauf hin, dass viele SIPT-Subtests kognitive Anteile haben. Abgesehen davon trifft es sicherlich zu, dass dieselben neuronalen Bedingungen für die kognitiven Beeinträchtigungen und für die schwachen SIPT-Ergebnisse verantwortlich sind. Der höchste Durchschnittswert der Gruppe (außer PRN) lag leicht unter der siebten Perzentile (d. h. ungefähr bei −1,50) im Subtest SV (räumliches Vorstellungsvermögen). Die Durchschnittswerte aller sechs Praxie-Tests lagen unterhalb der dritten Perzentile (d. h. unter −2,00). Die schwachen Werte in den taktilen, vestibulären und propriozeptiven Subtests können als Ausdruck kortikaler Abnormitäten angesehen werden (und nicht als Schwäche der sensorisch-integrativen Funktion per se).

Spina bifida

Auch 21 Kinder mit Spina bifida (offene Wirbelsäule; Durchschnittsalter 7;5 Jahre bei STA 9 Monate) schnitten im ganzen SIPT unterdurchschnittlich ab. Außer im Balancetest SWB, bei dem das Ergebnis natürlich neuromotorische Ursachen hat, legen die niedrigsten Werte (OPr, BMC, SPr und GRA) nahe, dass Kinder mit Spina bifida sowohl Defizite in der visuomotorischen Koordination als auch in der grobmotorischen und bilateralen Koordination haben. Jedoch sagen diese Ergebnisse nicht aus, dass Kinder mit Spina bifida sensorisch-integrative Funktionsstörungen hätten. Visuelle Wahrnehmungsaufgaben mit geringen Anforderungen an die Bewegungsplanung (Subtests SV und FG) waren für diese Kinder leichter als visuomotorische Aufgaben, die motorisches Planen erfordern (Subtests DC und CPr).

Schädel-Hirn-Trauma

Sechs Jungen und vier Mädchen mit Zuständen nach traumatischen Gehirnverletzungen (durchschnittliches Alter 7;6 Jahre bei STA 8 Monate) schnitten generell sehr schwach ab. Die Ergebnisse waren breit gestreut (d.h. hohe Standardabweichung STA), was bedeutet, dass zwischen den einzelnen Kindern ziemlich große Unterschiede bestanden. Dennoch traten einige allgemeine Muster zutage: Der PRN war ungewöhnlich verlängert, was mit der Hypothese übereinstimmt, dass höhere kortikale Schädigungen die Hemmung des vestibulo-okulären Reflexes vermindern können. Außerdem zeigten die Profile dieser Kinder, dass ihre sensorischen Verarbeitungsfähigkeiten und ihr neuromotorischer Status zum Testzeitpunkt schwach waren. Die generell niedrigen Werte dieser Gruppe sollten mit Vorsicht interpretiert werden, da die Stichprobe sehr klein war, und die Leistungen möglicherweise durch primäre sensorische und neuromotorische Defizite verfälscht waren.

Zerebralparese

Die meisten der 10 zerebralparetischen Kinder (Durchschnittsalter 6;1 Jahre bei STA 1;4 Jahre) erreichten nur schwache Testergebnisse. Bei den bewegungsabhängigen Subtests ist das Ergebnis wahrscheinlich auf die Koordinationsstörung zurückzuführen. Diese gesamte Gruppe hatte Schwierigkeiten in den Subtests zur Somatopraxie, visuellen Wahrnehmung, visuomotorischen Koordination und Konstruieren. Die gemeinsame Ursache für diese Schwächen und die Zerebralparese kann in der kortikalen Hirnschädigung liegen. Ebenso kann die schwache taktile Wahrnehmung mit dem Gehirnschaden zusammenhängen. Die Annahme, dass die Kinder in einigen Subtests wegen ihrer neuromotorischen Defizite schwach abschnitten, wird durch die relativen Stärken in den bewegungsunabhängigen Subtests zur Form- und Raumwahrnehmung und zur Praxie auf verbale Anweisung unterstützt.

Vergleich des SIPT mit anderen Tests

Ein anderer Ansatz zur Beurteilung der Validität eines Tests ist der Vergleich mit anderen Tests, von denen manche ähnliche Fähigkeiten beurteilen (Konvergenz) und andere Tests andere Fähigkeiten beurteilen (Divergenz). Die Muster der Korrelationen werden überprüft, ob sie mit der Theorie übereinstimmen.

Ayres führte an derselben Stichprobe von normal entwickelten Kindern, Kindern mit Lernbehinderungen und Kinder mit sensorisch-integrativen Störungen sowohl den SIPT als auch die Testbatterie von Kaufman (K-ABC; Kaufman u. Kaufman 1983) durch. Das K-ABC ist ein standardisierter Intelligenztest, der auch verwendet wird, um das Leistungsniveau zu bestimmen. Die Korrelationen zwischen Subskalen des SIPT und des K-ABC sind in ◘ Tab. 19.6 angeführt. Wie erwartet, sind die Korrelationen bei den SIPT-Subtests zur sequenziellen Verarbeitung (SPr und BMC) zwischen Versuchs- und Kontrollgruppe niedriger als die Korrelationen zwischen den sequenziellen Subtests des SIPT und des K-ABC. Jene SIPT-Subtests, die wenig oder keine sequenzielle Verarbeitung erfordern sollten (FI, LTS und PRN) haben auch die niedrigsten Korrelationen mit der Skala »sequenzielle Verarbeitung« des K-ABC.

Generell haben die einfachen taktilen Tests des SIPT die niedrigsten Korrelationen mit den K-ABC Skalen, während die komplexen Praxie-Tests die höchsten Korrelationen aufweisen. Wahrscheinlich liegen beiden komplexe kognitive Prozesse zugrunde. Wie in ◘ Tab. 19.6 zu sehen ist, zeigten Kinder mit und ohne Funktionsstörung ein ähnliches Muster, obwohl sich die Höhe der Korrelationen unterschied.

Cermak u. Murray (1991) untersuchten die Konstruktvalidität der Subtests DC (Abzeichnen) und CPr (konstruktive Praxie) mit Hilfe von zwei Verfahren. Sie prüften Unterschiede zwischen den Ergebnissen von Kindern mit und ohne Lernbehinderung und korrelierten DC und CPr mit vier anderen konstruktiven Tests (»Primary Visual Motor-Test«; »Developmental Test of Visual-Motor Integration« VMI; Subtest »Block Design« des Wechsler Intelligenztests für Kinder; »Complex-Figure Test« von Rey-Osterreith). Cermak u. Murray fanden statistisch signifikante Unterschiede zwischen den Gruppen und bei den lernbehinderten Kindern starke Korrelationen zwischen den meisten Tests. Bei der Kontrollgruppe waren hingegen nur zwei Korrelationen statistisch signifikant. Die Autorinnen sahen in ihren Ergebnissen eine Unterstützung der Konstruktvalidität der SIPT-Subtests DC und CPr, insbesondere bei Kindern mit Lernbehinderung.

Da mehrere Subtests des SIPT Revisionen von Subtests des SCSIT sind (Ayres 1972a, 1980), können Korrelationen zwischen diesen Subtests und anderen relevanten Tests zusätzliche Beweise für die Validität des SIPTs liefern. Zum Beispiel beurteilt die »Luria-Nebraska Neuropsychological Battery, Childrens' Revision« (Golden et al 1980) teilweise ähnliche Parameter wie der SCSIT. Beide Tests wurden entwickelt, um neurologische Funktionsstörungen zu beurteilen. Kinnealey (1989) verabreichte dreißig 8-jährigen normal entwickelten Kindern und dreißig 8-jährigen Kindern mit Lernbehinderungen die taktil-kinästhetischen Subtests beider Verfahren und erhielt eine Korrelation von 0,73 (P<0,001) zwischen den Gesamtergebnissen.

In einer vergleichbaren Studie über die Motoriktests aus dem Test von Luria und aus dem SCSIT erhielten Su u. Yerxa (1984) eine Korrelation von 0,83 (P<0,001) bei dreißig 8-Jährigen, die mit Verdacht auf SI-Störungen zur Befundung oder Behandlung vorgestellt worden waren.

Obwohl der Bruininks-Oseretsky Test (BOTMP; Bruininks 1978) motorische Leistungen überprüft und nicht sensorisch.integrative Leistungen, enthält er einige Subtests, die praktische Fähigkeiten erfordern.

19.3 Testentwicklung und Standardisierung

Tab. 19.6. Pearson Produkt-Moment-Korrelationen zwischen SIPT- und K-ABC-Ergebnissen

SIPT-Subtest	K-ABC Subtest							
	Rechnen	Rätsel	Decodieren	Verständnis	Sequenzielle Verarbeitung	Simultane Verarbeitung	Gesamtwert mentale Verarbeitung	Leistung

Ergebnisse für eine Stichprobe von normalen Kindern (n=47)

SV	0,24*	0,41*	0,21	-20	0,17	0,20	0,23	-0,02
FG	0,12	0,46*	0,26*	0,19	0,28*	0,15	0,25*	0,05
SWB	0,04	-0,01	-0,07	-0,23	0,30*	0,15	0,26*	-0,13
DC	0,20	0,28*	0,36*	0,27*	0,22	0,03	0,19	0,27*
PPr	0,09	0,07	-0,09	-0,35*	-0,16	0,19	0,01	-0,06
BMC	0,01	-0,09	-0,02	0,00	-0,06	-0,14	-0,15	0,16
PrVC	0,11	0,03	0,10	0,04	0,03	0,08	0,15	0,11
CPr	0,14	0,22	0,10	-0,03	0,21	0,18	0,28*	0,24*
Mac	0,21	0,29*	0,43*	0,24*	0,20	0,15	0,25*	0,17
OPr	0,11	0,14	0,15	-0,06	0,22	0,29*	0,36*	-0,10
SPr	0,16	0,15	0,14	0,12	0,28*	0,02	0,19	0,14
MFP	0,00	0,33*	-0,04	0,14	0,06	0,13	0,19	-0,05
KIN	0,23	0,16	0,45*	0,10	0,46*	0,38*	0,46*	0,17
FI	0,34*	0,20	0,45*	0,53*	0,31*	0,20	0,32*	0,06
GRA	0,21	0,16	0,18	0,23	0,15	-0,01	0,07	0,38*
LTS	-0,16	0,23	0,21	0,28*	0,05	-0,03	0,12	0,02
PRN	-0,08	-0,21	-0,02	0,41*	0,04	-0,26*	-0,19	0,16

◻ Tab. 19.6. (Fortsetzung)

SIPT-Subtest	K-ABC Subtest						
	Rechnen	Rätsel	Decodieren	Verständnis	Sequenzielle Verarbeitung	Simultane Verarbeitung	Gesamtwert mentale Verarbeitung	Leistung

Ergebnisse für eine Stichprobe von lernbehinderten Kindern (n=35)

SV	0,13	−0,21	0,15	−0,06	0,27	0,28*	0,33*	0,02
FG	0,41*	0,40*	0,33*	0,12	0,30*	0,45*	0,48*	0,47*
SWB	0,30*	0,22	−0,10	−0,23	0,15	0,57*	0,51*	0,05
DC	0,45*	0,07	0,13	0,02	0,36*	0,41*	0,47*	0,22
PPr	−0,30*	−0,41*	−0,12	0,03	−0,17	−0,12	−0,21	−0,32
BMC	0,21	−0,21	0,18	0,00	0,32*	0,27	0,36*	0,11
PrVC	0,07	0,17	0,02	0,27	0,09	0,09	0,03	0,06
CPr	0,41*	0,55*	0,11	0,26	0,44*	0,31*	0,47*	0,41*
Mac	0,51*	0,14	0,27	0,22	0,17	0,49*	0,45*	0,37*
OPr	0,59*	0,10	0,11	0,03	0,26	0,44*	0,44*	0,24
SPr	0,41*	0,07	0,08	0,00	0,25	0,46*	0,47*	0,13
MFP	0,40*	0,14	0,23	0,18	0,45*	0,55*	0,63*	0,29*
KIN	0,49*	−0,08	0,47*	0,48*	0,47*	0,15	0,37*	0,40*
FI	0,24	−0,00	0,38*	0,32*	0,29*	0,14	0,24	0,32*
GRA	0,50*	0,34*	−0,03	0,09	0,36*	0,34*	0,44*	0,21
LTS	0,28*	0,07	0,22	0,35*	−0,01	0,20	0,14	0,24
PRN	0,04	−0,14	−0,15	−0,16	−0,12	0,19	0,08	−0,13

19.3 Testentwicklung und Standardisierung

Tab. 19.6. (Fortsetzung)

SIPT-Subtest	K-ABC Subtest Rechnen	Rätsel	Decodieren	Verständnis	Sequenzielle Verarbeitung	Simultane Verarbeitung	Gesamtwert mentale Verarbeitung	Leistung
Ergebnisse für eine kombinierte Stichprobe aus normalen (n=47), lernbehinderten (n=35) und Kindern mit SI-Störung (n=9)								
SV	0,47*	0,41*	0,43*	0,12	0,43*	0,43*	0,50*	0,19*
FG	0,54*	0,61*	0,50*	0,30*	0,55*	0,50*	0,53*	0,26*
SWB	0,56*	0,49*	0,37*	0,15	0,54*	0,61*	0,59*	0,15
DC	0,67*	0,54*	0,54*	0,36*	0,59*	0,55*	0,58*	0,36*
PPr	0,33*	0,27*	0,28*	0,02	0,22*	0,32*	0,24*	0,12
BMC	0,55*	0,36*	0,50*	0,28*	0,51*	0,44*	0,43*	0,31*
PrVC	0,39*	0,27*	0,32*	0,10	0,30*	0,29*	0,27*	0,21*
CPr	0,68*	0,68*	0,53*	0,41*	0,63*	0,60*	0,65*	0,24*
Mac	0,73*	0,60*	0,64*	0,46*	0,57*	0,66*	0,66*	0,34*
OPr	0,70*	0,56*	0,53*	0,30*	0,57*	0,66*	0,68*	0,24*
SPr	0,57*	0,46*	0,44*	0,30*	0,55*	0,50*	0,52*	0,28*
MFP	0,60*	0,57*	0,51*	0,39*	0,59*	0,60*	0,61*	0,24*
KIN	0,66*	0,46*	0,65*	0,45*	0,67*	0,59*	0,63*	0,33*
FI	0,56*	0,45*	0,59*	0,54*	0,56*	0,48*	0,51*	0,26*
GRA	0,68*	0,59*	0,48*	0,42*	0,58*	0,53*	0,54*	0,44*
LTS	0,62*	0,59*	0,61*	0,49*	0,52*	0,58*	0,51*	0,29*
PRN	0,04	0,05	0,08	0,16	0,12	0,03*	0,08	0,14

*p<

Ziviani et al. (1982) testeten 32 Jungen sowohl mit dem SCSIT als auch mit dem BOTMP. Sie erhielten signifikante Korrelationen zwischen der feinmotorischen Skala des BOTMP und 13 der SCSIT-Subtests. Die Korrelationen zwischen den grobmotorischen Tests waren niedriger. Das Muster der Korrelationen legt nahe, dass beide Tests (BOTMP und SCSIT) den Bereich Haltung/Praxie überprüfen.

Bei einer Gruppe von Kindern mit Verdacht auf SI-Störungen (Durchschnittsalter 7;8 Jahre bei STA 1;8 Jahre) Ergebnisse im »Bender Gestalt Test« (Bender 1938) konnten die Ergebnisse im Raumwahrnehmungssubtest des SCSIT vorhersagen (R = 0,65, P<0,01) (Kimball 1977). Der Bender-Test korrelierte nicht signifikant mit den Subtests zur posturalen Kontrolle und zur bilateralen Integration.

Evidenz für die Validität der einzelnen Subtests

Normalerweise wird ein SIPT-Profil als Ganzes interpretiert oder als Muster, das mit den SIPT-Clustern verglichen wird. Manchmal müssen aber aus den Beziehungen einiger weniger Testergebnisse Schlüsse gezogen werden. Mittels Korrelations- und Faktoranalysen unter den Subtests des SIPT wollte Ayres die Bedeutung dieser Beziehungen aufklären. Diese Analysen können im SIPT-Handbuch (Ayres 1989b) nachgelesen werden.

Lai et al. (1996) setzten eine **Rasch-Analyse** ein, um zu bestätigen, dass jeder der fünf SIPT-Subtests zur Praxie ein eigenes unidimensionales Konstrukt erfasst. Als sie jedoch alle Items der fünf Subtests zu einem Test mit 117 Items kombinierten, identifizierten sie wiederum nur eine einzige Praxie-Funktion. Daraus schlossen sie, dass ein allgemeiner Praxie-Faktor beiden Praxieausprägungen (Somatopraxie, BIS) zugrunde liegt.

19.3.2 Reliabilität

Objektivität (Interrater-Reliabilität)

Die **Interrater-Reliabilität** gibt an, wie gut die Ergebnisse eines einzelnen Kindes übereinstimmen, wenn es von verschiedenen Testleitern getestet wird. Die meisten Tests lassen sich durch menschliche Fehler verfälschen.

Beispiel
Bei manchen Tests macht es schon einen Unterschied, wie präzise und genau die Testleiterin die Zeit misst, die das Kind zur Lösung der Aufgabe braucht, oder mit wieviel Nachsicht oder Strenge sie die Genauigkeit der Lösung beurteilt.

Ein hoher Reliabilitätskoeffizient sagt, dass die Ergebnisse der Kinder relativ unabhängig von der Testleiterin sind, dass sie also sehr ähnlich ausfallen, auch wenn ihre Leistung von verschiedenen Testleitern beurteilt wird.

Test-Retest-Reliabilität

Die Test-Retest-Reliabilität gibt an, wie stabil die Testergebnisse im Verlauf der Zeit sind. Da angenommen wird, dass die Konstrukte, die der SIPT misst, ziemlich stabil sind, sollte ein gutes Messinstrument eine ziemlich hohe Test-Retest-Reliabilität aufweisen. Amgabem zur Reliabilität des SIPT sind in ◘ Tab. 19.7 zusammengefasst.

Zur Beurteilung der Objektivität des SIPT wurde der Test mit 63 Kindern von 5;0 bis 8;11 Jahren durchgeführt (50 Jungen, 13 Mädchen; Durchschnittsalter 7;3 Jahre bei STA von 1 Jahr). Die Stichprobe bestand aus 19 Kindern mit diagnostizierter Lesestörung, 41 Kinder mit anderen Lernbehinderungen und drei Kindern mit Spina bifida. Acht Testleiterinnen nahmen an der Interrater-Reliabilitätsstudie teil. Die Leistung jedes Kindes wurde von zwei unabhängigen Testleiterinnen beurteilt. Alle Reliabilitätskoeffizienten waren sehr hoch (zwischen 0,94 und 0,99).

Die in ◘ Tab. 19.7 zusammengefassten Zuverlässigkeitskoeffizienten zeigen, dass das Ergebnis des SIPT ziemlich unabhängig davon ist, welche Therapeutin den Test mit dem Kind durchgeführt hat. Allerdings ist zu beachten, dass sämtliche Testleiterinnen der Studie einen umfassenden SIPT-Administrationskurs besucht. Unter Testleiterinnen ohne diese Qualifikation wäre die Korrelation mit Sicherheit bedeutend niedriger.

Die Test-Retest-Reliabilität des SIPT wurde an einer Stichprobe von 41 Kindern mit Funktionsstörung (24 Jungen, 17 Mädchen; durchschnittliches Alter 6;5 Jahre bei STA 1;3 Jahre) und 10 normal entwickelten Kindern (4 Jungen, 6 Mädchen; durchschnittliches Alter 6;8 Jahre bei STA 1;4 Jahre) beurteilt. Die Kinder wurden in einem Intervall von 1 bis 2 Wochen zweimal getestet. Um sicherzustellen, dass der Reliabilitätskoeffizient nicht von Altersunterschieden verzerrt wird, wurden sie anhand der Standardwerte berechnet. Die Test-Retest-Reliabilitätskoeffizienten sind in Tabelle B.7 aufgelistet.

Als Gruppe waren die Praxie-Tests bei der Testwiederholung am zuverlässigsten. Insgesamt war aber die Reliabilität für alle Subtests akzeptabel mit Ausnahme von PRN, zwei der somatosensorischen Subtests (KIN und LTS) und FG. Die Werte von KIN und LTS sind sehr ähnlich wie in der Vorgängerversion

19.3 Testentwicklung und Standardisierung

Tab. 19.7. Reliabilitäten der SIPT-Subtests

Subtest[a]	Objektivität (Interrater-Reliabilität)		Retest-Reliabilität			
			Kombinierte Stichprobe		Stichprobe Lernbehinderte	
	r	n	r	n	r	n
SV	0,99	63	0,69	49	0,62	39
FG	0,99	58	+0,56	47	+0,54	38
SWB	0,99	47	+0,70	31	+0.69	26
DC	0,99	60	+0,50	46	+0,33	37
PPr	0,95	62	0,74	46	0,75	38
BMC	0,96	54	0,74	42	0,72	32
PrVC	0,99	59	0,53	47	0,54	37
CPr	0,98	62	+0,86	48	+0,88	38
Mac	0,97	58	+0,93	36	+0,94	27
OPr	0,98	63	0,70	51	0,67	41
SPr	0,96	62	+0,86	49	+0,88	39
MFP	0,94	63	+0,90	49	+0,89	39
KIN	0,99	51	+0,84	47	+0,84	38
FI	0,96	48	+0,82	45	+0,77	36
GRA	0,99	60	0,86	48	0,80	38
LTS	0,99	62	0,84	45	0,84	35
PRN	0,98	56	0,48	39	0,47	29

[a] Als Kriterium wurde die Genauigkeit herangezogen, bei SWB der Gesamtwert, bei PRN der Mittelwert.
r = Korrelationskoeffizient
n = Stichprobengröße
+ Zeigt an, dass bei der Testwiederholung (Retest) ein signifikanter Übungseffekt aufgetreten ist (p<0,05)

SCSIT (Ayres 1980), der Wert von FG ist etwas höher als imr SCSIT.

Die Test-Retest-Reliabilität des PRN ist mit 0,49 beträchtlich niedriger als jene des SCPNT, der an normal entwickelten Kindern erhoben wurde. Laut Ayres (1975) betrug die Reliabilität bei 42 normal entwickelten Kindern nach einem 2-Wochen-Intervall 0,83. Kimball (1981) erhielt bei 63 normal entwickelten Kindern (Alter 5–9 Jahre) einen Koeffizienten von 0,80 nach mehr als 2 Jahren Testintervall. Punwar (1982) berichtete von einem Koeffizienten von 0,82 nach 2 Wochen mit einer Stichprobe von 56 normal entwickelten Kindern im Alter von 3 bis 10 Jahren. Und Dutton (1985), die die veröffentlichten Zuverlässigkeitsdaten des SCPNT einer Prüfung unterzog, stellte fest, dass der Test bei normal entwickelten Kindern zwischen 4 und 11 Jahren eine Reliabilität von 0,79 bis 0,81 aufweist. Diese diese Studien deuten darauf hin, dass der PRN-Test zuverlässiger ist als der Reliabilitätskoeffizient von 0,49, der sich bei der SIPT-Normierung ergab, aussagt. Allerdings wurden die älteren Studien an erheblich kleineren Stichproben durchgeführt als die SIPT-Standardisierung, so dass ihre Ergebnisse mit Vorbehalt betrachtet werden müssen.

19.4 Interpretation der SIPT-Ergebnisse

Der SIPT wurde für Kinder mit mäßigen Schwierigkeiten im Lernen und im Verhalten entwickelt. SIPT Ergebnisse sollten nie die einzige Informationsquelle für eine Diagnosestellung sein. Die Therapeutin muss Informationen aus verschiedenen Quellen in ihr klinisches Reasoning einbeziehen (◘ Übersicht 19.9).

> ◘ **Übersicht 19.9. Informationen, die in das sensorisch-integrative klinische Reasoning einbezogen werden**
> - Sichtbare Probleme im Alltag, wenn möglich standardisierte Testung der Beschäftigungs- und Rollenperformanz.
> - Relevante anamnestische Daten.
> - Intellektuelle Kapazität, Sprachentwicklung und Schulleistungen.
> - Relevante psychologische und medizinische Diagnosen.
> - Klinische Beobachtungen der Haltung, der sensorischen Modulation (auf Zeichen von sensorischer Defensivität und Schwerkraftunsicherheit).

Die SIPT-Ergebnisse sollten im Lichte all dieser zusätzlichen Informationen interpretiert werden.

19.4.1 Interpretation des kompletten Tests und von Testteilen

Der Testbericht (»SIPT-Report«), den der Computer auswirft, liefert umfassende Informationen über die Leistung des Kindes in jedem Subtest.

Kompletter SIPT

Bei der Auswertung wird das Profil des Testkindes mit den sechs SIPT-Clustern (Diagnosegruppen) verglichen (▶ Kap. 19.3.1). Am aussagekräftigsten ist dieser Vergleich natürlich, je mehr Subtestergebnisse vorliegen.

Teilmuster

In mehreren Faktoranalysen (Ayres, unveröffentlichte Daten) zeigten sich natürliche Beziehungen unter den Subtests. Diese Teilmuster zeigten sich auch in manchen Profilen individueller Kinder. In einer Analyse teilte PRN Varaianz mit DC, CPr, SV, FI, Mac, MFP und FG. Dieses Muster deutet auf eine ineffiziente vestibuläre Verarbeitung hin und kann gemeinsam mit Schwächen in der Form- und Raumwahrnehmung auftreten.

In einer anderen Analyse traten starke Beziehungen zwischen SV, FG, DC, Mac und CPr auf. Bereits zwei Subtests aus dieser Gruppe reichten aus, um Defizite der visuellen Form- und Raumwahrnehmung (mit oder ohne Dyspraxie) zu identifizieren:

- Niedrige Werte in DC und CPr stehen für eine Schwäche, die mit dem Begriff »**Defizite im Konstruieren**« bezeichnet werden kann.
- Schwache Ergebnisse in Mac und DC drücken eine **visuomotorische Koordinationsstörung** aus.
- Sind SV und FG schwach, so kann von einer visuellen **Form- und Raumperzeption** gesprochen werden.

PPr und OPr standen in mehreren Analysen in Beziehung zueinander. In mehreren Analysen bestanden Beziehungen zwischen den somatosensorischen Subtests, jedoch nicht zur Praxie. Die spricht für ein sensorisch-integratives Defizit ohne Dyspraxie. In anderen Analysen bestanden Beziehungen zwischen dem PRN-Test und den somatosensorischen Tests. Dieses Muster drückt eine vestibuläre und somatosensorische Verarbeitungsstörung aus.

Die Interpretation des SIPT beruht immer auf Clustern (Anhäufungen) von auffälligen Ergebnissen, die in Summe für ein bestimmtes Störungsbild sprechen. Manche SIPT-Subtests haben eine begrenzte Reliabilität, wenn sie für sich alleine stehen. Werden sie jedoch gemeinsam mit einer Gruppe von Tests interpretiert, die dasselbe Konstrukt beurteilen, ist die Diagnose besser abgesichert.

Darüberhinaus sollten diagnostische Urteile nie gefällt werden ohne
- Informationen über die aktuellen Leistungen des Kindes zu Hause und in der Schule
- Relevante anamnestische Informationen
- Andere Testergebnisse
- klinische Beobachtungen der Haltungskontrolle und der sensorischen Modulation

Die Kunst der Interpretation des SIPT wird in ▶ Kap. 8 erörtert.

Validität einzelner SIPT-Subtests

Subtests zur sensorischen Verarbeitung

KIN stand durchwegs mit SPr, SWB, CPr, DC, Mac und OPr in Beziehung. Der gemeinsame Nenner dieser Subtests dürfte die propriozeptive Verarbeitung sein. In den Faktoranalysen lud Kinästhesie am höchsten auf dem Faktor »somatosensorische Verarbeitung« und war ein Identifikationskriterium für diesen Faktor.

FI korrelierte am stärksten mit GRA und mit Visuo- und Somatopraxie und am wenigsten mit PrVC. In den Faktoranalysen lud FI am stärksten auf den Faktoren Somatopraxie und somatosensorische Verarbeitung, Visuopraxie und Faktoren, die eine positive Korrelation zwischen PRN und somatosensorischer Verarbeitung beinhalten.

GRA korrelierte am höchsten mit Subtests, die BIS-Funktionen überprüfen, aber auch beträchtlich mit PPr und mit den visuell-konstruktiven Subtests. In den Faktoranalysen lud GRA konsistent und stark auf dem BIS- und dem Somatopraxie-Faktor. Diese Ladungen zeigen, wie empfindlich GRA für Defizite in der Verarbeitung komplexer taktiler Informationen und für die Umsetzung taktiler Informationen in vorausgeplante bilaterale Bewegungsabfolgen ist.

LTS stand am stärksten mit KIN, BMC und OPr in Beziehung. In den Faktoranalysen lud LTS stark auf dem Faktor »somatosensorische Verarbeitung«. Die Korrelation zwischen LTS und OPr betont den engen Zusammenhang zwischen taktiler Verarbeitung und bestimmten praktischen Fähigkeiten.

Die Korrelationen zwischen dem PRN-Test und den anderen SIPT-Subtests waren ziemlich niedrig. In einer Stichprobe von 125 Kindern mit sensorisch-integrativen Defiziten korrelierte PRN signifikant negativ mit PrVC. In einer kombinierten Stichprobe von 117 Kindern mit Lernbehinderungen oder sensorischen Integrationsstörungen und 176 parallelisierten Kindern aus der Normierungsstichprobe ergaben sich niedrige positive Korrelationen zwischen PRN und FI, Mac und GRA.

SWB korrelierte mit einer Reihe anderer SIPT-Subtests signifikant. Dies bedeutet, dass bestimmte Prozesse, die für die Körperbalance erforderlich sind, auch für Leistungen nötig sind, die andere SIPT-Subtests überprüfen. Die stärksten Zusammenhänge zeigten sich mit BIS-FUnktionen, Propriozeption und visueller Konstruktion. Der gemeinsame Nenner ist wahrscheinlich die Integration von vestibulären und propriozeptiven Informationen. Analysen zeigten die Tendenz auf, dass SWB eher schwach war, wenn der PRN verlängert war. Eigentlich sind die Balanceleistung und die anderen BIS-Subtests bei allen sensorisch-integrativen Störungsbildern (s. Clusteranalyse) schwach. Dies deutet auf eine Vulnerabilität des Gleichgewichtssystems hin. Treten die BIS-Defizite jedoch gemeinsam mit einem verlängerten PRN auf, so wird angenommen, dass das Problem durch eine kortikale Funktionsstörung verursacht ist.

Subtests zur Form- und Raumwahrnehmung und Visuomotorik

SV-Werte korrelierten am höchsten mit DC, CPr und Mac. SV lud hoch auf einem Faktor, den Ayres »Visuopraxie« benannte, und der offenbar einen starken visuell-räumlichen Anteil hat.

FG lud immer auf dem Faktor Visuopraxie. Von den 17 Untertests des SIPT hat FG den geringsten Zusammenhang zur somatosensorischen Verarbeitung. Die Leistung in FG wird teilweise mit denselben Prozessen in Verbindung gebracht, die für einen verlängerten PRN verantwortlich sind.

MFP lud in erster Linie gemeinsam mit den Form und Raumwahrnehmungstests, den visuomotorischen und den Konstruktionstests. Diese Beziehungen deuten auf einen haptischen und einen starken visuellen Aspekt der Formwahrnehmung hin. MFP zeigte auch schwächere Korrelationen mit der somatosensorischen Verarbeitung und mit BIS-Funktionen.

Mac (Ergebnisse von beiden Händen) stand am stärksten mit DC, SPr, SV, OPr, BMC, CPr und SWB in Beziehung. Dies zeigt, dass die Visuomotorik eine Rolle spielt für die Form- und Raumwahrnehmung, BIS-Funktionen und konstruktive Leistungen. In der Normierungsstichprobe bestanden signifikante Korrelationen zwischen den Mac-Werten beider Hände und fast allen anderen SIPT-Ergebnissen. Das heißt, dass der Subtest Mac einen grundlegenden sensomotorischen Prozess prüft, der für die meisten SIPT-Subtests eine Rolle spielt. Dies kann bedeuten, dass eine schwache visuomotorische Koordination ein Endprodukt einer sensorisch-integrativen Funktionsstörung ist. In den Faktoranalysen lud Mac konstant stark auf dem Faktor »Visuopraxie«.

Praxietests

Der Accuracy-Wert (Richtigkeit) des Subtest PrVC war ausschlaggebend für die Identifikation des Faktors »Praxie auf verbale Anweisung« und der Clustergruppe »Dyspraxie auf verbale Anweisung«. In beiden Fällen traten niedrige PrVC-Werte gemeinsam mit einem abnormal verlängerten PRN auf. PrVC korrelierte auch mit DC, CPr und PPr. Außerdem traten wesentliche Korrelationen mit BMC, SPr, SWB und OPr auf. Treten diese Defizite der BIS-Funktionen gemeinsam mit einem verlängerten PRN und PrVC-Defiziten auf, so wird allerdings angenommen, dass die Ursache in einer kortikalen Funktionsstörung liegt.

Von allen Subtests des SIPT dürfte DC einer der besten Indikatoren für konstruktive Fähigkeiten sein, besonders im zweidimensionalen Raum. DC zeigte die höchsten Korrelationen mit CPr, SV, Mac und SPr. In den Faktoranalysen hatte die Genauigkeit im Subtest DC eine der höchsten Ladungen auf dem Faktor Visuopraxie (Form- und Raumperzeption, Visuomotorik und Konstruieren) und auf »Visuo- und Somatopraxie«. Sämtliche untypischen Herangehensweisen bei DC luden auf Praxie-Faktoren.

CPr stand mit mit allen anderen Subtests außer PRN in einer signifikant positiven Beziehung. Die höchsten Korrelationen bestanden mit DC, PPr und SPr. CPr lud am stärksten auf den Faktoren Visuopraxie und Somatopraxie. Insgesamt legen die Daten nahe, dass es beim dreidimensionalen Konstruieren um mehr als visuell-räumliche Perzeption geht, und dass der Subtest CPr eine grundlegende visuelle und somatopraktische Leistung beurteilt.

PPr korrelierte mit den meisten anderen SIPT-Subtests positiv, was zeigt, dass die Praxie in vielen Subtests des SIPT eine Rolle spielt. Die Korrelationen mit OPr, SPr, GRA, DC und CPr waren besonders stark. PPr lud hoch auf dem Faktor Somatopraxie.

Die Korrelationen und Faktorladungen des Subtest **OPr** zeigten drei Hauptbeziehungen auf: zu Somatosensorik, BISl und Bewegungsplanung. OPr lud hoch auf den Faktoren Somatopraxie und BIS.

SPr zeigte die höchsten Korrelationen mit jenen Subtests, die den Faktor BIS definieren, mit den visuell.räumlichen, visuomotorischen, konstruktiven und somatopraktischen Subtests. Diese Korrelationen legen nahe, dass SPr eine zentrale praktische Fähigkeit prüft, die den meisten Aspekten der Praxie zugrunde liegt, die vom SIPT geprüft werden. In zahlreichen Faktoranalysen lud SPr konstant hoch auf dem BIS-Faktor.

BIS-Subtests

Der Subtest **BMC** stand in einer stark positiven Korrelation mit anderen Subtests, die BIS identifizieren: SPr, OPr und GRA. BMC korrelierte auch mit den visuomotorischen Subtests (DC und Mac) und mit PrVC.

Im Parameter »kontralateraler Handgebrauch« des Subtests **SV** zeigten sich signifikante Unterschiede (P<0,05) zwischen 49 Kindern mit Funktionsstörung und 49 normal entwickelten Kindern. In einer Gruppe von 1750 normalen Kindern korrelierte der kontralaterale Handgebrauch signifikant mit den meisten anderen SIPT-Subtests. Die höchsten Korrelationen bestanden mit den Arm- und Fuß-Items des Subtests BMC. Der positive Zusammenhang zwischen kontralateralem Handgebrauch und BMC trat auch in den Faktorenanalysen auf und zeigt den bilateralen Integrationsaspekt der Mittellinienkreuzung auf. Die Daten ergaben auch einen Zusammenhang zwischen niedrigen Werten in SV und kontralateralem Handgebrauch sowie Verdrehungen beim Abzeichnen (DC) und schwacher somatosensorischer Verarbeitung. Diese Korrelationen unterstützten die Interpretation, das der kontralaterale Handgebrauch (Subtest SV) bzw. die Kreuzung der Körpermittellinie ein Ausdruck der Integration der beiden Körperseiten ist.

Kinder mit Funktionsstörung haben tendenziell niedrigere Werte für die bevorzugte Hand, was bedeutet, dass ihre Handpräferenz weniger stark ausgeprägt ist als bei normal entwickelten Gleichaltrigen. Sowohl bei Kindern mit als auch ohne Funktionsstörung zeigten Jungen eine schwächer ausgeprägte Handpräferenz als Mädchen. Die Korrelationen zwischen bevorzugter Hand und kobntralateralem Handgebrauch reichten von 0,47–0,52 (P<0,001).

Weitere Daten unterstützten den Zuammenhang zwischen Handpräferenz und Integration der beiden Körperseiten, Rechts-Links-Verdrehungen (Spiegelungen), visuomotorischer Koordination und Dauer des PRN. Bei Kindern mit Funktionsstörung waren diese Zusammenhänge nicht sehr ausgeprägt und konnten leicht von anderen Beziehungen übertroffen werden.

Die hohe Korrelation zwischen den Arm-Items von BMC und dem kontralateralen Handgebrauch hebt die Bedeutung beider Subtests für die Integration der beiden Körperseiten hervor. In den Faktoranalysen lud BMC hoch auf den Faktor »Somatopraxie« und half, BIS zu identifizieren. In einigen Faktoranalysen luden BMC und PPr hoch auf demselben Faktor. Dies kann bedeuten, dass die bilaterale Bewegungskoordination teilweise von einer allgemeineren Praxie-Fähigkeit abhängt.

19.5 Literatur

Ayres, A. J. (1965). Patterns of perceptual-motor dysfunction in children: A factor analytic study. Perceptual and Motor Skills, 20, 335–368

Ayres, A. J. (1966). Interrelation among perceptual motor functions in children. American Journal of Occupational Therapy, 20, 68–71

Ayres, A. 1. (1969). Relation between Gesell developmental quotients and later perceptual-motor performance. American Journal of Occupational Therapy, 23, 11–17

Ayres, A. J. (1972a). Southern California Sensory Integration Tests manual. Los Angeles: Western Psychological Services

Ayres, A. J. (1972b). Types of sensory integrative dysfunction among disabled learners. American Journal of Occupational Therapy, 26, 13–18

Ayres, A. J. (1975). Southern California Postrotary Nystagmus Test manual. Los Angeles: Western Psychological Services

Ayres, A. J. (1977). Cluster analyses of measure.s of sensory integration. American Journal of Occupational Therapy, 31, 362-366

Ayres, A. J. (1980). Southern California Sensory Integration Tests manual: Revised 1980. Los Angeles: Western Psychological Services

Ayres, A. J. (1989a). Forward. In L. J. Miller (Ed.), Developing norm-referenced standardized tests [special issue]. Physical and Occupational Therapy in Pediatrics, 9, 1

Ayres, A. J. (1989b). Sensory Integration and Praxis Tests manual. Los Angeles: Western Psychological Services

Ayres, A. J., Mailloux, Z., Wendler, C. L. (1987) Developmental dyspraxia: Is it a unitary function? Occupational Therapy Journal of Research, 7, 93-110

Bender, L. (1938). A visuo-motor gestalt test and its clinical use (Research Monograph No. 3). New York: American Orthopsychiatric Association

Bruininks, R. H. (1978). Bruininks-Oseretsky Test of Motor Proficiency manual. Circle Pines, MN: American Guidance Services

Cermak, S. A., & Murray, E. A. (1991). The validity of the constructional subtests of the Sensory Integration and Praxis Tests. American Journal of Occupational Therapy, 45, 539-543

Cummins, R. (1991). Sensory integration and learning disabilities: Ayres' factor analyses

Dutton, R. E. (1985). Reliability and clinical significance of the Southern California Postrotary Nystagmus Test. Physical & Occupational Therapy in Pediatrics, 5, 57-67

Fisher, A. G, & Bundy, A. C. (1991). Sensory integration. In H. Forssberg, H. Hirschfeld (Eds.), Movement disorders in children (pp. 16-20). New York: Karger

Golden, C. 1., Hemmeke, T. A., Purisch, A. D. (1980) The Luria-Nebraska Neuropsychological Battery. Los Angeles: Western Psychological Services

Kaufman, A. S., Kaufman, N. L. (1983). Kaufman Assessment Battery for Children. Circle Pines, MN: American Guidance Service

Kimball, J. G. (1977). The Southern Califomia Sensory Integration Tests (Ayres) and the Bender Gestalt: A creative study. American Journal of Occupational Therapy, 31, 294-299

Kimball, J. C. (1981). Normative comparison ofthe Southern California Postrotary Nystagmus Test: Los Angeles vs. Syracuse data. American Journal ofOccupational Therapy, 35, 21-25

Kimball, J. G. (1990). Using the Sensory Integration and Praxis Tests to measure change: A pilot study. American Journal of Occupational Therapy, 44, 603-608

Kinnealey, M. (1989). Tactile functions in learningdisabled and normal children: Reliability and validity considerations. Occupational Therapy Journal of Research, 9, 3-15

Lai, 1. S., Fisher, A. G., Magalhaes, L. c., & Bundy, A. C. (1996). Construct validity of the Sensory Integration and Praxis Tests. Occupational Therapy Journal ofResearch, 16, 75-97

Lorr, M. (1983). Cluster analysis for social scientists. San Frarrcisco: Jossey-Bass

Mulligan, S. (1996). An analysis of score patterns of children with attention disorders on the Sensory Integration and Praxis tests. American Journal of Occupational Therapy, 50, 647-654

Mulligan, S. (1998). Patterns of SI dysfunction: A confirmatory factor analysis. American Journal of Occupational Therapy, 52, 819-828

Punwar, A. (1982). Expanded normative data: Southern California Postrotary Nystagmus Test. American Journal ofOccupational Therapy, 36, 183-187

Silberzahn, M. (1975). Sensory integrative function in a child guidance population. Arnerican Journal of Occupational Therapy, 29, 28-34

Su, R. V., Yerxa, E. J. (1984). Comparison of the motor tests of SCSIT and the L-NNBC. Occupational Therapy Journal of Research, 4, 96-107

Ziviani, J., Poulsen, A., O'Brien, A. (1982). Correlation of the Bruininks-Oseretsky Test of Motor Proficiency with the Southem Califomia Sensory Integration Tests. Arnerican Journal of Occupational Therapy, 36, 519-523

Glossar

Anpassende Reaktion oder Interaktion. Eine Interaktion zwischen einer Person und der Umgebung, bei der die Person die Anforderungen der Aufgabe meistert. Ayres betonte, dass bei einer gelungenen anpassenden Reaktion die Leistung des Klienten besser ist als je zuvor. Anpassende Interaktionen setzen Produktions- und Ergebnisfeedback frei.

Bewegungsintoleranz (aversive Reaktion auf Bewegung). Eine Unverträglichkeitsreaktion ausgelöst vom autonomen Nervensystem bei Bewegungen im Raum, die die meisten Menschen nicht als bedrohlich erleben. Als Ursache für diese Ausprägung einer sensorischen Modulationsstörung werden Irregularitäten in der Verarbeitung vestibulärer Informationen angenommen.

BIS. Akronym für »bilaterale Integration und Sequenzieren«. Die SIPT-Studien zeigten den engen Zusammenhang zwischen diesen Funktionen auf.

BIS-Defizit (Defizit der Bilateralintegration und des Sequenzierens). Eine leichtere Form von Dyspraxie mit sensorisch-integrativer Basis. Sie ist charakterisiert durch eine schwache billaterale Koordination und Schwierigkeit mit der zügigen Ausführung von Bewegungsabfolgen. Es wird angenommen, dass die Basis für diese Schwierigkeiten in Schwächen der Verarbeitung von vestibulären und propriozeptiven Informationen liegt.

BOTMP (Bruininks-Oseretzky-Test of Motor Proficiency). Testbatterie, die motorische Leistungen bei Kindern zwischen 4;6 und 14;5 Jahren überprüft. Beurteilt werden die Bereiche:
- Grobmotorische Entwicklung
- Laufgeschwindigkeit und Wendigkeit (Agilität)
- Balance
- Bilaterale Koordination
- Kraft (Arm, Schulter, Bauch und Bein)
- Grob- und feinmotorische Entwicklung
- Koordination der oberen Extremitäten
- Feinmotorische Entwicklung
- Reaktionsgeschwindigkeit
- Visuomotorische Kontrolle
- Geschwindigkeit und Geschicklichkeit der oberen Extremität

Cluster-Analyse (Ballungsanalyse). Ein ähnliches statistisches Verfahren wie die Faktorenanalyse. Es werden jedoch Testprofile auf Ähnlichkeiten überprüft. Praktisch bedeutet dies, dass dieses Verfahren Gruppen von Kindern identifiziert, die ähnliche Muster von Ergebnissen aufweisen, darunter auch typische Störungsbilder.

DCD (Developmental Coordination Disorder). Diagnose aus dem DSM-IV (Diagnosekatalog der amerikanischen Psychiatrievereinigung). Besonders gebräuchliche Diagnose in Kanada. Auf Deutsch: »entwicklungsbedingte Koordinationsstörung«. Die Gruppe der Kinder, die mit DCD diagnostiziert werden, überschneidet sich zum Teil mit der Gruppe der SI-Kinder.

Diadochokinese. Abfolge rasch wechselnder Bewegungen; bei der Beurteilung der sensorischen Integration wird im Allgemeinen die Pro- und Supination der Unterarme herangezogen. Beurteilt werden die Geschmeidigkeit und die Koordination des Bewegungsablaufs. Gibt Auskunft über die propriozeptive Verarbeitung.

Dichotisches Hören. Beim binauralen Hören (d. h. Hören mit beiden Ohren) erreicht der Schall beide Ohren, die eintreffenden Reize sind jedoch nicht identisch (z.B. für das Ohr, das der Schallquelle zugewendet ist, lauter; dür das abgewendete Ohr etwas später). Aus der Verschiedenheit der Höreindrücke konstruiert das Gehirn eine Anordnung der Schallquellen im Raum und schafft so eine räumliche akustische Umgebung. Das dichotische binaurale Hören ist also die Grundalge für das räumliche Hören.

Dynamische Balance. Die Balance während willkürlicher Bewegungen halten.

Dyspraxie. Eine Entwicklungsstörung, bei der die Fähigkeit beeinträchtigt ist, unbekannte Bewegungen zu planen. Im ICD-10 unter F82 »Umschriebene Entwicklungsstörung der motorischen Funktionen« aufgeführt.

Dysraxie mit sensorischer Basis. Entwicklungsstörung bei der Planung neuartiger Bewegungen. Ist die Folge eines undifferenzierten Körperschemas, das durch Defizite in der Verarbeitung von vestibulären, propriozeptiven und taktilen Sinnesinformationen entsteht. Im Allgemeinen sprechen wir von zwei Arten der Dyspraxie: BIS-Defizite und Somatodyspraxie.

Dyspraxie auf verbale Anweisung. Dieses Störungsbild wird im SIPT anhand von folgenden Ergebnissen identifiziert: PrVC <−1,00, PRN >+1,00. Dieses Störungsbild wird nicht als sensorisch-integrativ basierte Dyspraxie gesehen, sondern als höhere kortikale Funktionsstörung.

Entwicklungsneurologische Therapie (NDT »neurodevelopmental treatment«). Vom Ehepaar Berta und Karel Bobath entwickelter sensomotorischer Ansatz zur Beurteilung und Behandlung der motorischen Leistungen. Basiert sowohl auf neurologischen Prinzipien als auch auf der Normalentwicklung.

Faktorenanalyse. Statistisches Verfahren, um bei großen Datenmengen die Daten zu reduzieren, indem sie zu zusammenhängenden Gruppen (Faktoren) zusammengefasst werden.

Feedback (Rückmeldung). Informationen, die entweder von einer (Re)Aktion stammen (**Produktionsfeedback**) oder von den Veränderungen, die in der Umgebung als Folge der Aktion auftreten (**Ergebnisfeedback**).

Feedback-abhängige Bewegungen. Relativ leichte, langsame Aufgaben, bei denen die Person ihre Bewegungen aufgrund der erhaltenen Rückmeldungen anpassen kann. Betrifft im Allgemeinen Bewegungen, bei denen weder die Person noch noch das Ziel in Bewegung ist.

Feedforward. Signale, die vor einer Bewegung ausgesandt werden, um den Körper auf den bevorstehenden Bewegungsbefehl vorzubereiten.

Feedforward-abhängige Bewegungen. Relativ schwierige, rasche Aufgaben, die vorausgeplant werden müssen; sie müssen ausgeführt sein, bevor irgendein Feedback gesammelt werden kann. Betrifft im Allgemeinen Bewegungsabläufe, bei denen die Person oder/und das Ziel in Bewegung sind.

Haltungsschwäche. Defizite der posturalen Kontrolle sind ein Ausdruck einer vestibulär-propriozeptiven Verarbeitungsstörung; charakterisiert durch:
- Schwierigkeiten mit der Rumpfstabilität (proximale Gelenksstabilität)
- niedrigen Extensorenmuskelmuskeltonus
- schwaches Extensionsmuster gegen die Schwerkraft
- schwacher Nackenflexion gegen die Schwerkraft und
- meist schwache Balanceleistung

ICD-10 (»International Classification of Disease, 10. Revision«). Klassifizierung von Krankheiten, herausgegeben von der WHO. Jedem Störungsbild ist ein Code zugeordnet (z. B. F82 – Umschriebene Entwicklungsstörung der motorischen Funktionen). Der praktische Zweck dieses Diagnoseschlüssels liegt darin, eine einheitliche Einteilung der Diagnosen und Sprache zu verwenden, z. B. für die Verordnung von Therapien.

Ideation. Ein Konzept für eine Aktion entwickeln; sich ein Ziel setzen; das Wissen, was zu tun ist.

Interrater-Reliabilität. Siehe Reliabilität

Klinische Beobachtungen. Ayres entwickelte bereits Anfang der 1970er Jahre eine Serie von Aufgaben, die klinischen Beobachtungen zur sensorischen Integration, die zusätzlich zu den standardisierten Verfahren mehr qualitative Informationen für die Diagnosestellung liefern sollten. Bei den klinischen Beobachtungen werden aus einer neuromotorischen Perspektive v. a. die Haltungskontrolle und die Modulation (Reizsuche oder Abwehr) beurteilt. Zusätzlich erhält die Therapeutin Auskunft über die Verhaltensorganisation, die Komplexität der Anpassungsreaktionen des Kindes und die soziale Interaktion.

Konstruktive Fähigkeiten. In einer sinnvollen Abfolge die Bewegungen ausführen, die erforderlich sind, um ein zwei- oder dreidimensionales Modell nachzubilden (abzeichnen oder nachbauen). Das Konstruieren hat einen starken räumlichen Anteil, da die räumlichen Beziehungen zwischen den Teilen einer Vorlage erfasst werden müssen.

Klinisches Reasoning. Therapeutisches Schlussfolgern, wie es v. a. bei der Diagnosestellung erforderlich ist. Die Therapeutin analysiert sämtliche Daten aus der Perspektive des theoretischen Bezugsrahmens, den sie gewählt hat. Sie interpretiert die beobachteten Auffälligkeiten im Verhalten und in den Leistungen des Kindes z. B. aus einer sensorisch-integrativen Perspektive und zieht daraus ihre therapeutischen Schlussfolgerungen.

Körperschema. Ein unbewusster Mechanismus, der der räumlichen Bewegungskoordination zugrunde liegt. Im Körperschema sind Information über die Beziehung des Körpers und seiner Teile zur Umwelt gespeichert.

Lernbehinderung. Eine Störung neurologischen Ursprungs, die zu Schwierigkeiten in einem oder mehreren Prozessen führt, die daran beteiligt sind, Sprache zu verstehen und zu verwenden oder mathematische Berechnungen zu machen. Als Lernbehinderung werden diese Schwierigkeiten nur dann bezeichnet, wenn sie nicht die Folge einer Seh- oder Hörbehinderung, einer neuromotorischen Behinderung, einer kognitiven Beeinträchtigung oder einer Deprivation sind.

Lineare Bewegung. Bewegung, in einer geraden Ebene.

MABC (»Movement Assessment Battery for Children«). Beurteilt die motorischen Fähigkeiten von Kindern zwischen 4 und 12 Jahren.

Neuromodulation. Das Zusammenspiel von exzitatorischen (anregenden) und inhibitorischen (hemmenden) Impulsen und die Anpassung an Umweltänderungen.

Objektivität. Fachterminus aus der Teststatistik. Gibt an, wie unabhängig der Test in der Durchführung, Auswertung und Interpretation vom Testleiter ist, d. h. dass mehrere Testleiter bei derselben Testperson zu einem übereinstimmenden Ergebnis kommen. Im Englischen daher als »Interrater-Reliabilität« bezeichnet.

Objektsehen. Die neuronale Verarbeitung fokussiert auf die Merkmale von Objekten, anhand derer wir sie identifizieren und uns an sie erinnern können (»Was«-System).

Optisches Flussfeld. Das Muster von visuellen Reizen auf der Retina, das sich mit jeder Bewegung der Augen, Kopfs oder Körpers verändert. Der optische Fluss ist eine wichtige Informationsquelle für das räumliche Sehen.

Perrotatorischer Nystagmus. Nystagmus während einer Drehbewegung des Kopfes. Die nystagmische Augenbewegung hängt von der Bewegung der Endolymphe in den Bogengängen ab, die mit dem Beginn der Bewegung einsetzt.

Postrotatorischer Nystagmus (PRN). Auch: vestibulo-okulärer Reflex (VOR). Eine physiologische Reaktion, die durch

Drehung um die eigene Achse ausgelöst wird. Sichtbar an unwillkürlichen, rhythmischen, horizontalen Bewegungen der Augen nach dem Ende der Drehung (Dauer bei geschlossenen Augen oder im Dunkeln ca. 40–60 Sekunden, bei geöffneten Augen und bei Tageslicht ca. 10–20 Sekunden). Die Augen bewegen sich rasch in eine Richtung, und langsam in die Gegenrichtung.

Postural. Die Haltung betreffend.

Posturale Defizite. Siehe Haltungsschwäche.

Posturale Kontrolle. Haltungskontrolle.

Praxie. In Ayres' ursprünglicher Konzeption bezog sich Praxie nur auf die Bewegungsplanung, später erweiterte sie den Begriff um die Ideation und die Ausführung (Ayres 1985). Ayres verstand Praxie als spezifisch menschliche Leistung, die ein zentraler Aspekt der Handlungsfähigkeit ist. Im SIPT werden verschiedene Komponenten der Praxie überprüft wie Posturale Praxie, Sequenzielle Praxie, Kostruktive Praxie, Orale Praxie.

Praxie auf verbale Anweisung. Das Umsetzen von Bewegungsanweisungen ist ein Aspekt der Praxie, der nicht von sensorisch-integrativen Funktionen abhängig ist, sondern von höheren kortikalen Leistungen. Störung: siehe Dyspraxie auf verbale Anweisung.

Projozierte Aktionssequenzen. Eine Serie von vorausgeplanten Bewegungen, die in einer flüssigen Abfolge ausgeführt werden. Die Bewegungsabfolge wird von einem internen Modell der Welt (das sich aus früheren Erfahrungen entwickelt) abgeleitet.

Propriozeption. Empfindungen der Gelenksposition und der Bewegung (Geschwindigkeit, Sequenzieren, Timing und Kraftdosierung). Informationen stammen aus den Rezeptoren in Muskelspindeln und Sehnen, die durch Muskelkontraktion stimuliert werden, in geringerem Ausmaß von Gelenks- und Hautrezeptoren. Die stärkste Stimulation ist aktive Bewegung gegen Widerstand.

Proximale Gelenkstabilität. Stabilität der proximalen Gelenke (Schultergürtel, Hüften).

Psychometrische Gütekriterien. Jene statistischen Kennzahlen, die etwas über die Qualität eines Tests aussagen. Das wichtigste Gütekriterium ist die **Validität**; weitere Gütekriterien sind die Objektivität und die Reliabilität eines Tests. Da es sich um Korrelationskoeffizienten handelt, liegen die Werte immer zwischen 0,00 und 1,00. Generell sind Werte ab 0,70 akzeptabel, Werte um 0,80 sind gut.

Räumliches Sehen (auch: Tiefensehen). Das visuelle System wandelt eine zweidimensionale Netzhautabbildung in eine dreidimensionale Vorstellung um, indem unbewusst visuelle Informationen mit propriozeptiven Informationen über die Kopf- und Augenbewegungen integriert werden. Die Wahrnehmung der Raumtiefe beruht auf Phänomenen wie Bewegungsparallaxe, optischer Expansion, binokulärem (stereoskopischem) Sehen und linearer Perspektive. Die Tiefenwahrnehmung ist so direkt wie die Wahrnehmung von Farbe.

Reizschwelle. Jene Intensität, die ein Reiz einer sensorischen Modalität haben muss, damit er vom Nervensystem gerade registriert wird. Eine hohe Reizschwelle bedeutet Unterempfindlichkeit (d. h. Reize dieser Modalität müssen ungewöhnlich intensiv sein, damit sie registriert werden), eine niedrige Reizschwelle bedeutet Überempfindlichkeit (d. h. bereits Reize mit geringer Intensität werden registriert).

Reliabilität. Statistischer Fachterminus für die **Zuverlässigkeit** eines Tests. Ein Test wird dann als reliabel bezeichnet, wenn er bei einer Wiederholung unter denselben Bedingungen und an derselben Testperson zum selben Ergebnis kommt (**Retest-Reliabilität**). Das Maß ist der **Reliabilitätskoeffizient** und definiert sich aus der Korrelation der beiden Untersuchungen.

Retest-Reliabilität. Siehe Reliabilität.

Rotatorische Bewegung. Drehbewegung, bogenförmige Bewegung (in der SI meist im Zusammenhang mit der Bewegung des Kopfes im Raum)

»Scaffolding«. »Ein Gerüst bauen«. Das Abstufen der Aufgabenschwierigkeit oder Aufbrechen einer Aufgabe in Teilschritte, damit sichergestellt ist, dass das Kind die Aufgabe erfolgreich beenden kann.

Schwerkraftunsicherheit. Eine Ausprägung einer sensorischen Modulationsstörung. Es wird angenommen, dass die Ursache in Irregularitäten der vestibulären und propriozeptiven Verarbeitung liegt. Die Störung zeigt sich in einer irrationalen Furcht davor, sich zu bewegen, oder mit den Füßen den Bodenkontakt zu verlierten. Die Angst des Betroffenen steht in keinem Verhältnis zur tatsächlichen Gefahr und ist auch nicht durch posturale Defizite zu erklären.

Sensomotorische Therapieansätze. Einsatz von spezifischen sensorischen Reizen zu therapeutischen Zwecken, z. B. durch Handling oder direkte Stimulierung, mit der Absicht, bestimmte motorische Reaktionen auszulösen. Der bekannteste sensomotorische Ansatz ist die entwicklungsneurologische Behandlung nach Bobath.

Sensorische Abwehr. Siehe sensorische Defensivität.

Sensorische Defensivität. Kampf- oder Fluchtreaktion auf Sinnesreize, die von den meisten Menschen nicht als bedrohlich oder unangenehm erlebt werden. Die Verhaltensreaktion wird durch eine unangemessene Stressreaktion des autonomen Nervensystems ausgelöst.

Sensorische Detektion. Siehe sensorisches Registrieren.

Sensorische Empfindlichkeit (Responsivität). Verhaltensmanifestation der sensorischen Modulation. Die sensorische

Empfindlichkeit, d. h. wie empfindlich eine Person auf einen sensorischen Reiz reagiert, hängt direkt mit der Reizschwelle zusammen. Die Empfindlichkeit schwankt bei jedem Menschen (unter Stress oder bei Krankheit reagiert man empfindlicher). Die Empfindlichkeit kann für jede sensorische Modalität unterschiedlich sein.

Sensorische Integration. Der neurologische Prozess, der Empfindung aus dem eigenen Körper und aus der Umgebung organisiert und es uns ermöglicht, den Körper effizient in der Umwelt einzusetzen; eine Reihe zentralnervöser Prozesse von der Reizaufnahme bis zur Produktion einer anpassenden Reaktion.

Sensorische Integrationstherapie. Ein Behandlungsansatz, in dessen Mittelpunkt sinnvolle und zielgerichtete therapeutische Aktivitäten stehen:
- die verstärkten sensorischen Input bieten (besonders taktile, vestibuläre und proprioceptive),
- die die Eigenaktivität des Klienten erfordern,
- die darauf ausgerichtet sind, anpassende Interaktionen mit der Umwelt auszulösen.

Sensorische Integrationsstörung (auch: sensorisch-integrative Funktionsstörung oder Dysfunktion). Schwierigkeiten mit der zentralnervösen Verarbeitung von sensorischen Informationen (besonders der vestibulären, taktilen und proprioceptiven), die in Form einer **Praxiestörung** oder einer **Modulationsstörung** oder einer Kombination von beiden auftritt.

Sensorischer Input. Eingehende sensorische Informationen (aus dem eigenen Körper oder aus der Umwelt).

Sensorische Modulation. Die Fähigkeit, die eigenen Reaktionen auf sensorischen Input zu regulieren und zu organisieren, um eine situationsadäquate anpassende Interaktion zu produzieren und sich an Veränderungen in der Umwelt anzupassen. Auf der neurophysiologischen Ebene basiert die Modulation durch ein ausgewogenes Zuammenspiel von anregenden und hemmenden Inputs.

Sensorische Modulationsstörung. Eine Form der sensorisch-integrativen Funktionsstörung, bei der der Betroffene auf sensorischen Input unter- oder überreagiert. Es gibt mehrere Ausprägungen: sensorische Defensivität (das bekannteste Störungsbild darunter ist die taktile Abwehr), Unterempfindlichkeit, Schwerkraftunsicherheit, Bewegungsintoleranz.

Sensorisches Registrieren. Erste Stufe der sensorischen Verarbeitung im Zentralnervensystem. In der Medizin ist dieses Konzept ungebräuchlich; es gibt nur die Reizdetektion am Rezeptor.

Sensorische Responsivität. Siehe sensorische Empfindlichkeit

Sensorische Reaktivität. Die Empfindlichkeit des ZNS gegenüber sensorischem Input auf zellulärem Niveau. Nicht direkt beobachtbar.

Sensorische Stimulation. Eine Behandlungstechnik, bei der der Klient passiv mit sensorischen Reizen stimuliert wird. Dies geschieht mit der Absicht, eine unspezifische Veränderung im Verhalten zu bewirken, wie gesteigerte Aufmerksamkeit oder Beruhigung.

Sensorische Synthese. Der Prozess, bei dem Sinnesinformationen derselben Modalität und verschiedener Modalitäten verbunden werden.

Sensorische Verarbeitung. Alle Prozesse, die ein sensorischer Inut im Zentralnervensystem durchläuft:
- Registrieren (Detektion)
- Reizaufnahme,
- Modulation,
- Integration und Organisation

Bis hin zur Produktion einer Verhaltensreaktion auf den sensorischen Input.

Somatodyspraxie. Eine relativ schwerwiegende Form der sensorisch-integrativ basierten Dyspraxie. Charakterisiert durch Schwierigkeiten mit einfacheren (feedback-abhängigen) Bewegngen als auch mit schwierigeren (feedforward-abhängigen) motorischen Anforderungen. Als Ursache wird eine schlechte Verarbeitung von taktilen und proprioceptiven Sinnesinformationen (und möglicherweise auch vestibulären) angenommen.

SIPT (»Sensory Integration and Praxis Tests«, Ayres 1989). Testbatterie aus 17 Untertests, die Ayres speziell zur Beurteilung der sensorischen Verarbeitung und der Praxie bei Kindern mit mäßigen Lern- oder Bewegungsschwierigkeiten entwickelt hat. Der Test ist für die Altersgruppe von 4;0 bis 8;11 Jahre normiert und überprüft mehrere Aspekte der Praxie, Aspekte der somatosensorischen und visuellen Diskrimination und der posturalen Kontrolle. Der SIPT soll dazu beitragen, die Schwierigkeiten eines Kindes besser zu verstehen und eine fundierte Behandlung zu planen.

Taktil. Empfindungen, die von der Stimulation der Haut stammen.

Taktile Abwehr. Eine Ausprägung der **sensorischen Defensivität**; eine Kampf- oder Fluchtreaktion auf Berührungen, die die meisten Menschen weder als bedrohlich noch als besondrs unangenehm empfinden.

Taktile Diskriminatiosstörung. Beeinträchtigte Fähigkeit, die qualitativen, zeitlichen und räumlichen Merkmale eines taktilen Reizes zu erkennen. Wird im Allgemeinen durch die taktilen Subtests des SIPT identifiziert.

TIE (»Tactile Inventory for Elementary-School Children«). standardisierter Test zur Erhebung taktiler Abwehr. Die Fragen des Fragebogens werden direkt an das Kind gestellt.

Top-down-Ansatz. Bezeichnet generell die Analyse »von oben nach unten« (z. B. auch in der Wirtschaft). In der Ergotherapie wird dieser Begriff im Zusammenhang mit der Befunder-

Glossar

hebung gebraucht. Die Therapeutin setzt mit der Befundung auf der Ebene der Beschäftigungsperformanz, d. h. an den funktionellen Fähigkeiten (Alltagsaktivitäten) an.

Validität. Statistischer Fachterminus für die **Gültigkeit** eines Tests. Validität ist das wichtigste Testgütekriterium, denn es gibt den Grad der Genauigkeit an, mit dem der Test das erfasst, was er erfassen soll. Es gibt verschiedene Arten, die Validität zu bestimmen: **Konstruktvalidität** (inhaltliche Gültigkeit des Konstrukts, das gemessen werden soll), **Kriteriumsvalidität** (liegt vor, wenn die Testergebnisse mit einem anderen validen Test – dem Kriterium – hoch korrelieren).

Verstärkter Input. Stärkere, intensivere Sinnesreize, als im normalen Alltag geboten werden.

Vestibulär. Empfindungen, die von der Stimulation des Gleichgewichtsorgans im Innenohr stammen. Das Gleichgewichtsorgan reagiert auf Bewegung und Positionsänderung des Kopfes. Das Gleichgewichtssystem trägt zur Haltung und Balance, zu Erhaltung eines stabilen visuellen Feldes und zur Regulierung des Wachzustandes bei.

Zentrales auditives System. Ist verantwortlich dafür, die vom peripheren Hörorgan (Rezeptor) aufgenommenen Reize verlässlich weiterzuleiten, zu analysieren und zu interpretieren. Es umfasst eine Reihe spezialisierter Nervenfasern und neuraler Pfade im Hirnstamm und in höheren Ebenen des Gehirns.

Zentrale Hörverarbeitung. Der Prozess, durch den akustische Signale in bedeutungsvolle Nachrichten umgewandelt werden, nachdem sie vom peripheren Hörorgan aufgenommen wurden. Dieses Phänomen ist für das Verständnis von Sprachsignalen besonders wichtig. Können sprachlich-auditive Informationen nicht optimal verarbeitet werden, so bricht die Kommunikation zusammen.

Zentrale Hörverarbeitungsstörung. Eine Störung, die auftritt, wenn das zentrale auditive System wichtige verbale Reize nicht verarbeitet. Erwachsene und Kinder mit dieser Art der Störung haben selbst in einer Umgebung mit geringem Umgebungslärm Schwierigkeiten, auditive Informationen zu verarbeiten.

Sachverzeichnis

A

Ablenkbarkeit 131
ACTH 130
adaptiv 17
adaptive Interaktion 17
ADHS 166, 515
ADS 166
Aktionspotential 43
Aktivierungsniveau 486
Aktivierungszustand 127, 483
Aktivitätsniveau 219
Akustik 174
Alert-Programm 496
Alltagsbewältigung 281
Amygdala 126
Angst 130
Angstreaktion 290
Anlage-Umwelt 103
anpassende Interaktion 13, 99
anpassende Reaktion 99
anpassende Reaktionen 466
anpassendes Verhalten 6, 16
Anpassungsfähigkeit 483, 485, 486, 488
Anpassungsreaktion 325
– Stufen der 325
Apraxie 78, 504
auditive Defensivität 296
auditives System 98, 167
auditive Wahrnehmungsstörung 163
Aufgabenanalyse 31
Aufhängesystem 328
Aufhängevorrichtungen 328
Aufhängung 328
Aufklärung 494
Aufmerksamkeitsdefizit 515
Autismus 15, 324
– Behandlung 324
aversive Reaktion auf Bewegung 11

B

Balance 194, 313
Befundbericht 226
Befunderhebung 483
– STEP-SI-Modell 483
Befundung 31
Begleitung 340
Behandlungsdauer 281
Behandlungsplanung 308

Beratung 15
– Lehrerberatung 342
Beratungsprozess
– Stufen 344
Berufswahl 462
Beschäftigung 16, 28, 365, 452, 453, 467
– Definition 453
– Konzept 452
Beschäftigungsperformanz 28, 283, 485
Beschäftigungsrollen 281
Beschäftigungsverhalten 184, 457, 497
Bewegung 95
Bewegungen 97
– passive 97
Bewegungsbefehl 101
Bewegungsintoleranz 134, 302
Bewegungsparallaxe 144, 145
Bewegungsplanung 315
bilateral alternierend 317
Bilaterale Integration
– SIPT 500
bilaterale Integration und Sequenzieren, SIPT 503
bilaterale Koordination 316
– Entwicklung der 316
bilateral symmetrisch 317
biologisches Subsystem 455
BIS 8, 89, 222, 315, 509, 524
– SIPT 500, 504
BIS-Defizit 83
BIS-Defizite 320
BIS-Störung 78
Bogengänge 289
BOTMP 520
Bottom-up 28, 184
bottom-up 185, 468
Bottom-up-Befunderhebung 468
Brain power-Interaktion 298
Brodmann 42
Brushing 367

C

Cantell 84
Cermak 121
Chiasma opticum 69
clumsy child 80
Cluster 223
– SIPT 500

Clusteranalyse 89, 505
Clusteranalysen 20
Clusteranalyse SIPT 509
Coping
– SI 413

D

DAMP 80, 81
DCD 81
DCML-System 96
Defensivität 117, 121, 464
– sensorische 366
Defizite der Bilateralintegration und des Sequenzierens 8, 89
Depolarisation 43
Detektion 116
direkte Behandlung 489
direkte Therapie 327
Diskriminationsstörung 303
Distanzwahrnehmung 145
Dokumentation 330
Dormanz 117, 121
dorsaler (parietaler) Pfad 141
Down-Syndrom 14
Dunn 122, 200, 464
dynamisch-transaktionaler Ansatz 457
dynamische Systemtheorie 103
Dyslexie 515
Dyspraxie 24, 78, 315, 506, 511

E

Effektivität 24
Effektivitätsstudien 25
Efferenzkopie 52, 102
Eigenaktivität 99, 482
Elternberatung 26, 31
Empfindlichkeit 123
Entwicklung 12
entwicklungsbedingte Koordinationsstörung 80
Entwicklungsgeschichte 222
Ergebnisfeedback 13, 17, 100
Erregungsniveau 121, 488
– optimales 488
Erwachsene
– SI-Therapie 327
Erwachsenenalter 461
ESP 200
exzitatorisch 120

F

Faktoranalyse 505
– Ayres 505
Faktorenanalyse 22, 505, 511
– Mulligan 511
faktorenanalytische Studien 19
Faktorladung 504
Fazilitation 63
Feedback 13, 319
feedback-abhängig 90
feedback-abhängige Bewegungen 320
Feedforward 100, 319
feedforward-abhängig 90
feedforward-abhängige Bewegungen 320
Fernziel 230
Figur-Grund-Wahrnehmung
– SIPT 502
Floor time 326
Flow 271
Fluchtreaktion 290
Form- und Raumwahrnehmung
– SIPT 500
fragiles X-Syndrom 125, 291
Frühgeborene 420

G

Gate Control-Theorie 131
Geist-Gehirn-Körper Prozess 18
Gesichtsfeld 144
Gewichtsweste 491
Gleichgewichtsreaktion 313
Grandin 15
Greenspan 326
Gruppentherapie 328, 379
GSIÖ 330

H

Haltungskontrolle 8, 222, 308
Haltungsmangel 309
Handschrift 154
Hängevorrichtung 328
Hautwiderstandsmessung 125
Heimprogramm 494
Hemisphärenspezialisierung 170
Heterarchie 42
Hierarchie 42
hierarchisch 12, 99
Hinterstrang 95
Hippocampus 126
holistisch 12
Homöostase 367

Horchtraining 172, 389
Hörverlust 14
Hyperaktivität 515
Hyporesponsivität 290, 463
Hypothalamus 126

I

ICD-10 81
ICD-Klassifikation 330
Ideation 85, 92, 315
– Förderung der 315
Imagination 107
Imaginieren 106
Informationsverarbeitung 455
Inhibition 319
inhibitorisch 120
innerer Antrieb 13
Input 288
Interactive Metronome 318
Interaktion 17, 484, 487
Interpretation 221
Interpretation SIPT 522
Interrater-Reliabilität 190, 520
intersensorisch 116
Intervention 28, 290, 484
– sensorische Modulationsstörung 290
intrasensorisch 116

K

Kampfreaktion 290
Kid power-Interaktion 297
Kielhofner 18, 19
Kinästhesie 50
Klinische Beobachtungen 196
klinische Beobachtungen 87, 89
klinischen Reasoning 202
klinisches Reasoning 230, 373, 481
Knickerbocker 117, 121
Komplexität 434
Konditionierung 410
Konstruktvalidität 505
Kontext 469
Konvergenz 45
kooperative Beschäftigung 471
Koordination 219
Körperschema 144, 323
Kraniosakraltherapie 392
Kunst der Therapie 283

L

Legasthenie 66
Leistungspräferenz 173
Lernbehinderung 155, 513

Leseleistung 460
Lesen 459
Leseschwäche 515
limbisches System 124, 125, 326
Losse 83
Lovaas 424

M

M.O.R.E.-Modell 296
magnozellulärer Pfad 143
manuelles Führen 105
mathematische Leistung 460
Matrix-Modell 297
Mechanorezeptoren 47
mentales Training 105
Miller 114
Mittellinie
– Kreuzen der 319
Mittellinienkreuzen
– SIPT 502
Modalität 289
Modell »Human as an Occupational Being« 454
Modulation 10, 117, 222
Modulationsfähigkeit 121
Modulationsstörung 24, 114, 488
Mother-Interaktion 297
motorische Kontrolle 29
Mulligan 21, 22, 89
multisensorische Integration 65
Multitasking 46
Muskelspindel 289
myofunktionelle Relaxation 392

N

Nachbauen 153, 155
Nahziel 230
Neurotransmitter 129
Normalentwicklung 403
Nystagmus 62

O

Objekterkennung 140
Objektivität 190, 520
Occupational Science 452, 461, 471
Okulomotorik 385
okulomotorische Kontrolle 314
optische Expansion 144, 145
optisches Flussfeld 144, 145, 148
optokinetischer Reflex 67
Orchestrieren
– von Beschäftigungen 456, 461
Otolithenorgan 289, 304

Sachverzeichnis

P

Pädagogik 338
- und Occupational Science 461
Parasympathikus 40
Parham 120, 200, 459
Partizipation 484, 497
parvozellulärer Pfad 143
passive Stimulation 472
Performanz 128
phasisch 63
PHU
- SIPT 504
physikalisches Subsystem 455
Piaget 405, 406
Pilotstudie
- SIPT 500
Planung 92
Plastizität 11
PMA 92, 93
Postrotatorischer Nystagmus 196
postrotatorischer Nystagmus 62, 305
Postulat 5
posturale Defizite 8
Praxie 99, 196, 315, 511
Praxie, SIPT 503
Praxiestörung 7
Praxietest 523
PRN 305
Produktionsfeedback 13, 17, 100
projizierte Aktionssequenzen 8, 319
projizierten Aktionssequenzen 319
Propriozeption 96, 289, 292
protopathisches System 366
proximale Gelenksstabilität 193
prozessorientiert 435
prozessorientierter Ansatz 105

R

apport 278
Raumgröße 328
Raumkonstanz 144, 145
räumliche Orientierung 150
räumliches Vorstellungsvermögen
- SIPT 502
Raumwahrnehmung 140
Rechnen 459
Reframing 340, 349
Registrieren 115
Reifung 120
Reizhunger 463
Reizschwelle 122
Reizsetzung 295
Reizsuche 280, 306, 462
Reizsucher 463
Reizüberflutung 280, 307

Reliabilität 504, 520
- SIPT 190
Responsivität 117
Retest-Reliabilität 504, 520
Risikokinder 420
Royeen 121, 124

S

Scaffolding 271
Schädel-Hirn-Trauma 515
Schilder 95
Schmidt 100
Schreiben 459
schulisches Lernvermögen 459
Schwerkraftunsicherheit 11, 134, 299
SCPNT 504
SCSIT 20, 500, 504
Selbstaktualisierung 16, 230
Selbstbewusstsein 485
Selbstkontrolle 484, 487
Selbstregulation 485, 497
Selbstwertgefühl 497
sensation seeker 463
sensomotorische Ansätze 15
sensomotorische Periode 406
sensorische Defensivität 11, 290
sensorische Diät 280, 367
sensorische Integration 116
sensorische Integrationsstörung 14
sensorische Integrationsstörungen 24
sensorische Modulationsstörung 121
sensorische Stimulation 15, 471
Sensory Profile 200
Sequenzieren 322
- SIPT 500
Serotonin 129
Setting 329, 338, 415
- Bauernhof 396
- schulisches 409
Shumway Cook u. Woollacott 99
Shutdown 290
Single Case Design 329
Sinnesverarbeitung, SIPT 500
SIPT 20, 87, 185, 194, 220, 459, 500
SIPT-Subtest 500
SMA 92, 93
SMD 121, 124
Somatodyspraxie 7, 8, 78, 83, 90, 315, 320, 511
Somatopraxie 222
somatosensorische Tests 502
Southern California Sensory Integration Test, SCSIT 19
Southpaw Enterprise 328
soziale Partizipation 485
Sozialprogramm 494
soziokulturelles Subsystem 455
Spiel 467

Spina bifida 515
Sprachstörung 515
STEP-SI 135
STEP-SI-Modell 481, 483
- Dimensionen 483
Stereognosie
- SIPT 502
Stress 130
Stressreaktion 11
SVCU
- SIPT 504
symbolisch-evaluierendes Subsystem 455
Sympathikus 40
Synapse 118
systemische Tätigkeitstheorie 102

T

taktile Abwehr 57, 131, 295
- SIPT 502
taktile Defensivität 7, 506
Taktiles System 95
Test-Retest-Reliabilität 190
Testbatterie 500
Testverkürzung 513
Thelen 100, 103
Theorie 5
therapeutische Allianz 266
Therapeutisches Reiten 382
Therapieende 281
Therapieplan 230
Therapieziele 31
Tiefdruck 292
Tiefenwahrnehmung 148
tiefgreifende Entwicklungsstörungen 15
Tomatis 172, 390
tonisch 63
Top-down 29, 184, 468
transaktional 457, 470
Transmitter 118
transzendentales Subsystem 456

U

Überempfindlichkeit 291
Überforderung 272
Überkreuzung der Mittellinie 319
Übungen 104
Umgebung 101, 484, 487
Umwelteinflüsse 466
Umweltmodifikation 367, 494
Umweltmodifikationen 494
Ungeschicklichkeit 80
Unterempfindlichkeit 11, 291, 463
Unterforderung 272
USC 330, 454

V

Validität
– SIPT 188
Validität SIPT 505
ventraler (temporaler) Pfad 141
Verhaltensaudiometrie 170
Verhaltenstherapie
– und SI 410
Verlaufsdiagnostik 486
vestibuläres System 97, 289
vestibulo-okulärer Reflex 66
vestibulo-okulo-zervikalen Triade 385
Vibration 296
visuelle Konstruktionsfähigkeit 153
visuelles System 97, 143
Visuomotorik 146
– SIPT 502
visuomotorische Koordination
– SIPT 500
visuomotorische Koordination, SIPT 502
Visuopraxie
– SIPT 503
Vorhersagbarkeit 484, 487

W

Weckreaktion 489
Weiterbildung 330
Wilbarger 366, 471
Wilbarger-Protokoll 367
Wirksamkeit 330
Womb-Interaktion 297
womb space 280
wps 330

Y

Yerxa 452

Z

Zeichnen 153, 154
zentrale Hörverarbeitungsstörung 162, 164
Zerebralparese 516
zielgerichtete Aktivität 288
Zone der proximalen Entwicklung 405
Zuckerman 463